Tumordokumentation in Klinik und Praxis

Herausgegeben von
G. Wagner · J. Dudeck · E. Grundmann · P. Hermanek

Springer-Verlag Berlin Heidelberg GmbH

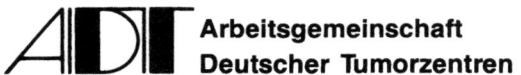 **Arbeitsgemeinschaft Deutscher Tumorzentren**

Tumordokumentation in Klinik und Praxis

Herausgegeben von:

G. Wagner
Institut für Epidemiologie und Biometrie
Deutsches Krebsforschungszentrum
Im Neuenheimer Feld 280
D-69120 Heidelberg

J. Dudeck
Institut für Medizinische Informatik
Universität Gießen
Heinrich-Buff-Ring 44
D-35392 Gießen

E. Grundmann
Gerhard-Domagk-Institut für Pathologie
Universität Münster
Domagkstraße 17
D-48149 Münster

P. Hermanek
Abteilung für Klinische Pathologie
Chirurgische Klinik der Universität Erlangen-Nürnberg
Maximiliansplatz
D-91054 Erlangen

Diese Reihe besteht aus folgenden Bänden:

Basisdokumentation für Tumorkranke
Organspezifische Tumordokumentation
Tumorlokalisationsschlüssel
Tumorhistologieschlüssel

G. Wagner · P. Hermanek

Organspezifische Tumordokumentation

Prinzipien und Verschlüsselungsanweisungen
für Klinik und Praxis

Unter Mitarbeit von H. Wiebelt und zahlreichen Fachkollegen

Mit einem Beitrag von M. Koller, J. Kußmann, W. Lorenz
und M. Rothmund

Mit 49 Abbildungen

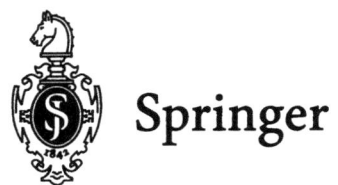

Die Publikation dieses Werkes wurde ermöglicht dank finanzieller Förderung durch das Bundesministerium für Gesundheit

Die Deutsche Bibliothek – CIP-Einheitsaufnahme
Wagner, Gustav: Organspezifische Tumordokumentation: Prinzipien und Verschlüsselungsanweisungen für Klinik und Praxis / G. Wagner; P. Hermanek. [Arbeitsgemeinschaft Deutscher Tumorzentren]. – Berlin; Heidelberg; New York; London; Paris; Tokyo; Hong Kong; Barcelona; Budapest: Springer, 1995
(Tumordokumentation in Klinik und Praxis)

ISBN 978-3-642-48972-3   ISBN 978-3-642-79410-0 (eBook)
DOI 10.1007/978-3-642-79410-0

NE: Hermanek, Paul:

Dieses Werk ist urheberrechtlich geschützt. Die dadurch begründeten Rechte, insbesondere die der Übersetzung, des Nachdrucks, des Vortrags, der Entnahme von Abbildungen und Tabellen, der Funksendung, der Mikroverfilmung oder der Vervielfältigung auf anderen Wegen und der Speicherung in Datenverarbeitungsanlagen, bleiben, auch bei nur auszugsweiser Verwertung, vorbehalten. Eine Vervielfältigung dieses Werkes oder von Teilen dieses Werkes ist auch im Einzelfall nur in den Grenzen der gesetzlichen Bestimmungen des Urheberrechtsgesetzes der Bundesrepublik Deutschland vom 9. September 1965 in der jeweils geltenden Fassung zulässig. Sie ist grundsätzlich vergütungspflichtig. Zuwiderhandlungen unterliegen den Strafbestimmungen des Urheberrechtsgesetzes.

© Springer-Verlag Berlin Heidelberg 1995

Ursprünglich erschienen bei Springer-Verlag Berlin Heidelberg New York 1995
Softcover reprint of the hardcover 1st edition 1995

Die Wiedergabe von Gebrauchsnamen, Handelsnamen, Warenbezeichnungen usw. in diesem Werk berechtigt auch ohne besondere Kennzeichnung nicht zu der Annahme, daß solche Namen im Sinne der Warenzeichen- und Markenschutz-Gesetzgebung als frei zu betrachten wären und daher von jedermann benutzt werden dürften.

Produkthaftung: Für Angaben über Dosierungsanweisungen und Applikationsformen kann vom Verlag keine Gewähr übernommen werden. Derartige Angaben müssen vom jeweiligen Anwender im Einzelfall anhand anderer Literaturstellen auf ihre Richtigkeit überprüft werden.

Satz: K+V Fotosatz GmbH, Beerfelden
Herstellung: Renate Münzenmayer
SPIN 10029789   19/3134-5 4 3 2 1 0 – Gedruckt auf säurefreiem Papier

Geleitwort

Eine Datenerfassung bei Tumorpatienten, die an internationale Klassifikationssysteme angelehnt ist, geht in Deutschland bis auf die Mitte der 70er Jahre zurück. Die 1978 gegründete Arbeitsgemeinschaft Deutscher Tumorzentren (ADT) sah in der Entwicklung einer einheitlichen und vergleichbaren Tumordokumentation eine vordringliche Aufgabe. Unter Mitarbeit zahlreicher Experten, gefördert vom Bundesministerium für Arbeit und Sozialordnung (BMA) und unter der Federführung des Deutschen Krebsforschungszentrums in Heidelberg wurde – aufbauend auf ähnlichen internationalen Projekten eines sog. „Uniform Basic Data Set" – ein Datenerfassungsprogramm „Basisdokumentation für Tumorkranke" erarbeitet und 1978 in 1. Auflage publiziert. Das weithin angenommene und in der Praxis bewährte Programm ist 1994 in einer 4., grundlegend revidierten und erweiterten Auflage erschienen.

Von Anfang an war klar, daß über dieses bewußt beschränkt gehaltene Minimalprogramm hinaus eine Erweiterung der Basisdokumentation durch inhaltlich verbreiterte und vertiefte Spezialdokumentationen der Organtumoren wünschenswert ist. Daher wurden – wiederum im Auftrag der ADT und vom BMA finanziell gefördert – von 1982–1989 von zahlreichen kleinen Gruppen von Fachexperten unter der Leitung von Professor Gustav Wagner erweiterte Programme einer Spezialdokumentation für 36 verschiedene Organtumoren erstellt. Damit sollte auch für wissenschaftliche Fragestellungen ein ausreichendes Datenmaterial bereitgestellt werden. An diesen Arbeiten waren 135 Kollegen aus allen Fachdisziplinen der klinischen Medizin beteiligt.

Die damals erarbeiteten Erhebungsbögen wurden in den letzten Jahren von Gustav Wagner, dem Pionier der klinischen Tumordokumentation in Deutschland, und Paul Hermanek, dem Erstherausgeber der UICC-Publikationen zur TNM-Klassifikation, – wiederum unter Mitarbeit erfahrener Experten – aneinander adaptiert, dem neuesten Stand der Wissenschaft angepaßt und mit erläuternden Texten und Verschlüsselungsanweisungen versehen. Dabei sind auch die aktuellen nationalen und internationalen Bemühungen um die Qualitätssicherung in der Onkologie berücksichtigt worden. Die „Organspezifische Tumordokumentation" stellt jetzt ein standardisiertes Datenerfassungssystem dar, das die neuesten internationalen Empfehlungen berücksichtigt und allen Ansprüchen an eine moderne Tumordokumentation genügt.

Auch wenn die Tumoren des Blutes und des Kindesalters aus guten Gründen nicht miterfaßt wurden, ist die „Organspezifische Tumordokumentation" in ihrer Breite bisher einzigartig. Sie hat die Substanz, als Modell für vertiefte nationale und internationale Bemühungen auf dem Gebiet der Tumordokumentation zu dienen. Den Herausgebern danke ich für ihre unermüdliche und erfolgreiche Arbeit. Das Werk hätte ohne die finanzielle Förderung durch die Bundesregierung nicht begonnen und abgeschlossen werden können. Hierfür und für die großzügige Unterstützung der Drucklegung durch das Bundesministerium für Gesundheit spreche ich meinen Dank aus.

Essen, im Februar 1995　　　　　　　　　　　　　　　Prof. Dr. med. Horst Sack
　　　　　　　　　　　　　　　　　　　　　　　　　　Vorsitzender der ADT

Vorwort

Die moderne klinische Onkologie ist durch ein im Vergleich zu früher wesentlich umfangreicheres Spektrum von verbesserten diagnostischen und therapeutischen Verfahren gekennzeichnet. Sie ist damit auch unübersichtlicher und komplizierter geworden. Jeder wissenschaftliche Fortschritt in einem so vielschichtigen Gebiet beruht aber auf dem Austausch von Erfahrungen, die auf der einheitlichen Erfassung, Verarbeitung und Auswertung vergleichbarer Daten und Befunde von Krebskranken basieren.

In Erkenntnis dieser Tatsache waren nationale und internationale Gremien bzw. Institutionen seit Jahren bemüht, die Voraussetzungen für einen solchen Austausch vergleichbarer Daten zu schaffen. Erwähnt seien hier nur die Publikation der sog. „Blue Books" der WHO zur Vereinheitlichung der histologischen Klassifikation der Tumoren, die Aktivitäten der UICC und ihrer nationalen Komitees zur Entwicklung des TNM-Systems, die parallel dazu gelaufenen Arbeiten von AJCC, FIGO, SIOP und anderer Gremien zur Vereinheitlichung der Stadienerfassung der Tumoren, die Erstellung der „International Classification of Diseases for Oncology" (ICD-O) zur standardisierten Erfassung von Tumorlokalisation und -morphologie durch die WHO und die Bemühungen des CIOMS um eine Standardisierung der medizinischen Nomenklatur. Die Erstellung der genannten Klassifikationssysteme schuf die Voraussetzungen für eine moderne, international akzeptierte, vergleichbare Tumordokumentation.

Auch die seit einigen Jahren intensivierten Bemühungen um die in Deutschland gesetzlich vorgeschriebene Qualitätssicherung in der Onkologie erfordern eine exakte und detaillierte Dokumentation der vom Patienten zu erhebenden Daten und Befunde in bezug auf Ausgangssituation, Therapie und Krankheitsverlauf, wobei eine Differenzierung nach den verschiedenen Tumorentitäten unter Berücksichtigung der wesentlich differenzierteren Klassifikationen in den Neuauflagen von WHO und UICC notwendig ist. Immer häufiger wird auch die Zusammenführung der Daten mehrerer Kliniken und Institutionen erforderlich, um klinisch wichtige onkologische Fragen beantworten zu können. Es ist selbstverständlich, daß auch hierfür eine uniforme, vergleichbare Dokumentation eine unverzichtbare Voraussetzung darstellt.

Auch für die Ökonomie und Qualität onkologischer Therapiestudien ist eine einheitliche Dokumentation der jeweiligen Ausgangssituation (detaillierte Tumorklassifikation nach internationalen Richtlinien) und Therapie (auch der chirurgischen Therapie!) und damit eine standardisierte organspezifische Tumordokumentation unerläßlich. Auch heute noch werden, z.T. mit hohen Kosten, onkologische Therapiestudien durchgeführt, ohne daß dabei die Prinzipien und Details einer sachgerechten Dokumentation beachtet werden. Dies führt nicht selten dazu, daß die Ergebnisse solcher Studien nicht gesichert sind und sich die Kosten dafür letztlich nicht bezahlt machen. Ein typisches Beispiel hierfür sind zahlreiche Studien über adjuvante Therapiemaßnahmen beim kolorektalen Karzinom, bei denen fast durchweg weder die anatomische Tumorausbreitung exakt genug spezifiziert wurde noch hinreichende Daten über die Methodik und Qualität der chirurgischen Therapie und der histopathologischen Untersuchung erhoben wurden.

Um den genannten Anforderungen in angemessener Weise entsprechen zu können, wurde im Auftrag der „Arbeitsgemeinschaft Deutscher Tumorzentren

(ADT)" und unter Mitarbeit zahlreicher onkologisch tätiger Spezialisten aus den verschiedenen medizinischen Fachbereichen die „Organspezifische Tumordokumentation" erarbeitet. Sie enthält Richtlinien und exakte Anweisungen für die standardisierte Dokumentation von 36 verschiedenen Organtumoren und Tumorgruppen sowie von resezierten Leber- und Lungenmetastasen.

Bewußt nicht erfaßt sind in der „Organspezifischen Tumordokumentation" Leukämien, maligne Lymphome und kindliche Tumoren, da für diese Tumoren bereits sehr detaillierte Dokumentationsbögen nationaler und internationaler Therapiestudien bzw. zentraler Register (für kindliche Tumoren in Mainz, für Retinoblastome in Essen) vorliegen. Für alle anderen in diesem Band nicht behandelten Tumoren sollen die Erhebungsbögen der „Basisdokumentation" verwendet werden.

Mit der „Organspezifischen Tumordokumentation" wird ein Datenerfassungssystem vorgestellt, das allen Ansprüchen an eine moderne Tumordokumentation genügt und alle diesbezüglichen internationalen Empfehlungen berücksichtigt. Die hier vorgelegten Dokumentationsbögen sollten in allen Tumorzentren mit onkologischen Schwerpunkten und den zugehörigen Kliniken verwendet werden, um

– die Leistungsfähigkeit diagnostischer Methoden beurteilen zu können,
– die Therapieresultate vergleichend analysieren zu können,
– prognostisch wichtige Faktoren und Umstände zu ermitteln,
– Daten für die gesetzlich vorgeschriebene Leistungserfassung zu liefern,
– eine Qualitätssicherung in der klinischen Onkologie zu ermöglichen,
– klinische Studien aufgrund international anerkannter Kriterien zu unterstützen

und somit eine heutigen wissenschaftlichen Ansprüchen genügende standardisierte Dokumentation für den Bereich der klinischen Onkologie aufzubauen.

Den jeweiligen Erhebungsbogen zugeordnete detaillierte allgemeine und spezielle Verschlüsselungsanweisungen sollen die einzelnen Sachverhalte und ihre Ausprägungen definieren und damit dafür sorgen, daß die Datenerfassung und Dokumentation tatsächlich einheitlich und damit vergleichbar erfolgt.

Der Band „Organspezifische Tumordokumentation" stellt somit für alle onkologisch tätigen Ärzte und für alle Kliniken, in denen Tumoren behandelt werden, eine unerläßliche Anweisung für eine den derzeitigen Kenntnissen angepaßte, auch international konkurrenzfähige Dokumentation der bei Tumorpatienten zu erhebenden Daten und Befunde dar.

Als Anhang 1 enthält der Band dem TNM Supplement 1993 entnommene, derzeit in der Testphase befindliche Klassifikationsvorschläge für folgende, im TNM-System bisher nicht erfaßte Tumorformen:

– Nasenhöhle und Nebenhöhlen (außer Kieferhöhle)
– Schädel- und Gesichtsknochen
– Gastrointestinale Sarkome
– Primäre Leberkarzinome im Kindesalter
– Trophoblasttumoren der Schwangerschaft
– Eileiter (Tuba uterina).

Im Hinblick auf die für 1997 vorgesehene 5. Auflage der TNM-Klassifikation maligner Tumoren wäre es wünschenswert, wenn auch einige deutsche Kliniken bzw. Tumorzentren ihre Erfahrungen mit der Testung dieser Vorschläge beim TNM/Prognostic System Project Committee der UICC einbringen könnten.

In einem 2. Anhang steuern die Marburger Kollegen M. Koller, J. Kußmaul, W. Lorenz und M. Rothmund einen Beitrag „Die Erfassung und Dokumentation der Lebensqualität nach Tumortherapie" bei, in dem sie über grundlegende Aspekte der Messung der Lebensqualität und eigene praktische Erfahrungen auf diesem Gebiet berichten. Wir sind den Autoren für diesen Beitrag zu großem Dank verpflichtet.

Nochmals danken möchten wir allen Kollegen, die an der Erarbeitung der ersten Entwürfe bzw. der Endfassungen der Erhebungsbögen beteiligt waren und ihr Expertenwissen dabei eingebracht haben. Für die jahrelange wohlwollende

Beurteilung der umfangreichen Arbeit sind wir dem Vorstand der ADT verbunden; ebenso danken wir den Bundesministerien für Arbeit und Sozialordnung sowie für Gesundheit für ihre Unterstützung. Unser Dank gilt weiter Frau Angela Celso, Heidelberg, und Frau Martina Galster, Erlangen, für Erstellung und Reinschrift des Manuskriptes. Nicht zuletzt möchten wir dem Springer-Verlag für die stets harmonische Zusammenarbeit, die gute verlegerische Betreuung und die zügige Drucklegung unseren besten Dank sagen.

Heidelberg, Erlangen, im September 1995 G. Wagner
P. Hermanek

Inhaltsverzeichnis

Beteiligte Mitarbeiter XIII

Allgemeiner Teil

Ziele der Tumordokumentation 3
Entwicklung der Tumorklassifikation 5
Internationale Entwicklung der Tumordokumentation 7
Entwicklung der Tumordokumentation in Deutschland 9
Grundsätze der heutigen Tumorklassifikation 11
Prinzipien der Organspezifischen Tumordokumentation 14
Struktur des Dokumentationssystems 17
Allgemeine Verschlüsselungsanweisungen (A-Anweisungen) 19
Literatur 32

Spezieller Teil

I. Patienten-Stammblatt und Zusatzbögen
   für Daten an bevölkerungsbezogene Register 37

II. Organspezifische Ersterhebungsbögen
    mit speziellen Verschlüsselungsanweisungen (S-Anweisungen) ... 47

   10 – Malignome des Mundes,
        der Kiefer und des Gesichts .... 10.1 – 10.24
   11 – Hypopharynxkarzinom .... 11.1 – 11.28
   12 – Larynxkarzinom .... 12.1 – 12.33
   13 – Schilddrüsenkarzinom .... 13.1 – 13.33
   14 – Ösophaguskarzinom .... 14.1 – 14.31
   15 – Magenkarzinom .... 15.1 – 15.36
   16 – Dünndarmkarzinom .... 16.1 – 16.20
   17 – Kolorektales Karzinom .... 17.1 – 17.38
   18 – Karzinom des Analkanals .... 18.1 – 18.30
   19 – Leberkarzinom .... 19.1 – 19.30
   20 – Gallenblasenkarzinom .... 20.1 – 20.24
   21 – Karzinom der extrahepatischen Gallengänge .... 21.1 – 21.24
   22 – Karzinom der Ampulla Vateri .... 22.1 – 22.20
   23 – Pankreaskarzinom .... 23.1 – 23.28
   24 – Lungenkarzinom .... 24.1 – 24.37
   25 – Malignes Pleuramesotheliom .... 25.1 – 25.22
   26 – Maligne Knochentumoren .... 26.1 – 26.28
   27 – Maligne Weichteiltumoren .... 27.1 – 27.30
   28 – Karzinom der Haut .... 28.1 – 28.26
   29 – Malignes Melanom der Haut .... 29.1 – 29.32
   30 – Mammakarzinom .... 30.1 – 30.48
   31 – Vulvakarzinom .... 31.1 – 31.28

32	– Vaginalkarzinom	32.1–32.24
33	– Zervixkarzinom	33.1–33.36
34	– Korpuskarzinom	34.1–34.30
35	– Ovarialkarzinom	35.1–35.30
36	– Peniskarzinom	36.1–36.20
37	– Prostatakarzinom	37.1–37.50
38	– Maligne Hodentumoren	38.1–38.30
39	– Nierenkarzinom	39.1–39.28
40	– Karzinome von Nierenbecken und Ureter	40.1–40.26
41	– Harnblasenkarzinom	41.1–41.32
42	– Harnröhrenkarzinom	42.1–42.24
43	– Maligne Tumoren der Augenbindehaut	43.1–43.16
44	– Malignes Melanom der Uvea	44.1–44.22
45	– Hirntumoren	45.1–45.28

III. Zusätzliche Dokumentationsbögen für Tumoren aller Lokalisationen

50	– Lebermetastasen	50.1–50.16
60	– Lungenmetastasen	60.1–60.16

IV. Erfassung der Lebensqualität

V. Anhänge

Anhang 1: Vorschläge zu neuen TNM-Klassifikationen

1. Nasenhöhle und Nebenhöhlen (außer Kieferhöhle) A1.1
2. Schädel- und Gesichtsknochen A1.2
3. Gastrointestinale Sarkome A1.3
4. Primäre Leberkarzinome im Kindesalter A1.4
5. Trophoblasttumoren der Schwangerschaft A1.5
6. Eileiter (Tuba uterina) A1.6

Anhang 2: Die Erfassung und Dokumentation der Lebensqualität nach Tumortherapie
Von M. Koller, J. Kußmann, W. Lorenz und M. Rothmund

Beteiligte Mitarbeiter*)

Die Erstellung der Erstfassungen der organspezifischen Dokumentationsbögen erfolgte unter Planung, Organisation und datentechnischer Koordination durch Prof. Dr. G. Wagner und Dr. H. Wiebelt, DKFZ Heidelberg, in den Jahren 1982 bis 1988.
Hierbei waren beteiligt:

Prof. Dr.	R.	Ackermann	(Würzburg)	Prostata
Prof. Dr.	H.-D.	Adolphs	(Höxter)	Blase, Harnröhre, Penis
Prof. Dr.	J. E.	Altwein	(Ulm)	Prostata
Priv.-Doz. Dr.	H.	Amberger	(Heidelberg)	Kolon, Mamma, Rektum
Priv.-Doz. Dr.	D.	Bach	(Bonn)	Prostata
Prof. Dr.	J.	Baltzer	(München)	Vulva
Dr.	H.-W.	Bauer	(München)	Harnblase
Dr.	R. P.	Baumann	(Neuchâtel)	Weichteile
Prof. Dr.	H.	Berger	(Göttingen)	Hautkarzinom, Melanom der Haut
Prof. Dr.	K.	Bitter	(Berlin, Frankfurt/M.)	Mund, Kiefer, Gesicht
Prof. Dr.	D.	Bokelmann	(Heidelberg)	Kolon, Rektum
Dr.	N.	Bornfeld	(Essen)	Retinoblastom, Melanom der Uvea
Prof. Dr.	H.-G.	Borst	(Hannover)	Ösophagus
Prof. Dr.	A.	Braun	(Heidelberg, Bad Rappenau)	Knochen, Weichteile
Dr.	M.	Bülow, von	(Mainz)	Pankreas
Prof. Dr.	G.	Burg	(München)	Hautkarzinom
Prof. Dr.	K.	Burk	(Marburg)	Harnblase
Prof. Dr.	G.	Dhom	(Homburg/Saar)	Prostata
Priv.-Doz. Dr.	U.	Dold	(München)	Lunge
Prof. Dr.	K.	Dreikorn	(Heidelberg)	Niere
Dr. Dr.	H.	Drepper	(Münster-Handorf)	Hautkarzinom, Melanom der Haut
Dr.	H.-P.	Eichfuß	(Hamburg)	Pankreas
Prof. Dr.	K.	Ewe	(Mainz)	Magen
Prof. Dr.	E.	Fahrtmann	(Freiburg)	Magen
Dr.	M.	Förster	(Essen)	Augenbindehaut, Melanom der Uvea
Prof. Dr.	D.	Fournier, von	(Heidelberg)	Vagina, Zervix

---

*) Titel und Ort zum Zeitpunkt der Mitarbeit

Prof. Dr.	H. D.	Franke	(Hamburg)	Weichteile
Prof. Dr.	R.	Frischkorn	(Göttingen)	Corpus uteri
Prof. Dr.	H.	Frischbier	(Hamburg)	Vulva
Dr.	C.	Garbe	(Berlin)	Melanom der Haut
Prof. Dr.	H.	Gartmann	(Köln)	Hautkarzinom, Melanom der Haut
Prof. Dr.	W.	Gaus	(Ulm)	Kolon, Rektum
Prof. Dr.	W.	Giere	(Frankfurt/M.)	Mund, Kiefer, Gesicht
Dr.	W.	Groth	(Köln)	Melanom der Haut
Dr.	J.	Haselberger	(Mannheim)	Hoden
Prof. Dr.	J.-E.	Hausamen	(Hannover)	Mund, Kiefer, Gesicht
Dr.	W.	Havers	(Essen)	Retinoblastom
Prof. Dr.	H. G.	Heinze	(Karlsruhe)	Schilddrüse
Priv.-Doz. Dr.	L.	Heising	(Köln)	Niere
Dr.	F.	Hennig	(Erlangen)	Knochen
Prof. Dr.	Chr.	Herfarth	(Ulm, Heidelberg)	Galle, Kolon, Leber, Rektum
Prof. Dr.	P.	Hermanek	(Erlangen)	Ampulla Vateri, Anus, Gallenblase, Gallengänge, Knochen, Kolon, Leber, Magen, Ösophagus, Rektum, Weichteile
Prof. Dr.	B.	Heymer	(Ulm)	Kolon, Rektum
Priv.-Doz. Dr.	D.	Hölzel	(München)	Kolon, Rektum
Prof. Dr.	W.-W.	Höpker	(Münster)	Kolon, Mamma, Rektum
Prof. Dr.	W.	Höpping	(Essen)	Retinoblastom
Prof. Dr.	W.	Hoffmeister	(Mannheim)	Pankreas
Dr.	P.	Hohenberger	(Heidelberg)	Pankreas
Priv.-Doz. Dr.	W.	Hohenberger	(Erlangen)	Anus, Schilddrüse
Dr. Dr.	H. P.	Howaldt	(Frankfurt/M.)	Mund, Kiefer, Gesicht
Prof. Dr.	M.	Hundeiker	(Münster-Handorf)	Hautkarzinom, Melanom der Haut
Prof. Dr.	B.	Husemann	(Erlangen)	Ösophagus
Prof. Dr.	C.	Ilberg, von	(Frankfurt/M.)	Hypopharynx, Larynx
Prof. Dr.	G. H.	Jacobi	(Mainz)	Prostata
Priv.-Doz. Dr.	W.	Jonat	(Bremen)	Corpus uteri
Prof. Dr.	K.	Junghanns	(Heidelberg)	Magen
Prof. Dr.	T.	Junginger	(Köln)	Schilddrüse
Dr.	H.	Junkermann	(Heidelberg)	Vagina, Zervix
Priv.-Doz. Dr.	M.	Kaufmann	(Heidelberg)	Vagina, Zervix
Prof. Dr.	O.	Kleinsasser	(Marburg)	Hypopharynx, Larynx
Priv.-Doz. Dr.	F.	Köhler	(Marburg)	Schilddrüse
Priv.-Doz. Dr.	H.	König	(Erlangen)	Anus
Priv.-Doz. Dr.	R.	Kreienberg	(Mainz)	Vagina, Zervix

Dr.	Chr.	Kühnl-Petzoldt	(Freiburg)	Hautkarzinom, Melanom der Haut
Priv.-Doz. Dr. R.		Kürzl	(München)	Vulva
Prof. Dr.	H.	Kuttig	(Heidelberg)	Ösophagus
Priv.-Doz. Dr. M.		Landthaler	(München)	Melanom der Haut
Priv.-Doz. Dr. G.		Lang	(Erlangen)	Melanom der Uvea
Priv.-Doz. Dr. W.		Leistenschneider	(Berlin)	Prostata
Frau	A.	Lippold	(Münster-Handorf)	Melanom der Haut
Dr.	J.	Lüttges	(Marburg)	Vagina, Zervix
Prof. Dr.	W.	Maassen	(Essen)	Lunge
Dr.	W.	Matthiessen	(Berlin)	Lunge
Prof. Dr.	H. D.	Mennel	(Marburg)	Gehirn
Dr.	E.	Meßmer	(Essen)	Retinoblastom
Prof.	W.	Mestwerdt	(Würzburg)	Corpus uteri
Priv.-Doz. Dr. E.		Meyer-Breiting	(Frankfurt/M.)	Hypopharynx, Larynx
Prof. Dr.	H.	Minne	(Heidelberg)	Schilddrüse
Prof. Dr.	D.	Molitor	(Bonn)	Hoden
Dr.	A.	Morawski	(Frankfurt/M.)	Vagina, Zervix
Priv.-Doz. Dr. H. K.		Müller-Hermelink	(Kiel)	Lunge
Prof. Dr.	G. O. H.	Naumann	(Erlangen)	Augenbindehaut, Melanom der Uvea
Priv.-Doz. Dr. P.		Neuhaus	(Braunschweig)	Ampulla Vateri, Galle, Leber
Prof. Dr.	W.	Piotrowski	(Mannheim)	Gehirn
Prof. Dr.	J.	Prein	(Basel)	Mund, Kiefer, Gesicht
Dr.	A.	Quentmeier	(Ulm, Heidelberg)	Magen
Prof. Dr.	K.	Remberger	(München)	Vulva
Dr.	B.	Ringe	(Hannover)	Ampulla Vateri, Galle, Leber
Prof. Dr.	G.	Rodeck	(Marburg)	Niere
Prof. Dr.	H.-D.	Röher	(Marburg)	Schilddrüse
Prof. Dr.	L.	Röhl	(Heidelberg)	Niere
Dr.	G.	Römer	(Gießen)	Ovar
Prof. Dr.	W.	Rösch	(Erlangen)	Magen
Priv.-Doz. Dr. H.		Rohde	(Marburg, Köln)	Magen
Prof. Dr.	K.	Rotte	(Würzburg)	Vagina, Zervix
Priv.-Doz. Dr. H.		Rübben	(Aachen)	Harnblase
Dr.	K.	Rückert	(Mainz)	Magen
Dr. Dr.	W.	Sachsenheimer	(Mannheim)	Gehirn
Prof. Dr.	W.	Sasse	(Münster)	Pankreas
Prof. Dr.	R.	Sauer	(Erlangen)	Anus
Prof. Dr.	O.	Scheibe	(Stuttgart)	Mamma, Pankreas
Prof. Dr.	P.	Schlag	(Heidelberg)	Galle, Kolon, Leber, Mamma, Ösophagus, Pankreas, Rektum
Dr.	P.	Schmidt-Rhode	(Marburg)	Corpus uteri
Dr.	H.	Schmid	(Heidelberg)	Vagina, Zervix
Dr.	A.	Schmitt	(Mannheim)	Vagina, Zervix
Prof. Dr.	H. P.	Schmitt	(Heidelberg)	Gehirn

Prof. Dr.	G.	Schubert	(Wuppertal)	Harnblase
Prof. Dr.	K.-D.	Schulz	(Marburg)	Corpus uteri, Ovar
Dr.	H.	Schwinn	(Berlin)	Melanom der Haut
Priv.-Doz. Dr.	S.	Seeber	(Essen)	Lunge
Prof. Dr.	T.	Senge	(Herne)	Prostata
Priv.-Doz. Dr.	U.	Seppelt	(Kiel)	Hoden
Prof. Dr.	N.	Soehendra	(Hamburg)	Ösophagus
Priv.-Doz. Dr.	W.	Stock	(Köln)	Kolon, Rektum
Prof. Dr.	C.	Thomas	(Marburg)	Hoden, Magen, Niere
Prof. Dr.	J.	Tonak	(Forchheim)	Melanom der Haut, Weichteile
Prof. Dr.	K.	Tornow	(Mannheim)	Gehirn
Prof. Dr.	F.	Trendelenburg	(Homburg/Saar)	Lunge
Prof. Dr.	H.	Vahrson	(Gießen)	Mamma, Ovar
Prof. Dr.	H.E.	Völcker	(Erlangen, Heidelberg)	Melanom der Uvea
Prof. Dr.	I.	Vogt-Moykopf	(Heidelberg)	Lunge
Priv.-Doz. Dr.	A.-C.	Voss	(Tübingen)	Lunge
Priv.-Doz. Dr.	R.	Wahl	(Marburg)	Schilddrüse
Prof. Dr.	V.	Weidtman	(Köln)	Magen
Prof. Dr.	L.	Weisbach	(Bonn)	Niere
Dr.	D.	Wentz	(Elgershausen)	Lunge
Dr.	E.	Wessig	(Frankfurt/M.)	Hypopharynx, Larynx
Prof. Dr.	A.	Wessing	(Essen)	Augenbindehaut, Melanom der Uvea
Prof. Dr.	B.	Wiebecke	(München)	Kolon, Rektum
Priv.-Doz. Dr.	D.	Zeidler	(Heidelberg)	Lunge
Prof. Dr.	H.	Ziegler	(Homburg/Saar)	Niere
Prof. Dr.	H.H.	Zippel	(Marburg)	Vagina, Zervix
Dr.	H.	Zirngibl	(Erlangen)	Ampulla Vateri

Bei der für diese Publikation erforderlichen *Neuerstellung der Dokumentationsbögen* und der Formulierung der speziellen Verschlüsselungsanweisungen haben beratend mitgearbeitet:

Dr.	H.	Bülzebruck	(Heidelberg)	Lunge, Lungenmetastasen, malignes Pleuramesotheliom
Prof. Dr.	W.	Firnhaber	(Darmstadt)	Gehirn
Prof. Dr.	Ch.	Gebhardt	(Nürnberg)	Pankreas
Prof. Dr.	W.	Hohenberger	(Regensburg)	Ösophagus, Schilddrüse
Priv.-Doz. Dr.	K.	Hofmann-Preiß	(Gera)	Bildgebende Verfahren
Priv.-Doz. Dr.	H.-P.	Howaldt	(Frankfurt/M.)	Mund, Kiefer, Gesicht
Prof. Dr.	G.	Lang	(Ulm)	Augenbindehaut, Melanom der Uvea
Prof. Dr.Dr. h.c.	R.	Lorenz	(Frankfurt/M.)	Gehirn
Prof. Dr.	A.W.	Mennel	(Marburg)	Gehirn

Beteiligte Mitarbeiter   XVII

Prof. Dr.	E.	Paterok	(Erlangen)	Corpus uteri, Mamma, Ovar, Vagina, Vulva, Zervix
Prof. Dr.	W.	Schlote	(Frankfurt/M.)	Gehirn
Prof. Dr.	H. P.	Schmitt	(Heidelberg)	Gehirn
Prof. Dr.	A.	Sigel	(Erlangen)	Harnblase, Harnröhre, Hoden, Nierenbecken und Ureter, Niere, Penis, Prostata
Dr.	H.-P.	Sinn	(Heidelberg)	Mamma
Prof. Dr.	W.	Steiner	(Göttingen)	Hypopharynx, Larynx
Prof. Dr.	W. I.	Streudel	(Homburg/Saar)	Gehirn
Prof. Dr.	Ch.	Wittekind	(Erlangen)	Gallenblase, extrahepatische Gallengänge, Leber
Prof. Dr.	T. P. O.	Wustrow	(München)	Hypopharynx, Larynx

Die Verfasser sind allen genannten Kollegen für ihre wertvolle Hilfe und Mitarbeit zu großem Dank verpflichtet.

Karzinom der Haut

K-Nr. Patienten-Id. T-Id. B-Nr.
2 8 | | | | | | | | | 1

F. Tumorlokalisation

Lokalisation des Primärtumors (nach Tumorlokalisationsschlüssel) (A12, S3) C |4|4| | | C |4|4| | | 93

(Tumorsitz in Schema einzeichnen!)

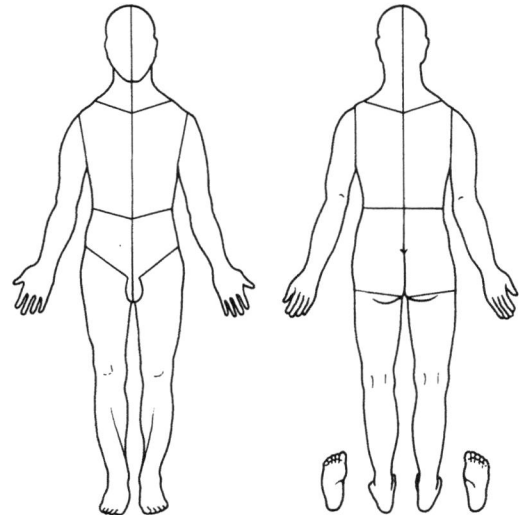

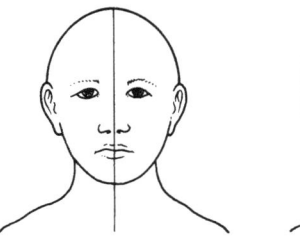

Seitenlokalisation (A13)
R = Rechts, L = Links, M = Mittellinienzone □ 94

Zusätzliche Angabe bei Tumoren der Extremitäten
1 = Streckseite, 2 = Beugeseite, 3 = Innenseite, 4 = Außenseite, 5 = Interdigital,
6 = Subungual, X = F.A., 0 = Nicht zutreffend □ 95

Zusätzliche Angaben bei Tumoren des Stammes (außer Kopf und Hals) (S3)
1 = Thorax vorne, 2 = Thorax hinten, 3 = Grenzzone Thorax/Hals, 4 = Grenzzone Thorax/Arm,
5 = Grenzzone Thorax vorn/Abdomen, 6 = Grenzzone Thorax hinten/Gesäß und Flanke, 7 = Abdomen,
8 = Flanke und Gesäß, 9 = Grenzzone Abdomen, Gesäß und Flanke/Bein, 0 = Nicht zutreffend □ 96

Zusätzliche Angaben bei Tumoren des Augenlides (S4)
R = Lidrand, S = Sonstige Lokalisation, 0 = Nicht zutreffend □ 97

Korrektur der Lokalisation (A12)
N = Nein, A = Ja, Anderer Bogen □ 98

G. TNM-Klassifikation und klinisches Stadium

Anzahl primärer Tumoren
1 = Einer; 2 = Zwei; 3 = Drei; 4 = Vier; 5 = Fünf; 6 = Sechs; 7 = Sieben; 8 = Acht und mehr; X = F.A. □ 99

Primärtumor

Tumorgröße (S5) (XX bzw. XXX = F.A.)

Größter Durchmesser (in mm) |_|_|_| □□□ 102

Senkrecht dazu stehender Durchmesser (in mm) |_|_|_| □□□ 105

Exophytie (Höhe über Hautniveau) (in mm) |_|_| □□ 107

Invasion tiefer extradermaler Strukturen (S6)
0 = Nein, 1 = Skelettmuskulatur, 2 = Knorpel, 3 = 1+2, 4 = Knochen, 5 = 1+4, 6 = 2+4, 7 = 1+2+4, X = F.A. □ 108

Zusätzliche Angaben bei Karzinomen des Augenlides: Invasionstiefe
K = Keine Invasion der Tarsalplatte, T = Invasion der Tarsalplatte, V = Volle Invasion des Lides in ganzer Dicke,
A = Invasion von Nachbarstrukturen, E = Entfällt (Tumor am Lidrand), X = F.A. □ 109

Zusätzliche Angaben bei Tumoren der Perianalregion (Analrand)

Invasion der Schleimhaut des Analkanals (S6) N = Nein, J = Ja, X = F.A. □ 110

Regionäre Lymphknoten (S7)	F = Tumor-frei	R = Metastase(n) rechts	L = Metastase(n) links	B = Metastase(n) beidseits	X = F.A.	
Kopf/Hals/Nacken	○	○	○	○	○	□ 111
Axilla/Ellenbogen	○	○	○	○	○	□ 112
Leiste/Kniebeuge	○	○	○	○	○	□ 113

Wagner/Hermanek: Organspezifische Tumordokumentation © Springer-Verlag 1995

Karzinom der Haut

K-Nr. **2 8**   Patienten-Id.   T-Id.   B-Nr. **1**

Fernmetastasen   N = Nein, J = Ja, X = F.A. □ 114

Haut- und Unterhautmetastasen (innerhalb der Lymphabflußgebiete)
N = Nicht nachweisbar, V = Verdacht, M = Metastasen vorhanden, X = F.A. □ 115

Lokalisation sonstiger Fernmetastasen (A14)
(außer Haut- und Unterhautmetastasen im Lymphabflußgebiet)

1. _____   1. □ 118
2. _____   2. □ 121
3. _____   3. □ 124

Klinische TNM-Klassifikation (A15, S8 und Schema S. 28.25)

y ⟂ T ⟂⟂ (m) ⟂ C ⟂   y T (m) C □ 129
N ⟂ C ⟂   N C □ 131
M ⟂ C ⟂   M C □ 133

Zusätzliche Angabe zu M (A15)   0 = Entfällt, da Makrometastasen, 1 = (mi) Mikrometastasen (±isolierte Tumorzellen), 2 = (i) Nur isolierte Tumorzellen, X = F.A. □ 134

Klinisches Stadium (A16 und Schema S. 28.25)
0 = Stadium 0, 1 = Stadium I, 2 = Stadium II, 3 = Stadium III, 4 = Stadium IV,
E = Entfällt, da Lokalisation am Augenlid, X = F.A. □ 135

H. Sonstige Tumorbefunde

Tumoroberfläche
1 = Intakt, 2 = Ulzeriert, 3 = Krustenbedeckt, 4 = Keratotisch, X = F.A. □ 136

Lokale Verschieblichkeit
J = Ja, N = Nein, X = F.A. □ 137

Invasionstiefe (geschätzt)
1 = In Hautniveau (Fleck), 2 = Überwiegend exophytisch, 3 = Exo-/Endophylie etwa gleich;
4 = Überwiegend endophytisch, 5 = Grenzen nicht abschätzbar, X = F.A. □ 138

Wagner/Hermanek: Organspezifische Tumordokumentation   © Springer-Verlag 1995

ADT Arbeitsgemeinschaft Deutscher Tumorzentren

Karzinom der Haut

Kenn-Nr. (A1)	**2 8** 2
Klinik-Nr. u. Fachrichtung (A2)	9
Patientenidentifikation (A3)	16
Geburtsdatum (Tag, Mon., Jahr)	22
Geschlecht (M = Männlich, W = Weiblich)	23
Tumoridentifikations-Nr. (A4)	24
Bogen-Nr. (A5)	**2** 25

II. DATEN ZUR THERAPIE

A. Vorgesehene und durchgeführte Therapiemodalitäten (A17)

N = Nein   J = Ja*   A = Abgelehnt

	N	J	A	
Operation	○	○	○	26
Bestrahlung	○	○ ○	○	28
Chemotherapie, systemische	○	○ ○	○	29
Chemotherapie, lokale	○	○	○	30
Hormontherapie	○	○	○	31
Immuntherapie	○	○	○	32
Sonstige Therapie	○	○	○	33

* Bei mehr als einer durchgeführten Therapiemodalität die zeitliche Reihenfolge der Maßnahmen durch Ziffern kennzeichnen.
(Wenn nicht-chirurgische Therapie durchgeführt, zusätzliche Therapiebögen der Basisdokumentation ausfüllen!)

B. Chirurgische Behandlung

Datum der definitiven chirurgischen Behandlung (S9)   Tag ____ Monat ____ Jahr ____   (Tag, Mon., Jahr) 39

Operationsmethode (S10)   1 = Exkochleation, 2 = Exzision, 3 = „Kleine" Amputation, 4 = Amputation   40

Minimaler Sicherheitsabstand (in mm) (S11)   (XX = F.A.)   ⌊_⌊_⌊   42

Meßmethode   1 = In situ, 2 = Am frischen Op.-Präparat ohne Zug   43

Operative Lymphknotenbehandlung   N = Nein   J = Ja

	N	J	
Entfernung einzelner Lymphknoten	○	○	44
Systematische Dissektion (einer oder mehrerer Regionen)	○	○	45

Operative Behandlung von Haut- und sonstigen Metastasen   N = Nein, J = Ja   46

C. Klinische R-Klassifikation und Gesamtbeurteilung des Tumorgeschehens

Klinische R-Klassifikation (A18)
0 = Kein Residualtumor (R0), 1 = Nur mikroskopischer Residualtumor (R1), 2 = Makroskopischer Residualtumor, mikroskopisch nicht bestätigt (R2a), 3 = Makroskopischer Residualtumor, auch mikroskopisch bestätigt (R2b), X = Unbestimmt (RX)   47

Lokalisation von Residualtumor   N = Nein   J = Ja

	N	J	
Lokoregionär	○	○	48
Fernmetastase(n)	○	○	49

Gesamtbeurteilung des Tumorgeschehens bei nichtchirurgischer Therapie (A19)
V = Vollremission, T = Teilremission, B = Klinische Besserung des Zustandes, Kriterien für Teilremission jedoch nicht erfüllt,
K = Keine Änderung, D = Divergentes Geschehen, P = Progression, U = Beurteilung unmöglich, X = F.A.   50

D. Frühe Komplikationen der Therapie

N = Nein   J = Ja

	N	J	
Wundinfektion	○	○	51
Andere	○	○	52

Wagner/Hermanek: Organspezifische Tumordokumentation   © Springer-Verlag 1995

ADT Arbeitsgemeinschaft Deutscher Tumorzentren

Karzinom der Haut

28.13

Kenn-Nr. (A1)	**2 8** 2
Klinik-Nr. u. Fachrichtung (A2)	9
Patientenidentifikation (A3)	16
Geburtsdatum (Tag, Mon., Jahr)	22
Geschlecht (M = Männlich, W = Weiblich)	23
Tumoridentifikations-Nr. (A4)	24
Bogen-Nr. (A5)	**3** 25

III. DATEN ZUR PATHOLOGIE

Untersuchungsmaterial Primärtumor (A22)
K = Keine Untersuchung, Z = Nur Zytologie, B = Biopsie ohne Tumorresektion, T = Tumorteile (bei Tumorreduktion), R = Resektat ☐ 26

A. Histologischer Typ und Grading

Histologischer Tumortyp nach ICD-O (A23, S21)   M └─┴─┴─┴─┘/└─┘   M ☐☐☐☐☐ 31

Bestätigung der Tumorhistologie durch andere Institution (A23)
N = Nein, R = Register oder Referenzpathologie einer Studie, A = Anderes Pathologisches Institut, B = R+A ☐ 32

Grading (A24, S13)   1 = G1, 2 = G2, 3 = G3, 4 = G4, L = Low Grade (G1–2), H = High Grade (G3–4), X = F.A. ☐ 33

B. pTNM-Klassifikation und pathologisches Stadium

Primärtumor

Tumorgröße (S5)

Größter Durchmesser (in mm)   └─┴─┴─┘ ⎫
                                        ⎬ (XXX = F.A.)   ☐☐☐ 36
Senkrecht dazu stehender Durchmesser (in mm)   └─┴─┴─┘ ⎭   ☐☐☐ 39

Tumordicke (in mm) (S14)   └─┴─┘,└─┘   ☐☐☐ 42

Stratigraphische Klassifikation (S15)

– **Bei Tumoren mit anderer Lokalisation als Augenlid**
1 = In situ (pTis), 2 = Korium (pT1–3), 3 = Subkutis (pT1–3), 4 = Muskulatur (pT4),
5 = Knorpel oder Knochen (pT4), X = F.A. ☐ 43

– **Bei Tumoren des Augenlides**
K = Keine Invasion der Tarsalplatte, T = Invasion der Tarsalplatte, V = Volle Invasion des Lides in ganzer Dicke,
A = Invasion von Nachbarstrukturen, E = Entfällt (Lokalisation am Lidrand), X = F.A. ☐ 44

Regionäre lymphogene Metastasierung

Befall regionärer Lymphknoten (S7)   F = Tumorfrei, M = Metastase(n), X = Nicht untersucht ☐ 45

Zahl untersuchter regionärer Lymphknoten   └─┴─┘ ☐☐ 47

Zahl befallener regionärer Lymphknoten   └─┴─┘ ☐☐ 49

Größe der größten Lymphknotenmetastase (in cm) (S16)   └─┘,└─┘ ☐☐ 51
(XX = F.A., EE = Entfällt, keine Metastase)

Regionäre Haut- und Unterhautmetastasen ☐ 52
N = Nein, J = Ja, X = Nicht untersucht

Sonstige Fernmetastasen   K = Keine nachgewiesen, Z = Zytologisch bestätigt, H = Histologisch bestätigt ☐ 53

Lokalisation mikroskopisch nachgewiesener Fernmetastasen (A14)

1. _____   1. ☐☐☐ 56
2. _____   2. ☐☐☐ 59
3. _____   3. ☐☐☐ 62

Wagner/Hermanek: Organspezifische Tumordokumentation   © Springer-Verlag 1995

Karzinom der Haut

K-Nr. **2 8** Patienten-Id. □□□□□□ T-Id. □ B-Nr. **3**

pTNM-Klassifikation (A25 und Schema S. 28.25)

y ☐ pT ☐☐ (m) ☐ pN ☐ pM ☐

y pT (m) pN pM ☐☐☐☐☐ 68

Zusätzliche Angabe zu pN (A25) (mi) Nur Mikrometastasen?   N = Nein, J = Ja, X = F.A. ☐ 69

Zusätzliche Angabe zu pM (A25)   0 = Entfällt, da Makrometastasen, 1 = (mi) Mikrometastasen (±isolierte Tumorzellen), 2 = (i) Nur isolierte Tumorzellen, X = F.A. ☐ 70

Pathologisches Stadium (A26 und Schema S. 28.25)
0 = Stadium 0, 1 = Stadium I, 2 = Stadium II, 3 = Stadium III, 4 = Stadium IV, X = F.A.,
E = Entfällt, da Lokalisation am Augenlid ☐ 71

C. Weitere Befunde und begleitende Veränderungen

Histologischer Tumorrand (S17)
1 = Scharf begrenzt, 2 = Diffus infiltrierend wachsend, X = F.A. ☐ 72

Exophytie (Höhe über Hautniveau) (in mm)   (XX = F.A.) ☐☐ 74

Entzündliches peritumoröses Infiltrat
G = Gering, M = Mäßig, S = Stark, X = F.A. ☐ 75

Zusätzliche Angabe bei Basalzellkrebsen

Unterschiedliche histologische Strukturen (%-Anteil) (S18)

Solide ☐☐☐ ☐☐ 77
Keratotisch ☐☐☐ ☐☐ 79
Zystisch ☐☐☐ ☐☐ 81
Adenoid ☐☐☐ ☐☐ 83

Zusätzliche Angabe bei Tumoren der Augenlider

Pagetoide intraepidermale Ausbreitung (S19)
N = Nein, J = Ja, X = F.A. ☐ 84

Lymphgefäßinvasion (L-Klassifikation) (A27)
0 = Keine Lymphgefäßinvasion (L0), 1 = Lymphgefäßinvasion (L1), X = F.A. (LX) ☐ 85

Veneninvasion (V-Klassifikation) (A27)
0 = Keine Veneninvasion (V0), 1 = Mikroskopische Veneninvasion (V1), 2 = Makroskopische Veneninvasion (V2), X = F.A. (VX) ☐ 86

Histologische Merkmale der Tumorumgebung

Elastose   N = Nein, G = Gering, M = Mittel, A = Ausgeprägt, X = F.A. ☐ 87

Melanozyten   N = Nein, G = Gering vermehrt, S = Stark vermehrt, X = F.A. ☐ 88

Aktinische Keratose   N = Nein, J = Ja, X = F.A. ☐ 89

Angrenzendes Carcinoma in situ
N = Nein, J = Ja, E = Entfällt (kein invasives Karzinom), X = F.A. ☐ 90

Tumorbiologische Spezialuntersuchungen (A28)
N = Nein, J = Ja ☐ 91

D. Definitive R-Klassifikation und weitere Angaben zur Radikalität

Methode der Untersuchung der Resektionsränder (S20)
K = Konventionell, F = Fresh-tissue-Technik, D = Dreidimensionale histologische Randkontrolle (3-D),
A = Andere Methode ☐ 92

Histologische Befunde an den Resektionsrändern
F = Tumorfrei, S = In-situ-Karzinom, I = Invasiver Tumor, X = Nicht untersucht ☐ 93

Definitive R-Klassifikation (A29)
0 = Kein Residualtumor (R0), 1 = Nur mikroskopischer Residualtumor (R1), 2 = Makroskopischer Residualtumor,
mikroskopisch nicht bestätigt (R2a), 3 = Makroskopischer Residualtumor, auch mikroskopisch bestätigt (R2b),
X = Unbestimmt (RX) ☐ 94

Wagner/Hermanek: Organspezifische Tumordokumentation   © Springer-Verlag 1995

Karzinom der Haut

Lokalisation von Residualtumor N = Nein   J = Ja

   Lokoregionär ○ ○ 95

   Fernmetastase(n) ○ ○ 96

Minimaler Sicherheitsabstand (in mm)   (XX = F.A.)

   Makroskopisch |__|__| 98

   Meßmethode bei makroskopischer Messung
     1 = Am frischen Resektat ohne Zug, 2 = Am fixierten ohne Zug aufgespannten Resektat,
     3 = Am fixierten nicht aufgespannten Resektat 99

   Histologisch |__|__| 101

Karzinom der Haut

Spezielle Verschlüsselungsanweisungen

S1 Basalzellnävussyndrom

Bei diesem autosomal-dominant vererbten Syndrom finden sich bereits von der Kindheit an multiple Basalzellkarzinome (auch auf nicht sonnenexponierten Hautbezirken), kleine basaloide Hamartome und Kieferzysten. Es kommen auch Rippenanomalien, Fibrome des Eierstocks, selten Balkenagenesie und Minderwuchs vor. Das Krankheitsbild wird auch als Gorlin-Goltz-Syndrom bezeichnet.

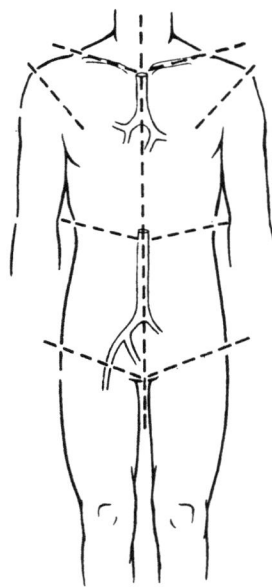

Abb. 28.1. Grenzzonen des Lymphabflusses an der Körpervorderseite. (Aus TNM-Atlas 1993 [12])

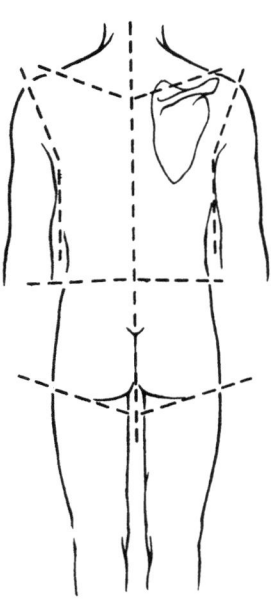

Abb. 28.2. Grenzzonen des Lymphabflusses an der Körperrückseite. (Aus TNM-Atlas 1993 [12]

S2 Vorangegangene Traumatisierung des Primärtumors

Als Traumatisierung sind zu verschlüsseln Abschleifen, Verätzung und Kürettage.

S3 Zusätzliche Angaben bei Tumoren des Stammes (außer Kopf und Hals)

Die „Grenzzonen" sind als 4 cm breite Gebiete entlang der nachstehend angeführten Linien definiert (Abb. 28.1 und 28.2).

Zwischen	*Entlang*
Rechts/links	Mittellinie
Kopf und Hals/Thorax	Klavikula – Akromion – oberer Schulterblattrand
Thorax/Arm	Schulter – Achselhöhle – Schulter
Thorax/Abdomen, Flanken und Gesäß	*Vorn:* Mitte zwischen Nabel und Rippenbogen *Hinten:* untere Grenze der Brustwirbelsäule (mittlere transversale Achse)
Abdomen, Flanken und Gesäß/Bein	Leiste – Trochanter – Glutäalfalte

Die Mitte der Grenzzonen ist in den Abbildungen und im Lokalisationsschema des Erhebungsbogens durch unterbrochene Linien angegeben.

Bei Tumoren des Stammes ist zusätzlich die Seitenlokalisation anzugeben.

S4 Zusätzliche Angaben bei Tumoren der Augenlider

Bei Tumoren des Augenlides sind die T/pT-Kategorien bei Lage am Lidrand anders definiert als bei sonstiger Lokalisation am Lid. Nach dem Lokalisationsschlüssel wird diese unterschiedliche Lokalisationsangabe nicht gesondert erfaßt.

S5 Tumorgröße

Bei gleichzeitigem Vorkommen von invasiven und nichtinvasiven Tumoren wird der bzw. werden die infiltrativen Tumoren berücksichtigt. Bei synchronen multiplen invasiven Tumoren wird der Tumor mit der größten Ausdehnung dokumentiert.

S6 Invasion tiefer extradermaler Strukturen

Als tiefe extradermale Strukturen gelten Skelettmuskulatur, Knorpel und Knochen [13]. Bei Tumoren der perianalen Haut (Analrand) wird die direkte Invasion der Schleimhaut des Analkanals in der T-Klassifikation nicht berücksichtigt; sie bedingt keine Klassifikation als T4.

S7 Regionäre Lymphknoten

Die regionären Lymphknoten entsprechen der jeweiligen Lokalisation des Primärtumors.

Unilaterale Tumoren

Kopf und Hals	Ipsilaterale zervikale Lymphknoten (einschließlich präaurikuläre, submandibuläre und supraklavikuläre Lymphknoten)
Thorax	Ipsilaterale axilläre Lymphknoten
Arm	Ipsilaterale epitrochleare und axilläre Lymphknoten
Abdomen, Flanken, Gesäß	Ipsilaterale inguinale Lymphknoten
Bein	Ipsilaterale popliteale und inguinale Lymphknoten
Analrand, perianale Haut	Ipsilaterale inguinale Lymphknoten

Für *Primärtumoren in der Grenzzone* zwischen den oben angeführten Regionen (s. S3) sind die Lymphknoten, die die Region an beiden Seiten der Grenzzone drainieren, als regionär anzusehen (s. Abb. 28.3 – 28.5).

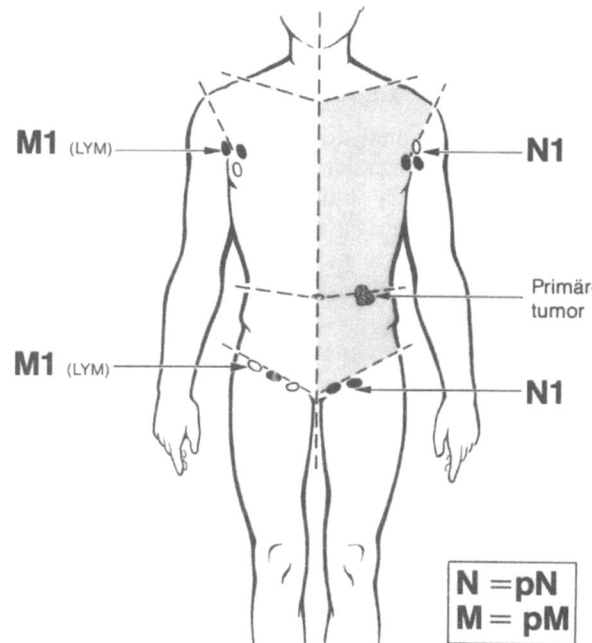

Abb. 28.4. Regionäre (N1) und nicht-regionäre Lymphknotenmetastasen (M1) bei Primärtumor in der Grenzzone zwischen Thorax und Abdomen links. (Aus TNM-Atlas 1993 [12])

Jede Metastase in andere als die aufgeführten regionären Lymphknoten wird als *Fernmetastase* betrachtet.

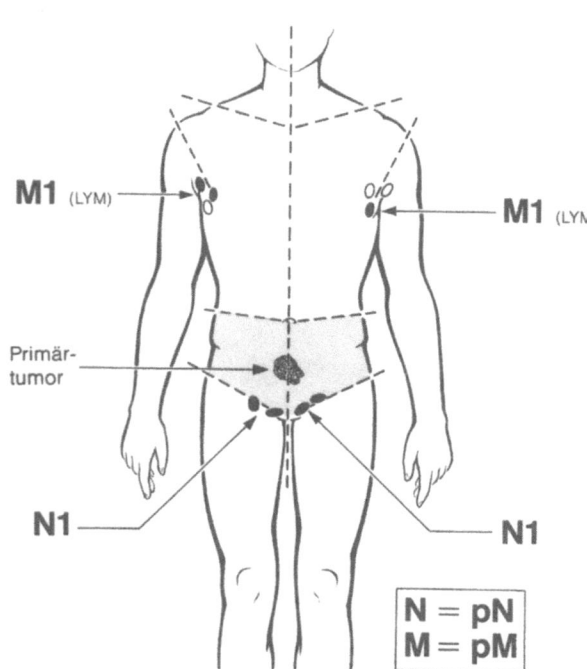

Abb. 28.3. Regionäre (N1) und nicht-regionäre Lymphknotenmetastasen (M1) bei Primärtumor in der Mittellinie des Unterbauches. (Aus TNM-Atlas 1993 [12])

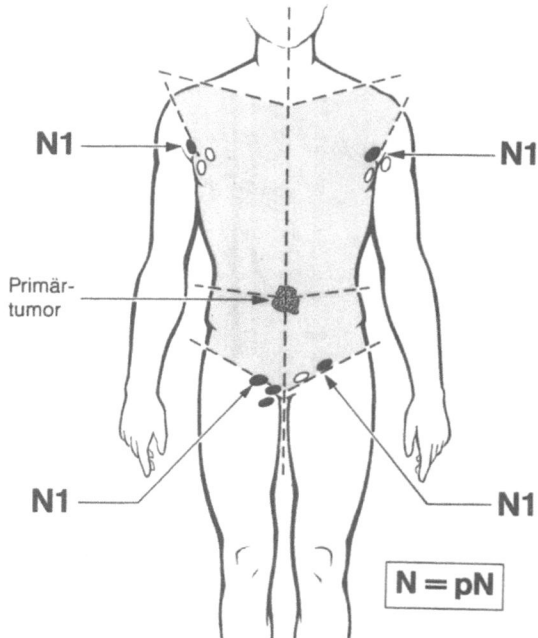

Abb. 28.5. Regionäre (N1) und nicht-regionäre Lymphknotenmetastasen (M1) bei Primärtumor in der Mittellinie und in der Grenzzone zwischen Thorax und Abdomen. (Aus TNM-Atlas 1993 [12])

Karzinom der Haut

S 8 Klinische TNM-Klassifikation

C-Faktor

Primärtumor	C 1:	Klinische Untersuchung
	C 2:	Röntgenaufnahmen der Weichteile und benachbarter Knochen
	C 3:	Chirurgische Exploration einschließlich Biopsie
Regionäre Lymphknoten	C 1:	Klinische Untersuchung
	C 2:	Sonographie, CT, NMR
	C 3:	Chirurgische Exploration einschließlich Biopsie und Zytologie
Fernmetastasen	C 1:	Klinische Untersuchung, Standard-Röntgenaufnahmen
	C 2:	Konventionelle Schichtaufnahmen der Lunge, CT, Sonographie, NMR, nuklearmedizinische Untersuchungen, Biopsie und Zytologie
	C 3:	Chirurgische Exploration einschließlich Biopsie und Zytologie

S 9 Datum der definitiven chirurgischen Behandlung

Als „Datum der definitiven chirurgischen Behandlung" gilt der Zeitpunkt der kompletten Entfernung des Primärtumors. Nicht berücksichtigt werden der Zeitpunkt der Nachexzision oder einer im Rahmen der Primärbehandlung vorgenommenen Lymphknotendissektion. Bei primärer Inzisionsbiopsie oder Teilexzision und anschließender Entfernung des Restes des Primärtumors gilt letztere als Zeitpunkt der definitiven chirurgischen Behandlung.

S 10 Operationsmethode

Als „kleine" Amputation gilt die Absetzung von Hand und Fingern bzw. Fuß und Zehen oder Teilen davon.

S 11 Minimaler Sicherheitsabstand (in mm)

Die Beurteilung erfolgt makroskopisch durch den Operateur.

S 12 Histologischer Tumortyp

Die histologische Klassifikation erfolgt nach den Empfehlungen des entsprechenden Bandes der 3. Auflage des AFIP-Tumoratlas [8]. Hierin wurde die 1. Auflage der WHO-Klassifikation [11] weiterentwickelt. Diese Klassifikation wird auch die Grundlage der in Vorbereitung befindlichen 2. Auflage der WHO-Klassifikation sein. Die in Frage kommenden Tumortypen sind nachstehend mit ihren ICD-O-Code-Nummern aufgelistet.

Tumortyp	ICD-O-Code-Nr.	Anmerkung
Plattenepithelkarzinom in situ	8070/2	(1)
Variante : Plattenepithelkarzinom in situ mit Hornbildung[a]	8078/2	(2)
Invasives Plattenepithelkarzinom (o. n. A.)	8070/3	(3)
Varianten: Spindelzelliges Plattenepithelkarzinom	8074/3	(4)
Akantholytisches (adenoides) Plattenepithelkarzinom	8075/3	(5)
Verruköses Plattenepithelkarzinom	8051/3	(6)
Invasives Plattenepithelkarzinom mit Hornbildung[a]	8078/3	(2)
Lymphoepitheliomähnliches Plattenepithelkarzinom	8082/3	(7)
Basalzellkarzinom (o. n. A.)	8090/3	(8)
Varianten: Oberflächliches (superfizielles) multizentrisches Basalzellkarzinom	8091/3	(9)
Sklerosierendes Basalzellkarzinom (Morphaeatyp, fibrosierender Typ)	8092/3	(10)
Pigmentiertes Basalzellkarzinom[a]	8097/3	(11)
Fibroepitheliales Basalzellkarzinom (Fibroepitheliom Pinkus)	8093/3	(12)
Metatypisches Karzinom (Basalzell-Plattenepithel-Karzinom)	8095/3	(13)
Schweißdrüsenkarzinom (o. n. A.)	8400/3	(14)
Ekkrine Differenzierung		
Maligne Varianten benigner ekkriner Neoplasien		
Sklerosierendes Karzinom der Ausführungsgänge der Schweißdrüsen[a]	8411/3	

Tumortyp	ICD-O-Code-Nr.	Anmerkung
Malignes chondroides Syringom [b]	8407/3	
Porokarzinom [b]	8402/3	
Malignes noduläres Hidradenom [c]	8412/3	
Malignes ekkrines Spiradenom [b]	8403/3	
Primäre ekkrine Karzinome ohne benigne Gegenstücke		
Ekkrines Adenokarzinom [a]	8413/3	
Muzinöses ekkrines Karzinom [a]	8414/3	
Adenoid-zystisches ekkrines Karzinom [a]	8415/3	
Aggressives digitales papilläres Adenom/Adenokarzinom [b]	8408/3	
Apokrine Differenzierung		
Extramammärer M. Paget	8542/3	
Apokrines Adenokarzinom	8401/3	
Talgdrüsenkarzinom (Adenokarzinom der Talgdrüsen)	8410/3	(15)
Maligne Tumoren mit Haarfollikeldifferenzierung		(16)
Malignes Pilomatrixom	8110/3	
Malignes Trichoepitheliom [b]	8100/3	
Merkelzell-Karzinom	8247/3	
Undifferenziertes Karzinom	8020/3	

[a] Für diesen Tumor ist bisher in der ICD-O keine Code-Nummer vorgesehen. Es wird vorgeschlagen, die angeführte freie Nummer zu verwenden.

[b] In der ICD-O ist bisher nur die entsprechende Nummer mit dem Verhaltenscode 0 (benigne) vorgesehen, das maligne Gegenstück ist bisher nicht angeführt.

[c] In der ICD-O ist für das benigne noduläre Hidroadenom die Code-Nummer 8400/0 vorgesehen. Die Nummer 8400/3 bezeichnet Schweißdrüsenkarzinome (Schweißdrüsenadenokarzinome, maligne Schweißdrüsentumoren) im allgemeinen. Für die spezielle Form des malignen nodulären Hidroadenoms wird die freie Nummer 8412/3 vorgeschlagen.

Anmerkungen:

(1) Nach den Empfehlungen des AFIP-Tumoratlas [8] soll der Begriff M. Bowen nicht mehr verwendet werden. Er wurde für ein *Carcinoma in situ* an nicht sonnenexponierter Haut angewandt, um eine gehäufte Assoziation mit malignen Tumoren der inneren Organe besonders zu kennzeichnen. Diese Assoziation wird neuerdings in Frage gestellt.

(2) Als *Plattenepithelkarzinom mit Hornbildung* werden Plattenepithelkarzinome bezeichnet, die eine so starke Verhornung zeigen, daß makroskopisch hornartige Bildungen entstehen. Diese kann sowohl beim Plattenepithelkarzinom in situ als auch bei invasiven Plattenepithelkarzinomen vorkommen.

(3) Als *invasives Plattenepithelkarzinom (o. n. A.)* werden jene invasiven Plattenepithelkarzinome verschlüsselt, die nicht einer der Varianten entsprechen.

(4) *Spindelzellige Plattenepithelkarzinome* bestehen vorwiegend aus fusiformen Zellen und zeigen sarkomähnliches Aussehen. Sie verhalten sich biologisch aggressiv.

(5) *Akantholytische (adenoide) Plattenepithelkarzinome* zeigen infolge von Akantholyse und Dyskeratose der Tumorzellen pseudodrüsiges Aussehen. Die vorhandenen Hohlräume entstehen durch Degeneration und Verflüssigung zentraler Teile der Tumornester.

(6) *Verruköse Karzinome der Haut* sind durch papilläre Struktur und hohe Differenzierung gekennzeichnet.

(7) Das seltene *lymphoepitheliomähnliche Plattenepithelkarzinom* ähnelt dem nasopharyngealen Lymphoepitheliom. Es kommt meist im Bereich des Kopfes vor. Die ziemlich unreifen Tumorzellen sind in Strängen und Inseln angeordnet und wuchern in einem Stroma mit reichlich Lymphozyten. Eine klare plattenepitheliale Differenzierung ist nicht vorhanden, aber die Tumorzellen sind positiv für Zytokeratine und epitheliale Membranantigene; sie können auch Schleim im Zytoplasma enthalten.

(8) Als *Basalzellkarzinom (o. n. A.)* werden jene Basalzellkarzinome verschlüsselt, die nicht einer der 4 angeführten histologischen Varianten (oberflächlich multizentrisch, sklerosierend, pigmentiert, fibroepithelial) entsprechen. Somit werden die klinischen Typen des nodulären und noduloulzerativen Basalzellkrebses einschließlich des Ulcus rodens als Basalzellkarzinom (o. n. A.) klassifiziert.

(9) Das *oberflächliche multizentrische Basalzellkarzinom* ist durch relativ große erythematöse schuppende Plaques gekennzeichnet. Im histologischen Schnitt finden sich multiple Sproßbil-

dungen neoplastischer basaloider Zellen, zwischen denen sich ein verschleimendes Stroma findet.

(10) Beim *sklerosierenden Basalzellkrebs* zeigen sich auffallende Bezirke der Vernarbung und Einsenkungen. Histologisch finden sich schlecht begrenzte Stränge und Züge kubischer bis fusiformer Basalzellen in einem reichlichen, zellreichen Stroma, wobei oft Schwierigkeiten in der Unterscheidung zwischen epithelialen Tumorzellen und spindeligen Stromazellen bestehen. Diese Variante verhält sich aggressiver als das oberflächliche multizentrische und das fibroepitheliale Basalzellkarzinom [2].

(11) Der *pigmentierte Basalzellkrebs* kann infolge reichlicher Pigmentierung klinisch ein malignes Melanom vortäuschen.

(12) Das *Fibroepitheliom Pinkus* ist ein extrem gut differenziertes Basalzellkarzinom, das durch zahlreiche anastomosierende Stränge mit reaktivem Stroma gekennzeichnet ist.

(13) Beim *metatypischen Karzinom* finden sich sowohl eindeutige Strukturen eines Basalzellkrebses als auch solche eines Plattenepithelkarzinoms. Metastasierung ist hierbei möglich.

(14) *Schweißdrüsenkarzinome* können nach den Vorschlägen des AFIP-Atlas [8] in zahlreiche Unterformen differenziert werden. Für diese fehlen bisher in der ICD-O vielfach Codenummern. Die Bedeutung dieser Unterteilung liegt darin, daß das sklerosierende Karzinom der Schweißdrüsenausführungsgänge und das aggressive digitale papilläre Adenom/Adenokarzinom eine sehr gute Prognose aufweisen, das Porokarzinom dagegen eine schlechte.

(15) Das *Talgdrüsenkarzinom* kommt lediglich am Augenlid – ausgehend von den Zeis- oder den Meibom-Drüsen – häufiger vor; es steht dort nach den Basalzellkarzinomen in der Häufigkeit an 2. Stelle. Diese Tumoren verhalten sich am Augenlid aggressiver als in anderen Hautbezirken.

(16) *Maligne Tumoren, die von den Haarfollikeln ausgehen,* sind in der WHO-Klassifikation [11] nicht beschrieben. Sie sind große Seltenheiten [10] und können entweder als malignes Pilomatrixom bzw. Pilomatrixkarzinom oder als malignes Trichoepitheliom klassifiziert werden.

S 13 Grading

Ein Grading wird nur beim Plattenepithelkarzinom angewandt. Das klassische Grading [5, 6] wird nach dem Anteil „undifferenzierter" Zellen vorgenommen: G1: <25%, G2: 25 bis <50%, G3: 50 bis <75%, G4: ≥75%. Häufiger wird heute eine Unterteilung nach dem Gesamteindruck aufgrund von Verhornung, zellulären und nukleären Atypien sowie Mitosegehalt vorgenommen, wobei für Plattenepithelkarzinome G1 bis G3 und für das lymphoepitheliomähnliche Plattenepithelkarzinom G4 vorgesehen ist. Diese Graduierung stimmt im allgemeinen mit der klassischen Gradeinteilung überein. Das verruköse Plattenepithelkarzinom wird per definitionem als G1, das spindelzellige als G3 eingestuft.

S 14 Tumordicke

Die Angabe der Tumordicke kann entweder in Kategorien (Grobschlüssel) oder als exakter Meßwert erfolgen.

Die Messung erfolgt am histologischen Schnitt mittels Okularmikrometer. Als oberster Meßpunkt gilt die Grenze zwischen Stratum granulosum und Stratum corneum, bei ulzerierten Tumoren der Grund der Ulzeration. Unterster Meßpunkt ist der tiefste Punkt der Invasion. Zur korrekten Bestimmung der größten Tumordicke ist die Lamellierung des Tumors und die Untersuchung der Scheiben mit der größten makroskopisch bestimmbaren Tumordicke erforderlich.

Die Messung der größten Tumordicke erfolgt in Hinblick auf die im TNM Supplement [13] angegebene fakultative Unterteilung von (p)T entsprechend den Vorschlägen von Breuninger et al. 1988 [1, 3].

S 15 Stratigraphische Klassifikation

Bei Tumoren mit anderer Lokalisation als am Augenlid erfolgt die Klassifikation nach der stratigraphischen Eindringtiefe in Hinblick auf die im TNM Supplement [13] angegebene fakultative Unterteilung von (p)T entsprechend den Vorschlägen von Breuninger et al. [1, 3].

Bei Tumoren des Augenlids sind stratigraphische Angaben für die pT-Klassifikation erforderlich.

S 16 Größe der Lymphknotenmetastasen

Der größte Durchmesser der größten Lymphknotenmetastase soll dokumentiert werden.

S 17 Histologischer Tumorrand

Für die Einordnung ist das Gebiet der tiefsten Infiltration maßgebend. Die Beschaffenheit des Tumorrandes ist besonders bei Basalzellkarzinomen einer der wichtigsten Faktoren hinsichtlich Rezidivneigung [8].

S 18 Unterschiedliche histologische Strukturen bei Basalzellkrebsen

Die histologische Unterteilung erfolgt nach Lever u. Schaumburg-Lever [7]. Der solide Subtyp entspricht den undifferenzierten Anteilen, die anderen zeigen jeweils geringe Differenzierung; diese kann in Richtung Haare (keratotischer Subtyp), Talgdrüsen (zystischer Subtyp) oder apokrine und ekkrine Drüsen (adenoider Subtyp) erfolgen. Kombinationen dieser Differenzierungen und zwischen differenzierten und undifferenzierten Arealen kommen vor. Die einzelnen histologischen Strukturen sollen in geschätzten prozentualen

Anteilen angegeben werden. Eine prognostische Bedeutung dieser histologischen Strukturvarianten ist bisher nicht gesichert [8].

Bei uniform gebauten Tumoren wird bei der entsprechenden Struktur „98" eingetragen, die Kästchen für die anderen Komponenten werden freigelassen.

S 19 Pagetoide intraepitheliale Ausbreitung

Eine pagetoide Ausbreitung im angrenzenden Plattenepithel ist bei Augenlidkarzinomen, insbesondere beim Talgdrüsenkarzinom, als ungünstiges prognostisches Zeichen anzusehen [9].

S 20 Methodik der Untersuchung der Resektionsränder

Vor allem bei Basaliomen ist mit klinisch nicht erkennbaren, nur histologisch nachweisbaren Tumorausläufern zu rechnen. Daher hat die histologische Kontrolle der Resektionsränder wesentliche Bedeutung für die Gewährleistung einer kompletten Entfernung und damit für die Verhütung von Lokalrezidiven.

Die heute gebräuchlichen Methoden sind:

– konventionelle Untersuchung im Paraffinschnittverfahren nach Zerlegung des Präparates in parallele oder kuchenförmige Scheiben;
– Fresh-tissue-Technik: Untersuchung mittels Kryostatmikrotomie;
– dreidimensionale histologische Randkontrolle (sog. 3-D-Histologie): in Tübingen entwickelte sehr zuverlässige und doch nicht allzu aufwendige Methode.

Alle 3 Methoden wurden von Breuninger et al. [4] ausführlich dargestellt.

Literatur

[1] Breuninger H, Black B, Rassner G (1990) Microstaging of squamous cell carcinomas. Am J Clin Pathol 94:624–627

[2] Breuninger H, Dietz K (1990) Prediction of subclinical tumor infiltration in basal cell carcinoma. J Dermatol Surg Oncol 17:574–578

[3] Breuninger H, Langer B, Rassner G (1988) Untersuchungen zur Prognosebestimmung des spinozellulären Karzinoms der Haut und Unterlippe anhand des TNM-Systems und zusätzlicher Parameter. Hautarzt 39:430–434

[4] Breuninger H, Rassner G, Schaumburg-Lever G, Steitz A (1989) Langzeiterfahrungen mit der Technik der histologischen Schnittrandkontrolle (3-D-Histologie). Hautarzt 40:14–18

[5] Broders AC (1932) Practical points in the microscopic grading of carcinoma. NY State J Med 32:667–671

[6] Edmondson WF (1948) Microscopic grading of cancer and its practical implantation. Arch Dermatol Syph 57:141–150

[7] Lever WF, Schaumburg-Lever G (1989) Histopathology of the skin. 7th edn. Lippincott, Philadelphia

[8] Murphy GF, Elder DE (1991) Non-melanocytic tumors of the skin. Atlas of tumor pathology, 3rd series, fasc 1. Armed Forces Institute of Pathology, Washington/DC

[9] Rao NA, Hidayat AA, Mc Lean IW, Zimmerman LE (1982) Sebaceous carcinoma of the ocular adnexa. Hum Pathol 13:113–122

[10] Sau P, Lupton GP, Graham JH (1993) Pilomatrix carcinoma. Cancer 71:2491–2498

[11] Seldam REJ ten, Helwig EB, Sobin LH, Torloni H (1974) Histological typing of skin tumours. International histological classification of tumours No 12. WHO, Geneva

[12] UICC (1993) TNM-Atlas. Illustrierter Leitfaden zur TNM/pTNM-Klassifikation maligner Tumoren, 3. Aufl. (Spiessl B, Beahrs OH, Hermanek P, Hutter RVP, Scheibe O, Sobin LH, Wagner G, eds). Springer, Berlin Heidelberg New York Tokyo

[13] UICC (1993) TNM Supplement 1993. A commentary on uniform use (Hermanek P, Henson DE, Hutter RVP, Sobin LH, eds) Springer, Berlin Heidelberg New York Tokyo

Weiterführende Literatur

Petres J, Lohrisch I (Hrsg) (1993) Das Basaliom. Klinik und Therapie. Springer, Berlin Heidelberg New York Tokyo

McKey PH (1989) Pathology of the skin with clinical correlations. Raven Press, New York

MacKie RM (1990) Benigne und maligne Tumoren der Haut. Hippokrates, Stuttgart

Karzinom der Haut: **Schema zur TNM/pTNM-Klassifikation**

		(p)TNM	Stadium
Primärtumor	☐ Primärtumor kann nicht beurteilt werden	(p)TX	–
	☐ Kein Anhalt für Primärtumor	(p)T0	–
	☐ Carcinoma in situ	(p)Tis	0
	Andere Lokalisationen als Augenlid		
	☐ Keine Infiltration tiefer extradermaler Strukturen		
	☐ Tumor ≤2 cm	(p)T1	I
	☐ Tumordicke bis 2 mm	(p)T1a	I
	☐ Tumordicke >2–6 mm	(p)T1b	I
	☐ Tumordicke >6 mm oder Infiltration der Subkutis	(p)T1c	I
	☐ Tumor >2–5 cm	(p)T2	II
	☐ Tumordicke bis 2 mm	(p)T2a	II
	☐ Tumordicke >2–6 mm	(p)T2b	II
	☐ Tumordicke >6 mm oder Infiltration der Subkutis	(p)T2c	II
	☐ Tumor >5 cm	(p)T3	II
	☐ Tumordicke bis 2 mm	(p)T3a	II
	☐ Tumordicke >2–6 mm	(p)T3b	II
	☐ Tumordicke >6 mm oder Infiltration der Subkutis	(p)T3c	II
	☐ Infiltration tiefer extradermaler Strukturen	(p)T4	III
	☐ Tumordicke ≤6 mm	(p)T4a	III
	☐ Tumordicke >6 mm	(p)T4b	III
	Lokalisation am Augenlid (nicht Lidrand)		
	☐ Keine Invasion der Tarsalplatte	(p)T1	–[a]
	☐ Invasion der Tarsalplatte	(p)T2	–
	☐ Invasion des Lides in voller Dicke	(p)T3	–
	☐ Invasion von Nachbarstrukturen	(p)T4	–
	Lokalisation am Lidrand		
	☐ ≤5 mm	(p)T1	–[a]
	☐ >5–10 mm	(p)T2	–
	☐ >10 mm	(p)T3	–
	☐ Invasion von Nachbarstrukturen	(p)T4	–
Regionäre Lymphknoten	☐ Regionäre Lymphknoten können nicht beurteilt werden	(p)NX	–
	☐ Keine regionären Lymphknotenmetastasen	(p)N0	–
	☐ Regionäre Lymphknotenmetastasen	(p)N1	III

Karzinom der Haut: Schema zur TNM/pTNM-Klassifikation (Fortsetzung)

		(p)TNM	Stadium
Fern- metastasen	☐ Vorliegen von Fernmetastasen kann nicht beurteilt werden	(p)MX	–
	☐ Keine Fernmetastasen	(p)M0	–
	☐ Fernmetastasen	(p)M1	IV

```
TNM:      T____      N__      M__
                                        Stadiumᵃ ____
pTNM:     pT____     pN__     pM__
```

---

[a] Bei Tumoren des Augenlides und des Lidrandes ist eine Stadieneinteilung nicht vorgesehen.

Erfordernisse für pTNM:

pT: *Andere Lokalisation als Augenlider*
Histologische Untersuchung des Primärtumors ohne makroskopisch erkennbaren Tumor an den Resektionsrändern
oder mikroskopische Bestätigung von Tumor in tiefen extradermalen Strukturen (Skelettmuskulatur, Knorpel, Knochen).

Lokalisation an Augenlid oder Lidrand
Histologische Untersuchung des Primärtumors mit histologisch tumorfreien Resektionsrändern
oder mikroskopische Bestätigung einer Invasion von Nachbarstrukturen.

pN0: Histologische Untersuchung von 6 oder mehr regionären Lymphknoten.

pN1: Mikroskopische Bestätigung einer regionären Lymphknotenmetastase.

pM1: Mikroskopischer (histologischer oder zytologischer) Nachweis von Fernmetastasen.

29 – Malignes Melanom der Haut

Die organspezifische Dokumentation „Malignes Melanom der Haut" ist für alle invasiven Melanome der Haut einschließlich Analrand, Vulva, Penis, Skrotum und Augenlid anwendbar.

Mit dieser Dokumentation werden *nicht* erfaßt:

- nichtinvasive Melanome der Haut (Melanoma in situ, atypische Melanozytenhyperplasie, schwere Melanozytendysplasie, Lentigo maligna, prämaligne Melanose),
- maligne Melanome der Konjunktiva und der Uvea,
- maligne Melanome der Schleimhäute (Mundhöhle, Nasopharynx, Ösophagus, Analkanal, Vagina, Urethra) sowie innerer Organe.

Für die malignen Melanome von Konjunktiva und Uvea stehen die organspezifischen Dokumentationen „Maligne Tumoren der Augenbindehaut" und „Malignes Melanom der Uvea" zur Verfügung; für die anderen nicht in der organspezifischen Dokumentation „Malignes Melanom der Haut" erfaßten Melanome ist die Basisdokumentation vorgesehen.

ADT Arbeitsgemeinschaft Deutscher Tumorzentren	**Malignes Melanom der Haut**

29.3

Kenn-Nr. (A1)	**2 9**	2
Klinik-Nr. u. Fachrichtung (A2)	☐☐☐☐	9
Patientenidentifikation (A3)	☐☐☐☐☐	16
Geburtsdatum	Tag Mon. Jahr ☐☐☐☐☐☐	22
Geschlecht (M = Männlich, W = Weiblich)	☐	23
Tumoridentifikations-Nr. (A4)	☐	24
Bogen-Nr. (A5)	**1**	25

I. PRÄTHERAPEUTISCHE DATEN

A. Aufnahmedatum und Anlaß für Arztbesuch (A6)

Aufnahmedatum Tag _____ Monat _____ Jahr _____   Tag Mon. Jahr ☐☐☐☐☐☐ 31

Anlaß für Arztbesuch
T = Tumorsymptomatik führte zum Arzt, V = Nicht-gesetzliche Vorsorgeuntersuchung,
S = Selbstuntersuchung, L = Nachsorgeuntersuchung (Langzeitbetreuung), A = Andere Untersuchung, X = Unbekannt   ☐ 32

B. Anamnese, präneoplastische Bedingungen und Läsionen

Datum der ersten ärztlichen Tumor(verdachts)diagnose (A7) Tag _____ Monat _____ Jahr _____   Tag Mon. Jahr ☐☐☐☐☐☐ 38

	N = Nein	J = Ja	X = F.A.	
Malignes Melanom bei Blutsverwandten	○	○	○	☐ 39
Xeroderma pigmentosum	○	○	○	☐ 40
Nävus-Dysplasie-Syndrom (S1)	○	○	○	☐ 41

Hauttyp (S2)
1 = Typ I, 2 = Typ II, 3 = Typ III, 4 = Typ IV, 5 = Typ V, 6 = Typ VI, X = F.A.   ☐ 42

	N = Nein	J = Ja	X = F.A.	
Mehr als 5 Sonnenbrände bis 20. Lebensjahr	○	○	○	☐ 43
Massive Sonnenbrände in späterem Alter	○	○	○	☐ 44
Sonnenexposition im Beruf (mehr als 20 Jahre)	○	○	○	☐ 45
Solariumbenutzung	○	○	○	☐ 46

Anzahl vorhandener Nävi
0 = Keine, 1 = <10, 2 = 10–50, 3 = >50, X = F.A.   ☐ 47

Vorbestehende Veränderung an der Stelle des Primärtumors
K = Keine, E = Erworbener Nävus, D = Dysplastischer Nävus, R = Riesennävus, B = Blauer Nävus,
P = Primäre erworbene Melanose, N = Nävus Ota, S = Sonstiges, X = F.A.   ☐ 48

Gravidität bei Diagnose   N = Nein, J = Ja, X = F.A.   ☐ 49

Immunsuppression (S3)   N = Nein, J = Ja, X = F.A.   ☐ 50

Traumatisierung des Primärtumors (S4)   N = Nein, J = Ja, X = F.A.   ☐ 51

Nichtchirurgische Vorbehandlung des Primärtumors
K = Keine, B = Bestrahlung, S = Sonstige Vorbehandlung   ☐ 52

Beginn der Vorbehandlung   Tag _____ Monat _____ Jahr _____   Tag Mon. Jahr ☐☐☐☐☐☐ 58

Vorbehandlung von Lymphknoten- oder sonstigen Metastasen (S5)
0 = Keine, 1 = Exzision, 2 = Bestrahlung, 3 = 1+2, 4 = Sonstige: _____,
5 = 1+4, 6 = 2+4, 7 = 1+2+4   ☐ 59

Beginn der Behandlung von Lymphknoten- und sonstigen Metastasen   Tag Mon. Jahr ☐☐☐☐☐☐ 65
Tag _____ Monat _____ Jahr _____

Wagner/Hermanek: Organspezifische Tumordokumentation © Springer-Verlag 1995

Malignes Melanom der Haut

K-Nr.	Patienten-Id.	T-Id.	B-Nr.
2 9			1

C. Andere Primärtumoren (frühere, synchrone) (A8)

Frühere Tumorerkrankung? N = Nein, J = Ja, X = F.A. ☐ 66

Falls Tumor in Anamnese: Lokalisation C ⊔⊔⊥⊔   Erkrankungsjahr 19 ⊔⊔   C ⊔⊔⊔⊔ (Lokalisation) ⊔⊔ (Jahr) 72

Synchroner Primärtumor in anderem Organ? N = Nein, J = Ja ☐ 73

D. Allgemeine klinische Befunde

Klinische Symptomatik   N = Nein   J = Ja   X = F.A.

	N	J	X	
Erstmaliges Auftreten einer Hautveränderung am Orte des Primärtumors	○	○	○	☐ 74
Veränderung einer vorbestehenden Hautläsion am Orte des Primärtumors				
Flächenzunahme	○	○	○	☐ 75
Dickenwachstum	○	○	○	☐ 76
Rückbildung	○	○	○	☐ 77
Farbänderung: z.T. heller geworden	○	○	○	☐ 78
z.T. dunkler geworden	○	○	○	☐ 79
Mißempfindung (z.B. Jucken, Brennen)	○	○	○	☐ 80
Nässen	○	○	○	☐ 81
Bluten	○	○	○	☐ 82
Sonstiges	○	○	○	☐ 83
Erstmalige Beobachtung dieser Veränderung(en) 0 = Nicht zutreffend, 1 = Vor Wochen, 2 = Vor Monaten, 3 = Vor Jahren, 8 = Nicht erinnerlich, X = F.A.				☐ 84
Symptome durch regionale LK-Metastasen	○	○	○	☐ 85
Symptome durch Fernmetastasen	○	○	○	☐ 86

Allgemeiner Leistungszustand (nach ECOG) (A9)
0 = Normale, uneingeschränkte Aktivität wie vor der Erkrankung,
1 = Einschränkung bei körperlicher Anstrengung, aber gehfähig; leichte körperliche Arbeit bzw. Arbeit im Sitzen möglich,
2 = Gehfähig, Selbstversorgung möglich, aber nicht arbeitsfähig; kann mehr als 50% der Wachzeit aufstehen,
3 = Nur begrenzte Selbstversorgung möglich; 50% oder mehr der Wachzeit an Bett oder Stuhl gebunden,
4 = Völlig pflegebedürftig, keinerlei Selbstversorgung möglich; völlig an Bett oder Stuhl gebunden, X = Unbekannt ☐ 87

E. Diagnostik (A11)

Primärtumoruntersuchung   N = Nein   J = Ja

	N	J	
Fotographie	○	○	☐ 88
Sonographie	○	○	☐ 89
Auflichtmikroskopie	○	○	☐ 90

Lymphszintigraphie
0 = Keine, 1 = Abfluß in eine Axilla, 2 = Abfluß in eine Leiste, 3 = Abfluß in beide Axillen, 4 = Abfluß in beide Leisten,
5 = Abfluß in Axilla und Leiste einer Seite, 6 = Abfluß sonstiger Art ☐ 91

Nachweis von regionären Lymphknoten-Metastasen durch   N = Nein   J = Ja   X = Nicht durchgeführt

	N	J	X	
Klinische Untersuchung	○	○	○	☐ 92
Sonographie	○	○	○	☐ 93
Histologie/Zytologie	○	○	○	☐ 94

Malignes Melanom der Haut

K-Nr. **2 9** Patienten-Id. T-Id. B-Nr. **1**

Nachweis von Fernmetastasen durch	N = Nein	J = Ja	X = Nicht durchgeführt	
Klinische Untersuchung	○	○	○	95
Standardröntgenaufnahmen der Lunge	○	○	○	96
Schichtaufnahmen der Lunge	○	○	○	97
Computertomographie	○	○	○	98
Sonographie	○	○	○	99
Szintigraphie	○	○	○	100
Histologie/Zytologie	○	○	○	101
Andere Methode	○	○	○	102

F. Tumorlokalisation

Lokalisation des Primärtumors (nach Tumorlokalisationsschlüssel) (A12)   C ⌊4⌋4⌊ ⌋ ⌋   C │4│4│ │ │ 106

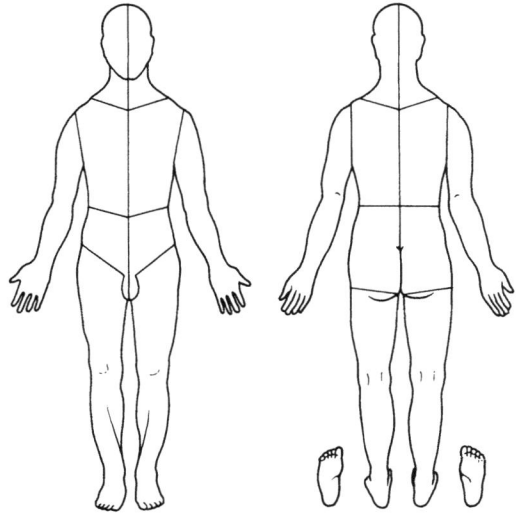
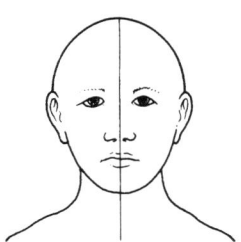
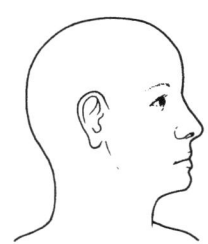

(Tumorsitz in Schema einzeichnen!)
Zur Kennzeichnung des Befundes bitte folgende Symbole verwenden (S6)

○ Primärtumor
● Primärtumor mit Satelliten
☐ Hautmetastase
☒ Unterhautmetastase

Seitenlokalisation (A13, S7)
R = Rechts, L = Links, M = Mittellinienzone, X = F.A. (okkultes Melanom)   ☐ 107

Zusätzliche Angabe bei Tumoren der Extremitäten
1 = Streckseite, 2 = Beugeseite, 3 = Innenseite, 4 = Außenseite,
5 = Interdigital, 6 = Subungual, X = F.A., 0 = Nicht zutreffend   ☐ 108

Zusätzliche Angaben bei Tumoren des Stammes (außer Kopf und Hals) (S8)
1 = Thorax vorn, 2 = Thorax hinten, 3 = Grenzzone Thorax/Hals, 4 = Grenzzone Thorax/Arm,
5 = Grenzzone Thorax vorn/Abdomen, 6 = Grenzzone Thorax hinten/Gesäß und Flanke,
7 = Abdomen, 8 = Flanke und Gesäß, 9 = Grenzzone Abdomen, Gesäß und Flanke/Bein,
0 = Nicht zutreffend   ☐ 109

Zusätzliche Angaben bei Tumoren des Augenlids (S9)
R = Lidrand, S = Sonstiger Sitz, 0 = Nicht zutreffend   ☐ 110

Korrektur der Lokalisation   N = Nein, A = Ja, Anderer Bogen   ☐ 111

G. TNM-Klassifikation und klinisches Stadium

Regionäre Lymphknotenmetastasen (S10)

	N = Nein	R = Rechts	L = Links	B = Beidseitig	X = F.A.	
Kopf, Hals, Nacken	○	○	○	○	○	112
Axilla, Ellenbeuge	○	○	○	○	○	113
Leiste, Kniebeuge	○	○	○	○	○	114

Zahl befallener regionärer Lymphknoten   (X = F.A.)   ⌊ ⌋   ☐ 115

In-Transit-Metastasen (S11)   N = Nein, R = Rechts, L = Links, B = Beidseitig, X = F.A.   ☐ 116

Malignes Melanom der Haut

Fernmetastasen   N = Nein, J = Ja, X = F.A.   □ 117

Wenn ja: **Lokalisation** (A14)

1. _____   1. □□ 120
2. _____   2. □□ 123
3. _____   3. □□ 126

Klinische NM-Klassifikation (A15, S12 und Schema S. 29.31)

N □□ C □   N|C □□ 129

M □□ C □   M|C □□ 132

Zusätzliche Angabe zu M (A15)   0 = Entfällt, da Makrometastasen, 1 = (mi) Mikrometastasen (±isolierte Tumorzellen), 2 = (i) Nur isolierte Tumorzellen, X = F.A.   □ 133

Herkömmliche klinische Stadieneinteilung (S13)
1 = Sog. Stadium I, 2 = Sog. Stadium II, 3 = Sog. Stadium III   □ 134

H. Sonstige Tumorbefunde

Anzahl synchroner Primärtumoren   □
(8 = 8 oder mehr)   □ 135

Tumorgröße (S14)

Größte horizontale Ausdehnung (in mm) ⎫
                                      ⎬ (XXX = F.A.)   □□□   □□□ 138
Größter hierzu senkrechter Durchmesser (in mm) ⎭   □□□ 141

Größte Exophytie (in mm)   (XX = F.A.)   □□,□   □□ 143

Satelliten (S15)   N = Nein, J = Ja, X = F.A.   □ 144

Tumoroberfläche (S16)
1 = Intakt, 2 = Erodiert, ulzeriert, ≤3 mm, 3 = Erodiert, ulzeriert, >3 bis 6 mm,
4 = Ulzeriert, >6 mm, 5 = Krustenbedeckt, X = F.A.   □ 145

Geschätzte Invasionstiefe   □ 146

1 = Im Hautniveau (Fleck)   2 = Überwiegend exophytisch   3 = Etwa gleiche Exo-/Endophytie   4 = Überwiegend endophytisch   X = F.A.

Pigmentierung des Tumors
0 = Amelanotisch, 1 = Unregelmäßig pigmentiert mit Aufhellungszonen,
2 = Unregelmäßig pigmentiert ohne Aufhellungszonen,
3 = Gleichmäßig pigmentiert, 8 = Nicht einzuordnen, X = F.A.   □ 147

29.11

ADT Arbeitsgemeinschaft Deutscher Tumorzentren

Malignes Melanom der Haut

Kenn-Nr. (A1)	**2 9**
Klinik-Nr. u. Fachrichtung (A2)	
Patientenidentifikation (A3)	
Geburtsdatum	Tag / Mon. / Jahr
Geschlecht (M = Männlich, W = Weiblich)	
Tumoridentifikations-Nr. (A4)	
Bogen-Nr. (A5)	**2**

II. DATEN ZUR THERAPIE

A. Vorgesehene und durchgeführte Therapiemodalitäten (A17)

N = Nein   J = Ja*   A = Abgelehnt

- Operation — 26
- Bestrahlung, externe — 27
- Bestrahlung, endolymphatische — 28
- Chemotherapie, systemische — 29
- Chemotherapie, lokale (hypertherme Perfusion) — 30
- Hormontherapie — 31
- Immuntherapie — 32
- Sonstige Therapie — 33

* Bei mehr als einer durchgeführten Therapiemodalität die zeitliche Reihenfolge der Maßnahmen durch Ziffern kennzeichnen.
(Wenn nicht-chirurgische Therapie durchgeführt, zusätzliche Therapiebögen der Basisdokumentation ausfüllen!)

B. Chirurgische Behandlung

Datum der definitiven chirurgischen Behandlung (S17)   Tag _____ Monat _____ Jahr _____   Tag / Mon. / Jahr — 39

Primärtumor

Operative Behandlung (S18)
0 = Keine, 1 = Lokale Exzision, einzeitig, einstufig, 2 = Lokale Exzision, einzeitig, zweistufig,
3 = Lokale Exzision, zweizeitig, Nachexzision tumorfrei, 4 = Lokale Exzision, zweizeitig,
Nachexzision mit Tumor, 5 = „Minor Amputation", 6 = Amputation — 40

Zeitliches Intervall bei zweizeitiger Operation (in Wochen) — 42

Faszienentfernung   N = Nein, J = Ja, X = F.A. — 43

Anästhesie bei Primärtumorentfernung
L = Lokalanästhesie, R = Regionale Anästhesie, V = Vollnarkose, X = F.A. — 44

Plastische Deckung
1 = Primärer Verschluß, 2 = Verschiebelappen, 3 = Spalthauttransplantation primär,
4 = Spalthauttransplantation sekundär, K = Keine plastische Deckung, X = F.A. — 45

Minimaler seitlicher Sicherheitsabstand (in mm)   (XX = F.A.) — 47

Meßmethode
1 = In situ, 2 = Am frischen Op.-Präparat ohne Zug, X = F.A. — 48

Regionäre Lymphknoten

Chirurgische Behandlung
0 = Keine, 1 = Entfernung einzelner Lymphknoten, 2 = Dissektion Axilla einseitig, 3 = Dissektion Leiste einseitig,
4 = Dissektion Axilla beidseits, 5 = Dissektion Leiste beidseits, 6 = Dissektion Axilla und Leiste einer Seite,
7 = Halsdissektion einseitig, 8 = Halsdissektion beidseitig, 9 = Sonstige Dissektion — 49

Durchführung der Dissektion (S19)
E = Entfällt, K = Kontinuierlich, D = Diskontinuierlich, B = Beides — 50

Zusätzliche Angaben bei Leistendissektion
B = Beschränkt auf Leiste, O = Dissektion der Obturatoriaregion, I = Dissektion an A. Iliaca communis,
II = Höhere Dissektion, E = Entfällt (keine Leistendissektion) — 51

Intervall Primärtumor-/Lymphknotenbehandlung (in Tagen) — 53

Wagner/Hermanek: Organspezifische Tumordokumentation © Springer-Verlag 1995

Malignes Melanom der Haut

Fernmetastasen

Chirurgische Exzision von Haut- und sonstigen Metastasen   N = Nein, J = Ja, X = F.A.   ☐ 54

Dauer der Operation (in Minuten) |_|_|_| ☐☐☐ 57
Dauer der Intensivbehandlung (in Tagen) |_|_| ☐☐ 59
Zahl der verabreichten Blutkonserven (A17) |_|_| ☐☐ 61

C. Klinische R-Klassifikation und Gesamtbeurteilung des Tumorgeschehens

Klinische R-Klassifikation (A18)

0 = Kein Residualtumor (R0), 1 = Nur mikroskopischer Residualtumor (R1), 2 = Makroskopischer Residualtumor, mikroskopisch nicht bestätigt (R2a), 3 = Makroskopischer Residualtumor, auch mikroskopisch bestätigt (R2b), X = Unbestimmt (RX)   ☐ 62

Lokalisation von Residualtumor   N = Nein   J = Ja

Lokoregionär   ○   ○   ☐ 63
Fernmetastase(n)   ○   ○   ☐ 64

Gesamtbeurteilung des Tumorgeschehens bei nicht-chirurgischer Therapie (A19)

V = Vollremission, T = Teilremission, B = Klinische Besserung des Zustandes, Kriterien für Teilremission jedoch nicht erfüllt, K = Keine Änderung, D = Divergentes Geschehen, P = Progression, U = Beurteilung unmöglich, X = F.A.   ☐ 65

D. Frühe Komplikationen der Therapie

		N = Nein	J = Ja	
Primärtumor:	Wundheilungsstörungen	○	○	☐ 66
	Sonstige	○	○	☐ 67
Lymphknoten:	Serom/Lymphfistel	○	○	☐ 68
	Wundinfektion	○	○	☐ 69
	Sonstige	○	○	☐ 70
Extremitätenperfusion:				
	Nachblutung (S20)	○	○	☐ 71
	Neurologische Störungen	○	○	☐ 72
	Thrombosen/Embolien	○	○	☐ 73
	Nekrosen	○	○	☐ 74
	Sonstige	○	○	☐ 75

ADT Arbeitsgemeinschaft Deutscher Tumorzentren

Malignes Melanom der Haut

29.15

Kenn-Nr. (A1)	`2 9` 2
Klinik-Nr. u. Fachrichtung (A2)	9
Patientenidentifikation (A3)	16
Geburtsdatum (Tag Mon. Jahr)	22
Geschlecht (M = Männlich, W = Weiblich)	23
Tumoridentifikations-Nr. (A4)	24
Bogen-Nr. (A5)	`3` 25

III. DATEN ZUR PATHOLOGIE

Untersuchungsmaterial Primärtumor (A22)
K = Keine Untersuchung, R = Resektat   ☐ 26

A. Histologischer Typ und Grading

Histologischer Tumortyp nach ICD-O (A23, S21)   M └─┴─┴─┴─┘/└3┘   M ☐☐☐☐ `3` 31

Bestätigung der Tumorhistologie durch andere Institution (A23)
N = Nein, R = Register oder Referenzpathologie einer Studie, A = Anderes Pathologisches Institut, B = R+A   ☐ 32

B. pTNM-Klassifikation und pathologisches Stadium

Invasionstiefe des Primärtumors

Level nach Clark (S22)
2 = Level II, 3 = Level III, 4 = Level IV, 5 = Level V, X = F.A.   ☐ 33

Tumordicke nach Breslow (S23)   (XXXX = F.A.)
Vertikaler Tumordurchmesser (in mm)   └─┴─┴─┘,└─┴─┘   ☐☐☐☐ 37

Histologischer Nachweis von Satelliten (S24)
0 = Nein, 1 = Mikrosatellit(en), 2 = Makrosatellit(en), X = F.A.   ☐ 38

Regionäre lymphogene Metastasierung

Befall regionärer Lymphknoten   F = Tumorfrei, M = Metastase(n), X = Nicht untersucht   ☐ 39

Zahl untersuchter Lymphknoten   └─┴─┘   ☐☐ 41

Zahl befallener regionärer Lymphknoten   └─┴─┘   ☐☐ 43

Durchmesser der größten Metastase (in cm)   (XX = F.A.)   └─┘,└─┘   ☐☐ 45

Histologischer Nachweis von In-transit-Metastase(n) (S11)
N = Nein, J = Ja   ☐ 46

Fernmetastasen   K = Keine nachgewiesen, Z = Zytologisch bestätigt, H = Histologisch bestätigt   ☐ 47

Lokalisation mikroskopisch nachgewiesener Fernmetastasen (A14)

1. _____   1. ☐☐ 50
2. _____   2. ☐☐ 53
3. _____   3. ☐☐ 56

pTNM-Klassifikation (A25 und Schema S. 29.31)
y └─┘ pT └─┴─┴─┴─┘ (m) └─┘ u └─┘ pN └─┴─┴─┴─┘ pM └─┴─┘   y|pT|(m),u|pN|pM ☐☐☐☐☐☐☐☐ 67

Zusätzliche Angabe zu pN (A25) (mi) Nur Mikrometastasen?   N = Nein, J = Ja, X = F.A.   ☐ 68

Zusätzliche Angabe zu pM (A25)   0 = Entfällt, da Makrometastasen, 1 = (mi) Mikrometastasen (±isolierte Tumorzellen), 2 = (i) Nur isolierte Tumorzellen, X = F.A.   ☐ 69

Pathologisches Stadium (A26 und Schema S. 29.31)
1 = Stadium I, 2 = Stadium II, 3 = Stadium III, 4 = Stadium IV, X = F.A.   ☐ 70

Wagner/Hermanek: Organspezifische Tumordokumentation   © Springer-Verlag 1995

Malignes Melanom der Haut

K-Nr. `2 9` Patienten-Id. T-Id. B-Nr. `3`

pT-Klassifikation nach Deutscher Dermatologischer Gesellschaft (S25)
00 = pT0, 10 = pT1, 20 = pT2, 30 = pT3, 40 = pT4, 1A = pT1a, 2A = pT2a, 3A = pT3a, 4A = pT4a,
1B = pT1b, 2B = pT2b, 3B = pT3b, 4B = pT4b, XX = pTX
□□ 72

Stadieneinteilung nach Deutscher Dermatologischer Gesellschaft (S25)
1A = St. IA, 1B = St. IB, 2A = St. IIA, 2B = St. IIB, 3A = St. IIIA, 3B = St. IIIB, 40 = St. IV, XX = F.A.
□□ 74

C. Weitere Befunde und begleitende Veränderungen

Tumorgröße

Größte horizontale Ausdehnung (in mm) ⎫
Dazu senkrechter größter Durchmesser (in mm) ⎬ (XXX = F.A.) ⌊⌊⌊⌋,⌊⌋ □□□ 77
  ⌊⌊⌊⌋,⌊⌋ □□□ 80

Größte Tumorexophytie (in mm) (XX = F.A.) ⌊⌊⌋,⌊⌋ □□ 82

Ulzeration (S26)
0 = Keine, 1 = ≤3 mm, 2 = >3–6 mm, 3 = >6 mm, J = Ja, ohne Messung, X = F.A.
□ 83

Ausgeprägte Hyperplasie der Epidermis (S27)
N = Nein, J = Ja, X = F.A.
□ 84

Regression im Tumor (S28)
N = Nein, J = Ja, mäßiggradig (bis 75%), S = Stark (>75%), X = F.A.
□ 85

Tumorprofil (S29)
F = Flach, K = Konvex, P = Polypoid, X = F.A.
□ 86

Zelltyp
E = Epitheloid, P = Polygonalzellig, S = Spindelzellig, K = Kleinzellig (lymphozytenähnlich),
B = Ballonzellig, M = Mischform, X = F.A.
□ 87

Vertikale Wachstumsphase (S30)
N = Nein, J = Ja, X = F.A.
□ 88

Mitoseaktivität (S31)

Mitosegrad nach McGovern et al.
1 = Grad 1, 2 = Grad 2, 3 = Grad 3, X = F.A.
□ 89

Mitoseaktivität nach Elder u. Murphy
F = Fehlend, N = Niedrig, H = Hoch, X = F.A.
□ 90

Lymphozytäre Tumorinfiltration (S32)
N = Nein, M = Mäßiggradig, S = Stark, X = F.A.
□ 91

Histologische Umgebungsreaktion (S33)
K = Keine oder nur geringe, M = Mäßige, S = Starke, X = F.A.
□ 92

Desmoplasie (S34)   N = Nein, J = Ja, X = F.A.
□ 93

Lymphgefäßinvasion (L-Klassifikation) (A27)
0 = Keine Lymphgefäßinvasion (L0), 1 = Lymphgefäßinvasion (L1), X = F.A. (LX)
□ 94

Veneninvasion (V-Klassifikation) (A27)
0 = Keine Veneninvasion (V0), 1 = Mikroskopische Veneninvasion (V1),
2 = Makroskopische Veneninvasion (V2), X = F.A. (VX)
□ 95

Nävusreste im histologischen Präparat
0 = Kein Rest, 1 = Reste eines angeborenen kleinen Nävus, 2 = Reste eines erworbenen Nävus,
3 = Reste eines dysplastischen Nävus, 4 = Reste eines Riesen-Nävus, 5 = Nicht eindeutig einzuordnender Rest, X = F.A.
□ 96

Amelanotisches Melanom   N = Nein, J = Ja, X = F.A.
□ 97

Schnellschnittbefund am Primärtumor
1 = Benigne, 2 = Unklar, ob maligne, 3 = Maligner Tumor o.n.A., 4 = Malignes Melanom, ≤1,50 mm,
5 = Malignes Melanom, >1,50 mm, X = Nicht durchgeführt
□ 98

Zusätzliche Angaben bei Melanomen des Augenlides: Entstehung
N = Aus Nävuszellnävus, M = Aus primärer erworbener Melanose, D = De novo, X = F.A.
□ 99

Wagner/Hermanek: Organspezifische Tumordokumentation   © Springer-Verlag 1995

Malignes Melanom der Haut

K-Nr. **2 9** Patienten-Id. T-Id. B-Nr. **3**

Zahl untersuchter Lymphabflußregionen ⊔
(0 = Keine) □ 100

Zahl befallener Lymphabflußregionen (S35) ⊔
(0 = Keine) □ 101

Im Falle regionärer Lymphknotenmetastasen:

Perinoduläres Wachstum N = Nein, J = Ja, X = F.A. □ 102

Befall des Grenzlymphknotens (S36)
N = Nein, J = Ja, X = F.A. □ 103

Tumorbiologische Spezialuntersuchungen (A28)
N = Nein, J = Ja □ 104

D. Definitive R-Klassifikation und weitere Angaben zur Radikalität

Histologische Befunde an den Resektionsrändern

F = Tumorfrei   I = In-situ-Komponente   T = Tumor invasiv   N = Nicht untersucht

Seitlich   ○   ○   ○   ○   □ 105
Basal   ○   ○   ○   ○   □ 106

Definitive R-Klassifikation (A29)
0 = Kein Residualtumor (R0), 1 = Nur mikroskopischer Residualtumor (R1), 2 = Makroskopischer Residualtumor, mikroskopisch nicht bestätigt (R2a), 3 = Makroskopischer Residualtumor, auch mikroskopisch bestätigt (R2b), X = Unbestimmt (RX) □ 107

Methodik der R-Klassifikation (A30)
K = Konventionell, S = „Sophisticated" □ 108

Lokalisation von Residualtumor   N = Nein   J = Ja

Lokoregionär   ○   ○   □ 109
Fernmetastase(n)   ○   ○   □ 110

Minimaler Sicherheitsabstand (in mm) (S37)

Makroskopisch   (XXX = F.A.)   ⊔⊔⊔   □□□ 113

Meßmethode bei makroskopischer Messung
1 = Am frischen Resektat ohne Zug, 2 = Am fixierten, ohne Zug aufgespannten Resektat,
3 = Am fixierten, nicht aufgespannten Resektat □ 114

Histologisch   (XX = F.A.)   ⊔⊔   □□ 116

Spezielle Verschlüsselungsanweisungen

S 1 Nävus-Dysplasie-Syndrom

Als „Nävus-Dysplasie-Syndrom" (Syndrom der dysplastischen Nävi) wurde zunächst ein familiär-erblich auftretendes Krankheitsbild mit multiplen dysplastischen Nävuszellnävi verstanden, das nach den Anfangsbuchstaben des Namens der Familie, bei der es zuerst beschrieben wurde, als BK-Mole-Syndrom [7] bezeichnet wurde. Später wurden auch die Termini HDNS („hereditary dysplastic nevus syndrome") [12] bzw. FAMMM-Syndrom („familial atypical multiple mole melanoma) [16] vorgeschlagen.

Multiple dysplastische Nävi können auch spontan auftreten [1].

Dysplastische Nävi sind klinisch atypisch, treten in der Pubertät und im früheren Erwachsenenalter, bei spontanen Fällen auch später auf. Die obere Rumpfhälfte ist bevorzugt. Histologisch handelt es sich um Junktions- oder Compoundnävi, wobei die basal in der Epidermis gelegenen Melanozyten unterschiedlich stark ausgeprägte Atypien zeigen (atypische Melanozytenhyperplasie). Bei Compoundnävi finden sich die Melanozyten in der basalen Epidermis auch seitlich jenseits der Ränder der dermalen Läsion. In der oberen Epidermis erkennt man häufig lymphozytäre Infiltrate, Gefäßneubildung und lamelläre Fibroplasie [4, 10, 20].

S 2 Hauttyp

Nach dem Auftreten von Sonnenbränden bzw. von Pigmentierung nach Sonnenexposition kann zwischen sechs Hauttypen unterschieden werden [3, 23]. Für die Beurteilung ist das Hautverhalten nach erster 30- bis 45-minütiger Sonnenexposition bei lichtungewohnter und ungeschützter Haut maßgebend.

Für die weiße Rasse kommen die Typen I bis IV in Frage, dunkelhäutige Rassen wie z. B. Inder entsprechen dem Typ V, die schwarze Rasse dem Typ VI.

S 3 Immunsuppression

Einbezogen wird die Verabreichung von Kortikosteroiden, Zytostatika und Immunsuppressiva früher oder zur Zeit der Melanomdiagnose. Patienten mit Zustand nach Organtransplantation sind hier zu erfassen.

S 4 Traumatisierung

Als „Traumatisierung" sind zu verschlüsseln: Probeexzision, Teilexzision, Abschleifen, Verätzen.

S 5 Vorbehandlung von Lymphknoten- und anderen Metastasen

„Bestrahlung" schließt auch die endolymphatische Radiotherapie ein.

S 6 Lokalisation

Mit einem ausgefüllten Kreis werden jene Primärtumoren eingezeichnet, bei denen sich auch Satelliten finden. Diese sind definiert als Metastasen in der Haut oder Subkutis, die nicht weiter als 2 cm vom Rand des Primärtumors liegen. Metastasen der Haut und der Subkutis, die weiter entfernt sind, gelten als In-transit-Metastasen, sofern sie nicht jenseits der regionären Lymphknoten liegen, sonst als Fernmetastasen.

S 7 Seitenlokalisation

Als „Mittellinienzone" gilt ein 4 cm breites Gebiet entlang der Mittellinie (s. auch unterbrochene Linien im Lokalisationsschema des Erhebungsbogens). Tumoren können sowohl in der Mittellinienzone als auch in der Grenzzone Thorax/Abdomen vorn oder hinten liegen. Solche Tumoren haben dann 4 Lymphabflußgebiete.

Bei okkultem Primärtumor wird X = F. A. verschlüsselt.

S 8 Zusätzliche Angaben bei Tumoren des Stammes (außer Kopf und Hals)

Die „Grenzzonen" sind als 4 cm breite Gebiete entlang der nachstehend angeführten Linien definiert (Abb. 29.1 und 29.2).

Zwischen	Entlang
Rechts/links	Mittellinie
Kopf und Hals/Thorax	Klavikula – Akromion – oberer Schulterblattrand
Thorax/Arm	Schulter – Achselhöhle – Schulter
Thorax/Abdomen, Flanken und Gesäß	vorn: Mitte zwischen Nabel und Rippenbogen;

Typ	Bezeichnung	Sonnenbrand	Hautbräunung
I	Keltischer Typ	Immer	Keine
II	Hellhäutiger Europäer	Immer	Minimal
III	Dunkelhäutiger Europäer	Häufig	Langsam (leicht braun)
IV	Mediterraner Typ	Minimal	Mittelgradig (mäßig braun)
V	Dunkelhäutiger Typ	Selten	Stark (dunkelbraun)
VI	Negroider Typ	Nie	Immer schwarz

	hinten: untere Grenze der Brustwirbelsäule (mittlere transversale Achse)
Abdomen, Flanken und Gesäß/Bein	Leiste – Trochanter – Glutäalfalte

Die Mitte der Grenzzonen ist in den Abbildungen und im Lokalisationsschema des Erhebungsbogens durch unterbrochene Linien angegeben.

Bei Tumoren des Stammes ist zusätzlich die Seitenlokalisation anzugeben (s. S 7).

S 9 Zusätzliche Angaben bei Tumoren der Augenlider

Da im Tumorlokalisationsschlüssel nicht zwischen Lidrand und sonstigen Lidanteilen unterschieden wird, ist eine zusätzliche diesbezügliche Angabe notwendig.

S 10 Regionäre Lymphknotenmetastasen

Die regionären Lymphknoten entsprechen der jeweiligen Lokalisation des Primärtumors (Abb. 29.3 und 29.4).

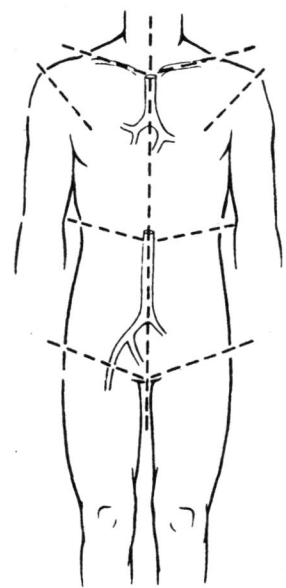

Abb. 29.1. Grenzzonen des Lymphabflusses an der Körpervorderseite. (Aus TNM-Atlas 1993 [25])

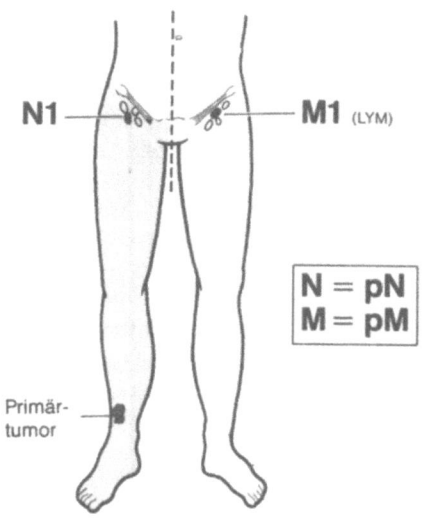

Abb. 29.3. Regionäre (N 1) und nicht-regionäre Lymphknotenmetastasen (M 1) bei Primärtumor am rechten Unterschenkel. (Aus TNM-Atlas 1993 [25])

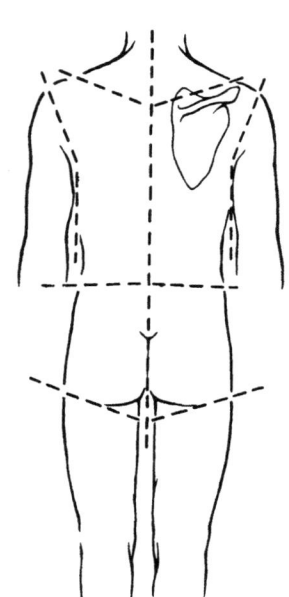

Abb. 29.2. Grenzzonen des Lymphabflusses an der Körperrückseite. (Aus TNM-Atlas 1993 [25])

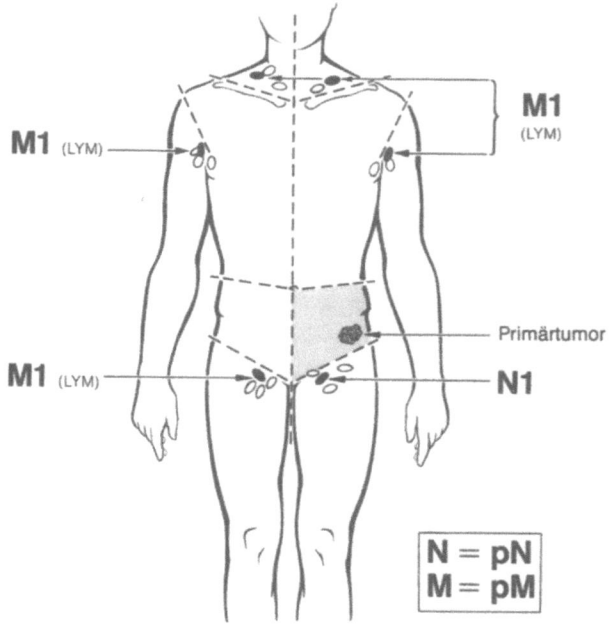

Abb. 29.4. Regionäre (N 1) und nicht-regionäre Lymphknotenmetastasen (M 1) bei Primärtumor am linken Unterbauch. (Aus TNM-Atlas 1993 [25])

Nicht in Grenzzonen liegende Tumoren

Kopf und Hals	Ipsilaterale zervikale Lymphknoten (einschließlich präaurikulärer, submandibulärer und supraklavikulärer Lymphknoten)
Thorax	Ipsilaterale axilläre Lymphknoten
Arm	Ipsilaterale epitrochleare und axilläre Lymphknoten
Abdomen, Flanken und Gesäß	Ipsilaterale inguinale Lymphknoten
Bein	Ipsilaterale popliteale und inguinale Lymphknoten
Analrand und perianale Haut	Ipsilaterale inguinale Lymphknoten

Für *Primärtumoren in der Grenzzone* zwischen den oben angeführten Regionen (s. S 8) sind die Lymphknoten, die die Regionen an beiden Seiten der Grenzzone drainieren, als regionär anzusehen (s. Hautkarzinome Abb. 28.3 – 28.5, S. 28.20).

Jede Metastase in andere als die aufgeführten regionären Lymphknoten ist als Fernmetastase einzustufen. Alle intrathorakalen, intraabdominalen und intrapelvinen Lymphknoten sind grundsätzlich nicht-regionäre Lymphknoten.

S 11 In-transit-Metastasen

„In-transit-Metastasen" sind Metastasen der Haut oder Subkutis, die mehr als 2 cm vom Primärtumor entfernt, aber nicht jenseits der regionären Lymphknoten liegen.

Metastasen in Haut oder Subkutis, die *nicht* weiter als 2 cm vom Rand des Primärtumors entfernt sind, werden als „Satelliten" bezeichnet und in der pT-Klassifikation erfaßt.

S 12 Klinische NM-Klassifikation

Die im TNM Supplement 1993 [26] als fakultativ vorgeschlagene Ramifikation von N1 ist im Schema auf S. 29.31 berücksichtigt.

C-Faktoren für den Primärtumor entfallen, weil eine klinische T-Klassifikation nicht vorgesehen ist.

C-Faktor

Regionäre Lymphknoten	C1:	Klinische Untersuchung
	C2:	Sonographie, Lymphszintigraphie
	C3:	Chirurgische Exploration einschließlich Biopsie und Zytologie
Fernmetastasen	C1:	Klinische Untersuchung, Standardröntgenaufnahmen

---

C-Faktor

- C2: Röntgenaufnahmen in speziellen Projektionen, Schichtaufnahmen, CT, Sonographie, Angiographie, NMR, nuklearmedizinische Untersuchungen, Endoskopie, Biopsie und Zytologie
- C3: Chirurgische Exploration einschließlich Biopsie und Zytologie

---

S 13 Herkömmliche klinische Stadieneinteilung

Die herkömmliche klinische Stadieneinteilung berücksichtigt das Vorkommen von Satelliten und In-transit-Metastasen, regionären Lymphknotenmetastasen und Fernmetastasen. Es wird zwischen 3 Stadien unterschieden:

Sog. Stadium I : Keine Satelliten, keine In-transit-Metastasen, keine regionären Lymphknotenmetastasen und keine Fernmetastasen (N 0 M 0).

Sog. Stadium II: Satelliten und/oder In-transit-Metastasen und/oder regionäre Lymphknotenmetastasen, keine Fernmetasten (Satelliten und/oder N 1 oder N 2, M 0).

Sog. Stadium III: Fernmetastasen (M 1).

S 14 Tumorgröße

Der größte horizontale Durchmesser und der dazu senkrechte Durchmesser berücksichtigen die horizontale Tumorausdehnung (im Niveau der Haut) ohne Rücksicht auf Exophytie oder Tiefeninfiltration.

Als „Exophytie" wird die größte Distanz zwischen dem Niveau der Tumoroberfläche und dem Niveau der umgebenden Hautoberfläche erfaßt.

S 15 Satelliten

Als „Satelliten" gelten vom Primärherd getrennte (diskontinuierliche) Tumorherde in der Haut oder der Subkutis, die nicht weiter als 2 cm vom Rande des Primärtumors entfernt sind.

S 16 Tumoroberfläche

Die Messung der Ulzeration bezieht sich auf ihre horizontale Ausdehnung.

S 17 Datum der definitiven chirurgischen Behandlung

Als „Datum der definitiven chirurgischen Behandlung" gilt der Zeitpunkt der kompletten Entfernung des Primärtumors. Nicht berücksichtigt werden der Zeitpunkt der Nachexzision oder einer im Rahmen der

Primärbehandlung vorgenommenen Lymphknotendissektion. Bei primärer Inzisionsbiopsie oder Teilexzision und anschließender Entfernung des Restes des Primärtumors gilt letztere als definitive chirurgische Behandlung.

S 18 Operative Behandlung des Primärtumors

Der Primärtumor kann durch lokale Exzision während *einer* Operation (*einer* Narkose) entfernt werden. Bei einer solchen *einzeitigen* lokalen Exzision ist zu unterscheiden zwischen:

- einstufigem Vorgehen: Der Primärtumor wird mit dem entsprechenden Sicherheitsabstand in einem Stück entfernt.
- zweistufiges Vorgehen: Der Primärtumor wird zunächst mit engem Sicherheitsabstand entfernt und danach noch in der gleichen Sitzung eine Nachexzision vorgenommen.

Bei einer *zweizeitigen* lokalen Exzision wird der Primärtumor zunächst mit engem Sicherheitsabstand entfernt und erst zu einem späteren Zeitpunkt in einer neuerlichen Operation eine entsprechende Nachexzision vorgenommen. In diesen Fällen soll auch der histologische Befund (ob im Nachexzidat noch Tumor nachzuweisen ist oder nicht) in der Nachexzision berücksichtigt werden.

Als „minor amputation" werden bezeichnet:

- Amputationen von Fingern oder Zehen oder Teilen derselben,
- Amputationen von Hand oder Fuß oder Teilen hiervon.

S 19 Durchführung der Dissektion

„Kontinuierlich" ist eine Lymphknotendissektion dann, wenn sie in direktem Zusammenhang mit dem Gebiet des Primärtumors in einem Stück erfolgt. Als Exzision des Gebietes des Primärtumors wird dabei sowohl die Exzision eines noch unversehrten Primärtumors als auch die Nachexzision eines früher bereits mit engem Sicherheitsabstand entfernten Primärtumors verstanden.

„Beides" kann nur dann verschlüsselt werden, wenn mindestens 2 regionäre Lymphabflußgebiete entfernt werden, weil der Primärtumor nach den Ergebnissen der Lymphszintigraphie in 2 Lymphknotengebiete drainiert, in der Mittellinienzone und/oder einer Grenzzone liegt oder klinisch Metastasen in 2 Lymphknotenregionen festgestellt wurden.

S 20 Nachblutung

Als Nachblutung werden Blutungen dokumentiert, die kreislaufwirksam sind oder eine Bluttransfusion oder eine operative Revision erforderlich machen.

S 21 Histologischer Tumortyp

Invasive *maligne Melanome der Haut* – ausgenommen jene der Lider – werden aufgrund von Vorhandensein oder Fehlen einer seitlichen intraepithelialen Tumorkomponente und – im Falle ihres Nachweises – nach ihren histologischen und zellulären Charakteristika unterteilt [6, 14, 17]. Als seitliche intraepitheliale Tumorkomponente wird das Auftreten von Tumorformationen/Tumorzellen weiter als 3 Reteleisten jenseits der invasiven Tumorkomponente bezeichnet. Danach werden 4 definierte Melanomtypen unterschieden:

Tumortyp	ICD-O-Code-Nr.
Melanom *ohne* seitliche intraepitheliale Komponente:	
Noduläres Melanom (NM)	8721/3
Melanome *mit* seitlicher intraepithelialer Komponente:	
Lentigo-maligna-Melanom (LMM)	8742/3
Oberflächlich spreitendes Melanom („superficial spreading melanoma") (SSM)	8743/3
Akral-lentiginöses Melanom (ALM)	8744/3

Die Differentialdiagnose zwischen SSM, ALM und LMM ist aus dem nachfolgenden Schema zu ersehen (aus Hermanek [15]):

	SMM	ALM	LMM
Epidermis	Hyperplasie	Hyperplasie	Atrophie
Lokalisation in Epidermis	Alle Schichten	Variabel	Vorwiegend basal
Nesterbildung	Ausgeprägt rundlich (leicht oval)	Selten	Spärlich, länglich (längsoval)
Zelltyp	Epitheloid (pagetoid)	Variabel, oft dendritisch	Vorwiegend dendritisch, spindelig
Kernatypien	Mäßig	Variabel	Stark
Aktinische Elastose	Möglich	Nein	Obligat

Zusätzlich kommen noch folgende *Sonderformen* in Frage:

Malignes Melanom in Riesennävus	8761/3
Maligner blauer Nävus (malignes Melanom in blauem Nävus)	8780/3
Unklassifiziertes Melanom (UCM)[1] (Melanom ohne nähere Angaben; Melanom, bei dem eine sichere Zuordnung nicht möglich ist)	8720/3

In der ICD-O ist noch eine Reihe weiterer Codenummern für maligne Melanome angeführt:

8722/3	Ballonzell-Melanom,
8723/3	malignes Melanom in Regression,
8730/3	amelanotisches Melanom,
8740/3	malignes Melanom in Junktionsnävus,
8745/3	desmoplastisches (neurotropes) malignes Melanom,
8770/3	gemischt epitheloid-spindelzelliges Melanom,
8771/3	epitheloidzelliges Melanom,
8772/3	spindelzelliges Melanom.

Alle diese Begriffe sollten bei Hautmelanomen *nicht* verwendet werden, weil sie ohne Rücksicht auf das oben angeführte anerkannte Einteilungsprinzip für maligne Melanome bestimmte andere morphologische Charakteristika herausstellen, die in dieser Dokumentation im Abschnitt III. C (Weitere Befunde) gesondert erfaßt werden.

Auch die ICD-O-Code-Nr. 8741/3 soll bei Hautmelanomen – ausgenommen jene der Augenlider – *nicht* verwendet werden. Sie steht für malignes Melanom in präkanzeröser Melanose, ein Synonym für oberflächlich spreitendes Melanom [17].

Maligne Melanome der Augenlider werden wie folgt klassifiziert [19]:

– Malignes Melanom in Nävuszellnävus	8740/3
– Malignes Melanom in primärer erworbener Melanose	8741/3
– Malignes Melanom de novo	8721/3
– Malignes Melanom in blauem Nävus (einschließlich zellreichem blauem Nävus) (sehr selten)	8780/3

Die angeführten Bezeichnungen der WHO-Klassifikation [27] sind – abgesehen vom malignen Melanom in blauem Nävus – in der ICD-O nicht im gleichen Wortlaut angeführt; die angegebenen Code-Nummern entsprechen den Bezeichnungen für histologisch gleich gebaute Tumoren in anderen Hautbezirken.

---

[1] Als „unklassifiziertes Melanom" werden sowohl Melanome bezeichnet, bei denen eine sichere Aussage über Vorhandensein oder Fehlen einer intraepithelialen Komponente nicht möglich ist, als auch solche mit zwar eindeutig vorhandener, aber nicht näher klassifizierbarer intraepidermaler Komponente.

S 22 Level nach Clark

Die Einteilung der Melanome in „levels of invasion" [4], entsprechend den sog. Mikrostadien nach Hermanek [10], ist eine stratigraphische; entscheidend sind dabei die Schichten der Haut und die sie trennenden Grenzflächen („interfaces") (Abb. 29.5).

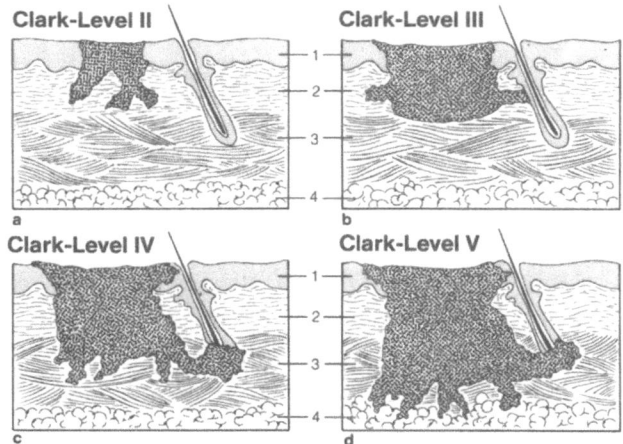

Abb. 29.5. Level nach Clark. 1 Epidermis, 2 Stratum papillare, 3 Stratum reticulare, 4 Subkutis. (Aus TNM-Atlas 1993 [25])

Level I entspricht einem Melanoma in situ und wird daher in dieser Dokumentation nicht erfaßt.

Das Stratum papillare reicht scheidenförmig um die Hautanhangsgebilde in die Tiefe. Daher kann ein Melanom in behaarter Haut unmittelbar um die Haare herum relativ tief reichen und doch noch einem Level II entsprechen.

Bei der Bestimmung des Levels wird ausschließlich die kontinuierliche Tumorausbreitung berücksichtigt. Mikroskopisch nachweisbare Satelliten (Mikrosatelliten), d. h. diskontinuierliche Tumorherde, bleiben außer acht.

Bei Tumoren an den Fußsohlen und Handflächen sowie subungualen Melanomen kann das Mikrostadium oft nicht bestimmt werden. Schwierigkeiten entstehen auch bei stärkeren Regressionserscheinungen bzw. Fibrose im Stratum papillare.

S 23 Tumordicke nach Breslow

Die Ausmessung der Tumordicke erfolgt am histologischen Schnitt nach Paraffineinbettung mittels Okularmikrometer. Gewertet wird der jeweils größte feststellbare vertikale Durchmesser. Die Messung soll nach Breslow [5] erfolgen (Abb. 29.6).

– Oberes Meßniveau ist die obere Grenze des Stratum granulosum der Epidermis, bei ulzerierten Melanomen die Ulkusbasis.
– Unteres Meßniveau ist der tiefste Punkt der Tumorinvasion.

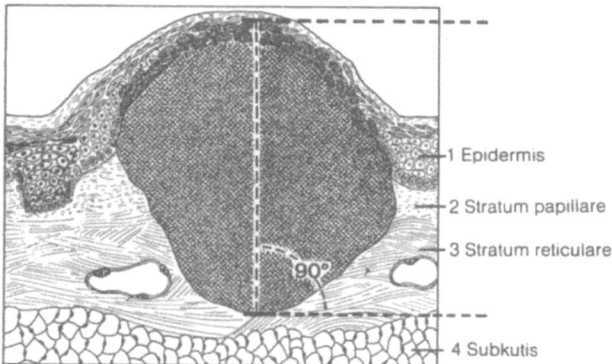

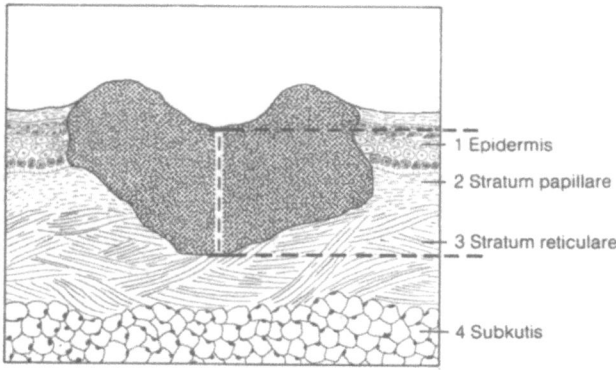

Abb. 29.6. Messung der Tumordicke nach Breslow. (Aus TNM-Atlas 1993 [25])

Aber:
- Diskontinuierliche Tumorherde (Satelliten) und Melanomzellen innerhalb epithelialer Strukturen wie Haare oder Talgdrüsen der Haut werden nicht mitberücksichtigt.
- Zellen eines präexistenten Nävus dürfen nicht mitgemessen werden.

S 24 Histologischer Nachweis von Satelliten

Satelliten sind diskontinuierliche Tumorherde (Metastasen) in Haut und Subkutis, sofern sie nicht mehr als 2 cm vom Tumorrand entfernt sind. Werden solche Tumorherde lediglich histologisch nachgewiesen, werden sie als Mikrosatelliten bezeichnet, während schon makroskopisch erkennbare Herde als Makrosatelliten gelten.

S 25 pT-Klassifikation und Stadieneinteilung der Deutschen Dermatologischen Gesellschaft

Von der Kommission „Malignes Melanom" der Deutschen Dermatologischen Gesellschaft wurde 1994 „zum Zwecke einer einheitlichen Bewertung und Erfassung des malignen Melanoms im deutschsprachigen Raum" eine modifizierte TNM-Klassifikation vorgeschlagen [20a]. Sie weicht von der gültigen UICC-Klassifikation hinsichtlich der Definition von pT, der Einordnung von Satelliten und In-transit-Metastasen und der Stadieneinteilung ab. Bei der pT-Klassifikation besteht der wesentliche Unterschied gegenüber der UICC-Klassifikation darin, daß die Eindringtiefe (Level) nur dann berücksichtigt wird, wenn es zur Tumordicke keine Angaben gibt. Außerdem werden In-transit-Metastasen, die nach der UICC-Klassifikation in der N-Kategorie erfaßt werden, in die pT-Klassifikation eingefügt. Die Definitionen sind nachstehend zusammengestellt:

pT-Klassifikation:
pT1: Tumordicke ≤ 0,75 mm, bei fehlender Angabe zur Tumordicke Level II
pT2: Tumordicke 0,76–1,50 mm, bei fehlender Angabe zur Tumordicke Level III
pT3: Tumordicke > 1,50–4,00 mm, bei fehlender Angabe zur Tumordicke Level IV
pT4: Tumordicke > 4,00 mm, bei fehlender Angabe zur Tumordicke Level V
Zusatz a und b zur pT-Kategorie:
  pT1a – 4a: Satelliten
  pT1b – 4b: In-transit-Metastasen

Stadiengruppierung:

St. IA	pT1	N0	M0
St. IB	pT2	N0	M0
St. IIA	pT3	N0	M0
St. IIB	pT4	N0	M0
St. IIIA	pT1a – 4a bzw. pT1b – 4b	N0	M0
St. IIIB	jedes pT	N1, N2	M0
St. IV	jedes pT	jedes N	M1

Diese Modifikation der TNM-Klassifikation erlaubt keinen direkten Vergleich mit der gültigen UICC-Klassifikation. Sie sollte daher – um eine internationale Vergleichbarkeit der Daten zu gewährleisten – stets nur *zusätzlich* zur UICC-Klassifikation angewendet werden.

S 26 Ulzeration

Wenngleich die histologisch nachgewiesene Ulzeration mit der Tumordicke korreliert, kommt ihr auch eine selbständige Bedeutung für die Prognose zu [2, 22]. Innerhalb der ulzerierten Tumoren sind solche mit einer horizontalen Ausdehnung der Ulzeration von mehr als 6 mm prognostisch ungünstiger als Tumoren mit einer weniger ausgedehnten Ulzeration [9].

S 27 Ausgeprägte Hyperplasie der Epidermis

Bei nicht-ulzerierten Melanomen mit ausgeprägter Hyperplasie der Epidermis ist die Dickenmessung eine Überschätzung, und die Prognose kann dann besser sein, als es nach der Tumordicke bzw. pT-Kategorie zu erwarten wäre [13].

S 28 Regression im Tumor

Als Regressionszeichen gelten [11]:

- Fibrose mit Gefäßneubildung im Stratum papillare nach wenigstens herdförmigem Verschwinden der Tumorzellen,
- begleitende lymphozytäre Infiltrate und Melanophagen, meist auch einige Mastzellen,
- darüberliegende Epidermis mit Atrophie,
- Nachweis einzelner Tumorzellen entweder in der Narbe oder an der Grenze zur Epidermis.

Die Bedeutung des Nachweises solcher ausgeprägter Regressionszeichen besteht darin, daß dann Level und Tumordicke für die Prognoseschätzung weniger verläßlich sind. Es muß mit einer schlechteren Prognose gerechnet werden als bei entsprechenden Tumoren ohne stärkere Regressionszeichen, offenbar deshalb, weil der Tumor tatsächlich früher einmal weiter und tiefer infiltriert hatte, dies aber jetzt nicht mehr feststellbar ist [6].

Auch das Ausmaß der Regression spielt eine Rolle, insbesondere bei dünnen Melanomen: Sind mehr als 3/4 des Tumors regressiert, muß mit Fernmetastasierung im weiteren Verlauf gerechnet werden [21].

S 29 Tumorprofil

Die Bestimmung des Tumorprofils erfolgt nach Lamellierung des Tumors bzw. am histologischen Schnitt (Abb. 29.7).

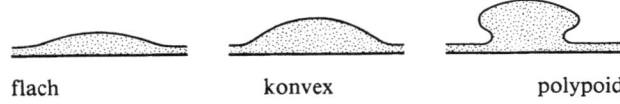

flach   konvex   polypoid

Abb. 29.7. Tumorprofil beim malignen Melanom

S 30 Vertikale Wachstumsphase

Auf die Bedeutung einer Unterscheidung zwischen einer radialen und einer vertikalen Wachstumsphase haben neuerdings Elder u. Murphy [13] besonders hingewiesen. Abgesehen von der Bedeutung für das Verständnis der natürlichen Entwicklung und der Progression der Neoplasien ist diese Unterscheidung v. a. für die unterschiedliche Bewertung dünner Melanome wichtig. Die Kriterien der Unterscheidung sind in der untenstehenden Übersicht unter Anlehnung an [13] zusammengestellt.

S 31 Mitoseaktivität

Der Mitosegrad wurde ursprünglich [17] nach der Zahl der Mitosen pro 10 Gesichtsfelder bei 300facher Vergrößerung bestimmt. Schmoeckel et al. [24] empfahlen die Feststellung der Zahl der Mitosen pro mm^2 als *Mitoseindex*. Diesem Vorschlag folgend wurde 1982 anläßlich eines internationalen Workshops die Bestimmung des Mitosegrades durch Zählung der Mitosen pro mm^2 festgelegt [19]. Einer Fläche von $1\ mm^2$ entsprechen bei Verwendung der meisten Objektive 40 × ungefähr 9–10 Gesichtsfelder [13]. Maßgebend soll die Zählung in den Arealen sein, in denen die meisten Mitosen vorkommen [18]. Nach dieser Zählung wird der *Mitosegrad* wie folgt festgelegt:

Mitosen pro mm^2	*Mitosegrad*
<1	1
1–5	2
>5	3

Von Schmoeckel et al. [24] wird zusätzlich ein *prognostischer Index* angegeben. Er entspricht dem Produkt Mitoseindex (Zahl der Mitosen pro mm^2) · Tumordicke. Dieser prognostische Index kann als Maß für das Risiko der Metastasierung beim Melanom dienen.

Kriterium	Invasive radiale Wachstumsphase	Vertikale Wachstumsphase
Tumorzellanordnung:		
Einzelzellen	Ja	Nein
Größe der Zellhaufen in der Dermis	Klein	Größer als die größten intraepithelialen Zellnester
Mitosen in dermaler Tumorkomponente	Keine	Üblicherweise vorhanden
Unterschiede zwischen dermalen und intraepithelialen Tumorzellen	Keine	Vorhanden (dermale Zellen mit weniger Pigment)
Lymphozyteninfiltration	Oft stark	Oft weniger stark als in der umgebenden radialen Wachstumsphase
Kompression oder Verdrängung umgebender Strukturen	Nein	Ja
Tumordicke	fast immer <1 mm	Oft >1 mm,
Level	II	Meist III und mehr
Biologisches Verhalten	„Nicht voll maligne"	„Voll maligne"

Prognostischer Index	Risiko der Metastasierung
< 1,0	Niedriges Risiko (bis 5%)
1,0–13,0	Mittleres Risiko (>5– <80%)
> 13,0	Hohes Risiko (80% und höher)

Nach Elder u. Murphy [13] ist ausschließlich die Mitoseaktivität in der vertikalen Wachstumsphase des Tumors von prognostischer Bedeutung. Unterschiedliche Angaben des Schrifttums über den Einfluß der Mitoseaktivität auf die Prognosen lassen sich möglicherweise dadurch erklären, daß die Mitoseaktivität in der radialen Wachstumsphase mitbewertet wurde, die aber prognostisch irrelevant zu sein scheint. Die Unterteilung der Mitoseaktivität erfolgt in den Kategorien fehlend, niedrig und hoch:

Zahl der Mitosen pro mm^2	Mitoseaktivität
0	Fehlend
>0– <6	Niedrig
≥6	Hoch

Auch bei dieser Methode sind die jeweils mitosereichsten Areale (aber nur jene in der vertikalen Wachstumsphase) für die Einstufung maßgebend.

S32 Lymphozytäre Tumorinfiltration

Berücksichtigt wird nur die Anwesenheit von Lymphozyten innerhalb der vertikalen Wachstumsphase des Tumors, d.h. das Vorkommen von Lymphozyten zwischen den einzelnen Tumorzellen der vertikalen Wachstumsphase (TIL: „tumor infiltrating lymphocytes") [13], wobei die Lymphozyten z.T. Tumorzellen rosettenartig umgeben. Unberücksichtigt bleibt hier die lymphozytäre Reaktion *um* den Tumor (peritumorös). (S. diesbezüglich S33.)

Nach Elder u. Murphy [13] erfolgt die Graduierung in 2 Stufen:

- stark („brink"): dichtes Band von Lymphozyten zwischen den Tumorzellen an der gesamten Tumorbasis (evtl. auch im gesamten Tumor);
- mäßiggradig („non-brink"): Lymphozyteninfiltration an der Tumorbasis nur teilweise vorhanden.

S33 Histologische Umgebungsreaktion

Als „histologische Umgebungsreaktion" (H.U.) wird das Vorkommen von lymphoplasmazellulären Infiltraten mit beigemengten Histiozyten an den seitlichen Rändern und an der Invasionsfront des Tumors verstanden. Eine *semiquantitative Einteilung* stammt von McGovern et al. [18]:

H.U. stark: Die Infiltration am seitlichen Rand geht kontinuierlich in jene in der Tiefe über, *oder* Lymphozytenaggregate (knötchenförmige follikelähnliche Ansammlungen von Lymphozyten) mit einem Durchmesser von 0,5 mm oder mehr sind erkennbar.

H.U. mäßig: Lymphozytenaggregate <0,5 mm im Durchmesser.

H.U. gering: Entzündliche Infiltrate zwar vorhanden, aber nicht in Form von Lymphozytenaggregaten.

S34 Desmoplasie

„Desmoplasie" bezeichnet das Auftreten eines zellreichen und fibrösen reaktiven Stromas im Tumor. Dabei entstehen Bilder ähnlich wie bei fibrösen Histiozytomen oder Schwannomen. Desmoplasie kann herdförmig oder auch mehr oder weniger in allen Abschnitten des Tumors auftreten und wird bei allen Melanomtypen beobachtet, am häufigsten bei LMM und ALM [19].

S35 Zahl befallener Lymphabflußregionen

Dieser Sachverhalt ist wichtig bei den relativ seltenen Fällen einer Dissektion von 2 (oder mehr) Lymphabflußgebieten bei Melanomen, die an Grenzzonen gelegen sind, z.B. wenn bei einem in der Mittellinienzone des Unterbauches gelegenen Melanom die Lymphknoten beider Leisten disseziert werden.

S36 Befall des Grenzlymphknotens

Als Grenzlymphknoten wird der Lymphknoten bezeichnet, der in der Lymphabflußrichtung vom Tumor am weitesten entfernt ist.

S37 Minimaler Sicherheitsabstand

Zeigt der Tumor am Rande eine intraepitheliale Komponente, gilt als minimaler Sicherheitsabstand die geringste Distanz zwischen dem Rand dieser Struktur und dem Resektionsrand.

Literatur

[1] Ackerman AB (1981) Pathology of malignant melanoma. Masson, New York Paris Barcelona Milano Mexico City Rio de Janeiro

[2] Balch CM, Soong S-J, Murad TM, Ingalls AL, Madson WA (1981) A multifactorial analysis of melanoma. III. Prognostic factors in melanoma patients with lymph node metastases (stage II). Ann Surg 193:377–388

[3] Bergner Th, Eberlein B, Przybilla B (1992) Sonne und malignes Melanom. Fortschr Med 110:551–553

[4] Braun-Falco O, Landthaler M, Ryckmanns F (1979) BK-Mole-Syndrom. Fortschr Med 97:1489–1494

[5] Breslow A (1975) Tumor thickness, level of invasion and node dissection in stage I cutaneous melanoma. Ann Surg 182:572–575

[6] Clark WH Jr, From L, Bernardino EA, Mihm MC Jr (1969) The histogenesis and biological behaviour of primary human malignant melanoma of the skin. Cancer Res 29:705–726

[7] Clark WH Jr, Reimer RR, Greene M, Ainsworth AM, Mastrangelo, MJ (1978) Origin of familial malignant melanomas from heritable melanocytic lesions. „The B-K mole syndrome". Arch Dermat 114:732–738

[8] Cromet MA, Epstein WC, Blois MS (1978) The regressing thin malignant melanoma. Cancer 42:2282–2292

[9] Day CL Jr, Sober AJ, Kopf AW, Lew RA, Mihm MC Jr, Golomb FM, Postel A, et al. (1981) A prognostic model for clinical stage I melanoma of the trunk. Am J Surg 142:247–251

[10] Elder DE (1985) The dysplastic nevus. Pathology 17:291–297

[11] Elder DE, Ainsworth AM, Clark WH Jr (1979) The surgical pathology of cutaneous malignant melanoma. In: Clark WH Jr, Goldman LI, Mastrangelo MJ (eds) Human malignant melanoma. Grune & Stratton, New York San Francisco London

[12] Elder DE, Goldman LI, Goldman SC, Greene MH, Clark WH (1980) Dysplastic nevus syndrome: A phenotypic association of sporadic cutaneous melanoma. Cancer 46:1787–1794

[13] Elder DE, Murphy GF (1991) Melanocytic tumors of the skin. Atlas of tumor pathology, 3rd series, fasc 2. Armed Forces Institute of Pathology, Washington/DC

[14] Hermanek P (1981) Histologie und Klassifikation. In: Weidner F, Tonak J (Hrsg) Das maligne Melanom der Haut. perimed, Erlangen

[15] Hermanek P (1983) Pathologische Begutachtung von Tumoren. perimed, Erlangen

[16] Lynch HT, Fusaro RM (1986) Hereditary malignant melanoma: A unifying etiologic hypothesis. Cancer Genet Cytogenet 20:301–304

[17] McGovern VJ, Mihm MC Jr, Bailly C, Booth JC, Clark WH Jr, Cochran AJ, Hardy EG, et al. (1973) The classification of malignant melanoma and its histologic reporting. Cancer 32:1446–1457

[18] McGovern VJ, Shaw HM, Milton GW, Farago GA (1981) Lymphocytic infiltration and survival in malignant melanoma. In: Ackerman AB (ed) Pathology of malignant melanoma. Masson, New York Paris Barcelona Milano Mexico City Rio de Janeiro

[19] McGovern VJ, Murad TM (1988) Pathologie des Melanoms (Überblick). In: Balch CM, Milton GW, Shaw HM, Soong SJ (Hrsg) Hautmelanom. Springer, Berlin Heidelberg New York Tokyo

[20] Meister HP, Wolff HH (1988) Dysplastischer Naevus. Pathologe 9:235–239

[21] Ronan SG, Eng AM, Briele HA, Shioura NN, Das Gupta TK (1987) Thin malignant melanomas with regression and metastasis. Arch Dermatol 123:1326–1330

[22] Ronan SG, Han MC, Das Gupta TK (1988) Histologic prognostic indicators in cutaneous malignant melanoma. Semin Oncol 15:558–565

[23] Safai B (1993) Cancers of the skin. In: de Vita VT Jr, Hellman S, Rosenberg SA (eds) Cancer. Principles & practice of oncology, 4th edn. Lippincott, Philadelphia

[24] Schmoeckel C, Kaviani-Nejad K, Braun-Falco O (1980) Der prognostische Index. Eine verbesserte Methode zur Einschätzung der Prognose beim malignen Melanom. Pathologe 1:71–78

[25] UICC (1993) TNM-Atlas. Illustrierter Leitfaden zur TNM/pTNM-Klassifikation maligner Tumoren, 3. Aufl. (Spiessl B, Beahrs OH, Hermanek P, Hutter RVP, Scheibe O, Sobin LH, Wagner G, eds). Springer, Berlin Heidelberg New York Tokyo

[26] UICC (1993) TNM Supplement 1993. A commentary on uniform use. (Hermanek P, Henson DE, Hutter RVP, Sobin LH, eds). Springer, Berlin Heidelberg New York Tokyo

[27] Zimmerman LE, Sobin LH (1980) Histological typing of the tumours of the eye and its adnexa. WHO International classification of tumours No. 24. WHO, Geneva

Neueste zusammenfassende Darstellungen

Balch CM, Houghton AN, Milton GW, Sober AJ, Soong S-J (1992) Cutaneous melanoma. 2nd edn. Lippincott, Philadelphia London New York Hagerstown

Kirkham N, Cotton DWK, Lallemand R, White JE, Rosin RD (1992) Diagnosis and management of melanoma in clinical practice. Springer, Berlin Heidelberg New York Tokyo

Malignes Melanom der Haut: Schema zur TNM/pTNM-Klassifikation

		(p)TNM	Stadium
Primärtumor[a]	☐ Primärtumor kann nicht beurteilt werden	pTX	–
	☐ Kein Anhalt für Primärtumor	pT0	–

Clark-Level Dicke (mm)	II	III	IV	V
–0,75	pT1	(i)	(i)	(i)
>0,75–1,50	(ii)	pT2	(ii)	(ii)
>1,50–3,00	(iii)	(iii)	pT3a	(iii)
>3,00–4,00	pT3b	pT3b	pT3b	(iv)
>4,00	(v)	(v)	(v)	pT4a
Satelliten	pT4b	pT4b	pT4b	pT4b

	(p)TNM	Stadium
pT1	pT1	I
pT2	pT2	I
pT3a	pT3a	II
pT3b	pT3b	II
pT4a	pT4a	III
pT4b	pT4b	III

Ulzeration ☐ nein (u–) ☐ ja (u+)

---

[a] Die Ausbreitung des Primärtumors wird nur nach dem Ergebnis der pathohistologischen Untersuchung des exzidierten Tumors beurteilt.

		(p)TNM	Stadium
Regionäre Lymphknoten	☐ Keine In-transit-Metastasen		
	☐ Keine regionären Lymphknotenmetastasen	(p)N0	–
	☐ Regionäre Lymphknotenmetastasen ≤3 cm	(p)N1	III
	☐ Solitäre regionäre Lymphknotenmetastasen	(p)N1a	III
	☐ ≤0,2 cm	pN1a(i)	III
	☐ >0,2–0,4 cm	pN1a(ii)	III
	☐ >0,4 cm	pN1a(iii)	III
	☐ 2–4 regionäre Lymphknotenmetastasen	(p)N1b	III
	☐ alle ≤0,2 cm	pN1b(i)	III
	☐ mindestens eine >0,2 cm, keine >0,4 cm	pN1b(ii)	III
	☐ mindestens eine >0,4 cm, keine >3 cm	pN1b(iii)	III
	☐ >4 regionäre Lymphknotenmetastasen	(p)N1c	III
	☐ alle ≤0,2 cm	pN1c(i)	III
	☐ mindestens eine >0,2 cm, keine >0,4 cm	pN1c(ii)	III
	☐ mindestens eine >0,4 cm, keine >3 cm	pN1c(iii)	III
	☐ Regionäre Lymphknotenmetastasen >3 cm	(p)N2a	III
	☐ In-transit-Metastasen		
	☐ Keine regionären Lymphknotenmetastasen	(p)N2b	III

Malignes Melanom der Haut: Schema zur TNM/pTNM-Klassifikation (Fortsetzung)

		(p)TNM	Stadium
	☐ Regionäre Lymphknotenmetastase(n) ≤ 3 cm	(p)N 2 b	III
	☐ Regionäre Lymphknotenmetastase(n) > 3 cm	(p)N 2 c	III
Fern-metastasen	☐ Das Vorliegen von Fernmetastasen kann nicht beurteilt werden	(p)MX	–
	☐ Keine Fernmetastasen	(p)M 0	–
	☐ Fernmetastasen nur in Haut, Subkutis oder Lymphknoten jenseits der regionären Lymphknoten	(p)M 1 a	IV
	☐ Viszerale Fernmetastasen	(p)M 1 b	IV

```
NM:              N _____   pM _____
                                         Stadium _____
pTNM:  pT _____  u __  pN _____  pM _____
```

Erfordernisse für pTNM:

pT: Histologische Untersuchung des Primärtumors ohne makroskopisch erkennbaren Tumor an den seitlichen Resektionsrändern *und* mit histologisch tumorfreien tiefen (basalen) Resektionsrändern
oder (bei inkompletter Primärtumorentfernung) Nachweis eines Primärtumors von mehr als 4 mm Tumordicke
oder mit Invasion bis in die Subkutis (pT 4 a) oder mikroskopische Bestätigung eines Satelliten innerhalb von 2 cm vom Primärtumor (pT 4 b).

pN 0: Histologische Untersuchung von 6 oder mehr regionären Lymphknoten.

pN 1: Mikroskopische Bestätigung einer regionären Lymphknotenmetastase, die nicht größer als 3 cm ist.

pN 2 a: Mikroskopische Bestätigung einer regionären Lymphknotenmetastase, die größer als 3 cm ist.

pN 2 b: Mikroskopische Bestätigung einer In-transit-Metastase.

pN 2 c: Mikroskopische Bestätigung einer regionären Lymphknotenmetastase, die größer als 3 cm ist, *und* einer In-trasit-Metastase.
Anmerkung: Wenn bei einer positiven Biopsie die Größe der biopsierten Metastase nicht angegeben ist, wird pN 1 diagnostiziert.

pM 1 a: Mikroskopischer (histologischer oder zytologischer) Nachweis von Fernmetastasen in Haut, Subkutis oder Lymphknoten jenseits der regionären Lymphknoten.

pM 1 b: Mikroskopischer (histologischer oder zytologischer) Nachweis von Fernmetastasen anderer Lokalisation als unter pM 1 a aufgeführt.

30 – Mammakarzinom

Die organspezifische Dokumentation „Mammakarzinom" ist anwendbar für alle nichtinvasiven und invasiven Mammakarzinome der weiblichen Brust.

Sie findet auch Anwendung auf *metachrone Karzinome,* die nach brusterhaltender Therapie in der ipsilateralen Brust auftreten, sofern der Zustand nach Entfernung des Ersttumors als R 0 klassifiziert wurde (insbesondere die Resektionsflächen tumorfrei waren). Bei solchen Tumoren ist nicht mit Sicherheit zu entscheiden, ob es sich um *lokale Rezidive* oder um *neu auftretende,* vom erstbehandelten Tumor unabhängige Tumoren handelt. Außerdem stützen sich die Therapieentscheidungen in solchen Fällen auf die gleichen Faktoren wie beim Ersttumor. Die Identifikation solcher Fälle erfolgt im Item „Bereits früher Mammakarzinome?" unter I. B.

Diese Dokumentation findet *keine* Anwendung bei

- Karzinomen der männlichen Brust,
- gemischt bindegewebig-epithelialen malignen Tumoren (malignes Cystosarcoma phylloides),
- malignen mesenchymalen Tumoren (Angio-, Fibro-, Leiomyo-, Chondro-, Osteosarkom, malignes Hämangioperizytom),
- malignen Hauttumoren,
- malignen Lymphomen und Leukämien.

Manchmal liegt bei fehlendem Tumor in der Mamma ein Karzinom in der Axilla vor, das kein angrenzendes Mammagewebe zeigt und auch keine eindeutigen Reste eines Lymphknotens aufweist, so daß eine Unterscheidung zwischen einem Karzinom in einer überzähligen axillären Mamma und einer axillären Lymphknotenmetastasierung (bei okkultem Mammakarzinom) nicht mit Sicherheit getroffen werden kann. Solche Patientinnen ohne entsprechenden Befund in der Mamma werden in dieser Dokumentation ebenfalls nicht erfaßt.

Bei synchronen bilateralen Karzinomen wird für jede Seite ein eigener Erhebungsbogen angelegt; synchrone multiple Karzinome in *einer* Brust werden in *einem* Erhebungsbogen erfaßt.

Bei dieser Dokumentation wurden die Empfehlungen der AGO (Arbeitsgemeinschaft Gynäkologische Onkologie [85]), die von Bässler und Schnürch [9a] sowie die der Deutschen Krebsgesellschaft [30] voll berücksichtigt, ebenso die Richtlinien des Cancer Committee des College of American Pathologists über die erforderliche Dokumentation histopathologischer Befunde beim Mammakarzinom [49]. Die Dokumentation enthält auch die Sachverhalte, die für die Qualitätssicherung in der gynäkologischen Onkologie von Webb et al. [104] gefordert werden.

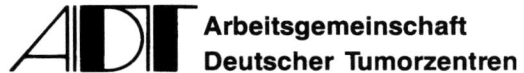

Mammakarzinom

Kenn-Nr. (A1)	**3 0**	2
Klinik-Nr. u. Fachrichtung (A2)		9
Patientenidentifikation (A3)		16
Geburtsdatum	Tag Mon. Jahr	22
Geschlecht (W = Weiblich)	W	23
Tumoridentifikations-Nr. (A4)		24
Bogen-Nr. (A5)	1	25

I. PRÄTHERAPEUTISCHE DATEN

A. Aufnahmedatum und Anlaß für Arztbesuch (A6)

Aufnahmedatum Tag ____ Monat ____ Jahr ____ Tag Mon. Jahr □□□□□□ 31

Anlaß für Arztbesuch (S1)
T = Tumorsymptomatik führte zum Arzt, F = Gesetzliche Früherkennungsmaßnahme, V = Nicht-gesetzliche Vorsorgeuntersuchung,
S = Selbstuntersuchung, L = Nachsorgeuntersuchung (Langzeitbetreuung), A = Andere Untersuchung, X = Unbekannt □ 32

B. Anamnese, präkanzeröse Bedingungen und Läsionen (S2)

Familienanamnese

Mammakarzinom bei N = Nein J = Ja X = F.A.

  Blutsverwandten 1. Grades (S3) ○ ○ ○ □ 33
  Blutsverwandten 2. Grades ○ ○ ○ □ 34

Falls ja: Blutsverwandte 1. Grades   Blutsverwandte 2. Grades

Zahl der erkrankten Personen (X = F.A.) ⌊⌋ ⌊⌋   1. 2. □□ 36

Zahl der Personen mit bilateralen Mammakarzinomen (X = F.A.) ⌊⌋ ⌊⌋   1. 2. □□ 38

Frühestes Erkrankungsalter (XX = F.A.) ⌊⌊⌋ ⌊⌊⌋   1. 2. □□□□ 42

Sonstige Malignome bei Blutsverwandten 1. Grades N = Nein J = Ja X = F.A.

Ovarialkarzinom ○ ○ ○ □ 43
Endometriumkarzinom ○ ○ ○ □ 44
Prostatakarzinom ○ ○ ○ □ 45

Falls ja:

Zahl der erkrankten Personen (8 = 8 oder mehr, X = F.A.) Ovar ⌊⌋ Endometrium ⌊⌋ Prostata ⌊⌋   O E P □□□ 48

Mammakarzinom im Rahmen seltener hereditärer Syndrome
N = Nein, L = Li-Fraumeni-Syndrom, C = Morbus Cowden □ 49

Eigene Anamnese

Alter bei Menarche (XX = F.A.) ⌊⌊⌋ □□ 51
Alter bei Menopause (00 = menstruiert noch, XX = F.A.) ⌊⌊⌋ □□ 53
Menopausenursache N = Natürlich, O = Oophorektomie, bilaterale, E = Entfällt □ 54
Zahl der Geburten (9 = 9 oder mehr) ⌊⌋ □ 55
Alter bei erster Schwangerschaft (00 = Nicht zutreffend) ⌊⌊⌋ □□ 57
Anzahl der Laktationsperioden (0 = Nicht zutreffend) ⌊⌋ □ 58
Gesamtdauer der Stillzeit (in Wochen) (00 = Nicht zutreffend, XX = F.A.) ⌊⌊⌋ □□ 60

Hormonelle Kontrazeption	N = Nein	J = Ja	X = F.A.	Wenn ja, wieviele Jahre (XX = F.A.)	Jahre	
Östrogenbetont, biphasisch	○	○	○	⌊⌊⌋	□□	63
Progesteronbetont, monophasisch	○	○	○	⌊⌊⌋	□□	66
Ohne nähere Angaben	○	○	○	⌊⌊⌋	□□	69

Wagner/Hermanek: Organspezifische Tumordokumentation © Springer-Verlag 1995

Mammakarzinom

K-Nr. **3 0** Patienten-Id. T-Id. B-Nr. **1**

Hormonelle Substitutionstherapie N = Nein, J = Ja ☐ 70
   Wenn ja: Wie lange? (Jahre) ⊔⊔ ☐ 72
      Art 0 = Ausschließlich Östrogen, K = Kombinationspräparate, X = F.A. ☐ 73

Tamoxifenverabreichung (S4) N = Nein, J = Ja, X = F.A. ☐ 74
   Wenn ja: Wie lange? (Monate) (XX = F.A.) ⊔⊔ ☐ 76
      Wann letzte Gabe? Monat ____ Jahr ____ Monat | Jahr ☐☐☐ 80

Zustand nach Bestrahlung der Mamma N = Nein, J = Ja, X = F.A. ☐ 81
   Wenn ja: Wann? (XX = F.A.) 19 ⊔⊔ Jahr ☐☐ 83

Diabetes mellitus (S5)
N = Nein, J = Ja ☐ 84

Alkoholabusus (S6)
0 = Keiner, 1 = ≤20 g/Tag, 2 = >20–40 g/Tag, 4 = >40 g/Tag, 5 = Ja, Menge nicht bekannt, X = F.A. ☐ 85

Alkoholabstinenz
0 = Keine, 1 = ≤2 Jahre, 2 = >2–5 Jahre, 3 = >5–10 Jahre, 4 = >10 Jahre, X = F.A. ☐ 86

Zustand nach Brustvergrößerung (S7) N = Nein, J = Ja ☐ 87
   Wenn ja: Wann? (XX = F.A.) 19 ⊔⊔ Jahr ☐☐ 89

Vorangegangene Vorsorgeuntersuchungen
                        klinisch Mammographie   kl. | M.
Erste Vorsorgeuntersuchung (Jahr) (XX = F.A.) 19 ⊔⊔ 19 ⊔⊔ ☐☐☐☐ 93

Seitherige Untersuchungen (Durchschnittswert) – klinisch
0 = Keine, 1 = Jährlich, 2 = Alle 2 Jahre, 3 = Alle 3 Jahre, 4 = Seltener, X = F.A. ☐ 94

Seitherige Untersuchungen (Durchschnittswert) – Mammographie
0 = Keine, 1 = Jährlich, 2 = Alle 2 Jahre, 3 = Alle 3 Jahre, 4 = Seltener, X = F.A. ☐ 95

                  Klinisch   Mammographie   klinisch Monat Jahr | Mammographie Monat Jahr
Letzte Untersuchung (Monat/Jahr) ⊔⊔⊔⊔ ⊔⊔⊔⊔ ☐☐☐☐☐☐☐☐ 103
Befund kl. | M.
0 = Unverdächtig, 1 = Verdächtig ⊔ ⊔ ☐☐ 105

Bereits früher Mammakarzinom (S8)
N = Nein, I = Ipsilateral, K = Kontralateral, B = Beidseits ☐ 106
   Wenn ja: Wann? 19 ⊔⊔ Jahr ☐☐ 108

Histologischer Typ (Zweifachnennung möglich) 1. ☐ 109
D = Duktales Carcinoma in situ (DCIS), L = Lobuläres Carcinoma in situ (LCIS), 2. ☐ 110
N = Nichtinvasives Karzinom o.n.A., I = Invasives Karzinom

Nichtkarzinomatöse Befunde bei früheren Mammaexzisionen (S8)

	N = Nein	I = Ipsi-lateral	K = Kontra-lateral	B = Beid-seits	X = F.A.	
Mastopathie ohne Epithelproliferation	○	○	○	○	○	☐ 111
Mastopathie mit Epithelproliferation, ohne Atypien	○	○	○	○	○	☐ 112
Mastopathie mit Epithelproliferation, mit Atypien	○	○	○	○	○	☐ 113
Adenose	○	○	○	○	○	☐ 114

Wagner/Hermanek: Organspezifische Tumordokumentation © Springer-Verlag 1995

Mammakarzinom

K-Nr. **3 0** | Patienten-Id. | T-Id. | B-Nr. **1**

Frühere nichtkarzinomatöse Befunde	N = Nein	I = Ipsi-lateral	K = Kontra-lateral	B = Beid-seits	X = F.A.	
sog. radiäre (strahlige) Narbe (radiäre sklerosierende Läsion)	O	O	O	O	O	115
Fibroadenom	O	O	O	O	O	116
Milchgangspapillom(e)	O	O	O	O	O	117
Adenom der Mamma	O	O	O	O	O	118
Mamillenadenom	O	O	O	O	O	119

Allgemeine Gefäßerkrankung (S9)   N = Nein, J = Ja | 120

Datum der ersten ärztlichen Tumor(verdachts)diagnose (A7)   Tag ___ Monat ___ Jahr ___   Tag | Mon. | Jahr | 126

Diagnose während Gravidität oder Stillperiode (S10)   N = Nein, G = Gravidität, S = Stillperiode | 127

C. Andere Primärtumoren (frühere, synchrone) (A8)

Frühere Tumorerkrankung (außer Mammakarzinom)   N = Nein, J = Ja, X = F.A. | 128

Falls Tumor in Anamnese: Lokalisation C |__|__|__|__| Erkrankungsjahr 19 |__|__| C   Lokalisation |__|__|__|__| Jahr |__|__| 134

Synchrones Mammakarzinom in kontralateraler Brust   N = Nein, J = Ja | 135

Synchroner Primärtumor in anderem Organ?   N = Nein, J = Ja | 136

D. Allgemeine klinische Befunde

Klinische Erscheinungsform (S11)
1 = Klinisch okkult, entdeckt bei Mammographie, 2 = klinisch okkult, ohne verdächtigen Mammographiebefund,
3 = klinisch manifest | 137

Körpergröße (in cm) |__|__|__| } (XXX = F.A.) | 140
Körpergewicht (in kg) |__|__|__| | 143

Klinische Symptomatik	N = Nein	J = Ja	X = F.A.	
Tastbarer Mammaknoten	O	O	O	144
Mamillenretraktion	O	O	O	145
Sezernierende Mamma	O	O	O	146
Blutige Mamillensekretion	O	O	O	147
Mamillenjucken/Mamillenekzem	O	O	O	148
Mamillenentzündung	O	O	O	149
Ödem (inkl. Apfelsinenhaut)	O	O	O	150
Inflammatorisches Karzinom (S12)	O	O	O	151

Allgemeiner Leistungszustand (nach ECOG) (A9)
0 = Normale, uneingeschränkte Aktivität wie vor der Erkrankung,
1 = Einschränkung bei körperlicher Anstrengung, aber gehfähig; leichte körperliche Arbeit bzw. Arbeit im Sitzen möglich,
2 = Gehfähig, Selbstversorgung möglich, aber nicht arbeitsfähig; kann mehr als 50% der Wachzeit aufstehen,
3 = Nur begrenzte Selbstversorgung möglich; 50% oder mehr der Wachzeit an Bett oder Stuhl gebunden,
4 = Völlig pflegebedürftig, keinerlei Selbstversorgung möglich; völlig an Bett oder Stuhl gebunden, X = Unbekannt | 152

Gravierende Begleiterkrankungen (A10)	N = Nein	J = Ja	X = F.A.	
Stärker eingeschränkte Lungenfunktion	O	O	O	153
Schwerwiegende Herzerkrankung	O	O	O	154
Zerebrale Durchblutungsstörung	O	O	O	155
Periphere arterielle Durchblutungsstörung	O	O	O	156
Stärker eingeschränkte Nierenfunktion	O	O	O	157
Leberzirrhose	O	O	O	158
Behandlungsbedürftiger Diabetes mellitus	O	O	O	159
Andere Begleiterkrankungen	O	O	O	160

Einschätzung des Operationsrisikos (A10)   1 = ASA I, 2 = ASA II, 3 = ASA III, 4 = ASA IV, 5 = ASA V, X = F.A. | 161

Wagner/Hermanek: Organspezifische Tumordokumentation   © Springer-Verlag 1995

Mammakarzinom

K-Nr. **3 0**   Patienten-Id.   T-Id.   B-Nr. **1**

E. Diagnostik (A11)

Primärtumor   U = Unauffällig   P = Pathologisch   X = Nicht durchgeführt

	U	P	X	
Palpation und Inspektion	○	○	○	☐ 162
Sonographie	○	○	○	☐ 163
Farbdoppler-Sonographie	○	○	○	☐ 164
MR-Mammographie (dynamisch)	○	○	○	☐ 165
Digitale Mammaradiographie	○	○	○	☐ 166
Galaktographie	○	○	○	☐ 167
Pneumozystographie	○	○	○	☐ 168

Mammographiebefund   N = Nein   J = Ja   X = F.A.

	N	J	X	
Tumor, gut begrenzt/polyzyklisch	○	○	○	☐ 169
Tumor, strahlenförmig	○	○	○	☐ 170
Tumor, unscharf begrenzt	○	○	○	☐ 171
Tumor, mehrknotig	○	○	○	☐ 172
Tumor, o.n.A.	○	○	○	☐ 173
Gruppierte Mikrokalzifikation	○	○	○	☐ 174
Grobgranuläre/große plumpe Verkalkung	○	○	○	☐ 175
Diffuse Mikroverkalkung	○	○	○	☐ 176

Fernmetastasen   U = Unauffällig   P = Pathologisch   X = Nicht durchgeführt

	U	P	X	
Lungenröntgen	○	○	○	☐ 177
Lebersonographie	○	○	○	☐ 178
Skelettszintigraphie	○	○	○	☐ 179
Knochenmarkbiopsie	○	○	○	☐ 180

Tumormarker (CEA, Ca15-3 u.a.)   U = Unauffällig (Norm- oder Grenzbereich), P = Pathologisch, X = Nicht untersucht   ☐ 181

Mikroskopische Diagnostik (S13) (3 Nennungen möglich)   1. ☐ 182
0 = Keine, 1 = Aspirationszytologie, ein- oder zweimal positiv, 2 = Aspirationszytologie, dreimal oder häufiger posiitiv,
3 = Zystenpunktatzytologie, 4 = Sekretzytologie, 5 = Feinnadelbiopsie, 6 = Grobnadelbiopsie,   2. ☐ 183
7 = Drillbiopsie, 8 = Mamillenbiopsie, 9 = Diagnostische Probeexzision (Exzisionsbiopsie)   3. ☐ 184

Karzinomdiagnose am Schnellschnitt   N = Nein, V = Verdacht, J = Ja, E = Entfällt (kein Schnellschnitt)   ☐ 185

Zusätzliche Angaben bei Exzisionsbiopsie   N = Nein   J = Ja   X = F.A.

	N	J	X	
Vornahme nach präoperativer Herdmarkierung	○	○	○	☐ 186
Vornahme unter intraoperativer Radiographie	○	○	○	☐ 187

Kontrolle der Vollständigkeit   N = Nein   J = Ja, komplett   J = Ja, inkomplett

	N	J, komplett	J, inkomplett	
Präparatradiographie	○	○	○	☐ 188
Schnellschnitthistologie	○	○	○	☐ 189
Paraffinschnitthistologie	○	○	○	☐ 190

Biopsie aus kontralateraler Brust (S14)   N = Nein, J = Ja   ☐ 191

F. Tumorlokalisation (Tumorsitz in Schema einzeichnen!)

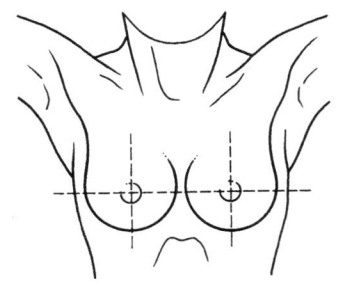

Lokalisation des Primärtumors
(nach Tumorlokalisationsschlüssel) (A12, S15)   C |5|0| . C |5|0| 194

Seitenlokalisation (A13)
R = Rechts, L = Links   ☐ 195

Wagner/Hermanek: Organspezifische Tumordokumentation © Springer-Verlag 1995

Mammakarzinom

K-Nr. **3 0** Patienten-Id. ☐☐☐☐☐☐ T-Id. ☐ B-Nr. **1**

G. TNM-Klassifikation und klinisches Stadium

Primärtumor

Zahl gleichzeitiger Primärtumoren in derselben Brust (S16)   (X = F.A.)   ☐   ☐ 196

Größter Tumordurchmesser (in cm) (S17)
(000 = kein tastbarer Tumor, XXX = F.A.)

Nach Tastbefund	⊔⊔⊔,⊔	☐☐ 199
Nach Mammogramm (Kernschatten)	⊔⊔⊔,⊔	☐☐ 202
Nach Ultraschall	⊔⊔⊔,⊔	☐☐ 205
Nach MR-Mammographie	⊔⊔⊔,⊔	☐☐ 208
Definitive Beurteilung	⊔⊔⊔,⊔	☐☐ 211

N = Nein   J = Ja   X = F.A.

	N	J	X	
Tumor gegen Pektoralisfaszie beweglich	○	○	○	☐ 212
Brustwandbeteiligung (S18)	○	○	○	☐ 213
Hautödem (einschl. Apfelsinenhaut) (S18)	○	○	○	☐ 214
Hautulzeration (S18)	○	○	○	☐ 215
Satellitenmetastasen (S19)	○	○	○	☐ 216
Inflammatorisches Karzinom (S12)	○	○	○	☐ 217

Regionäre Lymphknoten (S20)

Befall ipsilateraler axillärer Lymphknoten
K = Keine Metastasen, S = Solitäre bewegliche Metastase, M = Mehrere bewegliche Metastasen,
U = Untereinander fixierte Metastasen, F = Metastasen fixiert gegen die Umgebung, X = F.A.   ☐ 218

Befall ipsilateraler Mammaria-Lymphknoten   N = Nein, J = Ja, X = F.A.   ☐ 219

Befall supraklavikulärer Lymphknoten   N = Nein, I = Ipsilateral, K = Kontralateral, B = Beidseits, X = F.A.   ☐ 220

Sonstige Fernmetastasen   N = Nein, J = Ja, X = F.A.   ☐ 221

Wenn ja, **Lokalisation** (A14)   1. _____   1. ☐☐ 224
                                  2. _____   2. ☐☐ 227
                                  3. _____   3. ☐☐ 230

Klinische TNM-Klassifikation (A15, S21 und Schema S. 30.46)

y ⊔ T ⊔⊔⊔ (m) ⊔ C ⊔   y ☐ T ☐☐☐ (m) ☐ C ☐ 236
N ⊔⊔ C ⊔   N ☐☐ C ☐ 239
M ⊔⊔ C ⊔   M ☐☐ C ☐ 242

Zusätzliche Angabe zu T: (sat) Satelliten? (S19)   N = Nein, J = Ja, X = F.A.   ☐ 243

Zusätzliche Angabe zu M (A15)   0 = Entfällt, da Makrometastasen, 1 = (mi) Mikrometastasen (±isolierte Tumorzellen),
2 = (i) Nur isolierte Tumorzellen, X = F.A.   ☐ 244

Klinisches Stadium (A16 und Schema S. 30.47)
00 = Stadium 0, 01 = Stadium I, 2A = Stadium II A, 2B = Stadium II B,
3A = Stadium III A, 3B = Stadium III B, 04 = Stadium IV, XX = F.A.   ☐☐ 246

H. Sonstige Tumorbefunde

Befall der Mamille (S22)   N = Nein, J = Ja, X = F.A.   ☐ 247

Klinischer Response nach neoadjuvanter Chemotherapie:
Prozentuale Reduktion des größten Tumordurchmessers (S23)
(EE = Entfällt, nicht zutreffend, XX = F.A.; falls keine Reduktion: 0A = Aufhellung, 00 = Keine Aufhellung)

Primärtumor   ⊔⊔   ☐☐ 249
Axilläre Lymphknoten   ⊔⊔   ☐☐ 251

30.13

ADT Arbeitsgemeinschaft Deutscher Tumorzentren

Mammakarzinom

Kenn-Nr. (A1)	**3 0**	2
Klinik-Nr. u. Fachrichtung (A2)		9
Patientenidentifikation (A3)		16
Geburtsdatum	Tag Mon. Jahr	22
Geschlecht (W = Weiblich)	**W**	23
Tumoridentifikations-Nr. (A4)		24
Bogen-Nr. (A5)	**2**	25

II. DATEN ZUR THERAPIE

A. Vorgesehene und durchgeführte Therapiemodalitäten (A17)

	N = Nein	J = Ja*	A = Abgelehnt	
Operation	○	○	○	26
Bestrahlung	○	○ ○	○	28
Chemotherapie, systemische, neoadjuvant	○	○	○	29
Chemotherapie, systemische, adjuvant	○	○	○	30
Hormontherapie	○	○	○	31
Immuntherapie	○	○	○	32
Sonstige Therapie	○	○	○	33

* Bei mehr als einer durchgeführten Therapiemodalität die zeitliche Reihenfolge der Maßnahmen durch Ziffern kennzeichnen.
(Wenn nicht-chirurgische Therapie durchgeführt, zusätzliche Therapiebögen der Basisdokumentation ausfüllen!)

B. Chirurgische Behandlung

Datum der definitiven chirurgischen Behandlung (S24) Tag _____ Monat _____ Jahr _____   Tag Mon. Jahr 39

Bei mehrzeitigem Vorgehen: Datum vorangegangener Eingriffe (S25)

1. |__|__| |__|__| 19 |__|__| 1. Tag Mon. Jahr 45
2. |__|__| |__|__| 19 |__|__| 2. Tag Mon. Jahr 51
   Tag   Monat   Jahr

Zeitliche Abfolge der Eingriffe am Primärtumor (S26)

	1. Eingriff	2. Eingriff	3. Eingriff	1. 2. 3.	
Diagnostische P.E. (Exzisionsbiopsie)	○	○	○		54
Brusterhaltender Eingriff	○	○	○		57
Nachexzision(en)	○	○	○		60
Mastektomie	○	○	○		63

Zeitpunkt der Operation im Menstruationszyklus (S27)
Operation am wievielten Tag nach Beginn der letzten Menstruation
(XX = F.A., EE = Pat. bereits in Menopause) |__|__| 65

Operationen an der Mamma (S28)
1 = Tumorexzision, begrenzt, 2 = „Große" Tumorexzision, 3 = Segmentresektion, 4 = Quadrantenresektion,
5 = Subkutane Mastektomie, 6 = Einfache Mastektomie, 7 = Modifizierte radikale Mastektomie (Patey),
8 = Radikale Mastektomie (Rotter-Halsted), 9 = Erweiterte radikale Mastektomie, R = Reduktionsplastik,
A = Andere Eingriffe   66

Mamillenexzision
N = Nein, J = Ja   67

Primäre Brustrekonstruktion (S29)
N = Nein, P = Prothese, E = Expander, A = Autologes Gewebe, K = Autologes Gewebe und Prothese (kombiniert)   68

Gleichzeitige Operation an kontralateraler Mamma
N = Nein, S = Wegen synchronen kontralateralen Karzinoms, B = Biopsie kontralaterale Seite,
P = Plastisch-rekonstruktiver Eingriff auch kontralateral   69

Wagner/Hermanek: Organspezifische Tumordokumentation   © Springer-Verlag 1995

Mammakarzinom

K-Nr. **3 0**   Patienten-Id.   T-Id.   B-Nr. **2**

Operationen an regionären Lymphknoten (S30)
0 = Keine, 1 = Explorative Axillarevision, 2 = Axilladissektion, nur Level I, 3 = Axilladissektion, Level I und II,
4 = Komplette Axilladissektion, 5 = Erweiterte Lymphknotendissektion □ 70

En-bloc-Entfernung axillärer Lymphknoten (S30)
N = Nein, J = Ja, E = Entfällt (keine axillären Lymphknoten entfernt) □ 71

Entfernung von Fernmetastasen   N = Nein, J = Ja □ 72

Örtliche Tumorzelldissemination
N = Nein, J = Ja (Schnitt durch Tumorgewebe) □ 73

C. Klinische R-Klassifikation und Gesamtbeurteilung des Tumorgeschehens

Klinische R-Klassifikation (A18)
0 = Kein Residualtumor (R0), 1 = Nur mikroskopischer Residualtumor (R1), 2 = Makroskopischer Residualtumor,
mikroskopisch nicht bestätigt (R2a), 3 = Makroskopischer Residualtumor, auch mikroskopisch bestätigt (R2b),
X = Unbestimmt (RX) □ 74

Lokalisation von Residualtumor   N = Nein   J = Ja

Lokoregionär   ○   ○ □ 75

Fernmetastasen   ○   ○ □ 76

Gesamtbeurteilung des Tumorgeschehens bei nicht-chirurgischer Therapie (A19)
V = Vollremission, T = Teilremission, B = Klinische Besserung des Zustandes, Kriterien für Teilremission jedoch nicht erfüllt,
K = Keine Änderung, D = Divergentes Geschehen, P = Progression, U = Beurteilung unmöglich, X = F.A. □ 77

D. Frühe Komplikationen der Therapie

Chirurgische Komplikationen   N = Nein   J = Ja

Wundinfektion   ○   ○ □ 78

Nachblutung (S31)   ○   ○ □ 79

Nekrose (Haut, Subkutis)   ○   ○ □ 80

Brustfibrose   ○   ○ □ 81

Andere chirurgische Komplikation(en)   ○   ○ □ 82

ADT Arbeitsgemeinschaft Deutscher Tumorzentren

Mammakarzinom

Kenn-Nr. (A1)	**3 0**	2
Klinik-Nr. u. Fachrichtung (A2)		9
Patientenidentifikation (A3)		16
	Tag Mon. Jahr	
Geburtsdatum		22
Geschlecht (W = Weiblich)	W	23
Tumoridentifikations-Nr. (A4)		24
Bogen-Nr. (A5)	3	25

III. DATEN ZUR PATHOLOGIE   Ausschließlich bioptische Diagnostik (S32)

Untersuchungsmaterial und allgemeine Angaben

Art der untersuchten Präparate   N = Nein   J = Ja

Zytologie	Feinnadelaspiratat	○	○		26
	Zystenpunktat	○	○		27
	Mammasekret	○	○		28
Histologie	Feinnadelbiopsie	○	○		29
	Grobnadelbiopsie	○	○		30
	Drillbiopsie	○	○		31

Gewebsentnahme   N = Nein   J = Ja, durch Operateur   J = Ja, durch Pathologen

für biochemische Steroidrezeptorbestimmung	○	○	○		32
für sonstige Spezialuntersuchung	○	○	○		33

Topographische Markierung durch Operateur
0 = Nein, 1 = Brust, 2 = Axilla, 3 = 1+2   ☐ 34

A. Histologischer Typ und Grading

Histologischer Tumortyp nach ICD-O (A23, S33)   1. M ⊔⊔⊔⊔/⊔   1. M ☐☐☐☐ 39
(bis zu zwei Eintragungen!)   2. M ⊔⊔⊔⊔/⊔   2. M ☐☐☐☐ 44

Bestätigung der Tumorhistologie durch andere Institution (A23)
N = Nein, R = Register oder Referenzpathologie einer Studie, A = Anderes Pathologisches Institut, B = R+A   ☐ 45

Grading (A24, S34) 1 = G1, 2 = G2, 3 = G3, 4 = G3a, 5 = G3b, X = F.A. (GX)   ☐ 46

Gradingmethode (S34)
B = Bloom u. Richardson, D = Dreistufig nach Bässler et al.,
V = Vierstufig nach Bässler et al., K = Kerngrading, S = Sonstige Methode   ☐ 47

Gradingscorewert (Gesamtpunktwert) (S34)   ⊔⊔
E = Entfällt (Kerngrading), X = F.A.   ☐ 48

C. Sonstige Befunde

Rezeptorstatus (S35)   Östrogen   Progesteron   Ö. P.
Immunhistologische Bestimmung (Score)   ⊔⊔⊔   ⊔⊔⊔   ☐☐ 52
(XX = Nicht bestimmt)

Wagner/Hermanek: Organspezifische Tumordokumentation   © Springer-Verlag 1995

ADT Arbeitsgemeinschaft Deutscher Tumorzentren

Mammakarzinom

30.19

Kenn-Nr. (A1)	**3 0** 2
Klinik-Nr. u. Fachrichtung (A2)	9
Patientenidentifikation (A3)	16
Geburtsdatum (Tag Mon. Jahr)	22
Geschlecht (W = Weiblich)	**W** 23
Tumoridentifikations-Nr. (A4)	24
Bogen-Nr. (A5)	**4** 25

III. DATEN ZUR PATHOLOGIE — Exzisionsbiopsie oder Mastektomie

Untersuchungsmaterial und allgemeine Angaben (S36)

Art der untersuchten Präparate   N = Nein   J = Ja

Zytologie	Feinnadelaspiratat	○ ○	26
	Zystenpunktat	○ ○	27
	Mammasekret	○ ○	28
Histologie	Feinnadelbiopsie	○ ○	29
	Grobnadelbiopsie	○ ○	30
	Drillbiopsie	○ ○	31
	Brustreduktionsgewebe	○ ○	32
	Exzisionsbiopsie/brusterhaltende Therapie	○ ○	33
	Mastektomiepräparat	○ ○	34

Gewebsentnahme   N = Nein   J = Ja, durch Operateur   J = Ja, durch Pathologen

für biochemische Steroidrezeptorbestimmung	○ ○ ○	35
für sonstige Spezialuntersuchung	○ ○ ○	36

Topographische Markierung durch Operateur   0 = Nein, 1 = Brust, 2 = Axilla, 3 = 1+2   □ 37

Größe des Operationspräparates (in cm)   (XXX = F.A.)

Größter Durchmesser	⌊_⌊_⌋,⌊_⌋ 40
Andere Durchmesser 1.	⌊_⌊_⌋,⌊_⌋ 1. 43
2.	⌊_⌊_⌋,⌊_⌋ 2. 46

Gewicht des Operationspräparates (in g)   (XXX = F.A.)   ⌊_⌊_⌊_⌋   49

Angaben bei brusterhaltender Operation (S37)

Übersendung in wieviel Teilen? ⌊_⌋   50

Markierung der Resektionsflächen durch Tusche oder ähnliches   N = Nein, J = Ja   51

Grund der Nachexzision   0 = Keine Nachexzision, 1 = Makroskopischer Eindruck des Operateurs, 2 = Präparatradiographie, 4 = Schnellschnittuntersuchung, 6 = 2+4, X = F.A.   52

Angaben bei Mastektomie

Größe des Hautlappens (in mm) Größter Durchmesser   ⌊_⌊_⌊_⌋   55
(XXX = F.A.)   Dazu senkrechter Durchmesser   ⌊_⌊_⌊_⌋   58

Mitentfernte Strukturen (außer Lymphknoten)
K = Keine, 1 = Faszie des M. pectoralis, 2 = Pektoralismuskulatur, 3 = Brustwand   59

Zusätzliche Angaben nach vorangegangener Exzisionsbiopsie

Länge der Wunde/Narbe (in mm)   (XX = F.A.)   ⌊_⌊_⌋   61

Resttumor vorhanden?
N = Nein, M = Makroskopisch, H = Nur histologisch, X = F.A.   62

Art des Resttumors
1 = Nichtinvasiv, 2 = Invasiv, 3 = 1+2, 4 = Tumor in Lymphgefäßen, 6 = 2+4, 7 = 1+2+4, X = F.A.   63

Größter Durchmesser des Resttumors (in mm)   ⌊_⌊_⌋   65

Wagner/Hermanek: Organspezifische Tumordokumentation   © Springer-Verlag 1995

30.21

Mammakarzinom

K-Nr. **3 0** Patienten-Id. ☐☐☐☐☐☐ T-Id. ☐☐ B-Nr. **4**

Zahl eingebetteter Blöcke von Primärtumor und Umgebung (S38)

	Großblöcke	Konventionelle Blöcke		G.B.	K.B.	
Tumor ohne Resektionsrand	⌴⌴⌴	⌴⌴⌴	T.	☐☐	☐☐	69
Resektionsränder	⌴⌴⌴	⌴⌴⌴	R.	☐☐	☐☐	73

A. Histologischer Typ und Grading

Histologischer Tumortyp nach ICD-O (A23, S33)   1. M⌴⌴⌴⌴⌴/⌴   1. M ☐☐☐☐☐ 78
(bis zu zwei Eintragungen!)   2. M⌴⌴⌴⌴⌴/⌴   2. M ☐☐☐☐☐ 83

Bestätigung der Tumorhistologie durch andere Institution (A23)   ☐ 84
N = Nein, R = Register oder Referenzpathologie einer Studie, A = Anderes Pathologisches Institut, B = R+A

Grading (A24, S34) 1 = G1, 2 = G2, 3 = G3, 4 = G3a, 5 = G3b, X = F.A. (GX)   ☐ 85

Gradingmethode (S34)
B = Bloom u. Richardson, D = Dreistufig nach Bässler et al., V = Vierstufig nach Bässler et al.,
K = Kerngrading, S = Sonstige Methode   ☐ 86

Gradingscorewert (Gesamtpunktwert) (S34)   ⌴⌴   ☐ 87
E = Entfällt (Kerngrading), X = F.A.

B. pTNM-Klassifikation und pathologisches Stadium

Primärtumor

Makroskopisch Tumor erkennbar?   N = Nein, S = Solitär, M = Multipel (in gleicher Brust)   ☐ 88

Tumorgröße (S39)   (XXX = F.A.)   Größter Durchmesser (in mm)   ⌴⌴⌴   ☐☐☐ 91
Andere Tumordurchmesser (in mm) 1. ⌴⌴⌴   ☐☐☐ 94
2. ⌴⌴⌴   ☐☐☐ 97

Meßmethode   M = Makroskopisch, H = Histologisch   ☐ 98

Satelliten (S19)   N = Nein, J = Ja, X = F.A.   ☐ 99

	N = Nein	J = Ja	X = Nicht untersucht	
Infiltration der Mm. pectorales oder ihrer Faszien	○	○	○	☐ 100
Ulzeration der Haut (S18)	○	○	○	☐ 101
Hautsatelliten (S19)	○	○	○	☐ 102
Inflammatorisches Karzinom (S12)	○	○		☐ 103

Regionäre lymphogene Metastasierung (S20)   N = Nein, J = Ja, X = F.A.   ☐ 104

Zahl untersuchter regionärer Lymphknoten (S40)   ⌴⌴⌴   ☐ 106

Zahl befallener regionärer Lymphknoten   ⌴⌴⌴   ☐ 108

Durchmesser der größten Lymphknotenmetastase (in mm) (S41)   ⌴⌴⌴   ☐ 110
KK = Keine Lymphknotenmetastase, XX = F.A.

	N = Nein	J = Ja	X = Nicht untersucht	
Paketartige Lymphknotenmetastasierung (S42)	○	○	○	☐ 111
Histologischer Befall der ipsilateralen Mammarialymphknoten	○	○	○	☐ 112

Fernmetastasen

Befall supraklavikulärer Lymphknoten   K = Keine nachgewiesen, Z = Zytologisch bestätigt, H = Histologisch bestätigt   ☐ 113

Sonstige Fernmetastasen   K = Keine nachgewiesen, Z = Zytologisch bestätigt, H = Histologisch bestätigt   ☐ 114

Lokalisation mikroskopisch nachgewiesener sonstiger Fernmetastasen (A14)

1. _____   1. ☐☐ 117
2. _____   2. ☐☐ 120
3. _____   3. ☐☐ 123

Wagner/Hermanek: Organspezifische Tumordokumentation   © Springer-Verlag 1995

Mammakarzinom

30.23

K-Nr.: **3 0** Patienten-Id. T-Id. B-Nr.: **4**

pTNM-Klassifikation (A25 und Schema S. 30.46)

y ⎵ pT ⎵⎵⎵ (m) ⎵ pN ⎵⎵⎵ pM ⎵⎵

y | pT | (m) | pN | pM → 133

Zusätzliche Angabe zu pT: (sat) Satelliten? (S19)   N = Nein, J = Ja, X = F.A.   → 134

Zusätzliche Angabe zu pM (A25)   0 = Entfällt, da Makrometastasen, 1 = (mi) Mikrometastasen (±isolierte Tumorzellen), 2 = (i) Nur isolierte Tumorzellen, X = F.A.   → 135

Pathologisches Stadium (A26 und Schema S. 30.47)
00 = Stadium 0, 01 = Stadium I, 2A = Stadium IIA, 2B = Stadium IIB,
3A = Stadium IIIA, 3B = Stadium IIIB, 04 = Stadium IV, XX = F.A.   → 137

C. Weitere Befunde und begleitende Veränderungen

Makroskopische Wuchsform
G = Gut begrenzt, polyzyklisch, S = Strahlenförmig, U = Unscharf begrenzt,
E = Entfällt, Tumor makroskopisch nicht sichtbar, X = F.A.   → 138

Invasion der Haut (S43)   N = Nein, D = Nur Dermis, E = Epidermis ohne Ulzeration, U = Ulzeration, X = F.A.   → 139

Befall der Mamille (S22)   N = Nein, P = M. Paget, D = Intraduktal, I = Invasiv, X = F.A.   → 140

An invasiven Tumor anschließende nicht-invasive Komponente (S44)   N = Nein, J = Ja   → 141

Falls ja: **Größe der nicht-invasiven Komponente in Vielfachem der invasiven Komponente**   ⎵,⎵   → 143

Intraduktale Komponente innerhalb des invasiven Karzinoms (in %) (S44)   ⎵⎵⎵   → 145
00 = Keine intraduktale Komponente, EE = Entfällt, da kein invasives Karzinom, XX = F.A.

Subtypen des DCIS (S45)   (XX = F.A.)   (% Anteil)

Komedotyp ⎵⎵⎵ → 147
Kribriformer Typ ⎵⎵⎵ → 149
Solider Typ ⎵⎵⎵ → 151
Mikropapillärer Typ ⎵⎵⎵ → 153
Papillärer (makropapillärer) Typ ⎵⎵⎵ → 155
„Clinging"-Typ ⎵⎵⎵ → 157

Zusätzliche Angaben bei invasivem lobulärem Karzinom (S46)

Histologischer Subtyp
K = Klassische Form, S = Solide Variante, T = Tubulolobuläre Variante,
A = Alveoläre Variante, V = Variante o.n.A., X = F.A.   → 158

Zelltyp   N = Nein   K = Kleiner Teil   Ü = Überwiegend

Kleinzellig ○ ○ ○ → 159
Siegelringzellig ○ ○ ○ → 160
Myoidzellig ○ ○ ○ → 161
Histiozytoid (pleomorph) ○ ○ ○ → 162

Mitoseindex (Zahl der Mitosen pro 10 Gesichtsfelder bei Obj. 40×) (S47)   (XX = F.A.)   ⎵⎵⎵ → 164

Histologische Tumorbegrenzung (S48)   S = Scharf (expansiv), U = Unscharf (infiltrativ), X = F.A.   → 165

Immunhistochemischer CEA-Nachweis im Tumor (S49)   N = Nein, J = Ja, X = F.A.   → 166

Angioinvasion (S50)   N = Nein   E = Vereinzelt befallen   Z = Zahlreich befallen   X = F.A.

Intramammär bis 1 cm vom Tumorrand ○ ○ ○ ○ → 167
>1 bis 2 cm vom Tumorrand ○ ○ ○ ○ → 168
>2 cm vom Tumorrand ○ ○ ○ ○ → 169
o.n.A. ○ ○ ○ ○ → 170
Kutis ○ ○ ○ ○ → 171
Axilläres Fettgewebe ○ ○ ○ ○ → 172

Wagner/Hermanek: Organspezifische Tumordokumentation   © Springer-Verlag 1995

Mammakarzinom

K-Nr. **3 0** Patienten-Id. □□□□□ T-Id. □ B-Nr. **4**

Lymphgefäßinvasion (S50)   N = Nein   E = Vereinzelt befallen   Z = Zahlreich befallen   X = F.A.

Intramammär

	(L0)	(L1)	(L1)	(LX)	
bis 1 cm vom Tumorrand	O	O	O	O	☐ 173
>1–2 cm vom Tumorrand	O	O	O	O	☐ 174
>2 cm vom Tumorrand	O	O	O	O	☐ 175
o.n.A.	O	O	O	O	☐ 176
Kutis	O	O	O	O	☐ 177
Axilläres Fettgewebe	O	O	O	O	☐ 178

Blutgefäßinvasion (S50)

Intramammär

	(V0)	(V1)	(V1)	(VX)	
bis 1 cm vom Tumorrand	O	O	O	O	☐ 179
>1–2 cm vom Tumorrand	O	O	O	O	☐ 180
>2 cm vom Tumorrand	O	O	O	O	☐ 181
o.n.A.	O	O	O	O	☐ 182
Kutis	O	O	O	O	☐ 183
Axilläres Fettgewebe	O	O	O	O	☐ 184

Bindegewebige Stromareaktion (S51)   K = Keine oder nur geringe, M = Mäßige, S = Starke, X = F.A.   ☐ 185

Elastose (S52)   N = Keine oder nur geringe, M = Mäßige, S = Starke, X = F.A.   ☐ 186

Intratumorale Entzündungsreaktion   K = Keine, G = Geringgradige, M = Mäßige, S = Starke, X = F.A.   ☐ 187

Mikroverkalkung im Exzisionspräparat (S53)
(Typ I = Kalziumoxalatkristalle, Typ II = Kalziumphosphatkristalle)

	N = Nein	1 = Typ I	2 = Typ II	B = Beides	J = Ja, o.n.A.	X = F.A.	
im benignen Gewebe	O	O	O	O	O	O	☐ 188
im Karzinom	O	O	O	O	O	O	☐ 189

Histologische Regression nach neoadjuvanter Chemotherapie (S54)
0–4 = Regressionsgrade 0–4 nach Sinn et al. 1994, E = Entfällt, da keine neoadjuvante Therapie, X = F.A.   ☐ 190

Begleitende nicht-karzinomatöse Veränderungen (S7, S55)

	Ipsilateral			Kontralateral			
	N = Nein	J = Ja	X = F.A.	N = Nein	J = Ja	X = F.A.	I. K.
Mastopathie ohne Epithelproliferation	O	O	O	O	O	O	☐☐ 192
Mastopathie mit Epithelproliferation, ohne Atypien	O	O	O	O	O	O	☐☐ 194
Mastopathie mit Epithelproliferation, mit Atypien	O	O	O	O	O	O	☐☐ 196
Adenose	O	O	O	O	O	O	☐☐ 198
sog. radiäre (strahlige) Narbe (radiäre sklerosierende Läsion)	O	O	O	O	O	O	☐☐ 200
Fibroadenom	O	O	O	O	O	O	☐☐ 202
Milchgangspapillom(e)	O	O	O	O	O	O	☐☐ 204
Adenom der Mamma	O	O	O	O	O	O	☐☐ 206
Mamillenadenom	O	O	O	O	O	O	☐☐ 208

Wagner/Hermanek: Organspezifische Tumordokumentation   © Springer-Verlag 1995

Mammakarzinom

K-Nr. **3 0** Patienten-Id. T-Id. B-Nr. **4**

Nähere Angaben zur lymphogenen Metastasierung (S56) (XX = F.A.)

	Level I	Level II	Level III	L.I	L.II	L.III	
Zahl untersuchter LK	⌴⌴⌴	⌴⌴⌴	⌴⌴⌴	☐	☐	☐	214
Zahl befallener LK	⌴⌴⌴	⌴⌴⌴	⌴⌴⌴	☐	☐	☐	220
– davon LK nur mit Mikrometastasen	⌴⌴⌴	⌴⌴⌴	⌴⌴⌴	☐	☐	☐	226
LK mit Kapselinvasion	⌴⌴⌴	⌴⌴⌴	⌴⌴⌴	☐	☐	☐	232
LK mit perinodulärem Wachstum	⌴⌴⌴	⌴⌴⌴	⌴⌴⌴	☐	☐	☐	238

Tumorzellembolie in regionären Lymphknoten N = Nein, J = Ja, X = F.A. ☐ 239

Satelliten im axillären Fettgewebe (S57) N = Nein, J = Ja, X = F.A. ☐ 240

Befall des obersten Lymphknotens (Grenzlymphknoten)
N = Nein, J = Ja, nur Mikrometastasen, J = Ja, Makrometastasen, X = Nicht untersucht ☐ 241

Sinushistiozytose in regionären Lymphknoten (S58)
N = Nein oder geringfügig, A = Ausgeprägt, X = F.A. ☐ 242

Schnitt durch Tumorgewebe (S59) N = Nein, J = Ja ☐ 243

Rezeptorstatus (S35)

	Östrogen	Progesteron	Ö.	Pr.	
Biochemische Bestimmung (fmol/mg) (0000 = Negativ, XXXX = Nicht bestimmt)	⌴⌴⌴⌴	⌴⌴⌴⌴	☐☐☐☐	☐☐☐☐	251
Immunhistologische Bestimmung (Score) (XX = Nicht bestimmt)	⌴⌴	⌴⌴	☐☐	☐☐	255

Durchführung von Spezialuntersuchungen (A28, S60) N = Nein, J = Ja ☐ 256

D. Definitive R-Klassifikation und weitere Angaben zur Radikalität

Histologische Befunde an den Resektionsrändern bzw. Tumorbettbiopsien (S61)

	Resektionsränder			Tumorbettbiopsien			R.	T.	
	N = Nein	J = Ja	X = Nicht untersucht	N = Nein	J = Ja	X = Nicht untersucht			
Nichtinvasiver Tumor, kontinuierlich	○	○	○	○	○	○	☐	☐	258
Invasiver Tumor, kontinuierlich	○	○	○	○	○	○	☐	☐	260
Tumor in Gefäßen	○	○	○	○	○	○	☐	☐	262
Satellit	○	○	○	○	○	○	☐	☐	264

Zytologischer Befund an Abstrichpräparaten von den Resektionsrändern
B = Benigne Zellen, M = Maligne Zellen bei konventioneller Untersuchung,
I = Nur immunzytochemisch nachgewiesene maligne Zellen, X = Nicht untersucht ☐ 265

Definitive R-Klassifikation (A20)
0 = Kein Residualtumor (R0), 1 = Nur mikroskopischer Residualtumor (R1), 2 = Makroskopischer Residualtumor, mikroskopisch nicht bestätigt (R2a), 3 = Makroskopischer Residualtumor, auch mikroskopisch bestätigt (R2b), X = Unbestimmt (RX) ☐ 266

Methodik der R-Klassifikation (A30)
K = Konventionell, S = „Sophisticated" ☐ 267

Lokalisation von Residualtumor N = Nein J = Ja

Lokoregionär	○	○	☐ 268
Fernmetastasen	○	○	☐ 269

Minimale Sicherheitsabstände (in mm) (S62) (XX = F.A.)

Makroskopisch	⌴⌴⌴	☐☐ 271
Mikroskopisch: invasiver Tumor	⌴⌴⌴	☐☐ 273
nichtinvasiver Tumor	⌴⌴⌴	☐☐ 275

Wagner/Hermanek: Organspezifische Tumordokumentation © Springer-Verlag 1995

Mammakarzinom

Spezielle Verschlüsselungsanweisungen

S 1 Anlaß für Arztbesuch

Als gesetzliche Früherkennungsmaßnahme ist derzeit beim Mammakarzinom ausschließlich die klinische Untersuchung (Inspektion und Palpation) vorgesehen. Bei einer Patientin, die bei Inspektion und Palpation anläßlich einer Vorsorgeuntersuchung einen verdächtigen Befund zeigt, der sich bei weiterer Diagnostik als Karzinom erweist, wird als Anlaß für den Arztbesuch „Gesetzliche Vorsorgeuntersuchung" verschlüsselt. Ergibt sich bei einer gesetzlichen Vorsorgeuntersuchung kein auffälliger Befund, wird aber eine Mammographie durchgeführt, und ergibt sich hierbei der Verdacht auf Karzinom, wird als Anlaß für den Arztbesuch „Nicht-gesetzliche Vorsorgeuntersuchung" verschlüsselt.

S 2 Präkanzeröse Bedingungen und Läsionen

Die wesentlichsten Risikofaktoren für ein Mammakarzinom sind genetische Faktoren (erfaßbar in der Familienanamnese), reproduktive Faktoren und benigne proliferative Erkrankungen der Mamma, wobei insbesondere die Kombination mehrerer Faktoren mit beträchtlichem Risikoanstieg verbunden ist. (Literaturübersicht bei [18, 27, 98].)

Bezüglich der *Familienanamnese* ist nicht nur das Vorkommen von Mammakarzinomen bei Blutsverwandten 1. und 2. Grades, sondern auch die Lateralität (erhöhtes Risiko bei bilateralen Mammakarzinomen in der Familie) und das Alter bei Auftreten des Mammakarzinoms von Bedeutung; auch das Vorkommen von Ovarial-, Endometrium- und Prostatakarzinomen bei Blutsverwandten 1. Grades ist wichtig [3]. Tabellen zur Schätzung des Risikos für ein Mammakarzinom in Abhängigkeit von der Familienanamnese wurden mehrfach veröffentlicht [3, 25, 98].

Frauen mit positiver Familienanamnese erkranken durchschnittlich früher und zeigen häufiger bilaterale Karzinome als Patientinnen mit negativer Familienanamnese.

In bezug auf die Assoziation mit anderen Tumoren bzw. anderen erblichen Syndromen kann man beim genetisch bedingten Mammakarzinom 4 Formen unterscheiden [2]:

a) *Li-Fraumeni-Syndrom*
Dominant vererbliches Syndrom, bei dem Mammakarzinome durchschnittlich im Alter von 35 Jahren auftreten; häufig bilaterale Karzinome; andere Tumoren in der Familie, insbesondere Weichteilsarkome, Osteosarkome, Hirntumoren, Leukämien und Nebennierenrindentumoren.

b) *M. Cowden („multiple hamartoma syndrome")*
Multiple Hamartome in Haut und Mundhöhle. In mehr als 90% der Patientinnen finden sich Mammatumoren, wovon etwa die Hälfte Karzinome sind; diese treten durchschnittlich im Alter von rund 40 Jahren auf und sind oft bilateral.

c) *Sog. „site-specific familial breast cancer"*
Hierbei sind in der Familie ausschließlich Mammakarzinome zu beobachten. Die Diagnose erfolgt meist prämenopausal, wenngleich in höherem Alter als bei a) und b); bilaterales Vorkommen wird häufiger beobachtet als bei Patientinnen mit negativer Familienanamnese.

d) *Familiäres Brust-Ovar-Karzinom*
Wahrscheinlich ebenfalls dominant vererbbar; durchschnittliches Alter bei Diagnose um 45 Jahre.

Beim Mammakarzinom wurden verschiedene genetische Veränderungen beschrieben [93]. Neuerdings wird das erhöhte Brustkrebsrisiko bei positiver Familienanamnese mit Mutationen am Chromosom 17q 12−21 bzw. mit Veränderungen am Tumorsuppressorgen BRCA 1 in Zusammenhang gebracht [105].

Im Vergleich zur Familienanamnese sind alle anderen Risikofaktoren von geringerer Bedeutung.

Reproduktive Faktoren, die ein erhöhtes Risiko für die Entwicklung von Brustkrebsen darstellen sind:

− keine Geburten bzw.
  Alter bei 1. Geburt über 27 Jahre,
− frühe Menarche (< 12 Jahre),
− später Beginn der Menopause (> 50 Jahre).

Viele Geburten, lange Stillzeiten und künstliche frühe Menopause scheinen das Risiko zu mindern.

Die Bedeutung der oralen Kontrazeption, aber auch der Hormonsubstitution, wird im Schrifttum immer noch kontrovers diskutiert [27, 48, 96].

Alle Faktoren, die das Risiko für Mammakarzinome erhöhen, scheinen auch die Prognose ungünstig zu beeinflussen [55]. Wahrscheinlich ist auch die Adipositas nicht nur ein Risikofaktor für Mammakarzinome, sondern auch ein unabhängiger ungünstiger Prognosefaktor [10].

S 3 Blutsverwandte 1. Grades

Als Blutsverwandte 1. Grades gelten Eltern, Geschwister und Kinder.

S 4 Tamoxifenverabreichung

Tamoxifen wird beim Mammakarzinom adjuvant, z. T. auch schon zur Chemoprevention verabreicht (Literatur bei [23]).

S 5 Diabetes mellitus

Nicht nur ein behandlungsbedürftiger, sondern auch ein latenter Diabetes mellitus ist mit „Ja" zu verschlüsseln.

S 6 Alkoholabusus

Bei regelmäßigem Alkoholkonsum von mehr als 40 g täglich scheint ein erhöhtes Risiko für Mammakarzinom gegeben. Die Daten sind jedoch noch kontrovers [27, 84].

S7 Zustand nach Brustvergrößerung

Bisher gibt es keine Hinweise darauf, daß nach Brustvergrößerung häufiger Mammakarzinome entstehen. Angesichts der diesbezüglichen Diskussionen wird empfohlen, weitere diesbezügliche Daten zu sammeln. (Literatur bei [24].)

S8 Histologische Befunde bei früheren Mammaexzisionen

Als frühere Mammaexzisionen werden nur solche gezählt, die nicht in direktem zeitlichem Zusammenhang mit der jetzigen Tumorerkrankung stehen. Somit werden hier Befunde einer vorangegangenen diagnostischen Probeexzision (Exzisionsbiopsie) nicht berücksichtigt, wenn aufgrund der Ergebnisse der histologischen Untersuchung anschließend der Tumor behandelt wird.

Die benignen proliferativen Läsionen stehen hinsichtlich der Nomenklatur immer noch in Diskussion [7, 77, 81, 82]. In dieser Dokumentation wird die Unterteilung der Mastopathien nach Prechtel et al. [77] bzw. nach den hiermit weitgehend übereinstimmenden Empfehlungen des Cancer Committee of the College of American Pathologists [21] empfohlen. Hierbei wird zwischen 3 Stufen mit zunehmendem Risiko für eine spätere Krebsentwicklung unterschieden:

- *Mastopathie ohne Epithelproliferation und ohne Atypien*
  (Mastopathie I, „fibrocystic disease I with no or mild hyperplasia"). Histologisch finden sich Ektasien der Milchgänge, Ausbildung von Zysten, Fibrose, aber keine nennenswerte Epithelproliferation im Sinne von Hyperplasie, Adenose oder Epitheliose.
- *Proliferative Mastopathie ohne Atypien* (Mastopathie II bzw. „fibrocystic disease II with moderate or florid hyperplasia"). Diese schließt duktale und lobuläre Hyperplasie, Adenose, Skleradenose und Epitheliose ein.
- *Proliferative Mastopathie mit Atypien* (Mastopathie III bzw. „fibrocystic disease III with atypic ductal or lobular hyperplasia"). Hier findet sich eine atypische duktale und/oder lobuläre Hyperplasie. Mit einer signifikanten Steigerung des Risikos für Mammakarzinome ist bei proliferativer Mastopathie mit Atypien zu rechnen [15, 16, 35, 76, 81].

Das Risiko bei bzw. nach Fibroadenomen wird kontrovers beurteilt [81].

Das *Mammaadenom* ist ein ungewöhnlicher, gut begrenzter benigner Tumor, der aus drüsigen Elementen und spärlichem Stroma besteht. Er zeigt in der Regel reguläre Tubuli, die Ductuli entsprechen (sog. tubuläres Adenom), oder tubulo-azinäre Strukturen, die ausgeprägte sekretorische Veränderungen wie in Schwangerschaft und Laktation aufweisen. Selten können Adenome der Mamma auch jenen der Speichel- oder der Schweißdrüsen ähneln.

Das *Mamillenadenom* ist ein benigner epithelialer Tumor, der in den Gängen der Mamilla entsteht und eine intraduktale Proliferation, z. T. kombiniert mit einer tubulären Komponente, zeigt.

S9 Allgemeine Gefäßerkrankung

Allgemeine Gefäßerkrankungen (z. B. Vaskulitiden im Rahmen sog. Kollagenerkrankungen, Lupus erythematodes) stellen Kontraindikationen für eine brusterhaltende Therapie dar, da dabei Komplikationen wie insbesondere Haut- und Weichteilnekrosen gehäuft vorkommen [62].

S10 Diagnose während Gravidität oder Stillperiode

Etwa 1–2% aller Mammakarzinome treten in der Schwangerschaft oder Stillperiode auf. In der Schwangerschaft diagnostizierte Mammakarzinome zeigen im Vergleich zu solchen außerhalb der Schwangerschaft im allgemeinen ein höheres Stadium. Innerhalb gleicher Stadien unterscheidet sich die Prognose jedoch nicht [36, 75].

S11 Klinische Erscheinungsform

Das klinisch okkulte Karzinom ist ein Karzinom, bei dem sich weder ein positiver Inspektions- noch ein verdächtiger Palpationsbefund erheben läßt. Es wird in der Regel durch Mammographie oder andere bildgebende Verfahren diagnostiziert. In seltenen Fällen wird ein klinisch okkultes Karzinom ohne verdächtigen Befund in bildgebenden Verfahren bei der histologischen Untersuchung wegen anderer Gründe (z. B. Entfernung eines Fibroadenoms) zufällig gefunden.

S12 Inflammatorisches Karzinom

Inflammatorische (entzündliche) Karzinome der Brust sind durch eine diffuse braune Induration der Haut mit erysipelähnlichem Rand, Ödem und Hyperämie gekennzeichnet; oft wird eine rasche Vergrößerung der gesamten Brust angegeben. Gewöhnlich ist eine Tumormasse nicht tastbar. Ein Ödem der Haut einschließlich Apfelsinenhaut berechtigt allein nicht zur Einordnung als inflammatorisches Karzinom.

S13 Mikroskopische Diagnostik

Die Deutsche Krebsgesellschaft [30] fordert die histologische Bestätigung der Diagnose, in der Regel durch Exzisionsbiopsie (vollständige Tumorexzision, makroskopisch im Gesunden), in begründeten Ausnahmefällen (z. B. in kontrollierten Studien oder bei neoadjuvanter primärer Chemotherapie) durch Drill- oder Tru-cut-Biopsie.

Bei *aspirationszytologischen Befunden* wird auch die Anzahl positiver Befunde mitberücksichtigt [8].

Als *Feinnadelbiopsie* gilt die Entnahme von Material mit dünnen Nadeln, deren Außendurchmesser max. 0,9 mm beträgt, mit nachfolgender histologischer Bearbeitung. Gewebsentnahme mit dickeren Nadeln (Außendurchmesser 1,0–2,4 mm) werden als *Grobnadelbiopsien* (Stanzbiopsie, z. B. mit Tru-cut-Nadel) bezeichnet. Bei *Drillbiopsien* wird ein 2–2,5 mm dicker Gewebezylinder durch ein elektrisch angetriebenes Bohrgerät entnommen [42].

Für die Dokumentation der Vollständigkeit einer *Tumorexzision* ist der histologische Befund maßgebend.

S 14 Biopsie aus kontralateraler Brust

Ergibt eine solche Biopsie ein nichtinvasives oder ein invasives Karzinom, wird dieses auch unter I.C (Synchroner Primärtumor in anderem Organ) angegeben. In diesem Falle ist ein 2. Erhebungsbogen mit einer weiteren Tumoridentifikationsnummer auszufüllen.

Andere Befunde werden unter III.C dokumentiert.

S 15 Lokalisation des Primärtumors

Die Code-Nummer des zentralen Drüsenkörpers (C50.1) oder eines der vier Quadranten (C50.2 oberer innerer Quadrant, C50.3 unterer innerer Quadrant, C50.4 oberer äußerer Quadrant, C50.5 unterer äußerer Quadrant) wird eingetragen, wenn der Tumor entweder auf einen dieser Unterbezirke beschränkt oder zum Großteil in einem solchen gelegen ist. Tumoren, die zu gleichen Teilen 2 oder mehrere Unterbezirke befallen, werden mit C50.8 (mehrere Teilbezirke) verschlüsselt.

Lokalisation in der Mamille (C50.0) darf nur für einen M. Paget ohne tastbaren Tumor in der Mamma verwendet werden. In seltenen Fällen kommen Mammakarzinome in *ektopischem Mammagewebe* vor. Hierbei ist zu unterscheiden zwischen überzähligen Mammae und aberrantem Mammagewebe.

Karzinome in einer überzähligen Mamma sind im Bereich der Milchleiste (bilateral von Axillamitte über Brust zu medialer Leiste und Vulva) in der Axilla und in der Vulva beschrieben worden. Für ein Karzinom in einer überzähligen axillären Mamma kann die Code-Nummer C50.6 (axillärer Ausläufer) verwendet werden. Karzinome in einer überzähligen vulvären Mamma werden als Tumoren der Vulva erfaßt.

Karzinome in aberrierender Mamma wurden in der Haut bzw. Subkutis der Klavikularregion, der vorderen Achselfalte, über dem Sternum und im Oberbauch beschrieben. Für solche Karzinome kann die freie Code-Nummer C50.7 verwendet werden.

S 16 Zahl gleichzeitiger Primärtumoren in derselben Brust

Hier werden nur klinisch bzw. makroskopisch erkennbare multiple, räumlich getrennte gleichzeitige Primärtumoren erfaßt. Nicht einbezogen sind hier multiple, nur mikroskopisch nachzuweisende Tumorareale in der Umgebung eines einzigen makroskopisch feststellbaren Tumors. Solche werden als Satelliten bezeichnet und können in der T-Klassifikation durch den Zusatz „(sat)" gekennzeichnet werden (s. S19 und [100]).

Bei multiplen gleichzeitigen Primärtumoren beziehen sich die folgenden Angaben auf den größten Tumor.

S 17 Größter Tumordurchmesser (in cm)

Die Tumorgröße kann klinisch durch Palpation und im Mammogramm (Kernschatten) bestimmt werden. Häufig ergeben diese Methoden unterschiedliche Resultate. Nach den Empfehlungen des TNM Supplements [100] soll dann die definitive Größe nach der folgenden Formel [73] bestimmt werden:

$$\text{Definitive Größe} = 0,5 \cdot \text{Größe nach Palpation} + 0,5 \cdot \text{mammographische Größe}.$$

Bei nicht tastbaren Tumoren, die nur in bildgebenden Verfahren erkennbar sind, wird beim Tastbefund „000" und bei definitiver Beurteilung der Meßwert des bildgebenden Verfahrens eingetragen; soweit Meßwerte mehrerer bildgebender Verfahren vorliegen, wird der geringste Wert eingetragen.

S 18 Brustwand- und Hautbeteiligung

Die „Brustwand" schließt die Rippen, die Interkostalmuskulatur und den vorderen Serratusmuskel mit ein, nicht aber die Pektoralismuskulatur.

Andere Hautveränderungen als Hautödem – einschließlich Apfelsinenhaut – und Hautulzeration werden hier nicht erfaßt, da sie die T-Klassifikation nicht beeinflussen. Dies gilt insbesondere für Einziehungen der Haut oder der Mamilla, Mamillenbefall durch Tumor (s. S22) und lediglich histologische Infiltration der Haut (Dermis) ohne Ulzeration und ohne Hautödem.

S 19 Satellitenmetastasen/ Histologische Multizentrizität

Als „Satellitenmetastasen" gelten klinisch bzw. makroskopisch feststellbare Metastasen *in der Haut oder Subkutis* der erkrankten Brust. Nur histologisch in der Haut erkennbare Tumorareale werden bei der Klassifikation nicht berücksichtigt [100]. In der Haut der kontralateralen Mamma werden Satellitenmetastasen als Fernmetastasen klassifiziert.

Nur histologisch feststellbare Tumorherde *im Drüsenkörper der gleichen Drüse* gelten nicht als „Satellitenmetastasen", sondern als *„Satelliten"*. Sie können in der T-Klassifikation durch den Zusatz („sat") erfaßt werden [100]. Daß solche Satelliten tatsächlich Absiedelungen und nicht weitere neue Primärtumoren sind, wird durch molekulargenetische Untersuchungen (klonale Analyse mit PCR) [68] und die Topographie

(Häufung in der Nähe des makroskopischen Hauptherdes [46]) gestützt. Nach Noguchi et al. [68] sollen diese nur histologisch nachweisbaren Satelliten als „multifokale Tumorherde" bezeichnet, die Bezeichnung „multizentrisch" nur für unabhängig entstandene primäre multiple Karzinome verwendet werden.

S20 Regionäre Lymphknoten

Regionäre Lymphknoten sind (Abb. 30.1):

1. *Axilläre (ipsilaterale) Lymphknoten:* interpektorale (Rotter-)Lymphknoten und Lymphknoten entlang der V. axillaris und ihrer Äste: sie können in folgende Level [13] unterteilt werden:
Level I (untere Axilla): Lymphknoten lateral des lateralen Randes des M. pectoralis minor;
Level II (mittlere Axilla): Lymphknoten zwischen dem medialen und lateralen Rand des M. pectoralis minor sowie die interpektoralen (Rotter-)Lymphknoten;
Level III (apikale Axilla): Lymphknoten medial des medialen Randes des M. pectoralis minor einschließlich der als subklavikulär oder apikal bezeichneten Lymphknoten.

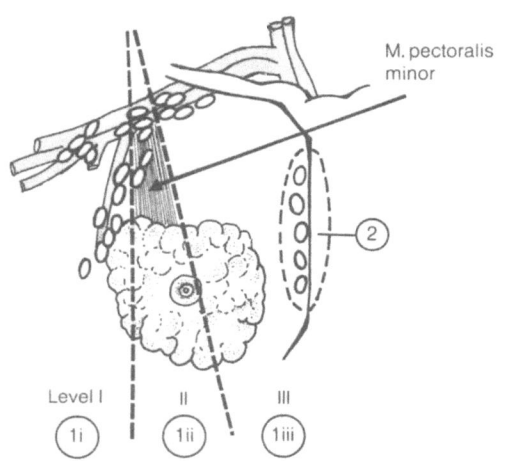

Abb. 30.1. Regionäre Lymphknoten. 2 Lymphknoten an A. mammaria interna. (Aus: TNM-Atlas 1993 [99]).

Anmerkungen:

(1) Die intramammären Lymphknoten werden als axilläre Lymphknoten, Level I, klassifiziert.
(2) Ein mehr als 3 mm großes Tumorknötchen im axillären Binde- und Fettgewebe (Lymphabflußgebiet) ohne histologischen Nachweis von Lymphknotenresten wird in der N-Kategorie als regionäre Lymphknotenmetastase klassifiziert.

2. *Ipsilaterale Lymphknoten an der A. mammaria interna:*
Lymphknoten, die dem Rand des Brustbeins entlang in der endothorakalen Faszie der ipsilateralen Interkostalräume lokalisiert sind.

Jede andere Lymphknotenmetastase wird als *Fernmetastase* (M1) klassifiziert, einschließlich supraklavikulärer, zervikaler oder kontralateraler Lymphknotenmetastasen an der A. mammaria interna.

Um eine sichere Unterteilung in Level für den Pathologen zu ermöglichen, sind entsprechende klinische Angaben und Markierungen der Operationspräparate erforderlich. Die Unterteilung nach Levels ist aus diagnostischen und prognostischen Gründen wünschenswert.

S21 Klinische TNM-Klassifikation

Vorhandensein getrennter, nur mikroskopisch erkennbarer Tumorherde (Satelliten) innerhalb der Brust kann durch den Zusatz („sat") zur T-Kategorie gekennzeichnet werden. Bei diesem Befund wurde die Tendenz zur Verschlechterung der Prognose beobachtet [100].

C-Faktor		
Primärtumor	C1:	Klinische Untersuchung
	C2:	Mammographie, Sonographie, Farbdoppler-Sonographie, MR-Mammographie, Galaktographie, Pneumozystographie
	C3:	Entfällt
Regionäre Lymphknoten	C1:	Klinische Untersuchung
	C2:	CT, Sonographie, NMR
	C3:	Chirurgische Exploration einschließlich Biopsie und Zytologie
Fernmetastasen	C1:	Klinische Untersuchung, Standardröntgen
	C2:	Röntgenaufnahmen in speziellen Projektionen, Schichtaufnahmen, CT, Sonographie, Angiographie, NMR, nuklearmedizinische Untersuchungen, Endoskopie, Biopsie und Zytologie
	C3:	Chirurgische Exploration einschließlich Biopsie und Zytologie

S22 Befall der Mamille

Die Mamille kann bei Mammakarzinomen befallen sein. Klinische Hinweise ergeben sich in erster Linie durch Retraktion oder Protrusion der Mamille. Dem Befall der Mamille kann eine Ausbreitung in Lymphgefäßen, intraduktales Wachstum oder eine direkte kontinuierliche Ausbreitung des Mammakarzinoms zugrunde liegen [53, 106]. Mamillenbefall wird in der TNM-Klassifikation nicht berücksichtigt.

Mammakarzinom

S 23 Klinischer Response nach neoadjuvanter Chemotherapie

Als Response wird eine Verringerung des größten Primärtumordurchmessers um mindestens 25% gewertet, was einer Reduktion des Volumens um etwa 60% entspricht [89]. Auch Reduktion des Durchmessers axillärer Lymphknoten um mindestens 50% wird als Response gewertet.

S 24 Datum der definitiven chirurgischen Behandlung

Maßgebend ist der ausgedehnteste Eingriff an der Mamma. Wird zunächst der Tumor lokal exzidiert und dann nach einigen Tagen eine Mastektomie vorgenommen, gilt der Tag der Mastektomie als definitive chirurgische Behandlung. Nicht berücksichtigt werden Operationen an den regionären Lymphknoten und eine etwaige Brustrekonstruktion.

S 25 Datum vorangegangener Eingriffe

Bei mehrzeitigem Vorgehen ist das Intervall wahrscheinlich von prognostischer Bedeutung. Wenn es nicht länger als 6–8 Tage ist, verschlechtert sich die Prognose nicht [1, 44]. Von Bedeutung ist auch, ob beim Ersteingriff die Tumorentfernung im Gesunden erfolgte oder nicht [95] (s. I.E „Mikroskopische Diagnostik").

S 26 Zeitliche Abfolge der Eingriffe am Primärtumor

Als Exzisionsbiopsie (diagnostische Probeexzision) werden ausschließlich chirurgische Biopsien (Probeexzisionen) berücksichtigt, nicht jedoch Aspirations-, Feinnadel-, Grobnadel- oder Drillbiopsien. Erfolgt die Entfernung des Tumors in einem Schritt als komplette Exzisionsbiopsie ohne weitere Nachexzisionen, wird ausschließlich „brusterhaltender Eingriff" angekreuzt.

S 27 Zeitpunkt der Operation im Menstruationszyklus

Berücksichtigt wird jene Operation, bei der der Tumor erstmalig entfernt wird (brusterhaltende Operation oder Mastektomie); eine diagnostische PE bleibt außer Betracht, wenn danach in einer 2. Sitzung noch Tumor entfernt wird.

Es wurde über eine Verschlechterung der Prognose berichtet, wenn die Primärtumoroperation zwischen dem 3. und 12. Tag des Zyklus stattfindet [6]; jedoch konnte dies von anderen Autoren nicht bestätigt werden [56]. Seit 1993 läuft zur Klärung dieser Frage in England eine prospektive Studie [83].

S 28 Operationen an der Mamma

Die unterschiedlichen Eingriffe sind in der nachstehenden Übersicht definiert.

Code-Nr.	Operationsmethode	Synonyme	Ausmaß der Operation
1	Begrenzte Tumorexzision[a]	Lumpektomie Tumorektomie Tumorexzision	Entfernung des Tumors mit umgebendem Mammagewebe in einer Ausdehnung von bis zu 2 cm
2	„Große" Tumorexzision[a]		Entfernung des Tumors mit umgebendem Mammagewebe (Ausdehnung > 2 cm)
3	Segmentresektion		Entfernung eines Segmentes mit entsprechenden Teilen der Haut und Faszie
4	Quadrantenresektion		Entfernung eines Quadranten mit entsprechenden Teilen der Haut und Faszie
5	Subkutane Mastektomie		Entfernung der Brustdrüse (Drüsenkörper) unter Belassung von Haut und Mamille
6	Einfache Mastektomie		Entfernung der Brust mit Haut und Mamille, aber ohne Muskel
7	Modifizierte radikale Mastektomie (Patey)		Entfernung der Brust mit Haut und Mamille sowie M. pectoralis minor
8	Radikale Mastektomie (Rotter-Halsted)		Entfernung der Brust mit Haut und Mamille, M. pectoralis major und minor
9	Erweiterte radikale Mastekomtie		Entfernung der Brust mit Haut und Mamille, M. pectoralis major und minor sowie Entfernung zusätzlicher Strukturen wie z. B. Brustwand oder supraklavikulärer oder Mammarialymphknoten

[a] Die Unterscheidung zwischen begrenzter und „großer" Tumorexzision entspricht der Nomenklatur von Veronesi [101]. An manchen Institutionen werden andere Bezeichnungen wie z. B. „weite Exzision" oder „lokale Exzision" mit anderen Definitionen verwendet; insbesondere wird bei Entfernung von 1 cm umgebenden Mammagewebes oft von „weiter" Exzision gesprochen.

Gelegentlich ist ein Mammakarzinom ein Zufallsbefund bei einer Mammareduktionsplastik. Solche Fälle werden mit „R" verschlüsselt.

S 29 Primäre Brustrekonstruktion

Hier werden nur Brustrekonstruktionen erfaßt, die in gleicher Sitzung wie die Entfernung der Brust erfolgen. Zu einem späteren Zeitpunkt erfolgende sog. sekundäre Brustrekonstruktionen sind in den Verlaufsbögen zu erfassen.

S 30 Lymphknotenchirurgie

Als „komplette Axilladissektion" wird die Dissektion der Lymphknoten aller 3 Level, als „erweiterte Lymphknotendissektion" eine Dissektion supraklavikulär und/oder an der ipsilateralen A. mammaria interna bezeichnet.

Als „En-bloc-Entfernung axillärer Lymphknoten" gilt die Mitentfernung axillärer Lymphknoten in belassenem Zusammenhang mit dem Primärtumor. Bei mehrzeitiger Entfernung des Primärtumors ist dabei der ausgedehnteste Eingriff maßgebend (s. S 24).

S 31 Nachblutung

Als Nachblutung werden solche Blutungen erfaßt, die entweder kreislaufwirksam sind oder eine Bluttransfusion oder eine Reoperation erfordern.

S 32 Daten zur Pathologie (ausschließlich bioptische Diagnostik)

Bogen 3 wird ausgefüllt, wenn *lediglich* zytologische Untersuchungen oder *nur* eine histologische Untersuchung von Feinnadelbiopsien, Grobnadel- oder Drillbiopsien durchgeführt wurden. In allen anderen Fällen wird Bogen 4 ausgefüllt.

S 33 Histologischer Tumortyp

Bei der histologischen Klassifikation der Mammakarzinome wird zwischen nichtinvasiven und invasiven Karzinomen und innerhalb dieser jeweils zwischen duktalen Karzinomen, lobulären Karzinomen sowie Sonderformen unterschieden. In der nachstehenden Auflistung sind neben den Entitäten, die in der WHO-Klassifikation [107] aufgeführt sind, auch einige weitere Tumortypen angeführt, die als neue Entitäten im Tumoratlas des AFIP [82] beschrieben werden; sie sind nachfolgend mit dem Zusatz „AFIP" gekennzeichnet.

Die Grobunterteilung erfolgt in nichtinvasive Karzinome, invasive Karzinome und M. Paget der Mamille (mit oder ohne nichtinvasives oder invasives duktales Karzinom). Kombinationen von nichtinvasiven und invasiven Karzinomen werden immer als invasive Karzinome klassifiziert (Kombinationen mit einer nichtinvasiven Komponente werden nur dann mit einer zusätzlichen zweiten Code-Nummer verschlüsselt, wenn die nichtinvasive Komponente überwiegt; ansonsten wird das Vorhandensein einer zusätzlichen nichtinvasiven Komponente in einem eigenen Item unter III. C festgehalten). Kombinationen eines M. Paget mit einem nichtinvasiven oder invasiven duktalen Karzinom werden mit jeweils eigenen Code-Nummern verschlüsselt (s. unter Morbus Paget der Mamille).

In der ICD-O sind einige Tumortypen mit eigenen Code-Nummern angeführt, die weder in der WHO-Klassifikation noch im AFIP-Tumoratlas als eigene Entitäten anerkannt werden (nichtinvasives Komedokarzinom, nichtinvasives intraduktales papilläres Karzinom, nichtinvasives intrazystisches Karzinom, invasives Komedokarzinom, intraduktales papilläres Karzinom mit Invasion, invasives intraduktales und lobuläres Karzinom). Es wird empfohlen, diese Bezeichnungen und Code-Nummern nicht zu verwenden.

Der häufigste Typ unter den invasiven Karzinomen ist das duktale Karzinom (nach [31] ~80%); dann folgen das lobuläre Karzinom (~10%), weiterhin das medulläre, das tubuläre und das invasive kribriforme Karzinom (jeweils 2%). Alle anderen Karzinomtypen sind wesentlich seltener und finden sich insgesamt in nur etwa 2% der Fälle.

Tumortyp	ICD-O-Code-Nr.	Anmerkung
Nichtinvasive Karzinome		
Intraduktales Karzinom (nichtinvasives duktales Karzinom, duktales Carcinoma in situ, DCIS)	8500/2	(1)
Lobuläres Carcinoma in situ (LCIS)	8520/2	(2)
Invasive Karzinome		
Invasives duktales Karzinom	8500/3	(3)
Invasives duktales Karzinom mit überwiegender intraduktaler Komponente	8500/3 + 8500/2	(4)
Invasives lobuläres Karzinom	8520/3	(5)
Muzinöses Karzinom	8480/3	(6)
Medulläres Karzinom	8510/3	(7)
Atypisches medulläres Karzinom [AFIP][a]	8513/3	(7)

Tumortyp	ICD-O-Code-Nr.	Anmerkung
Invasives papilläres Karzinom	8503/3	(8)
Tubuläres Karzinom	8211/3	(9)
Adenoid-zystisches Karzinom	8200/3	(10)
Sekretorisches (juveniles) Karzinom	8502/3	(11)
Apokrines Karzinom	8573/3	(12)
Karzinom mit Metaplasie		(13)
a) Plattenepitheltyp	8570/3	
b) Spindelzelltyp	8572/3	
c) knorpeliger und knöcherner Typ	8571/3	
d) Mischtypen	8570/3 + 8571/3	
	8570/3 + 8572/3	
	8571/3 + 8572/3	
Karzinom mit osteoklastenähnlichen Riesenzellen [AFIP][a]	8035/3	(14)
Zystisches hypersekretorisches Karzinom mit Invasion [AFIP][a]	8474/3	(15)
Karzinom mit endokriner Differenzierung (Karzinom mit karzinoidähnlichen Merkmalen)[a]	8249/3	(16)
Glykogenreiches Karzinom [AFIP]	8315/3	(17)
Lipidreiches (lipidsezierniendes) Karzinom	8314/3	(18)
Invasives kribriformes Karzinom [AFIP]	8201/3	(19)
Morbus Paget der Mamille		(20)
M. Paget o.n.A. oder ohne duktales Karzinom	8540/3	
M. Paget mit nichtinvasivem intraduktalem Karzinom	8543/3	
M. Paget mit invasivem duktalem Karzinom	8541/3	

[a] Für diese Tumortypen sind derzeit in der ICD-O keine eigenen Code-Nummern vorgesehen. Es wird empfohlen, die angegebenen freien Code-Nummern zu verwenden.

Anmerkungen:

(1) Das *intraduktale Karzinom* manifestiert sich histologisch in Form mikropapillärer, papillärer, kribriformer oder solider Strukturen oder als sog. Komedotyp (Epithelformationen mit zentraler Nekrose) (s. Subtypen S45). Eingeschlossen sind auch nichtinvasive intraduktale Tumoren, also solche, die in den terminalen Gangsegmenten lokalisiert sind.

(2) Das *lobuläre Carcinoma in situ (LCIS)* ist durch Ausbreitung atypischer Zellen in den Azini und intralobulären Ductuli gekennzeichnet. Es werden dabei Zellen vom Typ A mit spärlichem Zytoplasma und kleinen runden Kernen ohne Nukleoli und Zellen vom Typ B mit reichlichem Zytoplasma und größeren, oft pleomorphen Kernen unterschieden; bei letzteren sind manchmal Nukleoli zu sehen. Tumorzellen können sich auch pagetoid in das Epithel interlobulärer Gänge ausbreiten, was aber nicht zur Diagnose einer Kombination von intraduktalem und lobulärem Carcinoma in situ berechtigt.

(3) Das *invasive duktale Karzinom* ist definiert als Karzinom, das nicht in einen der anderen Typen invasiver Karzinome fällt. Dies erklärt die im angelsächsischen Raum häufig verwendete Bezeichnung „invasive ductal carcinoma NOS (not otherwise specified)".

Stellenweise finden sich in diesem Tumor auch Strukturen anderer spezifischer Tumortypen, z.B. solche von tubulären, medullären, papillären oder muzinösen Karzinomen. Diese in nur geringem Maße vorkommenden Strukturen haben keinen Einfluß auf die Prognose; treten sie aber ausschließlich oder überwiegend auf, muß der Tumor als entsprechende Sonderform klassifiziert werden, weil dann die Prognose günstiger ist.

Die nicht selten gebrauchten Bezeichnungen Carcinoma simplex oder szirrhöses Karzinom beziehen sich auf die Relation von Tumor zu Stroma, kennzeichnen aber nicht den histologischen Tumortyp. Sie sollten daher nicht verwendet werden. So bezeichnete Tumoren entsprechen in der Regel invasiven duktalen Karzinomen.

Gelegentlich enthalten *invasive Karzinome* duktale *und* lobuläre Anteile. Nach dem AFIP-Atlas [82] werden diese Tumoren den invasiven duktalen Karzinomen zugeordnet.

(4) Die Diagnose eines *invasiven duktalen Karzinoms mit überwiegender intraduktaler Komponente* sollte nur gestellt werden, wenn die intra-

duktale Komponente mindestens 4mal so groß ist wie die invasive Komponente.

(5) Das *invasive lobuläre Karzinom* zeigt uniforme kleine oder mittelgroße Zellen, vielfach in „gänsemarschartiger" Anordnung („indian file pattern"), im Stroma Desmoplasie, z. T. siegelringzellartige Zellen.
Neben einer klassischen Form werden Varianten unterschieden. Diese werden in einem eigenen Item unter III. C erfaßt (s. auch S 46).

(6) Die Diagnose eines *muzinösen Karzinoms* soll nur dann gestellt werden, wenn in mindestens 75% so reichlich extrazellulärer Schleim vorhanden ist, daß er schon makroskopisch erkennbar ist. Geringgradige, nur histologisch erkennbare Schleimmengen rechtfertigen nicht die Diagnose eines muzinösen Karzinoms. Das muzinöse Karzinom wurde früher auch als Kolloidkarzinom, Carcinoma gelatinosum, mukoides oder muköses Karzinom bezeichnet.

(7) Als *medulläres Karzinom* wird ein Tumor klassifiziert, der zu mindestens 75% folgende 5 Kriterien erfüllt:

- scharfe Begrenzung,
- synzytiales Wachstum,
- schlecht differenzierte Zellen,
- hohe Mitoserate,
- ausgeprägte lymphoplasmazelluläre Infiltration.

Die Prognose ist relativ gut.
Ein Karzinom, das in mindestens 75% des Tumors synzytiales Wachstum zeigt, aber nicht alle Kriterien des medullären Karzinoms erfüllt, wird als atypisches medulläres Karzinom bezeichnet [82].

(8) Die Diagnose eines *invasiven papillären Karzinoms* sollte nur gestellt werden, wenn papilläre Strukturen im Tumor überwiegen (mindestens 75%), nicht aber bei umschriebenen papillären Strukturen.

(9) Als *tubuläre Karzinome* werden hochdifferenzierte Karzinome bezeichnet, die überwiegend (mindestens in 75%) aus gut begrenzten Tubuli bestehen. Diese sind von einer Reihe regelmäßiger Zellen ausgekleidet und von reichlich fibrösem Stroma umgeben. Definitionsgemäß sind diese Tumoren als G 1 zu klassifizieren. Die Differentialdiagnose gegenüber der sklerosierenden Adenose bzw. gegenüber gut differenzierten duktalen Karzinomen kann manchmal schwierig sein.

(10) *Adenoid-zystische Karzinome* wurden früher auch als Zylindrome bezeichnet. Diese Tumoren sind durch charakteristische kribriforme Muster gekennzeichnet und gleichen den entsprechenden Tumoren der Speicheldrüse.

(11) Das *sekretorische Karzinom* zeigt blaß gefärbte Zellen, die ausgesprochene sekretorische Aktivität vom Typ jener in Schwangerschaft und Laktation aufweisen. Das Sekret ist muzikarmin- und PAS-positiv. Der Tumor kommt nicht nur im Alter unter 20 Jahren vor; er stellt aber bei Patientinnen dieser Altersgruppe den Großteil der Mammakarzinome.

(12) Die seltenen *apokrinen Karzinome*, früher auch als onkozytäre Karzinome oder Schweißdrüsenkarzinome bezeichnet, sollen nur diagnostiziert werden, wenn Zellen mit reichlich eosinophilem Zytoplasma (sog. apokrine Zellen) überwiegen. Umschriebene Areale solcher Zellen können auch in anderen Tumoren vorkommen.

(13) *Karzinome mit Metaplasie* sind invasive duktale Karzinome, die stellenweise metaplastische Areale aufweisen.

(14) Beim *Karzinom mit osteoklastenähnlichen Riesenzellen* handelt es sich um meist mäßig oder schlecht differenzierte invasive duktale Karzinome, bei denen osteoklastische Riesenzellen um die karzinomatösen Drüsen und auch in Drüsenschläuchen liegen. Erythrozyten und Hämosiderin im reichlich vaskularisierten Stroma geben dem Tumor makroskopisch eine dunkelbraune bis braunrote Farbe. Die Tumoren scheinen eine bessere Prognose als die üblichen duktalen Karzinome zu besitzen.

(15) Das *zystische hypersekretorische Karzinom* ist makroskopisch durch multiple Zysten gekennzeichnet. Histologisch findet sich in den zystisch erweiterten Gängen eosinophiles Sekret ähnlich Schilddrüsenkolloid, in den Zysten Zellproliferationen nach Art eines mikropapillären intraduktalen Karzinoms, herdförmig mit Infiltration.

(16) Bei *Karzinomen mit endokriner Differenzierung* können sich strukturelle Zeichen endokriner Differenzierung (karzinoide oder wesentlich seltener chorionkarzinomatöse Differenzierung) oder aber ausschließlich zelluläre Differenzierungszeichen (wie insbesondere Argyrophilie) oder auch ektopische Hormonproduktion (HCG, Kalzitonin, ACTH, Parathormon) zeigen. Fast nie wird ein klinisches paraneoplastisches Syndrom beobachtet. Bis jetzt ist nicht erwiesen, ob bzw. inwieweit sich diese Tumoren hinsichtlich Biologie und Prognose von anderen Karzinomen unterscheiden.

(17) *Glykogenreiche Karzinome* zeigen scharf begrenzte, meist polygonale Zellen, ihr Zytoplasma ist klar oder (seltener) feingranuliert oder schaumig; die hyperchromatischen Kerne liegen zentral. Ihre Prognose ist wahrscheinlich ungünstiger als jene der gewöhnlichen duktalen Karzinome.

(18) Das *lipidreiche Karzinom* ist durch reichlich Lipide in den Zellen und kleine runde regelmäßige Kerne gekennzeichnet.

(19) Als *invasive kribriforme Karzinome* werden gut differenzierte Karzinome bezeichnet, die im inva-

siven Teil vorwiegend kribriform wachsen und oft eine tubuläre Komponente aufweisen (sog. klassisches kribriformes Karzinom) oder in weniger als der Hälfte kribriform wachsen, sonst aber weniger gut differenziert und nicht kribriform erscheinen (sog. „mixed invasive cribriform carcinoma"). Ihre Prognose ist wahrscheinlich günstiger als die der üblichen duktalen Karzinome.
(20) Als *M. Paget* wird eine Neoplasie bezeichnet, bei der große, mit H.E. schwach färbbare Zellen in der Epidermis der Mamille, z.T. auch in den Milchgängen und Hautanhangsgebilden angetroffen werden. Diese Paget-Zellen enthalten Schleim und (selten) Melaningranula, sind einzeln oder in Nestern angeordnet und infiltrieren nicht das umgebende Bindegewebe. Überwiegend findet sich gleichzeitig ein intraduktales Karzinom der Brust, seltener ein invasives Karzinom.

Für die multivariaten Prognosemodelle des National Surgical Adjuvant Breast Project (NSABP) werden die invasiven histologischen Typen in ungünstige, intermediäre und günstige eingeteilt [40]:

- Ungünstig: Duktales Karzinom o.n.A., atypisches medulläres Karzinom.
- Intermediär: Lobuläres Karzinom, medulläres Karzinom, Kombinationen des duktalen Karzinoms mit anderen Sonderformen, sonstige Kombinationsformen.
- Günstig: Muzinöses Karzinom, papilläres Karzinom, tubuläres Karzinom.

Das inflammatorische Karzinom ist kein histologischer Typ, vielmehr eine klinische Entität (s. S12). Das histologische Substrat ist eine ausgedehnte Invasion dermaler Lymphgefäße. In der Regel liegt ein infiltratives duktales Karzinom zugrunde. Die Dokumentation dieser Sonderform des Mammakarzinoms erfolgt im Rahmen der klinischen Symptomatik (I.D) und des TNM-Systems (I.G, III.B), nicht aber als histologischer Typ (obwohl in der ICD-O hierfür eine eigene Codenummer vorgesehen ist).

S34 Grading

Ein Grading wird für alle invasiven Karzinome und für das intraduktale Karzinom vorgenommen, allerdings in unterschiedlicher Weise.

Grading invasiver Karzinome

Bei invasiven duktalen Karzinomen mit intraduktaler Komponente erfolgt die Feststellung des Malignitätsgrades *nur am invasiven Anteil*. Der Malignitätsgrad soll in der Tumorperipherie (Invasionsfront) bestimmt werden; kleine Karzinome sollen in ihrer ganzen Fläche beurteilt werden, bei großen Tumoren sollen mehrere Präparate von verschiedenen peripheren Stellen untersucht werden [8].

Wie das Grading durchgeführt werden soll, ist derzeit noch nicht international standardisiert. Viele Jahre war das System von Bloom u. Richardson [14] weit verbreitet. Hierbei werden je nach Ausprägung bestimmter histologischer Kriterien unterschiedliche Scores zugeteilt. Aus der Gesamtsumme der Punkte ergibt sich dann die Zuordnung zu den Malignitätsgraden 1–3. 1992 hat sich eine deutsche Arbeitsgruppe [9] mit der Problematik erneut beschäftigt und empfiehlt ein halbquantitatives Verfahren, das auf den Methoden von Bloom u. Richardson sowie von Schnürch et al. [88] aufbaut. Aufgrund der sich hierbei ergebenden Scorewerte wird eine Zuordnung zu drei Graden (G1–G3) empfohlen; wahlweise ist aber auch eine Unterteilung in vier Grade (G1–G4) möglich. Im Bericht an den Kliniker soll nicht nur der Grad, sondern auch die Scoresumme angegeben werden. In den Dokumentationsbögen sollen daher die Methode des Grading und der jeweilige Scorewert dokumentiert werden.

Gradingmethode von Bloom u. Richardson [14]		Punkte
Tubulusbildung	Gut	1
	Mäßig	2
	Wenig oder fehlend	3
Hyperchromatische Kerne oder Mitosen bei starker Vergrößerung (250:1)	Nur gelegentlich	1
	2–3 in den meisten Gesichtsfeldern	2
	Mehr als 3 in den meisten Gesichtsfeldern	3
Kernpolymorphie (Unterschiede in Größe, Gestalt und Färbbarkeit)	Keine bzw. geringe	1
	Mäßige	2
	Ausgeprägte	3
3–5 Punkte:	G1	
6–7 Punkte:	G2	
8–9 Punkte:	G3	

Grading nach Empfehlungen der deutschen Arbeitsgruppe [9]

Tubulusbildung	Mehr als 75%	1
	10 bis 75%	2
	Weniger als 10%	3
Kernpolymorphie (1)	Gering	1
	Mittelgradig	2
	Stark	3
Mitoserate (2)	0–10/10 HPF	1
	11 bis 20/10 HPF	2
	Mehr als 20/10 HPF	3

Empfohlenes dreistufiges Grading:		*Modifiziertes vierstufiges Grading*	
3–5 Punkte:	G1	nach Schnürch et al. [88]:	
6–7 Punkte:	G2	3 oder 4 Punkte:	G1
8–9 Punkte:	G3	5 oder 6 Punkte:	G2
		7 oder 8 Punkte:	G3a
		9 Punkte:	G3b

Anmerkungen:
(1) Berücksichtigt werden Kerngröße und Chromatinverteilung. Das Vorkommen großer (exzentrischer) Nukleolen gilt als starke Kernpolymorphie.
(2) Die Bestimmung der Mitoserate soll jeweils für 10 Gesichtsfelder bei starker Vergrößerung mit Objektiv 40:1 (HPF) vorgenommen werden.

Beim vierstufigen Grading ist bei Schnürch et al. [88] für 7 oder 8 Punkte G3, für 9 Punkte G4 vorgesehen. Da aber nach den Empfehlungen des TNM Supplement 1993 [100] G4 beim Mammakarzinom nicht verwendet werden soll, werden hier die Notationen G3a und G3b vorgeschlagen.

Grading intraduktaler Karzinome

Beim intraduktalen Karzinom (DCIS) erfolgt ein dreistufiges Kerngrading, das die Polymorphie (Unterschiedlichkeit in Größe, Gestalt und Färbbarkeit der Kerne) berücksichtigt. Beim kribriformen und mikropapillären Subtyp liegt meist ein niedriger, beim Komedotyp ein höherer Grad vor. Das Kerngrading ist beim DCIS von prognostischer Bedeutung [91a].

S35 Rezeptorstatus

Grundsätzlich ist bei der Bestimmung des Rezeptorstatus zwischen biochemischen und immunhistochemischen Untersuchungen (Nachweis des Rezeptorproteins mit monoklonalen Antikörpern, Estrogen- bzw. Progesteron-Receptor Immunocytochemical Assay, ER-ICA bzw. PR-ICA) zu unterscheiden. An Nadel- oder Drillbiopsien kommt nur die immunhistochemische Methode in Frage, bei reichlich Tumorgewebe auch die biochemische. Beide Methoden haben Vor- und Nachteile und ergänzen einander [67, 74]. Nach den Empfehlungen der Deutschen Krebsgesellschaft gilt die biochemische Methode als Standard [30].

Das Ergebnis der *immunhistologischen Bestimmung* soll nach der Empfehlung eines Consensus Meetings 1986 [78, 79] in einem Scorewert („immunreactive score"), der zwischen 0 und 12 liegt, bewertet werden (Modifikation des Verfahrens von Remmele et al. [80], wobei Färbeintensität und Prozentsatz positiver Zellen berücksichtigt werden).

Für die Dokumentation des *biochemischen Rezeptornachweises* sollte der Wert in fmol/mg Protein angegeben werden. In Deutschland gilt als Grenzwert 20 fmol/mg [30].

Eine neue Übersicht über die verschiedenen Methoden der Steroidrezeptorbestimmung findet sich bei [61].

S36 Untersuchungsmaterial und allgemeine Angaben

Die Präparate jeder Form der Mastektomie (subkutan, einfach, radikal etc.) werden unter „Mastektomiepräparat" verschlüsselt. Nähere Angaben über die Operationsart werden unter II.B festgehalten (s. S28).

S37 Angaben bei brusterhaltender Operation

Die Maßangaben sollen bei Übersendung in 2 oder mehreren Teilen als Schätzung des Gesamtpräparates erfolgen.

S38 Zahl eingebetteter Blöcke von Primärtumor und Umgebung

Die Angabe der Zahl der untersuchten Blöcke gibt einen Überblick über die Genauigkeit und damit Verläßlichkeit der histologischen Untersuchung [29, 71, 82, 86, 86a]. Entsprechende Empfehlungen wurden in Deutschland von Bässler und Schnürch [9a] veröffentlicht.

Bei Exzisionsbiopsien mit mammographisch verdächtigem Bezirk, jedoch makroskopisch nicht erkennbarem Tumor, werden 10 Blöcke als adäquat angesehen [86].

S 39 Tumorgröße

Bei Tumoren mit einer nichtinvasiven und einer invasiven Komponente ist als Tumorgröße ausschließlich die Messung der invasiven Komponente anzugeben, da nur sie die pT-Klassifikation bestimmt. Wenn z. B. eine große In-situ-Komponente von 4 cm und eine kleine invasive Komponente von 0,5 cm besteht, wird der Tumor als pT1a klassifiziert.

S 40 Zahl untersuchter Lymphknoten

In der TNM-Klassifikation wird für Staging-Zwecke eine Entfernung und histologische Untersuchung von mindestens 6 Lymphknoten aus dem Level I der Axilla gefordert. Andere Autoren sehen mindestens 10 Lymphknoten [30, 39] bzw. 12 Lymphknoten [90] aus Level I und II als erforderlich an. In den von Bässler und Schnürch [9a] formulierten Standards wird bei Dissektion aller 3 Level die Untersuchung von 10 Lymphknoten, bei Dissektion nur des Levels I die von 6 Lymphknoten gefordert. Aufgrund der histologischen Befunde an 1446 Patientinnen mit kompletter Axilladissektion [102] wurde von Kiricuta u. Tausch [51] ein mathematisches Modell entwickelt, um die Zahl der zu untersuchenden Lymphknoten des Levels I zu bestimmen, die nötig ist, um mit 90%iger Sicherheit eine Patientin als pN0 klassifizieren zu können. Hierbei ergab sich, daß 10 Lymphknoten des Levels I notwendig sind.

In einer anderen Publikation konnte von Kiricuta et al. [52] aufgrund von Überlebensberechnungen aufgezeigt werden, daß nur dann eine entsprechend verläßliche pN-Klassifikation gegeben ist, wenn

- mindestens 10 Lymphknoten aus Level I oder II tumorfrei sind
  oder
- bei nachgewiesener axillärer Lymphknotenmetastasierung mindestens 18 Lymphknoten histologisch untersucht wurden.

S 41 Durchmesser der größten Lymphknotenmetastase (in mm)

Die Messung von Lymphknotenmetastasen ist für die pN-Klassifikation erforderlich. Die jeweils größte Metastase ist entscheidend. Bei der Messung sind alle drei räumlichen Dimensionen zu berücksichtigen. Daher ist nicht nur der größte Durchmesser in den histologischen Schnitten, sondern auch der dazu senkrechte Durchmesser von Bedeutung; dieser kann nur durch Stufenschnitte ermittelt werden.

Einzelne Tumorzellen, die nur immunhistochemisch bestimmt werden, wie auch kleine Tumorzellverbände innerhalb der Lymphsinus ohne Beziehung zum lymphatischen Gewebe (sog. Tumorzellemboli oder intrasinusoidale Tumorzellembolien, auch „clandestine metastasis") dürfen *nicht* als Mikrometastasen gewertet werden.

S 42 Paketartige Lymphknotenmetastasierung

Als paketartige Lymphknotenmetastasierung wird die schon makroskopisch erkennbare Metastasierung in regionäre Lymphknoten bezeichnet, bei der die befallenen Lymphknoten nicht gegeneinander verschieblich und miteinander verwachsen sind. Dieser Befund an ipsilateralen axillären Lymphknoten führt – unbeschadet der Metastasengröße – zur Klassifikation pN2.

S 43 Invasion der Haut

Histologisch nachgewiesene direkte Invasion der Haut (Dermis, Epidermis) ohne Ulzeration wird in der pT-Klassifikation *nicht* berücksichtigt, ist aber möglicherweise von prognostischer Bedeutung.

Diskontinuierlicher Hautbefall in Form von Satellitenmetastasen wird hier nicht erfaßt (s. unter III.B und S 19), ebenso nicht Lymphgefäßinvasion in der Kutis (s. unter III.B).

S 44 An invasiven Tumor anschließende nichtinvasive Komponente/Intraduktale Komponente innerhalb des invasiven Karzinoms

Bei jedem invasiven Karzinom soll das Vorhandensein einer anschließenden nichtinvasiven Komponente festgestellt werden; dabei soll auch die Größe der nichtinvasiven Komponente im Vergleich zur invasiven Komponente angegeben werden. Letztere ist als Tumorgröße unter III.B erfaßt. Räumlich vom invasiven Karzinom getrennte nichtinvasive Areale werden hier nicht berücksichtigt; diese werden vielmehr als Satelliten bzw. – sofern schon makroskopisch feststellbar – als synchrone Primärtumoren in gleicher Brust (III.B/I.G) erfaßt.

Auch innerhalb des invasiven Tumors können sich wechselnd ausgedehnte Areale eines intraduktalen Karzinoms finden. Ihr relativer Anteil ist ebenso wie der Anteil der an das invasive Karzinom anschließenden nichtinvasiven Komponente von Bedeutung für die Wahrscheinlichkeit lokaler intramammärer Rezidive nach brusterhaltender Therapie.

In diesem Zusammenhang wird im Schrifttum vielfach von EIC („extensive in situ component") gesprochen. Die Definition ist nicht einheitlich; meist wird die Boston-Definition verwendet [87]. Danach liegt EIC vor, wenn die intraduktale Komponente innerhalb des invasiven Karzinoms 25% oder mehr beträgt *und* eine an den invasiven Tumor anschließende nichtinvasive Komponente vorhanden ist. Das invasive duktale Karzinom mit überwiegender intraduktaler Komponente (s. S 33, Anm. 4) entspricht immer EIC.

S 45 Subtypen des DCIS

Im allgemeinen werden folgende Subtypen des duktalen Carcinoma in situ (DCIS) unterschieden [57, 59, 72, 82]:

- *Komedotyp:*
  Wie solider Subtyp, jedoch ausgeprägte zentrale Nekrosen, gelegentlich auch Verkalkung.
- *Kribriformer Subtyp:*
  Lumen der Gänge erfüllt von brückenartigem Netzwerk, zwischen dem sich runde Hohlräume finden; Zellen stärker atypisch und pleomorph.
- *Solider Subtyp:*
  Gänge erfüllt von soliden Proliferationen, manchmal mit Einzelzellnekrosen, aber ohne ausgeprägte größere zentrale Nekrosen.
- *Mikropapillärer Subtyp:*
  Papilläre Bildungen epithelialer Zellen gegen die Lichtung, oft ohne fibrovaskulären Grundstock, meist nur in mäßig weiten Gängen; relativ gut differenzierte Zellen.
- *Papillärer (makropapillärer) Subtyp:*
  Gekennzeichnet durch Papillen mit fibrovaskulärem Grundstock im Bereich größerer Gänge und auch intrazystisch.
- *Sog. „clinging carcinoma" (Tapetenkarzinom):*
  Duktulär und lobulär einreihiges malignes Epithel. Diese Form wurde ursprünglich von Azzopardi [5] als Läppchenkanzerisierung beschrieben und wird neuerdings von Böcker et al. [15] hervorgehoben.

Etwa 30–50% aller DCIS zeigen mehrere Subtypen. Das „clinging carcinoma" kommt immer in Kombination mit anderen Subtypen vor.

Für die brusterhaltende Therapie ist es wesentlich, den Komedotyp zu erkennen. Bei diesem findet sich oft Multifokalität, und Lokalrezidive wurden häufiger beobachtet als bei den anderen Typen [104]. Aus diesem Grund wird von manchen Autoren nur eine Unterteilung in Komedotyp und Nichtkomedotyp vorgenommen [12, 58].

Da die Prognose noch stärker vom Kerngrading (siehe S 34) beeinflußt wird, wurde neuerdings eine Unterteilung des duktalen Carcinoma in situ in drei prognostische Gruppen vorgeschlagen (sog. Van Nuyis DCIS-Klassifikation) [91a]:

Gruppe 1: Nicht „High grade" (G1, 2), keine Nekrosen vom Komedotyp;
Gruppe 2: Nicht „High grade" (G1, 2), mit Nekrosen vom Komedotyp;
Gruppe 3: High grade (G3).

S 46 Zusätzliche Angaben bei invasivem lobulärem Karzinom

Die Unterteilung der invasiven lobulären Karzinome erfolgt nach den Vorschlägen des AFIP-Tumoratlas [82]. Der klassische Typ zeigt gänsemarschartige („indian file pattern") oder trabekuläre oder ringähnliche Anordnung der Tumorzellen (sog. „target like pattern", d.h. ringartige Anordnung um präexistente Gänge oder Blutgefäße).

Varianten werden diagnostiziert, wenn neben den klassischen Bildern mehr als 30% andere Wachstumsmuster vorkommen. Bei Varianten ist häufiger mit Bilateralität und Multifokalität zu rechnen. Die prognostische Bedeutung der histologischen Subtypen und des Zelltyps ist noch nicht eindeutig geklärt [82].

S 47 Mitoseindex

Der Mitosegehalt ist bei lymphknotenpositiven Patientinnen ein vom strukturellen und zellulären Grading unabhängiger Prognosefaktor [26].

S 48 Histologische Tumorbegrenzung

Unter „unscharf begrenzt" wird auch die sternförmige Anordnung von radiär gerichteten Ausläufern des Tumors verstanden. „Scharf begrenzt" entspricht den sog. „pushing margins" mit Verdrängung der Umgebung.

S 49 Immunhistochemischer CEA-Nachweis

Auf die prognostische Bedeutung der CEA-Expression wurde neuerdings von Esteban et al. [38] aufmerksam gemacht. Insbesondere die Kombination östrogen-positiv und CEA-negativ läßt eine besonders günstige Prognose erwarten.

S 50 Angioinvasion/Lymphgefäßinvasion/ Blutgefäßinvasion

Vielfach wird nicht zwischen Lymphgefäß- und Blutgefäßinvasion unterschieden, sondern summarisch von *Angioinvasion* gesprochen. Dabei werden nur peritumorale, nicht jedoch intratumorale Gefäße berücksichtigt. Da Lymphgefäß-[1] und Blutgefäßinvasion (Veneninvasion) prognostisch unterschiedlich zu bewerten sind [82], wird empfohlen, eine gesonderte Beurteilung vorzunehmen. Die Unterscheidung erfolgt nach der Gefäßbeschaffenheit: Als Lymphgefäße gelten Gefäßräume, die von Endothel ausgekleidet werden und in der Wand weder glatte Muskulatur noch Elastika aufweisen [82].

---

[1] Die übliche Bezeichnung für das Vorhandensein von Tumorzellen – einzeln oder in kleinen Gruppen – in Lymphgefäßen ist „Lymphgefäßinvasion", wie es auch von der UICC [99, 100] vorgesehen ist. Rosen u. Oberman [82] sprechen allerdings exakter von „lymphatic tumor emboli", da ein Kontakt zur Gefäßwand für die Diagnose nicht erforderlich ist.

Peritumoröse *Lymphgefäßinvasion* zeigt eine erhöhte Wahrscheinlichkeit für bereits bestehende regionäre Lymphknotenmetastasen an [22], hat aber auch unabhängige prognostische Bedeutung u. zwar insbesondere bei lymphknotennegativen Patientinnen, vor allem bei pT1N0M0 [82].

Die prognostische Bedeutung der *Blutgefäßinvasion* wird unterschiedlich beurteilt (Lit. siehe [82]).

Bei der Dokumentation von Lymph- und Blutgefäßinvasion sollen der Grad der Invasion und die Lokalisation festgehalten werden. Diese Befunde geben Hinweise auf Multifokalität bzw. Satelliten und sind für die Indikation zur brusterhaltenden Therapie von Bedeutung [46].

S51 Bindegewebige Stromareaktion

Starke bindegewebige Stromareaktion entspricht dem sog. szirrhösen Karzinom. Dieses wird nicht unter den histologischen Typen registriert.

S52 Elastose

Eine ausgeprägte Elastose ist meist mit dem Vorhandensein von Östrogenrezeptoren assoziiert. Elastose scheint ein unabhängiger ungünstiger Prognosefaktor zu sein [40].

S53 Mikroverkalkungen im Exzisionspräparat

Die Klassifikation erfolgt nach Frappart et al. [41]. Typ I entspricht Kalziumoxalatkristallen, die doppelbrechend, nicht basophil und bei v. Kossa-Färbung negativ sind. Ohne Untersuchung im polarisierten Licht können sie leicht dem Nachweis entgehen. Typ II entspricht Kalziumphosphatkristallen, die nicht doppelbrechen, bei H.E. Färbung blauschwarz erscheinen und mit der v. Kossa-Färbung darstellbar sind.

S54 Histologische Regressionszeichen nach präoperativer (neoadjuvanter) Chemo-/Radiotherapie

Zunehmend wird im Rahmen multimodaler Therapiekonzepte Chemotherapie, z.T. auch in Kombination mit Radiotherapie, eingesetzt [11]. Indikationen für eine derartige neoadjuvante Therapie bestehen beim lokal fortgeschrittenen, primär nicht operablen Mammakarzinom, beim inflammatorischen Karzinom und auch bei brusterhaltender Therapie. In solchen Fällen soll am Tumorresektat die erzielte Tumorregression histologisch beurteilt werden.

Die Regressionsgrade sind wie folgt definiert [92]:

Grad 0: Kein sicherer Therapieeffekt.
Grad 1: Vermehrte Tumornekrose mit herdförmiger resorptiver Entzündung und/oder deutlichen zytopathischen Effekten.
Grad 2: Weitgehende Tumornekrose mit nur fokal noch nachzuweisendem, evtl. auch multifokalem minimalem invasivem Resttumor, nicht größer als 0,5 cm.
Grad 3: Nur nichtinvasiver Resttumor.
Grad 4: Kein Resttumor (komplette Remission).

S55 Begleitende nicht-karzinomatöse Veränderungen

Die Angaben erfolgen getrennt für die ipsi- und die kontralaterale Mamma. Die Angaben über die kontralaterale Mamma berücksichtigen die histologischen Befunde einer Biopsie aus der Gegenseite, wenn dort kein (infiltratives oder nichtinfiltratives) Karzinom festgestellt wurde. (Bezüglich Definitionen s. S8 und S33.)

S56 Nähere Angaben zur lymphogenen Metastasierung

Entsprechend den Empfehlungen der AGO (Arbeitsgemeinschaft für gynäkologische Onkologie) [85] soll die Zahl untersuchter und befallener Lymphknoten gesondert für die einzelnen Levels (s. S20) angegeben werden. Wenn keine Lymphknoten untersucht wurden oder befallen sind, ist „00" einzutragen. Ist wegen mangelnder Information des Pathologen und fehlender Markierung des Präparates bei der pathologischen Untersuchung eine Aussage nach Levels nicht möglich, soll „XX" eingetragen werden. Zur Definition der Mikrometastasen und ihrer Abgrenzung gegen Tumorzellemboli siehe S41.

Die Bedeutung einer gesonderten Angabe für jeden Level liegt darin, daß hieraus auch bei Untersuchung lediglich des Level I oder der Level I und II Wahrscheinlichkeitsaussagen bezüglich des Befalls der nicht dissezierten Level getroffen werden können [51]. Damit kann die Indikation für eine etwaige axilläre Nachbestrahlung gestellt werden [52].

Als „perinoduläres Wachstum" ist nur der Durchbruch von Tumorgewebe durch die Lymphknotenkapsel in das perinoduläre Gewebe zu verstehen. Das Vorkommen von Tumorzellen in Lymphgefäßen außerhalb des Lymphknotens wird hier nicht erfaßt [60]. Perinoduläres Wachstum hat unabhängigen Einfluß auf die Prognose [32].

S57 Satelliten im axillären Fettgewebe

Knotige Tumorareale im Fettgewebe ohne erkennbare Reste lymphatischen Gewebes werden als Satelliten bezeichnet, wenn sie kleiner als 3 mm sind. Größere derartige Herde werden als Lymphknotenmetastasen gewertet [100].

S58 Sinushistiozytose

Ausgeprägte Sinushistiozytose in regionären Lymphknoten scheint ein günstiger Prognosefaktor zu sein, wenngleich dies nicht unumstritten ist (Literatur bei [82]).

S59 Schnitt durch Tumorgewebe

„Schnitt durch Tumorgewebe" ist zu verschlüsseln, wenn bei einer präliminaren Exzision diese nicht komplett erfolgt und dann in einem 2. Schritt (in gleicher Sitzung oder in 2. Sitzung) eine vollständige Exzision des Tumors oder eine Mastektomie im Gesunden vorgenommen wird.

S 60 Durchführung von Spezialuntersuchungen

Zunehmend wird die Bedeutung verschiedenster, vielfach tumorbiologischer Spezialuntersuchungen für die Prognose, die Beurteilung des Therapieansprechens und z. T. auch für die Therapiewahl (insbesondere bei lymphknotennegativen Patientinnen) diskutiert [43, 61, 63].

Solche Untersuchungen sind unter anderem:

1) Immunhistochemie: β-HCG, β-1-Glykoprotein (SP-1), plazentares Laktogen, α-Laktalbumin (ALA), Blutgruppenantigene, S-100, Zytokeratine, Vimentin (Literatur bei [82]).
2) Morphometrie: Kerndurchmesser, Kernfläche, Kernumfang, Quantifizierung der Vaskularisation (Angiogenese) [17, 54, 69].
3) Zytometrie (Ploidie, DNA-Index, S-Phasenfraktion) und Proliferationsmarker (PCNA, AgNOR's, Ki 67, Bromdeoxyuridin, Thymidinmarkierungs-Index) [4, 20, 64, 65, 66, 108].
4) Tumorassoziierte Proteasen:
   - Urokinase-Plasminogenaktivator (uPA) [34],
   - Plasminogenaktivator-Inhibitor (PAI-1),
   - Kathepsin D [50].
5) Rezeptor für epidermalen Wachstumsfaktor (EGF-R).
6) pS2 (östrogenreguliertes Protein) [33].
7) Molekularbiologische Untersuchungen: c-Erb B-2 (HER-2/neu), hst-1/int-2, c-myc, p21, ear-1, mdr-1, p53 [19, 45, 47, 97].

Derzeit kann eine Empfehlung zum generellen Einsatz derartiger Untersuchungen noch nicht gegeben werden [9a]. Tabelle 30.1 zeigt ein Beispiel für eine heute geübte Risikoabschätzung bei lymphknotennegativen Patientinnen.

Tabelle 30.1. Risikoabschätzung bei lymphknotennegativen Patientinnen. (Mod. nach [70]).

Parameter	Geringes Risiko	Mittelgradiges Risiko	Hohes Risiko
Tumorgröße	≤ 1 cm	> 1 – 2 cm	> 2 cm
Grad	1	1/2	3
ER/PR	+	+	–
EGF-R	Niedrig	Niedrig	Hoch
Ploidie	Diploid	Diploid	Aneuploid
S-Phase	Niedrig	Niedrig	Hoch
Isolierte Tumorzellen im Knochenmark	–	–	+
Kathepsin-D	Niedrig	Niedrig	Hoch
Urokinase-Plasminogen-Aktivatoren (uPA)	Niedrig	Niedrig	Hoch

Wesentlich zurückhaltender werden die zusätzlichen Parameter seitens des College of American Pathologists [28] beurteilt. Danach sind biologisch und klinisch gut untermauerte (etablierte) prognostische Faktoren (Klasse I) lediglich TNM, histologischer Typ und Grad sowie Östrogen- und Progesteronrezeptoren. Als Klasse II A (biologisch und klinisch ausgiebig studiert und in klinischen Studien verwendet) werden eingestuft S-Phasen-Fraktion, Ki 67, Mitoseindex und wegen schwieriger Bestimmung mit Einschränkung der Thymidinmarkierungs-Index. Zur Klasse II B (biologisch-klinische Korrelation geprüft, jedoch Sicherung des Wertes in Prognosestudien noch ausstehend) zählen p53, c-Erb B2 (HER-2/neu), Angioinvasion und Angiogenese. Alle anderen diskutierten Parameter werden als experimentell (Klasse III) angesehen.

S 61 Histologische Befunde an den Resektionsrändern bzw. Tumorbett-Biopsien

Hier werden die Befunde der definitiven histologischen Untersuchung nach Paraffineinbettung festgehalten. (Bez. Satelliten s. S 19.)

Für die Untersuchung der Resektionsränder bei brusterhaltender Therapie wurde die zytologische Untersuchung von Abstrichpräparaten der Resektionsflächen und die Tumorbett-Biopsie bzw. deren Kombinationen angegeben [37]. Auch der zusätzliche Einsatz von Immunzytochemie wurde empfohlen [103].

S 62 Minimale Sicherheitsabstände (in mm)

Bei jeder Art der Tumorentfernung soll der makroskopisch bestimmte minimale Sicherheitsabstand angegeben werden. Eine histologische Ausmessung des minimalen Sicherheitsabstandes ist nur bei Tumorexzisionen und Segmentresektionen obligat. Bei der histologischen Messung wird nur die kontinuierliche Tumorausbreitung berücksichtigt; dementsprechend bleiben Satelliten sowie Ausdehnung in Lymph- oder Blutgefäße hier außer Betracht.

Geringe minimale Sicherheitsabstände (weniger als 1 mm bzw. weniger als 5 mm) werden von manchen Autoren als Tumorbefall der Resektionsränder gewertet (Literatur bei [9a]). Dies steht allerdings in Widerspruch zur gültigen R-Klassifikation.

Die Weite des Sicherheitsabstands ist aber von Bedeutung. So findet man beim DCIS mit Sicherheitsabständen von weniger als 1 mm bei anschließender Nachexzision oder Mastektomie in 76% der Fälle einen Residualtumor, während bei Sicherheitsabständen von 1 mm oder mehr dies nur in 43% der Fall ist [91].

Literatur

[1] Abrahmson DJ (1966) 857 breast biopsies as an out-patient procedure: Delayed mastectomy in 41 malignant cases. Ann Surg 163:478–483

[2] Anderson DE (1992) Familial versus sporadic breast cancer. Cancer 70:1740–1746
[3] Anderson DE, Badzioch MD (1993) Familial breast cancer risks. Effects of prostate and other cancers. Cancer 72:114–119
[4] Aubele M, Auer G, Gais P, Jütting U, Radenacker K, Voss A (1994) Nucleolus organizer regions (AgNORs) in ductal mammary carcinoma. Comparison with classifications and prognosis. Pathol Res Pract 190:129–137
[5] Azzopardi JG (1979) Problems in breast pathology. In: Bennington JL (ed) Major problems in pathology, vol. II. B. Saunders, London
[6] Badwe RA, Gregory WM, Chaudary MA, Richards MA, Bentley AE, Rubens RD, Fentiman IS (1991) Timing of surgery during the menstrual cycle and survival of premenopausal women with operable breast cancer. Lancet 337:1261–1264
[7] Bässler R (1994) Einteilung der Mastopathie nach Prechtel. Chir Praxis 47:21–23
[8] Bässler R, Prechtel K, Schauer A, Maass H, Stegner HE (1985) 1. Rundtischgespräch über Voraussetzungen und Konsequenzen der histopathologischen Diagnostik des Mammakarzinoms, insbesondere nach brusterhaltenden Operationsmethoden. Verh Dtsch Ges Pathol 69:237–248
[9] Bässler R, Böcker W, Hermanek P, Pickartz H, Prechtel K, Schauer A, Schnürch H-G, et al. (1992) Die gegenwärtige Situation des Gradings beim Mammakarzinom. Pathologe 13:130–134
[9a] Bässler R, Schnürch HG (1994) Standards der pathohistologischen Aufarbeitung des Mammakarzinoms. Ein Beitrag zur Qualitätssicherung in Pathologie und Praxis. Gynäkologe 27:23–36
[10] Bastarrachea J, Hortobagyi GN, Smith TL, Rau S-WC, Buzdar AU (1994) Obesity as an adverse prognostic factor for patients receiving adjuvant chemotherapy for breast cancer. Ann Intern Med 120:18–25
[11] Bastert G, Schmid H (1992) Präoperative Chemotherapie beim Mammakarzinom. Chirurg 63:469–476
[12] Bellamy COC, McDonald D, Salter DM, Chetley U, Anderson TJ (1993) Non-invasive ductal carcinoma of the breast. The relevance of histologic categorization. Hum Pathol 24:16–23
[13] Berg JW (1955) The significance of axillary node levels in the study of breast carcinoma. Cancer 8:776–778
[14] Bloom HJG, Richardson WW (1957) Histological grading and prognosis in breast cancer. Br J Cancer 11:359–377
[15] Bodian CA, Perzin KH, Lattes R, Hoffmann P, Abernathy TG (1993) Prognostic significance of benign proliferative breast disease. Cancer 71:3896–3907
[16] Böcker W, Bier B, Wopersnow R, Reinhardt R (1991) Submakroskopie, Lichtmikroskopie und Immunhistochemie der proliferierenden Mastopathie und der Präkanzerose der Mamma. GBK-Fortbildung aktuell 59:9–13
[17] Bundred NJ, Bowcott M, Walls J, Faragher EB, Knox F (1994) Angiogenesis in breast cancer predicts node metastases and survival. Eur J Surg Oncol 20:101–102
[18] Byers T (1994) Nutritional risk factors for breast cancer. Cancer 74:288–295
[19] Calaffi M, Teague MW, Jensen RA, Vnencak-Jones CL, Dupont WD, Parl FF (1994) p53 gene mutations and steroid receptor status in breast cancer. Cancer 73:2147–2156
[20] Camplejohn RS, Ash CM, Gillett CE, Raikundalia B, Barnes DM, Gregory WM, Richards MA, et al. (1995) The prognostic significance of DNA flow cytometry in breast cancer: results from 881 patients treated in a single centre. Brit J Cancer 71:140–145
[21] Cancer committee of the college of American pathologists (1986) Consensus meeting: Is „fibrocystic disease" of the breast precancerous? Arch Path Lab Med 110:171–173
[22] Chadha M, Chabon AB, Friedman P, Vikram B (1994) Predictors of axillary lymph node metastases in patients with T1 breast cancer. Cancer 73:350–353
[23] Chlebowski RT, Butler J, Nelson A, Lillington L (1993) Breast cancer chemoprevention. Tamoxifen; current issues and future prospective. Cancer 72:1032–1037
[24] Clark CP III, Peters GN, O'Brien KM (1993) Cancer in the augmented breast. Diagnosis and prognosis. Cancer 72:2170–2174
[25] Claus EB, Risch N, Thompson WD (1994) Autosomal dominant inheritance of early-onset breast cancer. Implications for risk prediction. Cancer 73:643–651
[26] Clayton F, Hopkins CL (1993) Pathologic correlates of prognosis in lymph node-positive breast carcinomas. Cancer 71:1780–1790
[27] Colditz GA (1993) Epidemiology of breast cancer. Findings from the Nurses's Health Study. Cancer 71:1480–1489
[28] College of American Pathologists (1994) XXVI Conference Snowbird, Utah, June 1994, Zitiert bei Burke, HB, Hutter RVP, Henson DE (1995) Breast carcinoma. In: Hermanek P, Gospodarowicz M, Henson De, Hutter RVP, Sobin LH (eds) Prognostic factors in cancer. Springer, Berlin Heidelberg New York Toyko
[29] Connolly JL, Schnitt SJ (1988) Evaluation of breast biopsy specimens in patients considered for treatment by conservative surgery and radiation therapy for early breast cancer. Pathol Ann 23, pt 1:1–23
[30] Deutsche Krebsgesellschaft (1994) Empfehlungen: Standards der operativen Primärtherapie des Mammakarzinoms. Forum DKG 9:22–27
[31] Diest PJ van, Belien JAM, Zanstra PE, Wilhelm WW, Baak JPA (1994) Integrated decision support system/image archive for histological typing of breast cancer using a relation oriented inference system. Histopathology 25:253–259
[32] Donegan WL, Stine SB, Samter TG (1993) Implications of extracapsular nodal metastases for treatment and prognosis of breast cancer. Cancer 72:778–782
[33] Dookeran K, Walker R, Windle R, Stotter A (1993) The significance of pS2 immunoreactivity in primary breast tumours. Eur J Surg Oncol 19:97–110
[34] Duffy MJ, Reilly D, McDermott E, O'Higgins N, Fennelly JJ, Andreasen PA (1994) Urokinase plasminogen activator as a prognostic marker in different subgroups of patients with breast cancer. Cancer 74:2276–2280
[35] Dupont WD, Parl FF, Hartmann WH, Brinton LA, Winfield AC, Worrell JA, Schuyler PA, et al. (1993) Breast cancer risk associated with proliferative breast disease and atypical hyperplasia. Cancer 71:1258–1265
[36] Elledge RM, Ciozza DR, Langone G, McGuire WL (1993) Estrogen receptor, progesterone receptor, and HER-2/neu protein in breast cancers from pregnant patients. Cancer 71:2499–2506
[37] England DW, Chan SY, Stonelake PS, Lee MJR (1994) Assessment of excision margins following wide local excision for breast carcinoma using specimen scrape cytology and tumorbed biopsy. Eur J Surg Oncol 20:425–429
[38] Esteban JM, Felder B, Ahn C, Simpson JF, Battifora H, Shively JE (1994) Prognostic relevance of carcinoembryonic antigen and estrogen receptor status in breast cancer patients. Cancer 74:1575–1583
[39] Fisher B, Wolmark N, Bauer M, Redmond C, Gebhardt M (1981) The accuracy of clinical nodal staging and of limited axillary dissection as a determinant of histologic nodal status in carcinoma of the breast. Surg Gynecol Obstet 152:765–772
[40] Fisher ER, Anderson S, Redmond C, Fisher B for NSABP collaborating investigators (1993) Pathologic findings from the National Surgical Adjuvant Breast Project Protocol B-06. Cancer 71:2507–2517
[41] Frappart L, Remy I, Lin HC, Bremond A, Raudrant D, Grousson B, Vauzelle JL (1986) Different types of microcalcifications observed in breast pathology. Virchows Arch [A] 410:179–187

[42] Gall FP, Hermanek P, Wittekind C (1991) Die chirurgischen Biopsieverfahren. Beilage G 51 zu den Mitteilungen der Deutschen Gesellschaft für Chirurgie, Heft 4
[43] Graeff H, Jänicke F (1992) Prognosefaktoren beim Mammakarzinom und ihre Konsequenzen für die Therapieentscheidung. Chirurg 63:461–468
[44] Gregl A, Thorwirth V (1967) Die Bedeutung der Biopsie für die Prognose des Mammakarzinoms. Dtsch Med Wochenschr 92:2160–2165
[45] Hanada Y, Katagiri T, Ito I, Akiyama F, Sakamoto G, Kasumi F, Nakamura Y, Emi M (1994) Genetic studies of 457 breast cancers. Clinico-pathologic parameters compared with genetic alterations. Cancer 74:2281–2286
[46] Holland R (1993) Histopathologic and mammographic features of non-multifocal breast cancer. Abstracts IV. International Erlangen Symposium on actual aspects of stage-adapted therapy in patients with gynecological malignancies and breast cancer. May 21 and 22, 1993
[47] Horiguchi J, Iino Y, Takei H, Yokoe T, Ishida T, Morishita Y (1994) Immunohistochemical study on the expression of c-erbB-2 oncoprotein in breast cancer. Oncology 51:47–51
[48] Hulka B, Liu ET, Lininger RA (1994) Steroid hormones and risk of breast cancer. Cancer 74:1111–1124
[49] Hutter RVP (1986) Guidelines for data to be included in consultation reports on breast cancer, bladder cancer, and Hodgkin's disease. Pathologist 40:18–23
[50] Kandalaft PL, Chang KL, Ahn CW, Traweck ST, Mehta P, Battifora H (1993) Prognostic significance of immunohistochemical analysis of cathepsin D in low-stage breast cancer. Cancer 71:2756–2763
[51] Kiricuta CI, Tausch J (1992) A mathematical model of axillary lymph node involvement based on 1446 complete axillary dissections in patients with breast carcinoma. Cancer 69:2496–2500
[52] Kiricuta IC, Willner J, Kölbl O (1992) Die Bedeutung der Axillendiagnostik beim Mammakarzinom aus der Sicht des Strahlentherapeuten. Strahlenther Onkol 168:390–396
[53] Kochem HG, Schremmer CN, Hirche H (1980) Zur Bedeutung der Mamille beim Brustdrüsenkrebs der Frau. Geburtshilfe Frauenheilk 40:32–38
[54] Komitowski DD, Hart MM, Janson CP (1993) Chromatin organization and breast cancer prognosis. Two-dimensional and three-dimensional image analysis. Cancer 72:1239–1246
[55] Korzeniowski S, Dyba T (1994) Reproductive history and prognosis in patients with operable breast cancer. Cancer 74:1591–1594
[56] Kroman N, Hojgaard A, Andersen KW, Graversen HP, Afzelius A, Juul C, Hoffmann J, et al. (1994) Timing of surgery in relation to menstrual cycle does not predict the prognosis in primary breast cancer. Eur J Surg Oncol 20:430–435
[57] Lagios M (1990) Duct carcinoma in situ: pathology and treatment. Surg Clin North Am 70:853–871
[58] Lagios MD, Margolin FR, Westdahl PR, Rose MR (1989) Mammographically detected duct carcinoma in situ. Frequency of local recurrence following tylectomy and prognostic effect of nuclear grade on local recurrence. Cancer 63:619–624
[59] Lennington WJ, Jensen RA, Dalton LW, Page DL (1994) Ductal carcinoma in situ of the breast. Heterogeneity of individual lesions. Cancer 73:118–124
[60] Mambo NC, Gallagar HSt (1977) Carcinoma of the breast. The prognostic significance of extranodal extension of axillary disease. Cancer 39:2280–2285
[61] Mansour EG, Ravdin PM, Dressler L (1994) Prognostic factors in early breast carcinoma. Cancer 74:381–400
[62] McCormick B (1994) Selection criteria for breast conservation. The impact of young and old age and collagen vascular disease. Cancer 74:430–435
[63] McGuire WL, Tandon AK, Allred DC, Chamness GC, Ravdin DM, Clark GM (1992) Prognosis and treatment decisions in patients with breast cancer without axillary node involvement. Cancer 70:1775–1781
[64] Merkel DE, Winchester DJ, Goldschmidt RA, August CZ, Wruck DM, Rademaker AW (1993) DNA flow cytometry and pathologic grading as prognostic guides in axillary lymph node-negative breast cancer. Cancer 72:1926–1932
[65] Meyer JS, Koehm SL, Hughes JM, Higa E, Wittliff JL, Lagos JA, Manes JL (1993) Bromodeoxyuridine labeling for S-phase measurement in breast carcinoma. Cancer 71:3531–3540
[66] Mourad WA, Setrakian S, Hales ML, Abdulla M, Trucco G (1994) The argyrophilic nucleolar organizer regions in ductal carcinoma in situ of the breast. Cancer 74:1739–1745
[67] Neumann, K, Rüschoff J, Horstmann A, Zwiorek L, Kalbfleisch H (1989) Hormonrezeptorgehalt von Mammakarzinomen. Pathologe 10:160–164
[68] Noguchi S, Aihara T, Koyama H, Motomura K, Inaji H, Imaoka S (1994) Discrimination between multicentric and multifocal carcinomas of the breast through clonal analysis. Cancer 74:872–877
[69] Obermair A, Czerwenka K, Kurz C, Buxbaum P, Schemper M, Sevelda P (1994) Influence of tumoral microvessel density on the recurrence-free survival in human breast cancer: Preliminary results. Onkologie 17:44–49
[70] Onkologischer Arbeitskreis Heidelberg/Mannheim (1993) Das Mammakarzinom. Empfehlungen für eine standardisierte Diagnostik, Therapie und Nachsorge, 4. Aufl. Schriftenreihe des Tumorzentrums Heidelberg/Mannheim, Nr. 6. Tumorzentrum Heidelberg/Mannheim, Heidelberg
[71] Owings DV, Hann L, Schnitt SJ (1990) How thoroughly should needle localization breast biopsies be sampled for microscopic examination? Am J Surg Pathol 14:578–583
[72] Page DL, Anderson TJ (1987) Diagnostic histopathology of the breast. Churchill-Livingston, Edinburgh New York
[73] Pain JA, Ebbs SR, Hern RPA, Lowe S, Bradbeer JW (1992) Assessment of breast cancer size: a comparison of methods. Eur J Surg Oncol 18:44–48
[74] Pertschuk LP (1990) Immunocytochemistry for steroid receptors. CRC Press, London
[75] Petrek JA (1994) Breast cancer during pregnancy. Cancer 74:518–527
[76] Prechtel K (1991) Mastopathie. Histologische Formen und Langzeitbeobachtung. Zentralbl Pathol 137:210–219
[77] Prechtel K, Schmidt H, Gehm O (1982) Langzeitbeobachtungen von Frauen mit bioptisch gesicherter Mastopathie unterschiedlicher Schweregrade. In: Bohnert, H (Hrsg) Brustkrebs und Brustrekonstruktion. Thieme, Stuttgart New York
[78] Remmele W, Stegner HE (1987) Immunhistochemischer Nachweis von Östrogenrezeptoren (ER-ICA) in Mammakarzinomgewebe: Vorschlag zur einheitlichen Bewertung des Untersuchungsbefundes. Frauenarzt 28:41–43
[79] Remmele W, Stegner HE (1987) Vorschläge zur einheitlichen Definition eines Immunreactive Score (IRS) für den immunhistochemischen Östrogenrezeptor-Nachweis (ER-ICA) im Mammakarzinomgewebe. Pathologe 8:138–141
[80] Remmele W, Hildebrand U, Hienz HA, Klein PJ, Vierbuchen M, Behnken LJ, Heicke B, et al. (1986) Comparative histological, histochemical, immunohistochemical and biochemical studies on oestrogen receptors, lectin receptors, and Barr bodies in human breast cancer. Virchows Arch [A] 409:127–147
[81] Rosen PP (1993) Proliferative breast "disease". An unsolved diagnostic dilemma. Cancer 71:3798–3807
[82] Rosen PP, Oberman HA (1993) Tumors of the mammary gland. Atlas of tumor pathology, 3rd series, fasc 7. AFIP, Washington/DC

[83] Sainsbury JRC, Round CE, Melling PP and YBCG (Yorkshire Breast Carcinoma Group) (1994) A prospective study of the influence of timing of surgery during the menstrual cycle in patients with breast cancer. Eur J Surg Oncol 20:93

[84] Schatzkin A, Longnecker MP (1994) Alcohol and breast cancer. Where are we now and where do we go from here? Cancer 74, 1101–1110

[85] Schmidt-Matthiesen H (1988) Histopathologische Basisinformationen als Voraussetzung für individuelle gynäkologisch-onkologische Therapie. Empfehlungen der AGO (Arbeitsgemeinschaft gynäkologische Onkologie). Stand Herbst 1987. Pathologe 9:251–257

[86] Schnitt S, Wang HH (1989) Histologic sampling of grossly benign breast biopsies. How much is enough? Am J Surg Pathol 13:505–512

[86a] Schnitt SJ, Connolly JL (1992) Processing and evaluation of breast excision specimen. A clinically oriented approach. Am J Clin Pathol 98:125–137

[87] Schnitt SJ, Connolly JL, Harris JR, Hellman S, Cohen RB (1984) Pathologic predictors of early local recurrence in stage I and II breast cancer treated by primary radiation therapy. Cancer 53:1049–1057

[88] Schnürch HG, Lange S, Bender HG (1989) Vier histopathologische Differenzierungsgrade beim Mammakarzinom? Daten zur Empfehlung der UICC von 1987. Pathologe 10:39–42

[89] Schwartz GF, Birchansky CA, Komarnicky LT, Mansfield CM, Cantor RI, Biermann WA, Fellin FM, et al. (1994) Induction chemotherapy followed by breast conservation for locally advanced carcinoma of the breast. Cancer 73:362–369

[90] Siewert JR, Fink U (1989) Prophylaktische und therapeutische Lymphknotendissektion beim Mammakarzinom. In: Rothmund M (Hrsg) Metastasenchirurgie. Thieme, Stuttgart New York

[91] Silverstein MJ, Gierson ED, Colburn WJ, Cope LM, Furmanski M, Senofsky GMN, Gamagami P, et al. (1994) Can intraductal breast carcinoma be excised completely by local excision? Cancer 73:2985–2989

[91a] Silverstein MJ, Poller DN, Waisman JR, Colburn WJ, Barth A, Gierson ED, Lewinsky B et al. (1985) Prognostic classification of breast ductal carcinoma-in-situ. Lancet 345:1154–1157

[92] Sinn HP, Schmid H, Junkermann H, Houber J, Leppien G, Kaufmann M, Bastert G, et al. (1994) Histologische Regression des Mammakarzinoms nach primärer (neoadjuvanter) Chemotherapie. Geburtsh Frauenheilk 54:552–558

[93] Skolnick AH, Cannon-Albright LA (1992) Genetic predisposition in breast cancer. Cancer 70:1747–1754

[94] Solin LJ, Yeh I-T, Kurtz J, Fourquet A, Recht A, Kuske R, McCormick B, et al. (1993) Ductal carcinoma in situ (intraductal carcinoma) of the breast treated with breast-conserving surgery and definitive irradiation. Correlation of pathologic parameters with outcome of treatment. Cancer 71:2532–2542

[95] Stauch G, Spallek A, Parl FE, Choritz H, Georgii A (1984) Lebenserwartung nach zweizeitiger Mastektomie wegen Carcinom. Verhdl Dtsch Ges Pathol 68:260–263

[96] Taubert H-D (1993) Substitutionstherapie mit Östrogenen und die Häufigkeit des Mammakarzinoms. Chir Praxis 47:3–9

[97] Teto B, Brisson J (1994) Prognostic significance of HER-2/neu oncoprotein expression in node-positive breast cancer. Cancer 73:2359–2365

[98] Thompson WD (1994) Genetic epidemiology of breast cancer. Cancer 74:279–287

[99] UICC (1993) TNM-Atlas. Illustrierter Leitfaden zur TNM/pTNM-Klassifikation maligner Tumoren, 3. Aufl (Spiessl B, Beahrs OH, Hermanek P, Hutter RVP, Scheibe O, Sobin LH, Wagner G, eds). Springer, Berlin Heidelberg New York Tokyo

[100] UICC (1993) TNM Supplement 1993. A commentary on uniform use (Hermanek P, Henson DE, Hutter RVP, Sobin LH, eds). Springer, Berlin Heidelberg New York Tokyo

[101] Veronesi U (1986) Malignant breast tumors. In: McKenna RJ, Murphy GP (eds) Fundamentals of surgical oncology. McMillan, New York

[102] Veronesi U, Luini A, Galimberti V, Marchini S, Sacchini V, Rilke F (1990) Extent of metastatic axillary involvement in 1446 cases of breast cancer. Eur J Surg Oncol 16:127–133

[103] Veronesi U, Farante G, Galimberti V, Greco M, Luini A, Sacchini V, Andreola S, et al. (1991) Evaluation of resection margins after breast conservative surgery with monoclonal antibodies. Eur J Surg Oncol 17:338–341

[104] Webb MJ, Monaghan JM, Burghardt E, Kindermann G (1993) Quality assurance in gynecologic oncology. In: Burghardt E, Webb MJ, Monaghan JM, Kindermann G (eds) Surgical gynecologic oncology. Thieme, Stuttgart New York

[105] Weber BL, Abel KJ, Brody LC, Flejter WL, Chandrasekharappa SC, Couch FJ, Marajver SD, et al. (1994) Familial breast cancer. Approaching the isolation of a susceptibility gene. Cancer 74:1013–1020

[106] Wertheim V, Ozello L (1980) Neoplastic involvement of nipple and skin flap in carcinoma of the breast. Am J Surg Pathol 5:543–549

[107] WHO (1981) Histological typing of breast tumours. International histological classification of tumours No 2, 2nd edn. WHO, Geneva

[108] Wintzer HO, Zipfel I, Schulte-Mönting J, Hellerich U, v Kleist S (1991) Ki-67 immunostaining in human breast tumors and its relationship to prognosis. Cancer 67:421–428

[109] Witzig TE, Ingle JN, Cha SS, Schaid DJ, Tabery RL, Wold LE, Grant C, et al. (1994) DNA ploidy and the percentage of cells in S-phase as prognostic factors for women with lymph node negative breast cancer. Cancer 74:1752–1761

Weiterführende Literatur

Bender H (Hrsg) (1990) Gynäkologische Onkologie für die Praxis. Thieme, Stuttgart New York

Burghardt E, Webb MJ, Monaghan JM, Kindermann G (eds) (1993) Surgical gynecologic oncology. Thieme, Stuttgart New York

Gompel C, Silverberg SG (1993) Pathology in gynecology and obstetrics. 4th edn. Lippincott, Philadelphia

Harris JR, Hellman S, Henderson IC, Kinne DW (eds) (1991) Brest diseases. 2nd edn. Lippincott, Philadelphia

Nach Abschluß des Manuskriptes erschienen:

Bässler R (1995) Pathologie der Mamma. In: Roth SL, Bender HG, Ganzer U et al. (Hrsg) Klinische Onkologie '94/'95. Praxis Schweiz Rundschau Med – Sonderband 1995

Sauer H (Hrsg) (1995) Mammakarzinom. Zuckschwerdt, München Bern Wien New York

Schmidt-Matthiesen H, Bastert G (1995) Gynäkologische Onkologie. Diagnostik, Therapie und Nachsorge der bösartigen Genital-Tumoren und des Mammakarzinoms. 5. Aufl. Schattauer, Stuttgart New York

Mammakarzinom: Schema zur TNM/pTNM-Klassifikation

	(p)TNM
Primärtumor	
☐ Primärtumor kann nicht beurteilt werden	(p)TX
☐ Kein Anhalt für Primärtumor	(p)T0
☐ Carcinoma in situ [a]	(p)Tis
☐ Tumor ohne direkte Ausdehnung auf Brustwand [b] oder Haut [c]	
☐ Tumor ≤2 cm in größter Ausdehnung	(p)T1
☐ Tumor ≤0,5 cm	(p)T1a
☐ Keine Invasion von Pektoralisfaszie oder -muskel	(p)T1a (i)
☐ Invasion von Pektoralisfaszie oder -muskel	(p)T1a (ii)
☐ Tumor >0,5–1 cm	(p)T1b
☐ Keine Invasion von Pektoralisfaszie oder -muskel	(p)T1b (i)
☐ Invasion von Pektoralisfaszie oder -muskel	(p)T1b (ii)
☐ Tumor >1–2 cm	(p)T1c
☐ Keine Invasion von Pektoralisfaszie oder -muskel	(p)T1c (i)
☐ Invasion von Pektoralisfaszie oder -muskel	(p)T1c (ii)
☐ Tumor >2–5 cm in größter Ausdehnung	(p)T2
☐ Keine Invasion von Pektoralisfaszie oder -muskel	(p)T2 (i)
☐ Invasion von Pektoralisfaszie oder -muskel	(p)T2 (ii)
☐ Tumor >5 cm in größter Ausdehnung	(p)T3
☐ Keine Invasion von Pektoralisfaszie oder -muskel	(p)T3 (i)
☐ Invasion von Pektoralisfaszie oder -muskel	(p)T3 (ii)
☐ Tumor jeder Größe mit direkter Ausdehnung auf Brustwand oder Haut	(p)T4
☐ Ausdehnung auf Brustwand [b]	(p)T4a
☐ Ödem (einschließlich Apfelsinenhaut) oder Ulzeration der Brusthaut oder Satellitenmetastasen der Haut der gleichen Brust [c]	(p)T4b
☐ Kriterien von pT4a und pT4b	(p)T4c
☐ Entzündliches (inflammatorisches) Karzinom [d]	(p)T4d

[a] Schließt intraduktales Karzinom, lobuläres Carcinoma in situ und M. Paget der Mamille ohne nachweisbaren Tumor ein. Der mit einem nachweisbaren Tumor kombinierte M. Paget wird entsprechend der Größe des Tumors klassifiziert.
[b] Die Brustwand schließt die Rippen, die Interkostalmuskulatur und den vorderen Serratusmuskel mit ein, nicht aber die Pektoralismuskulatur.
[c] Als Ausdehnung auf die Haut gelten Ödem (einschl. Apfelsinenhaut) oder Ulzeration der Brusthaut oder Satellitenmetastasen der Haut der gleichen Brust. Einziehungen der Haut oder der Mamille oder andere Hautveränderungen außer denjenigen, die in T4b und T4d aufgeführt sind, können in T1, T2 und T3 vorkommen, ohne die T-Klassifikation zu beeinflussen.
[d] Entzündliche (inflammatorische) Karzinome der Brust sind durch eine diffuse braune Induration der Haut mit erysipelähnlichem Rand gekennzeichnet, gewöhnlich ohne eine darunter befindliche palpable Tumormasse.

Mammakarzinom

Mammakarzinom: Schema zur TNM/pTNM-Klassifikation (Fortsetzung)

	(p)TNM

Regionäre Lymphknoten

☐ Regionäre Lymphknoten können nicht beurteilt werden — (p)NX
☐ Keine regionären Lymphknoten — (p)N0
☐ Metastasen in beweglichen ipsilateralen axillären Lymphknoten — (p)N1
  ☐ (p)N1a

Zahl der befallenen Lymphknoten	≤ 0,2 cm [a]	> 0,2–2 cm intranodulär	> 0,2–2 cm perinodulär	> 2 cm
1–3	N1a	N1b (i)	N1b (iii)	N1B (iv)
> 3	N1a	N1b (ii)	N1b (iii)	N1B (iv)

  ☐ (p)N1b (i)
  ☐ (p)N1b (ii)
  ☐ (p)N1b (iii)
  ☐ (p)N1b (iv)

[a] Intrasinusoidale Tumorzellemboli dürfen nicht als Mikrometastasen klassifiziert werden (s. S. 30.39)

☐ Metastasen in fixierten ipsilateralen axillären Lymphknoten — (p)N2b
  ☐ Lymphknoten untereinander fixiert — (p)N2b (i)
  ☐ Lymphknoten an andere Strukturen fixiert — (p)N2b (ii)
☐ Metastasen in ipsilateralen Lymphknoten entlang der A. mammaria interna — (p)N3

Fernmetastasen

☐ Das Vorliegen von Fernmetastasen kann nicht beurteilt werden — (p)MX
☐ Keine Fernmetastasen — (p)M0
☐ Fernmetastasen vorhanden — (p)M1
  ☐ Fernmetastasen in supraklavikulären Lymphknoten (ipsi- und/oder kontralateral) — (p)M1a
  ☐ Andere Fernmetastasen — (p)M1b

Stadiengruppierung

(p)T	(p)M0				(p)M1
	(p)N0	(p)N1	(p)N2	(p)N3	
0	(entf.)	↑	↑	↑	↑
is	St. 0	St. IIA	St. IIIA		St. IV
1	St. I	↓			
2	St. IIA	St. IIB			
3	St. IIB				
4	← — St. IIIB — →				↓

TNM: T _____ N _____ M __ Stadium _____
pTNM: pT _____ pN _____ pM __

Erfordernisse für pTNM:

pT: Histologische Untersuchung des Primärtumors ohne makroskopischen Tumor an den Resektionsrändern.

pN 0,1: Untersuchung von 6 oder mehr Lymphknoten des Levels I der Axilla.

pN 2: Mikroskopische Bestätigung einer fixierten axillären ipsilateralen Lymphknotenmetastase.

pN 3: Mikroskopische Bestätigung einer Metastase in Lymphknoten an der ipsilateralen A. mammaria interna.

pM 1: Mikroskopischer (histologischer oder zytologischer) Nachweis von Fernmetastasen.

31 – Vulvakarzinom

Die organspezifische Tumordokumentation „Vulvakarzinom" wird verwendet für nichtinvasive Karzinome (Carcinoma in situ, schwere Dysplasie, vulväre intraepitheliale Neoplasie [VIN] 3), für extramammären M. Paget der Vulva und für primäre invasive maligne epitheliale Tumoren der Vulva (einschließlich der Bartholin-Drüsen).

Diese Dokumentation wird *nicht* angewandt bei malignen mesenchymalen Tumoren (wie embryonales Rhabdomyosarkom, Leiomyosarkom, malignes fibröses Histiozytom u.a.), malignem Melanom (s. S. 29.1 ff.), malignen Lymphomen, Dottersack- und Merkelzell-Tumoren.

Tumoren, die auf die Vagina übergreifen, werden auch dann als primäre Vulvakarzinome klassifiziert, wenn der Anteil in der Vagina größer ist als jener in der Vulva [21].

In dieser Dokumentation sind die Empfehlungen der Arbeitsgemeinschaft für Gynäkologische Onkologie (AGO) [14] wie auch jene des Tumoratlas des Armed Forces Institute of Pathology [7] voll berücksichtigt. Sie erfüllt darüber hinaus die Anforderungen, die eine Qualitätssicherung in der gynäkologischen Onkologie entsprechend den Empfehlungen von Webb et al. [23] möglich machen.

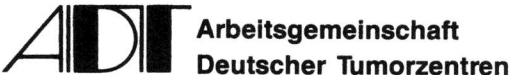

Arbeitsgemeinschaft Deutscher Tumorzentren

Vulvakarzinom

31.3

Kenn-Nr. (A1)	`3 1`	2
Klinik-Nr. u. Fachrichtung (A2)		9
Patientenidentifikation (A3)		16
Geburtsdatum	Tag Mon. Jahr	22
Geschlecht (W = Weiblich)	`W`	23
Tumoridentifikations-Nr. (A4)		24
Bogen-Nr. (A5)	`1`	25

I. PRÄTHERAPEUTISCHE DATEN

A. Aufnahmedatum und Anlaß für Arztbesuch (A6)

Aufnahmedatum   Tag ____ Monat ____ Jahr ____   Tag Mon. Jahr ☐ 31

Anlaß für Arztbesuch
T = Tumorsymptomatik führte zum Arzt, F = Gesetzliche Früherkennungsmaßnahme, S = Selbstuntersuchung,
L = Nachsorgeuntersuchung (Langzeitbetreuung), A = Andere Untersuchung, X = Unbekannt   ☐ 32

B. Anamnese, präkanzeröse Bedingungen und Läsionen (S1)

Datum der ersten ärztlichen Tumor(verdachts)diagnose (A7) Tag ____ Monat ____ Jahr ____   ☐ 38

Postmenopause   N = Nein, J = Ja, X = F.A.   ☐ 39

Alter bei Menopause   (00 = entfällt, menstruiert noch) |__|__| Jahre   ☐ 41

	N = Nein	J = Ja	X = F.A.	
Adipositas (S2)	○	○	○	☐ 42
Diabetes mellitus (S3)	○	○	○	☐ 43
Hypertonie	○	○	○	☐ 44
Genitale Granulomatose	○	○	○	☐ 45
Fanconi-Anämie	○	○	○	☐ 46

Raucher-Status (S4)   N = Niemals Zigarettenraucher, R = Zigarettenraucher, F = Früher Zigarettenraucher, X = F.A.   ☐ 47

Wenn Zigarettenraucher (früher oder derzeit), Menge
0 = Entfällt (kein Zigarettenraucher), 1 = bis 20/Tag, 2 = 21–40/Tag, 3 = 41–60/Tag, 4 = >60/Tag, X = F.A.   ☐ 48

Anzahl der Jahre, in denen geraucht wurde   (XX = F.A.) |__|__| ☐ 50

Immunsuppression   N = Nein, J = Ja, X = F.A.   ☐ 51

Nichtneoplastische Vulvaveränderungen (S5)

	Früher			Jetzt			F.	J.
	N = Nein	J = Ja	X = F.A.	N = Nein	J = Ja	X = F.A.		
Lichen sclerosus	○	○	○	○	○	○	☐	☐ 53
Plattenepithelhyperplasie	○	○	○	○	○	○	☐	☐ 55
Chronische Vulvitis	○	○	○	○	○	○	☐	☐ 57

Condylomata acuminata und In-situ-Veränderungen des Plattenepithels (S6)

Früher	Vulva		Vagina		Zervix		Vu.	Va.	Z.
	N = Nein	J = Ja	N = Nein	J = Ja	N = Nein	J = Ja			
Condylomata acuminata	○	○	○	○	○	○	☐	☐	☐ 60
Leichte Dysplasie	○	○	○	○	○	○	☐	☐	☐ 63
Mäßiggradige Dysplasie	○	○	○	○	○	○	☐	☐	☐ 66
Schwere Dysplasie	○	○	○	○	○	○	☐	☐	☐ 69
Carcinoma in situ	○	○	○	○	○	○	☐	☐	☐ 72
Intraepithel. Neoplasie Grad 3	○	○	○	○	○	○	☐	☐	☐ 75

Wagner/Hermanek: Organspezifische Tumordokumentation   © Springer-Verlag 1995

Vulvakarzinom

K-Nr. **3 1** Patienten-Id. T-Id. B-Nr. **1**

Condylomata acuminata und In-situ-Veränderungen des Plattenepithels (S6)

Jetzt	Vulva N=Nein	Vulva J=Ja	Vagina N=Nein	Vagina J=Ja	Zervix N=Nein	Zervix J=Ja	Vu.	Va.	Z.	
Condylomata acuminata	O	O	O	O	O	O				78
Leichte Dysplasie	O	O	O	O	O	O				81
Mäßiggradige Dysplasie	O	O	O	O	O	O				84
Schwere Dysplasie	O	O	O	O	O	O				87
Carcinoma in situ	O	O	O	O	O	O				90
Intraepithel. Neoplasie Grad 3	O	O	O	O	O	O				93

C. Andere Primärtumoren (frühere, synchrone) (A8)

Frühere Tumorerkrankung? N = Nein, J = Ja, X = F.A. ☐ 94

Falls Tumor in Anamnese: Lokalisation C ⊔⊔⊔⊔ Erkrankungsjahr 19 ⊔⊔   C [Lokalisation ☐☐☐☐] [Jahr ☐☐] 100

Synchroner Primärtumor in anderem Organ? N = Nein, J = Ja ☐ 101

D. Allgemeine klinische Befunde

Klinische Symptomatik   N = Nein   J = Ja   X = F.A.

	N	J	X		
Juckreiz, Brennen	O	O	O		102
Ausfluß	O	O	O		103
Übler Geruch	O	O	O		104
Schmerzen	O	O	O		105
Blutung (S7)	O	O	O		106
Dysurie	O	O	O		107
Tastbarer Tumor	O	O	O		108
Ulzeration	O	O	O		109
Vergrößerung von Leisten-LK	O	O	O		110

Allgemeiner Leistungszustand (nach ECOG) (A9)

0 = Normale, uneingeschränkte Aktivität wie vor der Erkrankung,
1 = Einschränkung bei körperlicher Anstrengung, aber gehfähig; leichte körperliche Arbeit bzw. Arbeit im Sitzen möglich,
2 = Gehfähig, Selbstversorgung möglich, aber nicht arbeitsfähig; kann mehr als 50% der Wachzeit aufstehen,
3 = Nur begrenzte Selbstversorgung möglich; 50% oder mehr der Wachzeit an Bett oder Stuhl gebunden,
4 = Völlig pflegebedürftig, keinerlei Selbstversorgung möglich; völlig an Bett oder Stuhl gebunden, X = Unbekannt ☐ 111

Gravierende Begleiterkrankungen (A10)   N = Nein   J = Ja   X = F.A.

	N	J	X		
Stärker eingeschränkte Lungenfunktion	O	O	O		112
Schwerwiegende Herzerkrankung	O	O	O		113
Zerebrale Durchblutungsstörung	O	O	O		114
Periphere arterielle Durchblutungsstörung	O	O	O		115
Stärker eingeschränkte Nierenfunktion	O	O	O		116
Leberzirrhose	O	O	O		117
Behandlungsbedürftiger Diabetes mellitus	O	O	O		118
Andere Begleiterkrankungen	O	O	O		119

Einschätzung des Operationsrisikos (A10)   1 = ASA I, 2 = ASA II, 3 = ASA III, 4 = ASA IV, 5 = ASA V, X = F.A. ☐ 120

Wagner/Hermanek: Organspezifische Tumordokumentation   © Springer-Verlag 1995

Vulvakarzinom

K-Nr. **3 1** Patienten-Id. T-Id. B-Nr. **1**

E. Diagnostik (A11)

Durchgeführte Untersuchungen	U = Unauffällig	P = Pathologisch	X = Nicht durchgeführt	
Inspektion und Palpation	○	○	○	121
Vulvo-/Kolposkopie	○	○	○	122
Schillersche Jodprobe	○	○	○	123
Toluidinblauprobe	○	○	○	124
Abstrichzytologie	○	○	○	125
Biopsie mit Stanze	○	○	○	126
Biopsie mit Skalpell	○	○	○	127
CT Unterbauch, kleines Becken	○	○	○	128
Sonographie Leiste	○	○	○	129
Feinnadelbiopsie, Leistenlymphknoten	○	○	○	130

Diagnose als Zufallsbefund bei gynäkologischer Untersuchung N = Nein, J = Ja □ 131

F. Tumorlokalisation

Lokalisation des Primärtumors (nach Tumorlokalisationsschlüssel) (A12, S8) C |5|1| | | C |5|1| | 135
Seitenlokalisation (A13) R = Rechts, L = Links, M = Mittellinienzone, B = Beidseitig, X = F.A. □ 136
Korrektur der Lokalisation N = Nein, G = Ja, Gleicher Bogen □ 137

Nähere Angaben zur Lokalisation	F = Frei von Tumor	T = Tumorbefallen	
Labium majus rechts	○	○	138
Labium majus links	○	○	139
Labium minus rechts	○	○	140
Labium minus links	○	○	141
Vordere Kommissur	○	○	142
Klitoris	○	○	143
Hintere Kommissur	○	○	144
Bartholin'sche Drüse rechts	○	○	145
Bartholin'sche Drüse links	○	○	146

G. TNM-Klassifikation und klinisches Stadium

Primärtumor
Tumorausdehnung (größter Durchmesser in cm) (XXX = F.A.) |_|_|,|_| □□□ 149
Ausbreitung des Primärtumors
B = Begrenzt auf Vulva/Perineum, N = Nachbarstrukturen befallen, X = F.A. □ 150

Invasion von Nachbarstrukturen (S9)	N = Nein	J = Ja	X = F.A.	
Urethra untere Hälfte	○	○	○	151
Urethra obere Hälfte, Wand	○	○	○	152
Urethra obere Hälfte, Schleimhaut	○	○	○	153
Vagina	○	○	○	154
Anus	○	○	○	155
Harnblasenwand	○	○	○	156
Harnblasenschleimhaut	○	○	○	157
Rektumwand	○	○	○	158
Rektumschleimhaut	○	○	○	159
Fixation am Beckenknochen	○	○	○	160

Wagner/Hermanek: Organspezifische Tumordokumentation © Springer-Verlag 1995

31.9

Vulvakarzinom

K-Nr. **3 1** Patienten-Id. ☐☐☐☐☐☐ T-Id. ☐ B-Nr. **1**

Regionäre Lymphknoten (S10)		Rechts			Links				
	F = Tumor-frei	M = Meta-stase(n)	X = F.A.	F = Tumor-frei	M = Meta-stase(n)	X = F.A.		R L	
Leistenlymphknoten	○	○	○	○	○	○		☐ ☐	162

Fernmetastasen N = Nein, J = Ja, X = F.A. ☐ 163

Wenn ja, Lokalisation (A14)
1. _____ 1. ☐☐ 166
2. _____ 2. ☐☐ 169
3. _____ 3. ☐☐ 172

Klinische TNM-Klassifikation (A15, S11 und Schema S. 31.28)

y ☐ T ☐☐ (m) ☐ C ☐   y T (m) C ☐☐☐☐ 177

N ☐ C ☐   N C ☐☐ 179

M ☐ C ☐   M C ☐☐ 181

Zusätzliche Angabe zu M (A15) 0 = Entfällt, da Makrometastasen, 1 = (mi) Mikrometastasen (±isolierte Tumorzellen), 2 = (i) Nur isolierte Tumorzellen, X = F.A. ☐ 182

Klinisches Stadium (A16, S12 und Schema S. 31.28)
1 = Stadium I, 2 = Stadium II, 3 = Stadium III, 4 = Stadium IVA, 5 = Stadium IVB, X = F.A. ☐ 183

H. Sonstige Tumorbefunde

Makroskopischer Tumortyp
F = Flach, P = Papillär, E = Exophytisch (polypös), U = Ulzerös, M = Mischform, X = F.A. ☐ 184

Wagner/Hermanek: Organspezifische Tumordokumentation © Springer-Verlag 1995

31.11

ADT Arbeitsgemeinschaft Deutscher Tumorzentren	**Vulvakarzinom**

Kenn-Nr. (A1)	3 1	2
Klinik-Nr. u. Fachrichtung (A2)		9
Patientenidentifikation (A3)		16
	Tag Mon. Jahr	
Geburtsdatum		22
Geschlecht (W = Weiblich)	W	23
Tumoridentifikations-Nr. (A4)		24
Bogen-Nr. (A5)	2	25

II. DATEN ZUR THERAPIE

A. Vorgesehene und durchgeführte Therapiemodalitäten (A17)

	N = Nein	J = Ja*	A = Abgelehnt		
Operation	○	○	○	☐	26
Bestrahlung	○	○ ○	○	☐	28
Chemotherapie, systemische	○	○ ○	○	☐	30
Chemotherapie, lokale	○	○	○	☐	31
Hormontherapie	○	○	○	☐	32
Immuntherapie	○	○	○	☐	33
Sonstige Therapie	○	○	○	☐	34

* Bei mehr als einer durchgeführten Therapiemodalität die zeitliche Reihenfolge der Maßnahmen durch Ziffern kennzeichnen.
(Wenn nicht-chirurgische Therapie durchgeführt, zusätzliche Therapiebögen der Basisdokumentation ausfüllen!)

B. Chirurgische Behandlung

Datum der Operation   Tag _____ Monat _____ Jahr _____   Tag Mon. Jahr ☐☐☐☐☐☐ 40

Primärtumor

Operationsmethode (S13)
01 = Elektrokoagulation, 02 = Laservaporisation (oberflächliche Laservulvektomie), 03 = Elektroresektion,
04 = „skinning vulvectomy", 05 = Lokale Exzision, 06 = Hemivulvektomie, 07 = (totale) Vulvektomie,
08 = Vordere Beckenexenteration, 09 = Hintere Beckenexenteration, 10 = Komplette Beckenexenteration,
11 = Sonstige Operation   ☐ 42

Regionäre Lymphknoten (S10)

	Rechts			Links				
	K = Keine Entfernung	E = Entfernung einzelner LK	D = Dissektion	K = Keine Entfernung	E = Entfernung einzelner LK	D = Dissektion	R L	
Oberflächliche Leisten-LK	○	○	○	○	○	○	☐☐	44
Tiefe Leisten-LK	○	○	○	○	○	○	☐☐	46

Nichtregionäre Lymphknoten

an A. iliaca externa	○	○	○	○	○	○	☐☐	48
an A. iliaca interna/ Obturatoriagruppe	○	○	○	○	○	○	☐☐	50
an A. iliaca communis	○	○	○	○	○	○	☐☐	52
parametran/präsakral	○	○	○	○	○	○	☐☐	54

Zugang bei Dissektion
K = Keine Dissektion, E = En bloc, G = Getrennte Inzision   ☐ 55

Plastische Defektdeckung
N = Nein, J = Ja   ☐ 56

Örtliche Tumorzelldissemination
N = Nein, J = Ja, Schnitt durch Tumorgewebe   ☐ 57

Wagner/Hermanek: Organspezifische Tumordokumentation © Springer-Verlag 1995

Vulvakarzinom

31.13

K-Nr. **3 1** Patienten-Id. T-Id. B-Nr. **2**

Dauer der Operation (in Minuten)	⊔⊔⊔	□□□ 60
Dauer der Intensivbehandlung (in Tagen)	⊔⊔	□□ 62
Zahl der verabreichten Blutkonserven (A17)	⊔⊔	□ 64

C. Klinische R-Klassifikation und Gesamtbeurteilung des Tumorgeschehens

Klinische R-Klassifikation (A18)
0 = Kein Residualtumor (R0), 1 = Nur mikroskopischer Residualtumor (R1), 2 = Makroskopischer Residualtumor, mikroskopisch nicht bestätigt (R2a), 3 = Makroskopischer Residualtumor, auch mikroskopisch bestätigt (R2b), X = Unbestimmt (RX) □ 65

Lokalisation von Residualtumor   N = Nein   J = Ja

Lokoregionär   ○   ○   □ 66

Fernmetastase(n)   ○   ○   □ 67

Gesamtbeurteilung des Tumorgeschehens bei nicht-chirurgischer Therapie (A19)
V = Vollremission, T = Teilremission, B = Klinische Besserung des Zustandes, Kriterien für Teilremission jedoch nicht erfüllt, K = Keine Änderung, D = Divergentes Geschehen, P = Progression, U = Beurteilung unmöglich, X = F.A. □ 68

D. Frühe Komplikationen der Therapie

Chirurgische Komplikationen   N = Nein   J = Ja

Nachblutung, revisionsbedürftige   ○   ○   □ 69

Wundheilungsstörung   ○   ○   □ 70

Andere chirurgische Komplikation(en)   ○   ○   □ 71

Nicht-chirurgische Komplikationen

Kardiopulmonale Komplikationen   ○   ○   □ 72

Renale Komplikationen   ○   ○   □ 73

Andere nicht-chirurgische Komplikation(en) ○   ○   □ 74

Postoperativer Exitus (A21)
N = Nein, I = Innerhalb von 30 Tagen nach definitiver Operation, S = Später □ 75

Wagner/Hermanek: Organspezifische Tumordokumentation © Springer-Verlag 1995

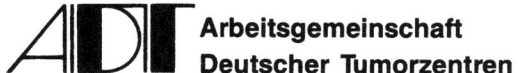
Arbeitsgemeinschaft Deutscher Tumorzentren

Vulvakarzinom

Kenn-Nr. (A1)	3 1	2
Klinik-Nr. u. Fachrichtung (A2)		9
Patientenidentifikation (A3)		16
Geburtsdatum	Tag Mon. Jahr	22
Geschlecht (W = Weiblich)	W	23
Tumoridentifikations-Nr. (A4)		24
Bogen-Nr. (A5)	3	25

III. DATEN ZUR PATHOLOGIE

Untersuchungsmaterial Primärtumor (A22)
K = Keine Untersuchung, Z = Nur Zytologie, B = Biopsie ohne Tumorresektion, T = Tumorteile (bei Tumorreduktion), R = Resektat □ 26

A. Histologischer Typ und Grading

Histologischer Tumortyp nach ICD-O (A23, S14) M⎵⎵⎵⎵/⎵3⎵   M ☐☐☐☐ 3   31

Bestätigung der Tumorhistologie durch andere Institution (A23)
N = Nein, R = Register oder Referenzpathologie einer Studie, A = Anderes Pathologisches Institut, B = R+A ☐ 32

Grading (A24, S15) 1 = G1, 2 = G2, 3 = G3, 4 = G4, L = Low Grade (G1–2), H = High Grade (G3–4), X = GX ☐ 33

B. pTNM-Klassifikation und pathologisches Stadium

Primärtumor

Tumorausdehnung (in cm) (S16)   (XXX = F.A.)

Größter Tumordurchmesser am frischen Präparat	⎵⎵⎵,⎵	☐☐☐ 36
am fixierten Präparat	⎵⎵⎵,⎵	☐☐☐ 39

Ausbreitung des Primärtumors
B = Begrenzt auf Vulva/Perineum, N = Nachbarstrukturen befallen, X = F.A. ☐ 40

Invasion von Nachbarstrukturen (S9)   N = Nein   J = Ja   X = Nicht untersucht

	N	J	X	
Urethra untere Hälfte	○	○	○	41
Urethra obere Hälfte, Wand	○	○	○	42
Urethra obere Hälfte, Schleimhaut	○	○	○	43
Vagina	○	○	○	44
Anus	○	○	○	45
Harnblasenwand	○	○	○	46
Harnblasenschleimhaut	○	○	○	47
Rektumwand	○	○	○	48
Rektumschleimhaut	○	○	○	49
Fixation am Beckenknochen	○	○	○	50

Tumordicke (in mm) (S17)   (XXX = F.A.)   ⎵⎵⎵,⎵   ☐☐☐☐ 53

Invasionstiefe (in mm) (S18)   (XXX = F.A.)   ⎵⎵⎵,⎵   ☐☐☐☐ 56

Regionäre lymphogene Metastasierung (S10)

	Oberflächliche Leisten-LK		Tiefe Leisten-LK		O.		T.		
	Rechts	Links	Rechts	Links	R	L	R	L	
Zahl untersuchter LK	⎵⎵⎵	⎵⎵⎵	⎵⎵⎵	⎵⎵⎵					64
Zahl befallener LK									
ohne Kapseldurchbruch									
nur Mikrometastasen	⎵⎵⎵	⎵⎵⎵	⎵⎵⎵	⎵⎵⎵					72
auch Makrometastasen	⎵⎵⎵	⎵⎵⎵	⎵⎵⎵	⎵⎵⎵					80
mit Kapseldurchbruch	⎵⎵⎵	⎵⎵⎵	⎵⎵⎵	⎵⎵⎵					88

Wagner/Hermanek: Organspezifische Tumordokumentation © Springer-Verlag 1995

Vulvakarzinom

K-Nr. **3 1** | Patienten-Id. | T-Id. | B-Nr. **3**

Metastasierung in Rosenmüller-Lymphknoten   Rechts   Links

R   L

Zahl untersuchter LK   ⌊_⌋   ⌊_⌋   ☐☐ 92

Zahl befallener LK ohne Kapseldurchbruch

   nur Mikrometastasen   ⌊_⌋   ⌊_⌋   ☐☐ 96

   auch Makrometastasen   ⌊_⌋   ⌊_⌋   ☐☐ 100

Zahl befallener LK mit Kapseldurchbruch   ⌊_⌋   ⌊_⌋   ☐☐ 104

Nur isolierte Tumorzellen (Tumorzellembolien)   Rechts ☐ 105

0 = Keine, 1 = Pelvine LK, 2 = Oberflächliche Leisten-LK, 3 = 1+2, 4 = Tiefe Leisten-LK,
5 = 1+4, 6 = 2+4, 7 = 1+2+4, 9 = F.A.   Links ☐ 106

Metastasierung in pelvine Lymphknoten   Rechts   Links

R   L

Zahl untersuchter LK   ⌊_⌋   ⌊_⌋   ☐☐ 110

Zahl befallener LK ohne Kapseldurchbruch

   nur Mikrometastasen   ⌊_⌋   ⌊_⌋   ☐☐ 114

   auch Makrometastasen   ⌊_⌋   ⌊_⌋   ☐☐ 118

Zahl befallener LK mit Kapseldurchbruch   ⌊_⌋   ⌊_⌋   ☐☐ 122

Andere Fernmetastasen   K = Keine nachgewiesen, Z = Zytologisch bestätigt, H = Histologisch bestätigt   ☐ 123

Lokalisation mikroskopisch nachgewiesener Fernmetastasen (A14)

1. _____   1. ☐☐ 126

2. _____   2. ☐☐ 129

3. _____   3. ☐☐ 132

pTNM-Klassifikation (A25 und Schema S. 31.28)

y ⌊_⌋ pT ⌊_⌋ (m) ⌊_⌋ pN ⌊_⌋ pM ⌊_⌋   y | pT | (m) | pN | pM ☐☐☐☐☐ 138

Zusätzliche Angabe zu pN (A25) (mi) Nur Mikrometastasen?   N = Nein, J = Ja, X = F.A.   ☐ 139

Zusätzliche Angabe zu pM (A25)   0 = Entfällt, da Makrometastasen, 1 = (mi) Mikrometastasen (±isolierte Tumorzellen),
2 = (i) Nur isolierte Tumorzellen, X = F.A.   ☐ 140

Pathologisches Stadium (TNM, FIGO) (A26, S19 und Schema S. 31.28)
0 = Stadium 0, 1 = Stadium I, 2 = Stadium II, 3 = Stadium III, 4 = Stadium IVA, 5 = Stadium IVB, X = F.A.   ☐ 141

C. Weitere Befunde und begleitende Veränderungen

Makroskopischer Tumortyp
F = Flach, P = Papillär, E = Exophytisch (polypös), U = Ulzerös, M = Mischform, X = F.A.   ☐ 142

Nur histologisch erkennbare Multizentrizität
N = Nein, J = Ja   ☐ 143

Nähere Differenzierung von VIN 3 (S20)
D = Schwere Dysplasie, C = Carcinoma in situ, X = F.A.   ☐ 144

Zusätzliche Angaben bei VIN 3:

Histologischer Subtyp (S21)
E = Entfällt (infiltratives Karzinom bzw. keine assoziierte VIN), B = Basaloider Subtyp,
W = Warziger (kondylomatöser) Subtyp, D = Differenzierter Subtyp, X = F.A.   ☐ 145

Histologische Bearbeitung des Primärtumors in Stufenschnitten (S22)
N = Nein, J = Ja   ☐ 146

Histologische Bearbeitung der Lymphknoten (S22)
S = Stufenschnitte, R = Referenzschnitte   ☐ 147

Lymphgefäßinvasion (L-Klassifikation) (A27)
0 = Keine Lymphgefäßinvasion (L0), 1 = Lymphgefäßinvasion (L1), X = F.A. (LX)   ☐ 148

Veneninvasion (V-Klassifikation) (A27)
0 = Keine Veneninvasion (V0), 1 = Mikroskopische Veneninvasion (V1), 2 = Makroskopische Veneninvasion (V2), X = F.A. (VX)   ☐ 149

Perineuralinvasion
N = Nein, J = Ja, X = F.A.   ☐ 150

Vulvakarzinom

K-Nr. **3 1** Patienten-Id. T-Id. B-Nr. **3**

Tumorrand (S23)
E = Expansiv, D = Diffus-infiltrativ, X = F.A.
☐ 151

Lymphoplasmazelluläre Stromainfiltration an Invasionsfront
K = Keine, G = Gering, A = Ausgeprägt, X = F.A.
☐ 152

Nachweis von HPV-Assoziation (S24)   N = Nein   J = Ja   X = Nicht durchgeführt

	N	J	X	
Zytologie/Histologie	○	○	○	☐ 153
Immunhistologie	○	○	○	☐ 154
Molekularpathologie	○	○	○	☐ 155

Begleitende Veränderungen   N = Nein   A = Angrenzend   G = Getrennt   B = Beides   X = F.A.

	N	A	G	B	X	
Condylomata acuminata	○	○	○	○	○	☐ 156
Lichen sclerosus (S5)	○	○	○	○	○	☐ 157
Plattenepithelhyperplasie (S5)	○	○	○	○	○	☐ 158
VIN 1,2 (S6)	○	○	○	○	○	☐ 159
Koilozytose (S6)	○	○	○	○	○	☐ 160

Bei infiltrativen Karzinomen

	N	A	G	B	X	
VIN 3 basaloider Subtyp	○	○	○	○	○	☐ 161
VIN 3 warziger Subtyp	○	○	○	○	○	☐ 162
VIN 3 differenzierter Subtyp	○	○	○	○	○	☐ 163
Sekundärer M. Paget (S14)	○	○	○	○	○	☐ 164

Tumorbiologische Spezialuntersuchungen (A28)
N = Nein, J = Ja
☐ 165

D. Definitive R-Klassifikation und weitere Angaben zur Radikalität

Histologische Befunde an den Resektionsrändern (S25)

	F = Tumorfrei	V = VIN 3	I = Invasives Karzinom	E = Entfällt	
Ventral	○	○	○	○	☐ 166
Lateral	○	○	○	○	☐ 167
Perineal	○	○	○	○	☐ 168
Vaginal	○	○	○	○	☐ 169

Definitive R-Klassifikation (A29)
0 = Kein Residualtumor (R0), 1 = Nur mikroskopischer Residualtumor (R1), 2 = Makroskopischer Residualtumor, mikroskopisch nicht bestätigt (R2a), 3 = Makroskopischer Residualtumor, auch mikroskopisch bestätigt (R2b), X = Unbestimmt (RX)
☐ 170

Methodik der R-Klassifikation (A30)
K = Konventionell, S = „Sophisticated"
☐ 171

Lokalisation von Residualtumor   N = Nein   J = Ja

	N	J	
Lokoregionär	○	○	☐ 172
Fernmetastase(n)	○	○	☐ 173

Minimaler Sicherheitsabstand (in mm) (S26)   (XX = F.A.)

Makroskopisch ⊔⊔   ☐☐ 175
Histologisch ⊔⊔   ☐☐ 177

Spezielle Verschlüsselungsanweisungen

S1 Präkanzeröse Bedingungen und Läsionen

Erhöhtes Vorkommen von Vulvakarzinomen wurde bei Adipositas, Diabetes mellitus, Hypertonie, Nikotinabusus, Immunsuppression, genitalen Granulomatosen (z. B. Granuloma inguinale), Fanconi-Anämie [26], nicht-neoplastischen Veränderungen wie Lichen sclerosus, Plattenepithelhyperplasie und chronischen Vulvitiden sowie bei HPV-assoziierten Veränderungen an Vulva, Vagina und Zervix beobachtet.

S2 Adipositas

Als Adipositas gilt eine Überschreitung des Sollgewichts (in kg) nach Broca (Körpergröße in cm minus 100) um mehr als 20%.

S3 Diabetes mellitus

Nicht nur ein behandlungsbedürftiger, sondern auch ein latenter Diabetes mellitus soll mit „Ja" verschlüsselt werden.

S4 Raucherstatus

Die Dokumentation erfolgt entsprechend den Vorschlägen der Division of Environmental Science der Columbia University, New York [9].

S5 Nicht-neoplastische Vulvaveränderungen

Nach der heute gültigen Nomenklatur der International Society for the Study of Vulvar Diseases (ISSVD) [13] wie auch nach der WHO-Klassifikation [15] zählen zu den nicht-neoplastischen Epithelveränderungen der Vulva der Lichen sclerosus und die Plattenepithelhyperplasie, die beim Vulvakarzinom gehäuft vorkommen.

Der *Lichen sclerosus* (früher Lichen sclerosus et atrophicus, atrophische Dystrophie) ist eine Dermatose mit progressiver Epithelverdickung, subepithelialem Ödem mit Fibrininsudation und anschließender chronischer Entzündung der Dermis. Der Veränderung entspricht ein klinisches Bild, das als „Kraurosis vulvae" bezeichnet wurde. In 1 – 3% der Patientinnen mit Kraurosis vulvae bzw. Lichen sclerosus entwickeln sich Vulvakarzinome. In etwa 30% der Plattenepithelkarzinome der Vulva zeigen die angrenzenden tumorfreien Bereiche der Vulva einen Lichen sclerosus.

Die *Plattenepithelhyperplasie* (früher hypertrophische Dystrophie) ist durch wechselnd ausgeprägte Hyperplasie mit Akanthose und oft auch Hyperkeratose, aber Fehlen von Atypie und entzündlicher Reaktion gekennzeichnet. Diese klinisch zum Teil noch als „Leukoplakie" bezeichnete Veränderung hat kein erhöhtes Risiko für eine Karzinomentwicklung, findet sich aber relativ häufig in der Umgebung von Plattenepithelkarzinomen.

S6 Condylomata acuminata und In-situ-Veränderungen des Plattenepithels

Nach der Nomenklatur der 2. Auflage der WHO-Klassifikation [15] wird der Begriff „In-situ-Veränderung des Plattenepithels" („squamous intraepithelial lesion") als Oberbegriff für plattenepitheliale Veränderungen verwendet, die durch Störungen in der Reifung und Kernanomalien gekennzeichnet sind. Als Kernanomalien gelten Verlust der Polarität, Polymorphie, grobe Verteilung des Chromatins, Unregelmäßigkeiten der Kernmembran und Mitosen (auch atypische). Mitbefall des Epithels der Hautanhangsgebilde kann vorkommen.

Die In-situ-Veränderungen des Plattenepithels werden je nach der Ausdehnung innerhalb der Epithelschichten in 4 Formen unterteilt:

1) *leichte Dysplasie* (VIN 1): begrenzt auf das untere Drittel des Epithels,
2) *mäßiggradige Dysplasie* (VIN 2): Befall der unteren 2 Drittel des Epithels,
3) *Schwere Dysplasie* (VIN 3): Ausbreitung auf das obere Drittel des Epithels, aber ohne Befall des Epithels in voller Dicke,
4) *Carcinoma in situ* (VIN 3): Befall des Epithels in voller Dicke oder Veränderung, bei der das untere Drittel des Epithels das Aussehen eines gut differenzierten Plattenepithelkarzinoms zeigt.

Bei VIN wird häufig eine Koilozytose (koilozytotische Atypie) beobachtet. Hierbei finden sich große Zellen mit klarem Zytoplasma, dicker Kernmembran und vergrößerten, hyperchromatischen, runzeligen Kernen. Das Vorhandensein von zwei- oder mehrkernigen klaren Zellen ist nicht obligat, sichert aber die Diagnose.

Im Gegensatz zur WHO-Klassifikation fassen die International Society for the Study of Vulvar Diseases [3, 13, 27] und die International Society of Gynecological Pathologists [7] schwere Dysplasie und Carcinoma in situ zusammen. In dieser Dokumentation kann wahlweise diese Zusammenfassung benutzt oder aber zwischen schwerer Dysplasie und Carcinoma in situ unterschieden werden.

Die Begriffe M. Bowen, Erythroplasie Queyrat und bowenoide Papulose sollten nicht mehr verwendet werden, weil ihre histologische Abgrenzung nicht eindeutig definier- und reproduzierbar ist und sich ihr biologisches Verhalten und ihre klinische Bedeutung kaum unterscheiden.

S7 Blutung

Als Blutung werden makroskopisch blutiger Ausfluß, Kontaktblutungen sowie makroskopische Blutabgänge außerhalb der Regelblutung erfaßt.

S 8 Lokalisation des Primärtumor

Bei Tumoren, die nur einen der nachfolgenden Teilbereiche befallen, werden die entsprechenden Codenummern eingetragen:

Labia majora mit Ausgang vom Oberflächenepithel	C 51.01
Labia majora mit Ausgang von Bartholin-Drüsen	C 51.02
Labia majora o. n. A.	C 51.09
Labia minora	C 51.10
Klitoris	C 51.20

Der vierstellige Schlüssel für diese Lokalisationen ist im Lokalisationsschlüssel bisher nicht vorgesehen, empfiehlt sich aber in Hinblick auf die Sonderstellung der von den Bartholin-Drüsen ausgehenden Tumoren, die nur durch Erfassung der speziellen Lokalisation, nicht aber durch die histologische Struktur klar zu differenzieren sind. Es wird vorgeschlagen, auch alle übrigen Positionen im Interesse der Einheitlichkeit vierstellig zu verschlüsseln (z. B. Klitoris: C 51.20 statt C 51.2).

Sind mehrere dieser Teilbereiche befallen, wird mit C 51.80 (Vulva, mehrere Teilbereiche überlappend) verschlüsselt. Auch Tumoren der vorderen oder hinteren Kommissur sollen mit C 51.80 verschlüsselt werden.

Die Lokalisation des Tumors wird im Detail unter dem nachfolgenden Item „Nähere Angaben zur Lokalisation" eingetragen.

S 9 Invasion von Nachbarstrukturen

Im Originaltext der TNM- und FIGO-Klassifikationen [21] wird bei oberer Harnröhre, Harnblase und Rektum ausschließlich von Schleimhautbefall gesprochen und hierfür T 4 vorgesehen. Im TNM Supplement 1993 [22] ist festgelegt, daß Befall nur der Wand dieser Strukturen (ohne Schleimhautinvasion) als T 3 zu klassifizieren ist.

S 10 Regionäre Lymphknoten

Nach der TNM-Klassifikation sind regionäre Lymphknoten für die Vulva die femoralen und inguinalen Lymphknoten. Dabei entsprechen die inguinalen Lymphknoten den oberflächlichen inguinalen Lymphknoten und die femoralen Lymphknoten den tiefen inguinalen Lymphknoten der Nomina Anatomica.

Nach anatomischen Studien gibt es neben dem Hauptabfluß der Lymphe in die inguinalen Lymphknoten (zunächst oberflächliche, dann tiefe) auch direkte Verbindungen zu den Lymphknoten in der Fossa obturatoria und zu den iliakalen Lymphknoten. Doch spielen diese klinisch keine Rolle, da Metastasen in den Beckenlymphknoten ohne Befall der Leistenlymphknoten überhaupt nicht oder nur äußerst selten vorkommen. Bei Befall der Leistenlymphknoten zeigen die Beckenlymphknoten (iliakal, an der Obturatoria) in etwa 25% Metastasen. Ihr Befall gilt als Fernmetastasierung.

Der Rosenmüller- oder Cloquet-Lymphknoten ist der letzte (am weitesten proximal gelegene) inguinofemorale Lymphknoten. Er liegt unterhalb des Leistenbandes und muß gesondert untersucht werden, weil bei Befall dieses Lymphknotens auch die Beckenlymphknoten behandelt werden müssen (operativ oder radiotherapeutisch).

S 11 Klinische TNM-Klassifikation

C-Faktor:

Primärtumor	C 1: Inspektion und Palpation, Vulvokolposkopie, Jodprobe, Toluidinblauprobe, Abstrichzytologie
	C 2: Urographie, Biopsie
	C 3: Chirurgische Exploration
Regionäre Lymphknoten	C 1: Klinische Untersuchung
	C 2: Sonographie, CT, Feinnadel- und andere Biopsien
	C 3: Chirurgische Exploration
Fernmetastasen	C 1: Klinische Untersuchung, Standardröntgenaufnahmen
	C 2: Sonographie, CT, NMR, nuklearmedizinische Untersuchungen, Biopsie und Zytologie
	C 3: Chirurgische Exploration

S 12 Klinisches Stadium

Im Gegensatz zur TNM-Klassifikation, die für jede Patientin sowohl eine klinische als auch eine pathologische Klassifikation vorsieht, wird nach den Regeln der FIGO [21] lediglich eine Klassifikation nach den Operationsbefunden und den histopathologischen Befunden durchgeführt. Dieses „FIGO-Stadium" entspricht dem pathologischen Stadium nach TNM und wird im Abschnitt III. B dokumentiert.

S 13 Operationsmethode

Bei der Elektroresektion der Vulva erfolgt kein Wundverschluß. Bei der „skinning vulvectomy", die bei VIN 3 angewandt wird, werden das Epithel und die angrenzende 3–5 mm breite Schicht subepithelialen Gewebes abgetragen und der Defekt mit Spalthautlappen gedeckt.

S 14 Histologischer Tumortyp

Die histologische Typisierung erfolgt nach den Vorschlägen der 2. Auflage der WHO-Klassifikation [15]. Diese entsprechen weitgehend jenen der International Society of Gynecological Pathology [7]. Die in Frage kommenden Tumortypen sind nachstehend mit ihren ICD-O-Code-Nummern aufgelistet.

Tumortyp	ICD-O-Code-Nr.	Anmerkung
Nicht-invasive Veränderungen		
Vulväre intraepitheliale Neoplasie Grad 3 (VIN 3) (Carcinoma in situ, schwere Dysplasie)	8077/2	(1)
M. Paget (extramammär)	8542/3	(2)
Invasive Karzinome		
Verhornendes Plattenepithelkarzinom	8071/3	(3)
Nichtverhornendes Plattenepithelkarzinom	8072/3	(3)
Plattenepithelkarzinomvarianten:		
– Plattenepithelkarzinom mit Tumorriesenzellen[a]	8079/3	(4)
– Spindelzelliges Plattenepithelkarzinom	8074/3	(5)
– Akantholytisches Plattenepithelkarzinom	8075/3	(6)
Basaloides Plattenepithelkarzinom	8123/3[b]	(7)
Verruköses Plattenepithelkarzinom	8051/3	(8)
Warziges (kondylomatöses) Plattenepithelkarzinom[a]	8054/3	(9)
Basalzellkarzinom	8090/3	(10)
Karzinome der Bartholin-Drüsen (außer Plattenepithelkarzinom)		
– Adenokarzinom	8140/3	(11)
– Adenoid-zystisches Karzinom	8200/3	(12)
– Adenosquamöses Karzinom	8560/3	(12)
– Übergangszellkarzinom (Transitionalzellkarzinom)	8120/3	(13)
Schweißdrüsenkarzinom	8400/3[c]	(14)
Karzinome ektopischen Mammagewebes		
– Duktales Karzinom	8500/3[c]	(15)
Talgdrüsenkarzinom	8410/3[c]	(16)

[a] Für diesen Tumor ist in der ICD-O keine Code-Nummer vorgesehen; es wird vorgeschlagen, die angegebene freie Nummer zu verwenden.
[b] Die Code-Nummer 8123/3 ist nach der ICD-O nur für das basaloide Plattenepithelkarzinom des Analkanals vorgesehen. Da der histologisch gleiche Tumor auch in der Vulva vorkommt, wird die Verwendung dieser Code-Nummer auch für diese Lokalisation empfohlen.
[c] Diese Code-Nummer ist nach ICD-O nur für Hauttumoren vorgesehen. Da dieser Tumor aber in histologisch gleicher Ausprägung auch in der Vulva vorkommt, wird die Verwendung dieser Code-Nummer auch für diese Lokalisation empfohlen.

Anmerkungen:

(1) *VIN 3* kann in schwere Dysplasie und Carcinoma in situ differenziert und in Subtypen unterteilt werden; dies erfolgt im Abschnitt III. C des Erhebungsbogens (s. S 20 und S 21).

(2) Der *extramammäre M. Paget* gleicht histologisch der entsprechenden mammären Veränderung. Nur Fälle mit primär intraepithelialer Proliferation atypischer Zellen vom Typ des Drüsenepithels innerhalb der Dermis werden hier erfaßt, nicht aber sekundärer Befall bei darunterliegendem Adenokarzinom, z. B. der Bartholin-Drüsen (sog. sekundärer M. Paget) (s. unter III. C „Begleitende Veränderungen").

(3) Plattenepithelkarzinome werden als verhornend klassifiziert, wenn sie wenigstens stellenweise Hornperlen enthalten. Beim in der Vulva seltenen *nichtverhornenden Plattenepithelkarzinom* finden sich nirgends Hornperlen; die Einordnung als Plattenepithelkarzinom erfolgt aufgrund von Interzellularbrücken und/oder Einzelzellverhornung. Selten gehen Plattenepithelkarzinome von den Bartholin-Drüsen aus. Sie enthalten dann typischerweise CEA [10].

(4) *Plattenepithelkarzinome mit Tumorriesenzellen* sind gewöhnlich nicht verhornend.

(5) Bei *spindelzelligen Plattenepithelkarzinomen*, die meist nicht verhornen, finden sich vorwiegend längliche spindelige Zellen mit sarkomähnlichem Bild. Manchmal ist auch das Stroma ausgeprägt spindelzellig, so daß Ähnlichkeit mit Karzinosarkomen entstehen kann.

(6) Beim *akantholytischen Plattenepithelkarzinom* finden sich infolge herdförmiger Akantholyse von Tumorzellen pseudodrüsige Strukturen; das in den Hohlräumen befindliche azelluläre basophile Material besteht nicht aus Schleim, hat aber einen hohen Hyaluronsäuregehalt. Diese Tumoren werden auch als adenoide oder pseudoglanduläre Plattenepithelkarzinome bezeichnet.

(7) Das *basaloide Plattenepithelkarzinom* besteht aus unterschiedlich großen Nestern unreifer Plattenepithelzellen mit fehlender oder höchstens ge-

ringer Reifung. Es muß streng getrennt werden vom Basalzellkarzinom. Häufig findet sich im Anschluß an den invasiven Tumor eine VIN 3 vom basaloiden Typ, häufig kann auch HPV (insbesondere Typ 16) nachgewiesen werden.

(8) Das *verruköse Plattenepitheliom* gleicht dem entsprechenden Typ in der Haut.

(9) Das häufig mit HPV (insbesondere Typ 16) assoziierte *warzige (kondylomatöse) Plattenepithelkarzinom* zeigt oberflächlich papilläre Struktur mit reifem hyperkeratotischem Plattenepithel über zarten fibrovaskulären Grundstöcken. In der Tiefe findet sich das typische Bild eines gut differenzierten Plattenepithelkarzinoms mit Kernpolymorphie und zytologisch leichter bis ausgeprägter Atypie. Oft läßt sich Vakuolisierung im Zytoplasma vom Typ der koilozytotischen Atypie nachweisen.

(10) Das *Basalzellkarzinom* der Vulva entspricht dem Basalzellkarzinom der Haut.

(11) *Adenokarzinome* in der Vulva gehen von den Bartholin-Drüsen, ausnahmsweise auch von den Skene-Drüsen [18] oder von ektopischem Kloakengewebe [19] aus.

(12) *Adenoid-zystisches und adenosquamöses Karzinom* gehen von den Bartholin-Drüsen aus. Sie gleichen den entsprechenden Tumoren anderer Lokalisation.

(13) Das *Übergangszellkarzinom* (Transitionalzellkarzinom) der Vulva geht ebenfalls von den Bartholin-Drüsen aus. Es gleicht dem Übergangszellkarzinom der ableitenden Harnwege.

(14) Das sehr seltene *Schweißdrüsenkarzinom* der Vulva [24] entspricht histologisch dem entsprechenden Tumor der Haut. Es breitet sich z. T. kontinuierlich in der Epidermis aus und zeigt dort pagetoides Aussehen (sog. sekundärer M. Paget).

(15) *Duktale Karzinome* können von ektopischem Mammagewebe in der Vulva ausgehen; zum Teil finden sich hierbei gleichzeitig auch Karzinome in der Mamma [2, 17].

(16) *Talgdrüsenkarzinome* der Vulva sind sehr selten und gleichen den entsprechenden Hauttumoren [8].

S 15 Grading

Nach den Vorschlägen der amerikanischen Gynecological Oncology Group (GOG) [4, 16] erfolgt das Grading der Plattenepithelkarzinome der Vulva nach dem Anteil an undifferenzierten Zellen. Diese sind dabei definiert als kleine Zellen mit spärlichem Zytoplasma und fehlenden oder nur geringen Zeichen der Differenzierung; sie infiltrieren das Stroma in längeren Zügen oder kleinen Haufen. Für die Einordnung in die 3 Differenzierungsgrade gelten:

– keine undifferenzierten Zellen	G 1
– weniger als 50% der Zellen undifferenziert	G 2
– 50% oder mehr der Zellen undifferenziert	G 3

Bei nicht-invasiven Karzinomen (VIN 3, M. Paget) entfällt das Grading.

S 16 Tumorausdehnung (in cm)

Die Messung erfaßt die horizontale Ausdehnung des Tumors, d. h. jene im Haut- bzw. Schleimhautniveau. Sie erfolgt makroskopisch, wobei zwischen der Messung am frischen und jener am fixierten Präparat zu unterscheiden ist [15].

S 17 Tumordicke (in mm)

Die Tumordicke wird von der oberen Grenze des Stratum granulare (bei fehlender Verhornung der Oberfläche von der Epitheloberfläche) bis zum tiefsten Invasionsniveau gemessen (Abb. 31.1) [7, 15].

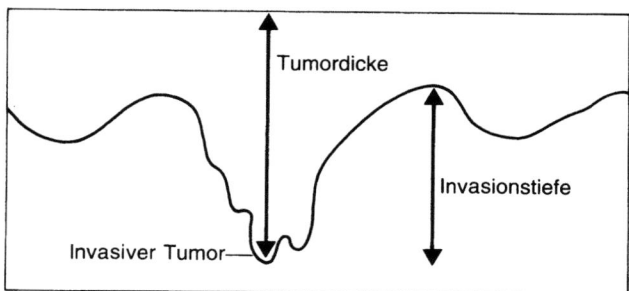

Fig. 31.1: Messung von Invasionstiefe und Tumordicke. (Mod. nach Scully et al. [15])

Für die Ergebnisse der Messung ist die korrekte Einbettung der Präparate mit senkrechter Schnittrichtung bei der Anfertigung der histologischen Schnitte wesentlich. Dies wird durch planes Aufspannen des frischen Operationspräparates erleichtert, wie es in der Bearbeitungsmethode von Vulvektomiepräparaten durch Lohe u. Baltzer [8] vorgesehen ist (Fig. 31.2).

S 18 Invasionstiefe (in mm)

Nach Empfehlung der WHO [15] soll als Invasionstiefe die Distanz zwischen Epithel-Stroma-Grenze der oberflächlichsten angrenzenden Papille und Ebene der tiefsten Invasion gemessen werden (Abb. 31.1).

Die Invasionstiefe ist maßgebend für die Abschätzung des Risikos einer bereits eingetretenen lymphogenen Metastasierung und damit für die Indikation zur regionären Lymphknotendissektion. Daher werden die Plattenepithelkarzinome in oberflächlich-invasive und offenkundig invasive („frankly invasive") Karzinome unterteilt sowie der Begriff des mikroinvasiven Karzinoms verwendet. Diese Begriffe wurden im Laufe der

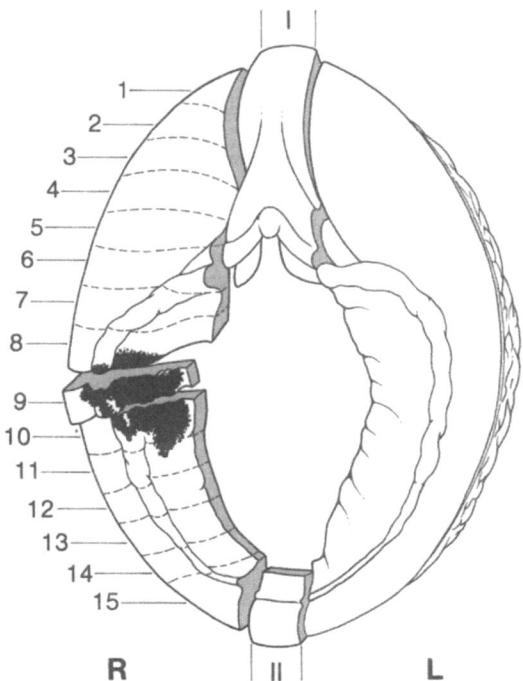

Fig. 31.2. Histologische Bearbeitungsmethode bei Vulvektomie. (Nach Lohe u. Baltzer [8])

letzten 20 Jahre unterschiedlich definiert, wobei die Grenze früher weiter gezogen wurde als heute. Nach jetzigem Wissen ist prognostisch entscheidend, ob ein Tumor mehr als 1 mm infiltriert [6, 7]. Wesentlich ist aber auch die Mitberücksichtigung des größten horizontalen Durchmessers (s. S 19: Definition des Stadiums I A).

S 19 Pathologisches Stadium

Das FIGO-Stadium wird nur aufgrund von pTNM bestimmt und entspricht dem pathologischen TNM-Stadium [21].

Die International Society for the Study of Vulvar Diseases (ISSVD) sieht zusätzlich zu den UICC- und FIGO-Stadien für einen Teil der Patienten des Stadiums I eine besondere Kennzeichnung als Stadium I A vor. Hierunter fallen Patientinnen mit *solitärem* Karzinom, deren Durchmesser maximal 2 cm und dessen Infiltrationstiefe maximal 1 mm beträgt [5, 25]. Die Definition des Stadiums I A ist nicht unumstritten, insbesondere wegen des relativ hoch angesetzten horizontalen Durchmessers [1].

S 20 Nähere Differenzierung von VIN 3

Entsprechend der WHO-Klassifikation kann VIN 3 näher differenziert werden in schwere Dysplasie und Carcinoma in situ:

Schwere Dysplasie: Die Veränderung findet sich in den unteren 2 Dritteln des Epithels und breitet sich auf das obere Drittel aus, ohne aber die volle Dicke des Epithels zu erfassen;

Carcinoma in situ: Befall des Epithels in voller Dicke oder Veränderung, bei der das untere Drittel das Aussehen eines gut differenzierten Plattenepithelkarzinoms zeigt (s. auch S 6).

S 21 Zusätzliche Angaben bei VIN 3: histologischer Subtyp

Die vulväre intraepitheliale Neoplasie (VIN) kann in 3 histologische Subtypen unterteilt werden, denen wahrscheinlich auch eine unterschiedliche Ätiologie entspricht [7, 12, 13, 27]:

1) *Basaloider Subtyp* (gewöhnlicher Typ):
Verdickte Epidermis mit glatter, nur leicht erhabener Oberfläche, wechselnd starke Hyperplasie. Epithel völlig oder fast völlig aus atypischen unreifen parabasalen Zellen mit spärlich Zytoplasma und vergrößerten hyperchromatischen Kernen bestehend, ähnlich dem klassischen Carcinoma in situ bzw. CIN 3 der Zervix. Relativ selten Koilozytose; zahlreiche auch abnorme Mitosen, häufig Ausdehnung auf Haarfollikel und Hautanhangsgebilde.

2) *Warziger (kondylomatöser) Subtyp* (im neueren Schrifttum z. T. auch als bowenoider Subtyp bezeichnet [11]):
Ausgeprägte Akanthose, Para- und Hyperkeratose mit reichlichen, auch abnormen Mitosen. Die Zellen zeigen durchweg Reifung, wenngleich diese abnorm abläuft. Es findet sich reichlich Zytoplasma, das oft eosinophil ist und Einzelzellverhornung zeigen kann. Die Kerne sind vergrößert, mit grobem Chromatin, immer wieder Zellen mit hyperchromatischen, geschrumpften Kernen, umgeben von hellem Zytoplasma. Im oberflächlichen Epithel oft charakteristische koilozytische Atypien, häufig auch vielkernige Riesenzellen, Ausbreitung in Haarfollikel und Hautanhangsgebilde.

3) *Differenzierter (einfacher) Subtyp:*
Abnorme Zellen sind auf basale und parabasale Teile der Retezapfen begrenzt. In den oberflächlichen Epithellagen normale Reifung, evtl. mit geringen Kernatypien; in den basalen Lagen Zellen mit ausgeprägt eosinophilem Zytoplasma und z. T. Hornperlenbildung. Kerne mit unregelmäßig verteiltem Chromatin und deutlichen Nukleoli.

Die drei Subtypen kommen in reiner Form, aber auch kombiniert vor, wobei vor allem basaloider und warziger Typ häufig gemischt zu sehen sind. In diesen Fällen erfolgt die Klassifikation nach dem überwiegenden Typ.

Wenn VIN 3 *ohne* invasives Karzinom diagnostiziert wird, findet sich in 90% der warzige (kondylomatöse) Subtyp. Er ist in hohem Prozentsatz HPV-assoziiert (meist Typ 16), wird bei jüngeren Patientinnen gesehen, betrifft in >90% unbehaarte Haut, ist in >70% multifokal, in über 50% bilateral und in

>40% mit intraepithelialen Neoplasien in Vagina und/oder Zervix kombiniert.

Der basaloide Typ der VIN 3 ohne invasives Karzinom wird vorwiegend bei älteren Patientinnen und ohne Assoziation mit HPV beobachtet; die Veränderung ist meist unilateral und unifokal und zeigt keine Bevorzugung der unbehaarten Haut [11].

Wird VIN 3 im Anschluß an ein invasives Karzinom beobachtet, ergeben sich Beziehungen zwischen dem Karzinomtyp und dem Subtyp der VIN: Basaloide und warzige VIN findet sich vor allem am Rand des basaloiden und des warzigen Plattenepithelkarzinoms und zeigt eine günstigere Prognose an [7], während der differenzierte Subtyp der VIN gewöhnlich in Nachbarschaft typischer verhornender Plattenepithelkarzinome beobachtet wird [20].

S 22 Histologische Bearbeitung des Primärtumors/der Lymphknoten

Entsprechend den Empfehlungen der AGO [14] ist anzugeben, ob der Primärtumor in Stufenschnitten bearbeitet wurde oder nicht, was z. B. bei gering invasiven Karzinomen bzw. beim Stadium I A für die Zuverlässigkeit der Diagnose von Bedeutung ist. Auch die histologische Bearbeitungsweise der regionären Lymphknoten soll angegeben werden.

S 23 Tumorrand

Beim expansiven Tumorrand ist der Tumor histologisch durch verdrängendes Wachstum („pushing") mit plumpen Zapfen charakterisiert; bei diffus-infiltrativem Rand finden sich schmale Stränge und dissoziierte Tumorzellen.

S 24 Nachweis von HPV-Assoziation

Bei alten Patientinnen läßt sich eine Assoziation mit einer HPV-Infektion relativ selten (20%), bei jüngeren Frauen sehr häufig (über 80%) nachweisen. Die höchste Nachweisfrequenz ergibt sich mit molekularpathologischen Methoden (insbesondere Polymerase-Kettenreaktion). Bei invasiven Karzinomen liegt meist der Typ 16 des HPV vor.

S 25 Befunde an den Resektionsrändern

Bei Befall der Resektionsränder ist zwischen Befall durch eine In-situ-Komponente (VIN) oder Befall durch invasiven Tumor zu unterscheiden. Mit histologischer Unradikalität ist in erster Linie am Übergang zur Vagina zu rechnen. Bei lokalen Exzisionen liegt am Präparat oft kein vaginaler Resektionsrand vor.

S 26 Minimaler Sicherheitsabstand (in mm)

Eine mikroskopische Messung ist bei Tumoren mit diffus-infiltrativem Tumorrand erforderlich, weiterhin bei Karzinomen mit expansivem Tumorrand, wenn der makroskopische Sicherheitsabstand weniger als 20 mm beträgt.

Literatur

[1] Bender HG (1991) Tumoren der Vulva. In: Bender HG (Hrsg) Gynäkologische Onkologie, 2. Aufl. Thieme, Stuttgart New York

[2] Cho D, Buscema J, Rosenshein NB, Woodruff JD (1985) Primary breast cancer of the vulva. Obstet Gynecol 66: 79–81 S

[3] International Society for the Study of Vulvar Diseases (1976) New nomenclature for vulvar disease. Report of the Committee on Terminology. Obstet Gynecol 47:122–124

[4] Kabulski Z, Frankman O (1978/79) Histologic malignancy grading in invasive squamous cell carcinoma of the vulva. Int J Obstet Gynecol 16:233–237

[5] Kneale BL (1984) Microinvasive cancer of the vulva; report of the ISSVD Task Force. 6th World Congress. J Reprod Med 29:454–456

[6] Kolstad P, Iversen T, Abeler V, Aalders J (1982) Microinvasive carcinoma of the vulva. Definition and treatment problems. Clin Oncol 1:355–362

[7] Kurman RJ, Norris HJ, Wilkinson E (1992) Tumors of the cervix, vagina, and vulva. Atlas of tumor pathology, 3rd ser, fasc 4. Armed Forces Institute of Pathology, Washington/DC

[8] Lohe KJ, Baltzer J (1981) Maligne Tumoren der Vulva. In: Lohe KJ, Baltzer J (Hrsg) Weibliche Genitalorgane, Teil 1. (Kompendium der klinischen Tumorpathologie, Bd 3). Witzstrock, Baden Baden Köln New York

[9] Mayer JL, Boffetta P, Kuroda MM (1992) Comparison of questionnaire-derived and tumor registry-derived smoking histories. Eur J Cancer 28:116–117

[10] Nadji M, Ganjei P, Penneys NS, Morales AR (1984) Immunohistochemistry of vulvar neoplasms; a brief review. Int J Gynecol Pathol 3:41–50

[11] Palo G de (1991) Clinical aspects and treatment of vulval intraepithelial neoplasia. Congress News ECCO 6, Oct 28

[12] Park JS, Jones RW, McLean MR, Currie JL, Woodruff JD, Shah KV, Kurman RJ (1991) Possible etiologic heterogeneity of vulvar intraepithelial neoplasia. A correlation of pathologic characteristics with human papillomavirus detection by in situ hybridization and polymerase chain reaction. Cancer 67:1599–1607

[13] Ridley CM, Frankman O, Jones ISC, Pincus S, Wilkinson EJ (1989) New nomenclature for vulvar disease. International Society for the Study of Vulvar Disease. Hum Pathol 20:495–496

[14] Schmidt-Matthiesen H (1988) Histopathologische Basisinformationen als Voraussetzung für individuelle gynäkologisch-onkologische Therapie. Empfehlungen der AGO (Arbeitsgemeinschaft Gynäkologische Onkologie), Stand Herbst 1987. Pathologe 9:251–257

[15] Scully RE, Bonfiglio TA, Kurman RJ, Silverberg SG, Wilkinson EJ (1994) Histological typing of female genital tract tumours, 2nd edn. WHO International histological classification of tumours. Springer, Berlin Heidelberg New York Tokyo

[16] Sedlis A, Homesley H, Bundy BN, Marshall R, Jordan E, Hacker N, Lee JM, et al. (1987) Positive groin lymph nodes in superficial squamous cell vulvar cancer. A gynecologic oncology group study. Amer J Obstet Gynecol 156:1159–1164

[17] Simon KE, Dutcher JP, Runowicz CD, Wiernik PH (1988) Adenocarcinoma arising in vulvar breast tissue. Cancer 62: 2234–2238

[18] Taylor RN, Lacey CG, Shuman MA (1985) Adenocarcinoma of Skene's duct associated with a systemic coagulopathy. Gynecol Oncol 20:250–256

[19] Tiltman AJ, Knutzen VK (1978) Primary adenocarcinoma of the vulva originating in misplaced cloacal tissue. Obstet Gynecol 51:30–33 S

[20] Toki T, Kurman RJ, Park JS, Kessis T, Daniel RW, Shah KV (1991) Probable nonpapilloma-virus etiology of squamous cell carcinoma of the vulva in older women. Int J Gynecol Pathol 10:107–125
[21] UICC (1993) TNM-Klassifikation maligner Tumoren. 4. Aufl, 2. Revision 1992 (Hermanek P, Scheibe O, Spiessl B, Wagner G, Hrsg). Springer, Berlin Heidelberg New York Tokyo
[22] UICC (1993) TNM Supplement 1993. A commentary on uniform use (Hermanek P, Henson DE, Hutter RVP, Sobin LH, eds) Springer, Berlin Heidelberg New York Tokyo
[23] Webb MJ, Monaghan JM, Burghardt E, Kindermann G (1993) Quality assurance in gynecologic oncology. In: Burghardt E, Webb MJ, Monaghan JM, Kindermann G (eds) Surgical gynecologic oncology. Thieme, Stuttgart New York
[24] Wick MR, Goellner JR, Wolfe JT III, Su WPD (1986) Vulvar sweat gland carcinoma. Arch Pathol Lab Med 109:43–47
[25] Wilkinson EJ (1991) Superficially invasive carcinoma of the vulva. Clin Obstet Gynecol 34:651–661
[26] Wilkinson EJ, Morgan LS, Friedrich EG Jr (1984) Association of Fanconi's anemia and squamous cell carcinoma of the lower female genital tract with condyloma acuminatum. J Reprod Med 29:447–452
[27] Wilkinson EJ, Keale B, Lynch M (1986) Report of the ISSVD Terminology Committee. J Reprod Med 31: 973–974

Weiterführende Literatur

Blackledge GRP, Jordan JA, Shingleton HM (eds) (1991) Textbook of gynecologic oncology. Saunders, Philadelphia London Toronto

Burghardt E, Webb MJ, Monaghan JM, Kindermann G (eds) (1993) Surgical gynecologic oncology. Thieme, Stuttgart New York

Crum CP, Nuovo GJ (eds) (1991) Genital papillomavirus and related neoplasias. Raven Press, New York

Gompel C, Silverberg SG (1993) Pathology in gynecology and obstetrics, 4th edn. Lippincott, Philadelphia

Hoskins WJ, Perez CA, Young RC (eds) (1992) Principles and practice of gynecologic oncology. Lippincott, Philadelphia

Knapstein PG, di Re F, Di Saia P, Haller U, Sevin BU (eds) (1991) Malignancies of the vulva. Thieme, Stuttgart New York

Köchli OR, Sevin BU, Benz J, Petru E, Haller U (Hrsg) (1991) Gynäkologische Onkologie. Manual für Klinik und Praxis. Springer, Berlin Heidelberg New York Tokyo

Schünemann H, Beaufort F (1989) Gynäkologische Malignome, 3. Aufl. Zuckschwerdt, München Bern Wien San Francisco

Sternberg SS, Mills SE (1991) Surgical pathology of the female reproductive system and peritoneum. Raven Press, New York

Woodruff JD, Angtuaco TL, Parmley TH (1992) Atlas of gynecologic pathology. 2nd edn. Raven Press, New York

Nach Abschluß des Manuskripts erschien:

Schmidt-Matthiesen H, Bastert G (1995) Gynäkologische Onkologie. Diagnostik, Therapie und Nachsorge der bösartigen Genital-Tumoren und des Mammakarzinoms. 5. Aufl. Schattauer, Stuttgart New York

Vulvakarzinom: Schema zur TNM/pTNM-Klassifikation

		(p)TNM	Stadium
Primärtumor	☐ Primärtumor kann nicht tumor beurteilt werden	(p)TX	–
	☐ Kein Anhalt für Primärtumor	(p)T0	–
	☐ Carcinoma in situ (präinvasives Karzinom, VIN 3, schwere Dysplasie)	(p)Tis	0
	☐ Tumor begrenzt auf Vulva/Perineum		
	☐ ≤ 2 cm	(p)T1	I
	☐ > 2 cm	(p)T2	II
	☐ Tumor infiltriert Nachbarstrukturen		
	☐ Untere Urethra	(p)T3	III
	☐ Vagina	(p)T3	III
	☐ Anus	(p)T3	III
	☐ Harnblasen*wand*	(p)T3	III
	☐ Rektum*wand*	(p)T3	III
	☐ Obere Urethral*schleimhaut*	(p)T4	IV A
	☐ Harnblasen*schleimhaut*	(p)T4	IV A
	☐ Rektum*schleimhaut*	(p)T4	IV A
	☐ Tumor an Knochen fixiert	(p)T4	IV A
Regionäre Lymphknoten	☐ Regionäre Lymphknoten können nicht beurteilt werden	(p)NX	–
	☐ Keine regionären Lymphknotenmetastasen	(p)N0	–
	☐ Einseitige regionäre Lymphknotenmetastasen	(p)N1	III
	☐ Beidseitige regionäre Lymphknotenmetastasen	(p)N2	IV A
Fern- metastasen	☐ Das Vorliegen von Fernmetastasen kann nicht beurteilt werden	(p)MX	–
	☐ Keine Fernmetastasen	(p)M0	–
	☐ Fernmetastasen	(p)M1	IV B

```
TNM:      T ___      N ___      M ___
pTNM:     pT ___     pN ___     pM ___       Stadium _____
```

Erfordernisse für pTNM:

pT: Histologische Untersuchung des Primärtumors ohne makroskopisch erkennbaren Tumor an den Resektionsrändern
oder mikroskopische Bestätigung der Invasion von Harnblasen- oder Rektumschleimhaut oder Schleimhaut der oberen Urethra oder von Beckenknochen (pT 4).

pN0: Histologische Untersuchung einer inguinalen Lymphknotendissektion mit 6 oder mehr regionären Lymphknoten.

pN1: Mikroskopische Bestätigung einer regionären Lymphknotenmetastase einer Seite.

pN2: Mikroskopische Bestätigung bilateraler regionärer Lymphknotenmetastasen.

pM1: Mikroskopischer (histologischer oder zytologischer) Nachweis von Fernmetastasen.

32 – Vaginalkarzinom

Die organspezifische Dokumentation „Vaginalkarzinom" ist anwendbar für primäre nichtinvasive Karzinome (vaginale intraepitheliale Neoplasie [VAIN] 3, schwere Dysplasie) und alle primären invasiven epithelialen malignen Tumoren (einschließlich Karzinoidtumoren).

Diese Dokumentation findet *nicht* Anwendung bei

- mesenchymalen malignen Tumoren [Sarcoma botryoides (embryonales Rhabdomyosarkom), Leiomyosarkom, endometrioides Stromasarkom u. a.], malignen epithelial-mesenchymalen Tumoren [Adenosarkom, maligner mesenchymaler Mischtumor (Karzinosarkom), synovialsarkom-ähnlicher Mischtumor],
- malignem Melanom,
- Dottersacktumor (endodermaler Sinustumor),
- malignen Lymphomen.

Wenn in der Vagina ein Karzinom gefunden wird, handelt es sich meist um die direkte Ausbreitung eines Zervix- oder Vulvakarzinoms oder um Metastasen. Primäre Vaginalkarzinome sind dagegen selten.

Ein primäres Vaginalkarzinom darf nur diagnostiziert werden, wenn es das Os externum der Zervix (Ostium uteri) nicht erreicht. Auch Tumoren, die zum größten Teil in der Vagina lokalisiert sind und nur in geringerer Ausdehnung die Portio uteri bis zum Os externum befallen, werden nicht als Vaginalkarzinome, sondern als Zervixkarzinome eingestuft [16].

Wenn ein in der Vagina befindliches Karzinom auch nur zum kleinen Teil die Vulva mitbefällt, ist es als Vulvakarzinom zu klassifizieren [16].

Tritt bei Patientinnen mit früherem nichtinvasivem oder invasivem Karzinom der Zervix oder der Vulva später in der Vagina ein Karzinom auf, so darf dieses nur dann als neuer Primärtumor der Vagina anerkannt werden, wenn ein mindestens 5–10 Jahre langes krankheitsfreies Intervall vorliegt; andernfalls ist ein solcher Vaginaltumor als Rezidiverkrankung des früheren Zervix- oder Vulvakarzinoms aufzufassen [4, 13].

Diese Dokumentation erfüllt die Anforderungen, die eine Qualitätssicherung in der gynäkologischen Onkologie entsprechend den Empfehlungen von Webb et al. [18] möglich machen.

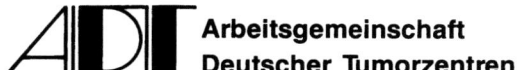

Vaginalkarzinom

Kenn-Nr. (A1)	**3 2**
Klinik-Nr. u. Fachrichtung (A2)	
Patientenidentifikation (A3)	
Geburtsdatum	Tag Mon. Jahr
Geschlecht (W = Weiblich)	W
Tumoridentifikations-Nr. (A4)	
Bogen-Nr. (A5)	1

I. PRÄTHERAPEUTISCHE DATEN

A. Aufnahmedatum und Anlaß für Arztbesuch (A6)

Aufnahmedatum   Tag ____ Monat ____ Jahr ____

Anlaß für Arztbesuch
T = Tumorsymptomatik führte zum Arzt, F = Gesetzliche Früherkennungsmaßnahme, V = Nichtgesetzliche Vorsorgeuntersuchung, S = Selbstuntersuchung, L = Nachsorgeuntersuchung (Langzeitbetreuung), A = Andere Ursachen, X = Unbekannt

B. Anamnese, präkanzeröse Bedingungen und Läsionen

Datum der ersten ärztlichen Tumor(verdachts)diagnose (A7) Tag ___ Monat ___ Jahr ___

Zahl der Graviditäten (8 = Acht und mehr, X = F.A.)

	N = Nein	J = Ja	X = F.A.	
DES-Behandlung der Mutter (S1)	○	○	○	40
Uterusprolaps	○	○	○	41
Pessarbehandlung	○	○	○	42
Chronisch-rezidivierende Entzündung	○	○	○	43

				Jahr	
Vorangegangene Bestrahlung	N = Nein	J = Ja	Wenn ja, wann 19 ___		46
Vorangegangene Hysterektomie					
– wegen benigner Erkrankung	N = Nein	J = Ja	Wenn ja, wann 19 ___		49
– wegen invasiven Zervixkarzinoms	N = Nein	J = Ja	Wenn ja, wann 19 ___		52

Condylomata acuminata und In-situ-Veränderungen des Plattenepithels (S2)

	Vulva		Vagina		Zervix					
Früher	N=Nein	J=Ja	N=Nein	J=Ja	N=Nein	J=Ja	Vu.	Va.	Z.	
Condylomata acuminata	○	○	○	○	○	○				55
Leichte Dysplasie	○	○	○	○	○	○				58
Mäßiggradige Dysplasie	○	○	○	○	○	○				61
Schwere Dysplasie	○	○	○	○	○	○				64
Carcinoma in situ/ Intraepithel. Neoplasie Grad 3	○	○	○	○	○	○				67
Jetzt										
Condylomata acuminata	○	○	○	○	○	○				70
Leichte Dysplasie	○	○	○	○	○	○				73
Mäßiggradige Dysplasie	○	○	○	○	○	○				76
Schwere Dysplasie	○	○	○	○	○	○				79
Carcinoma in situ/ Intraepithel. Neoplasie Grad 3	○	○	○	○	○	○				82

Pathologische Vorbefunde bei zervikal-vaginaler Zytologie (S3)

		Monat	Jahr	Monat	Jahr	
Low-grade SIL	N = Nein, J = Ja – Wenn ja, wann					87
High-grade SIL,						
– München III D	N = Nein, J = Ja – Wenn ja, wann					92
– München IV a,b	N = Nein, J = Ja – Wenn ja, wann					97

Wagner/Hermanek: Organspezifische Tumordokumentation © Springer-Verlag 1995

Vaginalkarzinom

K-Nr. **3 2** | Patienten-Id. | T-Id. | B-Nr. **1**

C. Andere Primärtumoren (frühere, synchrone) (A8)

Frühere Tumorerkrankung? N = Nein, J = Ja, X = F.A. □ 98

Falls Tumor in Anamnese: Lokalisation C |__|__|__|__| Erkrankungsjahr 19 |__|__| C □□□□ □ 104   *Lokalisation / Jahr*

Synchroner Primärtumor in anderem Organ? N = Nein, J = Ja □ 105

D. Allgemeine klinische Befunde

Klinische Symptome   N = Nein   J = Ja   X = F.A.

Symptom	N	J	X	Nr.
Fluor	○	○	○	106
Kontaktblutungen	○	○	○	107
Sonstige Beschwerden beim Verkehr	○	○	○	108
Unterbauchschmerzen	○	○	○	109
Störungen beim Harnlassen	○	○	○	110

Allgemeiner Leistungszustand (nach ECOG) (A9)

0 = Normale, uneingeschränkte Aktivität wie vor der Erkrankung,
1 = Einschränkung bei körperlicher Anstrengung, aber gehfähig; leichte körperliche Arbeit bzw. Arbeit im Sitzen möglich,
2 = Gehfähig, Selbstversorgung möglich, aber nicht arbeitsfähig; kann mehr als 50% der Wachzeit aufstehen,
3 = Nur begrenzte Selbstversorgung möglich; 50% oder mehr der Wachzeit an Bett oder Stuhl gebunden,
4 = Völlig pflegebedürftig, keinerlei Selbstversorgung möglich; völlig an Bett oder Stuhl gebunden, X = Unbekannt □ 111

Gravierende Begleiterkrankungen (A10)   N = Nein   J = Ja   X = F.A.

	N	J	X	Nr.
Stärker eingeschränkte Lungenfunktion	○	○	○	112
Schwerwiegende Herzerkrankung	○	○	○	113
Zerebrale Durchblutungsstörung	○	○	○	114
Periphere arterielle Durchblutungsstörung	○	○	○	115
Stärker eingeschränkte Nierenfunktion	○	○	○	116
Leberzirrhose	○	○	○	117
Behandlungsbedürftiger Diabetes mellitus	○	○	○	118
Andere Begleiterkrankungen	○	○	○	119

Einschätzung des Operationsrisikos (A10)   1 = ASA I, 2 = ASA II, 3 = ASA III, 4 = ASA IV, 5 = ASA V, X = F.A. □ 120

E. Diagnostik (A11)

Durchgeführte Untersuchungen   U = Unauffällig   P = Pathologisch   X = Nicht durchgeführt

Untersuchung	U	P	X	Nr.
Inspektion (Spekulum)	○	○	○	121
Bimanuelle rektovaginale Palpation	○	○	○	122
Abstrichzytologie	○	○	○	123
Schillersche Jodprobe	○	○	○	124
Kolposkopie	○	○	○	125
Exkochleationsbiopsie	○	○	○	126
Biopsie mit Skalpell	○	○	○	127
Uteruskürettage	○	○	○	128
Rektoskopie	○	○	○	129
Urethrozystoskopie	○	○	○	130
Urographie	○	○	○	131
Sonographie (vaginal und/oder perkutan)	○	○	○	132
Sonographie, Unterbauch	○	○	○	133
Sonographie, Leiste	○	○	○	134
CT Unterbauch, kleines Becken	○	○	○	135
NMR, kleines Becken	○	○	○	136

Wagner/Hermanek: Organspezifische Tumordokumentation © Springer-Verlag 1995

Vaginalkarzinom

K-Nr. **3 2** Patienten-Id. T-Id. B-Nr. **1**

F. Tumorlokalisation (S4)

Lokalisation des Primärtumors (nach Tumorlokalisationsschlüssel) (A12) C ⌊5⌊2⌊ ⌊ ⌋ C ⌊5⌊2⌊ ⌋ 140

Nähere Angaben zur Lokalisation F = Frei von Tumor T = Tumorbefall X = F.A.

	F	T	X	
Oberes Drittel	○	○	○	141
Mittleres Drittel	○	○	○	142
Unteres Drittel	○	○	○	143

Tumor in Neovagina
N = Nein, J = Ja 144

G. TNM-Klassifikation und klinisches Stadium

Primärtumor

Lokale Ausbreitung (S5)
0 = In situ, V = Begrenzt auf Vagina, P = Perivaginal, aber nicht bis Beckenrand, H = Harnblasenwand, R = Rektumwand, B = Bis Beckenwand, S = Schleimhaut von Harnblase oder Rektum, J = Jenseits der Grenzen des kleinen Beckens, X = F.A. 145

Regionäre Lymphknoten (S6)

	Rechts			Links			R L
	F = Tumorfrei	M = Metastase(n)	X = F.A.	F = Tumorfrei	M = Metastase(n)	X = F.A.	
Pelvine Lymphknoten	○	○	○	○	○	○	147
Leistenlymphknoten	○	○	○	○	○	○	149

Fernmetastasen N = Nein, J = Ja, X = F.A. 150

Wenn ja, **Lokalisation** (A14) 1. _____ 1. 153
  2. _____ 2. 156
  3. _____ 3. 159

Klinische TNM-Klassifikation (A15, S7 und Schema S. 32.24)

y ⌊⌋ T ⌊⌊⌋ (m) ⌊⌋ C ⌊⌋   y T (m) C 164
N ⌊⌋ C ⌊⌋   N C 166
M ⌊⌋ C ⌊⌋   M C 168

Zusätzliche Angabe zu M (A15) 0 = Entfällt, da Makrometastasen, 1 = (mi) Mikrometastasen (±isolierte Tumorzellen), 2 = (i) Nur isolierte Tumorzellen, X = F.A. 169

Klinisches Stadium (A16, S8 und Schema S. 32.24)
0 = Stadium 0, 1 = Stadium I, 2 = Stadium II, 3 = Stadium III, 4 = Stadium IVA, 5 = Stadium IVB, X = F.A. 170

H. Sonstige Tumorbefunde

Größte Tumorausdehnung (in cm) (XXX = F.A.) ⌊⌊⌋,⌊⌋ 173

Makroskopischer Tumortyp
F = Flach, E = Exophytisch-polypös, P = Papillär, U = Ulzerös, X = F.A. 174

Wagner/Hermanek: Organspezifische Tumordokumentation © Springer-Verlag 1995

ADT Arbeitsgemeinschaft Deutscher Tumorzentren

Vaginalkarzinom

32.9

Kenn-Nr. (A1)	3 2 — 2
Klinik-Nr. u. Fachrichtung (A2)	— 9
Patientenidentifikation (A3)	— 16
Geburtsdatum	Tag Mon. Jahr — 22
Geschlecht (W = Weiblich)	W — 23
Tumoridentifikations-Nr. (A4)	— 24
Bogen-Nr. (A5)	2 — 25

II. DATEN ZUR THERAPIE

A. Vorgesehene und durchgeführte Therapiemodalitäten (A17)

N = Nein   J = Ja*   A = Abgelehnt

	N	J	A	
Operation	○	○	○	26
Bestrahlung	○	○ ○	○	28
Chemotherapie, systemische	○	○ ○	○	30
Chemotherapie, lokale	○	○	○	31
Hormontherapie	○	○	○	32
Immuntherapie	○	○	○	33
Sonstige Therapie	○	○	○	34

* Bei mehr als einer durchgeführten Therapiemodalität die zeitliche Reihenfolge der Maßnahmen durch Ziffern kennzeichnen.
(Wenn nichtchirurgische Therapie durchgeführt, zusätzliche Therapiebögen der erweiterten Basisdokumentation ausfüllen!)

B. Chirurgische Behandlung

Datum der Operation   Tag ____ Monat ____ Jahr ____   Tag Mon. Jahr — 40

Primärtumor

Art der operativen Therapie
0 = Kein Eingriff am Primärtumor, E = Elektrokoagulation, K = Kryotherapie, L = Lasertherapie,
U = Umgebungsoperation, V = Verringerung des Tumors, R = Resektion — 41

Operationsmethode bei Tumorresektion
0 = Keine Resektion, 1 = Lokale Exzision (partielle Vaginektomie), 2 = Radikale Hysterektomie mit Scheidenresektion,
3 = Kolpektomie nach vorangegangener Hysterektomie, 4 = Vulvektomie mit Scheidenresektion, 6 = Vordere Beckenexenteration, 7 = Hintere Beckenexenteration, 8 = Komplette Beckenexenteration, 9 = Sonstige Operation — 42

Bildung einer Neovagina
N = Nein, J = Ja — 43

Regionäre Lymphknoten (S6)

	Rechts			Links			
	K = Keine LK-Entfernung	E = Entfernung einzelner LK	D = Dissektion	K = Keine LK-Entfernung	E = Entfernung einzelner LK	D = Dissektion	R L
Pelvine LK	○	○	○	○	○	○	45
Oberflächliche Leisten-LK	○	○	○	○	○	○	47
Tiefe Leisten-LK	○	○	○	○	○	○	49

Örtliche Tumorzelldissemination   N = Nein, J = Ja (Schnitt durch Tumor) — 50

Dauer der Operation (in Minuten) ⊔⊔⊔ — 53

Dauer der Intensivbehandlung (in Tagen) ⊔⊔ — 55

Zahl der verabreichten Blutkonserven (A17) ⊔⊔ — 57

Wagner/Hermanek: Organspezifische Tumordokumentation © Springer-Verlag 1995

Vaginalkarzinom

K-Nr. **3 2** Patienten-Id. T-Id. B-Nr. **2**

C. Klinische R-Klassifikation und Gesamtbeurteilung des Tumorgeschehens

Klinische R-Klassifikation (A18)
0 = Kein Residualtumor (R0), 1 = Nur mikroskopischer Residualtumor (R1), 2 = Makroskopischer Residualtumor, mikroskopisch nicht bestätigt (R2a), 3 = Makroskopischer Residualtumor, auch mikroskopisch bestätigt (R2b), X = Unbestimmt (RX) □ 58

Lokalisation von Residualtumor   N = Nein   J = Ja

Lokoregionär   ○   ○   □ 59

Fernmetastase(n)   ○   ○   □ 60

Gesamtbeurteilung des Tumorgeschehens bei nicht-chirurgischer Therapie (A19)
V = Vollremission, T = Teilremission, B = Klinische Besserung des Zustandes, Kriterien für Teilremission jedoch nicht erfüllt, K = Keine Änderung, D = Divergentes Geschehen, P = Progression, U = Beurteilung unmöglich, X = F.A. □ 61

D. Frühe Komplikationen der Therapie

Chirurgische Komplikationen   N = Nein   J = Ja

Revisionsbedürftige Blutung   ○   ○   □ 62

Wundheilungsstörung   ○   ○   □ 63

Ileus   ○   ○   □ 64

Fistelbildung   ○   ○   □ 65

Peritonitis   ○   ○   □ 66

Andere chirurgische Komplikation(en)   ○   ○   □ 67

Nicht-chirurgische Komplikationen

Kardiopulmonale Komplikationen   ○   ○   □ 68

Pneumonie   ○   ○   □ 69

Lungenembolie   ○   ○   □ 70

Thrombose   ○   ○   □ 71

Harnwegskomplikationen   ○   ○   □ 72

Nierenversagen   ○   ○   □ 73

Andere nicht-chirurgische Komplikation(en)   ○   ○   □ 74

Sekundäre operative Eingriffe (A20)   N = Nein, J = Ja   □ 75

Falls ja, Art des Eingriffs nach ICPM |5|_|_|_|_| |5|□|□|□|□| 81

Postoperativer Exitus (A21)
N = Nein, I = Innerhalb von 30 Tagen nach Operation, S = Später   □ 82

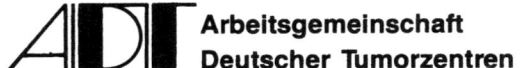
Arbeitsgemeinschaft Deutscher Tumorzentren

Vaginalkarzinom

Kenn-Nr. (A1)	3 2	2
Klinik-Nr. u. Fachrichtung (A2)		9
Patientenidentifikation (A3)		16
Geburtsdatum	Tag Mon. Jahr	22
Geschlecht (W = Weiblich)	W	23
Tumoridentifikations-Nr. (A4)		24
Bogen-Nr. (A5)	3	25

III. DATEN ZUR PATHOLOGIE

Untersuchungsmaterial Primärtumor (A22)
K = Keine Untersuchung, Z = Nur Zytologie, B = Biopsie ohne Tumorresektion, T = Tumorteile (bei Tumorreduktion), R = Resektat   26

A. Histologischer Typ und Grading

Histologischer Tumortyp nach ICD-O (A23, S9)   M⎵⎵⎵⎵/⎵   M ⎵⎵⎵⎵   31

Bestätigung der Tumorhistologie durch andere Institution (A23)
N = Nein, R = Register oder Referenzpathologie einer Studie, A = Anderes Pathologisches Institut, B = R+A   32

Grading (A24, S10) 1 = G1, 2 = G2, 3 = G3, 4 = G4, L = Low Grade (G1–2), H = High Grade (G3–4), X = GX   33

B. pTNM-Klassifikation und pathologisches Stadium

Primärtumor

Lokale Ausbreitung (S5)
0 = In situ, V = Begrenzt auf Vagina, P = Perivaginal, aber nicht bis Beckenwand, H = Harnblasenwand, R = Rektumwand,
B = Bis Beckenwand, S = Schleimhaut von Harnblase oder Rektum, J = Jenseits der Grenzen des kleinen Beckens, X = F.A.   34

Regionäre lymphogene Metastasierung (S6)
(00 = Keine)

	Parazervikal, parametran, präsakral	An A. iliaca interna (obturatoria)	An A. iliaca externa	An A. iliaca communis		P.z.	A.i.i.	A.i.e.	A.i.c.	
Zahl untersuchter LK										
Rechts	⎵⎵	⎵⎵	⎵⎵	⎵⎵	R					42
Links	⎵⎵	⎵⎵	⎵⎵	⎵⎵	L					50
Zahl befallener LK ohne Kapseldurchbruch										
nur Mikrometastasen										
Rechts	⎵⎵	⎵⎵	⎵⎵	⎵⎵	R					58
Links	⎵⎵	⎵⎵	⎵⎵	⎵⎵	L					66
auch Makrometastasen										
Rechts	⎵⎵	⎵⎵	⎵⎵	⎵⎵	R					74
Links	⎵⎵	⎵⎵	⎵⎵	⎵⎵	L					82
Zahl befallener LK mit Kapseldurchbruch										
Rechts	⎵⎵	⎵⎵	⎵⎵	⎵⎵	R					90
Links	⎵⎵	⎵⎵	⎵⎵	⎵⎵	L					98

Wagner/Hermanek: Organspezifische Tumordokumentation   © Springer-Verlag 1995

Vaginalkarzinom

	Oberflächl. Leisten-LK	Tiefe Leisten-LK	Rosen-müller-LK	
Zahl untersuchter LK				
Rechts	⊔⊔⊔	⊔⊔⊔	⊔⊔⊔	R ☐☐☐ 104
Links	⊔⊔⊔	⊔⊔⊔	⊔⊔⊔	L ☐☐☐ 110
Zahl befallener LK ohne Kapseldurchbruch				
nur Mikrometastasen				
Rechts	⊔⊔⊔	⊔⊔⊔	⊔⊔⊔	R ☐☐☐ 116
Links	⊔⊔⊔	⊔⊔⊔	⊔⊔⊔	L ☐☐☐ 122
auch Makrometastasen				
Rechts	⊔⊔⊔	⊔⊔⊔	⊔⊔⊔	R ☐☐☐ 128
Links	⊔⊔⊔	⊔⊔⊔	⊔⊔⊔	L ☐☐☐ 134
Zahl befallener LK mit Kapseldurchbruch				
Rechts	⊔⊔⊔	⊔⊔⊔	⊔⊔⊔	R ☐☐☐ 140
Links	⊔⊔⊔	⊔⊔⊔	⊔⊔⊔	L ☐☐☐ 146

Histologische Methodik der Lymphknotenuntersuchung
S = Stufenschnitte, R = Referenzschnitte ☐ 147

Nur isolierte Tumorzellen (Tumorzellembolien) Rechts ☐ 148
0 = Keine, 1 = Pelvine LK, 2 = Oberflächliche Leisten-LK, 3 = 1+2, 4 = Tiefe Leisten-LK, Links ☐ 149
5 = 1+4, 6 = 2+4, 7 = 1+2+4, 9 = F.A.

Fernmetastasen   K = Keine nachgewiesen, Z = Zytologisch bestätigt, H = Histologisch bestätigt ☐ 150

Lokalisation mikroskopisch nachgewiesener Fernmetastasen (A14)

1. _____   1. ☐☐ 153
2. _____   2. ☐☐ 156
3. _____   3. ☐☐ 159

pTNM-Klassifikation (A25 und Schema S. 32.24)
y ⊔ pT ⊔⊔ (m) ⊔ pN ⊔ pM ⊔   ☐☐☐☐☐☐ 165

Zusätzliche Angabe zu pN (A25) (mi) Nur Mikrometastasen?   N = Nein, J = Ja, X = F.A.   ☐ 166

Zusätzliche Angabe zu pM (A25)   0 = Entfällt, da Makrometastasen, 1 = (mi) Mikrometastasen (±isolierte Tumorzellen),
2 = (i) Nur isolierte Tumorzellen, X = F.A.   ☐ 167

Pathologisches Stadium (A26, S8 und Schema S. 32.24)
0 = Stadium 0, 1 = Stadium I, 2 = Stadium II, 3 = Stadium III, 4 = Stadium IV A, 5 = Stadium IV B, X = F.A.   ☐ 168

C. Weitere Befunde und begleitende Veränderungen

Tumorgröße (Größte Tumorausdehnung in cm)   (XXX = F.A.)   ⊔⊔⊔,⊔   ☐☐☐ 171

Makroskopischer Tumortyp
F = Flach, E = Exophytisch-polypös, P = Papillär, U = Ulzerös, X = F.A.   ☐ 172

Nur histologische Multizentrizität
N = Nein, J = Ja, X = F.A.   ☐ 173

Weitere Differenzierung von VAIN 3 (S2 und S9)
D = Schwere Dysplasie, C = Carcinoma in situ, X = F.A.   ☐ 174

Bei Klarzelladenokarzinomen: Tubulo-zystische Struktur (S11)
N = Nein, J = Ja, X = F.A.   ☐ 175

Vaginalkarzinom

K-Nr. **3 2** Patienten-Id. T-Id. B-Nr. **3**

32.17

Maximale Invasionstiefe (in mm) (S12) (XXX = F.A.) |__|__|,|__| |__|__| 178

Lymphgefäßinvasion (L-Klassifikation) (A27)
0 = Keine Lymphgefäßinvasion (L0), 1 = Lymphgefäßinvasion (L1), X = F.A. (LX) |__| 179

Veneninvasion (V-Klassifikation) (A27)
0 = Keine Veneninvasion (V0), 1 = Mikroskopische Veneninvasion (V1), 2 = Makroskopische Veneninvasion (V2), X = F.A. (VX) |__| 180

Örtliche Tumorzelldissemination N = Nein, J = Ja (Schnitt durch und/oder Einriß in Tumor) |__| 181

Begleitende Läsionen (S13) N = Nein A = Angrenzend G = Getrennt B = Beides X = Nicht untersucht

	N	A	G	B	X	
VAIN 1	○	○	○	○	○	182
VAIN 2	○	○	○	○	○	183
VAIN 3	○	○	○	○	○	184
Koilozytose	○	○	○	○	○	185
Adenose	○	○	○	○	○	186
Atypische Adenose	○	○	○	○	○	187
Adenose mit mikroglandulärer Hyperplasie	○	○	○	○	○	188
Vaginale Endometriose	○	○	○	○	○	189

Tumorbiologische Spezialuntersuchungen (A28)
N = Nein, J = Ja |__| 190

D. Definitive R-Klassifikation und weitere Angaben zur Radikalität

Histologische Befunde an den Resektionsrändern (S14)
F = Tumorfrei, S = In-situ-Karzinom (VAIN 3), I = Invasiver Tumor, X = Nicht untersucht |__| 191

Definitive R-Klassifikation (A29)
0 = Kein Residualtumor (R0), 1 = Nur mikroskopischer Residualtumor (R1), 2 = Makroskopischer Residualtumor, mikroskopisch nicht bestätigt (R2a), 3 = Makroskopischer Residualtumor, auch mikroskopisch bestätigt (R2b), X = Unbestimmt (RX) |__| 192

Methodik der R-Klassifikation (A30)
K = Konventionell, S = „Sophisticated" |__| 193

Lokalisation von Residualtumor N = Nein J = Ja

Lokoregionär ○ ○ |__| 194
Fernmetastase(n) ○ ○ |__| 195

Minimaler Sicherheitsabstand (in mm) (S15) (XX = F.A.)

Makroskopisch |__|__| |__|__| 197
Histologisch |__|__| |__|__| 199

Wagner/Hermanek: Organspezifische Tumordokumentation © Springer-Verlag 1995

Vaginalkarzinom

Spezielle Verschlüsselungsanweisungen

S1 DES-Behandlung der Mutter

In den USA wurde bei 2 Dritteln der Patientinnen mit Klarzelladenokarzinomen der Vagina eine pränatale Exposition mit DES (Diäthylstilböstrol) oder verwandten nichtsteroidalen Östrogenen festgestellt [2]. In Deutschland hat diese Ätiologie praktisch nie eine Rolle gespielt.

S2 Condylomata acuminata und In-situ-Veränderungen des Plattenepithels

Condylomata acuminata und In-situ-Veränderungen des Plattenepithels treten im weiblichen Genitaltrakt oft an verschiedenen Stellen, teils synchron, teils metachron auf.

Nach der Nomenklatur der 2. Auflage der WHO-Klassifikation [13] wird der Begriff „In-situ-Veränderung des Plattenepithels" („squamous intraepithelial lesion") als Oberbegriff für plattenepitheliale Veränderungen verwendet, die durch Störungen in der Reifung und Kernanomalien gekennzeichnet sind. Als Kernanomalien gelten Verlust der Polarität, Polymorphie, grobe Verteilung des Chromatins, Unregelmäßigkeiten der Kernmembran und der Mitosen. Mitbefall des Epithels der Hautanhangsgebilde kann vorkommen.

Die In-situ-Veränderungen des Plattenepithels werden je nach der Ausdehnung innerhalb der Epithelschichten in 4 Formen unterteilt:

1) *Leichte Dysplasie* (VAIN 1): begrenzt auf das untere Drittel des Epithels;
2) *Mäßiggradige Dysplasie* (VAIN 2): Befall der unteren 2 Drittel des Epithels;
3) *Schwere Dysplasie* (VAIN 3): Ausbreitung auf das obere Drittel des Epithels, aber ohne Befall des Epithels in voller Dicke;
4) *Carcinoma in situ* (VAIN 3): Befall des Epithels in voller Dicke oder Veränderung, bei der das untere Drittel des Epithels das Aussehen eines gut differenzierten Plattenepithelkarzinoms zeigt.

Bei allen Graden von VAIN wird häufig eine Koilozytose (koilozytotische Atypie) beobachtet. Hierbei finden sich große Zellen mit klarem Zytoplasma, dicker Kernmembran und vergrößerten, hyperchromatischen, rundzelligen Kernen. Das Vorhandensein von zwei- oder mehrkernigen klaren Zellen ist nicht obligat, sichert aber die Diagnose.

Zur leichten Dysplasie werden auch Fälle gerechnet, bei denen im unteren Drittel des Epithels keine Kernanomalien vorhanden sind, aber im oberen Drittel eine Koilozytose (koilozytotische Atypie) erkennbar ist. Für die Diagnose einer Koilozytose sind erforderlich:

− große Zellen mit klarem Zytoplasma und dicker Zellmembran und
− vergrößerte, hyperchromatische, rundzellige Kerne.

Im Gegensatz zur WHO-Klassifikation faßt die International Society of Gynecological Pathologists [4] schwere Dysplasie und Carcinoma in situ zusammen. In dieser Dokumentation kann wahlweise diese Zusammenfassung benutzt oder aber zwischen schwerer Dysplasie und Carcinoma in situ unterschieden werden.

S3 Pathologische Vorbefunde bei zervikal-vaginaler Zytologie

Für die Begutachtung zervikal-vaginaler zytologischer Präparate wird international das sog. Bethesda-System (The Bethesda System for Reporting Cervical/Vaginal Cytological Diagnoses) [5, 6, 7] verwendet. Danach wird bei den „squamous intraepithelial lesions" (SIL) zwischen „low grade" (LSIL) und „high grade" (HSIL) unterschieden. Die LSIL entspricht der frühen leichten Dysplasie, die HSIL der mäßigen bzw. schweren Dysplasie.

In Deutschland wurde 1989 von der Deutschen Gesellschaft für Zytologie die sog. Münchener Nomenklatur II beschlossen [15].

Die Beziehungen zwischen der histologischen Graduierung der VAIN, dem Bethesda-System und der Münchener Nomenklatur II sind nachstehend dargestellt:

Histologie	Bethesda-System	Münchener Nomenklatur II
VAIN 1	„Low-grade"-SIL	III D
VAIN 2	„High-grade"-SIL	
VAIN 3		IV a, b

S4 Tumorlokalisation

Befällt ein Karzinom nur eines der 3 Vaginaldrittel, so wird die entsprechende Code-Nummer eingetragen:

Oberes Drittel   C 52.91
Mittleres Drittel   C 52.94
Äußeres (unteres) Drittel   C 52.95

Ist mehr als ein Drittel befallen, wird C 52.98 verschlüsselt. Detaillierte Angaben werden dann unter „Nähere Angaben zur Lokalisation" erfaßt.

Die seltenen Fälle eines Karzinoms in einer chirurgisch konstruierten Neovagina [12] werden gesondert erfaßt.

S5 Lokale Ausbreitung

In der TNM- und in der FIGO-Klassifikation [16] ist der Befall von Harnblasen- und Rektum*wand* nicht ausdrücklich erwähnt. Er wird entsprechend den Empfehlungen des TNM Supplements 1993 [17] als T2 klassifiziert. Befall der *Schleimhaut* von Harnblase oder Rektum wird demgegenüber als T4 eingestuft.

S6 Regionäre Lymphknoten

Die regionären Lymphknoten für die oberen 2 Drittel der Scheide sind die beidseitigen Beckenlymphknoten (Obturatoriagruppe, Lymphknoten an der A. iliaca interna, externa und communis).

Die regionären Lymphknoten für das äußere (untere) Drittel der Vagina sind die beidseitigen oberflächlichen und tiefen Leistenlymphknoten (einschließlich des Rosenmüller- oder Cloquet-Lymphknotens). Im klinischen Alltag werden z. T. nur die oberflächlichen Leistenlymphknoten als inguinale Lymphknoten, die tiefen Leistenlymphknoten jedoch als femorale Lymphknoten bezeichnet.

S7 Klinische TNM-Klassifikation

C-Faktor		
Primärtumor	C1:	Klinische Untersuchung, Kolposkopie, Urethrozystoskopie, Rektoskopie, Vaginalzytologie
	C2:	Urographie, Sonographie, CT, NMR, Biopsie
	C3:	Chirurgische Exploration

C-Faktor		
Regionäre Lymphknoten	C1:	Klinische Untersuchung
	C2:	Sonographie, CT, NMR, Biopsie, Zytologie
	C3:	Chirurgische Exploration
Fernmetastasen	C1:	Klinische Untersuchung, Standardröntgenaufnahmen
	C2:	Sonographie, CT, NMR, nuklearmedizinische Untersuchungen, Biopsie und Zytologie
	C3:	Chirurgische Exploration

S8 Klinisches Stadium

Während nach dem TNM-System sowohl ein klinisches als auch ein pathologisches Staging erfolgt, wird für das Vaginalkarzinom das FIGO-Stadium ausschließlich als klinisches Stadium bestimmt [16].

S9 Histologischer Tumortyp

Grundlage der histologischen Klassifikation sind die Empfehlungen der 2. Auflage der WHO-Klassifikation [13]. Sie entsprechen weitgehend denen der International Society of Gynecological Pathologists [4]. Die in Frage kommenden Tumortypen sind mit ihren ICD-O-Codenummern nachstehend aufgelistet:

Tumortyp	ICD-O-Code-Nr.	Anmerkung
Vaginale intraepitheliale Neoplasie Grad 3 (VAIN 3) (schwere Dysplasie/Carcinoma in situ)	8077/2	(1)
Invasive Plattenepithelkarzinome		
Plattenepithelkarzinom o. n. A.	8070/3	(2)
Verhornendes Plattenepithelkarzinom	8071/3	(2)
Nichtverhornendes Plattenepithelkarzinom	8072/3	(2)
Verruköses Plattenepithelkarzinom	8051/3	(3)
Warziges (kondylomatöses) Plattenepithelkarzinom[a]	8054/3	(4)
Adenokarzinome		
Klarzell-Adenokarzinom	8310/3	(5)
Endometrioides Adenokarzinom	8380/3[b]	(6)
Muzinöses Adenokarzinom	8480/3	(7)
Endozervikales muzinöses Adenokarzinom[a]	8148/3	(7)
Adenoma malignum („Minimal-deviation"-Adenokarzinom)[a]	8149/3	(7)
Villogranduläres papilläres Adenokarzinom	8260/3	(7)
Intestinales muzinöses Adenokarzinom	8144/3[c]	(7)
Mesonephrisches Adenokarzinom	9110/3	(8)
Andere maligne epitheliale Tumoren		
Adenosquamöses Karzinom	8560/3	(3)
Adenoid-zystisches Karzinom	8200/3	(3)

Vaginalkarzinom 32.21

Tumortyp	ICD-O-Code-Nr.	Anmerkung
Adenoid-basales Karzinom	8147/3 [d]	(9)
Karzinoidtumor	8240/3	(3)
Kleinzelliges Karzinom	8041/3	(3)
Undifferenziertes Karzinom	8020/3	(3)

[a] Für diesen Tumortyp ist bisher in der ICD-O keine eigene Code-Nummer vorgesehen. Es wird vorgeschlagen, die angegebene freie Nummer zu verwenden.
[b] Die Code-Nummer 8380/3 für endometrioide Adenokarzinome ist nach ICD-O nur für Karzinome des Ovars vorgesehen. In der WHO-Klassifikation [13] wird diese Code-Nummer jedoch auch für in der Vagina vorkommende Tumoren dieser Art empfohlen.
[c] Die Code-Nummer 8144/3 für intestinale Adenokarzinome ist nach ICD-O nur für Magenkarzinome vorgesehen. Da aber histologisch gleichartige Tumoren auch in der Vagina vorkommen können, wird vorgeschlagen, diese Nummer auch hier zu verwenden.
[d] Die Code-Nummer 8147/3 ist nach ICD-O beschränkt auf sog. basalzellige Adenokarzinome der Speicheldrüsen. Wegen der weitgehenden histologischen Ähnlichkeit wird empfohlen, diese Nummer auch für das sog. adenoid-basale Karzinom der Vagina zu verwenden.

Anmerkungen:

(1) *VAIN3* kann in schwere Dysplasie und Carcinoma in situ unterteilt werden. Dies erfolgt unter Abschnitt III.C (s. auch S2).
(2) Wann immer möglich, soll eine Differenzierung der *Plattenepithelkarzinome* in verhornende oder nichtverhornende Plattenepithelkarzinome erfolgen. Ein verhornendes Plattenepithelkarzinom wird dann diagnostiziert, wenn sich Hornperlen (auch nur an umschriebener Stelle) finden. Überwiegend werden in der Vagina nichtverhornende Plattenepithelkarzinome beobachtet. Sie sind in der Regel polygonalzellig, gelegentlich auch kleinzellig. Die Einordnung als Plattenepithelkarzinome erfolgt dann aufgrund des Nachweises von Einzelzellverhornung.
(3) Diese Tumortypen gleichen den gleichnamigen Karzinomen anderer Lokalisationen, insbesondere jenen der Cervix uteri.
(4) Das seltene *warzige (kondylomatöse) Plattenepithelkarzinom* ist ein maligner Tumor, der zum Großteil das Aussehen eines Kondyloms mit Koilozyten und koilozytotischer Atypie aufweist und nur an der Basis die typischen Zeichen eines Plattenepithelkarzinoms erkennen läßt [10]. Dieser Tumor scheint eine bessere Prognose als die üblichen Plattenepithelkarzinome zu besitzen [4].
(5) Das *Klarzell-Adenokarzinom* besteht überwiegend aus Zellen mit reichlich hellem glykogenreichem Zytoplasma oder aus sog. „hobnail cells". Die letzteren überwiegen in der Regel. Sie sind charakterisiert durch spärliches nicht helles Zytoplasma und Kerne, die sich auffällig gegen die Drüsenlichtung vorwölben. Die Struktur dieser Karzinome kann solid, tubulär-zystisch oder papillär sein (s. S11).
(6) Das *endometrioide Adenokarzinom* ist in der Vagina nur in wenigen Fällen beschrieben; einige davon sind in vaginalen Endometrioseherden entstanden [1]. Es ist morphologisch identisch mit den endometrioiden Adenokarzinomen in Ovar und Corpus uteri.
(7) Als *muzinöse Adenokarzinome* werden in der Vagina die seltenen Adenokarzinome bezeichnet, bei denen wenigstens einige Zellen im Zytoplasma mäßig bis reichlich Schleim enthalten. Sie kommen in verschiedenen Formen vor:
1) Endozervikales muzinöses Adenokarzinom:
   a) Adenoma malignum („Minimal-deviation"-Adenokarzinom),
   b) villoglanduläres papilläres Adenokarzinom.
2) Intestinales (muzinöses) Adenokarzinom
Diese Tumoren gleichen den entsprechenden Formen in der Zervix uteri. Wann immer möglich, sollte eine Differenzierung der muzinösen Adenokarzinome erfolgen.
(8) Das *mesonephrische Karzinom* wurde bisher in nur wenigen Fällen in der Vagina beschrieben [3]. Es wird von mesonephrischen Resten abgeleitet und unterscheidet sich vom Klarzell-Adenokarzinom (das z.T. auch als mesonephroides Klarzellkarzinom bezeichnet wird) dadurch, daß es weder helle (klare) Zellen noch „hobnail cells" aufweist. Der Tumor ist immer tubulär strukturiert.
(9) Das seltene *adenoid-basale Karzinom* ist charakterisiert durch Nester und Stränge kleiner ovaler Zellen mit peripherer palisadenartiger Anordnung und damit Ähnlichkeit mit dem Basalzellkarzinom der Haut. Der vorwiegend bei älteren Patientinnen vorkommende Tumor verdient eine Sonderstellung, weil trotz infiltrierenden Wachstums in keinem der bisher beschriebenen Fälle Metastasen auftraten.

S10 Grading

G4 wird per definitionem für das kleinzellige und das undifferenzierte Karzinom verwendet. Das verruköse Karzinom ist als G1 zu klassifizieren. Beim Karzinoidtumor entfällt ein Grading. Für die übrigen Tumortypen kommen die Grade 1–3 in Frage. Spezielle Empfehlungen für ein quantitatives oder semiquantitatives Verfahren des Gradings liegen bisher nicht vor.

S 11 Bei Klarzell-Adenokarzinomen: tubulo-zystische Struktur

Dieses Item wird nur bei Klarzell-Adenokarzinomen ausgefüllt, sonst gestrichen. Klarzell-Adenokarzinome mit dieser Struktur zeigen eine günstigere Prognose als solche mit solider oder papillärer Struktur [4].

S 12 Maximale Invasionstiefe (in mm)

Die Invasionstiefe wird vom Niveau der Basalmembran bis zum Niveau der tiefsten Invasion gemessen.

Als mikroinvasive Karzinome werden Tumoren mit einer Invasionstiefe von maximal 3 mm bezeichnet. Wenn in solchen Fällen eine Lymphgefäßinvasion *nicht* nachweisbar ist, ist das Risiko einer bereits bestehenden lymphogenen Metastasierung sehr gering [8].

S 13 Begleitende Läsionen

Bei der Dokumentation der begleitenden Läsionen in der Vagina soll auch die Lokalisation berücksichtigt werden, nämlich ob die jeweiligen Veränderungen in direktem Anschluß an den Tumor oder getrennt vom Tumor in der tumorfreien Vaginalschleimhaut nachgewiesen werden oder ob beides zutrifft.

Wenn die zu dokumentierende Hauptläsion eine VAIN 3 ist, wird die Zeile VAIN 3 in diesem Item gestrichen. (Bezüglich der Nomenklatur der VAIN s. S 2.)

Als *Adenose* wird das Auftreten von Drüsenepithel oder seiner Sekrete in der Vagina bezeichnet. Dies hat besonderes Interesse dadurch gefunden, daß bei pränataler DES-(Diäthylstilböstrol-)Exposition solche Adenosen gehäuft auftreten. In jüngster Zeit wurde eine Adenose auch nach Lasertherapie und nach intravaginaler 5-Fluoruracil-Applikation zur Behandlung ausgedehnter Kondylome beobachtet [14].

Histologisch finden sich bei Adenose Drüsen in der Lamina propria oder Drüsenepithel an der Oberfläche. Das Drüsenepithel kommt in 3 Formen vor:

a) am häufigsten als schleimbildendes Epithel ähnlich endozervikalem Epithel;
b) als einfaches oder pseudogeschichtetes kubisches bis zylindrisches Epithel, vereinzelt mit Flimmerhärchen (tuboendometrialer Typ);
c) am seltensten als Zylinderzellen vom embryonalen Typ mit relativ spärlichem Zytoplasma.

Die verschiedenen Epitheltypen kommen auch gemischt vor. Häufig findet sich im Drüsenepithel auch eine Plattenepithelmetaplasie wechselnden Reifegrades. In Spätstadien kann das Drüsenepithel völlig von Plattenepithel ersetzt sein. Die Adenose verrät sich dann nur durch kleinere Ansammlungen von Schleim oder durch intrazelluläre Schleimtröpfchen im Plattenepithel.

Bei Frauen mit Adenose kann sich, v. a. nach oraler Kontrazeption, auch eine *mikroglanduläre Hyperplasie* entwickeln. Dabei findet sich eine Proliferation kleiner, dichtliegender Drüsen mit einreihigem Zylinderepithel und runden gleichmäßigen Kernen ohne nennenswerte Mitosezahl.

Eine atypische Adenose kann im tuboendometrialen Epithel auftreten und ist durch Kernatypien (Kernpolymorphie und Hyperchromasie, prominente Nukleolen) gekennzeichnet. Wahrscheinlich handelt es sich hierbei um eine präkanzeröse Läsion des Klarzell-Adenokarzinoms [11], möglicherweise auch des kleinzelligen Karzinoms [9].

S 14 Histologische Befunde an den Resektionsrändern

Bei der Beurteilung der Resektionsränder soll zwischen Vorhandensein einer nur intraepithelialen Neoplasie (VAIN 3) und Nachweis eines invasiven Karzinoms unterschieden werden.

S 15 Minimaler Sicherheitsabstand (in mm)

Eine histologische Messung ist dann erforderlich, wenn der Tumor makroskopisch weniger als 2 cm von den Resektionsrändern entfernt ist.

Literatur

[1] Granai CO, Walters MD, Safaii H, Jelen I, Madoc-Jones H, Moukhtar M (1984) Malignant transformation of vaginal endometriosis. Obstet Gynecol 64:592–595
[2] Herbst AL, Ulfelder H, Poskanzer DC (1971) Adenocarcinoma of the vagina. Association of maternal stilbestrol therapy with tumor appearance in young women. N Engl J Med 284:878–881
[3] Hinchey WW, Silva EG, Guarda LA, Ordonez NG, Wharton JT (1983) Paravaginal Wolffian duct (mesonephros) adenocarcinoma. Am J Clin Pathol 80:539–544
[4] Kurman RJ, Norris HJ, Wilkinson E (1992) Tumors of the cervix, vagina, and vulva. Atlas of tumor pathology, 3rd series, fasc 4. AFIP, Washington/DC
[5] National Cancer Institute (1989) The 1988 Bethesda system for reporting cervical/vaginal cytological diagnoses. Acta Cytol 33:567–574
[6] National Cancer Institute Workshop (1989) The 1988 Bethesda System for reporting cervical/vaginal cytological diagnoses. JAMA 262:931–934
[7] National Cancer Institute (1992) Report of the 1991 Bethesda Workshop: The Bethesda system for reporting cervical/vaginal cytological diagnoses. JAMA 267:1892
[8] Peters WA III, Kumar NB, Morley GW (1985) Microinvasive carcinoma of the vagina. A distinct clinical entity? Am Obstet Gynecol 153:505–507
[9] Prasad CJ, Ray JA, Kessler S (1992) Primary small cell carcinoma of the vagina arising in a background of atypical adenosis. Cancer 70:2484–2487
[10] Rastkar G, Okagaki T, Twiggs LB, Clark BE (1982) Early invasive and in situ warty carcinoma of the vulva. Am J Obstet Gynecol 143:814–820

[11] Robboy SJ, Young RH, Welch WR, Truslow GY, Prat J, Herbst AL, Scully RE (1984) Atypical vaginal adenosis and cervical ectropion. Association with clear cell adenocarcinoma in diethylstilbestrol-exposed off-spring. Cancer 54: 869–875
[12] Rotmensch J, Rosenshein N, Dillon M, Murphy A, Woodruff JD (1983) Carcinoma arising in the neovagina. Obstet Gynecol 61:534–538
[13] Scully RE, Bonfiglio TA, Kurman RJ, Silverberg SG, Wilkinson EJ (1994) Histological typing of female genital tract tumours, 2nd edn. WHO International histological classification of tumours. Springer, Berlin Heidelberg New York Tokyo
[14] Sedlacek TV, Riva JM, Magen A, Morgen CE, Cunnane MG (1990) Vaginal and vulvar adenosis. An unsuspected side effect of CO_2 laser vaporization. J Reprod Med 35:995–1001
[15] Soost H-J (1990) Münchener Nomenklatur II Befundwiedergabe in der gynäkologischen Zytologie. Gynäkol Praxis 14:433–438
[16] UICC (1993) TNM-Klassifikation maligner Tumoren, 4. Aufl, 2. Revision 1992 (Hermanek P, Scheibe O, Spiessl B, Wagner G, Hrsg). Springer, Berlin Heidelberg New York Tokyo
[17] UICC (1993) TNM Supplement 1993. A commentary on uniform use. (Hermanek P, Henson DE, Hutter RVP, Sobin LH, eds). Springer, Berlin Heidelberg New York Tokyo
[18] Webb MJ, Monaghan JM, Burghardt E, Kindermann G (1993) Quality assurance in gynecologic oncology. In: Burghardt E, Webb MJ, Monaghan JM, Kindermann G (eds) Surgical gynecologic oncology. Thieme, Stuttgart New York

Weiterführende Literatur

Blackledge GRP, Jordan JA, Shingleton HM (eds) (1991) Textbook of gynecologic oncology. Saunders, Philadelphia London Toronto

Burghardt E, Webb MJ, Monaghan JM, Kindermann G (eds) (1993) Surgical gynecologic oncology. Thieme, Stuttgart New York

Crum CP, Nuovo GJ (eds) (1991) Genital papillomavirus and related neoplasias. Raven Press, New York

Gompel G, Silverberg SG (1993) Pathology in gynecology and obstetrics. 4th edn. Lippincott, Philadelphia

Hoskins WJ, Perez CA, Young RC (eds) (1992) Principles and practice of gynecologic oncology. Lippincott, Philadelphia

Köchli OR, Sevin BU, Benz J, Petru E, Haller U (Hrsg) (1991) Gynäkologische Onkologie. Manual für Klinik und Praxis. Springer, Berlin Heidelberg New York Tokyo

Koss LG (1992) Diagnostic cytology and its histopathologic bases. 4th edn. Lippincott, Philadelphia

Schünemann H, Beaufort F (1989) Gynäkologische Malignome, 3. Aufl. Zuckschwerdt, München Bern Wien San Francisco

Sternberg SS, Mills SE (1991) Surgical pathology of the female reproductive system and peritoneum. Raven Press, New York

Woodruff JD, Angtuaco TL, Parmley TH (1992) Atlas of gynecologic pathology, 2nd edn. Raven Press, New York

Nach Abschluß des Manuskripts erschien:

Schmidt-Matthiesen H, Bastert G (1995) Gynäkologische Onkologie. Diagnostik, Therapie und Nachsorge der bösartigen Genital-Tumoren und des Mammakarzinoms. 5. Aufl. Schattauer, Stuttgart New York

Vaginalkarzinom: Schema zur TNM/pTNM-Klassifikation

		(p)TNM	Stadium
Primärtumor	☐ Primärtumor kann nicht beurteilt werden	(p)TX	–
	☐ Kein Anhalt für Primärtumor	(p)T0	–
	☐ Carcinoma in situ (VAIN3, schwere Dysplasie)	(p)Tis	0
	☐ Tumor begrenzt auf Vagina	(p)T1	I
	☐ Tumor infiltriert perivaginales Gewebe, nicht aber Schleimhaut von Harnblase und Rektum, und reicht nicht bis zur Beckenwand	(p)T2	II
	☐ Tumor breitet sich bis zur Beckenwand aus	(p)T3	III
	☐ Tumor infiltriert Schleimhaut von Harnblase oder Rektum oder überschreitet die Grenzen des kleinen Beckens	(p)T4	IVA
Regionäre Lymphknoten	☐ Regionäre Lymphknoten können nicht beurteilt werden	(p)NX	–
	☐ Keine regionären Lymphknotenmetastasen	(p)N0	–
	Tumoren der oberen zwei Drittel der Vagina:		
	☐ Metastasen in Beckenlymphknoten	(p)N1	III
	Tumoren des unteren Vaginaldrittels:		
	☐ Einseitige inguinale Lymphknotenmetastasen	(p)N1	III
	☐ Beidseitige inguinale Lymphknotenmetastasen	(p)N2	IVA
Fernmetastasen	☐ Vorliegen von Fernmetastasen kann nicht beurteilt werden	(p)MX	–
	☐ Keine Fernmetastasen	(p)M0	–
	☐ Fernmetastasen	(p)M1	IVB

```
TNM:        T __        N __        M __        Stadium ____
pTNM:       pT __       pN __       pM __
```

Erfordernisse für pTNM

pT: Histologische Untersuchung des Primärtumors ohne makroskopisch erkennbaren Tumor an den Resektionsflächen
oder mikroskopische Bestätigung einer Invasion von Harnblasen- oder Rektumschleimhaut oder einer Ausdehnung jenseits des kleinen Beckens (pT4).

pN: *Tumoren der oberen 2 Drittel der Vagina:*
  pN0: Histologische Untersuchung eines pelvinen Lymphknotendissektionspräparates mit 10 oder mehr Lymphknoten.
  pN1: Mikroskopische Bestätigung einer regionären Lymphknotenmetastase.

Tumoren des unteren Vaginaldrittels:
  pN0: Histologische Untersuchung eines inguinalen Lymphknotendissektionspräparates mit 6 oder mehr Lymphknoten.
  pN1: Mikroskopische Bestätigung einer regionären Lymphknotenmetastase einer Seite.
  pN2: Mikroskopische Bestätigung bilateraler regionärer Lymphknotenmetastasen.
  pM1: Mikroskopischer (histologischer oder zytologischer) Nachweis von Fernmetastasen.

33 – Zervixkarzinom

Die organspezifische Dokumentation „Zervixkarzinom" ist anwendbar für nichtinvasive Karzinome [zervikale intraepitheliale Neoplasie (CIN) Grad 3 (Carcinoma in situ, schwere Dysplasie) und Adenocarcinoma in situ (AIS)] und für alle invasiven malignen Neoplasmen der Cervix uteri.

Diese Dokumentation wird *nicht* verwendet für maligne mesenchymale Tumoren [Leiomyosarkom, endozervikales und endometroides Stromasarkom, Sarcoma botryoides (embryonales Rhabdomyosarkom), alveoläres Weichteilsarkom, Osteosarkom u. a.], maligne epithelial-mesenchymale Tumoren (Adenosarkom, maligner gemischter mesenchymaler Tumor, Wilmstumor), malignes Melanom, maligne Lymphome und Dottersacktumor.

Bei der organspezifischen Dokumentation „Zervixkarzinom" wurden die Empfehlungen der Arbeitsgemeinschaft für gynäkologische Onkologie (AGO) [42] und der 3. Auflage des Tumoratlas des Armed Forces Institute of Pathology [27] berücksichtigt; außerdem wurden die für die Qualitätssicherung in der gynäkologischen Onkologie von Webb et al. [55] geforderten Angaben aufgenommen.

ADT Arbeitsgemeinschaft Deutscher Tumorzentren

Zervixkarzinom

Kenn-Nr. (A1)	3 3	2
Klinik-Nr. u. Fachrichtung (A2)	☐☐☐☐☐	9
Patientenidentifikation (A3)	☐☐☐☐☐☐	16
Geburtsdatum	Tag Mon. Jahr ☐☐☐☐☐☐	22
Geschlecht (W = Weiblich)	W	23
Tumoridentifikations-Nr. (A4)	☐	24
Bogen-Nr. (A5)	1	25

I. PRÄTHERAPEUTISCHE DATEN

A. Aufnahmedatum und Anlaß für Arztbesuch (A6)

Aufnahmedatum   Tag ____ Monat ____ Jahr ____   Tag Mon. Jahr ☐☐☐☐☐☐ 31

Anlaß für Arztbesuch
T = Tumorsymptomatik führte zum Arzt, F = Gesetzliche Früherkennungsmaßnahme, V = Nicht-gesetzliche Vorsorgeuntersuchung,
S = Selbstuntersuchung, L = Nachsorgeuntersuchung (Langzeitbetreuung), A = Andere Untersuchung, X = Unbekannt   ☐ 32

B. Anamnese, präkanzeröse Bedingungen und Läsionen (S1)

Datum der ersten ärztlichen Tumor(verdachts)diagnose (A7)   Tag ____ Monat ____ Jahr ____   Tag Mon. Jahr ☐☐☐☐☐☐ 38

Alter bei Menarche (XX = F.A.)	☐☐ Jahre	☐ 40
Alter bei Menopause (00 = menstruiert noch, XX = F.A.)	☐☐ Jahre	☐ 42
Alter bei 1. Gravidität (00 = nicht zutreffend, XX = F.A.)	☐☐ Jahre	☐ 44
Anzahl der Graviditäten	☐	☐ 45
Letzte Periode Monat ____ Jahr ____		Monat Jahr ☐☐☐☐ 49

	N = Nein	J = Ja		
Gravidität bei Diagnose	○	○		☐ 50
Immunsuppression	○	○	X = F.A.	☐ 51
DES-Behandlung der Mutter (S2)	○	○	○	☐ 52
Rezidivierende Entzündungen im Genitalbereich	○	○	○	☐ 53
Intrauterinspirale	○	○	○	☐ 54
Status nach supravaginaler Hysterektomie	○	○	○	☐ 55

Raucher-Status (S3)   N = Niemals Zigarettenraucher, F = Früher Zigarettenraucher, R = Zigarettenraucher   ☐ 56

Wenn Zigarettenraucher (früher oder derzeit), Menge
0 = Entfällt (kein Zigarettenraucher), 1 = bis 20/Tag, 2 = 21–40/Tag, 3 = 41–60/Tag, 4 = >60/Tag, X = F.A.   ☐ 57

Anzahl der Jahre, in denen geraucht wurde   ☐☐ 59

Hormonelle Kontrazeption (S4)	N = Nein	J = Ja	X = F.A.	Wenn ja, wieviele Jahre?	Bef. Dauer	
Östrogenbetont, biphasisch	○	○	○	☐☐	☐☐	62
Progesteronbetont, monophasisch	○	○	○	☐☐	☐☐	65
Ohne nähere Angaben	○	○	○	☐☐	☐☐	68

Condylomata acuminata und In-situ-Veränderungen des Plattenepithels (S5)

Früher	Vulva N=Nein	J=Ja	Vagina N=Nein	J=Ja	Zervix N=Nein	J=Ja	Vu.	Va.	Z.	
Condylomata acuminata	○	○	○	○	○	○	☐	☐	☐	71
Leichte Dysplasie	○	○	○	○	○	○	☐	☐	☐	74
Mäßiggradige Dysplasie	○	○	○	○	○	○	☐	☐	☐	77
Schwere Dysplasie	○	○	○	○	○	○	☐	☐	☐	80
Carcinoma in situ	○	○	○	○	○	○	☐	☐	☐	83
Intraepitheliale Neoplasie Grad 3	○	○	○	○	○	○	☐	☐	☐	86

Wagner/Hermanek: Organspezifische Tumordokumentation   © Springer-Verlag 1995

Zervixkarzinom

K-Nr. **3 3** Patienten-Id. T-Id. B-Nr. **1**

Jetzt	Vulva N=Nein J=Ja	Vagina N=Nein J=Ja	Zervix N=Nein J=Ja	Vu. Va. Z.	
Condylomata acuminata	○ ○	○ ○	○ ○	☐☐☐	89
Leichte Dysplasie	○ ○	○ ○	○ ○	☐☐☐	92
Mäßiggradige Dysplasie	○ ○	○ ○	○ ○	☐☐☐	95
Schwere Dysplasie	○ ○	○ ○	○ ○	☐☐☐	98
Carcinoma in situ	○ ○	○ ○	○ ○	☐☐☐	101
Intraepithel. Neoplasie Grad 3	○ ○	○ ○	○ ○	☐☐☐	104

Pathologische Vorbefunde bei zervikal-vaginaler Zytologie (S6)

N = Nein J = Ja X = F.A.

				Monat	Jahr	Bef. Monat Jahr	
Low grade SIL	○ ○ ○	Wenn ja, wann (XXXX = F.A.)		⊔⊔⊔	⊔⊔⊔	☐ ☐☐☐☐	109
High grade SIL,							
– München III D	○ ○ ○	Wenn ja, wann		⊔⊔⊔	⊔⊔⊔	☐ ☐☐☐☐	114
– München IV a,b	○ ○ ○	Wenn ja, wann		⊔⊔⊔	⊔⊔⊔	☐ ☐☐☐☐	119

Intensität der Vorsorgeuntersuchungen

Erste Vorsorgeuntersuchung – Jahr   19 ⊔⊔⊔   ☐☐ 121

Seither (Durchschnittswert)
0 = Keine, 1 = Jährlich, 2 = Alle 2 Jahre, 3 = Alle 3 Jahre, 4 = Seltener, X = F.A.   ☐ 122

Letzte Vorsorgeuntersuchung – Datum (XXXX = F.A.)   Monat ⊔⊔⊔ Jahr ⊔⊔⊔   Monat Jahr ☐☐☐☐ 126

Letzte Vorsorgeuntersuchung – Befund
0 = Keine Vorsorgeuntersuchung, 1 = Low grade SIL, 3 = High grade SIL/München III D,
4 = High grade SIL/München IV a, IV b, X = F.A.   ☐ 127

C. Andere Primärtumoren (frühere, synchrone) (A8)

Frühere Tumorerkrankung?   N = Nein, J = Ja, X = F.A.   ☐ 128

Falls Tumor in Anamnese: Lokalisation C ⊔⊔⊔⊔ Erkrankungsjahr 19 ⊔⊔⊔ C Lokalisation ☐☐☐☐ Jahr ☐☐ 134

Synchroner Primärtumor in anderem Organ?   N = Nein, J = Ja   ☐ 135

D. Allgemeine klinische Befunde

Klinische Symptomatik	N = Nein	J = Ja	X = F.A.		
Atypische Vaginalblutungen	○	○	○	☐	136
Kontaktblutungen	○	○	○	☐	137
Ausfluß	○	○	○	☐	138
Unterbauchschmerzen	○	○	○	☐	139

Präklinischer Krebs (S7)   N = Nein, F = Diagnose nach Früherkennungsmaßnahme,
Z = Zufallsbefund bei Hysterektomie wegen anderer Erkrankung, E = Entfällt (Ca. in situ)   ☐ 140

Tumorkomplikationen	N = Nein	J = Ja		
Dysurie	○	○	☐	141
Hämaturie	○	○	☐	142
Rektalblutung (S8)	○	○	☐	143
Obstipation	○	○	☐	144
Fistelbildung	○	○	☐	145
Kloakenbildung	○	○	☐	146

Allgemeiner Leistungszustand (nach ECOG) (A9)
0 = Normale, uneingeschränkte Aktivität wie vor der Erkrankung,
1 = Einschränkung bei körperlicher Anstrengung, aber gehfähig; leichte körperliche Arbeit bzw. Arbeit im Sitzen möglich,
2 = Gehfähig, Selbstversorgung möglich, aber nicht arbeitsfähig; kann mehr als 50% der Wachzeit aufstehen,
3 = Nur begrenzte Selbstversorgung möglich; 50% oder mehr der Wachzeit an Bett oder Stuhl gebunden,
4 = Völlig pflegebedürftig, keinerlei Selbstversorgung möglich; völlig an Bett oder Stuhl gebunden, X = Unbekannt   ☐ 147

Wagner/Hermanek: Organspezifische Tumordokumentation © Springer-Verlag 1995

Zervixkarzinom

K-Nr. **3 3** Patienten-Id. T-Id. B-Nr. **1**

Gravierende Begleiterkrankungen (A10)   N = Nein   J = Ja   X = F.A.

Stärker eingeschränkte Lungenfunktion	○	○	○	148
Schwerwiegende Herzerkrankung	○	○	○	149
Zerebrale Durchblutungsstörung	○	○	○	150
Periphere arterielle Durchblutungsstörung	○	○	○	151
Stärker eingeschränkte Nierenfunktion	○	○	○	152
Leberzirrhose	○	○	○	153
Behandlungsbedürftiger Diabetes mellitus	○	○	○	154
Andere Begleiterkrankungen	○	○	○	155

Einschätzung des Operationsrisikos (A10)   1 = ASA I, 2 = ASA II, 3 = ASA III, 4 = ASA IV, 5 = ASA V, X = F.A.   □ 156

E. Diagnostik (A11)

Durchgeführte Untersuchungen	U = Unauffällig	P = Pathologisch	X = Nicht durchgeführt	
Inspektion/Palpation in Narkose	○	○	○	157
Kolposkopie	○	○	○	158
Zystoskopie	○	○	○	159
Rektoskopie	○	○	○	160
Infusionsurogramm	○	○	○	161
Sonographie (vaginal, rektal und/oder extern)	○	○	○	162
Röntgen-Thorax	○	○	○	163
CT Unterbauch, kleines Becken	○	○	○	164
NMR Unterbauch, kleines Becken	○	○	○	165
Sonographie, Oberbauch	○	○	○	166
Laparoskopie	○	○	○	167
Peritonealspülung (S9)	○	○	○	168
Lymphographie	○	○	○	169
Skalenusbiopsie	○	○	○	170
Skelettröntgen/Szintigraphie	○	○	○	171
Tumormarker (S10)	○	○	○	172

Sonstige Labordiagnostik (S11)

Hb (g/dl) □□   Hämatokrit (%) □□   Hb. □□ Hä. □□ 176

Thrombozyten/µl □□□□□□   □□□□□ 182

Morphologische prätherapeutische Diagnostik

Ektozervix   0 = Keine, A = Abschabung/Exkochleation Portio, B = Gezielte Biopsie, K = Konisation   □ 183

Endozervix/Corpus uteri   K = Keine, Z = Zervixkürettage, K = Korpuskürettage, B = Beides   □ 184

Zusätzliche Angaben bei Konisation (S12)
0 = Entfällt (keine Konisation), 1 = Läsion nicht vollständig entfernt, 2 = Läsion nicht mit Sicherheit vollständig entfernt,
3 = Läsion vollständig entfernt, Abstand mindestens an einer Seite ≤10 mm, 4 = Läsion vollständig entfernt,
Abstand beidseits >10 mm, 5 = Läsion vollständig entfernt, Abstand unbekannt, X = F.A.   □ 185

F. Tumorlokalisation

Lokalisation des Primärtumors (nach Tumorlokalisationsschlüssel) (A12, S13)   C |5|3|_|_| C |5|3|_|_| 189

G. TNM-Klassifikation und klinisches Stadium

Primärtumor

Ausmaß der Invasion (S14)   K = Keine Invasion (CIN 3, Carcinoma in situ) (Tis), M = Mikroinvasives Karzinom
(nur mikroskopisch diagnostiziert), I = Offenkundig invasives Karzinom (sog. klinischer Krebs)   □ 190

Zervixkarzinom

	K-Nr.	Patienten-Id.	T-Id.	B-Nr.
	3 3			1

Maximale Invasionstiefe (in mm) (S15)   (MM = Minimale Stromainvasion, XX = F.A.)   ⊔⊔⊔   ☐ 192

Horizontale Tumorausdehnung (in mm)   (XX = F.A.)   ⊔⊔⊔   ☐ 194

Ausbreitung jenseits des Uterus (S16)   N = Nein   U = Unilateral   B = Bilateral   X = F.A.

   Adnexe   ○ ○ ○ ○   ☐ 195
   Parametrium (nicht bis Beckenwand)   ○ ○ ○ ○   ☐ 196
   Bis Beckenwand   ○ ○ ○ ○   ☐ 197
   Ureter (funktionslose Niere, Hydronephrose)   ○ ○ ○ ○   ☐ 198

                            N = Nein   J = Ja   X = F.A.

   Vagina, obere zwei Drittel   ○ ○ ○   ☐ 199
   Vagina, unteres Drittel   ○ ○ ○   ☐ 200
   Harnblasenwand   ○ ○ ○   ☐ 201
   Harnblasenschleimhaut   ○ ○ ○   ☐ 202
   Rektumwand   ○ ○ ○   ☐ 203
   Rektumschleimhaut   ○ ○ ○   ☐ 204
   Jenseits des kleinen Beckens   ○ ○ ○   ☐ 205

Regionäre Lymphknoten (S17)   F = Tumorfrei   M = Metastase(n)   X = F.A.

   Lymphknoten distal A. Iliaca comm.   ○ ○ ○   ☐ 206
   Lymphknoten an A. iliaca comm.   ○ ○ ○   ☐ 207

Zahl befallener regionärer Lymphknoten (S18)   (XX = F.A.)   ⊔⊔⊔   ☐ 209

Metastasierung in paraaortale Lymphknoten   F = Tumorfrei, M = Metastase(n), X = F.A.   ☐ 210

Zahl befallener paraaortaler Lymphknoten   (XX = F.A.)   ⊔⊔⊔   ☐ 212

Andere Fernmetastasen   N = Nein, J = Ja, X = F.A.   ☐ 213

   Wenn ja, **Lokalisation** (A14)   1. _____   1. ☐☐ 216
                                               2. _____   2. ☐☐ 219
                                               3. _____   3. ☐☐ 222

Klinische TNM-Klassifikation (A15, S19 und Schema S. 33.35)

   y ⊔ T ⊔⊔⊔⊔ C ⊔   y T C ☐ 228
       N ⊔⊔ C ⊔   N C ☐ 231
       M ⊔⊔ C ⊔   M C ☐ 234

Zusätzliche Angabe zu M (A15)   0 = Entfällt, da Makrometastasen, 1 = (mi) Mikrometastasen (±isolierte Tumorzellen),
2 = (i) Nur isolierte Tumorzellen, X = F.A.   ☐ 235

Klinisches TNM-Stadium (A16 und Schema S. 33.35)
00 = Stadium 0, 11 = Stadium IA, 12 = Stadium IB, 21 = Stadium IIA, 22 = Stadium IIB, 31 = Stadium IIIA,
32 = Stadium IIIB, 41 = Stadium IVA, 42 = Stadium IVB, XX = F.A.   ☐☐ 237

Klinisches FIGO-Stadium (S20)
00 = Stadium 0, 11 = Stadium IA, 12 = Stadium IB, 21 = Stadium IIA, 22 = Stadium IIB,
31 = Stadium IIIA, 32 = Stadium IIIB, 41 = Stadium IVA, 42 = Stadium IVB, XX = F.A.   ☐☐ 239

H. Sonstige Tumorbefunde

Makroskopischer Tumortyp
F = Flach, P = Papillär, E = Exophytisch-polypös, I = Infiltrativ, U = Ulzerös, M = Mischtyp, X = F.A.   ☐ 240

Mitbefall des Corpus uteri   N = Nein, J = Ja, X = F.A.   ☐ 241

Klinisch geschätztes Tumorvolumen (in cm^3) (S21)   (XXX = F.A.)

   CT   ⊔⊔⊔⊔   ☐☐☐ 244
   NMR   ⊔⊔⊔⊔   ☐☐☐ 247

Wagner/Hermanek: Organspezifische Tumordokumentation © Springer-Verlag 1995

ADT Arbeitsgemeinschaft Deutscher Tumorzentren

Zervixkarzinom

33.11

Kenn-Nr. (A1)	3 3 — 2
Klinik-Nr. u. Fachrichtung (A2)	— 9
Patientenidentifikation (A3)	— 16
Geburtsdatum	Tag Mon. Jahr — 22
Geschlecht (W = Weiblich)	W — 23
Tumoridentifikations-Nr. (A4)	— 24
Bogen-Nr. (A5)	2 — 25

II. DATEN ZUR THERAPIE

A. Vorgesehene und durchgeführte Therapiemodalitäten (A17)

	N = Nein	J = Ja*	A = Abgelehnt	
Operation	○	○	○	26
Bestrahlung	○	○ ○	○	28
Chemotherapie, systemische	○	○ ○	○	30
Chemotherapie, lokale	○	○	○	31
Hormontherapie	○	○	○	32
Immuntherapie	○	○	○	33
Sonstige Therapie	○	○	○	34

* Bei mehr als einer durchgeführten Therapiemodalität die zeitliche Reihenfolge der Maßnahmen durch Ziffern kennzeichnen. (Wenn nicht-chirurgische Therapie durchgeführt, zusätzliche Therapiebögen der erweiterten Basisdokumentation ausfüllen!)

B. Chirurgische Behandlung

Datum der definitiven chirurgischen Therapie (S22) Tag ___ Monat ___ Jahr ___ Tag Mon. Jahr — 40

Bei zweizeitiger Therapie: Intervall (in Tagen) (00 = Einzeitige Therapie) ⌊⌊⌋ — 42

Operationszugang (A17)
1 = Konventionell-chirurgisch, abdominal, 2 = konventionell-chirurgisch, vaginal, 4 = Perkutan-endoskopisch, 5 = 1+4, 6 = 2+4 — 43

Primärtumor

Art der chirurgischen Therapie
P = Probe- bzw. Staging-Laparotomie, E = Elektrokoagulation, K = Kryotherapie, L = Lasertherapie, R = Resektion des Tumors — 44

Operationsausmaß bei Tumorresektion (S23)

	N = Nein	J = Ja	
Uterus, lokale Exzision	○	○	45
—, Konisation	○	○	46
—, Nachkonisation	○	○	47
—, komplette Entfernung	○	○	48
Vaginalanteile	○	○	49
Parametrium	○	○	50
Adnexe links	○	○	51
Adnexe rechts	○	○	52
Harnblase	○	○	53
Rektum	○	○	54

Ovarialverlagerung E = Entfällt (Ovarien entfernt), N = Nein, J = Ja — 55

Regionäre Lymphknoten

	K = Keine Entfernung	E = Entfernung einzelner LK	D = Dissektion	
Regionäre pelvine LK	○	○	○	56
Paraaortale LK (Fernmetastasen)	○	○	○	57

Präoperative Lymphszintigraphie N = Nein, J = Ja — 58

Wagner/Hermanek: Organspezifische Tumordokumentation © Springer-Verlag 1995

Zervixkarzinom

K-Nr. **3 3**   Patienten-Id.   T-Id.   B-Nr. **2**

Örtliche Tumorzelldissemination   N = Nein, J = Ja □ 59
Dauer der Operation (in Minuten)   ⊔⊔⊔⊔ □□ 62
Dauer der Intensivbehandlung (in Tagen)   ⊔⊔⊔ □ 64
Zahl der verabreichten Blutkonserven (A17)   ⊔⊔⊔ □ 66

C. Klinische R-Klassifikation und Gesamtbeurteilung des Tumorgeschehens

Klinische R-Klassifikation (A18)
0 = Kein Residualtumor (R0), 1 = Nur mikroskopischer Residualtumor (R1), 2 = Makroskopischer Residualtumor, mikroskopisch nicht bestätigt (R2a), 3 = Makroskopischer Residualtumor, auch mikroskopisch bestätigt (R2b), X = Unbestimmt (RX) □ 67

Lokalisation von Residualtumor   N = Nein   J = Ja

Lokoregionär   ○ ○ □ 68
Fernmetastase(n)   ○ ○ □ 69

Gesamtbeurteilung des Tumorgeschehens bei nicht-chirurgischer Therapie (A19)
V = Vollremission, T = Teilremission, B = Klinische Besserung des Zustandes, Kriterien für Teilremission jedoch nicht erfüllt, K = Keine Änderung, D = Divergentes Geschehen, P = Progression, U = Beurteilung unmöglich, X = F.A. □ 70

D. Frühe Komplikationen der Therapie

Chirurgische Komplikationen   N = Nein   J = Ja

Revisionsbedürftige Blutung   ○ ○ □ 71
Wundheilungsstörung   ○ ○ □ 72
Ileus   ○ ○ □ 73
Ureterkomplikationen   ○ ○ □ 74
Fistelbildung   ○ ○ □ 75
Peritonitis   ○ ○ □ 76
Andere chirurgische Komplikation(en)   ○ ○ □ 77

Nicht-chirurgische Komplikationen   N = Nein   J = Ja

Kardiopulmonale Komplikationen   ○ ○ □ 78
Pneumonie   ○ ○ □ 79
Lungenembolie   ○ ○ □ 80
Thrombose   ○ ○ □ 81
Harnwegskomplikationen   ○ ○ □ 82
Nierenversagen   ○ ○ □ 83
Andere nicht-chirurgische Komplikation(en)   ○ ○ □ 84

Sekundäre operative Eingriffe (A20)   N = Nein, J = Ja □ 85
Falls ja, Art des Eingriffs nach ICPM   ⌊5⌊⌊⌊⌊⌊⌋ |5| | | | | | 91

Postoperativer Exitus (A21)
N = Nein, I = Innerhalb von 30 Tagen nach Operation, S = Später □ 92

ADT Arbeitsgemeinschaft Deutscher Tumorzentren

Zervixkarzinom

Kenn-Nr. (A1)	`3 3` 2
Klinik-Nr. u. Fachrichtung (A2)	9
Patientenidentifikation (A3)	16
Geburtsdatum (Tag, Mon., Jahr)	22
Geschlecht (W = Weiblich)	`W` 23
Tumoridentifikations-Nr. (A4)	24
Bogen-Nr. (A5)	`3` 25

III. DATEN ZUR PATHOLOGIE

Untersuchungsmaterial Primärtumor (A22)
K = Keine Untersuchung, Z = Nur Zytologie, B = Biopsie ohne Tumorresektion, R = Resektat □ 26

A. Histologischer Typ und Grading

Histologischer Tumortyp nach ICD-O (A23, S24) M |__|__|__|__|/|__| M □□□□ 31

Bestätigung der Tumorhistologie durch andere Institution (A23)
N = Nein, R = Register oder Referenzpathologie einer Studie, A = Anderes Pathologisches Institut, B = R+A □ 32

Grading (A24, S25) 1 = G1, 2 = G2, 3 = G3, 4 = G4, X = F.A. (GX) □ 33

B. pTNM-Klassifikation und pathologisches Stadium

Primärtumor

Maximale Invasionstiefe (in mm) (S15) |__|__| □□ 35
(KK = Keine Invasion (CIN 3, Carcinoma in situ), MM = Minimale Stromainvasion, XX = F.A.)

Horizontale Tumorausdehnung (maximaler Durchmesser in mm) |__|__| □□ 37

Ausbreitung jenseits des Uterus (S16)   N = Nein   J = Ja   X = Nicht untersucht

	N	J	X	
Vagina obere zwei Drittel	○	○	○	38
Vagina unteres Drittel	○	○	○	39
Adnexe links	○	○	○	40
Adnexe rechts	○	○	○	41
Parametrium rechts (S26) kontinuierlich	○	○	○	42
Satelliten	○	○	○	43
Parametrium links (S26) kontinuierlich	○	○	○	44
Satelliten	○	○	○	45
Ureter	○	○	○	46
Harnblasenwand	○	○	○	47
Harnblasenschleimhaut	○	○	○	48
Rektumwand	○	○	○	49
Rektumschleimhaut	○	○	○	50
Jenseits des kleinen Beckens	○	○	○	51

Regionäre lymphogene Metastasierung (S17)

Rechts: F = Tumorfrei, M = Metastase(n), X = Nicht untersucht
Links: F = Tumorfrei, M = Metastase(n), X = Nicht untersucht

	Rechts F	M	X	Links F	M	X	R	L	
Lymphknoten distal A. iliaca comm.	○	○	○	○	○	○	□	□	53
Lymphknoten an A. iliaca comm.	○	○	○	○	○	○	□	□	55

Zahl untersuchter regionärer Lymphknoten |__|__|__| □□ 57

Zahl befallener regionärer Lymphknoten (S18) |__|__|__| □□ 59

Metastasierung in paraaortale Lymphknoten

Zahl untersuchter LK |__|__|__| Zahl befallener LK |__|__|__| U. □ B. □ 63

Wagner/Hermanek: Organspezifische Tumordokumentation © Springer-Verlag 1995

33.17

Zervixkarzinom

K-Nr. **3 3**   Patienten-Id.   T-Id.   B-Nr. **3**

Andere Fernmetastasen   K = Keine nachgewiesen, Z = Zytologisch bestätigt, H = Histologisch bestätigt □ 64

Lokalisation mikroskopisch nachgewiesener Fernmetastasen (A14)

1. _____   1. □□ 67
2. _____   2. □□ 70
3. _____   3. □□ 73

pTNM-Klassifikation (A25 und Schema S. 33.35)

y ⊔ pT ⊔⊔⊔⊔ pN ⊔⊔ pM ⊔⊔⊔   y pT pN pM □□□□□□□ 82

Zusätzliche Angabe zu pN (A25) (mi) Nur Mikrometastasen?   N = Nein, J = Ja, X = F.A.   □ 83

Zusätzliche Angabe zu pM (A25)   0 = Entfällt, da Makrometastasen, 1 = (mi) Mikrometastasen (±isolierte Tumorzellen), 2 = (i) Nur isolierte Tumorzellen, X = F.A.   □ 84

Pathologisches Stadium (A25 und Schema S. 33.35)
00 = Stadium 0, 11 = Stadium IA, 12 = Stadium IB, 21 = Stadium IIA, 22 = Stadium IIB, 31 = Stadium IIIA, 32 = Stadium IIIB, 41 = Stadium IVA, 42 = Stadium IVB, XX = F.A.   □□ 86

C. Weitere Befunde und begleitende Veränderungen

Makroskopische Messungen

Bei Hysterektomie: Uteruslänge (cm)   (XXX = F.A.)   ⊔⊔,⊔   □□□ 89

			Fr.	Fix.
Vaginalmanschette (cm)	am frischen ⊔,⊔	am fixierten ⊔,⊔	□□	□□ 93
Parametrium rechts (cm)	Resektat ⊔,⊔	Präparat ⊔,⊔	□□	□□ 97
Parametrium links (cm)	ohne Zug ⊔,⊔	⊔,⊔	□□	□□ 101

Bei Konisation: Konuslänge (mm)   ⊔⊔⊔   □□ 103
(XX = F.A.)   Durchmesser der Ektozervix (mm)   ⊔⊔⊔   □□ 105

Makroskopischer Tumortyp
F = Flach, P = Papillär, E = Exophytisch-polypös, I = Infiltrativ, U = Ulzerös, M = Mischtyp, X = F.A.   □ 106

Histologische Methodik bei Primärtumoruntersuchung (S27)

Konusbearbeitung   E = Entfällt (Keine Konisation), S = Sagittal, R = Radiär, A = Atypisch   □ 107

Einbettung   G = Großflächenblöcke, K = Konventionelle Blöcke   □ 108

Schneiden   S = Stufenschnitte, R = Referenzschnitte   □ 109

Horizontale Tumorausdehnung in zwei Dimensionen (in mm) (S28)   (XX = F.A.)

Größter Durchmesser   ⊔⊔⊔   □□ 111

dazu senkrechter Durchmesser   ⊔⊔⊔   □□ 113

Ausmaß der Invasion der Zervixwand (S29)
0 = Keine Invasion (Ca in situ), 1 = <1/3, 2 = 1/3 bis <2/3, 3 = ≥2/3, X = F.A.   □ 114

Tiefeninvasion in Relation zu Wanddicke (in %)   (XX = F.A.)   ⊔⊔   □ 116

Mitbefall des Corpus uteri   N = Nein, J = Ja, X = F.A.   □ 117

Tumor-Zervix-Quotient (in %) (S30)   (XX = F.A.)   □ 119

Geschätztes Tumorvolumen (in mm^3) (S31)   (XXXXX = F.A.)   □□□□□ 124

Zusätzliche Angaben zur lymphogenen Metastasierung (S32)

Histologische Methodik der Lymphknotenuntersuchung
S = Stufenschnitte, R = Referenzschnitte   □ 125

Zahl untersuchter LK	Parazervikal, parametran, präsakral	An A. iliaca interna (obturatoria)	An A. iliaca externa	An A. iliaca communis		P.z.	A.i.i.	A.i.e.	A.i.c.
Rechts	⊔⊔⊔	⊔⊔⊔	⊔⊔⊔	⊔⊔⊔	R	□□	□□	□□	□□ 133
Links	⊔⊔⊔	⊔⊔⊔	⊔⊔⊔	⊔⊔⊔	L	□□	□□	□□	□□ 141

Wagner/Hermanek: Organspezifische Tumordokumentation   © Springer-Verlag 1995

Zervixkarzinom

33.19

K-Nr. **3 3** | Patienten-Id. | T-Id. | B-Nr. **3**

Zahl befallener LK ohne Kapseldurchbruch	Parazervikal, parametran, präsakral	An A. iliaca interna (obturatoria)	An A. iliaca externa	An A. iliaca communis		P.z.	A.i.i.	A.i.e.	A.i.c.	
nur Mikrometastasen										
Rechts	⌊⌊⌋	⌊⌊⌋	⌊⌊⌋	⌊⌊⌋	R					149
Links	⌊⌊⌋	⌊⌊⌋	⌊⌊⌋	⌊⌊⌋	L					157
auch Makrometastasen										
Rechts	⌊⌊⌋	⌊⌊⌋	⌊⌊⌋	⌊⌊⌋	R					165
Links	⌊⌊⌋	⌊⌊⌋	⌊⌊⌋	⌊⌊⌋	L					173

Zahl befallener LK mit Kapseldurchbruch

Rechts	⌊⌊⌋	⌊⌊⌋	⌊⌊⌋	⌊⌊⌋	R					181
Links	⌊⌊⌋	⌊⌊⌋	⌊⌊⌋	⌊⌊⌋	L					189

Nur isolierte Tumorzellen (Tumorzellembolie)
0 = Keine, 1 = Parazervikale, parametrane, sakrale, 2 = an A. iliaca interna (einschl. Obturator-LK), 3 = 1+2,
4 = An A. iliaca comm. und/oder externa, 5 = 1+4, 6 = 2+4, 7 = 1+2+4 ☐ 190

Größe der größten Lymphknotenmetastase (in mm) (S33) ⌊⌊⌋,⌊⌋ ☐☐ 193
(000 = Keine LK-Metastasen, XXX = F.A.)

Weitere Differenzierung von CIN 3 (S5, S24)   D = Schwere Dysplasie, C = Carcinoma in situ, X = F.A. ☐ 194

Zusätzliche Angabe beim gemischtzelligen Adenokarzinom (S34)

Unterschiedliche histologische Typen	Anteil (%)	(XX = F.A.)	
Malignes Adenom	⌊⌊⌋		☐ 196
Villoglanduläres papilläres Karzinom	⌊⌊⌋		☐ 198
Intestinales (muzinöses) Adenokarzinom	⌊⌊⌋		☐ 200
Endometrioides Adenokarzinom	⌊⌊⌋		☐ 202
Seröses Adenokarzinom	⌊⌊⌋		☐ 204
Sonstiger Tumortyp	⌊⌊⌋		☐ 206

Zusätzliche Angabe beim Klarzellkarzinom (S35)

Tubulozystische Struktur?   N = Nein, J = Ja, X = F.A. ☐ 207

Invasion von Gefäßen (S36)

	N = Nein	U = in Uterus	P = in Parametrium	V = in Vagina	X = F.A.	
Lymphgefäße	○	○	○	○	○	☐ 208
Venen	○	○	○	○	○	☐ 209
nicht klassifizierbare Gefäße	○	○	○	○	○	☐ 210

Tumorrand (S37)   E = Expansiv, N = Netzförmig dissoziierend, D = Diffus infiltrativ, X = F.A. ☐ 211

Örtliche Tumorzelldissemination (Einriß in oder Schnitt durch Tumorgewebe)   N = Nein, J = Ja ☐ 212

Stromareaktion (S38)

	K = Keine, gering	M = Mäßiggradig	S = Stark	X = F.A.	
Lymphoplasmazellulär	○	○	○	○	☐ 213
Eosinophilzellig	○	○	○	○	☐ 214

HPV-Assoziation (S39)

	N = Nein	J = Ja	X = Nicht durchgeführt	
Lichtmikroskopisch (Koilozyten)	○	○	○	☐ 215
Immunhistologie	○	○	○	☐ 216
Southern Blot	○	○	○	☐ 217
In-situ-Hybridiserung	○	○	○	☐ 218
PCR	○	○	○	☐ 219

Wagner/Hermanek: Organspezifische Tumordokumentation   © Springer-Verlag 1995

Zervixkarzinom

K-Nr. `3 3` Patienten-Id. T-Id. B-Nr. `3`

Nachweis von Typ 16/18
N = Nein, J = Ja
☐ 220

Rezeptorstatus (S40) (Nur bei Adenokarzinomen!)

Immunhistologisch   N = Negativ   P = Positiv   X = Nicht bestimmt

Progesteron   ○   ○   ○   ☐ 221
Östrogen   ○   ○   ○   ☐ 222

Biochemisch

Progesteron ⊔⊔⊔ fmol/mg ⎫
Östrogen   ⊔⊔⊔ fmol/mg ⎬ (XXX = Nicht bestimmt)
                              ⎭
☐☐☐ 225
☐☐☐ 228

Begleitende Läsionen (S41)   N = Nein   A = Anschließend   G = Getrennt   B = Beides   X = F.A.

Condylomata acuminata   ○   ○   ○   ○   ○   ☐ 229
Leichte Dysplasie   ○   ○   ○   ○   ○   ☐ 230
Mäßiggradige Dysplasie   ○   ○   ○   ○   ○   ☐ 231
Schwere Dysplasie   ○   ○   ○   ○   ○   ☐ 232
Carcinoma in situ   ○   ○   ○   ○   ○   ☐ 233
CIN 3   ○   ○   ○   ○   ○   ☐ 234
AIS   ○   ○   ○   ○   ○   ☐ 235

Tumorbiologische Spezialuntersuchungen (A28)
N = Nein, J = Ja
☐ 236

D. Definitive R-Klassifikation und weitere Angaben zur Radikalität

Histologische Befunde an den Resektionsrändern (S42)

F = Tumorfrei   C = CIN 3   I = Invasiver Tumor   X = Nicht untersucht

Ektozervikal/vaginal   ○   ○   ○   ○   ☐ 237
Endozervikal   ○   ○   ○   ○   ☐ 238
Parametran   ○   ○   ○   ○   ☐ 239
Ventral (Blase)   ○   ○   ○   ○   ☐ 240
Dorsal (Rektum)   ○   ○   ○   ○   ☐ 241

Definitive R-Klassifikation (A29)
0 = Kein Residualtumor (R0), 1 = Nur mikroskopischer Residualtumor (R1), 2 = Makroskopischer Residualtumor, mikroskopisch nicht bestätigt (R2a), 3 = Makroskopischer Residualtumor, auch mikroskopisch bestätigt (R2b), X = Unbestimmt (RX)
☐ 242

Methodik der R-Klassifikation (A30)
K = Konventionell, S = „Sophisticated"
☐ 243

Lokalisation von Residualtumor   N = Nein   J = Ja

Lokoregionär   ○   ○   ☐ 244
Fernmetastase(n)   ○   ○   ☐ 245

Minimale Sicherheitsabstände (in mm) (S43)   (XX = F.A.)   Makroskopisch   Histologisch   Ma.   Hi.

Ektozervikal/vaginal   ⊔⊔⊔   ⊔⊔⊔   ☐☐ ☐☐ 249
Endozervikal   ⊔⊔⊔   ⊔⊔⊔   ☐☐ ☐☐ 253
Parametran rechts   ⊔⊔⊔   ⊔⊔⊔   ☐☐ ☐☐ 257
Parametran links   ⊔⊔⊔   ⊔⊔⊔   ☐☐ ☐☐ 261

Wagner/Hermanek: Organspezifische Tumordokumentation © Springer-Verlag 1995

Spezielle Verschlüsselungsanweisungen

S1 Präkanzeröse Bedingungen und Läsionen

Für das Risiko, an einem Zervixkarzinom zu erkranken, sind in erster Linie Zahl der Sexualpartner, Alter beim ersten Geschlechtsverkehr und Promiskuität der männlichen Partner von Bedeutung. Es wurde in diesem Zusammenhang von den „3 P's" (*P*ermissivität, *P*romiskuität und *P*ille) gesprochen [12]. Gezielte dahingehende Befragungen können im klinischen Alltag nicht vorgenommen werden. Indirekte Hinweise auf diese Risikofaktoren ergeben sich jedoch aus Angaben über die Menarche, das Alter bei der ersten Schwangerschaft und die Zahl der Graviditäten. Ausführliche Angaben zu präkanzerösen Bedingungen bzw. ätiologischen Faktoren finden sich bei Brinton et al. [4] sowie Maass [31, 32].

S2 DES-Behandlung der Mutter

Eine pränatale Exposition mit DES (Diäthylstilböstrol) oder verwandten nichtsteroidalen Östrogenen ist für die Entstehung des Klarzellkarzinoms der Zervix besonders bei jüngeren Frauen von Bedeutung. Sie spielt allerdings in Deutschland keine Rolle.

S3 Raucherstatus

Möglicherweise stellt Nikotin einen Kofaktor bei der Karzinogenese dar [4].

Die Dokumentation der Rauchgewohnheiten erfolgt entsprechend den Vorschlägen der Division of Environmental Science der Columbia University, New York [34].

S4 Hormonelle Kontrazeption

Trotz diskrepanter diesbezüglicher Publikationen dürfte langdauernder Gebrauch oraler Kontrazeptiva mit einer Risikoerhöhung für CIN 3 und invasive Plattenepithelkarzinome [21, 37], aber auch für Adenokarzinome [54] einhergehen. Nach Dallenbach-Hellweg [10] können für das Auftreten von Adenokarzinomen v. a. Kontrazeptiva mit stärkerer Progesteronkomponente eine Rolle spielen.

S5 Condylomata acuminata und In-situ-Veränderungen des Plattenepithels

Condylome und In-situ-Veränderungen des Plattenepithels treten im weiblichen Genitaltrakt oft an verschiedenen Stellen – teils synchron, teils metachron – auf.

Nach der Nomenklatur der 2. Auflage der WHO-Klassifikation [45] wird der Begriff „In-situ-Veränderung des Plattenepithels" („squamous intraepithelial lesion") als Oberbegriff für plattenepitheliale Veränderungen verwendet, die durch Störungen in der Reifung und Kernanomalien gekennzeichnet sind. Als Kernanomalien gelten Verlust der Polarität, Polymorphie, grobe Verteilung des Chromatins, Unregelmäßigkeiten der Kernmembran und Mitosen. Die Veränderungen finden sich in der Übergangszone, meist im endozervikalen Drüsen- und Oberflächenepithel; selten beginnen sie im ektozervikalen Epithel.

Die In-situ-Veränderungen des Plattenepithels werden je nach Ausdehnung innerhalb der Epithelschichten in 4 Formen unterteilt:

1) *Leichte Dysplasie* (CIN 1): begrenzt auf das untere Drittel des Epithels;
2) *Mäßiggradige Dysplasie* (CIN 2): Befall der unteren zwei Drittel des Epithels;
3) *Schwere Dysplasie* (CIN 3): Ausbreitung auf das obere Drittel des Epithels, aber ohne Befall des Epithels in voller Dicke;
4) *Carcinoma in situ* (CIN 4): Befall des Epithels in voller Dicke oder Veränderung, bei der das untere Drittel des Epithels das Aussehen eines gut differenzierten Plattenepithelkarzinoms zeigt.

Bei CIN wird häufig eine Koilozytose (koilozytotische Atypie) beobachtet. Hierbei finden sich große Zellen mit klarem Zytoplasma, dicker Kernmembran und vergrößerten, hyperchromatischen, rundzelligen Kernen. Das Vorhandensein von zwei- oder mehrkernigen klaren Zellen ist nicht obligat, sichert aber die Diagnose.

Zur leichten Dysplasie werden auch Fälle gerechnet, bei denen im unteren Drittel des Epithels keine Kernanomalien vorhanden sind, aber im oberen Drittel eine Koilozytose (koilozytotische Atypie) erkennbar ist. Für die Diagnose einer Koilozytose sind erforderlich:

– große Zellen mit klarem Zytoplasma und dicker Zellmembran und
– vergrößerte, hyperchromatische, rundzellige Kerne.

Im Gegensatz zur WHO-Klassifikation faßt die International Society of Gynecological Pathologists [27] schwere Dysplasie und Carcinoma in situ zusammen.

In dieser Dokumentation kann wahlweise diese Zusammenfassung benutzt oder aber zwischen schwerer Dysplasie und Carcinoma in situ unterschieden werden.

Auch beim dreistufigen Grading der CIN ist die Inter- und Intra-Observer-Variabilität relativ hoch [22]. Daher werden vor allem in den angloamerikanischen Ländern CIN 2 und CIN 3 vielfach als „High-grade" CIN zusammengefaßt, was auch der Bethesda-Nomenklatur (s. S 6) für die zervikal-vaginale Zytologie entspricht. Allerdings ergeben sich bei diesem Vorgehen Schwierigkeiten beim Vergleich von Verlaufsuntersuchungen gegenüber Institutionen mit dreistufigem Grading.

S 6 Pathologische Vorbefunde bei zervikal-vaginaler Zytologie

Für die Begutachtung zervikal-vaginaler zytologischer Präparate wird international das sog. Bethesda-System (The Bethesda System for Reporting Cervical/Vaginal Cytological Diagnoses) [36] verwendet. Danach wird bei den „squamous intraepithelial lesions" (SIL) zwischen „low-grade" (LSIL) und „high-grade" (HSIL) unterschieden.

In Deutschland wurde 1989 von der Deutschen Gesellschaft für Zytologie die sog. Münchener Nomenklatur II beschlossen [49].

Die Beziehungen zwischen der histologischen Graduierung der CIN, dem Bethesda-System und der Münchener Nomenklatur II sind nachstehend dargestellt:

Histologie	Bethesda-System	Münchener Nomenklatur II
CIN 1	„low-grade" SIL	IIID
CIN 2	„high-grade" SIL	
CIN 3		IV a, b

S 7 Präklinischer Krebs

Als präklinischer Krebs werden frühe Stadien invasiver Karzinome bezeichnet, die makroskopisch-klinisch nicht erkennbar sind, deren Diagnose vielmehr ausschließlich durch mikroskopische Untersuchung möglich ist. Sie entsprechen der pT-Kategorie pT 1 a und werden entweder im Rahmen von Früherkennungsmaßnahmen oder als Zufallsbefund bei Hysterektomien wegen anderer Erkrankungen entdeckt.

S 8 Rektalblutung

Als Rektalblutung wird sowohl der makroskopische als auch der mikroskopische Nachweis von Blut am bzw. im Stuhl erfaßt.

S 9 Peritonealspülung

Bei invasiven Zervixkarzinomen finden sich bei Peritonealspülungen, die am Beginn einer Hysterektomie vorgenommen werden, in bis zu 10% maligne Zellen [41]. Weitere Untersuchungen über die prognostische Bedeutung sind erforderlich.

S 10 Tumormarker

Beim Plattenepithelkarzinom wird SCC (evtl. auch CA 125), beim Adenokarzinom in erster Linie CEA bestimmt.

S 11 Sonstige Labordiagnostik

Bei Radiotherapie sind Hämoglobinwerte unter 10 g/dl bzw. ein Hämatokrit unter 40% ungünstige unabhängige Prognosefaktoren [14]. Ob eine Thrombozytose von >400000/µl die Prognose unabhängig ungünstig beeinflußt, wird noch kontrovers beurteilt [17, 30].

S 12 Zusätzliche Angaben bei Konisation

Für die Messung des Abstandes zwischen Läsion und Resektionsrändern (endozervikal, ektozervikal) wird bei infiltrativen Karzinomen auch die etwa vorhandene anschließende intraepitheliale Komponente mitberücksichtigt. „Nicht mit Sicherheit vollständige Entfernung" liegt dann vor, wenn die pathologische Läsion zwar nicht an den endo- oder ektozervikalen Resektionsrand heranreicht, aber zwischen beiden normales Epithel nicht vorhanden ist und man nicht sicher entscheiden kann, ob es sich hierbei um einen Artefakt oder um einen tatsächlichen Epitheldefekt handelt [57].

S 13 Lokalisation des Primärtumors

Karzinome, die auf die Endozervix (Canalis cervicis uteri) beschränkt sind, werden mit C 53.0, solche ausschließlich im Bereich der Ektozervix (Portio vaginalis uteri) mit C 53.1 verschlüsselt. Eine weitere Unterteilung in inneren Muttermund und zervikale Schleimhaut bzw. äußeren Muttermund und Portioepithel soll nicht erfolgen.

Für Tumoren sowohl in der Endo- als auch an der Ektozervix kommt C 53.8, für Zervixtumoren ohne nähere Lokalisationsangabe C 53.9 zur Anwendung. Mit C 53.9 werden auch die seltenen, tief in der muskulären Seitenwand gelegenen mesonephrischen Karzinome verschlüsselt.

S 14 Ausmaß der Invasion

Invasive Plattenepithelkarzinome werden in Hinblick auf Staging und Behandlung von der FIGO in sog. mikroinvasive und offenkundig invasive Karzinome unterteilt.

Nach der heute gültigen FIGO-Klassifikation [52] ist ein *mikroinvasives Karzinom* als nur mikroskopisch erkennbarer Tumor mit einer maximalen Tiefeninvasion von 5 mm und einem größten horizontalen Durchmesser von höchstens 7 mm definiert und entspricht der Kategorie pT 1 a bzw. dem FIGO-Stadium I A. Diese Definition dient in erster Linie dem Vergleich der Therapieergebnisse und ist weniger als Richtlinie für die Therapiewahl aufzufassen [9]. Für die Therapie ist zusätzlich eine detailliertere Klassifikation der Tiefeninvasion (s. S 15) und die Berücksichtigung von Lymphgefäß- und Veneninvasion (s. S 36) erforderlich, weil nur dann einigermaßen verläßliche Aussagen zum Risiko bereits bestehender Lymphknotenmetastasen möglich sind. Hierfür ist auch die Schätzung des Tumorvolumens (S 21, S 31) [5, 9, 27] und/oder die Bestimmung des Tumor-Zervix-Quotienten (S 30) [8] wünschenswert.

Abweichend von der FIGO-Klassifikation wird das mikroinvasive Plattenepithelkarzinom von der Society of Gynecologic Oncologists (USA) definiert als ein Karzinom mit einer Invasionstiefe von 3 mm oder weniger und ohne Invasion von Gefäßräumen [45].

S 15 Maximale Invasionstiefe (in mm)

Beim mikroinvasiven Karzinom ist eine weitere Unterteilung nach dem Ausmaß der Invasionstiefe erforderlich. Entsprechend der TNM- und FIGO-Klassifikation [52] erfolgt die Unterteilung von T 1 a in zwei Unterkategorien:

T 1 a 1: Minimale Stromainvasion. Eine solche
(FIGO I A 1) wird dann diagnostiziert, wenn die Invasion nur mikroskopisch am histologischen Schnitt erkennbar, nicht aber schon makroskopisch sichtbar ist (dies entspricht maximal 1 mm [27]).
T 1 a 2: Invasionstiefe ≤ 5 mm *und* horizontale
(FIGO I A 2) Tumorausdehnung (größter horizontaler Durchmesser) ≤ 7 mm.

Jeder entweder hinsichtlich Invasionstiefe und/oder horizontaler Ausbreitung größere Tumor wird, sofern er auf den Uterus begrenzt ist, als T 1 b bzw. FIGO I B klassifiziert.

Entsprechend den Vorschlägen des TNM Supplements 1993 [52] wird T 1 a 2 nochmals unterteilt:

T 1 a 2 (i): Invasionstiefe ≤ 3 mm und horizontale Ausdehnung ≤ 7 mm,
T 1 a 2 (ii): Invasionstiefe > 3 bis 5 mm und horizontale Ausdehnung ≤ 7 mm.

Die Messung von Flächenausdehnung und Invasionstiefe erfolgt am histologischen Schnitt mikroskopisch, gegebenenfalls nach Anbringen von Punkten am Objektträger. Nimmt die Infiltration vom Oberflächenepithel ihren Ausgang (Abb. 31.1 a), wird von der Basis des Oberflächenepithels aus gemessen. Bei Karzinomen, in denen das invasive Wachstum in Zervixdrüsen beginnt (Abb. 31.1 b), wird von diesen Drüsen aus gemessen. Läßt sich der Ausgangspunkt nicht eindeutig feststellen (Abb. 31.1 c), wird als oberer Meßpunkt die Basis des Oberflächenepithels gewählt.

Für die Messung der Invasionstiefe wird nur das direkte kontinuierliche Wachstum, nicht aber eine etwaige Ausbreitung in Lymphgefäßen oder Venen berücksichtigt [53].

S 16 Ausbreitung jenseits des Uterus

In der TNM- und FIGO-Klassifikation wird der Befall von Harnblasen- oder Rektum*wand* nicht ausdrücklich erwähnt. Dieser soll nach den Empfehlungen des TNM Supplement [53] als T 3 a klassifiziert werden, während Befall von Harnblasen- oder Rektum*schleimhaut* als T 4 gilt. Bullöses Ödem von Harnblasen- oder Rektumschleimhaut berechtigt nicht zur Diagnose T 4; vielmehr ist hierfür der bioptische Nachweis der Schleimhautinfiltration erforderlich.

Ausbreitung „bis zur Beckenwand" wird dann diagnostiziert, wenn der Tumor bis zur Beckenwand heranreicht. Eine direkte Infiltration in die Beckenwand ist nicht erforderlich. Der klinische Befund eines sog. „frozen pelvis" entspricht der Ausbreitung bis zur Beckenwand und wird als T 3 b klassifiziert.

Hydronephrose und funktionslose Niere werden in der T-Klassifikation nur dann berücksichtigt, wenn sie durch eine karzinomatöse Stenose (Einengung von außen oder Wandinfiltration unterschiedlichen Ausmaßes) des Ureters bedingt sind.

S 17 Regionäre Lymphknoten

Regionäre Lymphknoten für die Cervix uteri sind die beidseitigen pelvinen Lymphknoten (sog. Lymphknoten der 1. Station). Sie schließen ein

— parazervikale und parametrane Lymphknoten,
— sakrale (präsakrale und laterale sakrale) Lymphknoten,
— Lymphknoten an der A. iliaca interna einschließlich der Obturator-Lymphknoten,
— Lymphknoten an der A. iliaca externa,
— Lymphknoten an der A. iliaca communis.

Die Lymphknoten an der A. iliaca communis werden im Schrifttum zum Teil bereits als sog. Lymphknoten der 2. Station gewertet. Diese umfassen die paraaortalen (einschließlich der parakavalen und interaortokavalen) und die inguinalen Lymphknoten, die nach der TNM- und FIGO-Klassifikation als *Fernmetastasen* zu klassifizieren sind [52].

Entsprechend den Vorschlägen des TNM Supplements [53] können die Fälle mit regionären Lymphknotenmetastasen in die Kategorien N 1 a bis N 1 c unterteilt werden:

(p)N 1 a: 1 oder 2 Lymphknotenmetastasen distal der A. iliaca communis,
(p)N 1 b: 3 oder mehr Lymphknotenmetastasen distal der A. iliaca communis,
(p)N 1 c: Lymphknotenmetastasen an der A. iliaca communis.

Um diese Unterteilung vornehmen zu können, muß die Lokalisation der Lymphknotenmetastasen und bei

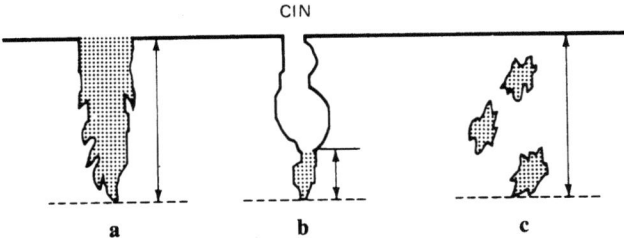

Abb. 33.1. Bestimmung der maximalen Invasionstiefe. Messung am histologischen Schnitt. (Aus Ferenczy et al. [13])

solchen nur distal der A. iliaca communis auch die Zahl der befallenen Lymphknoten bestimmt werden.

Diese weitere Unterteilung der Kategorie (p)N1 dient einerseits der strahlentherapeutischen Therapieplanung und gibt andererseits Hinweise auf die Rückfallrate [2, 48] und das Überleben [26].

S 18 Zahl befallener regionärer Lymphknoten

Unabhängig von der Bedeutung der Lymphknotenzahl für die Ramifikation der (p)N-Klassifikation (s. S 17) gibt die Gesamtzahl befallener Lymphknoten auch Hinweise auf die Prognose. So betrug nach radikaler Chirurgie die Fünf-Jahres-Überlebensrate bei Befall nur eines Lymphknotens 69,8%, bei 2 oder 3 metastatisch befallenen Lymphknoten 62,1% und bei Metastasen in 4 oder mehr Lymphknoten nur noch 36,9% [7].

S 19 Klinische TNM-Klassifikation

Die Definitionen der C-Faktoren weichen beim Zervixkarzinom von jenen bei anderen Organtumoren ab, weil alle Untersuchungen, die für die klinische FIGO-Klassifikation (s. S 20) verwendet werden können, als C 1 bezeichnet werden.

C-Faktor

Primärtumor	C 1:	Klinische Untersuchung (Inspektion, Palpation) in Narkose, Zytologie, Kolposkopie mit Biopsie, endozervikale Kürettage, Hysteroskopie, Zystoskopie mit Biopsie, Rektoskopie mit Biopsie, Urographie, Konisation
	C 2:	Sonographie (vaginal und/oder perkutan), CT, NMR, Laparoskopie einschließlich Biopsie
	C 3:	Chirurgische Exploration einschließlich Biopsie
Regionäre Lymphknoten	C 1:	Klinische Untersuchung (Palpation) in Narkose, Urographie
	C 2:	Sonographie (vaginal und/oder perkutan), CT, NMR, Lymphographie, Zytologie
	C 3:	Chirurgische Exploration einschließlich Biopsie
Fernmetastasen	C 1:	Thoraxröntgen, Skelettröntgen
	C 2:	Sonographie, CT, NMR, nuklearmedizinische Untersuchungen, Laparoskopie, Peritonealspülung, Zytologie und Biopsie
	C 3:	Chirurgische Exploration einschließlich Biopsie

S 20 Klinisches FIGO-Stadium

Entsprechend den Regeln der FIGO wird beim Zervixkarzinom ausschließlich ein klinisches Staging vorgenommen, das allerdings auch Befunde an Biopsien und an Konisationspräparaten einschließt. Die hierfür erlaubten Untersuchungen sind in S 19 unter C 1 angeführt.

Wird ein Zervixkarzinom erst nach Uterusexstirpation als Zufallsbefund diagnostiziert, kann ein klinisches FIGO-Stadium nicht bestimmt werden. Ein pathologisches Stadium ist von der FIGO nicht vorgesehen, wird aber im TNM-System bestimmt (s. III.B).

S 21 Klinisch geschätztes Tumorvolumen

Hier werden die Schätzungen aufgrund von CT oder (zuverlässiger) von NMR eingetragen; die histologische Bestimmung des Tumorvolumens wird unter III. C erfaßt.

S 22 Datum der definitiven chirurgischen Therapie

Eine mehrzeitige Therapie erfolgt z. B. dann, wenn primär eine Konisation vorgenommen und nach dem Ergebnis der histologischen Untersuchung (inkomplette Entfernung, Entfernung mit zu geringem Sicherheitsabstand, Tumor weiter fortgeschritten als T1a, Lymphgefäß- oder Veneninvasion u. a.) ein weitergehender Eingriff entweder als Nachkonisation oder als radikale Hysterektomie angeschlossen wird.

Dieser weitergehende Eingriff gilt als definitive chirurgische Therapie. Sein Datum ist für die Berechnung des Überlebens maßgebend.

S 23 Operationsausmaß bei Tumorresektion

Bei mehrzeitigem Vorgehen wird beim Uterus nur der weitestgehende Eingriff vermerkt. Die Entfernung einer Zervix nach früherer supravaginaler Hysterektomie (Uterusamputation) wird hier als komplette Uterusentfernung registriert (der Voreingriff wurde unter I. B dokumentiert).

Die Entfernung der Adnexe ist bei präoperativer Diagnose eines invasiven Karzinoms obligatorisch; die gesonderte Dokumentation erfolgt im Hinblick auf die seltenen Fälle einer Diagnose erst bei Untersuchung eines Operationspräparates, das aus anderer Indikation gewonnen wurde.

S 24 Histologischer Tumortyp

Die histologische Klassifikation erfolgt nach den Vorschlägen der 2. Auflage der WHO-Klassifikation [45]. Diese entspricht weitgehend jener der International Society of Gynecological Pathologists [27]. Die in Frage kommenden Tumortypen sind nachstehend mit ihren ICD-O-Codenummern aufgelistet.

Zervixkarzinom

	Tumortyp	ICD-O-Code-Nr.	Anmerkung
Nicht-invasive Karzinome	Zervikale intraepitheliale Neoplasie (CIN) Grad 3 (schwere Dysplasie, Carcinoma in situ)	8077/2	(1)
	Adenocarcinoma in situ (AIS)	8140/2	(2)
Invasive Plattenepithelkarzinome	Plattenepithelkarzinom o. n. A.	8070/3	(3)
	Verhornendes Plattenepithelkarzinom	8071/3	(3)
	Nichtverhornendes Plattenepithelkarzinom	8072/3	(3)
	Verruköses Plattenepithelkarzinom	8051/3	(4)
	Warziges (kondylomatöses) Plattenepithelkarzinom[a]	8054/3	(5)
	Papilläres Plattenepithelkarzinom	8052/3	(6)
	Lymphoepitheliomähnliches Plattenepithelkarzinom	8082/3	(7)
Invasive Adenokarzinome	Muzinöses Adenokarzinom	8480/3	(8)
	Endozervikales muzinöses Adenokarzinom[a]	8148/3	(8)
	– Adenoma malignum („Minimal-deviation"-Adenokarzinom)[a]	8149/3	(8)
	– Villoglanduläres papilläres Adenokarzinom	8260/3	(8)
	Intestinales muzinöses Adenokarzinom	8144/3	(8)
	Endometrioides Adenokarzinom[b]	8380/3	(9)
	Klarzell-Adenokarzinom	8310/3	(10)
	Seröses Adenokarzinom	8441/3	(11)
	Mesonephrisches Adenokarzinom	9110/3	(12)
	Gemischtzelliges Adenokarzinom	8323/3	(13)
Andere invasive maligne epitheliale Tumoren	Adenosquamöses Karzinom	8560/3	(14)
	Glaszellkarzinom („glassy cell carcinoma")[a]	8316/3	(15)
	Adenoid-zystisches Karzinom	8200/3	(16)
	Adenoid-basales Karzinom	8147/3[c]	(17)
	Karzinoidtumor	8240/3	(18)
	Kleinzelliges Karzinom	8041/3	(19)
	Undifferenziertes Karzinom	8020/3	(20)

[a] Für diesen Tumor ist in der ICD-O derzeit keine eigene Code-Nummer vorgesehen. Es wird vorgeschlagen, die angegebene freie Nummer zu verwenden.
[b] Nach ICD-O ist die Bezeichnung „endometrioides Adenokarzinom" (8380/3) ausschließlich für Tumoren des Ovars verwendbar. In der 2. Auflage der WHO-Klassifikation [45] wird aber empfohlen, diese Code-Nr. auch für diesen Tumor der Zervix zu verwenden.
[c] Die Code-Nummer 8147/3 ist nach ICD-O beschränkt auf sog. basalzellige Adenokarzinome der Speicheldrüsen. Wegen der weitgehenden histologischen Ähnlichkeit wird empfohlen, diese Nummer auch für das sog. adenoid-basale Karzinom der Zervix zu verwenden.

Anmerkungen:

(1) Näheres über *CIN* siehe S 5. CIN 3 kann in schwere Dysplasie und Carcinoma in situ unterteilt werden.

(2) Das *Adenocarcinoma in situ* (AIS) ist gekennzeichnet durch zytologisch malignes Epithel in den Zervixdrüsen, ohne daß eine Invasion in das Stroma nachweisbar wäre. Nach dem Epitheltyp kann zwischen endozervikalem (am häufigsten), intestinalem, endometrioidem, klarzelligem und adenosquamösem Subtyp unterschieden werden. Da dies aber weder für die Therapie noch für die Prognose von Bedeutung ist, wird auf die Dokumentation dieser Untertypen verzichtet.

(3) Wann immer möglich, soll eine Differenzierung in *verhornende oder nichtverhornende Plattenepithelkarzinome* erfolgen. Ein verhornendes Plattenepithelkarzinom wird dann diagnostiziert, wenn sich Hornperlen (auch nur an umschriebener Stelle) finden. Überwiegend werden in der Vagina nichtverhornende Plattenepithelkarzinome beobachtet. Sie sind in der Regel polygonalzellig, gelegentlich auch kleinzellig. Die Einordnung als Plattenepithelkarzinome erfolgt dann aufgrund des Nachweises von Einzelzellverhornung.

In der ICD-O ist für *mikroinvasive Plattenepithelkarzinome* (s. S 14) eine eigene Code-Nummer (8076/3) vorgesehen. Ihre Verwendung wird nicht empfohlen, weil das Ausmaß der Invasion nicht im histologischen Typ, sondern in der pT-Klassifikation erfaßt wird.

(4) Das *verruköse Plattenepithelkarzinom* der Zervix ist ein hochdifferenziertes papillär strukturiertes Plattenepithelkarzinom, das zwar lokal infiltriert, aber nicht metastasiert. Es gleicht dem entsprechenden Tumor von Haut oder Vulva.

(5) Das *warzige (kondylomatöse) Karzinom* ist in der Zervix sehr selten und gleicht dem entsprechenden Tumortyp der Vulva.

(6) Das *papilläre Plattenepithelkarzinom* stellt eine seltene Variante eines invasiven Plattenepithelkarzinoms dar, das in den oberflächlichen Anteilen Ähnlichkeit mit Übergangszellkarzinomen der Harnblase zeigt. Die Papillen sind dabei mit Zellen vom basaloiden Typ mit hyperchromatischen atypischen Kernen überkleidet. Für diesen Tumor wurde auch die Bezeichnung „Übergangszell-Karzinom" verwendet [27].

(7) Das *lymphoepitheliomähnliche Plattenepithelkarzinom* ist ein relativ gut begrenztes Karzinom, das aus undifferenzierten Zellen mit ausgeprägter entzündlicher Infiltration des Stromas besteht. Dieser Tumor wurde zunächst von Hasumi et al. [16] als „circumscribed carcinoma with marked lymphocytic infiltration" beschrieben und wurde auch als Lymphoepitheliom oder medulläres Karzinom bezeichnet.

(8) Als *muzinöse Adenokarzinome* werden in der Zervix Adenokarzinome bezeichnet, bei denen wenigstens einige Zellen mäßig bis reichlich Schleim im Zytoplasma enthalten. Wann immer möglich, sollen solche Karzinome näher klassifiziert werden in

1) *endozervikales muzinöses Adenokarzinom*
   Bei diesem Typ ähneln die schleimproduzierenden Zellen jenen der Endozervix; hierbei können 2 Subtypen unterschieden werden:
   a) *Adenoma malignum (Minimal-deviation-Adenokarzinom)*
   Im allgemeinen hoch differenziertes Adenokarzinom, bei dem die meisten Drüsen histologisch nicht von normalen Endozervixdrüsen zu unterscheiden sind. In der Mehrzahl der Fälle finden sich aber gelegentliche Drüsen mit ausgeprägten Kernanomalien und/oder desmoplastischer Stromareaktion. Fehlen solche Veränderungen, erfolgt die Diagnose aufgrund vermehrter Mitosen sowie hyperplastischen Aussehens der oberflächlichen Drüsen, vor allem aber durch den Nachweis von Drüsen tiefer als 5 mm unter der Schleimhautoberfläche [27]. Die Diagnose kann nur an Konisationen oder exstirpierten Uteri gestellt werden. Dieser Tumor verhält sich aggressiver als das villoglanduläre papilläre Adenokarzinom.

   b) *villoglanduläres papilläres Adenokarzinom*
   Mäßig bis gut differenziertes Adenokarzinom mit komplex verzweigten papillären Strukturen, vorwiegend bei jungen Frauen. Der Tumor zeigt einen histologisch relativ scharfen Rand. Er breitet sich zwar lokal infiltrativ aus, eine Ausbreitung jenseits des Uterus wurde bisher aber nicht beobachtet [27].

2) *intestinales muzinöses Adenokarzinom*
   Dieser Typ ähnelt intestinalen Adenokarzinomen und enthält Becherzellen sowie gelegentlich argyrophile Zellen. Die extrem seltenen Zervixkarzinome mit Siegelringzellen werden diesem Tumortyp zugerechnet. (Achtung vor Verwechslung mit metastatischer Ausbreitung eines Magen- oder anderen gastrointestinalen Karzinoms!)

(9) Das *endometrioide Adenokarzinom* der Zervix gleicht dem typischen Adenokarzinom des Corpus uteri.

(10) Das *Klarzell-Adenokarzinom* gleicht dem entsprechenden Tumor der Vagina. Es besteht überwiegend aus Zellen mit reichlich klarem (hellem) glykogenreichem Zytoplasma oder aus sog. „hobnail cells". Diese sind durch spärliches nicht klares Zytoplasma und Kerne charakterisiert, die sich auffällig gegen die Drüsenlichtungen vorwölben. Die Struktur kann papillär, tubulär-zystisch oder tubulo-papillär sein (s. S 35).

(11) Das *seröse Adenokarzinom* ist in der Zervix sehr selten. Es gleicht dem entsprechenden Tumor im Ovar und Corpus uteri.

(12) *Mesonephrische Adenokarzinome* sind seltene Tumoren, die in Resten des mesonephrischen Gewebes entstehen. Sie liegen tief in der Seitenwand der Zervix und sind tubulär strukturiert. Sie müssen von den bisweilen auch als mesonephroide Karzinome bezeichneten Klarzellkarzinomen abgegrenzt werden. Beim mesonephrischen Karzinom sind weder die bei Klarzellkarzinomen vorkommenden klaren (hellen) Zellen noch die sog. „hobnail cells" vorhanden.

(13) Das *gemischtzellige Adenokarzinom* wird in der WHO-Klassifikation nicht erwähnt, wohl aber in der Klassifikation der International Society of Gynecological Pathologists [27]. Als gemischtzellige Adenokarzinome werden dort Adenokarzinome bezeichnet, die neben einer Hauptkomponente entsprechend einem der bisher genannten Typen (8–12) zu mehr als 10% noch Strukturen eines anderen Typs aufweisen. In diesen Fällen sind die vorliegenden Komponenten anzugeben und unter III. C zu dokumentieren (s. S 34).

(14) Das in der Zervix seltene *adenosquamöse Karzinom* besteht aus plattenepithelial differenzierten malignen Epithelien und auch Anteilen eines Adenokarzinoms.

(15) Das *Glaszellkarzinom* („glassy cell carcinoma") ist ein schlecht differenziertes Karzinom, das aus Zügen von Zellen mit folgenden Kriterien besteht:
- mäßig reichlich Zytoplasma mit Milchglas- oder gekörntem Aussehen,
- gut erkennbare Zellmembranen,
- große Kerne mit deutlichen solitären oder multiplen Kernkörperchen.

Der Tumor zeigt reichlich Mitosen und ausgeprägte entzündliche Infiltration des Stromas, gewöhnlich mit reichlich eosinophilen Granulozyten und Plasmazellen. Herdförmig können sich auch umschriebene Areale mit Verhornung, Drüsen- oder Schleimbildung finden. Der Tumor wurde erstmalig von Glücksmann u. Cherry [15] als „mixed carcinoma (adenoacanthoma)" beschrieben.

(16) Das *adenoid-zystische Karzinom* gleicht dem entsprechenden Tumor anderer Lokalisationen und verhält sich aggressiv.

(17) Das seltene *adenoid-basale Karzinom* ist charakterisiert durch Nester und Stränge kleiner ovaler Zellen mit peripherer palisadenartiger Anordnung und damit Ähnlichkeit mit dem Basalzellkarzinom der Haut. Herdförmig findet sich Drüsenbildung, u. U. auch plattenepitheliale Differenzierung. Der vorwiegend bei älteren Patientinnen vorkommende Tumor verdient eine Sonderstellung, weil trotz infiltrierenden Wachstums in keinem der bisher beschriebenen Fälle Metastasen auftraten.

(18) Der *Karzinoidtumor* der Zervix (Adenokarzinom mit Kennzeichen eines Karzinoidtumors) unterscheidet sich von typischen Karzinoidtumoren des Gastrointestinaltraktes dadurch, daß nur stellenweise Karzinoidstrukturen, ansonsten jedoch verschieden differenzierte adenokarzinomatöse Strukturen, z.T. herdförmig auch plattenepithelial differenzierte und/oder kleinzellige Strukturen zu sehen sind.

(19) Das *kleinzellige Karzinom* der Zervix ist ein sehr aggressiver seltener Tumor, der morphologisch und biologisch dem kleinzelligen Karzinom der Lunge entspricht [1].

(20) Als *undifferenziert* werden Karzinome bezeichnet, die keinerlei Differenzierung erkennen lassen und auch nicht das Bild kleinzelliger Karzinome zeigen.

S 25 Grading

Das Grading ist beim *Plattenepithelkarzinom* der Zervix ohne gesicherte eigenständige prognostische Bedeutung und ohne Einfluß auf die Therapiewahl. Es muß daher nicht obligat vorgenommen werden [27].

Die Kriterien für das konventionelle Grading des *Plattenepithelkarzinoms* sind:

G 1: Überwiegend reife Plattenepithelzellen, reichlich Keratin und Hornperlenbildung, minimal Mitosen, Kerne uniform, gelegentlich gut ausgebildete Interzellularbrücken.

G 2: Es gelten weder die Kriterien für G 1 noch jene für G 3.

G 3: a) kleine ovale unreife Zellen mit spärlichem Zytoplasma und hyperchromatischen spindeligen Kernen, reichlich Mitosen, Verhornung minimal oder fehlend
oder
b) pleomorphe Karzinome mit minimaler plattenepithelialer Differenzierung und reichlich Mitosen.

Auch komplexe Gradingsysteme, die neben Struktur, Zelltyp, Kernatypien und Mitosen andere Parameter wie Tumorrand, Invasionsverhalten, Gefäßinvasion und entzündliche Stromareaktion mitberücksichtigen [50], sind in ihrem Wert fraglich (Literatur bei [27]) und werden im klinischen Alltag nicht verwendet.

Das *verruköse Plattenepithelkarzinom* entspricht immer G 1.

Bei den *Adenokarzinomen* und beim *adenosquamösen Karzinom* kann das Grading entweder nach der Tumorarchitektur oder als Kerngrading vorgenommen werden:

Grading nach Architektur:
G 1: < 10% ohne Bildung von Drüsen oder Tubuli,
G 2: 10–50% ohne Drüsen/Tubuli,
G 3: > 50% ohne Drüsen/Tubuli.

Kerngrading:
G 1: Ovale Kerne mit gleichmäßig verteiltem Chromatin,
G 2: Zwischenstellung zwischen G 1 und G 3,
G 3: Deutlich vergrößerte Kerne mit unregelmäßig verteiltem Chromatin und deutlichen Nukleolen.

Wahrscheinlich ist das histologische Grading beim Adenokarzinom von selbständiger prognostischer Bedeutung.

Das *Adenoma malignum* (Minimal-deviation-Adenokarzinom) entspricht stets G 1, das *Glaszellkarzinom* G 3, das *kleinzellige* und *undifferenzierte Karzinom* G 4. Beim *Karzinoidtumor* entfällt ein Grading.

S 26 Parametrien

Beim Befall der Parametrien kann, soweit dieser in der pT-Klassifikation Berücksichtigung findet, zwischen kontinuierlicher Infiltration und dem Auftreten von sog. Satelliten unterschieden werden. Letztere sind im Binde- und Fettgewebe anzutreffende isolierte bis maximal 3 mm große Tumorknötchen ohne Reste lymphatischen Gewebes. Isolierte Tumorknötchen ohne Residuen lymphatischen Gewebes mit einem größeren Durchmesser gelten als regionale parametrane

Lymphknoten und werden in der (p)N-Klassifikation erfaßt.

Tumorgewebe in parametranen Lymph- oder Blutgefäßen wird nicht in der pT-Klassifikation berücksichtigt, sondern in der davon unabhängigen L- und V-Klassifikation (s. S36).

S27 Histologische Methodik bei Primärtumoruntersuchung

Für die Bearbeitung eines Konisationspräparates stehen mehrere Methoden zur Verfügung, die in Abb. 33.2 schematisch dargestellt sind. Voraussetzung einer voll aussagekräftigen Untersuchung eines Konus ist, daß er nicht „zerfetzt", nicht exzentrisch und kein „Minikonus" ist. Er ist vor Fixation bei 12 h extraepithelial zu markieren.

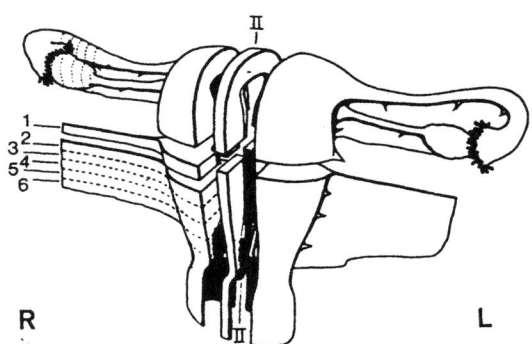

Abb. 33.3. Aufarbeitung eines Operationspräparates bei erweiterter Radikaloperation. (Nach Lohe et al. [29] aus Schmidt-Matthiessen [42])

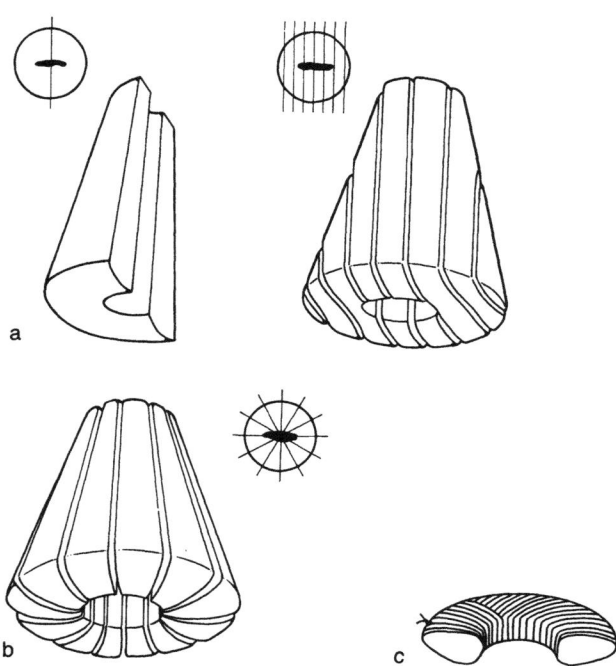

Abb. 33.2. Bearbeitung von Konisationspräparaten. **a** Sagittales Aufschneiden, **b** Radiäres Aufschneiden („Tortenstücktechnik"), **c** Atypische Bearbeitung. (Nach Zschoch et al. [57])

Für die Diagnostik bei präklinischem Karzinom werden von der AGO [42] bei kolposkopisch gezielten Biopsien und Portioabschabungen Stufenschnitte gefordert. Während im allgemeinen die Einbettung des gesamten Konus und eine Bearbeitung in Stufenschnitten empfohlen wird, soll nach Möbius et al. [35] auch bei weniger schnittaufwendiger Methodik ein Carcinoma in situ oder ein mikroinvasives Karzinom nicht übersehen werden.

Bei Operationspräparaten von Radikaloperationen werden von der AGO [42] Großflächenblöcke in sagittaler und horizontaler Richtung als optimal bezeichnet (Abb. 33.3).

S28 Horizontale Tumorausdehnung in zwei Dimensionen (in mm)

Während für die pT- und FIGO-Klassifikation lediglich der größte horizontale Durchmesser maßgebend ist, dient die Angabe des zweiten, dazu senkrechten Durchmessers einer näheren Beschreibung des Tumors, v. a. in Hinblick auf die Schätzung des Risikos von parametranem Befall und Lymphknotenmetastasierung.

S29 Ausmaß der Invasion der Zervixwand

Das Ausmaß der Invasion der Zervixwand (beurteilt nach Befall der Drittel der Wand) besitzt im FIGO-Stadium I B und II auch bei multivariater Analyse selbständige prognostische Bedeutung [28, 56].

S30 Tumor-Zervix-Quotient

Der Tumor-Zervix-Quotient gibt den prozentualen Anteil der Zervix an, der von dem Tumor befallen ist. Er wird an frontalen Großflächenschnitten bestimmt und weist eine Korrelation zur Wahrscheinlichkeit des Befalls der Parametrien, von Gefäßeinbrüchen und Lymphknotenmetastasierung auf [8].

S31 Geschätztes Tumorvolumen (in mm³)

Die zuverlässigste Basis der Prognoseschätzung beim mikroinvasiven Karzinom ist nicht die Tiefeninvasion, sondern das Tumorvolumen [5]. Eine genaue Bestimmung erfordert Stufenschnitte durch die Konisation. Eine approximative Volumenschätzung ist dadurch möglich, daß man am histologischen Schnitt die Fläche als Produkt von größtem horizontalem Durchmesser und maximaler Invasionstiefe mißt und dann als 3. Dimension 150% des horizontalen Durchmessers verwendet [6].

Beispiel:

Größter horizontaler Durchmesser: 6 mm, maximale Invasionstiefe: 7 mm; 3. Dimension: 6+3 = 9 mm. Geschätztes Tumorvolumen: 6·7·9 = 378 mm³.

S 32 Zusätzliche Angaben zur lymphogenen Metastasierung

Für die Bearbeitung der Lymphknoten werden von der AGO [42] Stufenschnitte empfohlen. Angaben über die Zahl untersuchter und befallener Lymphknoten sowie über die Größe der Metastasen (Makro- oder Mikrometastasen, letztere definiert als Metastasen ≤ 2 mm) und evtl. Kapseldurchbruch – getrennt nach verschiedenen Gruppen und Körperseite – sind nach AGO obligat.

Auch die Anzahl befallener Lymphknotengruppen ist von prognostischer Bedeutung [6, 18, 23].

S 33 Größe der größten Lymphknotenmetastase (in mm)

Auf die Bedeutung der Größe der metastatisch befallenen Lymphknoten hat 1984 Inoue [20] aufmerksam gemacht. Neuere Zahlen liegen von Burghardt [6] vor. Danach betrug die Fünf-Jahres-Überlebensrate nach radikaler Chirurgie bei Mikrometastasen (≤ 2 mm) 67,7%, bei Makrometastasen von > 2 – 10 mm Größe 58,7%, bei > 10 – 20 mm 53,5%, bei > 20 mm großen Metastasen aber nur mehr 39,0%.

S 34 Zusätzliche Angaben beim gemischtzelligen Adenokarzinom

Beim gemischtzelligen Adenokarzinom werden die aufbauenden Komponenten mit ihren prozentualen Anteilen identifiziert. Für die Einordnung s. S 24.

S 35 Zusätzliche Angaben beim Klarzell-Adenokarzinom

Das Klarzell-Adenokarzinom mit tubulozystischer Struktur zeigt eine günstigere Prognose als das mit solider oder papillärer Struktur [27].

S 36 Invasion von Gefäßen

Einbrüche in Gefäßräume (insbesondere Lymphgefäße) sind bei mikroinvasiven Karzinomen wichtige Hinweise auf die Wahrscheinlichkeit bereits bestehender Lymphknotenmetastasen [46] und haben bei fortgeschrittenen Karzinomen auch prognostische Bedeutung. Hierbei soll nach der Lokalisation zwischen Invasion von Gefäßen im Uterus, im Parametrium und in der Vagina unterschieden werden. Lymphgefäß- oder Veneninvasion beeinflußt nicht die pT- und FIGO-Klassifikation [53]. Eine eindeutige Zuordnung betroffener Gefäße als Lymphgefäße oder Venen ist nicht immer möglich.

S 37 Tumorrand

Expansive Tumoren zeigen ein verdrängendes Wachstum mit plumpen Zapfen. Netzförmig-dissoziierendes Wachstum ist durch schmale fingerförmige und oft konfluierende Ausläufer gekennzeichnet. Bei diffus-infiltrativem Wachstum finden sich unregelmäßige kleine Gruppen und/oder isolierte Tumorzellen diffus verteilt im Stroma [47].

S 38 Stromareaktion

Die prognostische Bedeutung der Stromareaktion wird noch kontrovers beurteilt (Literatur bei [27]). In einzelnen Fällen von Plattenepithelkarzinomen fällt eine starke begleitende Eosinophilie auf [24].

S 39 HPV-Assoziation

Der Nachweis einer HPV-Assoziation ist im Hinblick auf epidemiologische und ätiologische Studien von Interesse. HPV-Negativität dürfte ein ungünstiger prognostischer Faktor sein [11, 18, 40], allerdings wird dies in manchen Studien nicht erkennbar [25], so daß weitere Untersuchungen zur Klärung erforderlich sind [43].

Der lichtmikroskopische Nachweis von Koilozyten (s. S 5) spricht für HPV-Assoziation.

Eine spezifische Identifikation des Virus ist weder durch lichtmikroskopischen Nachweis von Koilozyten noch elektronenmikroskopisch möglich. Hierzu sind Immunzytochemie oder molekularbiologische Methoden erforderlich.

Die Immunzytologie ist relativ wenig sensitiv und daher nur von begrenztem Wert. Interessanter sind heute die Southern-Blot-Analyse und als sensitivste Methode die Polymerase-Kettenreaktion (PCR) [27].

Virusnachweis ist teils im invasiven Tumor, vor allem aber in der anschließenden CIN, aber auch im tumorfreien Epithel möglich. Bei CIN 3 und beim invasiven Plattenepithelkarzinom liegen vor allem HPV-16- und HPV-18-Genom vor; bei Adenokarzinomen überwiegt HPV 18.

S 40 Rezeptorstatus

Der Rezeptorstatus hat nur bei Adenokarzinomen Bedeutung. Er kann biochemisch oder immunhistologisch entweder an Kürettagematerial oder am entfernten Uterus bestimmt werden. Bei Bestimmung sowohl am Kürettagematerial als auch am operativ entfernten Tumor wird bei diskrepanten Ergebnissen der positive Befund bzw. der Befund mit dem höheren Rezeptorgehalt eingetragen. Bezüglich des Wertes der Rezeptorbestimmung für die Prognoseschätzung und für die Wahl des Therapieverfahrens s. [33, 39].

Bei biochemischer Bestimmung der Progesteronrezeptoren gilt nach Palmer et al. [38] ein Gehalt von mehr als 30 fmol/mg Tumorprotein, nach Schulz [44] ein solcher von mehr als 50 fmol/mg als positiv. Bei Östrogenrezeptoren wird ein Gehalt von mehr als 70 fmol/mg Tumorprotein als positiv angesehen.

Die Beurteilung der Immunhistologie kann nach der quantitativen Methode von Andersen et al. [3] oder nach der „H-Score-Methode" von Segreti et al. [46] erfolgen. Bei beiden Methoden werden die Färbeintensität und der Anteil anfärbbarer Zellen berücksichtigt. Nach Tornos et al. [51] wird ein Andersen-Score von wenigstens 1 und ein H-Score von wenigstens 75 als positiv gewertet.

S 41 Begleitende Läsionen

Bei der Dokumentation der begleitenden Läsionen soll auch die Lokalisation berücksichtigt werden, nämlich ob die jeweilige Läsion in direktem Anschluß an den Tumor oder hiervon getrennt in der tumorfreien Schleimhaut angetroffen wird oder ob beides zutrifft.

Wenn die zu dokumentierende Hauptläsion eine CIN 3 oder ein Adenocarcinoma in situ (AIS) ist, wird die entsprechende Zeile in diesem Item gestrichen.

AIS und CIN können kombiniert vorkommen; ebenso kann neben einem invasiven Adenokarzinom eine CIN und umgekehrt neben einem invasiven Plattenepithelkarzinom ein AIS gesehen werden [27].

(Zur Nomenklatur und Definition von CIN s. S 5, bezüglich AIS s. S 24, Anmerkung 2.)

S 42 Histologische Befunde an den Resektionsrändern

Bei der Beurteilung der Resektionsränder soll zwischen Vorhandensein einer nur intraepithelialen Neoplasie (CIN 3, AIS) und Nachweis eines infiltrativen Karzinoms unterschieden werden. Maßgebend sind die Verhältnisse am Präparat, das bei der definitiven Behandlung des Tumors (S 22) gewonnen wird.

Bei Konisation bzw. Nachkonisation gibt es nur einen ektozervikalen und einen endozervikalen Resektionsrand; bei Hysterektomien entfällt der endozervikale Resektionsrand.

S 43 Minimale Sicherheitsabstände (in mm)

Eine mikroskopische Messung des parametranen Sicherheitsabstandes ist bei Karzinomen erforderlich, die im Bereich des Parametriums bis in das äußere Drittel des Myometriums infiltrieren.

Bei definitiver Therapie durch Konisation oder Nachkonisation ist der endozervikale und der ektozervikale Sicherheitsabstand immer histologisch zu messen.

Bei Hysterektomien ist eine histologische Messung des vaginalen Sicherheitsabstandes nur bei makroskopischer Entfernung von weniger als 2 cm erforderlich.

Literatur

[1] Abeler VM, Holm R, Nesland JM, Kjorstad KE (1994) Small cell carcinoma of the cervix. A clinicopathologic study of 26 patients. Cancer 73:672–677

[2] Alvarez RD, Soong S-J, Kinney WK, Reid GC, Schray MF, Podratz KC, Morley GW, et al. (1989) Identification of prognostic factors and risk groups in patients found to have modal metastasis at the time of radical hysterectomy for early-stage squamous carcinoma of the cervix. Gynecol Oncol 35:130–135

[3] Andersen J, Orntoft T, Skovgaard Poulsen H (1986) Semi-quantitative estrogen receptor assay in formalin-fixed paraffin sections of human breast cancer tissue using monoclonal antibodies. Br J Cancer 53:691–694

[4] Brinton LA, Schiffman MH, Fraumeni JF (1992) Uterine cervix. In: Schottenfeld D, Fraumeni JF Jr (eds) Cancer epidemiology and prevention. 2nd edn. Oxford Univ Press, New York

[5] Burghardt E (1973) Early histological diagnosis of cervical cancer. Thieme, Stuttgart

[6] Burghardt E (1993) Cervical cancer. Criteria of spread. In: Burghardt E, Webb MJ, Monaghan JM, Kindermann G (eds) Surgical gynecologic oncology. Thieme, Stuttgart New York

[7] Burghardt E (1993) Cervical cancer. Histopathology. In: Burghardt E, Webb MJ, Monaghan JM, Kindermann G (eds) Surgical gynecologic oncology. Thieme, Stuttgart New York

[8] Burghardt E, Girardi F (1993) Cervical cancer: Local spread. In: Burghardt E, Webb MJ, Monaghan JM, Kindermann G (eds) Surgical gynecologic oncology. Thieme, Stuttgart New York

[9] Burghardt E, Pickel H, Haas J, Lahousen M (1978) Prognostic factors and operative treatment in cervical cancer. Obstet Gynecol 52:138–145

[10] Dallenbach-Hellweg G (1982) Occurence and histological structure of adenocarcinoma of the endocervix after long-term use of oral contraceptives. Geburtshilfe Frauenheilkd 42:249–255

[11] DeBritton RC, Hildesheim A, De Lao SL, Brinton LA, Sathya P, Reeves WC (1993) Human papillomaviruses and other influences on survival from cervical cancer in Panama. Obstet Gynecol 81:19–24

[12] Eggert HJ (1992) Altes und Neues zum Herpes simplex. Fortschr Med 110: Nr. 8, 5, 92

[13] Ferenczy A, Winkler B (1987) Carcinoma and metastatic tumors of the cervix. In: Kurman RJ (ed) Blaustein's pathology of the female genital tract. 3rd edn. Springer, New York Berlin Heidelberg Tokyo

[14] Girinsky T, Lubin R, Pignon JP, Chavaudra N, Gazeau J, Dubray B, Cosset JM, et al. (1992) Predictive value of in vitro radiosensibility parameters in head and neck cancers and cervical carcinomas: preliminary correlations with local control and overall survival. Int J Radiat Oncol Biol Phys 25:3–7

[15] Glücksmann A, Cherry CP (1956) Incidence, histology, and response to radiation of mixed carcinoma (adenoacanthoma) of the uterine cervix. Cancer 9:971–979

[16] Hasumi K, Sugano H, Sakamoto G, Masubuchi K, Kubo H (1977) Circumscribed carcinoma of the uterine cervix, with marked lymphocytic infiltration. Cancer 39:2503–2507

[17] Hernandez E, Lavine M, Dunton CJ, Gracely E, Parker J (1992) Poor prognosis associated with thrombocytosis in patients with cervical cancer. Cancer 69:2975–2977

[18] Higgins GD, Davy M, Roder D, Uzelin DM, Phillips GE, Burrell CJ (1991) Increased age and mortality associated with cervical carcinomas negative for human papillomavirus RNA. Lancet 338:910–913

[19] Hopkins MP, Morley SW (1993) Prognostic factors in advanced stage squamous cell cancer of the cervix. Cancer 72:2389–2393

[20] Inoue T, Chihara T, Morita K (1984) The prognostic significance of the size of the largest nodes in metastatic carcinoma from the uterine cervix. Gynecol Oncol 19:187–193

[21] Irwin KL, Rosero-Bixby L, Oberle MW, Lee NC, Whatley AS, Fortiney IA, Bonhomme, MG (1988) Oral contraceptives and cervical cancer risk in Costa Rica. Detection bias or causal association? JAMA 259:59–64

[22] Ismail SM, Colclough AB, Dinnen JS, Enkins D, Evans DMD, Gradwell EG, O'Sullivan JP, et al. (1989) Observer

variation in histopathological diagnosis and grading of cervical intraepithelial neoplasia. Br Med J 298:707–710

[23] Kamura T, Tsukamoto N, Tsuruchi N, Saito T, Matsuyama T, Akazawa K, Nakano H (1992) Multivariate analysis of the histopathologic prognostic factors of cervical cancer on patients undergoing radical hysterectomy. Cancer 69:181–186

[24] Kapp DS, LiVolsi VA (1983) Intense eosinophilic stromal infiltration in carcinoma of the uterine cervix. Gynecol Oncol 16:19–30

[25] Kenter GG, Cornelisse CJ, Jiwa NM, Aartsen EJ, Hermans J, Mooi W, Heintz APM, et al. (1993) Human papillomavirus type 16 in tumor tissue of low-stage squamous carcinoma of the uterine cervix in relation to ploidy grade and prognosis. Cancer 71:397–401

[26] Kjorstad KE, Kolbenstvedt A, Strickert T (1984) The value of complete lymphadenectomy in radical treatment of cancer of the cervix stage IB. Cancer 54:2215–2219

[27] Kurman RJ, Norris HJ, Wilkinson E (1992) Tumors of the cervix, vagina, and vulva. Atlas of tumor pathology, 3rd ser, fasc 4. AFIP, Washington/DC

[28] Lai C-H, Hsueh S, Huang M-Y, Chang M-F, Soong Y-K (1993) The uses and limitations of DNA flow cytometry in stage IB or II cervical carcinoma. Cancer 72:3655–3662

[29] Lohe KJ, Baltzer J, Zander J (1976) Histologische Diagnose und individuelle Krebsbehandlung in der Gynäkologie. MMW 118:1373–1378

[30] Lopes A, Daras V, Cross PA, Robertson G, Beynon G, Monaghan JM (1994) Thrombocytosis as a prognostic factor in woman with cervical cancer. Cancer 74:90–92

[31] Maass H (1988) Epidemiologie gynäkologischer Tumoren. In: Käser O, Friedberg V, Ober KG, Thomsen K, Zander J (Hrsg) Gynäkologie und Geburtshilfe, Bd III/2. Thieme, Stuttgart New York

[32] Maass H (1992) Umweltfaktoren in der Entstehung gynäkologischer Malignome. Mittlg Dtsch Krebsges 7:120–125

[33] Masood S, Rhatigan RM, Wilkinson EW, Barwick KW, Wilson WJ (1993) Expression and prognostic significance of estrogen and progesteron receptors in adenocarcinoma of the uterine cervix. Cancer 72:511–518

[34] Mayer JL, Boffetta P, Kuroda MM (1992) Comparison of questionnaire-derived and tumor registry-derived smoking histories. Eur J Cancer 28:116–117

[35] Möbius G, Geiling J, Kröber B, Witte G, Wittstock G (1987) Die Bedeutung der Konisation für die Früherkennung des Zervixkarzinoms. Histologische Konustechnik und Schnittzahl – Ergebnisse 1966 bis 1985 – Zweiterkrankungen nach Konisation – Beeinflussung der Epidemiologie des Zervixkarzinoms und seiner Vor- und Frühstadien. In: Ebeling K (Hrsg) Zervixkarzinom, Beiträge zur Verhütung, Früherkennung und Behandlung. Akademie Verlag, Berlin

[36] National Cancer Institute (1989) The 1989 Bethesda System for reporting cervical/vaginal cytological diagnoses. Acta Cytol 33:567–574

[37] Negrini BP, Schiffmann MH, Kurman RK, Barnes W, Lannom L, Malley K, Brinton LA, et al. (1990) Oral contraceptive use, human papillomavirus infection, and risk of early cytological abnormalities of the cervix. Cancer Res 50:4670–4675

[38] Palmer DC, Muri IM, Alexander AI, Cauchi M, Bennett RC, Quinn MA (1988) The prognostic importance of steroid receptors in endometrial carcinoma. Obstet Gynecol 72:388–393

[39] Pertschuk LP, Beddoe AM, Gorelic LS, Shain SA (1986) Immuno-cytochemical assay of estrogen receptors in endometrial carcinoma with monoclonal antibodies. Comparison with biochemical assay. Cancer 57:1000–1004

[40] Riou G, Lê MG, Favre M, Jeannel D, Bourhis J, Orth G (1992) Human papillomavirus-negative status and c-myc gene overexpression: independent prognostic indicators of distant metastasis for early-stage invasive cervical cancers. J Nat Cancer Inst 84:1525–1526

[41] Rodier JF, Janser JC, Pusel J, Auge B, Rodier D (1992) Clinical value of peritoneal cytology in invasive endometrial and cervix carcinomas. Eur J Surg Oncol 18, [Suppl 1]:53

[42] Schmidt-Matthiesen H (1988) Histopathologische Basisinformation als Voraussetzung für individuelle gynäkologisch-onkologische Therapie. Empfehlungen der AGO (Arbeitsgemeinschaft Gynäkologische Onkologie). Stand Herbst 1987. Pathologe 9:251–257

[43] Schneider A, Wagner D (1993) Infektionen der Frau mit genitalem humanem Papillomvirus. Dtsch Ärztebl 90 C:480–482

[44] Schulz K-D (1993) Weibliche Geschlechtsorgane. In: Dold U, Hermanek P, Höffken K, Sack H (Hrsg) Praktische Tumortherapie, 4. Aufl. Thieme, Stuttgart New York

[45] Scully RE, Bonfiglio TA, Kurman RJ, Silverberg SG, Wilkinson EJ (1994) Histological typing of female genital tract tumours, 2nd edn. WHO International histological classification of tumours. Springer, Berlin Heidelberg New York Tokyo

[46] Segreti EM, Novotny DB, Soper JT, Mutch DG, Creasman WT, McCarty KS (1989) Endometrial cancer: histologic correlation of immunohistochemical localization of progesterone receptor and estrogen receptor. Obstet Gynecol 73:780–784

[47] Sevin B-U, Nadji M, Auerette H, Hilsenbeck S, Smith D, Lampe B (1992) Microinvasive carcinoma of the cervix. Cancer 70:2121–2128

[48] Shiromizu K, Matsuzawa M, Takahashi M, Ishihara O (1985) Is postoperative radiotherapy or maintenance chemotherapy necessary for carcinoma of the uterine cervix? Br J Obstet Gynecol 95:503–506

[49] Soost H-J (1990) Münchner Nomenklatur II – Befundwiedergabe in der gynäkologischen Zytologie. Gynäkol Praxis 14:433–438

[50] Stendahl U, Eklund G, Willen R (1983) Prognosis of invasive squamous cell carcinoma of the uterine cervix: a comparative study of the predictive values of clinical staging IB–III and a histopathologic malignancy grading system. Int J Gynaecol Pathol 2:42–54

[51] Tornos C, Silva EG, El-Naggar A, Burke TW (1992) Aggressive stage I grad 1 endometrial carcinoma. Cancer 70:790–798

[52] UICC (1993) TNM-Klassifikation maligner Tumoren, 4. Aufl, 2. Rev 1992 (Hermanek P, Scheibe O, Spiessl B, Wagner G, Hrsg) Springer, Berlin Heidelberg New York Tokyo

[53] UICC (1993) TNM Supplement 1993. A commentary on uniform use (Hermanek P, Henson DE, Hutter RVP, Sobin LH, eds) Springer, Berlin Heidelberg New York Tokyo

[54] Valente PT, Hanjani P (1986) Endocervical neoplasia in long-term users of oral contraceptives. Clinical and pathologic observations. Obstet Gynecol 67:695–704

[55] Webb MJ, Monaghan JM, Burghardt E, Kindermann G (1993) Quality assurance in gynecologic oncologic surgery. In: Burghardt E, Webb MJ, Monaghan JM, Kindermann G (eds) Surgical gynecologic oncology. Thieme, Stuttgart New York

[56] Zaino R, Ward S, Delgado G, Bundy B, Gore H, Fetter G, Ganjei P, et al. (1992) Histopathologic predictors of the behavior of surgically treated Stage IB squamous cell carcinoma of the cervix. Cancer 69:1750–1758

[57] Zschoch H, Dominok GW, Justus J (1991) Biopsiediagnostik. Fischer, Jena Stuttgart

Weiterführende Literatur

Blackledge GRP, Jordan JA, Shingleton HM (eds) (1991) Textbook of gynecologic oncology. Saunders, Philadelphia London Toronto

Burghardt E, Webb MJ, Monaghan JM, Kindermann G (eds) (1993) Surgical gynecologic oncology. Thieme, Stuttgart New York

Crum CP, Nuovo GJ (eds) (1991) Genital papillomavirus and related neoplasias. Raven Press, New York

Dallenbach-Hellweg G, Poulsen H (1990) Atlas of histopathology of the cervix uteri. Springer, Berlin Heidelberg New York Tokyo

Gompel G, Silverberg SG (1993) Pathology in gynecology and obstetrics. 4th edn. Lippincott, Philadelphia

Hoskins WJ, Perez CA, Young RC (eds) (1992) Principles and practice of gynecologic oncology. Lippincott, Philadelphia

Köchli OR, Sevin BU, Benz J, Petru E, Haller V (Hrsg) (1991) Gynäkologische Onkologie. Manual für Klinik und Praxis. Springer, Berlin Heidelberg New York Tokyo

Koss LG (1992) Diagnostic cytology and its histopathologic bases. 4th edn. Lippincott, Philadelphia

Maassen V, Baltzer J (1991) Malignome der Cervix uteri. In: Bender HG (Hrsg) Gynäkologische Onkologie, 2. Aufl. Thieme, Stuttgart New York

Meisels A, Morin C (1991) Cytopathology of the uterine cervix. Raven Press, New York

Schünemann H, Beaufort F (1989) Gynäkologische Malignome, 3. Aufl. Zuckschwerdt, München Bern Wien San Francisco

Sternberg SS, Mills SE (1991) Surgical pathology of the female reproductive system and peritoneum. Raven Press, New York

Woodruff JD, Angtuaco TL, Parmley TH (1992) Atlas of gynecologic pathology, 2nd edn. Raven Press, New York

Nach Abschluß des Manuskripts erschien:

Schmidt-Matthiesen H, Bastert G (1995) Gynäkologische Onkologie. Diagnostik, Therapie und Nachsorge der bösartigen Genital-Tumoren und des Mammakarzinoms. 5. Aufl. Schattauer, Stuttgart New York

Zervixkarzinom: Schema zur TNM/pTNM-Klassifikation

		(p)TNM	Stadium
Primärtumor	☐ Primärtumor kann nicht beurteilt werden	(p)TX	–
	☐ Kein Anhalt für Primärtumor	(p)T0	–
	☐ Carcinoma in situ (CIN3,AIS)	(p)Tis	0
	☐ Karzinom auf Uterus begrenzt	(p)T1	I
	☐ Tumor nur mikroskopisch bestimmt	(p)T1a	IA
	☐ Minimale Stromainvasion	(p)T1a1	IA1
	☐ Tumor mit Tiefeninvasion ≤5 mm *und* horizontaler Ausbreitung ≤7 mm	(p)T1a2	IA2
	☐ Tiefenwachstum ≤3 mm	(p)T1a2(i)	IA2(i)
	☐ Tiefenwachstum >3 bis 5 mm	(p)T1a2(ii)	IA2(ii)
	☐ Tumor mit Tiefeninvasion >5 mm *und/oder* horizontaler Ausbreitung >7 mm	(p)T1b	IB
	☐ Infiltration über Uterus hinaus, aber nicht bis zur Beckenwand und nicht in unteres Vaginaldrittel	(p)T2	II
	☐ ohne Infiltration des Parametriums	(p)T2a	IIA
	☐ mit Infiltration des Parametriums	(p)T2b	IIB
	☐ Tumor breitet sich bis zur Beckenwand aus und/oder befällt unteres Vaginaldrittel und/oder verursacht Hydronephrose oder funktionslose Niere	(p)T3	III
	☐ Tumor befällt unteres Vaginaldrittel, breitet sich aber nicht bis zur Beckenwand aus und verursacht nicht Hydronephrose oder funktionslose Niere	(p)T3a	IIIA
	☐ Tumor infiltriert Wand von Harnblase und/oder Rektum	(p)T3a	IIIA
	☐ Tumor breitet sich bis zur Beckenwand aus und/oder verursacht Hydronephrose oder funktionslose Niere	(p)T3b	IIIB
	☐ Tumor infiltriert Schleimhaut von Harnblase oder Rektum und/oder breitet sich über das kleine Becken hinaus aus	(p)T4	IVA
Regionäre Lymphknoten	☐ Regionäre Lymphknoten können nicht beurteilt werden	(p)NX	–
	☐ Keine regionären Lymphknotenmetastasen	(p)N0	–
	☐ Regionäre Lymphknotenmetastasen	(p)N1	IIIB
	☐ 1 oder 2 regionäre Lymphknotenmetastasen distal der A. iliaca communis	(p)N1a	IIIB
	☐ 3 oder mehr regionäre Lymphknotenmetastasen distal der A. iliaca communis	(p)N1b	IIIB
	☐ Regionäre Lymphknotenmetastasen an der A. iliaca communis	(p)N1c	IIIB

Zervixkarzinom: Schema zur TNM/pTNM-Klassifikation (Fortsetzung)

		(p)TNM	Stadium
Fern-metastasen	☐ Das Vorliegen von Fernmetastasen kann nicht beurteilt werden	(p)MX	–
	☐ Keine Fernmetastasen	(p)M0	–
	☐ Fernmetastasen	(p)M1	IV B
	☐ Fernmetastasen in paraortalen Lymphknoten unterhalb des Zwerchfells	(p)M1a	IV B
	☐ Fernmetastasen anderer Lokalisation	(p)M1b	IV B

```
TNM:    T_____    N____    M____
                                      Stadium____
pTNM:   pT_____   pN____   pM____
```

Erfordernisse für pTNM:

pT: Histologische Untersuchung des Primärtumors ohne makroskopisch erkennbaren Tumor an den Resektionsflächen
oder mikroskopische Bestätigung der Invasion von Blasen- oder Darmschleimhaut oder einer kontinuierlichen Invasion jenseits des kleinen Beckens (pT 4).

pN0: Histologische Untersuchung eines pelvinen Lymphadenektomiepräparates mit 10 oder mehr Lymphknoten.

pN1: Mikroskopische Bestätigung einer regionären Lymphknotenmetastase.

pM1: Mikroskopischer (histologischer oder zytologischer) Nachweis von Fernmetastasen.

34 – Korpuskarzinom

Die organspezifische Dokumentation „Korpuskarzinom" findet Anwendung bei invasiven Karzinomen des Corpus uteri.

Diese Dokumentation wird *nicht* verwendet für sog. In-situ-Karzinome (atypische Endometriumhyperplasie), für nichtepitheliale maligne Tumoren (Stromasarkome, Leiomyosarkome), für gemischt epithelial-nichtepitheliale maligne Tumoren [Adenosarkome, Karzinosarkome (maligne Müllersche Mischtumoren)], für maligne Lymphome und für Trophoblasttumoren. Für letztere wurde im TNM Supplement 1993 [37] eine TNM-Klassifikation publiziert, die in den nächsten Jahren erprobt werden soll (s. Anhang 1, S. A1.5).

Die Abgrenzung zwischen atypischer Hyperplasie und hochdifferenzierten Adenokarzinomen (G1) wurde im Schrifttum vielfach diskutiert (Literatur bei [33]). Maßgebend ist der Nachweis der Stromainvasion, erkennbar durch Konfluenz der Drüsen (fehlendes Endometriumstroma zwischen den Drüsen), z.T. mit kribriformen Strukturen, und desmoplastisches, oft entzündlich infiltriertes und/oder nekrotisches Stroma zwischen den Drüsen.

Bei der organspezifischen Dokumentation „Korpuskarzinom" wurden die Empfehlungen der AGO (Arbeitsgemeinschaft für gynäkologische Onkologie) [29] berücksichtigt; die histologische Klassifikation von Hyperplasien und Karzinomen wurde von Silverberg u. Kurman [33] übernommen.

Diese Dokumentation erfüllt die Anforderungen, die eine Qualitätssicherung in der gynäkologischen Onkologie entsprechend den Empfehlungen von Webb et al. [41] möglich machen.

Korpuskarzinom

Arbeitsgemeinschaft Deutscher Tumorzentren

34.3

Kenn-Nr. (A1)	`3` `4` — 2
Klinik-Nr. u. Fachrichtung (A2)	9
Patientenidentifikation (A3)	16
Geburtsdatum (Tag Mon. Jahr)	22
Geschlecht (W = Weiblich)	`W` 23
Tumoridentifikations-Nr. (A4)	24
Bogen-Nr. (A5)	`1` 25

I. PRÄTHERAPEUTISCHE DATEN

A. Aufnahmedatum und Anlaß für Arztbesuch (A6)

Aufnahmedatum Tag ___ Monat ___ Jahr ___   (Tag Mon. Jahr) 31

Anlaß für Arztbesuch
T = Tumorsymptomatik führte zum Arzt, F = Gesetzliche Früherkennungsmaßnahme, V = Nicht-gesetzliche Vorsorgeuntersuchung, S = Selbstuntersuchung, L = Nachsorgeuntersuchung (Langzeitbetreuung), A = Andere Ursachen, X = Unbekannt   32

B. Anamnese, präkanzeröse Bedingungen und Läsionen

Datum der ersten ärztlichen Tumor(verdachts)diagnose (A7) Tag ___ Monat ___ Jahr ___   (Tag Mon. Jahr) 38

Alter bei Menarche (XX = F.A.)	___ Jahre	40
Alter bei Menopause (00 = menstruiert noch, XX = F.A.)	___ Jahre	42
Alter bei 1. Gravidität (00 = nicht zutreffend, XX = F.A.)	___ Jahre	44
Anzahl der Graviditäten	___	45
Letzte Periode	___ Monat ___ Jahr	49 (Monat Jahr)

	N = Nein	J = Ja	X = F.A.	
Korpuskarzinom in Familie	○	○	○	50
Zyklusstörungen in der Anamnese	○	○	○	51
Uterusmyome	○	○	○	52
Adipositas (S1)	○	○	○	53
Hypertonie	○	○	○	54
Diabetes mellitus (S2)	○	○	○	55
Schilddrüsenunterfunktion	○	○	○	56
Lebererkrankungen	○	○	○	57
Benigne Ovarialveränderungen mit erhöhter Östrogenproduktion (S3)	○	○	○	58
Endometriose	○	○	○	59
Lynch-Syndrom II (S4)	○	○	○	60

Hormonelle Kontrazeption (S5)

	N = Nein	J = Ja	X = F.A.	Wenn ja, wieviele Jahre?	Jahre
Östrogenbetont, biphasisch	○	○	○	___	63
Progesteronbetont, monophasisch	○	○	○	___	66
Ohne nähere Angabe	○	○	○	___	69
Früher Antiöstrogentherapie (S6)	○	○	○	___	72

Perimenopausale Hormonsubstitutionstherapie (S7)

	N = Nein	O = Oral	P = Pflaster	I = Injektion	Wenn ja, wieviele Jahre?	Jahre
Östrogen	○	○	○	○	___	75
Kombinationspräparate	○	○	○	○	___	78
Behandlung o.n.A.	○	○	○	○	___	81

Wagner/Hermanek: Organspezifische Tumordokumentation © Springer-Verlag 1995

Korpuskarzinom

K-Nr. **3 4** Patienten-Id. T-Id. B-Nr. **1**

34.5

Vorangegangene Bestrahlung im kleinen Becken	Wenn ja, wann?	
N = Nein, J = Ja, X = F.A.	19 ⊔⊔	Jahr ☐☐ 84

Vorangegangene Diagnose einer Endometriumhyperplasie (S8) 19 ⊔⊔ Jahr ☐☐ 87
(N = Nein, J = Ja, X = F.A.)

C. Andere Primärtumoren (frühere, synchrone) (A8)

Frühere Tumorerkrankung?   N = Nein, J = Ja, X = F.A.   ☐ 88

Falls Tumor in Anamnese: Lokalisation C ⊔⊔⊔⊔   Erkrankungsjahr 19 ⊔⊔   C Lokalisation ☐☐☐☐   Jahr ☐☐ 94

Synchroner Primärtumor in anderem Organ?   N = Nein, J = Ja   ☐ 95

D. Allgemeine klinische Befunde

Klinische Symptomatik	N = Nein	J = Ja	X = F.A.	
Perimenopausale irreguläre Blutungen	○	○	○	☐ 96
Unterleibsschmerzen	○	○	○	☐ 97
Uteriner Fluor	○	○	○	☐ 98

	N = Nein	J = Ja		
Diagnose durch Früherkennungsmaßnahmen (S9)	○	○		☐ 99
Diagnose erst nach Operation (S10)	○	○		☐ 100

Tumorkomplikationen	N = Nein	J = Ja		
Dysurie	○	○		☐ 101
Hämatometra	○	○		☐ 102
Pyometra	○	○		☐ 103
Akutes Abdomen	○	○		☐ 104

Allgemeiner Leistungszustand (nach ECOG) (A9)
0 = Normale, uneingeschränkte Aktivität wie vor der Erkrankung,
1 = Einschränkung bei körperlicher Anstrengung, aber gehfähig; leichte körperliche Arbeit bzw. Arbeit im Sitzen möglich,
2 = Gehfähig, Selbstversorgung möglich, aber nicht arbeitsfähig; kann mehr als 50% der Wachzeit aufstehen,
3 = Nur begrenzte Selbstversorgung möglich; 50% oder mehr der Wachzeit an Bett oder Stuhl gebunden,
4 = Völlig pflegebedürftig, keinerlei Selbstversorgung möglich; völlig an Bett oder Stuhl gebunden, X = Unbekannt   ☐ 105

Gravierende Begleiterkrankungen (A10)	N = Nein	J = Ja	X = F.A.	
Stärker eingeschränkte Lungenfunktion	○	○	○	☐ 106
Schwerwiegende Herzerkrankung	○	○	○	☐ 107
Zerebrale Durchblutungsstörung	○	○	○	☐ 108
Periphere arterielle Durchblutungsstörung	○	○	○	☐ 109
Stärker eingeschränkte Nierenfunktion	○	○	○	☐ 110
Leberzirrhose	○	○	○	☐ 111
Behandlungsbedürftiger Diabetes mellitus	○	○	○	☐ 112
Andere Begleiterkrankungen	○	○	○	☐ 113

Einschätzung des Operationsrisikos (A10)   1 = ASA I, 2 = ASA II, 3 = ASA III, 4 = ASA IV, 5 = ASA V, X = F.A.   ☐ 114

Wagner/Hermanek: Organspezifische Tumordokumentation   © Springer-Verlag 1995

Korpuskarzinom

K-Nr. `3 4` Patienten-Id. T-Id. B-Nr. `1`

E. Diagnostik (A11)

Durchgeführte Untersuchungen   U = Unauffällig   P = Pathologisch   X = Nicht durchgeführt

Untersuchung	U	P	X	Nr.
Palpation in Narkose	○	○	○	115
Fraktionierte Kürettage	○	○	○	116
Diagnostische Saugkürettage	○	○	○	117
Hysteroskopie	○	○	○	118
Vaginale Sonographie	○	○	○	119
Urographie	○	○	○	120
Zystoskopie	○	○	○	121
Rektoskopie	○	○	○	122
Röntgen Thorax	○	○	○	123
CT Unterbauch, kleines Becken	○	○	○	124
NMR Unterbauch, kleines Becken	○	○	○	125
Hysterographie	○	○	○	126
Lymphographie	○	○	○	127
Tumormarker (S11)	○	○	○	128

F. Tumorlokalisation

Lokalisation des Primärtumors (nach Tumorlokalisationsschlüssel) (A12, S12)   C ⌊5⌋4⌊ ⌋   C ⌊5⌋4⌊ ⌋ 131

Korrektur der Lokalisation (A12)   N = Nein, G = Ja, Gleicher Bogen, A = Ja, Anderer Bogen   □ 132

G. TNM-Klassifikation und klinisches Stadium

Primärtumor

Ausbreitung im Corpus uteri
E = Endometrium (T1a), I = Innere Hälfte des Myometriums (T1b), A = Äußere Hälfte des Myometriums (T1c), X = F.A.   □ 133

Ausbreitung auf benachbarte Strukturen (S13)   N = Nein   J = Ja   X = F.A.

	N	J	X	Nr.
Zervixdrüsen (T2a)	○	○	○	134
Zervixstroma (T2b)	○	○	○	135
Bis Beckenwand („frozen pelvis") (T3b)	○	○	○	136
Harnblasenwand (*nicht* Mukosa) (T3b)	○	○	○	137
Darmwand (*nicht* Mukosa) (T3b)	○	○	○	138
Harnblasenschleimhaut (T4)	○	○	○	139
Darmschleimhaut (T4)	○	○	○	140

Befall von Serosa des kleinen Beckens, Adnexen und Vagina
N = Nein   D = Direkt   M = Metastase(n)   X = F.A.

	N	D	M	X	Nr.
Serosa des kleinen Beckens (T3a)	○	○	○	○	141
Tube links (T3a)	○	○	○	○	142
Tube rechts (T3a)	○	○	○	○	143
Ovar links (T3a)	○	○	○	○	144
Ovar rechts (T3a)	○	○	○	○	145
Vagina (T3b)	○	○	○	○	146

Zytologischer Tumorzellnachweis (S14)   N = Nein   J = Ja   X = Nicht untersucht

	N	J	X	Nr.
Aszites	○	○	○	147
Peritonealspülung	○	○	○	148

Uterussondenlänge (in cm)   (XXX = F.A.)   ⌊_⌋_⌋,⌊_⌋   □□□ 151

Wagner/Hermanek: Organspezifische Tumordokumentation   © Springer-Verlag 1995

Korpuskarzinom

				K-Nr.	Patienten-Id.	T-Id.	B-Nr.
				3 4			1

Regionäre Lymphknoten (S15)   F = Tumorfrei   M = Metastase(n)   X = F.A.

   Pelvine Lymphknoten   ○   ○   ○   ☐ 152

   Paraaortale Lymphknoten   ○   ○   ○   ☐ 153

Fernmetastasen   N = Nein, J = Ja, X = F.A.   ☐ 154

   Wenn ja, Lokalisation (A14)   1. _____   1. ☐ 157

                                                        2. _____   2. ☐ 160

                                                        3. _____   3. ☐ 163

Zahl extrauteriner Tumorlokalisationen (S16)   (X = F.A.)   ☐   ☐ 164

Klinische TNM-Klassifikation (A15, S17 und Schema S. 34.29)

   y ☐ T ☐☐ C ☐   y T C ☐☐☐ 168

      N ☐ C ☐   N C ☐☐ 170

      M ☐ C ☐   M C ☐☐ 172

Zusätzliche Angabe zu M (A15) 0 = Entfällt, da Makrometastasen, 1 = (mi) Mikrometastasen (±isolierte Tumorzellen), 2 = (i) Nur isolierte Tumorzellen, X = F.A.   ☐ 173

Klinisches TNM-Stadium (A16 und Schema S. 34.29)
11 = Stadium IA, 12 = Stadium IB, 13 = Stadium IC, 21 = Stadium IIA, 22 = Stadium IIB, 31 = Stadium IIIA, 32 = Stadium IIIB, 33 = Stadium IIIC, 41 = Stadium IVA, 42 = Stadium IVB, XX = F.A.   ☐☐ 175

Klinisches FIGO-Stadium bei nicht hysterektomierten Patientinnen (S18)
E = Entfällt, da Hysterektomie, 1 = Stadium IA, 2 = Stadium IB, 3 = Stadium II, 4 = Stadium III, 5 = Stadium IVA, 6 = Stadium IVB, X = F.A.   ☐ 176

34.11

ADT Arbeitsgemeinschaft Deutscher Tumorzentren

Korpuskarzinom

Kenn-Nr. (A1)	3 4 — 2
Klinik-Nr. u. Fachrichtung (A2)	9
Patientenidentifikation (A3)	16
Geburtsdatum (Tag, Mon., Jahr)	22
Geschlecht (W = Weiblich)	W 23
Tumoridentifikations-Nr. (A4)	24
Bogen-Nr. (A5)	2 25

II. DATEN ZUR THERAPIE

A. Vorgesehene und durchgeführte Therapiemodalitäten (A17)

N = Nein   J = Ja*   A = Abgelehnt

Operation	○	○	○	26
Bestrahlung	○	○ ○	○	28
Chemotherapie, systemische	○	○ ○	○	30
Chemotherapie, lokale	○	○ ○	○	32
Hormontherapie	○	○	○	33
Immuntherapie	○	○	○	34
Sonstige Therapie	○	○	○	35

* Bei mehr als einer durchgeführten Therapiemodalität die zeitliche Reihenfolge der Maßnahmen durch Ziffern kennzeichnen.
(Wenn nicht-chirurgische Therapie durchgeführt, zusätzliche Therapiebögen der Basisdokumentation ausfüllen!)

B. Chirurgische Behandlung

Datum der Operation   Tag ____ Monat ____ Jahr ____   (Tag, Mon., Jahr) 41

Primärtumor

Operationszugang (A17, S19)
1 = Abdominal, konventionell-chirurgisch, 2 = Vaginal, konventionell-chirurgisch, 4 = Perkutan-endoskopisch, 6 = 2+4   42

Operationsziel
E = Exploration, R = Tumorresektion   43

Operationsausmaß (S20)   N = Nein   J = Ja

Uterus, inkomplett	○	○	44
Hysterektomie	○	○	45
Adnexe links	○	○	46
Adnexe rechts	○	○	47
Parametrien	○	○	48
Scheidenmanschette	○	○	49

Regionäre Lymphknoten (S15)
E = Entfernung einzelner Lymphknoten, B = Beckendissektion, P = Paraaortale Dissektion (zusätzlich zu Beckendissektion)   50

Präoperative Lymphszintigraphie
N = Nein, J = Ja   51

Örtliche Tumorzelldissemination (Schnitt durch Tumor)
N = Nein, J = Ja   52

Dauer der Operation (in Minuten)   ⌴⌴⌴⌴   55

Dauer der Intensivbehandlung (in Tagen)   ⌴⌴⌴   57

Zahl der verabreichten Blutkonserven (A17)   ⌴⌴⌴   59

Wagner/Hermanek: Organspezifische Tumordokumentation   © Springer-Verlag 1995

34.13

Korpuskarzinom

K-Nr. **3 4** Patienten-Id. T-Id. B-Nr. **2**

C. Klinische R-Klassifikation und Gesamtbeurteilung des Tumorgeschehens

Klinische R-Klassifikation (A18)
0 = Kein Residualtumor (R0), 1 = Nur mikroskopischer Residualtumor (R1), 2 = Makroskopischer Residualtumor, mikroskopisch nicht bestätigt (R2a), 3 = Makroskopischer Residualtumor, auch mikroskopisch bestätigt (R2b), X = Unbestimmt (RX) ☐ 60

Lokalisation von Residualtumor   N = Nein   J = Ja

Lokoregionär   ○   ○   ☐ 61

Fernmetastasen   ○   ○   ☐ 62

Gesamtbeurteilung des Tumorgeschehens bei nicht-chirurgischer Therapie (A19)
V = Vollremission, T = Teilremission, B = Klinische Besserung des Zustandes, Kriterien für Teilremission jedoch nicht erfüllt, K = Keine Änderung, D = Divergentes Geschehen, P = Progression, U = Beurteilung unmöglich, X = F.A.   ☐ 63

D. Frühe Komplikationen der Therapie

Chirurgische Komplikationen   N = Nein   J = Ja

Revisionsbedürftige Blutung   ○   ○   ☐ 64

Wundheilungsstörung   ○   ○   ☐ 65

Ileus   ○   ○   ☐ 66

Fistelbildung   ○   ○   ☐ 67

Peritonitis   ○   ○   ☐ 68

Andere chirurgische Komplikation(en)   ○   ○   ☐ 69

Nicht-chirurgische Komplikationen

Kardiopulmonale Komplikationen ○   ○   ☐ 70

Pneumonie   ○   ○   ☐ 71

Lungenembolie   ○   ○   ☐ 72

Thrombose   ○   ○   ☐ 73

Harnwegskomplikationen   ○   ○   ☐ 74

Nierenversagen   ○   ○   ☐ 75

Andere nicht-chirurgische Komplikation(en)   ○   ○   ☐ 76

Sekundäre operative Eingriffe (A20)   N = Nein, J = Ja   ☐ 77

Falls ja, Art des Eingriffs nach ICPM |5|_|_|_|_|_| |5|☐|☐|☐|☐| 83

Postoperativer Exitus (A21)
N = Nein, I = Innerhalb von 30 Tagen nach definitiver Operation, S = Später   ☐ 84

Wagner/Hermanek: Organspezifische Tumordokumentation   © Springer-Verlag 1995

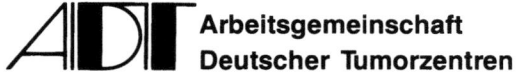
Arbeitsgemeinschaft Deutscher Tumorzentren

Korpuskarzinom

34.15

Kenn-Nr. (A1)	`3` `4` ☐ 2
Klinik-Nr. u. Fachrichtung (A2)	☐☐☐☐☐ 9
Patientenidentifikation (A3)	☐☐☐☐☐☐ 16
Geburtsdatum (Tag, Mon., Jahr)	☐☐ ☐☐ ☐☐ 22
Geschlecht (W = Weiblich)	`W` 23
Tumoridentifikations-Nr. (A4)	☐ 24
Bogen-Nr. (A5)	`3` 25

III. DATEN ZUR PATHOLOGIE

Untersuchungsmaterial Primärtumor (A22)
K = Keine Untersuchung, Z = Nur Zytologie, B = Biopsie ohne Tumorresektion, R = Resektat   ☐ 26

A. Histologischer Typ und Grading

Histologischer Tumortyp nach ICD-O (A23, S21)   M └─┴─┴─┴─┘ / └ 3 ┘   M ☐☐☐☐ `3` 31

Bestätigung der Tumorhistologie durch andere Institution (A23)
N = Nein, R = Register oder Referenzpathologie einer Studie, A = Anderes Pathologisches Institut, B = R+A   ☐ 32

Grading (A24, S22) 1 = G1, 2 = G2, 3 = G3, 4 = G4, X = GX   ☐ 33

B. pTNM-Klassifikation und pathologisches Stadium

Primärtumor

Ausbreitung im Corpus uteri (S23)
E = Endometrium (pT1a), I = Innere Hälfte des Myometriums (pT1b), A = Äußere Hälfte des Myometriums (pT1c)   ☐ 34

Ausbreitung auf benachbarte Strukturen (S13)   N = Nein   J = Ja   X = Nicht untersucht

	N	J	X	
Zervixdrüsen (pT2a)	○	○	○	☐ 35
Zervixstroma (pT2b)	○	○	○	☐ 36
Bis Beckenwand („frozen pelvis") (pT3b)	○	○	○	☐ 37
Harnblasenwand (*nicht* Mukosa) (pT3b)	○	○	○	☐ 38
Darmwand (*nicht* Mukosa) (pT3b)	○	○	○	☐ 39
Harnblasenschleimhaut (pT4)	○	○	○	☐ 40
Darmschleimhaut (pT4)	○	○	○	☐ 41

Befall von Serosa des kleinen Beckens, Adnexen und Vagina   N = Nein   D = Direkt   M = Metastase(n)   X = Nicht untersucht

	N	D	M	X	
Serosa des kleinen Beckens (pT3a)	○	○	○	○	☐ 42
Tube links (pT3a)	○	○	○	○	☐ 43
Tube rechts (pT3a)	○	○	○	○	☐ 44
Ovar links (pT3a)	○	○	○	○	☐ 45
Ovar rechts (pT3a)	○	○	○	○	☐ 46
Vagina (pT3b)	○	○	○	○	☐ 47

Zytologischer Tumorzellnachweis (S14)   N = Nein   J = Ja   X = Nicht untersucht

	N	J	X	
Aszites	○	○	○	☐ 48
Peritonealspülung	○	○	○	☐ 49

Regionäre lymphogene Metastasierung (S15)   N = Nein, J = Ja, X = F.A.   ☐ 50

Zahl untersuchter regionärer Lymphknoten   └─┴─┘   ☐☐ 52

Zahl befallener regionärer Lymphknoten   └─┴─┘   ☐☐ 54

Fernmetastasen   K = Keine nachgewiesen, Z = Zytologisch bestätigt, H = Histologisch bestätigt   ☐ 55

Lokalisation mikroskopisch nachgewiesener Fernmetastasen (A14)

1. _____   1. ☐☐☐ 58
2. _____   2. ☐☐☐ 61
3. _____   3. ☐☐☐ 64

Wagner/Hermanek: Organspezifische Tumordokumentation © Springer-Verlag 1995

34.17

Korpuskarzinom

K-Nr. **3 4** Patienten-Id. [ ][ ][ ][ ][ ][ ] T-Id. [ ] B-Nr. **3**

pTNM-Klassifikation (A25 und Schema S. 34.29)

y ⊔ pT ⊔⊔ pN ⊔ pM ⊔

y | pT | pN | pM [ ][ ][ ][ ] 69

Zusätzliche Angabe zu pN (A25) (mi) Nur Mikrometastasen?   N = Nein, J = Ja, X = F.A. [ ] 70

Zusätzliche Angabe zu pM (A25)   0 = Entfällt, da Makrometastase(n), 1 = (mi) Mikrometastasen (±isolierte Tumorzellen), 2 = (i) Nur isolierte Tumorzellen, X = F.A. [ ] 71

Pathologisches Stadium (TNM, FIGO) (A26, S24 und Schema S. 34.29)
11 = Stadium IA, 12 = Stadium IB, 13 = Stadium IC, 21 = Stadium IIA, 22 = Stadium IIB, 31 = Stadium IIIA, 32 = Stadium IIIB, 33 = Stadium IIIC, 41 = Stadium IVA, 42 = Stadium IVB, XX = F.A. [ ][ ] 73

C. Weitere Befunde und begleitende Veränderungen

Tumorlokalisation   O = Oberes Drittel, U = Unteres Drittel ± mittleres Drittel, T = Totaler Befall [ ] 74

Tumorgröße (in cm) (S25)   (XXX = F.A.)   ⊔⊔,⊔ [ ][ ][ ] 77

Makroskopischer Tumortyp   P = Polypös-exophytisch, F = Flächenhaft, U = Ulzerös-endophytisch, M = Mischtyp, X = F.A. [ ] 78

Makroskopische Messungen bei Hysterektomie (in cm)   (XX bzw. XXX = F.A.)

	am frischen Präparat ohne Zug	am fixierten Präparat	Fr.	Fix.	
Uterussondenlänge ⊔⊔,⊔			[ ][ ]		81
Vaginalmanschette	⊔,⊔	⊔,⊔	[ ][ ]	[ ][ ]	85
Parametrium rechts	⊔,⊔	⊔,⊔	[ ][ ]	[ ][ ]	89
Parametrium links	⊔,⊔	⊔,⊔	[ ][ ]	[ ][ ]	93

Messungen zur Tumorinvasion (S26)   (XX = F.A.)

	Makroskopisch	Mikroskopisch	Ma.	Mi.	
Maximale Tumordicke (in mm)	⊔⊔	⊔⊔	[ ][ ]	[ ][ ]	97
Myometriumdicke	⊔⊔	⊔⊔	[ ][ ]	[ ][ ]	101
Dicke des tumorfreien Myometriums	⊔⊔	⊔⊔	[ ][ ]	[ ][ ]	105

Myometriumbefall (S27)   K = Keiner, I = Inneres Drittel, M = Mittleres Drittel, A = Äußeres Drittel, X = F.A. [ ] 106

Zusätzliche Angaben zur lymphogenen Metastasierung (S15)

	Rechts		Links		Rechts		Links		
	Zahl untersuchter LK	Zahl befallener LK	Zahl untersuchter LK	Zahl befallener LK	U.	B.	U.	B.	
Parametrane, präsakrale LK	⊔⊔	⊔⊔	⊔⊔	⊔⊔	[ ]	[ ]	[ ]	[ ]	114
LK an A. iliaca interna/ Obturatoriagruppe	⊔⊔	⊔⊔	⊔⊔	⊔⊔	[ ]	[ ]	[ ]	[ ]	122
LK an A. iliaca externa	⊔⊔	⊔⊔	⊔⊔	⊔⊔	[ ]	[ ]	[ ]	[ ]	130
LK an A. iliaca communis	⊔⊔	⊔⊔	⊔⊔	⊔⊔	[ ]	[ ]	[ ]	[ ]	138
Paraaortale LK	⊔⊔	⊔⊔	⊔⊔	⊔⊔	[ ]	[ ]	[ ]	[ ]	146

Höchster Lymphknoten   F = Tumorfrei, M = Metastase, X = F.A. [ ] 147

Kapseldurchbruch   N = Nein, J = Ja, X = F.A. [ ] 148

Unterschiedliche histologische Strukturen (Anteil in %) (S28)   (XX = F.A.)

Typisch endometroid-adenomatös	⊔⊔	[ ][ ] 150
Sekretorisch	⊔⊔	[ ][ ] 152
Mit Flimmerepithel	⊔⊔	[ ][ ] 154
Benigne Plattenepithelmetaplasie	⊔⊔	[ ][ ] 156
Plattenepithelial-karzinomatös	⊔⊔	[ ][ ] 158
Serös-papillär	⊔⊔	[ ][ ] 160
Klarzellig	⊔⊔	[ ][ ] 162
Muzinös	⊔⊔	[ ][ ] 164

Wagner/Hermanek: Organspezifische Tumordokumentation   © Springer-Verlag 1995

Korpuskarzinom

K-Nr. **3 4** Patienten-Id. T-Id. B-Nr. **3**

Lymphgefäßinvasion (L-Klassifikation) (A27)
0 = Keine (L0), 1 = Lymphgefäßinvasion nachweisbar (L1), X = F.A. (LX) ☐ 165

Veneninvasion (V-Klassifikation) (A27)
0 = Keine (V0), 1 = Histologisch (V1), 2 = Makroskopisch (V2), X = F.A. ☐ 166

Mitosezahl (pro 10 Gesichtsfelder bei starker Vergrößerung) (S29) ⊔⊔⊔ ☐ 168
(XX = Nicht bestimmt)

Histologische Regressionszeichen nach Vorbestrahlung
E = Entfällt, da keine Vorbestrahlung, M = Minimal oder fehlend, A = Ausgeprägt, K = Komplette Tumorregression, X = F.A. ☐ 169

Befunde am tumorfreien Endometrium (S30)
1 = Atrophie, 2 = einfache Hyperplasie (ohne Atypien), 3 = komplexe Hyperplasie (ohne Atypien),
4 = einfache atypische Hyperplasie, 5 = komplexe atypische Hyperplasie, X = F.A. ☐ 170

Zusätzliche Veränderungen am Uterus	N = Nein	J = Ja	X = F.A.	
Endometriose	○	○	○	☐ 171
Myome	○	○	○	☐ 172
Schleimhautpolyp	○	○	○	☐ 173

Rezeptorstatus (S31)

Biochemisch

Progesteron ⊔⊔⊔⊔ fmol/mg (XXX = Nicht bestimmt)   P. ☐☐ 176
Östrogen ⊔⊔⊔⊔ fmol/mg   Ö. ☐☐ 179

Immunhistologisch   N = Negativ   P = Positiv   X = Nicht bestimmt

	N	P	X	
Progesteron	○	○	○	P. ☐ 180
Östrogen	○	○	○	Ö. ☐ 181

Bei G1-Karzinomen im Stadium I: Zahl ungünstiger prognostischer Faktoren (S32)
(E = Entfällt (kein G1-Stadium I-Tumor), X = Nicht bestimmt) ⊔⊔ ☐ 182

Schnitt durch Tumorgewebe
N = Nein, J = Ja ☐ 183

Tumorbiologische Spezialuntersuchungen (A28, S33)
N = Nein, J = Ja ☐ 184

D. Definitive R-Klassifikation und weitere Angaben zur Radikalität

Histologische Befunde an den Resektionsrändern (S34)
F = Tumorfrei, T = Tumorbefallen, X = Nicht untersucht ☐ 185

Definitive R-Klassifikation (A29)
0 = Kein Residualtumor (R0), 1 = Nur mikroskopischer Residualtumor (R1), 2 = Makroskopischer Residualtumor,
mikroskopisch nicht bestätigt (R2a), 3 = Makroskopischer Residualtumor, auch mikroskopisch bestätigt (R2b),
X = Unbestimmt (RX) ☐ 186

Methodik der R-Klassifikation (A30)
K = Konventionell, S = „Sophisticated" ☐ 187

Lokalisation von Residualtumor	N = Nein	J = Ja	
Lokoregionär	○	○	☐ 188
Fernmetastase(n)	○	○	☐ 189

Minimaler Sicherheitsabstand (in mm) (S35)   (XX = F.A.)

Makroskopisch ⊔⊔⊔ ☐☐ 191
Histologisch ⊔⊔⊔ ☐☐ 193

Spezielle Verschlüsselungsanweisungen

S 1 Adipositas

Als Adipositas gilt eine Überschreitung des Sollgewichts (in kg) nach Broca (Körpergröße in cm minus 100) um mehr als 20%.

S 2 Diabetes mellitus

Nicht nur ein behandlungsbedürftiger, sondern auch ein latenter Diabetes mellitus ist mit „Ja" zu verschlüsseln.

S 3 Benigne Ovarialveränderungen mit erhöhter Östrogenproduktion

Hier werden polyzystisches Ovar, Stromahyperplasie, Hyperthekosen, Stein-Levinthal-Syndrom sowie hormonaktive benigne Granulosa-Thekazell-Tumoren erfaßt (maligne derartige Tumoren werden unter I. C dokumentiert).

S 4 Lynch-Syndrom II

Das Lynch-Syndrom II („hereditary non-polyposis colorectal cancer" [HNPCC] oder „cancer family syndrome" [24]) ist eine autosomal-dominant vererbbare Erkrankung, bei der in einem Kolorektum ohne adenomatöse Polypose in relativ frühem Alter (im Mittel um das 45. Lebensjahr, aber z. T. bereits schon in der 3. Dekade) Karzinome mit Bevorzugung des proximalen Kolons und oft multipel auftreten sowie zusätzlich auch Karzinome außerhalb des Kolorektums beobachtet werden. Dabei sind Corpus uteri und Ovar bevorzugt; aber auch in Magen, Pankreas, Dünndarm, Harnwegen und Larnyx können Karzinome auftreten.

Für die Diagnose sind folgende Kriterien erforderlich:

- Mehr als 3 Verwandte mit kolorektalem Karzinom, eines davon bei Verwandten 1. Grades (Vater, Mutter, Schwester, Bruder, Sohn, Tochter),
- mindestens 2 Generationen befallen
- bei einem Verwandten kolorektales Karzinom vor dem 50. Lebensjahr diagnostiziert.

Die früher oder synchron aufgetretenen Karzinome außerhalb des Corpus uteri sind im Abschnitt I. C zu dokumentieren.

S 5 Hormonelle Kontrazeption

Nach Einnahme östrogenbetonter Ovulationshemmer wurden bei jungen Frauen häufiger Endometriumkarzinome beobachtet [16]. Bei Frauen mit Kombinationspräparaten wurde über eine Abnahme des Risikos für Korpuskarzinome berichtet. Die Beziehungen zu den Ovulationshemmern werden jedoch noch kontrovers diskutiert (Literatur bei [6] und [18]).

S 6 Antiöstrogentherapie

Die Bedeutung einer langdauernden Tamoxifeneinnahme wird unterschiedlich beurteilt. Während Pfleiderer [28a] an einer Risikoerhöhung für Endometriumkarzinome hierbei nicht zweifelt, wird dies von Leeuwen et al. [22] als derzeit nicht definitiv beurteilbar erachtet.

S 7 Perimenopausale Hormonsubstitutionstherapie

Eine viele Jahre lang dauernde Östrogentherapie wurde mit dem Auftreten von Korpuskarzinomen in Zusammenhang gebracht; Kombinationspräparate sollen das Risiko verringern (Literatur bei [6]).

S 8 Vorangegangene Diagnose einer Endometriumhyperplasie

Hier sollen histologisch gesicherte Befunde jeder Form von Endometriumhyperplasie (s. S 30) erfaßt werden.

S 9 Diagnose durch Früherkennungsmaßnahmen

Neben der vaginal-zervikalen Zytologie stehen heute auch intrauterine Zytologie (Jet-wash-Technik, diagnostische Saugkürettage) sowie Hysteroskopie und vaginale Sonographie zur Verfügung (Literatur bei [6, 42]).

S 10 Diagnose erst nach Operation

Gelegentlich werden Hysterektomien unter der Diagnose benigner Erkrankungen (z. B. Prolaps) vorgenommen, und erst bei der postoperativen histologischen Untersuchung stellt sich heraus, daß zusätzlich ein Karzinom des Corpus uteri vorliegt. Solche Fälle sollen in diesem Item erfaßt werden.

S 11 Tumormarker

In erster Linie kommen CA 125 und CA 19.9, des weiteren auch BFP („basic fetoprotein") und CEA in Frage. Präoperativ erhöhte Werte, die sich nach Hysterektomie normalisieren, sind vor allem für die spätere Nachsorge von Bedeutung. Eine diagnostische oder selbständige prognostische Bedeutung kommt einem erhöhten präoperativen Wert nicht zu.

S 12 Lokalisation des Primärtumors

Nach der TNM-Klassifikation [36], dem TNM-Atlas [37] und dem Tumorlokalisationsschlüssel [39] wird das Corpus uteri in Fundus und Isthmus unterteilt. Der Isthmus entspricht dem untersten, etwa 1 cm langen Teil des Corpus uteri. Er wird im angloamerikanischen Schrifttum vielfach als unteres Uterussegment („lower uterine segment"), der übrige Teil des Corpus uteri als Korpus im engeren Sinn („proper uterus") bezeichnet. In der anatomischen Nomenklatur wird die Bezeichnung Fundus nur für die über dem Eintritt des Eileiters gelegene Kuppe des Uterus verwendet.

Die Lokalisation wird mit folgenden Codenummern verschlüsselt:

Befall ausschließlich des Fundus	C 54.3
Befall ausschließlich des Isthmus	C 54.0
Befall von Fundus und Isthmus	C 54.8
Unterteilung der Lokalisation nach Fundus und Isthmus nicht vorgenommen	C 54.9

S 13 Ausbreitung auf benachbarte Strukturen

Die Klassifikation von Tumoren mit Befall der Harnblasen- und/oder Darm*wand ohne* Schleimhautinfiltration als T 3 b ist im TNM Supplement 1993 [38] festgelegt. Dort ist auch für Tumoren, die bis zur Beckenwand infiltrieren und klinisch das Bild des sog. „frozen pelvis" bieten, die Kategorie T 3 b vorgesehen.

S 14 Zytologischer Tumorzellnachweis

Hier werden nur eindeutig positive Befunde berücksichtigt, nicht jedoch Verdachtsdiagnosen. Eine Peritonealspülung muß *am Beginn* der Laparotomie oder Laparoskopie, vor jeder anderen Manipulation, vorgenommen werden.

S 15 Regionäre Lymphknoten

Regionäre Lymphknoten sind die beiderseitigen Beckenlymphknoten (pelvinen LK) und die paraaortalen Lymphknoten. Letztere schließen die parakavalen und interaortokavalen Lymphknoten mit ein.

Die *Beckenlymphknoten* können unterteilt werden in jene im Bereich der A. iliaca interna (einschließlich Obturatoriagruppe, parametraner und präsakraler Lymphknoten), jene an der A. iliaca externa und jene an der A. iliaca communis.

Inguinale Lymphknoten gelten als Fernlymphknoten; ihr Befall wird als Fernmetastasierung klassifiziert.

S 16 Zahl extrauteriner Tumorlokalisationen

Im FIGO-Stadium III wird die Prognose in erster Linie von der Zahl befallener extrauteriner Lokalisationen beeinflußt [14]. Dabei ist dieser Faktor v. a. für die Häufigkeit späterer abdomineller Rezidive und von Fernmetastasen von Bedeutung.

S 17 Klinische TNM-Klassifikation

C-Faktor

Primärtumor C 1: Klinische Untersuchung einschließlich Palpation in Narkose, vaginal-zervikale Zytologie, diagnostische Saugkürettage, Rektoskopie, Zystoskopie

C-Faktor

C 2: Urographie, vaginale Sonographie, fraktionierte Kürettage, Hysteroskopie, CT, NMR, Hysterographie

C 3: Chirurgische Exploration, einschließlich Biopsie und Zytologie

Regionäre Lymphknoten
C 1: Klinische Untersuchung
C 2: Urographie, Sonographie, CT, NMR, Lymphographie, Zytologie
C 3: Chirurgische Exploration einschließlich Biopsie und Zytologie

Fernmetastasen
C 1: Klinische Untersuchung, Standardröntgenaufnahmen
C 2: Sonographie, CT, NMR, nuklearmedizinische Untersuchungen, Biopsie, Zytologie
C 3: Chirurgische Exploration einschließlich Biopsie und Zytologie

S 18 Klinisches FIGO-Stadium bei nicht hysterektomierten Patientinnen

Im Gegensatz zur TNM-Klassifikation [36], die für jede hysterektomierte Patientin eine klinische *und* pathologische Klassifikation vorsieht, wird nach den Regeln der FIGO [12, 13] bei Patientinnen, bei denen eine Hysterektomie vorgenommen wurde, lediglich eine Klassifikation nach den Operationsbefunden und den histopathologischen Befunden bei der Untersuchung des Hysterektomiepräparates sowie etwaiger weiterer Operationspräparate durchgeführt. Dieses „FIGO-Stadium" entspricht dem pathologischen Stadium nach TNM und wird im Abschnitt III. B dokumentiert.

Nur bei Patientinnen, bei denen eine Hysterektomie *nicht* durchgeführt wurde und daher das „FIGO-Stadium" im obigen Sinne nicht bestimmt werden kann, wird ein FIGO-Stadium aufgrund klinischer Befunde und nach den Kriterien der früher geltenden FIGO-Klassifikation [12, 13] festgelegt. Diese sind:

Stadium I A: Karzinom auf Korpus begrenzt, Uterussondenlänge 8 cm oder weniger;

Stadium I B: Karzinom auf Korpus begrenzt, Uterussondenlänge mehr als 8 cm;

Stadium II: Karzinom breitet sich auf die Zervix aus, ist aber noch auf den Uterus begrenzt;

Stadium III: Ausbreitung jenseits des Uterus (einschließlich Vagina), Tumor aber auf das kleine Becken begrenzt;

Korpuskarzinom 34.23

Stadium IV: Befall der Harnblasen- oder Darmschleimhaut oder Ausbreitung jenseits des kleinen Beckens.

S 19 Operationszugang

Ein perkutan-endoskopischer Zugang (über Laparoskopie) (z. T. in Kombination mit vaginal-endoskopischem Zugang) wird in der Regel nur bei Operationen gewählt, bei denen eine benigne Erkrankung angenommen wird.

S 20 Operationsausmaß

Die Nomenklatur der Operationen am Uterus variiert; daher wird hier im einzelnen erfaßt, welche Strukturen tatsächlich jeweils operativ erfaßt wurden. Die Entfernung der Adnexe ist bei präoperativer Malignitätsdiagnose obligatorisch; die gesonderte Dokumentation ist nur im Hinblick auf die seltenen Fälle vorgesehen, in denen das Karzinom erst nach Operation unter der Diagnose einer benignen Erkrankung durch den Pathologen erfolgt.

S 21 Histologischer Tumortyp

Die Erfassung des histologischen Tumortyps soll nach den Vorschlägen der 2. Auflage der WHO-Klassifikation [31] erfolgen. Diese stimmen überein mit der von einem aus Pathologen aus 6 Ländern bestehenden Committee on Pathology im Auftrage der International Society of Gynecological Pathologists entwickelten histologischen Klassifikation [33].

Bei der Klassifikation der Korpuskarzinome ist zu berücksichtigen, daß durchaus nicht selten unterschiedliche histologische Strukturen vorkommen. Definitionsgemäß besteht das Adenokarzinom mit plattenepithelialer Differenzierung aus drüsigen und plattenepithelialen Strukturen. Undifferenzierte und kleinzellige Karzinome sind per definitionem uniform strukturiert. Alle anderen Adenokarzinome (endometrioide Adenokarzinome, seröses Adenokarzinom, Klarzell-Adenokarzinom, muzinöses Adenokarzinom) werden nur dann diagnostiziert, wenn sie entweder uniform strukturiert sind oder weniger als 10% zusätzliche andere Strukturen enthalten. Finden sich

Histogenetische Tumorgruppe	Tumortyp/Varianten	ICD-O-Code-Nr.	Anmerkung
Endometrioid	Endometroides Adenokarzinom[a]	8380/3	(1)
	Varianten:		
	Sekretorisches Adenokarzinom[b]	8317/3	(2)
	Flimmerzelladenokarzinom[b] ("ciliated cell adenocarcinoma")	8318/3	(3)
	Adenokarzinom mit plattenepithelialer Differenzierung[c]	8570/3	(4)
	Adenoakanthom[c]	8570/3	(4)
	Adenosquamöses Karzinom	8560/3	(4)
	Glaszellkarzinom ("glassy cell carcinoma")[b]	8316/3	(4)
Serös-papillär	Seröses Adenokarzinom	8441/3	(5)
Endozervikal	Klarzell-Adenokarzinom (mesonephrisches Adenokarzinom)	8310/3	(6)
	Muzinöses Adenokarzinom	8480/3	(7)
	Variante:		
	Mukoepidermoidkarzinom	8430/3	(8)
Ektozervikal	Plattenepithelkarzinom	8070/3	(9)
	Variante:		
	Verruköses Karzinom	8051/3	(10)
Unbekannt	Undifferenziertes Karzinom	8020/3	(11)
Neuroendokrin	Kleinzelliges Karzinom	8041/3	(12)
Kombiniert	Mischkarzinom ("mixed carcinoma")	8323/3	(13)

[a] Nach der ICD-O ist die Bezeichnung „endometrioides Karzinom" (8380/3) bisher ausschließlich für Tumoren des Ovars anwendbar. In der WHO-Klassifikation [25] ist die Anwendung dieser Code-Nummer aber auch beim Corpus uteri vorgesehen.
[b] Für diese Tumortypen gibt es in der ICD-O keine eigene Code-Nummer; die Verwendung der angeführten bisher freien Code-Nummern wird vorgeschlagen.
[c] In der ICD-O ist die Code-Nummer 8570/3 für Adenokarzinome mit plattenepithelialer Metaplasie (Synonym: Adenoakanthom) vorgesehen. Nach der WHO-Klassifikation [31] ist diese Nummer jedoch für den Oberbegriff Adenokarzinom mit plattenepithelialer Differenzierung vergeben [s. Anmerkung (4)].

solche in 10% oder mehr, wird ein „Mischkarzinom" („mixed carcinoma") diagnostiziert.

Anmerkungen:

(1) Beim *Adenokarzinom* können auch papilläre Strukturen vorkommen. Diese haben aber keine biologische Bedeutung und keinen selbständigen Einfluß auf die Prognose und werden daher in der Klassifikation nicht berücksichtigt [33].
(2) Das *sekretorische Adenokarzinom* zeigt zumindest stellenweise gut differenzierte Drüsen mit dem Aussehen der frühen bis mittleren Sekretionsphase. Diese Variante hat eine günstigere Prognose als das typische Adenokarzinom [34].
(3) Beim seltenen *Flimmerzelladenokarzinom* wird die Mehrzahl der Drüsen von Flimmerepithelzellen ausgekleidet.
(4) In der WHO-Klassifikation wird empfohlen, statt der traditionellen Unterteilung in Adenoakanthom und adenosquamöses Karzinom eine Zusammenfassung mit der Bezeichnung *„Adenokarzinom mit plattenepithelialer Differenzierung"* vorzunehmen.
Beim *Adenoakanthom* (Adenokarzinom mit plattenepithelialer Metaplasie) finden sich kleinere oder größere Areale mit plattenepithelialer Differenzierung, ohne daß diese zytologische Kriterien der Malignität aufweisen. Für die Diagnose der Plattenepithelmetaplasie ist Nachweis von Verhornung und/oder von Interzellularbrücken bei Routinefärbung erforderlich.
Das *adenosquamöse Karzinom* zeigt neben Strukturen eines Adenokarzinoms auch Plattenepithel mit Zeichen der Malignität wie zytologische Malignitätskriterien, Mitosen und destruktive Stromainfiltration durch plattenepithelial differenzierte Elemente.
Die Prognose des Adenoakanthoms ist in etwa gleich oder etwas besser als beim üblichen endometrioiden Adenokarzinom; hingegen verhält sich das adenosquamöse Karzinom wesentlich aggressiver; werden diese Tumortypen jedoch hinsichtlich Alter, histologischem Grad und anatomischer Ausdehnung stratifiziert, läßt sich kein wesentlicher prognostischer Unterschied nachweisen [2]. Daher wird empfohlen, beide Tumoren als Adenokarzinome mit plattenepithelialer Differenzierung zusammenzufassen.
Wird ein Tumor mit 8570/3 verschlüsselt, kann eine Unterscheidung zwischen Adenoakanthom und adenosquamösem Karzinom aufgrund der Beschreibung der unterschiedlichen histologischen Komponenten (unter III.C) erfolgen.
Das im Corpus uteri sehr ungewöhnliche *Glaszellkarzinom („glassy cell carcinoma")* wird nach der Empfehlung der WHO [31] als Variante des Adenokarzinoms mit plattenepithelialer Differenzierung eingeordnet. Es gleicht histologisch dem entsprechenden Tumortyp der Zervix (s. S. 33.29).
(5) Das *seröse Adenokarzinom* (serös-papilläres Karzinom, seröses Karzinom) gleicht weitgehend dem entsprechenden Tumortyp des Ovars. Es ist papillär und drüsig gebaut und besteht aus relativ kleinen Zellen mit runden, gewöhnlich pleomorphen Kernen und häufigen Mitosen. In etwa einem Drittel der Fälle sind Psammomkörper erkennbar. Häufig finden sich Nekrosen, Lymphgefäß- und Veneneinbrüche. Dieser Tumor ist besonders aggressiv [17, 21].
(6) *Klarzell-Adenokarzinome* sind in wechselnden Anteilen drüsig, papillär oder solide strukturiert und durch große Tumorzellen mit hellem (wasserklarem) Zytoplasma und/oder sog. „hobnail cells" (in das Lumen vorspringende Zellen) gekennzeichnet. Das Zytoplasma der wasserklaren Zellen enthält reichlich Glykogen. Vielfach findet sich eine ausgeprägte Kernpolymorphie. Die Prognose ist ungünstiger als bei Adenokarzinomen.
(7) *Muzinöse Adenokarzinome* sind seltene drüsig differenzierte Tumoren, die überwiegend aus Zellen mit reichlich Schleim im Zytoplasma (intrazellulärem Schleim) bestehen. Extrazellulärer bzw. intraluminaler Schleim kann beim Adenokarzinom gesehen werden und beeinflußt die Diagnose nicht.
(8) Das sehr seltene *Mukoepidermoidkarzinom* soll als Variante des muzinösen Adenokarzinoms eingeordnet werden [31]. Es gleicht dem entsprechenden Tumortyp an anderen Lokalisationen.
(9) Ein *Plattenepithelkarzinom* soll nur dann diagnostiziert werden, wenn der Tumor ausschließlich aus Strukturen mit plattenepithelialer Differenzierung besteht. Die Prognose soll ungünstig sein.
(10) Das *verruköse Karzinom* kommt im Corpus uteri extrem selten vor. Es gleicht morphologisch und biologisch den verrukösen Karzinomen anderer Lokalisationen.
(11) Die prognostisch ungünstigen *undifferenzierten Karzinome* sind spindel- oder riesenzellig und zeigen keine besonderen Differenzierungen. Sie sind den unter (1)–(10), (12) und (13) beschriebenen Karzinomen nicht zuzuordnen.
(12) *Kleinzellige Karzinome* mit den immunhistochemischen Charakteristika neuroendokriner Tumoren [1, 27] wurden von Silverberg u. Kurman [33] noch als eine Form der undifferenzierten Karzinome aufgefaßt, werden aber im AFIP-Atlas [33] als eigener Tumortyp von dem undifferenzierten Karzinom abgegrenzt.
(13) Als *Mischkarzinom (mixed carcinoma)* werden Karzinome bezeichnet [31], die 10% oder mehr Strukturen eines 2. (oder mehrerer) zusätzlicher Tumortypen enthalten. Ausgenommen hiervon sind die Adenokarzinome mit plattenepithelialer

Differenzierung, die immer dann diagnostiziert werden, wenn neben drüsigen Elementen auch plattenepitheliale Strukturen vorhanden sind, und zwar unbeschadet der quantitativen Verhältnisse.

Die Unterteilung der angeführten Karzinomtypen nach der Histogenese ist für die Wahl der adjuvanten Hormontherapie von Bedeutung [10]. Die endometroiden Karzinome werden im allgemeinen durch Östrogene im Wachstum gefördert und, soweit sie Progesteronrezeptoren aufweisen, durch Gestagene gehemmt. Bei endozervikalen Karzinomen liegt ein umgekehrtes Verhalten vor. Seröse Adenokarzinome sind hormonunabhängig.

S22 Grading

Das undifferenzierte Karzinom und das kleinzellige (Oat-cell-, neuroendokrine) Karzinom werden per definitionem als G4 eingeordnet; alle anderen Karzinomtypen werden in G1, G2 und G3 eingestuft. Die Prinzipien des Grading sind hierbei nach den Vorschlägen der WHO [31] vom Tumortyp abhängig.

I. Adenokarzinome:

Maßgebend ist das Ausmaß vorhandener solider Anteile, mitberücksichtigt werden auffällige Kernatypien.

Als solide Anteile dürfen lediglich solche drüsiger Herkunft berücksichtigt werden, nicht aber plattenepitheliale solide Strukturen. Daher sind solide Strukturen mit Kennzeichen plattenepithelialer Differenzierung auszuschließen. Als solche gelten [31]:

1) Verhornung (bei konventioneller Histologie),
2) Interzellularbrücken,
3) mindestens drei der folgenden Kriterien:
   - Wachstum in Zügen ohne Drüsen oder Pallisadenstellung der Kerne,
   - Scharfe Zellgrenzen,
   - eosinophiles, dichtes oder glasiges Zytoplasma,
   - im Vergleich zu anderen Arealen im Tumor geringere Kernplasmarelation.

Im einzelnen gelten dabei in Übereinstimmung mit der FIGO [12, 13] folgende Regeln:

a) Anteil soliden Wachstums
   $\leq 5\%$ ... G1
   $>5-50\%$ ... G2
   $>50\%$ ... G3
b) Bei auffälligen Kernatypien werden Tumoren, die nach der drüsigen Differenzierung (a) G1 sind, als G2, Tumoren, die nach (a) G2 sind, als G3 eingestuft.

II. Adenoakanthome und adenosquamöse Karzinome:

Das Grading erfolgt ausschließlich als Kerngrading der drüsigen Komponente (die plattenepithelial differenzierte Komponente wird *nicht* berücksichtigt.

III. Seröses Adenokarzinom, Klarzell-Adenokarzinom, Plattenepithelkarzinom:

Grading ausschließlich nach Kernmorphologie.
Kerngrading (nach Kurman [20]):

Grad 1: Kerne oval bis länglich, feines Chromatin, kleine Nukleoli, wenig Mitosen;
Grad 2: weder Grad 1 noch Grad 3;
Grad 3: vergrößerte bis pleomorphe Kerne, grobes Chromatin, deutliche Nukleoli, reichlich Mitosen.

Bei unterschiedlicher Kernmorphologie Einordnung nach ungünstigsten Arealen!

S23 Ausbreitung im Corpus uteri

Karzinomformationen im Myometrium, die von Endometriumstroma umgeben sind, entsprechen dem Tumorbefall von Adenomyosis-Bezirken. Sie sollen *nicht* als Myometriuminvasion gewertet [15, 25] und als T1a klassifiziert werden.

S24 Pathologisches Stadium

Das pathologische Stadium wird aufgrund der histopathologischen Untersuchung des operativ entfernten Uterus und etwaigen sonstigen operativ entfernten Gewebes bestimmt. Während in der TNM-Klassifikation [36] grundsätzlich klinisches und pathologisches Stadium nach gleichen Kriterien bestimmt werden, sieht die FIGO [12, 13] für alle Fälle mit Hysterektomie ausschließlich die pathologische Stadiengruppierung vor und verwendet nur für nicht hysterektomierte Patientinnen eine klinische Stadieneinteilung, und zwar jene aus dem Jahr 1971 (s. S18).

S25 Tumorgröße (in cm)

Als Tumorgröße wird der größte horizontale Durchmesser des Tumors (entsprechend der Oberfläche des Endometriums) bestimmt.

S26 Messungen zur Tumorinvasion

Die maximale Tumordicke wird von der Tumoroberfläche bis zum Niveau der tiefsten Tumorinvasion gemessen. Für die Messung der Myometriumdicke wird vom Niveau der endomyometranen Grenze ausgegangen, die in den an den Tumor angrenzenden tumorfreien Uterusanteilen bestimmt wird. Ein Tumor in Adenomyosebezirken wird bei der Messung nicht berücksichtigt (s. S23).

S27 Myometriumbefall

Für die TNM-Klassifikation wird das Myometrium in eine innere und äußere Hälfte geteilt. Nach der AGO (Arbeitsgemeinschaft für gynäkologische Onkologie) [29] wird das Myometrium in Drittel unterteilt; nach Daten von Baltzer u. Lohe [5] besteht hierbei eine gute Korrelation zur Prognose.

S 28 Unterschiedliche histologische Strukturen

Für die prozentuale Angabe unterschiedlicher histologischer Strukturen sind die Definitionen maßgebend, wie sie unter S 21 für die verschiedenen Karzinomtypen angeführt sind.

S 29 Mitosezahl

Zur Bestimmung der Mitosezahl werden 50 Gesichtsfelder bei starker Vergrößerung (Objektiv 40, Okular 10×) ausgezählt; begonnen wird mit dem Gesichtsfeld, in dem die 1. Mitose gesehen wird [37]. Die Zahl der so ermittelten Mitosen in 50 Gesichtsfeldern wird durch 5 dividiert, die sich so ergebende Zahl der Mitosen pro 10 Gesichtsfelder sodann eingetragen. Ungünstig sind Werte von mehr als 8–10 Mitosen pro 10 Gesichtsfelder (s. auch S 32).

S 30 Befunde am tumorfreien Endometrium

Die Endometriumhyperplasien werden nach Silverberg u. Kurman [33] wie folgt unterteilt:

1 *Hyperplasien*
  1.1 Einfache Hyperplasie
  1.2 Komplexe (adenomatöse) Hyperplasie
2 *Atypische Hyperplasien*
  2.1 Einfache atypische Hyperplasie
  2.2 Komplexe atypische Hyperplasie

Die bisherige deutsche Einteilung [9, 29] unterschied zwischen glandulär-zystischer und adenomatöser Hyperplasie G I–G III. Die adenomatöse Hyperplasie G III der deutschen Nomenklatur entspricht der komplexen atypischen Hyperplasie (auch adenomatöse atypische Hyperplasie). Die hierfür bisweilen gebrauchte Bezeichnung Adenocarcinoma in situ sollte nicht verwendet werden.

Bei der *einfachen Hyperplasie* (1.1) sind sowohl das Volumen der Drüsen als auch das des Stromas vermehrt; die Zahl der Drüsen in Relation zum Stroma ist zwar vermehrt, aber die Drüsen sind nicht dicht nebeneinander gelegen.

Bei der *komplexen Hyperplasie* (1.2) sind die Drüsen dicht gelagert; das Stroma ist relativ vermindert, die Drüsen sind auch unregelmäßig gestaltet und zeigen z. T. seitliche Aussprossungen.

Bei der *atypischen Hyperplasie* (2.1 und 2.2) finden sich wenigstens herdförmig Atypien mit Zellvergrößerung, Verlust der Polarität, Verschiebung der Kern-Plasma-Relation zugunsten der Kerne, Vergrößerung und Unregelmäßigkeiten in Größe und Form der Kerne, unregelmäßige Kernbegrenzung, Hyperchromasie, verdickte Kernmembran, deutliche Kernkörperchen. Die atypische Hyperplasie ist als präkanzeröse Läsion für die endometrioiden Karzinome des Korpus anzusehen.

Wenn bei einem Karzinom des Corpus uteri gleichzeitig eine Endometriumhyperplasie vorliegt, so ist dies ein prognostisch günstiges Zeichen [7, 11].

S 31 Rezeptorstatus

Der Rezeptorstatus kann biochemisch oder immunhistologisch entweder an Kürettagematerial oder am entfernten Uterus bestimmt werden. Bei Bestimmung sowohl an Kürettagematerial als auch am operativ entfernten Tumor wird bei diskrepanten Befunden der positive Befund bzw. der Befund mit dem höheren Rezeptorgehalt eingetragen. Für die Prognose und die Wahl adjuvanter Hormontherapie ist v. a. der Gehalt an Progesteronrezeptoren von Bedeutung [8, 28].

Bei biochemischer Bestimmung der Progesteronrezeptoren gilt nach Palmer et al. [26] ein Gehalt von mehr als 30 fmol/mg Tumorprotein, nach Schulz [30] ein solcher von mehr als 50 fmol/mg als positiv. Bei Östrogenrezeptoren wird ein Gehalt von mehr als 70 fmol/mg Tumorprotein als positiv angesehen.

Die Beurteilung der Immunhistologie kann nach der quantitativen Methode von Andersen et al. [4] oder nach der „H-Score-Methode" von Segreti et al. [32] erfolgen. Bei beiden Methoden werden die Färbeintensität und der Anteil anfärbbarer Zellen berücksichtigt. Nach Tornos et al. [35] wird ein Andersen-Score von wenigstens 1 und ein H-Score von wenigstens 75 als positiv gewertet.

S 32 Zahl ungünstiger prognostischer Faktoren

Nach den Untersuchungen von Tornos et al. [35] ist bei G 1-Karzinomen im Stadium I ein ungünstiger Verlauf dann zu erwarten, wenn mindestens 2 der folgenden ungünstigen prognostischen Faktoren vorliegen:

– Invasion des Myometriums (T 1 b, c bzw. pT 1 b, c),
– Veneninvasion,
– 8 oder mehr Mitosen pro 10 Gesichtsfelder (bei starker Vergrößerung),
– negativer Progesteronrezeptorstatus.

S 33 Tumorbiologische Spezialuntersuchungen

Ein prognostischer Einfluß von molekularpathologischen Befunden (Onkogene und Onkogenprodukte wie z. B. p 53, HER-2/neu, nm 23-H 1-Gen, Rb-Protein oder Wachstumsfaktoren und deren Rezeptoren) ist bisher nicht hinreichend erwiesen. Dagegen wird die Ploidie z. T. bereits zu den gesicherten Prognosefaktoren gerechnet [3, 19, 23, 41].

S 34 Histologische Befunde an den Resektionsrändern

Ein Tumornachweis ist in erster Linie an den parametranen Resektionsrändern zu erwarten.

S 35 Minimaler Sicherheitsabstand (in mm)

Eine mikroskopische Messung des Sicherheitsabstandes ist bei Tumoren erforderlich, die im Bereich des Parametriums bis in das äußere Drittel des Myometriums infiltrieren.

Literatur

[1] Abeler V (1987) Morphological characteristics of endometrial cancer. In: Schulz K-D, King RJB, Pollow K, Taylor RW (eds) Endometrial cancer. Zuckschwerdt, München Bern Wien San Francisco

[2] Abeler VM, Kjorstad KE (1992) Endometrial adenocarcinoma with squamous cell differentiation. Cancer 69: 488–495

[3] Ambros RA, Vigna PA, Figge J, Kallakury BVS, Mastrangelo A, Eastman AY, Malfetano J, et al. (1994) Observations on tumor and metastatic suppressor gene status in endometrial carcinoma with particular emphasis on p53. Cancer 73:1686–1692

[4] Andersen J, Orntoft T, Skovgaard Poulsen H (1986) Semiquantitative estrogen receptor assay in formalin-fixed paraffin sections of human breast cancer tissue using monoclonal antibodies. Brit J Cancer 53:691–694

[5] Baltzer J, Lohe KJ (1981) Maligne Tumoren des Corpus uteri. In: Lohe KJ, Baltzer J (Hrsg) Weibliche Geschlechtsorgane Teil I. Witzstrock, Baden Baden Köln New York

[6] Baltzer J, Maassen V (1991) Malignome des Corpus uteri. In: Bender HG (Hrsg) Gynäkologische Onkologie, 2. Aufl. Thieme, Stuttgart New York

[7] Beckner ME, Mori T, Silverberg SG (1985) Endometrial carcinoma: non-tumor factors in prognosis. Int J Gynecol Pathol 4:131–145

[8] Creasman WT (1993) Prognostic significance of hormone receptors in endometrial cancer. Cancer 71:1467–1470

[9] Dallenbach-Hellweg G (1987) Histopathology of the endometrium. Springer, Berlin Heidelberg New York

[10] Dallenbach-Hellweg G (1991) Die neue cytogenetische Klassifikation der Präkanzerosen und Carcinome des Endometriums. Möglichkeiten und Grenzen der immunhistochemischen Differenzierung. Verh Dtsch Ges Pathol 75: 357–362

[11] Deligdisch L, Cohen CJ (1985) Histologic correlates and virulence implications of endometrial carcinoma associated with adenomatous hyperplasia. Cancer 56:1452–1455

[12] FIGO (1989) Annual report on the results of treatment in gynecological cancer. Int J Gynecol Obstet 28:189–193

[13] FIGO (1990) Changes in gynecologic cancer staging by the International Federation of Gynecology and Obstetrics. Am J Obstet Gynecol 162:610–611

[14] Greven KM, Lanciano RM, Corn B, Case D, Randall ME (1993) Pathologic stage III endometrial carcinoma. Prognostic factors and patterns of recurrence. Cancer 71: 3697–3702

[15] Hall JB, Young RH, Nelson JH (1984) The prognostic significance of adenomyosis in endometrial carcinoma. Gynecol Oncol 17:32–40

[16] Henderson PE, Casagrande JT, Pike MC, Mack T, Rosario I, Duke A (1983) The epidemiology of endometrial cancer in young women. Br J Cancer 47:749–756

[17] Henrickson M, Ross J, Eifel P, Martinez A, Kempson R (1982) Uterine papillary serous carcinoma. Am J Surg Pathol 6:93–108

[18] Kelsey JL, Hildreth NG (1983) Breast and gynecologic cancer epidemiology. CRC Press, Boca Raton/FL

[19] Khalifa MA, Abdoh AA, Mannel RS, Haraway SD, Walker JL, Min K-W (1994) Prognostic utility of epidermal growth factor receptor overexpression in endometrial adenocarcinoma. Cancer 73:370–376

[20] Kurman RJ (1991) Grading of endometrial carcinoma. Verh Dtsch Ges Pathol 75:376–377

[21] Lampe B, Kürzl R, Kindermann G, Maassen V, Mikorey S (1991) Das serös-papilläre Karzinom: Erste klinisch-histologische Ergebnisse dieser Sonderform des Endometriumkarzinoms. Verh Dtsch Ges Pathol 75:381

[22] Leeuwen FE van, Beurandt J, Coebergh JWW, Kiemeney LALM, Gimbrère CHF, Otter R, Schouten LJ, Damhuis RAM, Bontenbal M, Diepenhorst FW (1994) Risk of endometrial cancer after tamoxifen treatment of breast cancer. Lancet 343:448–452

[23] Lukes AS, Kohler MF, Pieper CF, Kerns BJ, Bentley R, Rodriguez GC, Soper JT, et al. (1994) Multivariate analysis of DNA ploidy, p53, and HER-2/neu as prognostic factors in endometrial cancer. Cancer 73:2380–2385

[24] Lynch HT, Smyrk T, Watson P, Lanspa SJ, Boman BM, Lynch PM, Lynch JF, et al. (1991) Hereditary colorectal cancer. Semin Oncol 18:337–366

[25] Maassen V, Kindermann G, Lampe B (1991) Zur kontinuierlichen und diskontinuierlichen Ausbreitung des Endometriumkarzinoms. Verh Dtsch Ges Pathol 75:383

[26] Palmer DC, Muri IM, Alexander AI et al. (1988) The prognostic importance of steroid receptors in endometrial carcinoma. Obstet Gynecol 72:388–393

[27] Paz RA, Frigerio B, Sundblad AS, Eusebi V (1985) Small cell (oat cell) carcinoma of the endometrium. Arch Pathol Lab Med 109, 270–272

[28] Pertschuk LP, Beddoe AM, Gorelic LS, Shain SA (1986) Immuno-cytochemical assay of estrogen receptors in endometrial carcinoma with monoclonal antibodies. Comparison with biochemical assay. Cancer 57:1000–1004

[28a] Pfleiderer A (1994) Endometriumkarzinomrisiko unter Tamoxifentherapie. chir praxis 48:721–722

[29] Schmidt-Matthiesen H (1988) Histopathologische Basisinformationen als Voraussetzung für individuelle gynäkologisch-onkologische Therapie. Empfehlungen der AGO (Arbeitsgemeinschaft Gynäkologische Onkologie). Stand Herbst 1987. Pathologe 9:251–257

[30] Schulz K-D (1993) Weibliche Geschlechtsorgane. In: Dold U, Hermanek P, Höffken K, Sack H (Hrsg) Praktische Tumortherapie, 4. Aufl. Thieme, Stuttgart New York

[31] Scully RE, Bonfiglio TA, Kurman RJ, Silverberg SG, Wilkinson EJ (1994) Histological typing of female genital tract tumours, 2nd edn. WHO International histological classification of tumours. Springer, Berlin Heidelberg New York Tokyo

[32] Segreti EM, Novotny DB, Soper JT, Mutch DG, Creasman WT, McCarty KS (1989) Endometrial cancer: histologic correlation of immunohistochemical localization of progesterone receptor and estrogen receptor. Obstet Gynecol 73:780–784

[33] Silverberg SG, Kurman RJ (1992) Tumors of the uterine corpus and gestational trophoblastic disease. Atlas of tumor pathology, 3rd series, fasc 3. Armed Forces Institute of Pathology, Washington/DC

[34] Tobon H, Watkins GJ (1985) Secretory adenocarcinoma of the endometrium. Int J Gynecol Pathol 4:328–335

[35] Tornos C, Silva EG, El-Naggar A, Burke TW (1992) Aggressive stage I grad 1 endometrial carcinoma. Cancer 70: 790–798

[36] UICC (1993) TNM-Klassifikation maligner Tumoren, 4. Aufl, 2. Rev 1992 (Hermanek P, Scheibe O, Spiessl B, Wagner G, Hrsg). Springer, Berlin Heidelberg New York Tokyo

[37] UICC (1993) TNM-Atlas. Illustrierter Leitfaden zur TNM/pTNM-Klassifikation maligner Tumoren, 3. Aufl. (Spiessl B, Beahrs OH, Hermanek P, Hutter RVP, Scheibe O, Sobin LH, Wagner G, eds). Springer, Berlin Heidelberg New York Tokyo

[38] UICC (1993) TNM Supplement 1993. A commentary on uniform use. (Hermanek P, Henson DE, Hutter RVP, Sobin LH, eds). Springer, Berlin Heidelberg New York Tokyo

[39] Wagner G (Hrsg) (1993) Tumorlokalisationsschlüssel. (International classification of diseases for oncology, ICD-O, 2. Aufl., Topograph. Teil, Deutsche Ausgabe.) 5. Aufl 1993. Springer, Berlin Heidelberg New York Tokyo

[40] Wang D, Konishi I, Koshiyama M, Mandai M, Nanbu Y, Ishikawa Y, Mori T, et al. (1993) Expression of c-erbB-2 protein and epidermal growth factor receptor in endometrial carcinoma. Cancer 72:2628–2637

[41] Webb MJ, Monaghan JM, Burghardt E, Kindermann G (1993) Quality assurance in gynecologic oncology. In: Burghardt E, Webb MJ, Monaghan JM, Kindermann G (eds) Surgical gynecology oncology. Thieme, Stuttgart New York

[42] White LN, van den Belt-Dusebout AW, van Tinteren H (1993) An overview of screening and early detection of gynecologic malignancies. Cancer 71:1400–1405

Weiterführende Literatur

Blackledge GRP, Jordan JA, Shingleton HM (eds) 1991 Textbook of gynecologic oncology. Saunders, Philadelphia London Toronto

Burghardt E, Webb MJ, Monaghan JM, Kindermann G (eds) (1993) Surgical gynecologic oncology. Thieme, Stuttgart New York

Gompel G, Silverberg SG (1993) Pathology in gynecology and obstetrics. 4th edn. Lippincott, Philadelphia

Hoskins WJ, Perez CA, Young RC (eds) (1992) Principles and practice of gynecologic oncology. Lippincott, Philadelphia

Köchli OR, Sevin BU, Benz J, Petru E, Haller U (Hrsg) (1991) Gynäkologische Onkologie. Manual für Klinik und Praxis. Springer, Berlin Heidelberg New York Tokyo

Schünemann H, Beaufort F (1989) Gynäkologische Malignome, 3. Aufl. Zuckschwerdt, München Bern Wien San Francisco

Sternberg SS, Mills SE (1991) Surgical pathology of the female reproductive system and peritoneum. Raven Press, New York

Woodruff JD, Angtuaco TL, Parmley TH (1992) Atlas of gynecologic pathology, 2nd edn. Raven Press, New York

Nach Abschluß des Manuskripts erschien:

Schmidt-Matthiesen H, Bastert G (1995) Gynäkologische Onkologie. Diagnostik, Therapie und Nachsorge der bösartigen Genital-Tumoren und des Mammakarzinoms. 5. Aufl. Schattauer, Stuttgart New York

Korpuskarzinom: Schema zur TNM/pTNM-Klassifikation

		(p)TNM	Stadium (TNM, FIGO)
Primärtumor	☐ Primärtumor kann nicht beurteilt werden	(p)TX	–
	☐ Kein Anhalt für Primärtumor	(p)T0	–
	☐ Tumor begrenzt auf Korpus	(p)T1	I
	☐ Tumor begrenzt auf Endometrium	(p)T1a	IA
	☐ Tumor infiltriert innere Hälfte des Myometriums	(p)T1b	IB
	☐ Tumor infiltriert in äußere Myometriumhälfte	(p)T1c	IC
	☐ Tumor infiltriert Zervix, ist aber auf Uterus begrenzt	(p)T2	II
	☐ Nur Befall der endozervikalen Drüsen	(p)T2a	IIA
	☐ Infiltration des Zervixstromas	(p)T2b	IIB
	☐ Tumor breitet sich lokal jenseits des Uterus aus, infiltriert aber weder Harnblasen- noch Darmschleimhaut	(p)T3	III
	☐ Tumor befällt Serosa des kleinen Beckens und/oder Adnexe (direkte Ausbreitung oder Metastasen)	(p)T3a	IIIA
	☐ Tumorzellen in Aszites oder Peritonealspülung	(p)T3a	IIIA
	☐ Tumor befällt Vagina (direkte Ausbreitung oder Metastasen)	(p)T3b	IIIB
	☐ Tumor infiltriert Parametrien bis zur Beckenwand (sog. „frozen pelvis")	(p)T3b	IIIB
	☐ Tumor infiltriert Harnblasen- oder Darmwand (nicht Schleimhaut)	(p)T3b	IIIB
	☐ Tumor infiltriert Schleimhaut von Harnblase und/oder Darm	(p)T4	IVA
Regionäre Lymphknoten	☐ Regionäre Lymphknoten können nicht beurteilt werden	(p)NX	–
	☐ Keine regionären Lymphknotenmetastasen	(p)N0	–
	☐ Regionäre Lymphknotenmetastasen	(p)N1	IIIC
Fernmetastasen	☐ Vorliegen von Fernmetastasen[a] kann nicht beurteilt werden	(p)MX	–
	☐ Keine Fernmetastasen[a]	(p)M0	–
	☐ Fernmetastasen[a]	(p)M1	IVB

TNM:	T ____	N __	M __	Stadium ____
pTNM:	pT ____	pN __	pM __	

---

[a] Metastasen in Vagina, Adnexen und Serosa des kleinen Beckens gelten *nicht* als Fernmetastasen, sondern werden in der T-Klassifikation erfaßt.

Erfordernisse für pTNM:

pT: Histologische Untersuchung des Primärtumors ohne makroskopisch erkennbaren Tumor an den Resektionsrändern oder mikroskopische Bestätigung von Tumor in der Schleimhaut der Harnblase oder des Darmes (pT 4).

pN0: Histologische Untersuchung einer pelvinen Lymphknotendissektion mit 10 oder mehr Lymphknoten.

pN1: Mikroskopische Bestätigung einer regionären Lymphknotenmetastase.

pM1: Mikroskopischer (histologischer oder zytologischer) Nachweis von Fernmetastasen.

35 – Ovarialkarzinom

Die Dokumentation „Ovarialkarzinom" ist anwendbar für sog. primäre maligne Ovarialkarzinome, entsprechend den sog. common primary epithelial tumors. Diese umfassen nach der Definition der FIGO [4]:

- seröse maligne Tumoren,
- muzinöse maligne Tumoren,
- endometrioide maligne Tumoren,
- maligne Klarzelltumoren (mesonephroide Tumoren),
- maligne epitheliale Mischtumoren,
- undifferenzierte Karzinome,
- unklassifizierte bzw. histologisch nicht bestätigte Tumoren, die nach den Befunden bei der Exploration offenkundig maligne sind.

Der Begriff „maligne Tumoren" schließt neben offenkundig malignen Tumoren (Karzinome im engeren Sinn) auch Tumoren von Borderline-Malignität (Karzinome von niedrigem Malignitätspotential) ein.

Nicht erfaßt werden in dieser Dokumentation:

- Ovarialdysplasie („Ovarian intraepithelial neoplasia", OIN),
- maligne Brenner-Tumoren,
- endometriode Stromasarkome,
- maligne mesodermale Mischtumoren (Karzinosarkome, Müller-Mischtumoren),
- von den Keimsträngen mit endokrin aktivem Stroma ausgehende Tumoren, wie Granulosazelltumoren, malignes Thekom, malignes Androblastom, malignes Gynandroblastom, maligner Keimstrangtumor mit anulären Tubuli,
- maligne germinale Tumoren wie Dysgerminom, Chorionkarzinom, Polyembryom, unreifes Teratom, malignes Teratom, endodermaler Sinustumor, embryonales Karzinom und deren Kombinationen,
- Gonadoblastom mit malignen Keimzelltumoranteilen,
- ovarunspezifische mesenchymale maligne Tumoren (Fibrosarkom, Neurofibrosarkom, Leiomyosarkom, Liposarkom u.a.),
- maligne Lymphome.

Diese Dokumentation erfüllt die Anforderungen, die eine Qualitätssicherung in der gynäkologischen Onkologie entsprechend den Empfehlungen von Webb et al. [19] möglich machen.

35.3

ADT Arbeitsgemeinschaft Deutscher Tumorzentren

Ovarialkarzinom

Kenn-Nr. (A1)	`3 5` 2
Klinik-Nr. u. Fachrichtung (A2)	☐☐☐☐☐ 9
Patientenidentifikation (A3)	☐☐☐☐☐☐ 16
Geburtsdatum (Tag Mon. Jahr)	☐☐☐☐☐☐ 22
Geschlecht (W = Weiblich)	`W` 23
Tumoridentifikations-Nr. (A4)	☐ 24
Bogen-Nr. (A5)	`1` 25

I. PRÄTHERAPEUTISCHE DATEN

A. Aufnahmedatum und Anlaß für Arztbesuch (A6)

Aufnahmedatum Tag _____ Monat _____ Jahr _____   Tag Mon. Jahr ☐☐☐☐☐☐ 31

Anlaß für Arztbesuch (S1)
T = Tumorsymptomatik führte zum Arzt, V = Nicht-gesetzliche Vorsorgeuntersuchung,
S = Selbstuntersuchung, L = Nachsorgeuntersuchung (Langzeitbetreuung), A = Andere Untersuchung, X = Unbekannt ☐ 32

B. Anamnese, präkanzeröse Bedingungen (S2)

Datum der ersten ärztlichen Tumor(verdachts)diagnose (A7) Tag ___ Monat ___ Jahr ___   ☐☐☐☐☐☐ 38

Ovarialkarzinom bei Blutsverwandten 1. Grades
N = Nein, 1 = bei einem, 2 = bei zwei oder mehr Blutsverwandten, X = F.A.   ☐ 39

Falls ja, Karzinom prämenopausal aufgetreten?
N = Nein, J = Ja, X = F.A.   ☐ 40

Anzahl der Graviditäten ☐☐   ☐☐ 42
Anzahl der Laktationsperioden ☐   ☐ 43
Gesamtdauer der Stillzeit (Monate) ☐☐   ☐☐ 45
Alter bei Menopause (Jahre) ☐☐   ☐☐ 47
(00 = Noch nicht in Menopause)
Blutgruppe 1 = A, 2 = B, 3 = AB, 0 = 0, X = F.A.   ☐ 48

	N = Nein	J = Ja	
Früher Bestrahlung im Beckenbereich	○	○	☐ 49
Zustand nach Tubenligatur	○	○	☐ 50
Zustand nach Hysterektomie	○	○	☐ 51

	Wieviele Jahre eingenommen?	Wann zuletzt?	Zeit	Jahr
Orale Kontrazeptiva	☐☐	19 ☐☐	☐☐	☐☐ 55
Östrogen/Gestagen-Substitution	☐☐	19 ☐☐	☐☐	☐☐ 59

Auswärtige Vorbehandlung dieser Erkrankung N = Nein J = Ja

	N	J	
Probelaparotomie	○	○	☐ 60
Tumorreduktion	○	○	☐ 61
Chemotherapie	○	○	☐ 62
Radiotherapie	○	○	☐ 63

C. Andere Primärtumoren (frühere, synchrone) (A8)

Frühere Tumorerkrankung? N = Nein, J = Ja, X = F.A.   ☐ 64

Falls Tumor in Anamnese: Lokalisation C ☐☐☐☐ Erkrankungsjahr 19 ☐☐   C ☐☐☐☐ ☐☐ 70
(Lokalisation / Jahr)

Synchroner Primärtumor in anderem Organ? N = Nein, J = Ja   ☐ 71

Wagner/Hermanek: Organspezifische Tumordokumentation © Springer-Verlag 1995

Ovarialkarzinom

K-Nr.	Patienten-Id.	T-Id.	B-Nr.
3 5			1

D. Allgemeine klinische Befunde

Klinische Symptomatik N = Nein   J = Ja   X = F.A.

- Zunahme des Leibesumfanges ○ ○ ○ ☐ 72
- Gewichtsabnahme (S3) ○ ○ ○ ☐ 73
- Miktionsstörungen ○ ○ ○ ☐ 74
- Schmerzen im Bauchraum ○ ○ ○ ☐ 75
- Uncharakteristische gastrointestinale Symptome ○ ○ ○ ☐ 76
- Abnorme vaginale Blutungen ○ ○ ○ ☐ 77

Tumorkomplikationen   N = Nein   J = Ja

- Aszites ○ ○ ☐ 78
- Hydronephrose ○ ○ ☐ 79
- Akutes Abdomen ○ ○ ☐ 80
- Ileus ○ ○ ☐ 81

Allgemeiner Leistungszustand (nach ECOG) (A9)

0 = Normale, uneingeschränkte Aktivität wie vor der Erkrankung,
1 = Einschränkung bei körperlicher Anstrengung, aber gehfähig; leichte körperliche Arbeit bzw. Arbeit im Sitzen möglich,
2 = Gehfähig, Selbstversorgung möglich, aber nicht arbeitsfähig; kann mehr als 50% der Wachzeit aufstehen,
3 = Nur begrenzte Selbstversorgung möglich; 50% oder mehr der Wachzeit an Bett oder Stuhl gebunden,
4 = Völlig pflegebedürftig, keinerlei Selbstversorgung möglich; völlig an Bett oder Stuhl gebunden, X = Unbekannt

☐ 82

Gravierende Begleiterkrankungen (A10)   N = Nein   J = Ja   X = F.A.

- Stärker eingeschränkte Lungenfunktion ○ ○ ○ ☐ 83
- Schwerwiegende Herzerkrankung ○ ○ ○ ☐ 84
- Zerebrale Durchblutungsstörung ○ ○ ○ ☐ 85
- Periphere arterielle Durchblutungsstörung ○ ○ ○ ☐ 86
- Stärker eingeschränkte Nierenfunktion ○ ○ ○ ☐ 87
- Leberzirrhose ○ ○ ○ ☐ 88
- Behandlungsbedürftiger Diabetes mellitus ○ ○ ○ ☐ 89
- Andere Begleiterkrankungen ○ ○ ○ ☐ 90

Einschätzung des Operationsrisikos (A10)   1 = ASA I, 2 = ASA II, 3 = ASA III, 4 = ASA IV, 5 = ASA V, X = F.A.   ☐ 91

E. Diagnostik (A11)

Zufallsbefund bei Operation aus anderen Gründen (S4)
N = Nein, J = Ja   ☐ 92

Tastbarer Tumor
N = Nein, J = Ja   ☐ 93

Durchgeführte Untersuchungen   U = Unauffällig   P = Pathologisch   X = Nicht durchgeführt

- Sonographie extern, abdominal ○ ○ ○ ☐ 94
- Sonographie extern, Becken ○ ○ ○ ☐ 95
- Sonographie transvaginal ○ ○ ○ ☐ 96
- Transvaginaler Farbdoppler ○ ○ ○ ☐ 97
- Röntgen Übersicht Abdomen ○ ○ ○ ☐ 98
- Röntgen Thorax ○ ○ ○ ☐ 99
- Röntgen Magendarmpassage ○ ○ ○ ☐ 100
- Kolonkontrasteinlauf ○ ○ ○ ☐ 101

Wagner/Hermanek: Organspezifische Tumordokumentation   © Springer-Verlag 1995

Ovarialkarzinom

K-Nr. **3 5** | Patienten-Id. | T-Id. | B-Nr. **1**

Durchgeführte Untersuchungen	U = Unauffällig	P = Pathologisch	X = Nicht durchgeführt	
Urographie	O	O	O	102
CT Abdomen (mit i.v. Kontrastmittel)	O	O	O	103
CT Portogramm	O	O	O	104
NMR Abdomen	O	O	O	105
Zystoskopie	O	O	O	106
Rektosigmoidoskopie	O	O	O	107
Koloskopie	O	O	O	108
Gastroskopie	O	O	O	109
Skelettszintigraphie	O	O	O	110
Zytologie Aszites	O	O	O	111
Zytologie Pleuraerguß	O	O	O	112

Tumormarker U = Unauffällig (Norm- oder Grenzbereich) P = Pathologisch X = Nicht untersucht

Ca 125	O	O	O	113
Ca 19-9	O	O	O	114
Ca 72-4	O	O	O	115
CEA	O	O	O	116
Andere	O	O	O	117

F. Tumorlokalisation

Lokalisation des Primärtumors (nach Tumorlokalisationsschlüssel) (A12)   C **5 6 9** 120

Seitenlokalisation (A13)   R = Rechts, L = Links, B = Beidseitig   121

Korrektur der Lokalisation   N = Nein, A = Ja, Anderer Bogen   122

G. TNM-Klassifikation und klinisches Stadium

Primärtumor

Beziehung zur Ovarkapsel
I = Intakte Kapsel, R = Ruptur vor Operation, I = Iatrogene Ruptur bei Operation,
O = Tumor an Oberfläche, B = Beides (Ruptur und Tumor an Oberfläche), X = F.A.   123

Lokale Ausbreitung
1 = Begrenzt auf Ovar (T1), 2 = Uterus/Adnexe (Ausbreitung oder Implantation) (T2),
3 = Andere Strukturen des Beckens (T2), 4 = Peritoneum außerhalb des Beckens (T3), X = F.A.   124

Nähere Angaben bei Ausbreitung im Becken   F = Tumorfrei   T = Tumor   X = Nicht untersucht

Uterus	O	O	O	125
Kontralaterale Adnexe	O	O	O	126
Peritoneum parietale	O	O	O	127
Harnblasenperitoneum	O	O	O	128
Harnblase innere Schichten	O	O	O	129
Peritoneum Dick-/Mastdarm	O	O	O	130
Peritoneum Dünndarm	O	O	O	131
Darmwand	O	O	O	132

Nähere Angaben bei peritonealer Ausbreitung außerhalb des Beckens
M = Makroskopisch erkennbar, H = Nur histologisch erkennbar, X = F.A.   133

Größte Peritonealmetastase außerhalb des Beckens (in cm) (S5)   ⊔⊔,⊔   136
(000 = Keine Peritonealmetastase, XXX = F.A.)

Tumorzellnachweis im Aszites   N = Nein, J = Ja, X = Nicht untersucht   137

Tumorzellnachweis in Peritonealspülflüssigkeit   N = Nein, J = Ja, X = Nicht untersucht   138

Wagner/Hermanek: Organspezifische Tumordokumentation © Springer-Verlag 1995

Ovarialkarzinom

Regionäre Lymphknoten (S6)

	Rechts			Links			
	R = Tumor-frei	M = Meta-stase(n)	X = F.A.	R = Tumor-frei	M = Meta-stase(n)	X = F.A.	R L
LK an A. iliaca interna/ Obturatoria-LK	○	○	○	○	○	○	140
LK an A. iliaca communis	○	○	○	○	○	○	142
LK an A. iliaca externa	○	○	○	○	○	○	144
Lateral-sakrale Lymphknoten	○	○	○	○	○	○	146
Paraaortale Lymphknoten	○	○	○	○	○	○	148
Inguinale Lymphknoten	○	○	○	○	○	○	150

Fernmetastasen (S7)   N = Nein, J = Ja, X = F.A.   151

Wenn ja, Lokalisation (A14)
1. _____   154
2. _____   157
3. _____   160

Klinische TNM-Klassifikation (A15, S8 und Schema S. 35.29)

y ⊔ T ⊔⊔ C ⊔   164
N ⊔ C ⊔   166
M ⊔ C ⊔   168

Zusätzliche Angabe zu M (A15) 0 = Entfällt, da Makrometastasen, 1 = (mi) Mikrometastasen (±isolierte Tumorzellen), 2 = (i) Nur isolierte Tumorzellen, X = F.A.   169

Klinisches Stadium (A16, S9 und Schema S. 35.29)
11 = Stadium I A, 12 = Stadium I B, 13 = Stadium I C, 21 = Stadium II A, 22 = Stadium II B,
23 = Stadium II C, 31 = Stadium III A, 32 = Stadium III B, 33 = Stadium III C, 40 = Stadium IV, X = F.A.   171

H. Sonstige Tumorbefunde

Makroskopischer Tumortyp (S10)
1 = Solide, 2 = Einkämmrig-zystisch, 4 = Mehrkämmrig-zystisch, 3 = 1+2, 5 = 1+4, 6 = 2+4, 7 = 1+2+4, X = F.A.   172

Größter Tumordurchmesser (in cm)   (XXX = F.A.)

Linkes Ovar   ⊔⊔⊔,⊔   L   175
Rechtes Ovar   ⊔⊔⊔,⊔   R   178

Befall großes Netz
N = Nein, E = Einzelne Metastase(n), P = Tumorplatte, X = F.A.   179

Tumorbeweglichkeit
F = Frei, keine Verklebungen oder Verwachsungen, V = Verklebungen oder Verwachsungen, X = F.A.   180

35.11

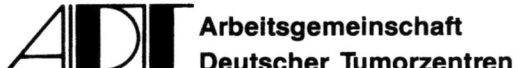
Arbeitsgemeinschaft Deutscher Tumorzentren

Ovarialkarzinom

Kenn-Nr. (A1)	`3 5`	2
Klinik-Nr. u. Fachrichtung (A2)	☐☐☐☐☐	9
Patientenidentifikation (A3)	☐☐☐☐☐☐☐	16
	Tag Mon. Jahr	
Geburtsdatum	☐☐☐☐☐☐	22
Geschlecht (W = Weiblich)	`W`	23
Tumoridentifikations-Nr. (A4)	☐	24
Bogen-Nr. (A5)	`2`	25

II. DATEN ZUR THERAPIE

A. Vorgesehene und durchgeführte Therapiemodalitäten (A17)

	N = Nein	J = Ja*	A = Abgelehnt		
Operation	○	○	○	☐	26
Bestrahlung	○	○ ○	○	☐☐	28
Chemotherapie	○	○ ○	○	☐☐	30
Hormontherapie	○	○	○	☐	31
Immuntherapie	○	○	○	☐	32
Sonstige Therapie	○	○	○	☐	33

* Bei mehr als einer durchgeführten Therapiemodalität die zeitliche Reihenfolge der Maßnahmen durch Ziffern kennzeichnen.
(Wenn nicht-chirurgische Therapie durchgeführt, zusätzliche Therapiebögen der Basisdokumentation ausfüllen!)

B. Chirurgische Behandlung

Tag Mon. Jahr

Datum der definitiven chirurgischen Behandlung (S11) Tag ____ Monat ____ Jahr ____ ☐☐☐☐☐☐ 39

Intervall bei zweizeitiger Operation (in Wochen) ☐☐ ☐☐ 41

Operationszugang (A17)
1 = Konventionell-chirurgisch, 2 = Perkutan-endoskopisch, 3 = 1+2   ☐ 42

Primärtumor/Fernmetastasen

Entfernte Strukturen (S12)

	N = Nein	J = Ja		
Adnexe links	○	○	☐	43
Adnexe rechts	○	○	☐	44
Uterus/Korpus	○	○	☐	45
Uterus/Zervix	○	○	☐	46
Großes Netz	○	○	☐	47

Peritonektomie

– Becken	○	○	☐	48
– Harnblase	○	○	☐	49
– Zwerchfellkuppe(n)	○	○	☐	50
– Leberkapsel	○	○	☐	51
– Mesenterium	○	○	☐	52
– Parietal, sonstige Lokalisation	○	○	☐	53
– Dünndarm	○	○	☐	54
– Dickdarm/Mastdarm	○	○	☐	55
– Viszeral, sonstige Lokalisation	○	○	☐	56

Entfernte Organe (Code-Nr. nach Tumorlokalisationsschlüssel) (3stellige Notationen linksbündig eintragen!)

1. C ☐☐☐☐   1. ☐☐☐☐ 60
2. C ☐☐☐☐   2. ☐☐☐☐ 64
3. C ☐☐☐☐   3. ☐☐☐☐ 68
4. C ☐☐☐☐   4. ☐☐☐☐ 72

Wagner/Hermanek: Organspezifische Tumordokumentation © Springer-Verlag 1995

Ovarialkarzinom

K-Nr. **3 5**   Patienten-Id.   T-Id.   B-Nr. **2**

Lösung des Tumors von der Umgebung   N = Nein   S = Scharf   U = Stumpf

Beckenwand	○	○	○	73
Harnblase	○	○	○	74
Rektosigmoid	○	○	○	75
Dünndarm	○	○	○	76
Bauchdecke	○	○	○	77
Sonstige Strukturen	○	○	○	78

Spätere Second-Look-Operation vorgesehen?   N = Nein, J = Ja   79

Regionäre Lymphknoten (S6)

	Rechts			Links				
	K = Keine LK-Entfernung	E = Entfernung einzelner LK	D = Dissektion	K = Keine LK-Entfernung	E = Entfernung einzelner LK	D = Dissektion	R L	
LK an A. iliaca interna, Obturatoria-LK	○	○	○	○	○	○		81
LK an A. iliaca communis	○	○	○	○	○	○		83
LK an A. iliaca externa	○	○	○	○	○	○		85
Lateralsakrale Lymphknoten	○	○	○	○	○	○		87
Paraaortale Lymphknoten	○	○	○	○	○	○		89
Inguinale Lymphknoten	○	○	○	○	○	○		91

Örtliche Tumorzelldissemination (Einriß in/Schnitt durch Tumor)
N = Nein, J = Ja   92

Zeitdauer der Operation (in Minuten)   95

Dauer der Intensivbehandlung (in Tagen)   97

Zahl der verabreichten Blutkonserven (A17)   99

C. Klinische R-Klassifikation und Gesamtbeurteilung des Tumorgeschehens

Klinische R-Klassifikation (A18)
0 = Kein Residualtumor (R0), 1 = Nur mikroskopischer Residualtumor (R1), 2 = Makroskopischer Residualtumor, mikroskopisch nicht bestätigt (R2a), 3 = Makroskopischer Residualtumor, auch mikroskopisch bestätigt (R2b), X = Unbestimmt (RX)   100

Lokalisation von Residualtumor (S13)   N = Nein   J = Ja

01 Genitale	○	○	101
02 Intraligamentär	○	○	102
03 Peritoneum Harnblase	○	○	103
04 Peritoneum Rektum	○	○	104
05 Peritoneum Beckenwand	○	○	105
06 Peritoneum Bauchwand	○	○	106
07 Peritoneum Dünndarm	○	○	107
08 Peritoneum Dickdarm	○	○	108
09 Peritoneum Leber	○	○	109
10 Peritoneum Milz	○	○	110
11 Peritoneum Zwerchfellkuppen	○	○	111
12 Großes Netz	○	○	112
13 Mesenterium	○	○	113
14 Diffuse Carcinosis peritonei	○	○	114
15 Retroperitoneale Lymphknoten	○	○	115
16 Sonstige Lokalisation(en)	○	○	116

Wagner/Hermanek: Organspezifische Tumordokumentation   © Springer-Verlag 1995

Ovarialkarzinom

K-Nr. **3 5**   Patienten-Id.   T-Id.   B-Nr. **2**

Größter Tumorrest (größte Ausdehnung in cm) (S5) ⌴⌴,⌴   ☐☐ 119
(888 = Entfällt, da diffuse Karzinose, XXX = F.A.)

Schlüssel-Nr. der Lokalisation des größten Tumorrestes ⌴⌴⌴   ☐☐ 121
(siehe vorige Seite)

Gesamtbeurteilung des Tumorgeschehens bei nicht-chirurgischer Therapie (A19)
V = Vollremission, T = Teilremission, B = Klinische Besserung des Zustandes, Kriterien für Teilremission jedoch nicht erfüllt,
K = Keine Änderung, D = Divergentes Geschehen, P = Progression, U = Beurteilung unmöglich, X = F.A.   ☐ 122

D. Frühe Komplikationen der Therapie

Chirurgische Komplikationen   N = Nein   J = Ja

Revisionsbedürftige Blutung	○	○	☐	123
Wundheilungsstörung	○	○	☐	124
Ileus	○	○	☐	125
Fistelbildung	○	○	☐	126
Peritonitis	○	○	☐	127
Andere chirurgische Komplikation(en)	○	○	☐	128

Nicht-chirurgische Komplikationen

Kardiopulmonale Komplikationen	○	○	☐	129
Pneumonie	○	○	☐	130
Lungenembolie	○	○	☐	131
Thrombose	○	○	☐	132
Harnwegskomplikationen	○	○	☐	133
Nierenversagen	○	○	☐	134
Andere nicht-chirurgische Komplikation(en)	○	○	☐	135

Sekundäre operative Eingriffe (A20)   N = Nein, J = Ja   ☐ 136

Falls ja, Art des Eingriffs nach ICPM |5|⌴|⌴|⌴|⌴| |5|☐|☐|☐|☐| 142

Postoperativer Exitus (A21)
N = Nein, I = Innerhalb von 30 Tagen nach Operation, S = Später   ☐ 143

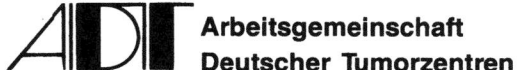

Arbeitsgemeinschaft Deutscher Tumorzentren

Ovarialkarzinom

Kenn-Nr. (A1)	**3 5** 2
Klinik-Nr. u. Fachrichtung (A2)	9
Patientenidentifikation (A3)	16
Geburtsdatum (Tag, Mon., Jahr)	22
Geschlecht (W = Weiblich)	**W** 23
Tumoridentifikations-Nr. (A4)	24
Bogen-Nr. (A5)	**3** 25

III. DATEN ZUR PATHOLOGIE

Untersuchungsmaterial Primärtumor (A22)
K = Keine Untersuchung, Z = Nur Zytologie, B = Biopsie ohne Tumorresektion, T = Tumorteile (bei Tumorreduktion), R = Resektat ☐ 26

A. Histologischer Typ und Grading

Histologischer Tumortyp nach ICD-O (A23, S14) M ⎵⎵⎵⎵ / ⎵ M ☐☐☐☐ 31

Bestätigung der Tumorhistologie durch andere Institution (A23)
N = Nein, R = Register oder Referenzpathologie einer Studie, A = Anderes Pathologisches Institut, B = R+A ☐ 32

Grading (A24, S15) G = Grenzfall bzw. Borderline, 1 = G1, 2 = G2, H = G3–4, X = GX ☐ 33

B. pTNM-Klassifikation und pathologisches Stadium

Primärtumor

Beziehung zur Ovarkapsel
I = Intakte Kapsel, R = Ruptur (vor oder während Operation), O = Tumor an Oberfläche, B = Beides (R+O), X = F.A. ☐ 34

Lokale Ausbreitung
1 = Begrenzt auf Ovar (pT1), 2 = Uterus/Adnexe (Ausbreitung oder Implantation) (pT2),
3 = Andere Strukturen des Beckens (pT2), 4 = Peritoneum außerhalb des Beckens (pT3), X = F.A. ☐ 35

Nähere Angaben bei Ausbreitung im Becken

	F = Tumorfrei	T = Tumor	X = Nicht untersucht	
Uterus	○	○	○	☐ 36
Kontralaterale Adnexe	○	○	○	☐ 37
Peritoneum parietale	○	○	○	☐ 38
Harnblasenperitoneum	○	○	○	☐ 39
Harnblase, innere Schichten	○	○	○	☐ 40
Peritoneum Dick-/Mastdarm	○	○	○	☐ 41
Peritoneum Dünndarm	○	○	○	☐ 42
Darmwand	○	○	○	☐ 43

Nähere Angaben bei peritonealer Ausbreitung außerhalb des Beckens
0 = Keine, H = Nur histologisch erkennbar, M = Makroskopisch erkennbar, X = Nicht untersucht ☐ 44

Größte Peritonealmetastase (in cm) (S5) ⎵⎵,⎵ ☐☐☐ 47
(000 = Keine Peritonealmetastase untersucht, XXX = F.A.)

	N = Nein	J = Ja	X = Nicht untersucht	
Tumorzellnachweis				
im Aszites	○	○	○	☐ 48
in Peritonealflüssigkeit	○	○	○	☐ 49

Wagner/Hermanek: Organspezifische Tumordokumentation © Springer-Verlag 1995

Ovarialkarzinom

K-Nr. **3 5** Patienten-Id. T-Id. B-Nr. **3**

Regionäre lymphogene Metastasierung (S6)

Befall regionärer Lymphknoten

	Rechts			Links			
	F = Tumor-frei	M = Meta-stase(n)	X = Nicht untersucht	F = Tumor-frei	M = Meta-stase(n)	X = Nicht untersucht	R L
LK an A. iliaca interna/Obturatoria-LK	○	○	○	○	○	○	51
LK an A. iliaca communis	○	○	○	○	○	○	53
LK an A. iliaca externa	○	○	○	○	○	○	55
Lateral-sakrale Lymphknoten	○	○	○	○	○	○	57
Paraaortale Lymphknoten	○	○	○	○	○	○	59
Inguinale Lymphknoten	○	○	○	○	○	○	61

Zahl untersuchter regionärer Lymphknoten ⊔⊔⊔ 63

Zahl befallener regionärer Lymphknoten ⊔⊔⊔ 65

Fernmetastasen (S5)   K = Keine nachgewiesen, Z = Zytologisch bestätigt, H = Histologisch bestätigt   66

Lokalisation mikroskopisch nachgewiesener Fernmetastasen (A14)

1. _____   1. ⊔⊔⊔ 69
2. _____   2. ⊔⊔⊔ 72
3. _____   3. ⊔⊔⊔ 75

pTNM-Klassifikation (A25 und Schema S. 35.29)

y ⊔ pT ⊔⊔ pN ⊔ pM ⊔⊔⊔   y | pT | pN | pM   80

Zusätzliche Angabe zu pN (A25) (mi) Nur Mikrometastasen?   N = Nein, J = Ja, X = F.A.   81

Zusätzliche Angabe zu pM (A25)   0 = Entfällt, da Makrometastasen, 1 = (mi) Mikrometastasen (±isolierte Tumorzellen), 2 = (i) Nur isolierte Tumorzellen, X = F.A.   82

Pathologisches Stadium (A26, S16 und Schema S. 35.29)
11 = Stadium IA, 12 = Stadium IB, 13 = Stadium IC, 21 = Stadium IIA, 22 = Stadium IIB, 23 = Stadium IIC, 31 = Stadium IIIA, 32 = Stadium IIIB, 33 = Stadium IIIC, 40 = Stadium IV, X = F.A.   84

C. Weitere Befunde und begleitende Veränderungen

Größter Tumordurchmesser (in cm)   (XXX = F.A.)

Linkes Ovar   ⊔⊔⊔,⊔   87
Rechtes Ovar   ⊔⊔⊔,⊔   90

Makroskopischer Tumortyp (S10)
1 = Solide, 2 = Einkämmrig-zystisch, 4 = Mehrkämmrig-zystisch, 3 = 1+2, 5 = 1+4, 6 = 2+4, 7 = 1+2+4, X = F.A.   91

Papilläres Wachstum
N = Nein, M = Makroskopisch erkennbar, H = Nur histologisch nachweisbar, X = F.A.   92

Lymphgefäßinvasion (L-Klassifikation) (A27)
0 = Keine Lymphgefäßinvasion (L0), 1 = Lymphgefäßinvasion (L1), X = F.A. (LX)   93

Veneninvasion (V-Klassifikation) (A27)   0 = Keine (V0), 1 = Histologisch (V1), 2 = Makroskopisch (V2), X = F.A.   94

Nähere Angaben zur Zahl untersuchter und befallener Lymphknoten

	Untersucht	Befallen	U. B.
Pelvine LK	⊔⊔⊔	⊔⊔⊔	98
Paraaortale LK	⊔⊔⊔	⊔⊔⊔	102
Inguinale LK	⊔⊔⊔	⊔⊔⊔	106

Wagner/Hermanek: Organspezifische Tumordokumentation   © Springer-Verlag 1995

Ovarialkarzinom

35.21

K-Nr. **3 5** Patienten-Id. ☐☐☐☐☐ T-Id. ☐ B-Nr. **3**

Nähere Angaben zur Ausbreitung außerhalb des Beckens

Peritonealmetastasen

	F = Tumor-frei	H = Nur histologisch	M = Makro-skopisch	X = Nicht untersucht	
Zwerchfellkuppe(n)	○	○	○	○	107
Leberkapsel	○	○	○	○	108
Mesenterium	○	○	○	○	109
Bauchwand	○	○	○	○	110
Parietal, sonstige Lokalisation	○	○	○	○	111
Dünndarm	○	○	○	○	112
Dickdarm	○	○	○	○	113
Viszeral, sonstige Lokalisation	○	○	○	○	114

Sonstige Organinfiltration

Dünndarm	○	○	○	○	115
Bauchwand	○	○	○	○	116
Sonstige	○	○	○	○	117

Intraoperative Tumorzelldissemination (Schnitt durch und/oder Einriß in Tumor)
N = Nein, J = Ja ☐ 118

Hormonrezeptorbestimmung (S17)

		N = Negativ	P = Positiv	X = Nicht durchgeführt	
Östrogen:	biochemisch	○	○	○	119
	immunhistologisch	○	○	○	120
Progesteron:	biochemisch	○	○	○	121
	immunhistologisch	○	○	○	122

Endometriose im tumorfreien Ovar
N = Nein, J = Ja, X = F.A. ☐ 123

Tumorbiologische Spezialuntersuchungen (A28, S18)
N = Nein, J = Ja ☐ 124

D. Definitive R-Klassifikation und weitere Angaben zur Radikalität

Histologische Befunde an den Resektionsrändern (S19)
F = Tumorfrei, T = Tumorbefallen, X = Nicht untersucht ☐ 125

Definitive R-Klassifikation (A29)
0 = Kein Residualtumor (R0), 1 = Nur mikroskopischer Residualtumor (R1), 2 = Makroskopischer Residualtumor, mikroskopisch nicht bestätigt (R2a), 3 = Makroskopischer Residualtumor, auch mikroskopisch bestätigt (R2b), X = Unbestimmt (RX) ☐ 126

Methodik der R-Klassifikation (A30)
K = Konventionell, S = „Sophisticated" ☐ 127

Lokalisation von Residualtumor

	N = Nein	J = Ja	
Lokoregionär	○	○	128
Fernmetastase(n)	○	○	129

Wagner/Hermanek: Organspezifische Tumordokumentation © Springer-Verlag 1995

Spezielle Verschlüsselungsanweisungen

S1 Anlaß für Arztbesuch

Beim Großteil der Patientinnen wird das Ovarialkarzinom in einem späten Stadium (Stadium III oder IV) diagnostiziert. Eine Vorsorgeuntersuchung (nicht gesetzlich) wird derzeit nur bei familiärer Belastung als gerechtfertigt angesehen [1]. Dabei werden Sonographie und CA-125-Bestimmungen im Serum, neuerdings zunehmend auch Farbdoppleruntersuchungen eingesetzt.

S2 Präkanzeröse Bedingungen

Der wichtigste Risikofaktor für Ovarialkarzinome ist eine entsprechende Familienanamnese [8, 13, 20], die bei etwa 5–10% aller Patientinnen positiv ist [5, 12]. Dabei ist zwischen 2 Formen zu unterscheiden:

1) Patientinnen mit *hereditärem Ovarialkarzinom* (z.T. auch als familiäres Ovarialkarzinom bezeichnet): Hiervon wird gesprochen, wenn mindestens zwei Blutsverwandte 1. Grades an Ovarialkarzinom erkrankt sind (als Blutsverwandte 1. Grades gelten Mutter, Geschwister oder Töchter). Diese hereditären Erkrankungen werden heute weiter unterteilt [9, 10] in:
   a) „Hereditary site-specific ovarian cancer",
   b) „hereditary breast-ovarian cancer (HBOC) syndrome",
   c) Lynch-Syndrom II (s. Kolorektum, S. 17.25).

Bei der Mehrzahl dieser Patientinnen tritt das Ovarialkarzinom in relativ frühem Alter auf. Die Prognose für diese Patientinnen ist ungünstiger als beim sporadischen Ovarialkarzinom [2].

2) Patientinnen mit *nichthereditärer Familienanamnese:* Hierzu zählen Patientinnen mit nur einem Blutsverwandten mit Ovarialkarzinom.

Unter den Patientinnen mit Familienanamnese gehören 5–10% zu den hereditären Formen, während der Großteil als nichthereditär eingestuft wird. Das Risiko für Ovarialkarzinome ist bei Angehörigen einer Familie mit hereditärem Ovarialkarzinom bis auf 50% erhöht, bei nichthereditärer Familienanamnese wird es auf das 3- bis 5fache der Norm geschätzt [12].

Weitere Risikofaktoren sind frühere Karzinome von Kolon (2- bis 3fache Risikoerhöhung), Mamma (2fache Risikoerhöhung) und Corpus uteri (2fache Risikoerhöhung) sowie Kinderlosigkeit (2,5fache Risikoerhöhung) [8, 20]. Von geringerer Bedeutung ist eine frühere Bestrahlung im Beckenbereich.

Eine *Risikominderung* wird oraler Kontrazeption, Östrogen-Substitutionstherapie in der Menopause, häufigen Schwangerschaften und Stillperioden sowie früherer Tubenligatur und (in geringerem Ausmaß) einer vorangegangenen Hysterektomie zugesprochen.

S3 Gewichtsabnahme

Als Gewichtsabnahme zählt nur die unbeabsichtigte Abnahme des Körpergewichts um mindestens 2 kg innerhalb der letzten 3 Monate.

S4 Zufallsbefund bei Operation aus anderen Gründen

Hier werden Patientinnen erfaßt, deren Ovarialkarzinom bei einer Operation aus anderen Gründen (gynäkologische oder gastrointestinale Erkrankungen) überraschend durch den Operateur oder auch erst durch den Pathologen diagnostiziert wurde.

S5 Größte Peritonealmetastase außerhalb des Beckens (in cm)

Als „Becken" werden nach der TNM-Klassifikation sowohl das kleine als auch das große Becken verstanden [17]. Berücksichtigt werden hier nur Peritonealmetastasen außerhalb des Beckens, denn nur diese beeinflussen die T/pT-Klassifikation. Metastasen bis zu 2 cm Größe werden als T3b, größere Metastasen als T3c klassifiziert. Die Einordnung erfolgt ausschließlich nach der makroskopischen Beurteilung durch den Operateur. Die mikroskopische Bestätigung der Metastasierung kann auch an einer kleineren Metastase außerhalb des Beckens erfolgen.

S6 Regionäre Lymphknoten

Die regionären Lymphknoten des Ovars sind:

a) Pelvine Lymphknoten
   - Lymphknoten an A. iliaca interna und Obturatoria-Lymphknoten,
   - Lymphknoten an A. iliaca communis,
   - lateral-sakrale Lymphknoten,
   - Lymphknoten an A. iliaca externa;

b) paraaortale Lymphknoten im Abdominalbereich (einschließlich retroaortaler, para- und retrokavaler sowie interaortokavaler LK);

c) inguinale Lymphknoten.

Auch bei einseitigen Ovarialkarzinomen sind die jeweiligen Lymphknoten beider Seiten regionär.

S7 Fernmetastasen

Peritonealmetastasen gelten beim Ovarialkarzinom nicht als Fernmetastasen und werden ausschließlich in der T/pT-Klassifikation erfaßt.

S 8 Klinische TNM-Klassifikation

C-Faktor

Primärtumor	C1: Klinische Untersuchung, Rektosigmoidoskopie, Zystoskopie
	C2: Sonographie, Farbdoppler, Urographie, Koloskopie, Kolonkontrastdarstellung, Gastroskopie, Laparoskopie, CT, NMR, Zytologie
	C3: Chirurgische Exploration mit Biopsie und Zytologie
Regionäre Lymphknoten	C1: Klinische Untersuchung
	C2: Sonographie, CT, NMR, Biopsie und Zytologie
	C3: Chirurgische Exploration
Fernmetastasen	C1: Klinische Untersuchung, Standardröntgenaufnahmen
	C2: Sonographie, CT, NMR, Szintigraphie, Laparoskopie, Biopsie und Zytologie, Tumormarker (CA 12-5)
	C3: Chirurgische Exploration

S 9 Klinisches Stadium

Das klinische Stadium wird nach TNM bestimmt. Die FIGO-Klassifikation [4] unterscheidet beim Ovarialkarzinom nicht zwischen klinischem und pathologischem Stadium; vielmehr wird dabei nur ein Stadium bestimmt, das eine Zusammenfassung klinischer und pathologischer Befunde darstellt (s. S 16).

S 10 Makroskopischer Tumortyp

Bei beidseitigen Tumoren wird der Befund zusammenfassend beschrieben. Wenn z. B. auf einer Seite ein ausschließlich solid gebauter, auf der anderen Seite aber ein einkammerig-zystischer Tumor besteht, wird „3" verschlüsselt.

S 11 Datum der definitiven chirurgischen Behandlung

Wenn bei fortgeschrittenen Tumoren nach primärer explorativer Laparotomie eine Chemo- (und/oder Radio-)Therapie vorgenommen und später in einer „Second look"-Operation die möglichst vollständige Entfernung des Tumors versucht wird, gilt als Datum der definitiven chirurgischen Behandlung das der „Second look"-Operation.

S 12 Entfernte Strukturen

Der Befall der hier aufgeführten Strukturen (und ihre operative Entfernung) wird in der T-Klassifikation erfaßt, soweit es sich um Strukturen im Becken handelt. Dazu zählt auch tumorbefallenes Peritoneum außerhalb des Beckens. Entfernung von befallenen abdominalen Organen gilt als Behandlung von Fernmetastasen.

Unter sonstigen Organen werden jene Organe mit ihrer ICD-O-Nummer (s. Tumorlokalisationsschlüssel) angeführt, die bei der Operation mitentfernt wurden. Die Entfernung lediglich des Peritoneums eines Abdominalorgans wird hier nicht erfaßt, vielmehr als (partielle) Peritonektomie registriert.

S 13 Lokalisation von Residualtumor

Die Lokalisation von Resttumor und die Größe des Tumorrestes sind für die weitere Therapie und die Prognose von Bedeutung [7, 14]. Im allgemeinen wird dabei zwischen Patientinnen mit einem größten Tumorrest von 2 cm oder weniger und einem solchen von mehr als 2 cm unterschieden. Als „größter Tumorrest" wird der Einzelherd mit der größten Ausdehnung bezeichnet. Hierunter fallen auch plattenartige umschriebene Karzinosen mit konfluierenden kleinen Metastasen. Bei diffuser Carcinosis peritonei wird hier „888" verschlüsselt.

S 14 Histologischer Tumortyp

Die Einteilung der sog. primären Ovarialkarzinome („common primary epithelial tumors" entsprechend der WHO-Klassifikation [16]) berücksichtigt 3 Merkmalskategorien:

1) Malignitätspotential

Es wird zwischen Geschwülsten von Borderline-Malignität (Karzinomen mit niedrigem Malignitätspotential) und malignen Tumoren (offenkundig malignen Tumoren, invasiven malignen Tumoren) unterschieden. Tumoren von Borderline-Malignität sind bei Vorhandensein morphologischer Kriterien der Malignität (Epithelatypien, mitotische Aktivität u. a.) durch das Fehlen einer offenkundigen Invasion des angrenzenden Stromas gekennzeichnet. Nach den üblichen Klassifikationskriterien wären sie den nichtinvasiven (In-situ-)Karzinomen zuzuordnen; nur ist diese Bezeichnung bei Ovarialgeschwülsten nicht gebräuchlich. Tumoren von Borderline-Malignität können mehr oder weniger umfängliche benigne Areale enthalten, ohne daß dies ihre Klassifikation beeinflußt. Bei gleichzeitigem Vorkommen von Borderline-Veränderungen und invasiven malignen Anteilen erfolgt die Einstufung als maligner Tumor.

Bei der Klassifikation dürfen ausschließlich die morphologischen Befunde im Eierstock selbst, nicht aber jene an gegebenenfalls vorhandenen Peritonealmetastasen berücksichtigt werden.

2) Epitheltyp

Es wird zwischen 4 verschiedenen Epitheltypen unterschieden:

Epitheltyp	Merkmale
Serös	Ähnlich dem Epitheltyp der Eileiter oder der Ovaroberfläche, z. T. Flimmerepithel (bei Borderline-Tumoren häufig, bei malignen Tumoren selten); oft Verschleimung, diese aber fast immer extrazellulär
Muzinös	Ausgeprägte Komponente von Zellen, die intrazellulär Schleim enthalten, z. T. vom Aussehen der Becherzellen, u. U. ähnlich endozervikalem oder enteralem Epithel
Endometrioid	Aussehen wie in typischen Endometriumkarzinomen, Schleimbildung möglich, wenn vorhanden überwiegend extrazellulär, z. T. plattenepithelähnliche Differenzierung
Klarzellig	Klarzellen (glykogenhaltig, ähnlich den Zellen hypernephroider Nierenkarzinome) und/oder „hobnail cells" („Schuhzwecken"ähnliche Zellen mit spärlichem Zytoplasma und großen gegen das Lumen vorspringenden Kernen), z. T. auch Zellen mit reichlich eosinophilem Zytoplasma

(*Maligne Brenner-Tumoren* stellen einen weiteren Tumortyp dar, der in der WHO-Klassifikation zu den primären Ovarialkarzinomen gerechnet, nach den Regeln der FIGO [4] jedoch nicht mit eingeschlossen und daher in dieser Dokumentation nicht erfaßt wird.)

Bei Tumoren, bei denen 2 oder mehr Zelltypen vorkommen, erfolgt die Klassifikation gemäß den Richtlinien der FIGO [4] nach dem überwiegenden Typ. Lediglich bei den seltenen Tumoren, bei denen 2 oder mehrere Epitheltypen *zu gleichen Teilen* vorkommen, soll die Diagnose eines *gemischten epithelialen Tumors* gestellt werden. Diese Regel weicht von den früheren WHO-Empfehlungen [16] ab, die diese Diagnose auch für Geschwülste vorsehen, die 2 oder mehrere Komponenten in jeweils „auffallender" Menge enthalten.

Maligne Tumoren, deren Struktur zu wenig differenziert ist, um sie einem der aufgelisteten Zelltypen zuordnen zu können, werden als *undifferenzierte Karzinome* eingeordnet. Diese Diagnose soll auch gestellt werden, wenn an umschriebener Stelle keine Differenzierung zu sehen ist.

3) Wachstumtyp

Hierbei werden sowohl makroskopisches als auch histologisches Verhalten berücksichtigt. Nicht alle Wachstumsformen kommen bei jedem Zelltyp vor.

Folgende Wachstumstypen werden unterschieden:

Wachstumstyp	Tumoren von Borderline-Malignität	Maligne Tumoren
Adenomatös	Adenom von Borderline-Malignität	Adenokarzinom
Zystadenomatös	Zystadenom von Borderline-Malignität	Zystadenokarzinom
Papillär-zystadenomatös	Papilläres Zystadenom von Borderline-Malignität	Papilläres Zystadenokarzinom
Oberflächlich-papillär	Oberflächenpapillom von Borderline-Malignität	Papilläres Oberflächenkarzinom
Adenofibromatös	Adenofibrom von Borderline-Malignität	Malignes Adenofibrom
Zystadenofibromatös	Zystadenofibrom von Borderline-Malignität	Malignes Zystadenofibrom

Bei Vorkommen unterschiedlicher Strukturen erfolgt die Einordnung nach dem überwiegenden Wachstumstyp.

Die vorkommenden Tumortypen sind, geordnet nach den Einteilungsprinzipien der WHO [16], mit ihren ICD-O-Codenummern nachstehend aufgelistet. Es sei darauf hingewiesen, daß in der ICD-O (2. Aufl.) etliche Tumortypen sowie im Code Manual der Internationalen Histologischen Klassifikation der Tumoren [21] angegebene Codenummern nicht aufgeführt sind. Auf diese wird nachstehend jeweils in den Anmerkungen aufmerksam gemacht. Des weiteren sei betont, daß für Borderline-Tumoren in der ICD-O eine unterschiedliche Kodierung des Verhaltens vorliegt: z. T. werden sie als maligne Tumoren (/3), z. T. als Geschwülste mit unsicherem und unbekanntem Verhalten (/1) verschlüsselt.

Tumortyp	ICD-O-Code-Nr.	Anmerkung
A. Seröse Tumoren		
– *von Borderline-Malignität*		
(Karzinome mit niedrigem Malignitätspotential)		
a) Zystadenom von Borderline-Malignität	8442/3	
Papilläres Zystadenom von Borderline-Malignität	8462/3	
b) Oberflächenpapillom von Borderline-Malignität	8463/3	(1)
c) Seröses Adenofibrom von Borderline-Malignität	9014/1	(2)
(Zystadenofibrom von Borderline-Malignität)		
– *maligne*		
a) Adenokarzinom	8441/3	
Papilläres Adenokarzinom	8460/3	(3)
Papilläres Zystadenokarzinom	8460/3	(3)
b) Papilläres Oberflächenkarzinom	8461/3	
c) Seröses malignes Adenofibrom	9014/3	(2)
(malignes Zystadenofibrom)		
B. Muzinöse Tumoren		
– *von Borderline-Malignität*		
(Karzinome mit niedrigem Malignitätspotential)		
a) Zystadenom von Borderline-Malignität	8472/3	
Papilläres Zystadenom von Borderline-Malignität	8473/3	(4)
b) Muzinöses Adenofibrom von Borderline-Malignität	9015/1	(5)
(Zystadenofibrom von Borderline-Malignität)		
– *maligne*		
a) Adenokarzinom	8480/3	
Zystadenokarzinom	8470/3	
Papilläres Zystadenokarzinom	8471/3	(4)
b) Muzinöses malignes Adenofibrom	9015/3	(5)
(malignes Zystadenofibrom)		
C. Endometrioide Tumoren		
– *von Borderline-Malignität*		
(mit niedrigem Malignitätspotential)		
a) Adenom von Borderline-Malignität	8380/1	(6)
(Zystadenom von Borderline-Malignität)		
b) Adenofibrom von Borderline-Malignität	8381/1	(6)
(Zystadenofibrom von Borderline-Malignität)		
– *maligne*		
a) Adenokarzinom	8380/3	
Adenoakanthom	8570/3	
b) Malignes Adenofibrom (malignes Zystadenofibrom)	8381/3	(6)
D. Klarzelltumoren (mesonephroide Tumoren)		
– *von Borderline-Malignität*	8310/1	(7)
(mit niedrigem Malignitätspotential)		
– *maligne:* Klarzell-Karzinom, -Adenokarzinom	8310/3	
E. Gemischtzellige epitheliale Tumoren		
– *von Borderline-Malignität*	8323/1	(8)
(mit niedrigem Malignitätspotential)		
– *maligne:* Gemischtzelliges Karzinom	8323/3	(9)
F. Undifferenziertes Karzinom	8020/3	
G. Unklassifizierter maligner epithelialer Tumor	8010/3	

Anmerkungen:

(1) Für diesen Tumor ist in der ICD-O vorerst keine Code-Nummer vorgesehen; es wird vorgeschlagen, hierfür die freie Nummer 8463/3 zu verwenden.
(2) In der ICD-O ist nur die Nummer 9014/0 für das gutartige seröse Adenofibrom und Zystadenofibrom vorgesehen. Entsprechend dem WHO Code Manual [21] soll für seröses Adenofibrom und Zystadenofibrom von Borderline-Malignität die Code-Nummer 9014/1 und für seröses malignes Adenofibrom und Zystadenofibrom 9014/3 verwendet werden. Eine Unterscheidung zwischen Adenofibrom und Zystadenofibrom kann durch das Item „Makroskopischer Wachstumstyp" (III.C) erfolgen.
(3) Zwischen dem serösen papillären Adenokarzinom und dem serösen papillären Zystadenokarzinom kann durch das Item „Makroskopischer Wachstumstyp" (III.C) unterschieden werden.
(4) Das muzinöse papilläre Zystadenom von Borderline-Malignität und das muzinöse papilläre Zystadenokarzinom sind in der WHO-Klassifikation nicht angeführt, aber in der ICD-O vorgesehen.
(5) In der ICD-O ist nur die Code-Nummer 9015/0 für das gutartige muzinöse Adenofibrom und Zystadenofibrom aufgeführt. Entsprechend dem WHO Code Manual soll für das muzinöse Adenofibrom und Zystadenofibrom von Borderline-Malignität die Codenummer 9015/1 und für das muzinöse maligne Adenofibrom und Zystadenofibrom 9015/3 verwendet werden. Eine Unterscheidung zwischen Adenomen und Zystadenofibromen (von Borderline-Malignität bzw. malignen Formen) kann durch das Item „Makroskopischer Wachstumstyp" (III.C) erfolgen.
(6) Zwischen endometrioidem Adenom und Zystadenofibrom von Borderline-Malignität kann durch das Item „Makroskopischer Wachstumstyp" (III.C) unterschieden werden, ebenso zwischen endometrioidem Adenofibrom und Zystadenofibrom von Borderline-Malignität bzw. den entsprechenden malignen Formen.
(7) In der ICD-O ist für diesen Tumor keine Code-Nummer vorgesehen. Entsprechend dem WHO Code Manual soll die freie Nummer 8310/1 verwendet werden.
(8) In der ICD-O ist für diesen Tumor keine Code-Nummer angegeben. Entsprechend dem WHO Code Manual soll die Nummer 8323/1 verwendet werden.
(9) Für diesen Tumor soll nach dem Vorschlag des WHO Code Manual die Code-Nummer 8323/3 angewendet werden, wenngleich unter dieser Nummer in der ICD-O nur „gemischtzelliges Adenokarzinom" angegeben ist.

S 15 Grading

Tumoren von Borderline-Malignität („GB" im Grading-Schlüssel der TNM-Klassifikation [17]) werden mit „G" (Grenzfall) verschlüsselt.

Für die Dokumentation maligner Tumoren stehen die Grade G1, G2 und G3–4 (hier mit „H" verschlüsselt) zur Verfügung. Spezielle Regeln für das Grading der Ovarialkarzinome sind noch nicht international akzeptiert. Undifferenzierte Karzinome werden immer als G3–4 eingestuft.

S 16 Pathologisches Stadium

Das pathologische Stadium nach TNM entspricht dem FIGO-Stadium [4], das sowohl klinische als auch pathologische Befunde berücksichtigt.

S 17 Hormonrezeptor-Bestimmung

Nachweis von Östrogen- und Progesteronrezeptoren scheint für eine günstige Prognose zu sprechen [15].

S 18 Tumorbiologische Spezialuntersuchungen

In erster Linie sind in Diskussion Durchflußzytometrie (Ploidie, DNS-Index), weiterhin kernmorphometrische Untersuchungen, Wachstumsfaktoren, Onkogene und Onkogenprodukte. (Neuere Literaturübersicht bei [3, 11].)

S 19 Histologische Befunde an den Resektionsrändern

Bei inkompletten Entfernungen ist histologisch Tumorgewebe in der Regel an den Exzisionen des Peritoneums, u. U. auch intraligamentär nachzuweisen. Eine Erfassung der Lokalisation des lokoregionären Resttumors ist ohne klinischen Belang.

Literatur

[1] Averette HE, Steren A, Nguyen HN (1993) Screening in gynecologic cancers. Cancer 72:1043–1049
[2] Barber HRK (1993) Prophylaxis in ovarian cancer. Cancer 71:1529–1533
[3] Berchuck A, Kohler MF, Boente MP, Rodriguez GC, Whitaker RS (1993) Growth regulation and transformation of ovarian epithelium. Cancer 71:545–551
[4] FIGO (1992) Annual report on the results of treatment in gynaecological cancer. vol. 25 (Petterson F, ed) Elsevier, New York
[5] Grover S, Quinn MA, Weideman P (1993) Patterns of inheritance of ovarian cancer. An analysis from an ovarian cancer screening program. Cancer 72:526–530
[6] Hankinson SE, Hunter DJ, Colditz GA, Willett WC, Stampfer MJ, Rosner B, Hennekens CH, et al. (1993) Tubal ligation, hysterectomy, and risk of ovarian cancer. JAMA 270:2813–2818
[7] Jänicke F, Hölscher M, Kuhn W, von Hugo R, Pache L, Siewert JR, Graeff H (1992) Radical surgical procedures improve survival time in patients with recurrent ovarian cancer. Cancer 70:2129–2136

[8] Koch M, Jenkins H, Gaedke H (1988) Risk factors of ovarian cancer of epithelial origin. Cancer Detect Prev 13:131–136

[9] Lynch HT, Lynch JF (1992) Hereditary ovarian carcinoma. Hematol Oncol Clin North Am 6:783–811

[10] Lynch HT, Watson P, Lynch JF, Conway TA, Fili M (1993) Hereditary ovarian cancer. Cancer 71:573–581

[11] Meerpohl H-G, Pfleiderer A, Profous ChZ (Hrsg) (1993) Das Ovarialkarzinom. Springer, Berlin Heidelberg New York Tokyo

[12] Nguyen HN, Averette HE, Janicek M (1994) Ovarian carcinoma. A review of the significance of familial risk factors and the role of prophylactic oophorectomy in cancer prevention. Cancer 74:545–555

[13] Piver MS, Baker TR, Jeski MF, Sandecki AM, Tsukada Y, Natarajau MS, Mettlin CJ, et al. (1993) Familial ovarian cancer. A report of 658 families from the Gilda Radner Familial Ovarian Cancer Registry 1981–1991. Cancer 71: 582–588

[14] Re F Di (1993) Advanced ovarian cancer: results in Milan. Abstracts IV. Internationales Erlanger Symposium „Aktuelle Aspekte der stadienadaptierten Therapie von Patientinnen mit gynäkologischen Malignomen und Mamma-Carcinom" (21./22.5.1993)

[15] Schulz K-D (1993) Weibliche Genitalorgane. In: Dold U, Hermanek P, Höffken K, Sack H (Hrsg) Praktische Tumortherapie, 4. Aufl. Thieme, Stuttgart New York

[16] Serov SF, Scully RE, Sobin LH (1973) Histological typing of ovarian tumours. WHO International Histological Classification of Tumours No. 9. WHO, Geneva

[17] UICC (1993) TNM – Klassifikation maligner Tumoren, 4. Aufl, Revision 1992 (Hermanek P, Scheibe O, Spiessl B, Wagner G, Hrsg) Springer, Berlin Heidelberg New York Tokyo

[18] UICC (1993) TNM Supplement 1993. A commentary on uniform use (Hermanek P, Henson DE, Hutter RVP, Sobin LH, eds). Springer, Berlin Heidelberg New York Tokyo

[19] Webb MJ, Monaghan JM, Burghardt E, Kindermann G (1993) Quality assurance in gynecologic oncology. In: Burghardt E, Webb MJ, Monaghan JM, Kindermann G (eds) Surgical gynecologic oncology. Thieme, Stuttgart New York

[20] White LN (1993) An overview of screening and early detection of gynecologic malignancies. Cancer 71:1400–1405

[21] WHO (1978) A coded compendium of the international histological classification of tumours (Sobin LH, Thomas LB, Percy C, Henson DE, eds). WHO, Geneva

Weiterführende Literatur

Barber HRK (1992) Ovarian carcinoma. Etiology, diagnosis and treatment, 3rd edn. Springer, Berlin Heidelberg New York Tokyo

Blackledge GRP, Jordan JA, Shingleton HM (eds) (1991) Textbook of gynecologic oncology. Saunders, Philadelphia London Toronto

Burghardt E, Webb MJ, Monaghan JM, Kindermann G (eds) (1993) Surgical gynecologic oncology. Thieme, Stuttgart New York

Deligdish L, Cohen CJ, Altchek A (1993) Atlas of ovarian tumors. Igaku-Shoin, New York Tokyo

Gompel G, Silverberg SG (1993) Pathology in gynecology and obstetrics. 4th edn. Lippincott, Philadelphia

Hoskins WJ, Perez CA, Young RC (eds) (1992) Principles and practice of gynecologic oncology. Lippincott, Philadelphia

Köchli OR, Sevin BU, Benz J, Petru E, Haller U (Hrsg) (1991) Gynäkologische Onkologie. Manual für Klinik und Praxis. Springer, Berlin Heidelberg New York Tokyo

Markman M, Hoskins WJ (eds) (1993) Cancer of the ovary. Raven Press, New York

Meerpohl H-G, Pfleiderer A, Profous ChZ (Hrsg) (1993) Das Ovarialkarzinom. Springer, Berlin Heidelberg New York Tokyo

Schünemann H, Beaufort F (1989) Gynäkologische Malignome, 3. Aufl. Zuckschwerdt, München Bern Wien San Francisco

Sternberg SS, Mills SE (1991) Surgical pathology of the female reproductive system and peritoneum. Raven Press, New York

Woodruff JD, Angtuaco TL, Parmley TH (1992) Atlas of gynecological pathology, 2nd edn. Raven Press, New York

Nach Abschluß des Manuskripts erschien:

Schmidt-Matthiesen H, Bastert G (1995) Gynäkologische Onkologie. Diagnostik, Therapie und Nachsorge der bösartigen Genital-Tumoren und des Mammakarzinoms. 5. Aufl. Schattauer, Stuttgart New York

Ovarialkarzinom: Schema zur TNM/pTNM-Klassifikation

		(p)TNM	Stadium
Primärtumor	☐ Primärtumor kann nicht beurteilt werden	pTX	–
	☐ Kein Anhalt für Primärtumor	pT0	–
	☐ Tumor auf Ovar(ien) begrenzt	(p)T1	I
	☐ Kapsel intakt, kein Tumor an Ovarialoberfläche, keine malignen Zellen in Aszites oder Peritonealspülflüssigkeit		
	☐ Tumor begrenzt auf ein Ovar	(p)T1a	IA
	☐ Tumor in beiden Ovarien	(p)T1b	IB
	☐ Kapselruptur oder Tumor an Ovarialoberfläche oder maligne Zellen in Aszites oder Peritonealspülflüssigkeit	(p)T1c	IC
	☐ Tumor breitet sich im Becken aus (direkte Ausbreitung oder Implantation)	(p)T2	II
	☐ Keine malignen Zellen in Aszites oder Peritonealspülflüssigkeit		
	☐ Befall von Uterus und/oder Tube(n)	(p)T2a	IIA
	☐ Befall anderer Strukturen des Beckens	(p)T2b	IIB
	☐ Maligne Zellen in Aszites oder Peritonealspülflüssigkeit	(p)T2c	IIC
	☐ Tumor mit mikroskopisch bestätigten Peritonealmetastasen außerhalb des Beckens	(p)T3	III
	☐ Peritonealmetastasen außerhalb des Beckens nur mikroskopisch erkennbar	(p)T3a	IIIA
	☐ Peritonealmetastasen außerhalb des Beckens ≤2 cm	(p)T3b	IIIB
	☐ Peritonealmetastasen außerhalb des Beckens >2 cm	(p)T3c	IIIC
Regionäre Lymphknoten	☐ Regionäre Lymphknoten können nicht beurteilt werden	(p)NX	–
	☐ Keine regionären Lymphknotenmetastasen	(p)N0	–
	☐ Regionäre Lymphknotenmetastasen	(p)N1	IIIC
Fernmetastasen	☐ Vorhandensein von Fernmetastasen kann nicht beurteilt werden	(p)MX	–
	☐ Keine Fernmetastasen	(p)M0	–
	☐ Fernmetastasen	(p)M1	IV

Anmerkung: Peritonealmetastasen gelten *nicht* als Fernmetastasen.

```
TNM:      T____      N__      M__           Stadium____
pTNM:     pT____     pN__     pM__
```

Erfordernisse für pTNM:

pT1: Histologische Untersuchung beider Ovarien.
pT2: Mikroskopische Bestätigung von Tumor *im Becken außerhalb der Ovarien* oder Nachweis von malignen Zellen in Aszites oder Peritonealspülflüssigkeit.
pT3: Mikroskopische Bestätigung von Peritonealmetastasen *außerhalb des Beckens*.
Anmerkung: Finden sich nach dem Befund des Operateurs Peritonealmetastasen *außerhalb des Beckens,* liegt aber eine mikroskopische Bestätigung nur von Peritonealmetastasen *innerhalb des Beckens* vor, wird der Tumor als T3 pT2 klassifiziert.
pN0: Histologische Untersuchung eines pelvinen Lymphadenektomiepräparates mit 10 oder mehr Lymphknoten.
pN1: Mikroskopische Bestätigung einer regionären Lymphknotenmetastase.
pM1: Mikroskopischer (histologischer oder zytologischer) Nachweis von Fernmetastasen (Peritonealmetastasen gelten nicht als Fernmetastasen).

36 – Peniskarzinom

Die organspezifische Dokumentation „Peniskarzinom" ist anwendbar für

- Carcinomata in situ (einschließlich M. Bowen, Erythroplasie Queyrat und extramammärem M. Paget),
- nichtinvasive verruköse Karzinome,
- invasive Karzinome.

Als Peniskarzinome werden auch alle *Karzinome der Penishaut* eingeschlossen (die also nicht als Hautkarzinome, sondern als Peniskarzinome zu klassifizieren sind).

Nicht zu den Peniskarzinomen werden die Karzinome gerechnet, die von der Schleimhaut der im Penis verlaufenden männlichen Harnröhre ausgehen; für diese ist die Dokumentation „Harnröhrenkarzinom" vorgesehen.

Diese Dokumentation ist *nicht* anwendbar für das maligne Melanom, Sarkome (Angio-, Kaposi-, Fibro-, Leiomyo-, Klarzellsarkom, epithelioides Sarkom, malignes Schwannom, malignes fibröses Histiozytom u. a.) sowie maligne Lymphome.

Vorliegende Dokumentation berücksichtigt die Empfehlungen der Arbeitsgemeinschaft Urologische Onkologie (AUO) der Deutschen Krebsgesellschaft [1] zur Dokumentation klinischer Studien.

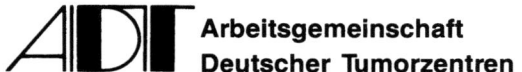

Peniskarzinom

Kenn-Nr. (A1)	**3 6**
Klinik-Nr. u. Fachrichtung (A2)	
Patientenidentifikation (A3)	
Geburtsdatum	Tag / Mon. / Jahr
Geschlecht (M = Männlich)	M
Tumoridentifikations-Nr. (A4)	
Bogen-Nr. (A5)	1

I. PRÄTHERAPEUTISCHE DATEN

A. Aufnahmedatum und Anlaß für Arztbesuch (A6)

Aufnahmedatum Tag _____ Monat _____ Jahr _____

Anlaß für Arztbesuch
T = Tumorsymptomatik führte zum Arzt, V = Nicht-gesetzliche Vorsorgeuntersuchung, S = Selbstuntersuchung,
L = Nachsorgeuntersuchung (Langzeitbetreuung), A = Andere Untersuchung, X = Unbekannt

B. Anamnese, präkanzeröse Bedingungen und Läsionen

Datum der ersten ärztlichen Tumor(verdachts)diagnose (A7) Tag _____ Monat _____ Jahr _____

	N = Nein	J = Ja	X = F.A.	
Zirkumzision als Säugling (S1)	O	O	O	39
Zirkumzision später (bis 10. Lebensjahr)	O	O	O	40
Zirkumzision nach dem 10. Lebensjahr	O	O	O	41
Phimose	O	O	O	42
Balanoposthitis (S2)	O	O	O	43
Balanitis xerotica obliterans	O	O	O	44
Condylomata acuminata	O	O	O	45
Bowenoide Papulose	O	O	O	46
Dysplasie, Carcinoma in situ (S3)	O	O	O	47

HPV-Nachweis (S4)   N = Nein   J = Ja   X = Nicht untersucht

Lichtmikroskopisch	O	O	O	48
Molekularbiologisch	O	O	O	49

C. Andere Primärtumoren (frühere, synchrone) (A8)

Frühere Tumorerkrankung?   N = Nein, J = Ja, X = F.A.   □ 50

Falls Tumor in Anamnese: Lokalisation C |__|__|__| Erkrankungsjahr 19 |__|__| C [Lokalisation] [Jahr]   56

Synchroner Primärtumor in anderem Organ?   N = Nein, J = Ja   □ 57

D. Allgemeine klinische Befunde

Körpergröße (in cm)   } (XXX = F.A.) |__|__|__| 60
Körpergewicht (in kg) |__|__|__| 63

Infektion/eitrige Balanoposthitis
N = Nein, J = Ja   □ 64

Allgemeiner Leistungszustand (nach ECOG) (A9)
0 = Normale, uneingeschränkte Aktivität wie vor der Erkrankung,
1 = Einschränkung bei körperlicher Anstrengung, aber gehfähig; leichte körperliche Arbeit bzw. Arbeit im Sitzen möglich,
2 = Gehfähig, Selbstversorgung möglich, aber nicht arbeitsfähig; kann mehr als 50% der Wachzeit aufstehen,
3 = Nur begrenzte Selbstversorgung möglich; 50% oder mehr der Wachzeit an Bett oder Stuhl gebunden,
4 = Völlig pflegebedürftig, keinerlei Selbstversorgung möglich; völlig an Bett oder Stuhl gebunden, X = Unbekannt

Wagner/Hermanek: Organspezifische Tumordokumentation   © Springer-Verlag 1995

Peniskarzinom

K-Nr. `3 6` Patienten-Id. ☐☐☐☐☐☐ T-Id. ☐ B-Nr. `1`

E. Diagnostik (A11)

Durchgeführte Untersuchungen

		U = Un-auffällig	P = Patho-logisch	X = Nicht durchgeführt	
Primärtumor:	Sonographie	○	○	○	☐ 66
	Biopsie	○	○	○	☐ 67
	Zytologie	○	○	○	☐ 68
Regionäre Lymphknoten:	Palpation	○	○	○	☐ 69
	Sonographie Leiste	○	○	○	☐ 70
	Sonographie Becken	○	○	○	☐ 71
	CT Becken	○	○	○	☐ 72
	Biopsie	○	○	○	☐ 73
	Zytologie	○	○	○	☐ 74

F. Tumorlokalisation

Lokalisation des Primärtumors (nach Tumorlokalisationsschlüssel) (A12, S5) C ⌊6⌊0⌊ ⌋ C ⌊6⌊0⌋ 77

Wenn C 60.8:	Nein	Ja		
Vorhaut	○	○		☐ 78
Glans penis	○	○		☐ 79
Penisschaft	○	○		☐ 80

G. TNM-Klassifikation und klinisches Stadium

Primärtumor

Invasionstiefe (S6)
0 = Carcinoma in situ (Tis), 1 = Nichtinvasives verruköses Karzinom (Ta), 2 = Invasion des subepithelialen Gewebes (T1), 3 = Weiterreichende Invasion (T2–4), X = F.A.   ☐ 81

Weiterreichende Invasion	N = Nein	J = Ja	X = F.A.	
Corpus spongiosum (T2)	○	○	○	☐ 82
Corpus cavernosum (T2)	○	○	○	☐ 83
Urethra (T3)	○	○	○	☐ 84
Prostata (T3)	○	○	○	☐ 85
Andere Nachbarstrukturen (T4)	○	○	○	☐ 86

Mitbefall des Ostium urethrae externum (Meatus urethrae) N = Nein, J = Ja, X = F.A.   ☐ 87

Größte Tumorausdehnung (in cm) (S7) (XX = F.A.) ⌊_⌋,⌊_⌋   ☐☐ 89

Regionäre Lymphknoten (S8)	F = Tumor-frei	S = Solitäre Metastase	M = Multiple Metastasen einseitig	B = Beidseitig Metastasen	X = F.A.	
Oberflächliche Leiste	○	○	○	○	○	☐ 90
Tiefe Leiste	○	○	○	○	○	☐ 91
Becken	○	○	○	○	○	☐ 92

Größter Durchmesser der größten LK-Metastase (in cm)   ☐☐ 94
(EE = Entfällt, da keine LK-Metastase, XX = F.A.)

Fernmetastasen N = Nein, J = Ja, X = F.A.   ☐ 95

Wenn ja, Lokalisation (A14) 1. _____ 1. ☐☐☐ 98
 2. _____ 2. ☐☐☐ 101
 3. _____ 3. ☐☐☐ 104

Größter Durchmesser der größten Fernmetastase (in cm) ⌊_⌋,⌊_⌋   ☐☐ 106
(EE = Entfällt, da keine Fernmetastase, XX = F.A.)

Peniskarzinom

K-Nr. **3 6** Patienten-Id. T-Id. B-Nr. **1**

Klinische TNM-Klassifikation (A15, S9 und Schema S. 36.20)

y ⬜ T ⬜⬜ (m) ⬜ C ⬜

    N ⬜ C ⬜

    M ⬜ C ⬜

y T (m) C ⬜⬜⬜⬜ 111

N C ⬜⬜ 113

M C ⬜⬜ 115

Zusätzliche Angabe zu M (A15) 0 = Entfällt, da Makrometastasen, 1 = (mi) Mikrometastasen (±isolierte Tumorzellen), 2 = (i) Nur isolierte Tumorzellen, X = F.A. ⬜ 116

Klinisches Stadium (A16 und Schema S. 36.20)
0 = Stadium 0, 1 = Stadium I, 2 = Stadium II, 3 = Stadium III, 4 = Stadium IV, X = F.A. ⬜ 117

H. Sonstige Tumorbefunde

Makroskopischer Tumortyp
F = Flach-erhaben, E = Exophytisch, U = Ulzerös, X = F.A. ⬜ 118

Wagner/Hermanek: Organspezifische Tumordokumentation © Springer-Verlag 1995

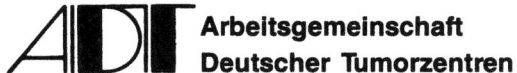
Arbeitsgemeinschaft Deutscher Tumorzentren

Peniskarzinom

Kenn-Nr. (A1)	3 6	2
Klinik-Nr. u. Fachrichtung (A2)	☐☐☐☐☐	9
Patientenidentifikation (A3)	☐☐☐☐☐	16
Geburtsdatum	Tag Mon. Jahr ☐☐☐☐☐☐	22
Geschlecht (M = Männlich)	M	23
Tumoridentifikations-Nr. (A4)	☐	24
Bogen-Nr. (A5)	2	25

II. DATEN ZUR THERAPIE

A. Vorgesehene und durchgeführte Therapiemodalitäten (A17)

	N = Nein	J = Ja*	A = Abgelehnt		
Operation	○	○	○	☐	26
Bestrahlung	○	○ ○	○	☐☐	28
Chemotherapie, systemische	○	○ ○	○	☐☐	30
Chemotherapie, lokale	○	○	○	☐	31
Hormontherapie	○	○	○	☐	32
Immuntherapie	○	○	○	☐	33
Sonstige Therapie	○	○	○	☐	34

* Bei mehr als einer durchgeführten Therapiemodalität die zeitliche Reihenfolge der Maßnahmen durch Ziffern kennzeichnen.
(Wenn nicht-chirurgische Therapie durchgeführt, zusätzliche Therapiebögen der Basisdokumentation ausfüllen!)

B. Chirurgische Behandlung

Datum der definitiven chirurgischen Behandlung (S10) Tag _____ Monat _____ Jahr _____   Tag Mon. Jahr ☐☐☐☐☐☐ 40

Primärtumor

Art der chirurgischen Therapie   N = Nein   J = Ja

Lasertherapie	○	○	☐	41
Elektrotherapie	○	○	☐	42
Konventionelle Chirurgie	○	○	☐	43

Ausmaß der konventionellen Chirurgie
L = Lokale Exzision, P = Partielle Penisamputation, T = Totale Penisamputation   ☐ 44

Mitentfernung von Skrotumteilen
N = Nein, J = Ja   ☐ 45

Regionäre Lymphknoten

Ausmaß der Lymphknotenoperation (S8, S11)   N = Nein   R = Rechts   L = Links

Exploration oberflächliche Leiste	○	○	○	☐	46
Dissektion oberflächliche Leiste	○	○	○	☐	47
Dissektion tiefe Leiste	○	○	○	☐	48
Dissektion pelvin	○	○	○	☐	49

Intervall zwischen Primärtumoroperation und Lymphknotenchirurgie (in Wochen) (S12) └─┴─┘   ☐☐ 51

Entfernung von Fernmetastasen   N = Nein, J = Ja   ☐ 52

Minimaler Sicherheitsabstand (in mm) (S13)   (XXX = F.A.) └─┴─┴─┘   ☐☐☐ 55

Wagner/Hermanek: Organspezifische Tumordokumentation   © Springer-Verlag 1995

Peniskarzinom

K-Nr. | Patienten-Id. | T-Id. | B-Nr.
`3 6` | | | `2`

36.11

C. Klinische R-Klassifikation und Gesamtbeurteilung des Tumorgeschehens

Klinische R-Klassifikation (A18)
0 = Kein Residualtumor (R0), 1 = Nur mikroskopischer Residualtumor (R1), 2 = Makroskopischer Residualtumor, mikroskopisch nicht bestätigt (R2a), 3 = Makroskopischer Residualtumor, auch mikroskopisch bestätigt (R2b), X = Unbestimmt (RX) ☐ 56

Lokalisation von Residualtumor   N = Nein   J = Ja

Lokoregionär   ○   ○   ☐ 57

Fernmetastase(n)   ○   ○   ☐ 58

Gesamtbeurteilung des Tumorgeschehens bei nicht-chirurgischer Therapie (A19)
V = Vollremission, T = Teilremission, B = Klinische Besserung des Zustandes, Kriterien für Teilremission jedoch nicht erfüllt, K = Keine Änderung, D = Divergentes Geschehen, P = Progression, U = Beurteilung unmöglich, X = F.A. ☐ 59

D. Frühe Komplikationen der Therapie

N = Nein   J = Ja

Wundinfektion Penis   ○   ○   ☐ 60

Wundinfektion Leiste   ○   ○   ☐ 61

Andere Komplikation(en)   ○   ○   ☐ 62

Wagner/Hermanek: Organspezifische Tumordokumentation © Springer-Verlag 1995

ADT Arbeitsgemeinschaft Deutscher Tumorzentren

Peniskarzinom

36.13

Kenn-Nr. (A1)	**3 6** 2
Klinik-Nr. u. Fachrichtung (A2)	9
Patientenidentifikation (A3)	16
Geburtsdatum (Tag Mon. Jahr)	22
Geschlecht (M = Männlich)	M 23
Tumoridentifikations-Nr. (A4)	24
Bogen-Nr. (A5)	**3** 25

III. DATEN ZUR PATHOLOGIE

Untersuchungsmaterial Primärtumor (A22)
K = Keine Untersuchung, Z = Nur Zytologie, B = Biopsie ohne Tumorresektion, T = Tumorteile (bei Tumorreduktion), R = Resektat ☐ 26

A. Histologischer Typ und Grading

Histologischer Tumortyp nach ICD-O (A23, S14)   M ⊔⊔⊔⊔/⊔   M ☐☐☐☐ 31

Bestätigung der Tumorhistologie durch andere Institution (A23)
N = Nein, R = Register oder Referenzpathologie einer Studie, A = Anderes Pathologisches Institut, B = R+A ☐ 32

Grading (A24, S15) 1 = G1, 2 = G2, L = Low Grade (G1–2), H = High Grade (G3–4), X = GX ☐ 33

B. pTNM-Klassifikation und pathologisches Stadium

Primärtumor

Invasionstiefe (S6)
0 = Carcinoma in situ (Tis), 1 = Nichtinvasives verruköses Karzinom (Ta), 2 = Invasion des subepithelialen Gewebes (T1), 3 = Weiterreichende Invasion (T2–4), X = F.A. ☐ 34

Weiterreichende Invasion   N = Nein   J = Ja   X = Nicht untersucht

	N	J	X	
Corpus spongiosum (pT2)	○	○	○	☐ 35
Corpus cavernosum (pT2)	○	○	○	☐ 36
Urethra (pT3)	○	○	○	☐ 37
Prostata (pT3)	○	○	○	☐ 38
Andere Nachbarstrukturen (pT4)	○	○	○	☐ 39

Mitbefall des Ostium urethrae externum (Meatus urethrae)   N = Nein, J = Ja, X = Nicht untersucht ☐ 40

Größte Tumorausdehnung (in cm) (S7)   (XX = F.A.)   ⊔⊔,⊔   ☐☐ 42

Regionäre Lymphknoten (S8)

	F = Tumorfrei	S = Solitäre Metastase	M = Multiple Metastasen einseitig	B = Beidseitig Metastasen	X = Nicht untersucht	
Oberflächliche Leiste	○	○	○	○	○	☐ 43
Tiefe Leiste	○	○	○	○	○	☐ 44
Becken	○	○	○	○	○	☐ 45

Größter Durchmesser der größten LK-Metastase (in cm)   ⊔⊔,⊔   ☐☐☐ 48
(EE = Entfällt, da keine LK-Metastase, XX = F.A.)

Zahl untersuchter regionärer Lymphknoten   ⊔⊔⊔   ☐☐ 50

Zahl befallener regionärer Lymphknoten   ⊔⊔⊔   ☐☐ 52

Fernmetastasen   K = Keine nachgewiesen, Z = Zytologisch bestätigt, H = Histologisch bestätigt ☐ 53

Lokalisation mikroskopisch nachgewiesener Fernmetastasen (A14)

1. _____   1. ☐☐☐ 56
2. _____   2. ☐☐☐ 59
3. _____   3. ☐☐☐ 62

Wagner/Hermanek: Organspezifische Tumordokumentation   © Springer-Verlag 1995

Peniskarzinom

K-Nr. `3 6` Patienten-Id. `☐☐☐☐☐☐☐` T-Id. `☐` B-Nr. `3`

pTNM-Klassifikation (A25 und Schema S. 36.20)

y ☐ pT ☐☐ (m) ☐ pN ☐ pM ☐

y	pT	(m)	pN	pM
☐	☐☐	☐	☐	☐

68

Zusätzliche Angabe zu pN (A25) (mi) Nur Mikrometastasen?   N = Nein, J = Ja, X = F.A. ☐ 69

Zusätzliche Angabe zu pM (A25)   0 = Entfällt, da Makrometastasen, 1 = (mi) Mikrometastasen (±isolierte Tumorzellen),
2 = (i) Nur isolierte Tumorzellen, X = F.A. ☐ 70

Pathologisches Stadium (A26 und Schema S. 36.20)
0 = Stadium 0, 1 = Stadium I, 2 = Stadium II, 3 = Stadium III, 4 = Stadium IV, X = F.A. ☐ 71

C. Weitere Befunde und begleitende Veränderungen

Makroskopischer Tumortyp
F = Flach-erhaben, E = Exophytisch, U = Ulzerös, X = F.A. ☐ 72

Begleitende Veränderungen (S16)   N = Nein   D = Direkt anschließend   G = Getrennt   X = Nicht untersucht

	N = Nein	D = Direkt anschließend	G = Getrennt	X = Nicht untersucht		
Condylomata acuminata	○	○	○	○	☐	73
Dysplasie	○	○	○	○	☐	74
M. Bowen	○	○	○	○	☐	75
Erythroplasie Queyrat	○	○	○	○	☐	76
Extramammärer M. Paget	○	○	○	○	☐	77
Carcinoma in situ o.n.A.	○	○	○	○	☐	78
Balanitis xerotica obliterans	○	○	○	○	☐	79
„penil horn"	○	○	○	○	☐	80

Lymphgefäßinvasion (L-Klassifikation) (A27)
0 = Keine Lymphgefäßinvasion (L0), 1 = Lymphgefäßinvasion (L1), X = F.A. (LX) ☐ 81

Veneninvasion (V-Klassifikation) (A27)
0 = Keine Veneninvasion (V0), 1 = Mikroskopische Veneninvasion (V1),
2 = Makroskopische Veneninvasion (V2), X = F.A. (VX) ☐ 82

Tumorbiologische Spezialuntersuchungen (A28)
N = Nein, J = Ja ☐ 83

D. Definitive R-Klassifikation und weitere Angaben zur Radikalität

Histologische Befunde an den Resektionsrändern
F = Tumorfrei, S = In-situ-Karzinom, I = Invasiver Tumor, X = Nicht untersucht ☐ 84

Definitive R-Klassifikation (A29)
0 = Kein Residualtumor (R0), 1 = Nur mikroskopischer Residualtumor (R1), 2 = Makroskopischer Residualtumor, mikroskopisch nicht bestätigt (R2a), 3 = Makroskopischer Residualtumor, auch mikroskopisch bestätigt (R2b), X = Unbestimmt (RX) ☐ 85

Methodik der R-Klassifikation (A30)
K = Konventionell, S = „Sophisticated" ☐ 86

Lokalisation von Residualtumor   N = Nein   J = Ja

| Lokoregionär | ○ | ○ | ☐ 87 |
| Fernmetastase(n) | ○ | ○ | ☐ 88 |

Minimaler Sicherheitsabstand (in mm) (S13)   (XX = F.A.)

Makroskopisch ☐☐☐   Ma. ☐☐ 90
Histologisch ☐☐☐   Hi. ☐☐ 92

Spezielle Verschlüsselungsanweisungen

S 1 Zirkumzision

Während bei im Säuglingsalter Zirkumzidierten bisher nur weniger als 10 Fälle von Peniskarzinom beschrieben worden sind (Literaturübersicht bei [11]), erreicht die Zirkumzision in späterem Alter nicht die gleiche Schutzwirkung [2].

S 2 Balanoposthitis

Erfaßt werden anamnestisch angegebene spezifische und unspezifische Entzündungen an der Glans penis (Balanitis) und am Präputium (Posthitis), die üblicherweise kombiniert vorkommen.

S 3 Dysplasie und Carcinoma in situ

Erfaßt werden früher behandelte, histologisch bestätigte Dysplasien und Carcinomata in situ einschließlich M. Bowen, Erythroplasie Queyrat und extramammärem M. Paget.

Frühere invasive Karzinome werden unter „Frühere Tumorerkrankungen" (I.C) dokumentiert.

S 4 HPV-Nachweis

Über Beziehungen zwischen HPV-Infektion und Peniskarzinom wurde aus Brasilien [9], neuerdings auch aus den Niederlanden [5] berichtet. Weitere diesbezügliche Untersuchungen sind erforderlich.

S 5 Lokalisation des Primärtumors

Nur ein Teil der Peniskarzinome ist auf *einen* Unterbezirk (Vorhaut, Glans penis, Penisschaft) beschränkt. Bei Befall mehrerer Unterbezirke soll nach Tumorlokalisationsschlüssel C 60.8 (überlappende Läsion) verschlüsselt werden. In diesem Fall werden in den nachfolgenden Zeilen die befallenen Unterbezirke angegeben.

S 6 Invasionstiefe

M. Bowen, Erythroplasie Queyrat und extramammärer M. Paget werden als Carcinoma in situ verschlüsselt.

Invasion von Corpus spongiosum und Corpus cavernosum gelten in der TNM-Klassifikation gleichermaßen als T 2; bei Infiltration des Corpus cavernosum dürfte das Risiko einer Fernmetastasierung jedoch höher sein [12].

S 7 Tumorausdehnung (in cm)

Da die Tumorausdehnung möglicherweise als selbständiger Prognosefaktor zu werten ist und nach wie vor von den Urologen häufig in die klinische Beschreibung einbezogen wird [7], wird im TNM Supplement 1993 [14] für T 1 und T 2 eine zusätzliche Unterteilung nach der Tumorausdehnung empfohlen.

S 8 Regionäre Lymphknoten

Als regionäre Lymphknoten gelten die beiderseitigen oberflächlichen und tiefen Leistenlymphknoten sowie die Beckenlymphknoten bis zur Höhe der Teilung der Aa. iliacae communes.

Die oberflächlichen Leistenlymphknoten liegen im subkutanen Fettgewebe oberhalb der Fascia lata, die tiefen Leistenlymphknoten unter der Faszie in Höhe des Hiatus saphenus. Der oberste dieser tiefen Leistenlymphknoten kann besonders groß sein und im Canalis femoralis liegen (sog. Rosenmüller-Lymphknoten).

Als „sentinel node" (Wächterlymphknoten, d. h. Lymphknoten, der in der Regel als erster befallen ist) gilt der Lymphknoten der oberflächlichen Leiste, der medial und oberhalb der „epigastric-saphenous junction" liegt [3]. Er entspricht dem medialsten der entlang des Leistenbandes gelegenen superomedialen oberflächlichen Leistenlymphknoten.

S 9 Klinische TNM-Klassifikation

	C-Faktor	
Primärtumor	C 1:	Klinische Untersuchung
	C 2:	Sonographie, Biopsie, Zytologie
	C 3:	–
Regionäre Lymphknoten	C 1:	Klinische Untersuchung
	C 2:	Sonographie, CT, Biopsie, Zytologie
	C 3:	Chirurgische Exploration einschließlich Biopsie und Zytologie
Fernmetastasen	C 1:	Klinische Untersuchung, Standardröntgenaufnahmen
	C 2:	Röntgen in speziellen Projektionen, konventionelle Schichtaufnahmen, CT, Sonographie, NMR, nuklearmedizinische Untersuchungen, Biopsie, Zytologie
	C 3:	Chirurgische Exploration einschließlich Biopsie und Zytologie

S 10 Datum der definitiven chirurgischen Behandlung

Eingetragen wird das Datum der chirurgischen Behandlung des Primärtumors. Diese erfolgt üblicherweise einzeitig. In den seltenen Fällen einer zweizeitigen Behandlung des Primärtumors (z. B. primäre lokale Exzision, aufgrund der histologischen Untersuchung anschließend partielle oder totale Penisamputation) wird der Zeitpunkt der 2. Operation als Datum der definitiven chirurgischen Behandlung eingetragen.

S 11 Ausmaß der Lymphknotenoperation

Als „Exploration der oberflächlichen Leiste" gilt auch die Entnahme des „sentinel node" (s. S 8).

S 12 Intervall zwischen Primärtumoroperation und Lymphknotenchirurgie

Für die Berechnung des Intervalls ist das Datum der definitiven chirurgischen Behandlung des Primärtumors maßgebend.

S 13 Minimaler Sicherheitsabstand (in mm)

Der minimale Sicherheitsabstand wird in Bogen II aufgrund der makroskopischen Beurteilung durch den Operateur angegeben. In Bogen III erfolgt die Angabe entweder aufgrund makroskopischer oder histologischer Messung. Bei invasiven Tumoren wird die Entfernung zwischen dem invasiven Tumor und dem Resektionsrand berücksichtigt.

Eine histologische Messung ist nur erforderlich,

- wenn der makroskopische Abstand weniger als 10 mm beträgt,
- wenn im Anschluß an den infiltrativen Tumor ein Carcinoma in situ vorliegt.

S 14 Histologischer Tumortyp

In der WHO-Klassifikation werden Tumoren des Penis nicht gesondert behandelt. Es finden die Vorschläge für Tumoren der Haut Anwendung [13].

Die in Frage kommenden Tumortypen sind nachfolgend mit ihren ICD-O-Code-Nummern aufgelistet.

Anmerkungen:

(1) *Erythroplasie Queyrat* und *M. Bowen* sind aus histologischer und biologischer Sicht als Carcinomata in situ anzusehen; in Hinblick auf Therapie und Prognose sind sie als gleichwertig zu betrachten. Sie unterscheiden sich nur nach dem klinischen Bild: der M. Bowen tritt in der Regel in Form von scharf begrenzten, schuppenden erythematösen Plaques der Penishaut im mittleren und höheren Alter auf; die Erythroplasie Queyrat zeigt an Glans und Vorhaut glänzende samtartige erythematöse Plaques. Beim M. Bowen wird im Gegensatz zur Erythroplasie Queyrat eine häufigere Entwicklung von Karzinomen innerer Organe beobachtet [4, 13], was neuerdings allerdings in Frage gestellt wird [10]. Dies ist mit ein Grund für den Vorschlag, diese Bezeichnungen überhaupt aufzugeben und nur noch von „Carcinoma in situ" zu sprechen.

Histologisch zeigt sich bei beiden Veränderungen das gleiche Bild: Im Epithel finden sich in allen Schichten große hyperchromatische Kerne, vielkernige Zellen, Dyskeratose, Vakuolisierung, zahlreiche typische und atypische Mitosen, z. T. auch Akanthose und Parakeratose, im darunterliegenden Bindegewebe chronische Entzündung und Gefäßproliferation.

(2) Der *extramammäre M. Paget* kann selten auch am Penis auftreten (Literaturübersicht bei [11]).

(3) Das *verruköse Karzinom* entspricht dem früheren Riesenkondylom (Buschke-Löwenstein). Es sollte nur diagnostiziert werden, wenn das typische Bild eines extrem hochdifferenzierten papillären Plattenepithelkarzinoms in allen Abschnitten vorhanden ist. Kommen nur teilweise hochdifferenzierte verruköse Strukturen vor, soll der Tumor als Plat-

Tumortyp	ICD-O-Code-Nr.	Anmerkung
Nichtinvasive Tumoren		
Plattenepithelkarzinom in situ	8070/2	(1)
Erythroplasie Queyrat	8080/2	(1)
M. Bowen	8081/2	(1)
Extramammärer M. Paget	8542/2	(2)
Nichtinvasives verruköses Karzinom [a]	8051/2	(3)
Invasive Tumoren		
Plattenepithelkarzinom	8070/3	(4)
Varianten:		
– Spindelzelliges Plattenepithelkarzinom	8074/3	(5)
– Adenoides (pseudoglanduläres) Plattenepithelkarzinom	8075/3	(6)
Verruköses Karzinom (infiltrativ)	8051/3	(3)
Basalzellkarzinom	8090/3	(7)

[a] In der ICD-O ist eine Code-Nummer für diesen Tumortyp nicht vorgesehen. Es wird empfohlen, hierfür die freie Nummer 8051/2 zu verwenden. (8051/3 bezeichnet das invasive verruköse Karzinom.)

tenepithelkarzinom eingestuft werden [12]. Auch invasive Formen zeigen praktisch nie Lymphknotenmetastasen [6] (Literaturübersicht bei [11]).

(4) Bei den *Plattenepithelkarzinomen* wird der Grad der Verhornung beim Grading berücksichtigt. Daher sollen die in der ICD-O vorgesehenen Code-Nummern für verhornendes und nichtverhornendes Plattenepithelkarzinom (8071/3 bis 8073/3) in dieser Dokumentation nicht verwendet werden.

(5) Seltener Tumor, der durch spindelzellige Elemente gekennzeichnet ist. (Literaturübersicht bei [8]).

(6) Beim *adenoiden (pseudoglandulären) Plattenepithelkarzinom* entstehen durch Akantholyse und Dyskeratose Hohlraumbildungen in den Epithelinseln, so daß z. T. drüsenähnliche Bildungen resultieren. Nach Murphy u. Elder [10] ist die Bezeichnung akantholytisches Plattenepithelkarzinom zu bevorzugen. Diese Variante ist nur selten zu beobachten. (Literaturübersicht bei [15]).

(7) *Basalzellkarzinome* vom gleichen Aussehen wie an anderen Hautlokalisationen kommen selten auch am Penis vor. (Literaturübersicht bei [11]).

S 15 Grading

Das Grading erfolgt bei invasiven Plattenepithelkarzinomen in Form einer Unterteilung in die Grade 1, 2 und 3–4. G 1 und G 2 können als „low grade" zusammengefaßt, G 3–4 als „high grade" bezeichnet werden. Im allgemeinen wird das Grading unter Berücksichtigung von Ausmaß der Verhornung, Schweregrad der zellulären Atypien und Gehalt an Mitosen vorgenommen. G 1-Tumoren zeigen ausgeprägte Verhornung und reichlich Interzellularbrücken, bei G 3–4-Tumoren werden keine Hornperlen gebildet, und Interzellularbrücken sind nur mit Mühe auffindbar. Das Grading kann auch nach Zählung oder Schätzung des Anteils „undifferenzierter" Zellen erfolgen: G 1: <25%, G 2: 25 bis <50%, G 3–4: ≥50%.

Die von der Arbeitsgemeinschaft Urologische Onkologie (AUO) der Deutschen Krebsgesellschaft [1] vorgesehene Graduierung in vier Stufen (G 1–G 4) steht in Widerspruch zu den Empfehlungen der UICC.

Beim Carcinoma in situ kann ein Grading entfallen (Spalte streichen!); verruköse Karzinome werden immer als G 1 eingestuft.

S 16 Begleitende Veränderungen

Eine etwaige Beziehung der Balanitis xerotica obliterans (Standortvariante des Lichen sclerosus et atrophicus) zum Karzinom ist fraglich.

Hinsichtlich der Unterscheidung von M. Bowen und Erythroplasie Queyrat siehe S 14. Wird eine solche Unterscheidung (z. B. bei fehlender Kenntnis des klinischen Bildes) nicht vorgenommen, wird die Veränderung als „Carcinoma in situ o. n. A." verschlüsselt.

Als „penile horn" werden exopyhtische Läsionen – meist an Glans oder Corona penis – beschrieben, die durch exzessive Hornbildung gekennzeichnet sind. In etwa 10% solcher Fälle ist mit der Entwicklung eines infiltrativen Plattenepithelkarzinoms zu rechnen (Literaturübersicht bei [11]). In diesen Fällen wird auch von „Plattenepithelkarzinomen mit Hornbildung" gesprochen [10].

Literatur

[1] Arbeitsgemeinschaft Urologische Onkologie (AUO) der Deutschen Krebsgesellschaft (1993) Praktische Informationen zur Studienplanung und -durchführung 1993. Urologe A 32, [Suppl 1]:S1–S35

[2] Bissada NK, Morcos RR, El-Senoussi M (1986) Postcircumsion carcinoma of the penis. I. Clinical aspects. J Urol 135:283–285

[3] Cabanas RM (1977) An approach for the treatment of penile carcinoma. Cancer 39:456–466

[4] Graham JH, Helwig EB (1966) Cutaneous premalignant lesions. In: Advances in biology of skin, vol. VII: Carcinogenesis. Pergamon Press, Oxford New York. Zitiert bei Mostofi FK, Price Jr EB (1973) Tumors of the male genital system. Atlas of tumor pathology, 2nd series, fasc 8. AFIP, Washington/DC

[5] Horenblas, S (1993) Carcinoma of the penis. Europ Cancer Center Newsletters 2, No 3, 13–14

[6] Johnson DE, Lo RK, Srigley J, Ayala AG (1985) Verrucous carcinoma of the penis. J Urol 133:216–218

[7] Maiche AG, Pyrhönen S (1990) Clinical staging of cancer of the penis: By size? By localization? Or by depth of infiltration? Eur Urol 18:16–22

[8] Manglani KS, Manaligod JR, Ray B (1980) Spindle cell carcinoma of the glans penis. Cancer 46:2266–2272

[9] Mc Cance DJ, Kalache A, Ashdown K, Andrade L, Menezes F, Smith D, Doll R (1986) Human papillomavirus types 16 and 18 in carcinoma of the penis from Brazil. Int J Cancer 37:55–59

[10] Murphy GF, Elder DE (1991) Non-melanocytic tumors of the skin. Atlas of tumor pathology. 3rd series, fasc. 1. AFIP, Washington, DC

[11] Petersen RO (1992) Urologic pathology. 2nd edn. Lippincott, Philadelphia

[12] Rosai, J (1989) Ackerman's Surgical Pathology. 7th edn. Mosby, St Louis

[13] Seldam REJ ten, Helwig EB, Sobin LH, Torloni H (1974) Histological typing of skin tumours. Int histological classification of tumours No. 12. WHO, Geneva

[14] UICC (1993) TNM Supplement 1993. A commentary on uniform use (Hermanek P, Henson DE, Hutter RVP, Sobin LH, eds). Springer, Berlin Heidelberg New York Tokyo

[15] Watanabe K, Mukawa A, Miyazaki K, Tuskahara K (1983) Adenoid squamous cell carcinoma of the penis. Acta Pathol Jpn 33:1243–1250

Weiterführende Literatur

Bernstein J, Churg J (eds) (1992) Urinary tract pathology. Raven Press, New York

Helpap B (1993) Atlas der Pathologie urologischer Tumoren. Springer, Berlin Heidelberg New York Tokyo

Petersen RO (1992) Urologic pathology, 2nd edn. Lippincott, Philadelphia

Rübben H (Hrsg) (1993) Uroonkologie. Springer, Berlin Heidelberg New York Tokyo

Weiss MA, Mills SE (1993) Genitourinary tract pathology. Gower, New York London

Peniskarzinom: Schema zur TNM/pTNM-Klassifikation

		(p)TNM	Stadium
Primärtumor	☐ Primärtumor kann nicht beurteilt werden	(p)TX	–
	☐ Kein Anhalt für Primärtumor	(p)T0	–
	☐ Carcinoma in situ	(p)Tis	0
	☐ Nichtinvasives verruköses Karzinom	(p)Ta	0
	☐ Tumor infiltriert subepitheliales Bindegewebe	(p)T1	I
	☐ ≤ 2 cm	(p)T1a	I
	☐ > 2–5 cm	(p)T1b	I
	☐ > 5 cm	(p)T1c	I
	☐ Tumor infiltriert Corpus spongiosum oder cavernosum	(p)T2	II
	☐ ≤ 2 cm	(p)T2a	II
	☐ > 2–5 cm	(p)T2b	II
	☐ > 5 cm	(p)T2c	II
	☐ Tumor infiltriert Urethra oder Prostata	(p)T3	III
	☐ Tumor infiltriert andere Nachbarstrukturen	(p)T4	IV
Regionäre Lymphknoten	☐ Regionäre Lymphknoten können nicht beurteilt werden	(p)NX	–
	☐ Keine regionären Lymphknotenmetastasen	(p)N0	–
	☐ Metastase(n) in solitärem oberflächlichen Leistenlymphknoten	(p)N1	II
	☐ Metastasen in multiplen oder bilateralen oberflächlichen Leistenlymphknoten	(p)N2	III
	☐ Metastase(n) in tiefen Leisten- oder Beckenlymphknoten	(p)N3	IV
Fernmetastasen	☐ Das Vorliegen von Fernmetastasen kann nicht beurteilt werden	(p)MX	–
	☐ Keine Fernmetastasen	(p)M0	–
	☐ Fernmetastasen	(p)M1	IV

```
TNM:        T _____      N __      M __
                                              Stadium _____
pTNM:     pT _____      pN __     pM __
```

Erfordernisse für pTNM:

pT: Pathologische Untersuchung des durch partielle oder totale Penisamputation entfernten Primärtumors ohne makroskopisch erkennbaren Tumor an den Resektionsrändern
oder pathologische Untersuchung des durch lokale Exzision entfernten Primärtumors mit histologisch tumorfreien Resektionsrändern
oder mikroskopische Bestätigung der Invasion von anderen Nachbarstrukturen als Urethra und Prostata (pT4).

pN0: Histologische Untersuchung eines Leistenlymphknotendissektates mit 6 oder mehr Lymphknoten.

pN1: Mikroskopische Bestätigung einer Metastase in *einem* oberflächlichen Leistenlymphknoten.

pN2: Mikroskopische Bestätigung von Metastasen in multiplen oder bilateralen oberflächlichen Leistenlymphknoten.

pN3: Mikroskopische Bestätigung von Metastasen in tiefen Leistenlymphknoten oder in pelvinen Lymphknoten.

pM1: Mikroskopischer (histologischer oder zytologischer) Nachweis von Fernmetastasen.

37 – Prostatakarzinom

Die organspezifische Dokumentation Prostatakarzinom ist anwendbar für invasive Prostatakarzinome einschließlich Karzinoidtumoren.

Diese Dokumentation wird *nicht* verwendet für

- nichtinvasive Karzinome (Carcinoma in situ, hochgradige prostatische intraepitheliale Neoplasie [PIN]),
- nichtepitheliale maligne Prostatatumoren wie Rhabdomyosarkom, Leiomyosarkom, Fibrosarkom, malignes fibröses Histiozytom und andere Sarkome,
- maligne Mischtumoren, Karzinosarkom,
- Cystosarcoma phylloides,
- Dottersacktumor der Prostata,
- maligne Lymphome,
- Karzinome der Samenblasen.

Die TNM-Klassifikation ist nur bei Adenokarzinomen der Prostata anwendbar. Anders als bei den anderen Tumorlokalisationen werden hier aber auch die übrigen, nicht nach TNM klassifizierbaren Karzinome miterfaßt. Dabei werden allerdings die Items zur TNM/pTNM-Klassifikation und Stadieneinteilung gestrichen.

Diese Dokumentation berücksichtigt die Empfehlungen der Arbeitsgemeinschaft Urologische Onkologie (AUO) der Deutschen Krebsgesellschaft [3] zur Dokumentation klinischer Studien sowie die Empfehlungen eines Consensus Workshop on Screening and Global Strategy for Prostate Cancer [18a], in denen die Vorschläge des Cancer Committee, College of American Pathologists [38a] weitgehend übernommen wurden.

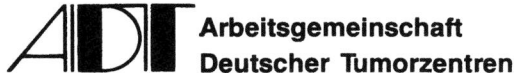

Prostatakarzinom

Kenn-Nr. (A1)	**3 7** 2	9
Klinik-Nr. u. Fachrichtung (A2)		9
Patientenidentifikation (A3)		16
Geburtsdatum	Tag Mon. Jahr	22
Geschlecht (M = Männlich)	M	23
Tumoridentifikations-Nr. (A4)		24
Bogen-Nr. (A5)	1	25

I. PRÄTHERAPEUTISCHE DATEN

A. Aufnahmedatum und Anlaß für Arztbesuch (A6)

Aufnahmedatum Tag _____ Monat _____ Jahr _____   Tag Mon. Jahr ☐☐☐☐☐☐ 31

Anlaß für Arztbesuch
T = Tumorsymptomatik führte zum Arzt, F = Gesetzliche Früherkennungsmaßnahme, V = Nicht-gesetzliche Vorsorgeuntersuchung, ☐ 32
S = Selbstuntersuchung, L = Nachsorgeuntersuchung (Langzeitbetreuung), A = Andere Untersuchung, X = Unbekannt

B. Anamnese, präkanzeröse Bedingungen und Läsionen (S1)

Datum der ersten ärztlichen Tumor(verdachts)diagnose (A7) Tag ____ Monat ____ Jahr ____   Tag Mon. Jahr ☐☐☐☐☐☐ 38

Prostatakarzinom bei Blutsverwandten
N = Nein, 1 = Bei Vater oder Bruder, 2 = Bei Großvater oder Onkel, 3 = 1+2, X = F.A.   ☐ 39

Zahl von Blutsverwandten mit Prostatakarzinom ☐   ☐ 40

Familienstand
A = Alleinstehend, V = Verheiratet, W = Witwer, G = Geschieden, X = F.A.   ☐ 41

	N = Nein	J = Ja	X = F.A.		
Adipositas	○	○	○	☐	42
Exposition Kadmium	○	○	○	☐	43

	N = Nein	J = Ja	X = F.A.	Wenn ja, wann?	Jahr	
Früher Vasektomie	○	○	○	19 ☐☐	☐☐	46
Früher klin. Diagnose Prostatahyperplasie	○	○	○	19 ☐☐	☐☐	49
Früher TUR	○	○	○	19 ☐☐	☐☐	52
Früher Prostatabiopsie	○	○	○	19 ☐☐	☐☐	55
Früher Diagnose einer atypischen adenomatösen Hyperplasie (S2)	○	○	○	19 ☐☐	☐☐	58

Frühere negative Vorsorgeuntersuchungen (X = F.A.) Zahl ☐ Seit wann? 19 ☐☐   Jahr ☐☐ 61

C. Andere Primärtumoren (frühere, synchrone) (A8)

Frühere Tumorerkrankung?   N = Nein, J = Ja, X = F.A.   ☐ 62

Falls Tumor in Anamnese: Lokalisation C ☐☐☐☐ Erkrankungsjahr 19 ☐☐   Lokalisation C ☐☐☐☐ Jahr ☐☐ 68

Synchroner Primärtumor in anderem Organ?   N = Nein, J = Ja   ☐ 69

D. Allgemeine klinische Befunde

Klinische Erkrankungsform (S3)
I = Inzidentes Karzinom, M = Manifestes Karzinom, O = Okkultes Karzinom   ☐ 70

Wagner/Hermanek: Organspezifische Tumordokumentation © Springer-Verlag 1995

Prostatakarzinom

K-Nr. **3 7** Patienten-Id. T-Id. B-Nr. **1**

Klinische Symptomatik

N = Nein   J = Ja   X = F.A.

Miktionsstörungen	○	○	○	71
Harninfektion	○	○	○	72
Präurämie	○	○	○	73
Harninkontinenz	○	○	○	74
Ischialgiforme Schmerzen	○	○	○	75
Knochenschmerzen (Becken, Lendenwirbelsäule, Femur)	○	○	○	76
Andere Symptome durch Fernmetastasen	○	○	○	77
Paraneoplastisches Syndrom (S4)	○	○	○	78
Erektionsstörungen	○	○	○	79

Allgemeiner Leistungszustand (nach ECOG) (A9)

0 = Normale, uneingeschränkte Aktivität wie vor der Erkrankung,
1 = Einschränkung bei körperlicher Anstrengung, aber gehfähig; leichte körperliche Arbeit bzw. Arbeit im Sitzen möglich,
2 = Gehfähig, Selbstversorgung möglich, aber nicht arbeitsfähig; kann mehr als 50% der Wachzeit aufstehen,
3 = Nur begrenzte Selbstversorgung möglich; 50% oder mehr der Wachzeit an Bett oder Stuhl gebunden,
4 = Völlig pflegebedürftig, keinerlei Selbstversorgung möglich; völlig an Bett oder Stuhl gebunden, X = Unbekannt

80

Gravierende Begleiterkrankungen (A10)

N = Nein   J = Ja   X = F.A.

Stärker eingeschränkte Lungenfunktion	○	○	○	81
Schwerwiegende Herzerkrankung	○	○	○	82
Zerebrale Durchblutungsstörung	○	○	○	83
Periphere arterielle Durchblutungsstörung	○	○	○	84
Stärker eingeschränkte Nierenfunktion	○	○	○	85
Leberzirrhose	○	○	○	86
Behandlungsbedürftiger Diabetes mellitus	○	○	○	87
Andere Begleiterkrankungen	○	○	○	88

Einschätzung des Operationsrisikos (A10)   1 = ASA I, 2 = ASA II, 3 = ASA III, 4 = ASA IV, 5 = ASA V, X = F.A.   89

E. Diagnostik (A11)

Körpergröße (in cm) } (XXX = F.A.)   ⊔⊔⊔   92
Körpergewicht (in kg)   ⊔⊔⊔   95

Durchgeführte Untersuchungen

U = Unauffällig   P = Pathologisch   X = Nicht durchgeführt

Primärtumor und regionäre Lymphknoten

Rektale Palpation	○	○	○	96
Sonographie transrektal	○	○	○	97
Nierensonographie	○	○	○	98
Ausscheidungsurogramm	○	○	○	99
Zystoskopie	○	○	○	100
CT Becken	○	○	○	101
NMR Becken	○	○	○	102
Immunszintigraphie	○	○	○	103

Fernmetastasen

Skelettszintigraphie	○	○	○	104
Röntgen Skelett	○	○	○	105
Röntgen Thorax	○	○	○	106
Sonographie Leber/Abdomen	○	○	○	107
CT Abdomen	○	○	○	108
NMR Abdomen	○	○	○	109

Wagner/Hermanek: Organspezifische Tumordokumentation   © Springer-Verlag 1995

37.7

Prostatakarzinom

K-Nr. **3 7**   Patienten-Id.   T-Id.   B-Nr. **1**

Laboruntersuchungen (XXX bzw. XX = F.A.)

Blutsenkungsgeschwindigkeit (mm/h) (S5) |__|__|__| / |__|__|__| □□□ 115

Hämoglobin g/dl |__|__| □□ 117

PSA (prostataspezifisches Antigen) (S6)

  ng/ml |__|__|__|__| □□ 120

  nach Prostatavolumen erwarteter Wert in ng/ml |__|__|__| □□ 123

            Vielfaches der Obergrenze
            des Normalwertes

Saure Prostataphosphatase (PAP, SPP) |__|__|__|,|__| □□ 126

Alkalische Phosphatase |__|__|__|,|__| □□ 129

NSE (S7) |__|__|__|,|__| □□ 132

Chromogranin (S7) |__|__|__|,|__| □□ 135

Serumtestosteron nl/dl |__|__|__|__|__| □□□□ 139

Mikroskopische Diagnostik

U = Unauffällig   P = Pathologisch   X = Nicht durchgeführt

		U	P	X	
Stanzbiopsie unter digitaler Führung	perineal	O	O	O	□ 140
	transrektal	O	O	O	□ 141
Stanzbiopsie unter Ultraschallführung	perineal	O	O	O	□ 142
	transrektal	O	O	O	□ 143
Saugbiopsie	perineal	O	O	O	□ 144
	transrektal	O	O	O	□ 145
Diagnostische TUR	nicht-fraktioniert	O	O	O	□ 146
	fraktioniert	O	O	O	□ 147
TUR wegen benigner Prostatahyperplasie		O	O	O	□ 148

F. Tumorlokalisation

Lokalisation des Primärtumors (nach Tumorlokalisationsschlüssel) (A12)   C |6|1,9| C |6|1|9| 152

Seitenlokalisation (A13)   R = Rechts, L = Links, M = Mittellinienzone, X = F.A.   □ 153

Weitere Angaben zur Lokalisation (S8)

	Rechts			Links			R	L
	F = Tumorfrei	T = Tumorbefall	X = F.A.	F = Tumorfrei	T = Tumorbefall	X = F.A.		
Basis	O	O	O	O	O	O	□ □ 155
Mitte	O	O	O	O	O	O	□ □ 157
Apex	O	O	O	O	O	O	□ □ 159
Dorsal	O	O	O	O	O	O	□ □ 161
Lateral	O	O	O	O	O	O	□ □ 163
Zentral	O	O	O	O	O	O	□ □ 165

G. TNM-Klassifikation und klinisches Stadium (S9)

Auszufüllen nur beim Adenokarzinom und seinen Varianten!

Primärtumor

Diagnose (S3)   Z = Zufallsbefund (inzidentes Karzinom) (T1), M = Manifestes Karzinom (T2–4)   □ 166

Nähere Angaben bei Zufallsbefund (T1) (S10)
A = Zufallsbefund in ≤5% des resezierten Gewebes (T1a), B = Zufallsbefund in >5% des resezierten Gewebes (T1b), C = Zufallsbefund in Stanzbiopsie (T1c), X = F.A.   □ 167

Multiple Karzinomherde   N = Nein, J = Ja, X = F.A.   □ 168

Wagner/Hermanek: Organspezifische Tumordokumentation   © Springer-Verlag 1995

Prostatakarzinom

37.9

K-Nr. **3 7**   Patienten-Id. [ ][ ][ ][ ][ ][ ]   T-Id. [ ]   B-Nr. **1**

Nähere Angaben bei klinisch manifestem Karzinom (T2–4) (S11)

21 = Begrenzt auf Prostata, ≤ Hälfte eines Lappens (pT2a), 22 = Begrenzt auf Prostata, > Hälfte eines Lappens (pT2b),
23 = Begrenzt auf Prostata, beide Lappen (pT2c), 31 = Einseitige extrakapsuläre Ausbreitung (pT3a),
32 = Beidseitige extrakapsuläre Ausbreitung (pT3b), 33 = Invasion der Samenblase(n) (pT3c),
41 = Invasion von Blasenhals, Sphinkter externus und/oder Rektum (pT4a),
42 = Invasion der Levatormuskulatur und/oder Fixation an Beckenwand (pT4b),
43 = Invasion der Harnleitermündung(en) (pT4b), XX = F.A. [ ] 170

Zusätzliche Angaben bei T4a

1 = Invasion des Blasenhalses (T4ai), 2 = Invasion des Sphinkter externus (T4aii),
3 = Invasion von Blasenhals und Sphinkter externus (T4aiii), 4 = Invasion des Rektums (T4aiv),
X = Nicht näher differenziert [ ] 171

Zusätzliche Angaben bei T4b

1 = Invasion der Levatormuskulatur (T4bi), 2 = Fixation an Beckenwand (T4bii),
3 = 1+2 (T4biii), X = Nicht näher differenziert [ ] 172

Regionäre Lymphknoten/Präoperative Befunde (S12)

Tumorbefall   F = Tumorfrei, M = Metastasen, X = F.A.   [ ] 173

Zahl befallener regionärer Lymphknoten   [ ][ ][ ]   [ ][ ] 175
(XX = F.A., EE = Entfällt, da keine LK-Metastasen)

Größter Durchmesser der größten regionären Lymphknotenmetastase (in cm)   [ ],[ ]   [ ][ ] 177
(XX = F.A., EE = Entfällt, da keine LK-Metastase)

Regionäre Lymphknoten/Befunde bei operativem Staging

(1 = Tumorfrei, 2 = Klinisch Metastase(n), Schnellschnittbefund negativ,
3 = Klinisch Metastase(n), Schnellschnittbefund bestätigt,
4 = Klinisch Metastase(n), keine Schnellschnittuntersuchung, X = F.A.)

	Rechts					Links					R	L	
	1	2	3	4	X	1	2	3	4	X			
Obturatoria-LK													
rechts	○	○	○	○	○	○	○	○	○	○	[ ]	[ ]	179
links	○	○	○	○	○	○	○	○	○	○	[ ]	[ ]	181
LK an A. iliaca interna													
rechts	○	○	○	○	○	○	○	○	○	○	[ ]	[ ]	183
links	○	○	○	○	○	○	○	○	○	○	[ ]	[ ]	185
LK an A. iliaca externa													
rechts	○	○	○	○	○	○	○	○	○	○	[ ]	[ ]	187
links	○	○	○	○	○	○	○	○	○	○	[ ]	[ ]	189

	1	2	3	4	X
Präsakrale LK	○	○	○	○	○

[ ] 190

Zahl befallener Lymphknoten   (XX = F.A.)   Klinisch [ ][ ][ ]   Schnellschnitt [ ][ ][ ]   Kl. [ ][ ] S. [ ][ ] 194

**Größter Durchmesser der größten regionären
LK-Metastase** (in cm)   [ ],[ ]   [ ],[ ]   [ ][ ][ ] 198
(EE = Entfällt, da keine LK-Metastase, XX = F.A.)

Fernmetastasen   N = Nein, J = Ja, X = F.A.   [ ] 199

Wenn ja, **Lokalisation** (A14)   1. _____   1. [ ][ ] 202
2. _____   2. [ ][ ] 205
3. _____   3. [ ][ ] 208

Größter Durchmesser der größten Fernmetastase (in cm)   [ ][ ],[ ]   [ ][ ] 211
(XX = F.A., EE = Entfällt, da keine Fernmetastase)

Wagner/Hermanek: Organspezifische Tumordokumentation   © Springer-Verlag 1995

Prostatakarzinom

K-Nr. **3 7** Patienten-Id. T-Id. B-Nr. **1**

37.11

Zusätzliche Angaben bei Knochenmetastasen (S13)

Zahl der Knochenherde
(DD = Diffuser Befall, XX = F.A.) ⬜ 213

Lokalisation
1 = Ausschließlich Becken und Lendenwirbelsäule, 2 = Ausschließlich in anderen Knochen, 3 = 1+2, X = F.A. ⬜ 214

Radiologischer Typ
1 = Osteoplastisch, 2 = Osteoklastisch, 3 = Kombiniert (1+2), X = F.A. ⬜ 215

Klinische TNM-Klassifikation (A15, S9, S14 und Schema S. 37.49)

y ⬜ T ⬜⬜⬜ (m) ⬜ C ⬜   y T (m) C ⬜ 221

N ⬜⬜ C ⬜   N C ⬜ 224

M ⬜⬜⬜ C ⬜   M C ⬜ 228

Zusätzliche Angabe zu M (A15)
0 = Entfällt, da Makrometastasen, 1 = (mi) Mikrometastasen (±isolierte Tumorzellen), 2 = (i) Nur isolierte Tumorzellen, X = F.A. ⬜ 229

Klinisches Stadium (A16, S9, S14 und Schema S. 37.49)
0 = Stadium 0, 1 = Stadium I, 2 = Stadium II, 3 = Stadium III, 4 = Stadium IV, X = F.A. ⬜ 230

H. Sonstige Tumorbefunde

Geschätzter größter Durchmesser des Primärtumors (in cm) (XX = F.A.)

Sonographie ⬜⬜,⬜ ⬜ 232

NMR ⬜⬜,⬜ ⬜ 234

Geschätztes Karzinomvolumen (in cm³) (S15) (XXX = F.A.)

Sonographie ⬜⬜⬜,⬜ ⬜ 237

NMR ⬜⬜⬜,⬜ ⬜ 240

Volumen- (V-)Klassifikation (S15)
00 = V0, 10 = V1, 2A = V2A, 2B = V2B, 30 = V3, 40 = V4, XX = F.A. ⬜ 242

Befall der Urethra (S16)
N = Nein, J = Ja, X = F.A. ⬜ 243

Befall des Apex (S17)
N = Nein, J = Ja, X = F.A. ⬜ 244

Befall der Harnleitermündung (S11)
N = Nein, E = Einseitig, B = Beidseitig, X = F.A. ⬜ 245

Wagner/Hermanek: Organspezifische Tumordokumentation © Springer-Verlag 1995

37.13

ADT Arbeitsgemeinschaft Deutscher Tumorzentren	**Prostatakarzinom**	
	Kenn-Nr. (A1)	`3 7` 2
	Klinik-Nr. u. Fachrichtung (A2)	9
	Patientenidentifikation (A3)	16
	Geburtsdatum (Tag, Mon., Jahr)	22
	Geschlecht (M = Männlich)	`M` 23
	Tumoridentifikations-Nr. (A4)	24
	Bogen-Nr. (A5)	`2` 25

II. DATEN ZUR THERAPIE

A. Vorgesehene und durchgeführte Therapiemodalitäten (A17)

N = Nein   J = Ja*   A = Abgelehnt

	N	J	A	
Operation	○	○	○	26
Bestrahlung	○	○ ○	○	28
Chemotherapie, systemische	○	○ ○	○	30
Chemotherapie, lokale	○	○	○	31
Hormontherapie	○	○	○	32
Immuntherapie	○	○	○	33
Sonstige Therapie	○	○	○	34

* Bei mehr als einer durchgeführten Therapiemodalität die zeitliche Reihenfolge der Maßnahmen durch Ziffern kennzeichnen.
(Wenn nichtchirurgische Therapie durchgeführt, zusätzliche Therapiebögen der erweiterten Basisdokumentation ausfüllen!)

B. Chirurgische Behandlung

Datum der Operation (S18)   Tag _____ Monat _____ Jahr _____   (Tag, Mon., Jahr) 40

Primärtumor

Art des chirurgischen Eingriffs (S19)
0 = Kein Eingriff, 1 = Therapeutische transurethrale Resektion (TUR, transurethrale Prostatektomie),
2 = Supra- oder retropubische Enukleation (sog. einfache oder partielle Prostatektomie),
3 = Radikale Prostatektomie, retropubisch, 4 = Radikale Prostatektomie, perineal,
5 = Radikale Prostatektomie, transkokzygeal, 6 = Kryotherapie, 7 = Lasertherapie,
8 = Probefreilegung, 9 = Suprapubische Harnableitung   41

Zusätzliche Angaben bei TUR
Gewicht des entfernten Gewebes (in g)   (XXX = F.A.) |_|_|_| 44

Zusätzliche Angaben bei radikaler Prostatektomie (S20)   N = Nein   E = Einseitig   B = Beidseitig

	N	E	B	
Nerven(Erektions)schonung	○	○	○	45

Schnellschnittkontrolle der Resektionsränder   N = Nein   J = Ja
○   ○   46

Operationserweiterung

	N	J	
Harnblase	○	○	47
Distale Urethra	○	○	48
Sonstige	○	○	49

Regionäre Lymphknoten
Operationszugang
K = Konventionell-chirurgisch, E = Extraperitoneal-endoskopisch, L = Laparoskopisch,
B = Beides (K+E oder K+L), 0 = Entfällt (keine LK-Op.)   50

Wagner/Hermanek: Organspezifische Tumordokumentation   © Springer-Verlag 1995

Prostatakarzinom

K-Nr. **3 7**   Patienten-Id.   T-Id.   B-Nr. **2**   37.15

Entfernung regionärer Lymphknoten (S12)
(0 = Keine Entfernung, 1 = Entfernung einzelner LK, 2 = Dissektion)   □ 51

	Rechts 0	1	2	Links 0	1	2	R	L	
Obturatoria-LK	○	○	○	○	○	○	□	□	53
LK an A. iliaca interna	○	○	○	○	○	○	□	□	55
LK an A. iliaca externa	○	○	○	○	○	○	□	□	57

Präsakrale LK 0 ○ 1 ○ 2 ○   □ 58

Örtliche Tumorzelldissemination   N = Nein, J = Ja, Schnitt durch Tumorgewebe   □ 59

Operation an Hoden   N = Nein, S = Subkapsuläre Orchiektomie, T = Totale Orchiektomie   □ 60

Zeitdauer der Operation (in Minuten) |_|_|_| □□□ 63

Zahl der verabreichten Blutkonserven (A17) |_|_| □□ 65

C. Klinische R-Klassifikation und Gesamtbeurteilung des Tumorgeschehens

Klinische R-Klassifikation (A18)
0 = Kein Residualtumor (R0), 1 = Nur mikroskopischer Residualtumor (R1), 2 = Makroskopischer Residualtumor, mikroskopisch nicht bestätigt (R2a), 3 = Makroskopischer Residualtumor, auch mikroskopisch bestätigt (R2b), X = Unbestimmt (RX)   □ 66

Lokalisation von Residualtumor   N = Nein   J = Ja

	N	J	
Lokoregionär	○	○	□ 67
Fernmetastase(n)	○	○	□ 68

Gesamtbeurteilung des Tumorgeschehens bei nicht-chirurgischer Therapie (A19)
V = Vollremission, T = Teilremission, B = Klinische Besserung des Zustandes, Kriterien für Teilremission jedoch nicht erfüllt, K = Keine Änderung, D = Divergentes Geschehen, P = Progression, U = Beurteilung unmöglich, X = F.A.   □ 69

D. Frühe Komplikationen der Therapie

Chirurgische Komplikationen   N = Nein   J = Ja

	N	J	
Nachblutung (S21)	○	○	□ 70
Ileus	○	○	□ 71
Rektumläsion	○	○	□ 72
Wundinfekt	○	○	□ 73
Streßinkontinenz	○	○	□ 74
Totale Harninkontinenz	○	○	□ 75
Urethralstriktur	○	○	□ 76
Vesikorektale Fistel	○	○	□ 77
Impotenz	○	○	□ 78
Andere chirurgische Komplikation(en)	○	○	□ 79

Nicht-chirurgische Komplikationen

	N	J	
Respiratorische Insuffizienz	○	○	□ 80
Kardiopulmonale Komplikationen	○	○	□ 81
Renale Komplikationen	○	○	□ 82
Thromboembolische Komplikationen	○	○	□ 83
Andere nicht-chirurgische Komplikation(en)	○	○	□ 84

Sekundäre operative Eingriffe (A20)   N = Nein, J = Ja   □ 85

Falls ja, Art des Eingriffs nach ICPM |5|_|_|_|_| |5|□□□□ 91

Postoperativer Exitus (A21)
N = Nein, I = Innerhalb von 30 Tagen nach Operation, S = Später   □ 92

Wagner/Hermanek: Organspezifische Tumordokumentation   © Springer-Verlag 1995

ADT Arbeitsgemeinschaft Deutscher Tumorzentren

Prostatakarzinom

37.17

Kenn-Nr. (A1)	**3 7**	2
Klinik-Nr. u. Fachrichtung (A2)		9
Patientenidentifikation (A3)		16
Geburtsdatum	Tag Mon. Jahr	22
Geschlecht (M = Männlich)	**M**	23
Tumoridentifikations-Nr. (A4)		24
Bogen-Nr. (A5)	**3**	25

III. DATEN ZUR PATHOLOGIE

Auszufüllen, wenn lediglich **Biopsie(n)** zur histologischen Untersuchung gelangt!

Untersuchungsmaterial (S23)   N = Nein   J = Ja

Saugbiopsie	○	○	26
Stanzbiopsie	○	○	27
Diagnostische TUR	○	○	28
Regionäre Lymphknoten	○	○	29
Fernmetastasen	○	○	30

Zusätzliche Angaben bei Stanzbiopsie (S24)   Zahl der Zylinder ⌴   ☐ 31

A. Histologischer Typ und Grading

Histologischer Tumortyp nach WHO (A23, S25)

1. M ⌴⌴⌴⌴ / ⌴3⌴   1. M ☐☐☐☐ **3** 36
2. M ⌴⌴⌴⌴ / ⌴3⌴   2. M ☐☐☐☐ **3** 41

Bestätigung der Tumorhistologie durch andere Institution (A23)
N = Nein, R = Register oder Referenzpathologie einer Studie, A = Anderes Pathologisches Institut, B = R+A   ☐ 42

Histologischer Tumortyp nach Dhom (S26)
11 = Hochdifferenziertes Adenokarzinom, 12 = Wenig differenziertes Adenokarzinom,
13 = Hoch- und wenig differenziertes Adenokarzinom, 20 = Kribriformes Karzinom,
31 = 11+20, 32 = 12+20, 33 = 13+20, 40 = Undifferenziertes solides Karzinom,
51 = 11+40, 52 = 12+40, 53 = 13+40, 60 = 20+40, 71 = 11+20+40, 72 = 12+20+40,
73 = 13+20+40, 81 = Muzinöses Adenokarzinom, 82 = Papillär-duktales Karzinom,
83 = Adeno-zystisches Karzinom, 84 = Karzinoidtumor, 85 = Kleinzelliges Karzinom,
86 = Transitionalzellkarzinom (Urothelkarzinom), 87 = Plattenepithelkarzinom,
90 = 84+85, 93 = 11+82, 94 = 12+82, 95 = 13+82, 96 = 20+82, 98 = 82 und andere Formen, XX = F.A.   ☐☐ 44

Grading (A24, S27)

Bei Adenokarzinomen und Varianten   Histologie   Zytologie

WHO-Grading   (1 = G1, 2 = G2, 3 = G3–4, X = GX)

			H.
Drüsige Differenzierung	⌴		☐ 45
			H. Z.
Kerngrading (Anaplasie)	⌴	⌴	☐☐ 47
Kombiniertes Grading	⌴		☐ 48
			H. Z.
Arbeitskreis Pathologie (mit Subgrading)	⌴⌴	⌴⌴	☐☐ 52

(10 = G1, 11 = G1a, 12 = G1b, 20 = G2, 21 = G2a,
22 = G2b, 30 = G3, 31 = G3a, 32 = G3b, XX = GX)

Gleason-Grading   (X bzw. XX = F.A.)

Punkte Primärgrading	⌴	☐ 53
Punkte Sekundärgrading	⌴	☐ 54
Score	⌴⌴	☐☐ 56

			H. Z.
Bei Übergangszell- und Plattenepithelkarzinom	⌴	⌴	☐☐ 58

(1 = G1, 2 = G2, 3 = G3–4, X = GX)

Wagner/Hermanek: Organspezifische Tumordokumentation   © Springer-Verlag 1995

Prostatakarzinom

K-Nr. **3 7** Patienten-Id. T-Id. B-Nr. **3**

37.19

B. pTNM-Klassifikation und pathologisches Stadium

Tumornachweis in Biopsie von Nachbarorganen (außer Samenblase)
N = Nein (pTX), J = Ja (pT4) □ 59

Regionäre lymphogene Metastasierung (S12)

	Rechts			Links				
	F = Tumor-frei	M = Meta-stase(n)	X = Nicht untersucht	F = Tumor-frei	M = Meta-stase(n)	X = Nicht untersucht	R L	
Obturatoria-Lymphknoten	○	○	○	○	○	○	□□	61
LK an A. iliaca interna	○	○	○	○	○	○	□□	63
LK an A. iliaca externa	○	○	○	○	○	○	□□	65

Präsakrale Lymphknoten   F = Tumorfrei, M = Metastase(n), X = Nicht untersucht   □ 66

Größter Durchmesser der größten regionären Lymphknotenmetastase (in cm) ⌞⌟,⌞⌟   □ 68
(XX = F.A., EE = Entfällt, da keine LK-Metastase)

Zahl untersuchter regionärer Lymphknoten ⌞⌞⌟   □ 70

Zahl befallener regionärer Lymphknoten ⌞⌞⌟   □ 72

Fernmetastasen   K = Keine nachgewiesen, Z = Zytologisch bestätigt, H = Histologisch bestätigt   □ 73

Lokalisation mikroskopisch nachgewiesener Fernmetastasen (A14)

1. _____   1. □□ 76
2. _____   2. □□ 79
3. _____   3. □□ 82

pTNM-Klassifikation (A25 und Schema S. 37.49)   y pT (m) pN pM

y ⌞⌟ pT ⌞⌟ (m) ⌞⌟ pN ⌞⌞⌟ pM ⌞⌞⌞⌟   □□□□□□ 90

Zusätzliche Angabe zu pN (A25) (mi) Nur Mikrometastasen?   N = Nein, J = Ja, X = F.A.   □ 91

Zusätzliche Angabe zu pM (A25)   0 = Entfällt, da Makrometastasen, 1 = (mi) Mikrometastasen (±isolierte Tumorzellen), 2 = (i) Nur isolierte Tumorzellen, X = F.A.   □ 92

Pathologisches Stadium (A26, S28 und Schema S. 37.49)
0 = Stadium 0, 1 = Stadium I, 2 = Stadium II, 3 = Stadium III, 4 = Stadium IV, X = F.A.   □ 93

C. Weitere Befunde und begleitende Veränderungen

Lokalisation und Zahl tumorbefallener Stanzen (S29)   (X = F.A.)   R L o.S.

Rechts ⌞⌟   Links ⌞⌟   Ohne Seitenangabe ⌞⌟   □□□ 96

Prozentualer Tumorbefall (bezogen auf alle untersuchten Stanzen) ⌞⌞⌟   □□ 98
(XX = F.A.)

Tumornachweis in periprostatischem Binde- und Fettgewebe und/oder Samenblasen (S30)
N = Nein, J = Ja   □ 99

Perineuralinvasion (S31)   N = Nein, I = Intraprostatisch, E = Extraprostatisch, X = F.A.   □ 100

Unterschiedliche histologische Strukturen in Adenokarzinomen (S32)   (XX = F.A.)

(in %)

kleindrüsig	⌞⌞⌟	□□ 102
großdrüsig	⌞⌞⌟	□□ 104
kribriform	⌞⌞⌟	□□ 106
solid/trabekulär	⌞⌞⌟	□□ 108
karzinoidähnlich	⌞⌞⌟	□□ 110

Zelltyp in Adenokarzinomen (S33)   (XX = F.A.)   (in %)

hellzellig	⌞⌞⌟	□□ 112
dunkelzellig	⌞⌞⌟	□□ 114
eosinophilzellig	⌞⌞⌟	□□ 116
neuroendokrin	⌞⌞⌟	□□ 118

Prostatakarzinom

K-Nr. **3 7** Patienten-Id. T-Id. B-Nr. **3**

Immunhistochemischer Nachweis neuroendokriner Zellen (S34)
N = Nein, J = Ja
☐ 119

Phosphatase- und PSA-Gehalt in Tumorzellen (S35)

	F = Fehlend	G = Gering	A = Ausgeprägt	X = F. A.	
PAP (SPP, saure Prostataphosphatase)	○	○	○	○	☐ 120
PSA (prostataspezifisches Antigen)	○	○	○	○	☐ 121

Regression nach vorangegangener nicht-operativer Therapie (S36)   Zytologie   Histologie
1 = Regressionsgrad I, 2 = Regressionsgrad II, 3 = Regressionsgrad III,
X = Regressionsgrad X, E = Entfällt, weil keine nicht-operative Therapie vorangegangen   ⊔   ⊔
Z. H. ☐☐ 123

Morphometrische Untersuchungen (S37)
N = Nein, J = Ja
☐ 124

D. Definitive R-Klassifikation und weitere Angaben zur Radikalität

Definitive R-Klassifikation (A29)
0 = Kein Residualtumor (R0), 1 = Nur mikroskopischer Residualtumor (R1), 2 = Makroskopischer Residualtumor, mikroskopisch nicht bestätigt (R2a), 3 = Makroskopischer Residualtumor, auch mikroskopisch bestätigt (R2b), X = Unbestimmt (RX)
☐ 125

Methodik der R-Klassifikation (A30)
K = Konventionell, S = „Sophisticated"
☐ 126

Lokalisation von Residualtumor   N = Nein   J = Ja

Lokoregionär	○	○	☐ 127
Fernmetastase(n)	○	○	☐ 128

Wagner/Hermanek: Organspezifische Tumordokumentation © Springer-Verlag 1995

37.23

ADT Arbeitsgemeinschaft Deutscher Tumorzentren

Prostatakarzinom

Kenn-Nr. (A1)	**3 7**	2
Klinik-Nr. u. Fachrichtung (A2)		9
Patientenidentifikation (A3)		16
Geburtsdatum	Tag Mon. Jahr	22
Geschlecht (M = Männlich)	M	23
Tumoridentifikations-Nr. (A4)		24
Bogen-Nr. (A5, S22)	4	25

III. DATEN ZUR PATHOLOGIE

Auszufüllen, wenn Behandlung durch **transurethrale Resektion (TUR)!**

Untersuchungsmaterial (S23)   N = Nein   J = Ja

Saugbiopsie	○	○	26
Stanzbiopsie	○	○	27
Diagnostische TUR	○	○	28
Therapeutische TUR	○	○	29
Regionäre Lymphknoten	○	○	30
Fernmetastasen	○	○	31

Zusätzliche Angaben zur TUR (S38)

Fraktioniert   N = Nein, J = Ja   □ 32
Gewicht in g   (XXX = F.A.)   └┴┴┘   □□□ 35
Einbettung   K = Komplett, S = Selektiv   □ 36

Zahl eingebetteter Blöcke └┴┘   **Kapseln** └┴┘   **Späne** └┴┘   Bl. K. Sp. □□□□□□ 42
Gewicht eingebetteten Gewebes (in g) └┴┴┘   □□□ 44

A. Histologischer Typ und Grading

Histologischer Tumortyp nach WHO (A23, S25)

Biopsie	1. M └┴┴┴┴┘/└3┘	1. M □□□ 3	49
	2. M └┴┴┴┴┘/└3┘	2. M □□□ 3	54
Resektat	1. M └┴┴┴┴┘/└3┘	1. M □□□ 3	59
	2. M └┴┴┴┴┘/└3┘	2. M □□□ 3	64

Bestätigung der Tumorhistologie durch andere Institution (A23)
N = Nein, R = Register oder Referenzpathologie einer Studie, A = Anderes Pathologisches Institut, B = R+A   □ 65

Histologischer Tumortyp nach Dhom (S26)
11 = Hochdifferenziertes Adenokarzinom, 12 = Wenig differenziertes Adenokarzinom,
13 = Hoch- und wenig differenziertes Adenokarzinom, 20 = Kribriformes Karzinom,
31 = 11+20, 32 = 12+20, 33 = 13+20, 40 = Undifferenziertes solides Karzinom,
51 = 11+40, 52 = 12+40, 53 = 13+40, 60 = 20+40, 71 = 11+20+40, 72 = 12+20+40,
73 = 13+20+40, 81 = Muzinöses Adenokarzinom, 82 = Papillär-duktales Karzinom,
83 = Adeno-zystisches Karzinom, 84 = Karzinoidtumor, 85 = Kleinzelliges Karzinom,
86 = Transitionalzellkarzinom (Urothelkarzinom), 87 = Plattenepithelkarzinom,
90 = 84+85, 93 = 11+82, 94 = 12+82, 95 = 13+82, 96 = 20+82, 98 = 82 und andere Formen, XX = F.A.   □□ 67

Grading (A24, S27)

Bei Adenokarzinomen und Varianten   Histologie   Zytologie

WHO-Grading   (1 = G1, 2 = G2, 3 = G3–4, X = GX)

Drüsige Differenzierung	└┘		H. □	68
Kerngrading (Anaplasie)	└┘	└┘	H. Z. □□	70
Kombiniertes Grading	└┘		H. □	71
Arbeitskreis Pathologie (mit Subgrading)	└┴┴┘	└┴┴┘	H. Z. □□□□□□	75

(10 = G1, 11 = G1a, 12 = G1b, 20 = G2, 21 = G2a,
22 = G2b, 30 = G3, 31 = G3a, 32 = G3b, XX = GX)

Wagner/Hermanek: Organspezifische Tumordokumentation © Springer-Verlag 1995

37.25

Prostatakarzinom

K-Nr. `3 7`   Patienten-Id.   T-Id.   B-Nr. `4`

Gleason-Grading (X bzw. XX = F.A.)

	Histologie	Zytologie	
Punkte Primärgrading	⊔		H. ☐ 76
Punkte Sekundärgrading	⊔		☐ 77
Score	⊔⊔		☐ 79

Bei Übergangszell- und Plattenepithelkarzinom ⊔ ⊔   H. Z. ☐☐ 81
(1 = G1, 2 = G2, 3 = G3–4, X = GX)

B. pTNM-Klassifikation und pathologisches Stadium

Tumornachweis in Biopsie von Nachbarorganen (außer Samenblase)
N = Nein (pTX), J = Ja (pT4)   ☐ 82

Regionäre lymphogene Metastasierung (S12)

	Rechts			Links			R L	
	F = Tumorfrei	M = Metastase(n)	X = Nicht untersucht	F = Tumorfrei	M = Metastase(n)	X = Nicht untersucht		
Obturatoria-Lymphknoten	○	○	○	○	○	○	☐☐	84
LK an A. iliaca interna	○	○	○	○	○	○	☐☐	86
LK an A. iliaca externa	○	○	○	○	○	○	☐☐	88
Präsakrale Lymphknoten	F = Tumorfrei, M = Metastase(n), X = Nicht untersucht						☐	89

Größter Durchmesser der größten regionären Lymphknotenmetastase (in cm) ⊔,⊔ ☐ 91
(XX = F.A., EE = Entfällt, da keine LK-Metastase)

Zahl untersuchter regionärer Lymphknoten ⊔⊔⊔   ☐ 93

Zahl befallener regionärer Lymphknoten ⊔⊔⊔   ☐ 95

Fernmetastasen   K = Keine nachgewiesen, Z = Zytologisch bestätigt, H = Histologisch bestätigt   ☐ 96

Lokalisation mikroskopisch nachgewiesener Fernmetastasen (A14)

1. _____   1. ☐ 99
2. _____   2. ☐ 102
3. _____   3. ☐ 105

pTNM-Klassifikation (A25 und Schema S. 37.49)   y pT (m) pN pM
y ⊔ pT ⊔ (m) ⊔ pN ⊔⊔ pM ⊔⊔⊔   ☐☐☐☐☐☐ 113

Zusätzliche Angabe zu pN (A25) (mi) Nur Mikrometastasen? N = Nein, J = Ja, X = F.A.   ☐ 114

Zusätzliche Angabe zu pM (A25)   0 = Entfällt, da Makrometastasen, 1 = (mi) Mikrometastasen (±isolierte Tumorzellen), 2 = (i) Nur isolierte Tumorzellen, X = F.A.   ☐ 115

Pathologisches Stadium (A26, S28 und Schema S. 37.49)
0 = Stadium 0, 1 = Stadium I, 2 = Stadium II, 3 = Stadium III, 4 = Stadium IV, X = F.A.   ☐ 116

C. Weitere Befunde und begleitende Veränderungen

Tumornachweis im periprostatischen Binde- und Fettgewebe und/oder den Samenblasen (S30)
N = Nein, J = Ja   ☐ 117

Unterschiedliche histologische Strukturen in Adenokarzinomen (S32)   (XX = F.A.)

	(in %)	
kleindrüsig	⊔⊔⊔	☐☐ 119
großdrüsig	⊔⊔⊔	☐☐ 121
kribriform	⊔⊔⊔	☐☐ 123
solid/trabekulär	⊔⊔⊔	☐☐ 125
karzinoidähnlich	⊔⊔⊔	☐☐ 127

Zelltyp in Adenokarzinomen (S33)   (XX = F.A.)   (in %)

hellzellig	⊔⊔⊔	☐ 129
dunkelzellig	⊔⊔⊔	☐ 131
eosinophilzellig	⊔⊔⊔	☐ 133
neuroendokrin	⊔⊔⊔	☐ 135

Wagner/Hermanek: Organspezifische Tumordokumentation   © Springer-Verlag 1995

Prostatakarzinom

37.27

K-Nr. **3 7**   Patienten-Id.   T-Id.   B-Nr. **4**

Immunhistochemischer Nachweis neuroendokriner Zellen (S34)
N = Nein, J = Ja □ 136

Phosphatase- und PSA-Gehalt in Tumorzellen (S35)

	F = Fehlend	G = Gering	A = Ausgeprägt	X = F.A.	
PAP (SPP, saure Prostataphosphatase)	○	○	○	○	□ 137
PSA (prostataspezifisches Antigen)	○	○	○	○	□ 138

Lymphgefäßinvasion (L-Klassifikation) (A27, S39)
0 = Keine Lymphgefäßinvasion (L0), 1 = Lymphgefäßinvasion (L1), X = F.A. (LX) □ 139

Veneninvasion (V-Klassifikation) (A27, S39)
0 = Keine Veneninvasion (V0), 1 = Mikroskopische Veneninvasion (V1), X = F.A. (VX) □ 140

Perineurale Invasion (S31)
N = Nein, I = Intraprostatisch, E = Extrakapsulär, X = F.A. □ 141

Ausmaß des Tumorbefalls (S40)   (XX = F.A.)

Zahl befallener Späne |__|__| □□ 143

Zahl untersuchter Späne |__|__| □□ 145

Prozentualer Karzinombefall |__|__| □□ 147

Regression nach vorangegangener nicht-operativer Therapie (S36)   Histologie   Zytologie
1 = Regressionsgrad I, 2 = Regressionsgrad II, 3 = Regressionsgrad III,
X = Regressionsgrad X, E = Entfällt, weil keine nicht-operative Therapie vorangegangen |__| |__| Z. H. □□ 149

Morphometrische Untersuchungen (S37)   N = Nein, J = Ja □ 150

Ploidie bei Durchflußzytometrie (S41)
D = Diploid, T = Tetraploid, A = Aneuploid-nichttetraploid, N = „Near-diploid", M = Multiple Zellinien, X = F.A. □ 151

Andere tumorbiologische Untersuchungen (S42)   N = Nein, J = Ja □ 152

Begleitende Veränderungen im tumorfreien Prostatagewebe (S43)

	N = Nein	A = Anschließend an Tumor	G = Getrennt von Tumor	X = F.A.	
PIN high grade	○	○	○	○	□ 153
PIN low grade	○	○	○	○	□ 154
Atypische adenomatöse Hyperplasie	○	○	○	○	□ 155
Noduläre Prostatahyperplasie ohne atypische Hyperplasie	○	○	○	○	□ 156
Postatrophie-Hyperplasie	○	○	○	○	□ 157
Basalzell-/urotheliale Hyperplasie	○	○	○	○	□ 158
Plattenepithelmetaplasie	○	○	○	○	□ 159
Prostatitis granulomatosa	○	○	○	○	□ 160
Sonstige Prostatitis	○	○	○	○	□ 161

D. Definitive R-Klassifikation und weitere Angaben zur Radikalität

Definitive R-Klassifikation (A29)
0 = Kein Residualtumor (R0), 1 = Nur mikroskopischer Residualtumor (R1), 2 = Makroskopischer Residualtumor,
mikroskopisch nicht bestätigt (R2a), 3 = Makroskopischer Residualtumor, auch mikroskopisch bestätigt (R2b),
X = Unbestimmt (RX) □ 162

Methodik der R-Klassifikation (A30)
K = Konventionell, S = „Sophisticated" □ 163

Lokalisation von Residualtumor   N = Nein   J = Ja

Lokoregionär   ○   ○   □ 164

Fernmetastasen   ○   ○   □ 165

Wagner/Hermanek: Organspezifische Tumordokumentation © Springer-Verlag 1995

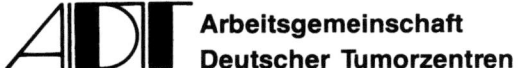

Arbeitsgemeinschaft Deutscher Tumorzentren

Prostatakarzinom

Kenn-Nr. (A1)	**3 7**	2
Klinik-Nr. u. Fachrichtung (A2)		9
Patientenidentifikation (A3)		16
Geburtsdatum (Tag, Mon., Jahr)		22
Geschlecht (M = Männlich)	M	23
Tumoridentifikations-Nr. (A4)		24
Bogen-Nr. (A5)	5	25

III. DATEN ZUR PATHOLOGIE

Auszufüllen, wenn Behandlung durch **Prostatektomie**!

Untersuchungsmaterial (S23)   N = Nein   J = Ja

Saugbiopsie	○	○	26
Stanzbiopsie	○	○	27
Diagnostische TUR	○	○	28
Biopsie bei Laparotomie/Laparoskopie	○	○	29
Prostataenukleation	○	○	30
Radikale Prostatektomie	○	○	31
Regionäre Lymphknoten	○	○	32
Fernmetastasen	○	○	33

Zusätzliche Angaben zur Prostatektomie (S24)

Gewicht des Resektates (in g)   (XXX = F.A.)   ⟶ 36

Größe der Prostata in drei Dimensionen (in cm)   (XXX = F.A.)
- Höhe ⟶ 39
- Breite ⟶ 42
- Tiefe ⟶ 45

Zahl eingebetteter Blöcke vom Primärtumor (einschl. Resektionsränder) ⟶ 47

davon Großblöcke ⟶ 49

A. Histologischer Typ und Grading

Histologischer Tumortyp nach WHO (A23, S25) (2 Angaben möglich!)

Biopsie
- 1. M ____/ 3   1. M [3] 54
- 2. M ____/ 3   2. M [3] 59

Resektat
- 1. M ____/ 3   1. M [3] 64
- 2. M ____/ 3   2. M [3] 69

Bestätigung der Tumorhistologie durch andere Institution (A23)
N = Nein, R = Register oder Referenzpathologie einer Studie, A = Anderes Pathologisches Institut, B = R+A   ⟶ 70

Histologischer Tumortyp nach Dhom (S26)
11 = Hochdifferenziertes Adenokarzinom, 12 = Wenig differenziertes Adenokarzinom,
13 = Hoch- und wenig differenziertes Adenokarzinom, 20 = Kribriformes Karzinom,
31 = 11+20, 32 = 12+20, 33 = 13+20, 40 = Undifferenziertes solides Karzinom,
51 = 11+40, 52 = 12+40, 53 = 13+40, 60 = 20+40, 71 = 11+20+40, 72 = 12+20+40,
73 = 13+20+40, 81 = Muzinöses Adenokarzinom, 82 = Papillär-duktales Karzinom,
83 = Adeno-zystisches Karzinom, 84 = Karzinoidtumor, 85 = Kleinzelliges Karzinom,
86 = Transitionalzellkarzinom (Urothelkarzinom), 87 = Plattenepithelkarzinom,
90 = 84+85, 93 = 11+82, 94 = 12+82, 95 = 13+82, 96 = 20+82, 98 = 82 und andere Formen, XX = F.A.   ⟶ 72

Grading (A24, S27)

Bei Adenokarzinomen und Varianten   Histologie   Zytologie

WHO-Grading   (1 = G1, 2 = G2, 3 = G3–4, X = GX)

	Histologie	Zytologie	
Drüsige Differenzierung	☐		H. ☐ 73
Kerngrading (Anaplasie)	☐	☐	H. Z. ☐ 75
Kombiniertes Grading	☐		H. ☐ 76

Wagner/Hermanek: Organspezifische Tumordokumentation © Springer-Verlag 1995

Prostatakarzinom

K-Nr. **3 7** Patienten-Id. T-Id. B-Nr. **5**

Arbeitskreis Pathologie mit Subgrading   Histologie   Zytologie
10 = G1, 11 = G1a, 12 = G1b, 20 = G2, 21 = G2a,
22 = G2b, 30 = G3, 31 = G3a, 32 = G3b, XX = GX

H. Z. 80

Gleason-Grading   (X bzw. XX = F.A.)

Punkte Primärgrading   H. 81

Punkte Sekundärgrading   82

Score   84

Bei Übergangszell- und Plattenepithelkarzinomen   H. Z. 86
(1 = G1, 2 = G2, 3 = G3–4, X = GX)

B. pTNM-Klassifikation und pathologisches Stadium

Primärtumor

Multiple Tumorherde in Prostata   N = Nein, J = Ja   87

Nähere Angaben bei klinisch manifestem Karzinom (pT2–4) (S11)
21 = Begrenzt auf Prostata, ≤ Hälfte eines Lappens (pT2a), 22 = Begrenzt auf Prostata, > Hälfte eines Lappens (pT2b),
23 = Begrenzt auf Prostata, beide Lappen (pT2c), 31 = Einseitige extrakapsuläre Ausbreitung (pT3a),
32 = Beidseitige extrakapsuläre Ausbreitung (pT3b), 33 = Invasion der Samenblase(n) (pT3c),
41 = Invasion von Blasenhals, Sphinkter externus und/oder Rektum (pT4a),
42 = Invasion der Levatormuskulatur und/oder Fixation an Beckenwand (pT4b),
43 = Invasion der Harnleitermündung(en) (pT4b), XX = F.A.   89

Zusätzliche Angaben bei pT4a
1 = Invasion des Blasenhalses (pT4ai), 2 = Invasion des Sphinkter externus (pT4aii),
3 = Invasion von Blasenhals und Sphinkter externus (pT4aiii), 4 = Invasion des Rektums (pT4aiv),
X = Nicht näher differenziert   90

Zusätzliche Angaben bei pT4b
1 = Invasion der Levatormuskulatur (pT4bi), 2 = Fixation an Beckenwand (pT4bii),
3 = 1+2 (pT4biii), X = Nicht näher differenziert   91

Regionäre lymphogene Metastasierung (S12)

	Rechts			**Links**			
	F = Tumor-frei	M = Meta-stase(n)	X = Nicht untersucht	F = Tumor-frei	M = Meta-stase(n)	X = Nicht untersucht	R L
Obturatoria-Lymphknoten	O	O	O	O	O	O	93
LK an A. iliaca interna	O	O	O	O	O	O	95
LK an A. iliaca externa	O	O	O	O	O	O	97

Präsakrale LK   F = Tumorfrei, M = Metastase(n), X = Nicht untersucht   98

Größter Durchmesser der größten Lymphknotenmetastase (in mm)   (XX = F.A.)   100

Zahl untersuchter regionärer Lymphknoten   102

Zahl befallener regionärer Lymphknoten   104

Fernmetastasen   K = Keine nachgewiesen, Z = Zytologisch bestätigt, H = Histologisch bestätigt   105

Lokalisation mikroskopisch nachgewiesener Fernmetastasen (A14)

1. _____   1. 108
2. _____   2. 111
3. _____   3. 114

pTNM-Klassifikation (A25 und Schema S. 37.49)

y ⬜ pT ⬜⬜⬜ (m) ⬜ pN ⬜⬜ pM ⬜⬜⬜

y | pT | (m)   119
pN | pM   124

Zusätzliche Angabe zu pN (A25) (mi) Nur Mikrometastasen?   N = Nein, J = Ja, X = F.A.   125

Zusätzliche Angabe zu pM (A25)   0 = Entfällt, da Makrometastasen, 1 = (mi) Mikrometastasen (±isolierte Tumorzellen),
2 = (i) Nur isolierte Tumorzellen, X = F.A.   126

Pathologisches Stadium (A26, S28 und Schema S. 37.49)
0 = Stadium 0, 1 = Stadium I, 2 = Stadium II, 3 = Stadium III, 4 = Stadium IV, X = F.A.   127

Prostatakarzinom

37.33

K-Nr. **3 7** Patienten-Id. T-Id. B-Nr. **5**

C. Weitere Befunde und begleitende Veränderungen

Weitere Angaben zur Lokalisation

	Rechts			Links			R. L.
	F = Tumor-frei	T = Tumor-befall	X = F.A.	F = Tumor-frei	T = Tumor-befall	X = F.A.	
Basis	○	○	○	○	○	○	☐☐ 129
Mitte	○	○	○	○	○	○	☐☐ 131
Apex	○	○	○	○	○	○	☐☐ 133
Dorsal	○	○	○	○	○	○	☐☐ 135
Lateral	○	○	○	○	○	○	☐☐ 137
Zentral	○	○	○	○	○	○	☐☐ 139

Unterschiedliche histologische Strukturen in Adenokarzinomen (S32)   (XX = F.A.)

(in %)

- kleindrüsig ⊔⊔⊔   ☐☐ 141
- großdrüsig ⊔⊔⊔   ☐☐ 143
- kribriform ⊔⊔⊔   ☐☐ 145
- solid/trabekulär ⊔⊔⊔   ☐☐ 147
- karzinoidähnlich ⊔⊔⊔   ☐☐ 149

Zelltyp in Adenokarzinomen (S33)   (XX = F.A.)   (in %)

- hellzellig ⊔⊔⊔   ☐☐ 151
- dunkelzellig ⊔⊔⊔   ☐☐ 153
- eosinophilzellig ⊔⊔⊔   ☐☐ 155
- neuroendokrin ⊔⊔⊔   ☐☐ 157

Immunhistochemischer Nachweis neuroendokriner Zellen (S34)   N = Nein, J = Ja   ☐ 158

Phosphatase- und PSA-Gehalt in Tumorzellen (S35)

	F = Fehlend	G = Gering	A = Ausgeprägt	X = F.A.	
PAP (SPP, saure Prostataphosphatase)	○	○	○	○	☐ 159
PSA (prostataspezifisches Antigen)	○	○	○	○	☐ 160

Lymphgefäßinvasion (L-Klassifikation) (A27, S39)
0 = Keine Lymphgefäßinvasion (L0), 1 = Lymphgefäßinvasion (L1), X = F.A. (LX)   ☐ 161

Veneninvasion (V-Klassifikation) (A27, S39)
0 = Keine Veneninvasion (V0), 1 = Mikroskopische Veneninvasion (V1), 2 = Makroskopische Veneninvasion (V2), X = F.A. (VX)   ☐ 162

Perineurale Invasion (S31)
N = Nein, I = Intraprostatisch, E = Extrakapsulär, X = F.A.   ☐ 163

Regression nach vorangegangener nicht-operativer Therapie (S36)   Histologie   Zytologie
1 = Regressionsgrad I, 2 = Regressionsgrad II, 3 = Regressionsgrad III,
X = Regressionsgrad X, E = Entfällt, weil keine nicht-operative Therapie vorangegangen   ⊔⊔   ⊔⊔   Z. H. ☐☐ 165

Morphometrische Untersuchungen (S37)   N = Nein, J = Ja   ☐ 166

Ploidie bei Durchflußzytometrie (S41)
D = Diploid, T = Tetraploid, A = Aneuploid-nichttetraploid, N = „Near-diploid", M = Multiple Zellinien, X = F.A.   ☐ 167

Andere tumorbiologische Spezialuntersuchungen (S42)   N = Nein, J = Ja   ☐ 168

Schnitt durch Tumorgewebe   N = Nein, J = Ja   ☐ 169

Zusätzliche Angaben zur lokalen Tumorausbreitung

	N = Nein	J = Ja	X = Nicht untersucht	
Befall der Pars prostatica urethrae (S16)	○	○	○	☐ 170
Kapselinvasion (nicht Durchbruch) (S45)	○	○	○	☐ 171

Größe der Prostata in drei Dimensionen (in cm)   (XXX = F.A.)
- Höhe ⊔⊔⊔,⊔   H. ☐☐☐ 174
- Breite ⊔⊔⊔,⊔   B. ☐☐☐ 177
- Tiefe ⊔⊔⊔,⊔   T. ☐☐☐ 180

Wagner/Hermanek: Organspezifische Tumordokumentation © Springer-Verlag 1995

Prostatakarzinom

K-Nr. **3 7** | Patienten-Id. | T-Id. | B-Nr. **5**

Größter Durchmesser des Primärtumors (in mm) (XX = F.A.) ⟂⟂⟂ □□ 182

Methode der Volumenbestimmung (S46)
K = Klassische Stanford-Methode, V = Vereinfachte Methode, E = Entfällt (nicht durchgeführt) □ 183

Prostatavolumen (in cm³) (S6) ⎫
                                 ⎬ (XXX = F.A.)   ⟂⟂⟂,⟂   □□□ 186
Karzinomvolumen (in cm³) (S15) ⎭   ⟂⟂⟂,⟂   □□□ 189

Prozentualer Karzinombefall (XX = F.A.)   ⟂⟂⟂   □□ 191

Begleitende Veränderungen im tumorfreien Prostatagewebe (S43)

	N = Nein	A = Anschließend an Tumor	G = Getrennt von Tumor	X = F.A.	
PIN high grade	○	○	○	○	□ 192
PIN low grade	○	○	○	○	□ 193
Atypische adenomatöse Hyperplasie	○	○	○	○	□ 194
Noduläre Prostatahyperplasie ohne atypische Hyperplasie	○	○	○	○	□ 195
Postatrophie-Hyperplasie	○	○	○	○	□ 196
Basalzell-/urotheliale Hyperplasie	○	○	○	○	□ 197
Plattenepithelmetaplasie	○	○	○	○	□ 198
Prostatitis granulomatosa	○	○	○	○	□ 199
Sonstige Prostatitis	○	○	○	○	□ 200

D. Definitive R-Klassifikation und weitere Angaben zur Radikalität

Markierung der Resektionsränder mit Tusche oder Ähnlichem   N = Nein, J = Ja   □ 201

Histologischer Befund an Resektionsrändern und minimaler Sicherheitsabstand (S47)

	Tumorbefall		F = Frei von Tumor	U = Unbeurteilbar	N = Nicht untersucht	
	H = Herdförmig	A = Ausgeprägt				
Oberflächlich („Kapsulär")						
posterior	○	○	○	○	○	□ 202
posterolateral	○	○	○	○	○	□ 203
apikal	○	○	○	○	○	□ 204
anterior	○	○	○	○	○	□ 205
Proximal-vesikal	○	○	○	○	○	□ 206
Distal-urethral	○	○	○	○	○	□ 207

Falls tumorfrei, minimaler Sicherheitsabstand (in mm)
(XX = F.A., UU = Unbeurteilbar, EE = Entfällt, nicht tumorfrei)

	Makroskopisch	Mikroskopisch	Ma.	Mi.	
Oberflächlich	⟂⟂⟂	⟂⟂⟂	□□	□□	211
Proximal-vesikal	⟂⟂⟂	⟂⟂⟂	□□	□□	215
Distal-urethral	⟂⟂⟂	⟂⟂⟂	□□	□□	219

Definitive R-Klassifikation (A29)
0 = Kein Residualtumor (R0), 1 = Nur mikroskopischer Residualtumor (R1), 2 = Makroskopischer Residualtumor, mikroskopisch nicht bestätigt (R2a), 3 = Makroskopischer Residualtumor, auch mikroskopisch bestätigt (R2b), X = Unbestimmt (RX)   □ 220

Methodik der R-Klassifikation (A30)   K = Konventionell, S = „Sophisticated"   □ 221

Lokalisation von Residualtumor   N = Nein   J = Ja

| Lokoregionär | ○ | ○ | □ 222 |
| Fernmetastase(n) | ○ | ○ | □ 223 |

Spezielle Verschlüsselungsanweisungen

S 1 Präkanzeröse Bedingungen und Läsionen

Die Risikofaktoren für das Prostatakarzinom sind nach wie vor wenig geklärt; daher können alle nachstehend angeführten Bedingungen nur als mögliche Risikofaktoren, die weiterer Klärung bedürfen, bezeichnet werden. (Literaturübersicht bei [11, 39].)

Nach Schulze u. Senge [69] ist das Risiko, an einem Prostatakarzinom zu erkranken, wenn auch beim Vater oder bei einem Bruder ein Prostatakarzinom diagnostiziert wurde, doppelt so hoch wie in der Gesamtbevölkerung. Das Risiko ist 9fach erhöht, wenn beim Vater oder bei einem Bruder *und* zusätzlich auch beim Großvater oder bei einem Onkel ein Prostatakarzinom diagnostiziert wurde. Das Risiko scheint auch mit zunehmender Zahl von Blutsverwandten mit Prostatakarzinom zu steigen [51]. Gehäuftes Vorkommen von Prostatakarzinomen bei Blutsverwandten wird v. a. bei Patienten berichtet, bei denen das Karzinom schon vor dem 60. Lebensjahr aufgetreten ist [14].

Beziehungen zwischen sexueller Aktivität und Häufigkeit von Prostatakarzinomen werden diskutiert [19, 65].

In den USA wurde 1993 auf einen möglichen Zusammenhang zwischen Vasektomie und Entstehung eines Prostatakarzinoms aufmerksam gemacht. Weitere Studien hierüber sind erforderlich [2, 17, 32, 40, 61].

Vorangegangene transurethrale Resektionen (TUR) scheinen mit einer ungünstigeren Prognose verbunden zu sein [16, 80].

S 2 Frühere Diagnose einer atypischen Hyperplasie oder PIN

Jede Diagnose einer atypischen adenomatösen Hyperplasie oder einer prostatischen intraepithelialen Neoplasie (PIN) in einer Prostatabiopsie ist ein Hinweis für den Urologen, daß an anderer (nicht in der Biopsie erfaßter) Stelle in der Prostata bereits ein Karzinom bestehen kann bzw. daß dieser Patient ein höheres Risiko bezüglich späterer Karzinomentwicklung hat. (Hinsichtlich der histologischen Kriterien und der Differentialdiagnose siehe S 43).

S 3 Klinische Erscheinungsformen

Das *inzidente (bzw. subklinische) Karzinom* ist ein Malignom, das klinisch weder durch rektale Palpation noch durch bildgebende Verfahren diagnostiziert werden kann. Es wird unerwartet bei der mikroskopischen Untersuchung von Prostatagewebe entdeckt (z. B. bei der Entfernung von Prostatagewebe unter der klinischen Diagnose einer benignen nodulären Hyperplasie oder in einer Suchbiopsie wegen erhöhten prostataspezifischen Antigens (s. S 6). Es entspricht der Kategorie T 1.

Als *manifestes (bzw. klinisches) Karzinom* wird ein Karzinom bezeichnet, bei dem der Primärtumor klinisch durch Palpation oder bildgebende Verfahren nachweisbar ist.

Das *okkulte Karzinom* ist ein Karzinom, bei dem Fernmetastasen aufgetreten sind, ohne daß sich ein Primärtumor identifizieren läßt. Hierbei liegt die Kategorie T0 M1 vor.

Neben diesen 3 Erscheinungsformen wird auch der Begriff „*latentes Karzinom*" verwendet. Er bezeichnet klinisch stumme, erst postmortal entdeckte Karzinome. Diese werden in der organspezifischen Dokumentation nicht erfaßt.

S 4 Paraneoplastisches Syndrom

Paraneoplastische Syndrome werden bei Prostatakarzinomen nur selten beobachtet [23]. Sie sind in erster Linie bei kleinzelligen Karzinomen, bei Karzinoidtumoren und bei Adenokarzinomen mit stärkerer Komponente neuroendokriner Zellen zu erwarten.

S 5 Blutsenkungsgeschwindigkeit

Eine Erhöhung der Blutsenkungsgeschwindigkeit in der ersten Stunde auf mehr als 37 mm erwies sich in einer multivariaten Studie als ungünstiger prognostischer Faktor [46].

S 6 PSA (prostataspezifisches Antigen)

Die obere Grenze des Normalwertes für das Serum-PSA liegt bei Anwendung monoklonaler oder kombiniert monopolyklonaler Tests bei 4,0 ng/ml [52]. Die Höhe des PSA-Wertes hängt auch vom Volumen des Prostatagewebes ab. Dieses und der danach zu erwartende PSA-Serumwert kann aufgrund der Meßwerte bei transrektaler Sonographie wie folgt errechnet werden [48, 52]:

Volumen in cm^3: Höhe (in cm) · Breite (in cm) · Länge (in cm) · 0,523.
Erwarteter PSA-Wert pro cm^3 Volumen: 0,12 ng/ml.

S 7 NSE/Chromogranin

Neuronspezifische Enolase (NSE) und Chromogranin im Serum zeigen das Vorhandensein einer größeren Zahl neuroendokriner Zellen im Prostatakarzinom an. Der Befund ist möglicherweise von Bedeutung, weil er auf Hormonunempfindlichkeit hinweist [31].

S 8 Tumorlokalisation

Die Unterteilung in Innen- und Außendrüse bzw. periphere, zentrale und Übergangszone [44] ist schlecht reproduzierbar. Daher wird hinsichtlich der näheren Angaben zur Lokalisation der Einteilung von Mostofi et al. [55] bzw. des Consensus Workshop 1995 [18a] gefolgt.

S9 TNM-Klassifikation und klinisches Stadium

Angaben zur TNM-Klassifikation und zur klinischen Stadieneinteilung sind nur bei Adenokarzinomen im Sinne der WHO-Klassifikation (s. S25) möglich. Nach der Klassifikation des deutschen „Pathologisch-urologischen Arbeitskreises Prostatakarzinom" [56] bzw. nach Dhom [19] fallen unter den Begriff Adenokarzinom auch das kribriforme, das undifferenzierte solide und das muzinöse Adenokarzinom sowie das papillärduktale Karzinom.

S10 Weitere Angaben bei Zufallsbefund

Wenn ein Tumor bei einer transurethralen Resektion (TUR) zufällig entdeckt und innerhalb von 2 Monaten eine Wiederholung der TUR vorgenommen wird (sog. Re-TUR), ohne daß anschließend eine radikale Prostatektomie erfolgt, berücksichtigt die Klassifikation die Befunde beider TUR [74].

Beispiele:

1) Erste TUR: <5% des resezierten Gewebes tumorbefallen, Wiederholungs-TUR mit gleicher Menge entfernten Gewebes: >10% des resezierten Gewebes befallen. Definitive Klassifikation: T1b.
2) Erste TUR: 10% des resezierten Gewebes mit Karzinom. Wiederholungs-TUR mit dreifacher Menge resezierten Gewebes: hierin kein weiterer Tumorbefall. Definitive Klassifikation: T1a.

S11 Nähere Angaben bei klinisch manifestem Karzinom

Allgemein wird von der Prostatakapsel gesprochen. Tatsächlich handelt es sich hierbei histologisch nicht um eine echte Kapsel, sondern um ein konzentrisch angeordnetes drüsenfreies fibromuskuläres Gewebe an der Außenseite der Prostata [4].

Die Unterteilung von T4 in T4a und T4b erfolgt nach den Vorschlägen des TNM Supplements 1993 [74].

In seltenen Fällen infiltriert ein Prostatakarzinom auch die Harnleitermündung. Dieser Befund ist derzeit in der TNM-Klassifikation nicht ausdrücklich erwähnt. Es wird empfohlen, solche Fälle wegen der schlechten Prognose als T4b zu klassifizieren.

Der Befall der prostatischen Harnröhre wird in der T-Klassifikation nicht berücksichtigt.

„Frozen pelvis" ist eine klinische Bezeichnung, die der Ausbreitung des Karzinoms bis zur Beckenwand mit Fixation entspricht. Dieser Befund wird als T4b(ii) oder (iii) klassifiziert.

S12 Regionäre Lymphknoten

Regionäre Lymphknoten der Prostata sind die Lymphknoten des kleinen Beckens unterhalb der Teilungsstelle der Aa. iliacae communes. Sie schließen ein

- die beidseitigen Obturatoria-Lymphknoten,
- die beidseitigen Lymphknoten an den Aa. iliacae internae und externae,
- die präsakralen Lymphknoten.

S13 Zusätzliche Angaben bei Knochenmetastasen

Die Zahl der Knochenherde bestimmt die im TNM-Supplement 1993 [74] vorgesehene weitere Unterteilung der Kategorie M1b:

(i) bis 5 Herde,
(ii) 6–20 Herde,
(iii) mehr als 20 Herde oder diffuser Befall.

Bei gleicher Zahl der Knochenherde ist die Prognose auch von der Lokalisation in den Knochen abhängig; alleiniger Befall der Becken- und Lendenwirbelsäule ist günstiger als Befall anderer Knochen oder Befall beider Lokalisationen [79].

S14 Klinische TNM-Klassifikation/ klinisches Stadium

C-Faktor	
Primärtumor	C1: Klinische Untersuchung, Urographie
	C2: Endoskopie, Sonographie, CT, NMR, nuklearmedizinische Untersuchungen, PSA im Serum
	C3: Chirurgische Exploration mit Biopsie und Zytologie
Regionäre Lymphknoten	C1: Klinische Untersuchung, Urographie
	C2: CT, Sonographie, NMR, nuklearmedizinische Untersuchungen, Feinnadelbiopsie, PSA im Serum
	C3: Chirurgische Exploration mit Biopsie und Zytologie
Fernmetastasen	C1: Klinische Untersuchung, Standardröntgenaufnahmen
	C2: Nuklearmedizinische Untersuchungen, Sonographie, CT, NMR, PSA im Serum, Feinnadelbiopsie, Biopsie
	C3: Chirurgische Exploration mit Biopsie und Zytologie

Immer noch wird die alte A-D-Stadieneinteilung in verschiedenen Modifikationen verwendet. Tabelle 37.1 zeigt eine „Übersetzung" in das TNM-System bzw. die UICC-Stadieneinteilung 1992.

Tabelle 37.1. Klinische Stadieneinteilungen und Beziehung zu TNM 1992

Aktualisierte amerikanische A–D-Stadieneinteilung Huben u. Murphy 1986 [41]		Deutsche urologische Stadieneinteilung (Schmiedt 1979) [64]	Stadieneinteilung UICC 1992	TNM-Klassifikation UICC 1992
A Kein palpabler Tumor	A1 Fokal	0	Wenn G1: St. 0 / Wenn G2,3–4: St. I / St. I	T1a
	A2 Diffus			T1b
B Begrenzt auf Prostata	B1 Kleiner umschriebener Knoten	A	II	T2a
	B2 Großer Knoten oder multiple Knoten oder Herde	B		T2b oder c
C Begrenzt auf periprostatisches Gewebe	C1 Kein Befall der Samenblasen und ≤70 g	C	III	T3a oder b
	C2 Befall der Samenblase(n) und/oder >70 g			T3b oder c
D Fernmetastasen	D1 Metastasen in Beckenlymphknoten oder Urethralobstruktion mit konsekutiver Hydronephrose	D	IV	T4 N0 oder jedes T N1–3
	D2 Metastasen in Fernlymphknoten, Knochen, inneren Organen oder Weichteilen			M1

S15 Geschätztes Karzinomvolumen (in cm³)

Die Schätzung des Karzinomvolumens erfolgt aufgrund der Messung in der transrektalen Sonographie oder NMR. Dabei gelangt folgende Formel [48, 52] zur Anwendung:

Volumen in cm³ = Höhe (in cm) · Breite (in cm) · Länge (in cm) · 0,523.

Da das Tumorvolumen ein verläßlicherer Indikator für das biologische Verhalten (extrakapsuläre Ausbreitung, Metastasierung) ist als der Palpationsbefund, hat ein Committee on Staging and Pathology einen neuen Vorschlag für ein Staging-System erstellt, der auf der Beurteilung des Volumens (V-Klassifikation) beruht [31] und gleichzeitig auch die extrakapsuläre Ausbreitung und den histologischen Differenzierungsgrad berücksichtigt:

Volumen-(V-)Klassifikation

V0: Kein Tumor
V1: <1 cm³, nicht schlecht differenziert
V2a: 1–4 cm³ oder <1 cm³ und schlecht differenziert
V2b: >4 cm³
V3: Extrakapsulär
V4: Invasion von Samenblasen, Blasenhals und/oder Nachbarstrukturen

Dieses System soll in Zukunft auf breiter Basis getestet werden. Problematisch ist noch die Zuverlässigkeit der Schätzung des Tumorvolumens, insbesondere bei kleinen zentral gelegenen Tumoren. Die Volumenbestimmung soll mittels transrektaler Sonographie und möglichst auch mittels transrektaler NMR vorgenommen werden.

S16 Befall der Urethra

Der Befall der Urethra wird in der TNM-Klassifikation nicht berücksichtigt; seine Bedeutung ist noch zu klären.

S17 Befall des Apex

Als Apex sind nach Voges et al. [75] die distalen 8 mm der Prostata definiert. Der Apexbefall wird klinisch oft nicht erkannt.

S18 Datum der Operation

Als Operationsdatum gilt das Datum des therapeutischen chirurgischen Eingriffs am Primärtumor. Falls ein solcher nicht erfolgte, wird das Datum einer Kastrationsoperation am Hoden oder einer Operation an den regionären Lymphknoten eingetragen; für den Fall, daß sowohl am Hoden als auch an den Lymphknoten operiert wurde, gilt das Datum der zuerst erfolgten Operation.

S19 Art des chirurgischen Eingriffs

Die retro- oder suprapubische Enukleation (auch einfache oder partielle Prostatektomie) wird ausschließlich bei der klinischen Diagnose einer benignen nodulären Prostatahyperplasie vorgenommen. Sie ist hier angeführt für den heute sehr seltenen Fall, daß nach einer solchen Operation bei der histologischen Untersuchung unerwartet ein Prostatakarzinom entdeckt wird.

Die alleinige Applikation von Trägern radioaktiver Substanzen zur Brachytherapie gilt nicht als chirurgische Primärtumortherapie, sondern wird im Strahlenbehandlungsbogen der Basisdokumentation dokumentiert.

S 20 Zusätzliche Angaben bei radikaler Prostatektomie

Bei nervenschonender (erektionsprotektiver) Operationstechnik [76, 77] ist mit erhöhten Lokalrezidivraten zu rechnen; daher werden besonders bei dieser Technik die Resektionsränder durch intraoperative histologische Schnellschnittuntersuchung kontrolliert.

S 21 Nachblutung

Als Nachblutung werden Blutungen dokumentiert, die kreislaufwirksam sind und/oder eine Bluttransfusion und/oder eine endoskopische oder operative Revision erforderlich machen.

S 22 Bogen-Nummer

Bei einem beträchtlichen Teil der Patienten mit Prostatakarzinom wird lediglich eine Biopsie entnommen, ein weiterer erheblicher Teil der Patienten wird durch eine transurethrale Resektion (TUR) und ein nur kleiner Teil der Patienten durch Prostatektomie behandelt. Daher sind für die Dokumentation der histopathologischen Untersuchung jeweils diesen unterschiedlichen Situationen angepaßte Bögen vorgesehen, die mit den Nummern 3–5 bezeichnet sind. Für jeden Patienten ist lediglich *einer* dieser Bögen auszufüllen.

S 23 Untersuchungsmaterial

Eine transurethrale Resektion (TUR) gilt dann als diagnostisch, wenn sie ohne vorherigen Karzinombefund in Stanz- oder Saugbiopsie durchgeführt wird, teils, um bei negativer Stanz- oder Saugbiopsie auf diese Weise die Karzinomdiagnose zu erreichen, teils, weil die Erkrankung nach den klinischen Befunden als benigne angesehen wird.

S 24 Zusätzliche Angaben bei Stanzbiopsien

Die Angabe der Zahl der Stanzzylinder ist deshalb wichtig, weil die Verläßlichkeit einer Aussage über uni- oder bilateralen Befall mit der Zahl der Zylinder steigt.

S 25 Histologischer Tumortyp nach WHO

Die WHO-Klassifikation [54] stammt aus dem Jahre 1989. Zwischenzeitlich sind weitere seltene histologische Typen maligner epithelialer Tumoren der Prostata beschrieben worden [55], und es hat sich eine *„modifizierte WHO-Klassifikation"* eingebürgert [18a, 38a]. Die hierin vorgesehenen histologischen Typen sind nachstehend mit ihren ICD-O-Code-Nummern aufgeführt.

Tumortyp	ICD-O-Code-Nr.	Anmerkung
Adenokarzinom o. n. A.	8140/3	(1)
Azinäres Adenokarzinom	8550/3	(2)
Muzinöses Adenokarzinom	8480/3	(3)
Duktales Adenokarzinom	8500/3	(4)
Übergangszellkarzinom	8120/3	(5)
Plattenepithelkarzinom	8070/3	(6)
Neuroendokrines Karzinom	8246/3	(7)
Kleinzellig-anaplastisches Karzinom	8041/3	(8)
Undifferenziertes Karzinom	8020/3	(9)

Anmerkungen

(1) Nach Möglichkeit soll zwischen azinärem, muzinösem und duktalem Adenokarzinom unterschieden werden. Nur wenn dies ausnahmsweise nicht möglich ist, darf ein Adenokarzinom o. n. A. diagnostiziert werden.
An sonstigen sehr seltenen Tumoren sind noch das Basalzellkarzinom (ICD-O 8090/3)*) und das adenoid-zystische Karzinom (ICD-O 8210/3) zu nennen.
Das *Basalzellkarzinom* zeigt das typische Bild einer Basalzellhyperplasie mit soliden Nestern und Zügen schlecht differenzierter Zellen, Mitosen und Tumornekrosen. Herdförmig können auch plattenepitheliale, übergangszellige oder azinäre Differenzierung gefunden werden.
Ob es ein *adenoid-zystisches Karzinom* vom Typ desjenigen in den Speicheldrüsen tatsächlich gibt, wird von Mostofi et al. [55] bezweifelt. Nach Rosai [60] sollte man wegen der fehlenden Progression solcher Fälle lieber von „adenoid-cystic-like tumor" sprechen.
Ausnahmsweise kommen *Kombinationskarzinome („mixed carcinomas")* in der Prostata vor u. zwar vor allem Kombinationen von azinären Adenokarzinomen und Übergangszellkarzinomen, seltener von azinären Adeno- und Plattenepithelkarzinomen. Ein solches Kombinationskarzinom darf nur dann diagnostiziert werden, wenn es sich um ein Adenokarzinom der Prostata und ein gleichzeitiges *primäres* Übergangszell- oder Plattenepithelkarzinom *in der Prostata* handelt, nicht aber wenn gleichzeitig ein in die Prostata infiltrierendes Übergangs- oder Plattenepithelkarzinom der Urethra oder der Harnblase besteht. Für die echten Kombinationen werden beide Tumortypen verschlüsselt; bei einem neben einem Adenokarzinom der Prostata bestehenden Karzinom der Urethra oder der Harnblase ist für diesen anderen Organ-

---
* Die angegebene Code-Nummer 8090/3 ist in der ICD-O den Basalzellkarzinomen der Haut vorbehalten. Davon abweichend wird empfohlen, sie auch für das Basalzellkarzinom der Prostata zu verwenden.

tumor dagegen eine eigene Dokumentation anzulegen und hierauf in Abschnitt I.C. (Synchrone andere Primärtumoren) zu verweisen.

(2) Als *azinäre Adenokarzinome* sind die „typischen" Adenokarzinome der Prostata zu verstehen, die mehr als 90% aller Prostatakarzinome ausmachen und von den Azini (Drüsen) und den proximalen Ausführungsgängen ausgehen. Azinäre Adenokarzinome zeigen eines oder mehrere von vier Wachstumsmustern, nämlich: kleindrüsig (small acinar), großdrüsig (large acinar), kribriform oder solidtrabekulär. Sie werden unter III.C. gesondert dokumentiert.

(3) In seltenen Fällen kann ein Prostatakarzinom fast ausschließlich überreichliche extrazelluläre Verschleimung aufweisen. Der Nachweis von saurer Phosphatase und PSA in den Tumorzellen erlaubt eine Abgrenzung gegen muzinöse Adenokarzinome von Nachbarorganen. Das *muzinöse Adenokarzinom* scheint sich von den gewöhnlichen Adenokarzinomen durch die Seltenheit von Knochenmetastasen, fehlende Hormonabhängigkeit und geringeres Ansprechen auf Radiotherapie zu unterscheiden [60].

(4) Als *duktale Adenokarzinome* werden die seltenen Karzinome der größeren Asuführungsgänge bezeichnet, die typischerweise papilläre Strukturen zeigen und aus zylindrischen Zellen mit vakuolisiertem (hellem) Zytoplasma und/oder kubischen Zellen mit granuliertem Zytoplasma bestehen. Die früher bisweilen vertretene Unterscheidung zwischen papillären Adenokarzinomen (reine duktale Karzinome) und endometrioiden Karzinomen (Adenokarzinome des Utriculus prostaticus, duktale Karzinome mit endometrioiden Zügen) wird heute nicht mehr durchgeführt, wenngleich manche der duktalen Adenokarzinome lichtmikroskopisch eine Ähnlichkeit mit endometrioiden Adenokarzinomen des Uterus aufweisen. Im Gegensatz zu letzteren lassen sich aber in den Tumorzellen saure Prostataphosphatase wie auch PSA nachweisen.

(5) *Übergangszellkarzinome* der Prostata entstehen in den größeren Ausführungsgängen und gleichen den entsprechenden Tumoren anderer Lokalisation. Bei der Diagnose dieses Tumors ist stets die Möglichkeit des sekundären Befalls der Prostata durch ein Übergangszellkarzinom der Harnröhre oder der Harnblase auszuschließen.

(6) Auch das seltene *Plattenepithelkarzinom* geht von den Ausführungsgängen der Prostata aus.

(7) Ein *neuroendokrines Karzinom (Karzinoidtumor)* soll nur dann diagnostiziert werden, wenn der Tumor ausschließlich karzinoidähnliche Strukturen zeigt [78].

(8) Das *kleinzellige Karzinom* gleicht jenem der Lunge und verhält sich biologisch sehr aggressiv [23].

(9) Ein *undifferenziertes Karzinom* wird dann diagnostiziert, wenn ein maligner epithelialer Tumor nicht in eine der anderen Kategorien eingeordnet werden kann. Wenn auch nur geringe Teile des Tumors eine Differenzierung im Sinne eines Adeno-, Übergangszell-, neuroendokrinen oder kleinzellig-anaplastischen Karzinoms aufweisen, darf der Tumor nicht als undifferenziertes Karzinom klassifiziert werden.

S 26 Histologische Klassifikation nach Dhom

Die in Deutschland häufig verwendete Klassifikation nach Dhom [19, 56] unterscheidet folgende Typen maligner epithelialer Tumoren:

A. Gewöhnliche Prostatakarzinome
1) Karzinome mit uniformem Muster
   a) Hochdifferenziertes Adenokarzinom
   b) Wenig differenziertes Adenokarzinom
   c) Kribriformes Karzinom
   d) Undifferenziertes solides Karzinom
2) Karzinome mit pluriformem Muster
   Beispiele: Hoch und wenig differenziertes Adenokarzinom, kribriformes und solides Karzinom, kribriformes Muster in anderen Typen, Karzinome mit mehr als 2 Mustern

B. Ungewöhnliche und seltene Karzinome
1) Muzinöses Adenokarzinom
2) Papillär-duktales Karzinom
3) Adenoid-zystisches Karzinom
4) Karzinoid und kleinzelliges Karzinom
5) Transitionalzellkarzinom (Urothelkarzinom)
6) Plattenepithelkarzinom

Das papillär-duktale Karzinom findet sich in reiner Form sehr selten; herdförmig sind solche Strukturen in gewöhnlichen Karzinomen aber nicht selten.

S 27 Grading

Grading des Adenokarzinoms (im Sinne der WHO-Klassifikation)

Es gibt für das Prostatakarzinom wenigstens 30 unterschiedliche Gradingsysteme (ausführliche Darstellung bei [36, 53, 55]. In dieser Dokumentation kann wahlweise das Grading nach WHO [54], das des „Pathologisch-urologischen Arbeitskreises Prostatakarzinom" [19, 56] sowie das in den USA 1979 vom National Prostate Cancer Detection Project (NPCDP) empfohlene und dort am weitesten verbreitete Gleason-System [30] verwendet werden.

Während alle diese Systeme am histologischen Präparat anwendbar sind, ist ein zytologisches Grading nur nach den Methoden des nukleären WHO-Gradings und des Gradings des deutschen Arbeitskreises möglich.

Das *Grading nach WHO* [54] berücksichtigt die drüsige Differenzierung (histologisches Grading) und die Kernanaplasie (nukleäres Grading).

Nach der *drüsigen Differenzierung* werden 3 Gruppen unterschieden:

G 1: einfache (kleine oder große) Drüsen, z. T. mit papillären Strukturen;
G 2: verschmolzene Drüsen und kribriforme Muster;
G 3–4: nur wenig oder abortive Drüsenbildung (fehlt die Drüsenbildung völlig, liegt ein undifferenziertes Karzinom vor).

Die *Kernanaplasie* wird aufgrund von Größe und Gestalt der Kerne, der Chromatinverteilung und der Nukleolen in die 3 Grade „gering", „mäßig", „stark" unterteilt. Berücksichtigt wird der Gesamteindruck. Die Einordnung erfolgt nach den jeweils ungünstigsten Strukturen.

Die Beurteilung erfolgt nach WHO als kombiniertes Grading, d.h. unter Zusammenfassung sowohl der drüsigen Differenzierung als auch des nukleären Gradings, wobei bei unterschiedlichen Graden der ungünstigste berücksichtigt wird. Eine getrennte Beurteilung wird von manchen Autoren, insbesondere für spezielle Studien, empfohlen [66, 67].

Das histologische Grading des deutschen Pathologisch-urologischen Arbeitskreises Prostatakarzinom ist ein semiquantitatives System, das in Tabelle 37.2 mit der Erweiterung nach Helpap et al. [36, 37] dargestellt ist.

Tabelle 37.2. Histologisches Grading des deutschen Pathologisch-urologischen Arbeitskreises Prostatakarzinom unter Berücksichtigung des Subgradings nach Helpap et al. [37]

Histologische Differenzierung		Kernatypien	
Hochdifferenziert – glandulär	0	Gering	0
Wenig differenziert – glandulär	1	Mäßig	1
Kribriform	2	Stark	2
Solid – trabekulär	3		

Summe der Bewertungsziffern	Grading	Subgrading
0, 1	G 1	1a, 1b
2, 3	G 2	2a, 2b
4, 5	G 3	3a, 3b

Der Wert des Subgradings ergibt sich daraus, daß G 2a sich ähnlich wie G 1a und G 1b verhält [37].

Auch für das *zytologische Grading* liegen vom deutschen Pathologisch-urologischen Arbeitskreis Prostatakarzinom Empfehlungen vor [7, 19, 56], die in Tabelle 37.3 dargestellt sind.

Die Arbeitsgemeinschaft Urologische Onkologie (AUO) der Deutschen Krebsgesellschaft [3] hat neuerdings im Gegensatz zum TNM-System und zu den angeführten Gradingsystemen ein Grading in 4 Stufen vorgeschlagen, ohne dazu nähere Präzisierungen zu geben.

Beim *Gleason-System* [30] erfolgt im Gegensatz zu den oben angeführten Gradingsystemen eine gesonderte Bewertung für den überwiegenden Anteil („primäres Grading") und für etwa zusätzlich vorhandene Anteile („sekundäres Grading"). Für beide Komponenten werden jeweils 1–5 Punkte vergeben und diese dann addiert. Ist ein Tumor einheitlich strukturiert, werden die hierfür zutreffenden Punkte verdoppelt. Der Gleason-Score kann somit zwischen 2 und 10 Punkten liegen. Die Kriterien für die Punktevergabe sind in Tabelle 37.4 aufgelistet und in Abb. 37.1 schematisch wiedergegeben.

Tabelle 37.3. Zytologisches Grading nach den Empfehlungen des deutschen Pathologisch-urologischen Arbeitskreises Prostatakarzinom [56]

Berücksichtigte Kriterien	Bewertungsziffern		
	Gering	Mäßig	Stark
Mittlere Kerngröße	1	2	3
Kerngrößenvariabilität	1	2	3
Mittlere Nukleolengröße	1	2	3
Nukleolenvariabilität (Größe, Form, Zahl)	1	2	3
Zell- und Kerndissoziation	1	2	3
Kernordnung	1	2	3

Summe der Bewertungsziffern	Malignitätsgrad
6–10	G 1
11–14	G 2
15–18	G 3

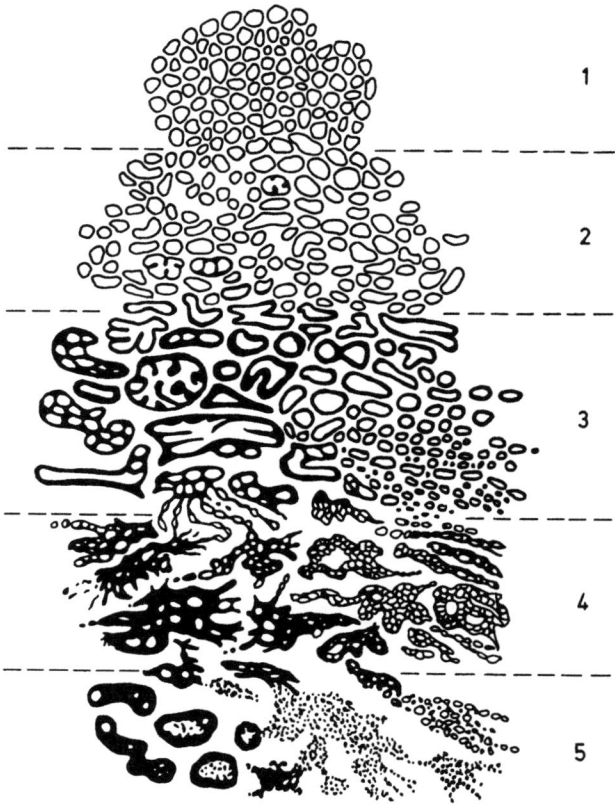

Abb. 37.1. Schematische Darstellung des Gleason-Gradings. (Aus Helpap 1989 [36])

Tabelle 37.4. Grading nach Gleason

Vergebene Punkte	Morphologische Kriterien
1	Runde bis ovale gleich große Einzeldrüsen, dicht nebeneinander liegend, scharf gegen die Umgebung abgegrenzt
2	Etwas weniger uniforme Einzeldrüsen, getrennt durch geringe Mengen von Stroma, weniger scharf begrenzter Tumorrand
3	a) Unregelmäßig große und unregelmäßig gestaltete Drüsen mit gewöhnlich reichlicherem Stroma, gelegentlich auch dicht gelagert, unregelmäßige und unscharfe Tumorgrenze b) Papilläre oder kribriforme Strukturen, z.T. in großen gangähnlichen Bildungen
4	a) Große unregelmäßige Epithelformationen durch Drüsenverschmelzung („fused glands") sowie verzweigte Drüsen mit unregelmäßiger Infiltration in die Umgebung b) Adenokarzinome mit ausgeprägt klarem Zytoplasma, ähnlich hellzelligen Adenokarzinomen der Niere
5	a) Scharf begrenzte runde Epithelhaufen mit meist solidem und kribriformem Bau, gewöhnlich mit zentraler Nekrose (komedokarzinoidähnlich) b) Unregelmäßig begrenzte Formationen eines undifferenzierten Karzinoms, das nur durch gerade noch erkennbare Drüsenbildung oder Vakuolen (siegelringzellähnlich) als Adenokarzinom zu identifizieren ist

Grading des Übergangszell- und des Plattenepithelkarzinoms

Hierfür gelten die auch bei anderen Lokalisationen üblichen Empfehlungen (s. z.B. Harnblasenkarzinom S. 41.26 oder Peniskarzinom S. 36.19).

Grading bei sonstigen Karzinomen

Kleinzellige Karzinome und undifferenzierte Karzinome werden immer als G 3 – 4 eingestuft. Für die übrigen sonstigen Karzinome gibt es keine detaillierten Empfehlungen für das Grading; dieses kann daher bei diesen Tumoren unterbleiben.

S 28 Pathologisches Stadium

Für die pathologische Stadieneinteilung gelten entsprechend den allgemeinen Regeln des TNM-Systems pT, pN und pM außer für den Fall, daß pTX, pNX oder pMX klassifiziert wurde. Beim Prostatakarzinom gibt es auch die Kombination pT0/T1a. Dies trifft zu bei Patienten, bei denen zunächst in einer TUR in 5% oder weniger des untersuchten Gewebes ein Karzinom nachgewiesen (T1a) und in der anschließenden radikalen Prostatektomie kein Tumorgewebe gefunden wurde (pT0). In diesen Fällen wird der T-Befund (T1a) bei der pathologischen Stadienbestimmung verwendet.

S 29 Lokalisation und Zahl befallener Stanzen

Bei T2-Tumoren ist ein- oder beidseitiger Befall von Stanzbiopsien ein Hinweis auf die Wahrscheinlichkeit des Lymphknotenbefalls [18].

S 30 Tumornachweis im periprostatischen Binde- und Fettgewebe und/oder in Samenblasen

In Stanzbiopsien können Karzinomformationen im extrakapsulären Binde- und Fettgewebe nachgewiesen werden. Die Anwesenheit von Tumor zwischen Skelettmuskulatur darf nicht als extrakapsuläre Ausbreitung gewertet werden, denn Skelettmuskulatur findet sich auch innerhalb der Prostata und zwar insbesondere in den Seitenlappen und an der Basis der Prostata [55].

Mit dem Nachweis von Tumor im periprostatischen Binde- und Fettgewebe ist erwiesen, daß der Tumor sich extrakapsulär ausgebreitet hat. Dieser Befund ist für die Therapiewahl wichtig, erlaubt aber keine Klassifikation nach pT und kann bei klinisch nicht nachweisbaren Tumoren die Klassifikation T1 nicht ändern. Bei manifestem Tumor erlaubt dieser Befund jedoch die Aussage, daß es sich zumindest um einen T3-Tumor handeln muß.

S 31 Perineuralinvasion

Die Perineuralinvasion wurde ursprünglich als Invasion perineuraler Lymphgefäße angesehen; jedoch konnte durch elektronenmikroskopische Untersuchungen gezeigt werden, daß es sich dabei um Einbrüche in einen potentiellen Gewebsspalt mit geringerer Resistenz gegen Tumorinfiltration handelt. Prognostische Bedeutung kommt der Perineuralinvasion nicht zu. (Literatur bei [58]).

Intraprostatische Perineuralinvasion hat keine klinische Bedeutung [13]; demgegenüber kann perineurale Invasion im periprostatischen Gewebe unter Umständen einziges Zeichen einer periprostatischen Ausbreitung sein.

S 32 Unterschiedliche histologische Strukturen in Adenokarzinomen

Adenokarzinome zeigen 4 unterschiedliche Wachstumstypen:

- kleindrüsig („small acinar"): drüsige Strukturen, die viel kleiner als normale Azini sind;
- großdrüsig („large acinar"): drüsige Strukturen etwa in der Größe normaler Azini oder etwas kleiner als diese;
- kribriform: multiple drüsenähnliche Lumina innerhalb größerer Epithelfelder;
- solid-trabekulär: Zellen in Haufen und/oder Trabekeln.

Selten sind den üblichen Wachstumsformen des Adenokarzinoms auch karzinoidähnliche Strukturen beigemengt.

S 33 Zelltyp in Adenokarzinomen

Adenokarzinome bestehen hauptsächlich aus 3 Zelltypen, entweder ausschließlich oder gemischt:

- helle Zellen (auch als klare Zellen bezeichnet) mit wabigem oder (bei HE-Färbung) diffus blaßrötlichem Zelleib,
- dunkle Zellen mit homogenem, leicht basophilem Zytoplasma,
- eosinophile Zellen mit granuliertem eosinophilem Zytoplasma.

Kleindrüsige und solid-trabekuläre Adenokarzinome sind üblicherweise hellzellig, großdrüsige Adenokarzinome meist dunkelzellig. Eosinophile Zellen finden sich nur selten, dann oft ausschließlich.

Neuroendokrine Zellen kommen in Adenokarzinomen als Teilkomponente vor [23] und erklären die gelegentlichen paraneoplastischen Syndrome. Die Häufigkeit des Nachweises neuroendokriner Zellen hängt von der histologischen Methodik ab. Das Vorkommen neuroendokriner Zellen in Adenokarzinomen zeigt eine schlechtere Prognose an [31]. Dies erklärt sich einerseits dadurch, daß Tumoren mit neuroendokriner Differenzierung in der Regel einen höheren Malignitätsgrad aufweisen, andererseits dadurch, daß diese neuroendokrinen Elemente hormonunempfindlich sind.

S 34 Immunhistochemischer Nachweis neuroendokriner Zellen

Die Häufigkeit des Nachweises herdförmig angeordneter neuroendokriner Zellen in Adenokarzinomen hängt vom Einsatz immunhistochemischer Methoden (NSE, Chromogranin, Somatostatin u. a.) ab.

S 35 Phosphatasen- und PSA-Gehalt in Tumorzellen

Ob der Gehalt an Phosphatasen und PSA in Tumorzellen die Bedeutung eines unabhängigen Prognosefaktors hat, ist bisher nicht gesichert. Im allgemeinen nimmt der Gehalt an saurer Phosphatase und PSA mit zunehmendem Malignitätsgrad ab.

S 36 Regression nach vorangegangener nicht-operativer Therapie

Als Folge von Hormon- und Strahlentherapie zeigen sich in Karzinomen pleomorphe vakuolisierte Kerne, Pyknose, Karyorhexis, Verlust von Nukleolen, Vakuolisierung des Zytoplasmas, Ruptur der Zellmembran, fortschreitend bis zur schließlichen Nekrose, Lyse und zum völligen Schwund der Tumorzellen.

Die Beurteilung des Ausmaßes der Regression (Grading der Regression) erfolgt entweder an histologischem Untersuchungsgut (Stanzbiopsien) [1, 19, 20, 21] (Tabelle 37.5) oder an Saugbiopsien [6, 8] (Tabelle 37.6).

Tabelle 37.5. Histologisches Regressiongrading

Vergebene Punkte	Kriterien
10	Keine Tumorregression: Jeder Tumor vor Therapie (diagnostische Biopsie) erhält ohne Rücksicht auf den histologischen Differenzierungsgrad 10 Punkte. Lassen sich in einer Folgebiopsie gleichfalls keinerlei Regressionen erkennen, werden ebenfalls 10 Punkte vergeben
8	Karzinom noch ausgedehnt nachweisbar, aber wenigstens herdförmig zytologische Merkmale der Regression wie Zytoplasmavakuolisierung, Kernpyknosen oder Kernvakuolen; keine Mitosen
6	Karzinom ausgedehnt nachweisbar, zytologisch aber erhebliche regressive Veränderungen erkennbar
4	Nur wenige Karzinomreste mit deutlichen regressiven Veränderungen erkennbar
2	Nur winzige und spärliche regressiv veränderte Zellgruppen zu sehen, deren sichere Zuordnung zu einem Prostatakarzinom nur schwierig möglich ist
0	Kein Karzinom nachweisbar

Vergebene Punktezahl	Regressionsgrad
8/10	I Keine oder nur geringe Regression
4/6	II Mäßige Regression
0/2	III Ausgeprägte Regression oder Biopsie ohne Tumornachweis

Tabelle 37.6. Zytologisches Regressionsgrading

A. Bewertung des zellulären Regressionsgrades (r)

		Bewertungsziffer
Zytoplasma:	Keine Veränderung	0
	Vakuolisierung	1
	Ruptur, Reduktion des Zellvolumens	2
Zellkern:	Keine Veränderung	0
	Verkleinerung	1
	Pyknose	2
Nukleolen:	Keine Veränderung	0
	Verkleinerung	1
	Schwund	2

Summe der Bewertungsziffern	Zellulärer Regressionsgrad (r)
0	r0
1–2	rI
3–4	rII
5–6	rIII

B. Festlegung des Regressionsgrades für den Gesamttumor (R)

r0	Keine Regression
rI	Regressionsgrad R I
rII selten (<20%)	Regressionsgrad R I
rII häufig (>80%) rIII	Regressionsgrad III

Alle anderen Möglichkeiten: Regressionsgrad II

S 37 Morphometrische Untersuchungen

Mehrfach wurden morphometrische Untersuchungen zur Prognosebeurteilung empfohlen, so die Messung der Oberfläche der Nukleolen [73], die Bestimmung des mittleren Kernrundungsfaktors (Kernrundheitsfaktors) [15, 22], der Kerngröße und der Relation Nukleolus/Zellkern [34, 35]. Da diese Untersuchungen nur selten angewandt werden und ihr Wert weiterer Klärung bedarf, soll an dieser Stelle nur festgehalten werden, ob sie angewandt wurden oder nicht, um entsprechende Patienten identifizieren zu können. (Literaturübersicht bei [55].)

S 38 Zusätzliche Angaben bei TUR

Die Bearbeitung des bei einer TUR gewonnenen Gewebes wird im Schrifttum viel diskutiert. Generell hängt die Zuverlässigkeit der pathohistologischen Aussagen vom Ausmaß des untersuchten Gewebes ab. Dies gilt insbesondere für die Differenzierung zwischen T 1 a und T 1 b sowie das Grading [60]. Daher sollen in dieser Dokumentation entsprechende Angaben festgehalten werden.

Empfehlungen für die Untersuchung von TUR-Material liegen von verschiedenen Seiten vor:

Helpap [36]:	Vollständige Einbettung bei Material bis zu 30 g (entsprechend etwa 10 Blöcken).
Rosai [60]:	4 Kapseln (je etwa 2 g Gewebe) einbetten, vom verbleibenden Material pro 10 g eine zusätzliche Kapsel (gilt auch für fraktionierte TUR).
Dominok [24]:	Pro 5 g ein Paraffinblock, bei reichlichem Material 4 Paraffinblöcke.
Graham et al. [31]:	Stets alle nach Farbe und Konsistenz auffälligen Späne einbetten, vom sonstigen Material bei einem Gesamtgewicht bis 30 g 6 Blöcke (mit je 3–10 Spänen) einbetten; bei mehr als 30 g schwerem Material für je 10 g über 30 g zusätzlich einen weiteren Block einbetten.
Denis et al. [18a]	Bei Gewicht bis 12 g: alles einbetten; bei Gewicht über 12 g: 12 g (6 Blöcke) und zusätzlich je ein Block für 10 g zusätzlichen Gewebes; wenn ein klinisch nicht vermutetes Karzinom in 5% oder weniger des untersuchten Gewebes oder eine high grade-PIN oder eine atypische adenomatöse Hyperplasie gefunden wird, soll das verbliebene Material eingebettet werden

Bisher gibt es weder eine internationale noch nationale Einigung auf eines dieser Verfahren. Die Dokumentation erfolgt daher so, daß die jeweils angewandte Methode erkennbar ist und daß für den Fall einer späteren Einigung auf ein bestimmtes Verfahren eine Zuordnung möglich ist.

S 39 Lymphgefäßinvasion/Veneninvasion

Nach einer multivariaten Analyse [5] haben Lymphgefäß- wie auch Veneninvasion keinen Einfluß auf die Prognose. Weitere Untersuchungen sind erforderlich.

S 40 Ausmaß des Tumorbefalls

Die Relation befallener zu untersuchten Spänen gibt einen wichtigen Hinweis auf das Stadium der Erkrankung und die Langzeitprognose und ist auch für die Indikation zur Prostatektomie von Bedeutung [29, 44].

S 41 Ploidie

Die Bestimmung der Ploidie ersetzt weder Grading noch Staging, ergänzt diese aber. Sie scheint insbesondere bedeutsam bei G 2-Tumoren [49]. Im allgemeinen finden sich mit zunehmendem Stadium weniger diploide und mehr nicht-tetraploid-aneuploide Karzinome. Der Wert der Ploidiebestimmung als Ergänzung zum Grading und ihre Bedeutung für die Therapiewahl werden noch unterschiedlich beurteilt, z. B. von Smith [70] negiert, von anderer Seite [31, 59] als bedeutsam anerkannt. An der Mayo Clinic [81] wird die Ploidiebestimmung für klinische Studien über adjuvante Therapie als obligat gefordert. (Weitere Literatur hierzu bei [29, 55].)

S 42 Andere tumorbiologische Untersuchungen

Eine große Zahl spezieller und aufwendiger Untersuchungsmethoden wurden beim Prostatakarzinom eingesetzt, ohne daß ihr Wert definitiv beurteilt werden könnte. Erwähnt seien:

- Bestimmung von Hormonrezeptoren, Image-DNS-Zytometrie;
- Zellkinetik, Proliferationsmarker (z. B. Ki 67), Ag-NORs [38], Neovaskularisation [12], Molekulargenetik (Onkogene), Chromosomenaberrationen [12, 17, 57, 62];

(Weitere Literatur bei [19, 36, 55]).

S 43 Begleitende Veränderungen in tumorfreiem Prostatagewebe

Eine ausführliche Darstellung prämaligner Veränderungen, wie sie in radikalen Prostatektomiepräparaten neben dem Karzinom gefunden werden, insbesondere aber auch der nomenklatorischen Unterschiedlichkeiten, findet sich bei Mostofi et al. [55]. Auf einer von der American Cancer Society veranstalteten internationalen Konferenz [25] wurde empfohlen, die Bezeichnung „Dysplasie" nicht zu verwenden, sondern vielmehr von „prostatic intraepithelial neoplasia

(PIN)" von niedrigem oder hohem Grad zu sprechen.

Als PIN werden Veränderungen bezeichnet, die zellulär völlig einem Prostatakarzinom entsprechen, bei denen aber die Zellen ausschließlich intraazinär liegen. Gleichen die intraazinären Zellen denen eines hochdifferenzierten G 1-Karzinoms, wird eine Low-grade-PIN, andernfalls eine High-grade-PIN diagnostiziert.

Neben einer PIN kann im Anschluß an ein Prostatakarzinom oder benachbart eine weitere Veränderung gefunden werden, die als Vorläufer von PIN bzw. Adenokarzinom diskutiert wird, wenngleich die klinische Bedeutung nicht definitiv geklärt ist. Diese unter anderem als „atypische Drüsen", Adenose, atypische Hyperplasie beschriebene Veränderung soll nach den Empfehlungen eines internationalen Consensus Statements als „atypische adenomatöse Hyperplasie" bezeichnet weden [10]. Die Diagnose wird dann gestellt, wenn sich kleine Drüsen finden, die von einer einzelnen Reihe von Zellen ausgekleidet werden (ohne Basalzell-Lage) und den *Verdacht* entweder auf Kernanaplasie oder auf Invasion erwecken.

S 44 Zusätzliche Angaben zur Prostatektomie

Mit der Zahl eingebetteter Blöcke steigt die Verläßlichkeit hinsichtlich des Nachweises einer extrakapsulären Ausbreitung und hinsichtlich Tumorbefalls bzw. Tumorfreiheit der Resektionsränder. In einer Studie von Jonas [47] waren die oberflächlichen Resektionsränder bei selektiver Einbettung in 46%, bei kompletter Einbettung in 58% tumorbefallen.

Mostofi et al. [55] empfehlen Lamellierung in 2,5 mm dicken Scheiben und Einbettung von Großblöcken zur Anfertigung von Großflächenschnitten. Besonderes Augenmerk muß den posterolateralen Gebieten und dem Apex gewidmet werden. (Weitere Literatur zur Untersuchungsmethodik bei [10, 43].)

S 45 Kapselinvasion

Die Invasion der Kapsel ist von wesentlich geringerer Bedeutung als die Penetration der Kapsel (Durchbruch durch die Kapsel) [13].

S 46 Volumenbestimmung

Die histologische Volumenbestimmung wurde bisher i. allg. durch komplette Einbettung des Prostatektomiepräparates in Form von transversalen Scheiben (2,5–3 mm) und des Apexbereiches in Form von sagittalen Scheiben (ähnlich wie bei der Bearbeitung eines Zervixkonisationspräparates) vorgenommen (klassische Stanford-Technik) [71, 75]. Das Volumen wird dann aus der Summe der planimetrisch bestimmten Tumorareale, multipliziert mit der Schnittdicke (2,5–3 mm) und einem Korrekturfaktor (1,5) zur Berücksichtigung der Gewebsschrumpfung bei der Einbettung errechnet. Neuerdings sind vereinfachte Verfahren angegeben worden [45, 63], die weniger arbeitsaufwendig, freilich auch etwas ungenauer sind.

Im allgemeinen werden folgende Beziehungen zwischen Volumen und biologischem Verhalten angegeben [42, 72]:

Volumen	Biologisches Verhalten
< 0,5 cm^3	In der Regel ohne klinische Bedeutung
> 2 cm^3	Behandlung erforderlich
< 4 cm^3	In der Regel keine Kapselinfiltration und keine lymphogene Metastasierung
> 4 cm^3	Regionäre Lymphknotenmetastasen möglich
> 12 cm^3	Tumor durch radikale Prostatektomie fast nie kurabel

Als prozentualer Karzinombefall wird die Relation Karzinomvolumen zu Prostatavolumen bezeichnet. Dies ist beim pT 1- und pT 2-Tumor wahrscheinlich der für die Schätzung der Prognose wichtigste Parameter.

S 47 Histologische Befunde an den Resektionsrändern und minimaler Sicherheitsabstand

Wird bei der radikalen Prostatektomie ein Karzinom nicht komplett entfernt, so sind in der überwiegenden Zahl der Fälle die sog. oberflächlichen („kapsulären") Resektionsränder tumorbefallen, und zwar meist posterolateral und/oder apikal. Als Befall des Resektionsrandes gilt auch der Befund von Tumor in Perineuralräumen an der Resektionslinie [75].

Werden Schnellschnittuntersuchungen und aufgrund eines hierbei positiven Befundes Nachresektionen vorgenommen, werden ausschließlich die Befunde bei den Nachresektionen berücksichtigt.

Wichtig für die Beurteilung der Resektionsränder und die histologische Messung des minimalen Sicherheitsabstandes ist die Markierung der oberflächlichen Resektionslinien mit Tusche oder ähnlichem. Trotzdem kann infolge artefizieller Effekte bei der Einbettung und der histologischen Bearbeitung unter Umständen nicht eindeutig zu entscheiden sein, ob Tumorgewebe an die Resektionsränder reicht oder nicht bzw. der Sicherheitsabstand nicht gemessen werden kann [26]. In diesen Fällen ist „U" (Beurteilung unmöglich) zu verschlüsseln.

Das Ausmaß der Unradikalität beeinflußt die progressionsfreie Zeit [27]. Daher soll bei Tumorbefall an den Resektionsrändern zwischen „herdförmig" und „ausgedehnt" unterschieden werden:

- Herdförmiger Befall der Resektionsränder wird dann diagnostiziert, wenn Tumorgewebe nur an 1 oder 2 umschriebenen Stellen die tuschemarkierte Oberfläche des Präparates erreicht.
- Von ausgedehntem Befall wird dann gesprochen, wenn Tumorgewebe an verschiedenen Stellen oder über eine größere Strecke die Resektionslinien erreicht [26].

Literatur

[1] Alken CE, Dhom G, Straube W, Braun JS, Kopper B, Rehker H (1975) Therapie des Prostatacarcinoms und Verlaufskontrolle (III). Urologe A 14:112–116

[2] AUA (Amerikanische Gesellschaft für Urologie) (1993) Stellungnahme vom 17.2.1993. Deutsche Übersetzung. DGU (Deutsche Gesellschaft für Urologie)-Mittlg 9/1:18

[3] AUO (Arbeitsgemeinschaft Urologische Onkologie) der Deutschen Krebsgesellschaft (1993) Praktische Informationen zur Studienplanung und -durchführung 1993. Urologe A 32, [Suppl 1]: S1–S35

[4] Ayala AG, Ro JY, Babaian R, Grignon DJ (1989) The prostate capsule: does it exist? Its importance in the staging and treatment of prostatic carcinoma. Amer J Surg Pathol 13:21–27

[5] Bahnson RR, Dresner SM, Gooding W, Becich, MJ (1989) Incidence and prognostic significance of lymphatic and vascular invasion in radical prostatectomy specimens. Prostate 15:149–155

[6] Böcking A, Auffermann W (1987) Cytologic grading of therapy-induced tumor regression in prostatic carcinoma – proposal of a new system. Diagn Cytopathol 3:109–111

[7] Böcking A, Sommerkamp H (1980) Histologisches Malignitätsgrading des Prostatakarzinoms. Verh Dtsch Ges Urol 32, 63–65

[8] Böcking A, Helpap B, Müller H-A, Kastendieck H (1984) Zytologisches Regressionsgrading des Prostatakarzinoms. Verh Dtsch Ges Pathol 68:399

[9] Bookstein R, Allred DC (1993) Recessive oncogenes. Cancer 71:1179–1186

[10] Bostwick DG, Algaba F, Amin MB, Ayala A, Eble J, Goldstein N, Helpap B, et al (1994) Consensus statement on terminology; recommendation to use atypical adenomatous hyperplasia in place of adenosis of the prostate. Am J Surg Pathol 18:1069–1070

[11] Boyle B, Zaridze DG (1993) Risk factors for prostate and testicle cancer. Eur J Cancer 29 A:1048–1055

[12] Brawer MK, Deering RE, Brown M, Preston SD, Bigler SA (1994) Predictors of pathologic stage in prostatic carcinoma. The role of neovascularity. Cancer 73:678–687

[13] Byar DP, Mostofi FK, VA Cooperative Urological Research Group (1972) Carcinoma of the prostate: prognostic evaluation of certain pathological features in 208 radical prostatectomies. Cancer 30:5–13

[14] Carter BS, Beaty TH, Steinberg GD, Childs B, Walch PC (1992) Mendelian inheritance of familial prostata cancer. Proc Natl Acad Sci USA 89:3367–3371

[15] Clark TD (1987) Nuclear roundness factor: a quantitative approach to grading in prostate carcinoma, reliability of needle biopsy tissue and effect of tumor stage on usefulness. Prostate 10:199–206

[16] Coachman N, Shipley WV, Healy EA, Moulton EO, McNulty P, Verhey LJ, Munzenrider JE (1987) Age as an independent and significant prognostic factor in men irradiated for localized T3–T4 prostatic carcinoma. Am J Clin Oncol (CCT) 10:102

[17] Coffey DS (1993) Prostate cancer: An overview of an increasing dilemma. Cancer 71:880–886

[18] Daniels GF Jr, McNeal JE, Stamey TA (1992) Predictive value of contralateral biopsies in unilaterally palpable prostate cancer. J Urol 147:870–874

[18a] Denis LJ, Murphy GP, Schröder FH (1995) Report of the Consensus Workshop on Screening and Global Strategy for Prostate Cancer. Cancer 75:1187–1207

[19] Dhom G (1991) Pathologie der Prostata. In: Hedinger CE, Dhom G (Hrsg) Pathologie des männlichen Genitale. Springer, Berlin Heidelberg New York Tokyo. (Spezielle Pathologische Anatomie, Bd 21)

[20] Dhom G, Degro S (1988) Therapy of prostatic carcinoma and histopathologic follow-up. Prostate 3:531–542

[21] Dhom G, Hohbach C (1981) Classification of prostate malignancies: experiences with the German Prostatic Cancer Registry. In: Jacobi GH, Hohenfellner RF (eds) Prostate cancer. Wiliams & Wilkins, Baltimore

[22] Diamond DA, Berry SJ, Jewett HJ, Eggleston JC, Coffey DS (1982) A new method to assess metastatic potential of human prostate cancer: relative nuclear roundness. J Urol 128:729–734

[23] Di Sant'Agnese P (1992) Neuroendocrine differentiation in carcinoma of the prostate. Cancer 70:254–268

[24] Dominok GW (1991) Männliche Geschlechtsorgane. In: Zschoch H, Dominok GW, Justus J (Hrsg) Biopsiediagnostik. Fischer, Jena Stuttgart

[25] Drago JR, Mostofi FK, Lee F (1989) Prostatic intra-epithelial neoplasia: significance and correlation with prostatic specific antigen and transrectal ultrasound. Urology 34, [Suppl]:2–69

[26] Epstein JI (1991) The evaluation of radical prostatectomy specimens performed for carcinoma of the prostate: therapeutic and prognostic implications. Pathol Annu 26:159–210

[27] Epstein JI, Pizov G, Walsh PC (1993) Correlation of pathologic findings with progression after radical retropubic prostatectomy. Cancer 71:3582–3593

[28] Fan K, Peng C (1983) Predicting the probability of bone metastasis through histologic grading of prostate carcinoma: retrospective correlative analysis of 81 autopsy cases with antemortem transurethral resection specimens. J Urol 130:708–711

[29] Forsslund G, Zetterberg A (1990) Ploidy level determinations in high-grade and low-grade malignant variants of prostatic carcinoma. Cancer Res 50:4281–4285

[30] Gleason DF, The Veterans Administration Cooperative Urological Research Group (1977) Histological grading and clinical staging of prostatic carcinoma. In: Tannenbaum M (ed) Urologic pathology. Lea&Febiger, Philadelphia

[31] Graham SD Jr, Bostwick DG, Hoisaeter A, Abrahamsson P, Algaba F, di Sant'Agnese A, Mostofi FK, Napalkov P (1992) Report of the Committee on Staging and Pathology. Cancer 70, [Suppl]:359–361

[32] Guess HA (1993) Is vasectomy a risk factor for prostate cancer? Eur J Cancer 29 A:1055–1060

[33] Hall GS, Kramer CE, Walsh PC, Epstein JI (1992) Evaluation of radical prostatectomy specimens: a comparative analysis of various sampling methods. Am J Surg Pathol 16:315–324

[34] Helpap B (1985) Morphologische und zellkinetische Untersuchungen an Prostatakarzinomen. Ein Beitrag zum Grading. Urol Intern 40:36–42

[35] Helpap B (1988) Frequency and localization of nucleoli in nuclei from prostatic carcinoma and atypical hyperplasia. Histopathology 12:203–211

[36] Helpap B (1989) Pathologie der ableitenden Harnwege und der Prostata. Springer, Berlin Heidelberg New York Tokyo

[37] Helpap B, Koch V, Kohler C (1990) Prognostische Aussagekraft des Subgradings von Prostatacarcinomen. Verh Dtsch Ges Pathol 74:491

[38] Helpap B, Koch V (1991) Das Prostatacarcinom nach externer und interstitieller Strahlentherapie. Verh Dtsch Ges Pathol 75:259

[38a] Henson DE, Hutter RVP, Farrow G for the members of the Cancer Committee, College of American Pathologists, and the Task Force on the Examination of Specimens Removed from Patients with Prostata Cancer (1994) Practice protocol for the examination of specimens removed from patients with carcinoma of the prostate gland. Arch Pathol Lab Med 118:779–783

[39] Hölzel D (1991) Epidemiologie des Prostatakarzinoms. Von der Arbeitsgruppe Urologie im Tumorregister München zusammengestellt. Fortschr Med 109:521–525

[40] Howards SS (1993) Possible biological mechanisms for a relationship between vasectomy and prostatic cancer. Eur J Cancer 29 A:1060–1062
[41] Huben PP, Murphy GP (1986) Prostate cancer. An update. CA 36, 274–292
[42] Huland H (1992) New aspects of the tumor biology of prostatic carcinoma. J Cancer Res Clin Oncol 118, [Suppl]:R 84
[43] Humphrey PA (1993) Complete histologic serial sectioning of a prostate gland with adenocarcinoma. Amer J Surg Pathol 17:468–472
[44] Humphrey P, Vollmer RT (1988) The ratio of prostatic chips with cancer: a new measure of tumor extent and its relationship to grade and prognosis. Hum Pathol 19: 411–418
[45] Humphrey PA, Vollmer RT (1990) Intraglandular tumor extent and prognosis in prostatic carcinoma: application of a grid method to prostatectomy specimens. Hum Path 21: 799–804
[46] Johansson J-E, Sigurdsson T, Holmberg L, Bergström R (1982) Erythrocyte sedimentation rate as a tumor marker in human prostatic cancer. Cancer 70:1556–1563
[47] Jones EC (1990) Resection margins status in radical retropubic prostatectomy specimens: relationship to type of operation, tumor size, tumor grade and local tumor excision. J Urol 144:89–93
[48] Lee F, Littrup PJ, Laft-Christensen L, Kelly BS Jr, McHugh FA, Siders DB, Mitchell AE, et al. (1992) Predicted prostate specific antigen results using transrectal ultrasound gland volume. Cancer 70:211–220
[49] Lieber MM (1992) DNA content/ploidy as prognostic factors in prostate cancer. Prostate, [Suppl 4]:119–124
[50] Mc Neal JE (1972) Prostate and prostatic urethra: a morphological synthesis. J Urol 107:1008–1016
[51] Meikle AW, Stanish WM (1982) Familial prostatic cancer risk and low testosterone. J Clin Endocrinol Metab 54: 1104–1108
[52] Mettlin CJ, Black B, Lee F, Littrup PJ, Du Pont A, Babaian R (1993) Workgroup 2: Screening and detection. Cancer 71:2679–2681
[53] Mostofi FK (1976) Problems in grading carcinoma of prostate. Semin Oncol 3:161–169
[54] Mostofi FK, Sesterhenn I, Sobin LH (1980) Histological typing of prostate tumours. International histological classification of tumours No 22. WHO, Geneva
[55] Mostofi FK, Sesterhenn IA, Davis CJ Jr (1993) A pathologist's view of prostatic carcinoma. Cancer 71: 906–932
[56] Müller HA, Altenähr E, Böcking A, Dhom G, Faul P, Göttinger H, Helpap B, et al (1980) Über Klassifikation und Grading des Prostatakarzinoms. Verh Dtsch Ges Pathol 64:609–611
[57] Peehl DM (1993) Oncogenes in prostate cancer. An update. Cancer 71:1159–1164
[58] Petersen RO (1992) Urologic pathology, 2nd edn. Lippincott, Philadelphia
[59] Pollack A, Zagars GK, El-Naggar AK, Gauwitz MD, Terry NHA (1994) Near-diploidy: A new prognostic factor for clinically localized prostate cancer treated with external beam radiation therapy. Cancer 73:1895–1903
[60] Rosai J (1989) Ackerman's surgical pathology. 7th ed. CV Mosby, St. Louis Toronto Washington
[61] Roth S, Hertle L (1994) Verursacht die Sterilisations-Vasektomie ein Prostatakarzinom? Dtsch Ärztebl 91 A: 588–589
[62] Schalken JA (1992) Die molekulare Basis der Progression von Prostata-Carcinomen. GIT Labormedizin 12:518–521
[63] Schmid H-P, Mc Neal JE (1992) An abbreviated standard procedure for accurate tumor volume estimation in prostate cancer. Am J Surg Pathol 16:184–191
[64] Schmiedt E (1979) Diagnostik des Prostatakarzinoms. In: Göttinger H (Hrsg) Diagnostik und Therapie des Prostatakarzinoms. Karger, Basel München Paris London New York Sydney (Beiträge zur Urologie Bd 1)
[65] Schover LR (1993) Sexual rehabilitation after treatment for prostate cancer. Cancer 71:1024–1030
[66] Schroeder FH, Hop WC, Bloom JH, Mostofi FK (1985) Grading of prostate carcinoma (I): An analysis of the prognostic significance of single characteristics. Prostate 6:81–100
[67] Schroeder FH, Bloom JH, Hop WC, Mostofi FK (1985) Grading of prostatic cancer (II): The prognostic significance of the presence of multiple architectural patterns. Prostate 6:403–415
[68] Schroeder FH, Hop WC, Bloom JH, Mostofi FK (1985) Grading of prostatic cancer (III): Multivariate analysis of prognostic parameters. Prostate 7:13–20
[69] Schulze H, Senge T (1992) Das Prostatakarzinom. Kampf dem Krebs 26:65–78
[70] Smith JA Jr (1992) Management of localized prostate cancer. Cancer 70:302–306
[71] Stamey TA, Mc Neal JE, Freiha FS, Redwine E (1988) Morphometric and clinical studies on 68 consecutive radical prostatectomies. J Urol 139:1235–1241
[72] Stamey TA, Freiha FS, McNeal JE, Redwine EA, Whitmore AS, Schmid H-P (1993) Localized prostate cancer. Relationship of tumor volume to clinical significance for treatment of prostate cancer. Cancer 71:933–938
[73] Tannenbaum M, Tannenbaum S, De Sandis PN, Olsson CA (1982) Prognostic significance of nucleolar surface area in prostatic cancer. Urology 19:546–551
[74] UICC (1993) TNM supplement 1993. A commentary on uniform use. (Hermanek P, Henson DE, Hutter RVP, Sobin LH, eds). Springer, Berlin Heidelberg New York Tokyo
[75] Voges GE, McNeal JE, Redwine EA, Freiha FS, Stamey TA (1992) Morphologic analysis of surgical margins with positive findings in prostatectomy for adenocarcinoma of the prostate. Cancer 69:520–526
[76] Walsh PC (1988) Technique of radical retropubic prostatectomy with preservation of sexual function: an anatomic approach. In: Skinner DG, Lieskovsky G (eds) Diagnosis and management of genito-urinary cancer. Saunders, Philadelphia London Toronto
[77] Walsh PC, Lepor H, Eggleston JC (1983) Radical prostatectomy with preservation of sexual function: anatomical and pathological considerations. Prostate 4:473–485
[78] Wasserstein PW, Goldman RL (1979) Primary carcinoid of prostate. Urology 13:318–320
[79] Yamashita K, Denno K, Ueda T, Komatsubara Y, Kotake T, Usami M, Maeda O, et al (1993) Prognostic significance of bone metastases in patients with metastatic prostate cancer. Cancer 71:1297–1302
[80] Zagars GK, von Eschenbach AC, Johnson DE, Oswald MJ (1987) Stage C adenocarcinoma of the prostate. An analysis of 531 patients treated with external beam radiation. Cancer 60:1489–1499
[81] Zincke H, Bergstralh EJ, Larson-Keller JJ, Farrow GM, Myers RP, Lieber MM, Barrett DM, et al (1992) Stage D1 prostate cancer treated by radical prostatectomy and adjuvant hormonal treatment. Cancer 70:311–323

Weiterführende Literatur

Altwein JE, Faul P, Schneider W (eds) Incidental carcinoma of the prostate. Springer, Berlin Heidelberg New York Tokyo
Das S, Crawford ED (eds) Cancer of the prostate. Dekker, New York
Helpap B (1989) Pathologie der ableitenden Harnwege und der Prostata. Springer, Berlin Heidelberg New York Tokyo
Petersen RO (1992) Urologic pathology, 2nd edn. Lippincott, Philadelphia
Rübben H (Hrsg) (1993) Uroonkologie. Springer, Berlin Heidelberg New York Tokyo
Weiss MA, Mills SE (1993) Genitourinary tract pathology. Gower, New York London

Prostatakarzinom: Schema zur TNM/pTNM-Klassifikation

		(p)TNM	Stadium
Primärtumor	☐ Primärtumor kann nicht beurteilt werden	(p)TX	–
	☐ Kein Anhalt für Primärtumor	(p)T0	–
	☐ Tumor klinisch nicht nachweisbar, nur histologisch festgestellt	(p)T1	–
	☐ Tumor in ≤5% des untersuchten Gewebes	(p)T1a	–
	☐ G1	(p)T1a	0
	☐ G2, 3–4	(p)T1a	I
	☐ Tumor in >5% des untersuchten Gewebes	(p)T1b	I
	☐ Tumor nur in Stanzbiopsie	(p)T1c	I
	☐ Klinisch manifester Tumor		
	☐ Tumor nicht jenseits der Kapsel	(p)T2	II
	☐ ≤ Hälfte eines Lappens	(p)T2a	II
	☐ > Hälfte eines Lappens	(p)T2b	II
	☐ Beide Lappen	(p)T2c	II
	☐ Tumor jenseits der Kapsel, nicht fixiert, ohne Invasion von Nachbarstrukturen [außer Samenblase(n)]	(p)T3	III
	☐ Einseitig extrakapsulär	(p)T3a	III
	☐ Beidseitig extrakapsulär	(p)T3b	III
	☐ Samenblase(n)	(p)T3c	III
	☐ Tumor mit Invasion von anderen Nachbarorganen als Samenblasen und/oder mit Fixation an Beckenwand	(p)T4	IV
	☐ Invasion von Blasenhals, Sphincter externus und/oder Rektum	(p)T4a	IV
	☐ Blasenhals	(p)T4a(i)	IV
	☐ Sphincter externus	(p)T4a(ii)	IV
	☐ Blasenhals und Sphincter externus	(p)T4a(iii)	IV
	☐ Rektum	(p)T4a(iv)	IV
	☐ Invasion der Levatormuskulatur und/oder Fixation an Beckenwand	(p)T4b	IV
	☐ Levatormuskulatur	(p)T4b(i)	IV
	☐ Fixation an Beckenwand	(p)T4b(ii)	IV
	☐ Levatormuskulatur und Fixation an Beckenwand	(p)T4b(iii)	IV
Regionäre Lymphknoten	☐ Regionäre Lymphknoten können nicht beurteilt werden	(p)NX	–
	☐ Keine regionären Lymphknotenmetastasen	(p)N0	–
	☐ Metastasen in solitärem regionärem Lymphknoten		
	Metastasengröße[a]:		
	☐ ≤2 cm	(p)N1	IV

Prostatakarzinom: Schema zur TNM/pTNM-Klassifikation (Fortsetzung)

	(p)TNM	Stadium
☐ ≤ 0,2 cm	(p)N1a	IV
☐ > 0,2–2 cm	(p)N1b	IV
☐ > 2–5 cm	(p)N2b	IV
☐ > 5 cm	(p)N3	IV
☐ Metastasen in multiplen regionären Lymphknoten Metastasengröße[a]:		
☐ ≤ 5 cm	(p)N2	IV
☐ ≤ 0,2 cm	(p)N2a	IV
☐ > 0,2–5 cm	(p)N2c	IV
☐ > 5 cm	(p)N3	IV

Fern-metastasen			
	☐ Vorhandensein von Fernmetastasen kann nicht beurteilt werden	(p)MX	–
	☐ Keine Fernmetastasen	(p)M0	–
	☐ Fernmetastasen	(p)M1	IV
	☐ Fernmetastasen nur in nicht-regionären Lymphknoten	(p)M1a	IV
	☐ Fernmetastasen in Knochen oder in nicht-regionären Lymphknoten *und* Knochen	(p)M1b	IV
	☐ 1–5 Knochenherde	(p)M1b(i)	IV
	☐ > 5–20 Knochenherde	(p)M1b(ii)	IV
	☐ > 20 Knochenherde oder diffuser Befall	(p)M1b(iii)	IV
	☐ Fernmetastasen an anderen Lokalisationen als Knochen und nicht-regionären Lymphknoten	(p)M1c	IV

```
TNM:   T_____   N_____   M_____   G___
                                              Stadium _____
pTNM:  pT_____   pN_____   pM_____   G___
```

[a] Wenn die Größe einer *biopsierten* Metastase vom einsendenden Operateur nicht angegeben wird, ist bei positiver Biopsie von *einem* regionären Lymphknoten pN1 und bei positiven Biopsien von *zwei oder mehr* regionären Lymphknoten pN2 zu diagnostizieren.

Erfordernisse für pTNM:

pT: Pathologische Untersuchung eines radikalen Prostatektomiepräparates ohne makroskopisch erkennbaren Tumor an den Resektionsrändern oder pathologische Untersuchung eines Präparates einer einfachen Prostatektomie mit histologisch tumorfreien Resektionsrändern oder mikroskopische Bestätigung der Invasion von anderen Nachbarstrukturen als Samenblase(n).

pN0: Histologische Untersuchung eines regionären Lymphknotendissektionspräparates mit 8 oder mehr Lymphknoten.

pN1: Mikroskopische Bestätigung einer nicht mehr als 2 cm großen regionären Lymphknotenmetastase.

pN2: Mikroskopische Bestätigung einer regionären Lymphknotenmetastase, die mehr als 2 cm, aber nicht mehr als 5 cm mißt oder mikroskopische Bestätigung von mindestens 2 regionären Lymphknotenmetastasen, die nicht größer als 5 cm sind.

pN3: Mikroskopische Bestätigung einer regionären Lymphknotenmetastase, die größer als 5 cm ist.

pM1: Mikroskopisscher (histologischer oder zytologischer) Nachweis von Fernmetastasen.

38 – Maligne Hodentumoren

Die Dokumentation „Maligne Hodentumoren" wird für alle malignen germinalen Tumoren (Keimzelltumoren) des Hodens einschließlich Carcinoma in situ (intratubulärer Tumor, testikuläre intraepitheliale Neoplasie [TIN]) angewandt. (Mehr als 95% der malignen Hodentumoren sind Keimzelltumoren.) Einbezogen werden auch die reifen (maturen) Teratome (einschließlich Dermoidzysten, nicht aber Epidermoidzysten), sofern sie bei 12 Jahre und älteren Personen diagnostiziert werden (s. S20, Anmerkung 9).

Weiterhin werden erfaßt

- maligne Leydig-Zelltumoren,
- Sertoli-Zellkarzinome (maligne Sertoli-Zelltumoren),
- maligne inkomplett differenzierte Keimstrang-/Stromatumoren (maligne gonadale Stromatumoren, maligne Androblastome),
- Karzinoidtumoren (die zwar Malignität im histologischen Bild nicht erkennen lassen, aber generell an dieser Lokalisation als maligne zu betrachten sind).

Erfaßt werden schließlich auch Patienten mit Metastasen eines germinalen Tumors, wenn ein extragonadaler Primärtumor ausgeschlossen werden kann und sich im Hoden lediglich eine Narbe findet (sog. Burnt-out-Tumor).

Nicht erfaßt werden

- maligne Lymphome des Hodens,
- intratestikuläre mesenchymale maligne Tumoren wie Rhabdomyo-, Leiomyo- und Osteosarkome (extrem selten),
- extragonadale Keimzelltumoren,
- maligne Tumoren der Hodenadnexe (malignes Mesotheliom der Tunica vaginalis, Karzinome, Sarkome und maligne Lymphome des Nebenhodens, Sarkome des Samenstrangs).

Diese Dokumentation berücksichtigt die Empfehlungen der Arbeitsgemeinschaft Urologische Onkologie (AUO) der Deutschen Krebsgesellschaft [1] zur Dokumentation klinischer Studien.

ADT Arbeitsgemeinschaft Deutscher Tumorzentren

Maligne Hodentumoren

Kenn-Nr. (A1)	[3][8] 2
Klinik-Nr. u. Fachrichtung (A2)	[ ][ ][ ][ ][ ] 9
Patientenidentifikation (A3)	[ ][ ][ ][ ][ ][ ] 16
Geburtsdatum	Tag Mon. Jahr [ ][ ][ ][ ][ ][ ] 22
Geschlecht (M = Männlich)	[M] 23
Tumoridentifikations-Nr. (A4)	[ ] 24
Bogen-Nr. (A5)	[1] 25

I. PRÄTHERAPEUTISCHE DATEN

A. Aufnahmedatum und Anlaß für Arztbesuch (A6)

Aufnahmedatum Tag _____ Monat _____ Jahr _____ Tag Mon. Jahr [ ][ ][ ][ ][ ][ ] 31

Anlaß für Arztbesuch
T = Tumorsymptomatik führte zum Arzt, V = Nicht-gesetzliche Vorsorgeuntersuchung, S = Selbstuntersuchung,
L = Nachsorgeuntersuchung (Langzeitbetreuung), A = Andere Untersuchung, X = Unbekannt   [ ] 32

B. Anamnese, präneoplastische Bedingungen und Läsionen (S1)

Datum der ersten ärztlichen Tumor(verdachts)diagnose (A7) Tag _____ Monat _____ Jahr _____ Tag Mon. Jahr [ ][ ][ ][ ][ ][ ] 38

	N = Nein	J = Ja	Wann?	Jahr
Maldescensus ipsilateral abdominal	○	○		[ ] 39
inguinal	○	○		[ ] 40
kontralateral abdominal	○	○		[ ] 41
inguinal	○	○		[ ] 42
Zustand nach Orchidopexie				
ipsilateral	○	○	19 [ ][ ]	[ ][ ] 45
kontralateral	○	○	19 [ ][ ]	[ ][ ] 48
Zustand nach Semikastration				
wegen früheren Hodentumors	○	○	19 [ ][ ]	[ ][ ] 51
aus sonstigen Gründen	○	○	19 [ ][ ]	[ ][ ] 54
Transskrotale Biopsie	○	○	19 [ ][ ]	[ ][ ] 57
Zustand nach Vasektomie	○	○	19 [ ][ ]	[ ][ ] 60
Sonstige frühere skrotal-inguinale Hoden-/Nebenhodenoperation	○	○		[ ] 61
Immunosuppression	○	○		[ ] 62
Infertilität	○	○		[ ] 63
Hodentumor bei Verwandten 1. Grades	○	○		[ ] 64
Hodenatrophie K = Keine, J = Ja, o.n.A. (idiopathisch), M = Mumpsfolge, T = Traumafolge, O = Folge sonstiger Orchitis				[ ] 65
Behandlung als Epididymitis N = Nein, J = Ja				[ ] 66
Wenn ja, wie lange? [ ][ ] Wochen				[ ][ ] 68

C. Andere Primärtumoren (frühere, synchrone) (A8)

Frühere Tumorerkrankung? N = Nein, J = Ja, X = F.A.   [ ] 69

Falls Tumor in Anamnese: Lokalisation C [ ][ ][ ][ ] Erkrankungsjahr 19 [ ][ ]   Lokalisation Jahr C [ ][ ][ ][ ] 75

Synchroner Primärtumor in anderem Organ? N = Nein, J = Ja   [ ] 76

Wagner/Hermanek: Organspezifische Tumordokumentation © Springer-Verlag 1995

Maligne Hodentumoren

K-Nr. **3 8** | Patienten-Id. | T-Id. | B-Nr. **1**

D. Allgemeine klinische Befunde

Klinische Symptomatik   N = Nein   J = Ja   X = F.A.

	N	J	X	
Schweregefühl	○	○	○	77
Schmerzlose Schwellung	○	○	○	78
Schmerzhafte Schwellung	○	○	○	79
Hydrozele	○	○	○	80
Metastasenbedingte Erstsymptome (S2)	○	○	○	81
Zufallsbefund	○	○	○	82
Gynäkomastie	○	○	○	83
Pubertas praecox	○	○	○	84
Erektionsstörung (S3)	○	○	○	85
Ejakulationsstörung (S3)	○	○	○	86

Tumorkomplikationen

Akutes Skrotum (S4)   N = Nein, J = Ja   □ 87

Allgemeiner Leistungszustand (nach ECOG) (A9)
0 = Normale, uneingeschränkte Aktivität wie vor der Erkrankung,
1 = Einschränkung bei körperlicher Anstrengung, aber gehfähig; leichte körperliche Arbeit bzw. Arbeit im Sitzen möglich,
2 = Gehfähig, Selbstversorgung möglich, aber nicht arbeitsfähig; kann mehr als 50% der Wachzeit aufstehen,
3 = Nur begrenzte Selbstversorgung möglich; 50% oder mehr der Wachzeit an Bett oder Stuhl gebunden,
4 = Völlig pflegebedürftig, keinerlei Selbstversorgung möglich; völlig an Bett oder Stuhl gebunden, X = Unbekannt   □ 88

Gravierende Begleiterkrankungen (A10)   N = Nein, J = Ja   □ 89

Einschätzung des Operationsrisikos (A10)   1 = ASA I, 2 = ASA II, 3 = ASA III, 4 = ASA IV, 5 = ASA V, X = F.A.   □ 90

E. Diagnostik (A11)

Körpergröße (in cm) ⎫
Körpergewicht (in kg) ⎬ (XXX = F.A.)   □□□ 93 / □□□ 96

Durchgeführte Untersuchungen	U = Un-auffällig	P = Patho-logisch	X = Nicht durchgeführt	
Primärtumor				
Inspektion/Palpation	○	○	○	97
Diaphanoskopie	○	○	○	98
Skrotale Sonographie	○	○	○	99
Skrotales CT	○	○	○	100
Skrotales NMR	○	○	○	101
Spermatogramm	○	○	○	102
Chirurg. Exploration	○	○	○	103
Intraop. Dopplersonographie	○	○	○	104
Metastasen				
Thoraxröntgenaufnahmen	○	○	○	105
i.v.-Urographie	○	○	○	106
Sonographie Retroperitoneum	○	○	○	107
CT Retroperitoneum	○	○	○	108
NMR Retroperitoneum	○	○	○	109
Kavographie	○	○	○	110
Lymphographie	○	○	○	111
Skelettszintigraphie	○	○	○	112

Wagner/Hermanek: Organspezifische Tumordokumentation © Springer-Verlag 1995

Maligne Hodentumoren

K-Nr. **3 8**   Patienten-Id.   T-Id.   B-Nr. **1**

Morphologische Diagnostik   F = Tumorfrei   T = Tumor   X = Nicht durchgeführt

Transskrotale Hodenbiopsie (S5)

	F	T	X	
ipsilateral	○	○	○	113
kontralateral	○	○	○	114

Transabdominale Nadelbiopsie (S6)

	F	T	X	
suspekter retroperitonealer Lymphknoten	○	○	○	115
zystischer retroperitonealer Resttumor nach Chemotherapie	○	○	○	116

Tumormarker im Serum vor Therapie   (XXXX = Nicht untersucht)

Beta-HCG (mU/ml) |_|_|_|_| 120
AFP (ng/ml) |_|_|_|_| 124
LDH (Vielfaches des oberen Grenzwertes) |_|_|_| 126

Tumormarker im Inhalt eines zystischen retroperitonealen Resttumors nach Chemotherapie (S7)   (XXXX = Nicht untersucht)

Beta-HCG (mU/ml) |_|_|_|_| 130
AFP (ng/ml) |_|_|_|_| 134

F. Tumorlokalisation (S8)

Lokalisation des Primärtumors (nach Tumorlokalisationsschlüssel) (A12)   C |6|2|_|_| C |6|2|_| 137

Seitenlokalisation (A13)
R = Rechts, L = Links |_| 138

Zusätzliche Angaben bei Tumoren im dystopen Hoden
I = Inguinal, A = Abdominal, E = Entfällt (Tumor im orthotopen Hoden) |_| 139

G. TNM-Klassifikation und klinisches Stadium

Primärtumor

Klinisch erfaßbarer Tumor (S9)
N = Nein, J = Ja |_| 140

Radikale inguinale Orchiektomie durchgeführt? (S10)
N = Nein (TX), J = Ja (siehe pT-Klassifikation) |_| 141

Regionäre Lymphknoten (S11)

Zahl befallener Lymphknoten (PP = Pakete, XX = F.A.) |_|_|_| |_|_| 143

Größter Durchmesser des größten befallenen LK (in cm) |_|_|_|,|_| |_|_|_| 146
(XXX = F.A., 000 = Entfällt, da keine LK-Metastase)

Fernmetastasen   N = Nein, J = Ja, X = F.A. |_| 147

Wenn ja, **Lokalisation** (A14)
1. _____   1. |_|_|_| 150
2. _____   2. |_|_|_| 153
3. _____   3. |_|_|_| 156

Zahl der Fernmetastasen
(K = Keine, M = Multiple (≥ 10), X = F.A.) |_| |_| 157

Größter Durchmesser der größten Fernmetastase (in cm) |_|_|_|,|_| |_|_|_| 160
(XXX = F.A., 000 = Entfällt, da keine Fernmetastasen)

Maligne Hodentumoren

K-Nr. | Patienten-Id. | T-Id. | B-Nr.
3 8 | ☐☐☐☐☐☐☐ | ☐ | **1**

Klinische TNM-Klassifikation (A15, S12 und Schema S. 38.29)

y ☐ T ☐ (m) ☐

☐☐ y | T | (m) 163

N ☐☐ C ☐

☐☐ N | C 166

M ☐ C ☐

☐ M | C 168

Zusätzliche Angabe zu M (A15) 0 = Entfällt, da Makrometastasen, 1 = (mi) Mikrometastasen (±isolierte Tumorzellen), 2 = (i) Nur isolierte Tumorzellen, X = F.A. ☐ 169

Klinisches Stadium (A16 und Schema S. 38.29)
0 = Stadium 0, 1 = Stadium I, 2 = Stadium II, 3 = Stadium III, X = F.A. ☐ 170

Stadieneinteilung nach Indiana-Klassifikation (S13)
00 = Nicht anwendbar, 11 = Minimal disease 1, 12 = Minimal disease 2, 13 = Minimal disease 3, 14 = Minimal disease 4,
21 = Moderate disease 1, 22 = Moderate disease 2, 31 = Advanced disease 1, 32 = Advanced disease 2,
33 = Advanced disease 3, 41 = Advanced disease 2.1, 42 = Advanced disease 2.2, 43 = Advanced disease 2.3, XX = F.A. ☐☐ 172

H. Sonstige Tumorbefunde

Tumorgröße

Größter Tumordurchmesser (in cm) } (XXX = F.A.) ☐☐,☐   ☐☐☐ 175
Senkrecht dazu stehender Durchmesser (in cm) } ☐☐,☐   ☐☐☐ 178

Wagner/Hermanek: Organspezifische Tumordokumentation © Springer-Verlag 1995

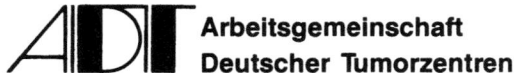
Arbeitsgemeinschaft Deutscher Tumorzentren

Maligne Hodentumoren

Kenn-Nr. (A1)	3 8
Klinik-Nr. u. Fachrichtung (A2)	
Patientenidentifikation (A3)	
Geburtsdatum	Tag Mon. Jahr
Geschlecht (M = Männlich)	M
Tumoridentifikations-Nr. (A4)	
Bogen-Nr. (A5)	2

II. DATEN ZUR THERAPIE

A. Vorgesehene und durchgeführte Therapiemodalitäten (A17)

N = Nein   J = Ja*   A = Abgelehnt

	N	J	A	
Operation	○	○	○	□
Bestrahlung	○	○ ○	○	□□
Chemotherapie, systemische	○	○ ○	○	□□
Chemotherapie, lokale	○	○	○	□
Hormontherapie	○	○	○	□
Immuntherapie	○	○	○	□
Sonstige Therapie	○	○	○	□

* Bei mehr als einer durchgeführten Therapiemodalität die zeitliche Reihenfolge der Maßnahmen durch Ziffern kennzeichnen.
(Wenn nichtchirurgische Therapie durchgeführt, zusätzliche Therapiebögen der Basisdokumentation ausfüllen!)

B. Chirurgische Behandlung

Datum der definitiven chirurgischen Behandlung (S14)   Tag _____ Monat _____ Jahr _____

Primärtumor

Art des chirurgischen Eingriffs (S15)
R = Radikale (inguinale) Orchiektomie (Semikastration), E = Erweiterte radikale Orchiektomie mit Skrotumteilresektion (Hemiskrotektomie), L = Lokale Exzision, S = Skrotale Semikastration

Zusätzliche Angaben bei lokaler Exzision (S16)   N = Nein   J = Ja

	N	J	
Radikalitätsüberprüfung im Schnellschnitt	○	○	□
Entnahme von Biopsien aus Tumorumgebung	○	○	□

Regionäre Lymphknoten

Datum der Lymphknotenoperation   Tag _____ Monat _____ Jahr _____

Zeitliche Beziehung zu Chemo-/Strahlentherapie
P = Primär (ohne vorherige Chemo-/Strahlentherapie), S = Sekundär (nach vorangegangener Chemo-/Strahlentherapie)

Operationszugang (S17)
K = Konventionell (abdominal bzw. inguinal-retroperitoneal), L = Laparoskopisch

Art der Operation
P = Probefreilegung, E = Entnahme eines oder einzelner LK, R = Retroperitoneale Lymphadenektomie (RLA)

Zusätzliche Angaben bei retroperitonealer Lymphadenektomie (RLA)

Ausmaß der RLA (S18)
0 = Keine RLA, 1 = Nierenstielgefäße bis in Höhe des Abgangs der A. mesenterica inf., 2 = Höhe des Abgangs der A. mesenterica inf. bis Aortenbifurkation, 4 = Oberhalb der Nierenstielgefäße, 5 = 1+4, 6 = 2+4, 7 = 1+2+4

	Nierenstiel bis A. mes. inf. (1)		Unterhalb Höhe A. mes. inf. (2)		Oberhalb Nierenstiel (3)		(1)	(2)	(3)
	N = Nein	J = Ja	N = Nein	J = Ja	N = Nein	J = Ja			
Parakaval	○	○	○	○	○	○	□	□	□
Präkaval	○	○	○	○	○	○	□	□	□
Retrokaval	○	○	○	○	○	○	□	□	□
Interaortokaval	○	○	○	○	○	○	□	□	□
Präaortal	○	○	○	○	○	○	□	□	□
Retroaortal	○	○	○	○	○	○	□	□	□
Paraaortal	○	○	○	○	○	○	□	□	□

Wagner/Hermanek: Organspezifische Tumordokumentation   © Springer-Verlag 1995

Maligne Hodentumoren

38.13

K-Nr. **3 8** Patienten-Id. T-Id. B-Nr. **2**

	Rechts		Links			R.	L.	
	N = Nein	J = Ja	N = Nein	J = Ja				
LK an A. iliaca communis	○	○	○	○		☐	☐	76
LK an A. iliaca externa	○	○	○	○		☐	☐	78
Leisten-Lymphknoten	○	○	○	○		☐	☐	80

Art der RLA E = En bloc, T = in Teilen ☐ 81

Nervenschonung N = Nein, J = Ja ☐ 82

Dauer der Operation (in Minuten) ⌊⌊⌊⌋ ☐☐☐ 85

Dauer der Intensivbehandlung (in Tagen) ⌊⌊⌋ ☐☐ 87

Zahl der verabreichten Blutkonserven (A17) ⌊⌊⌋ ☐ 89

Zusätzliche Angaben bei unilateraler bzw. modifizierter retroperitonaler Lymphadenektomie (S19)

Schnellschnittuntersuchung
F = Tumorfrei, M = Metastasen, X = Nicht durchgeführt ☐ 90

Entfernung von Fernmetastasen
N = Nein, J = Ja ☐ 91

C. Klinische R-Klassifikation und Gesamtbeurteilung des Tumorgeschehens

Klinische R-Klassifikation (A18)
0 = Kein Residualtumor (R0), 1 = Nur mikroskopischer Residualtumor (R1), 2 = Makroskopischer Residualtumor, mikroskopisch nicht bestätigt (R2a), 3 = Makroskopischer Residualtumor, auch mikroskopisch bestätigt (R2b), X = Unbestimmt (RX) ☐ 92

Lokalisation von Residualtumor   N = Nein   J = Ja

| Lokoregionär | ○ | ○ | ☐ 93 |
| Fernmetastase(n) | ○ | ○ | ☐ 94 |

Gesamtbeurteilung des Tumorgeschehens bei nicht-chirurgischer Therapie (A19)
V = Vollremission, T = Teilremission, B = Klinische Besserung des Zustandes, Kriterien für Teilremission jedoch nicht erfüllt, K = Keine Änderung, D = Divergentes Geschehen, P = Progression, U = Beurteilung unmöglich, X = F.A. ☐ 95

D. Frühe Komplikationen der retroperitonealen Lymphadenektomie

Chirurgische Komplikationen   N = Nein   J = Ja

Lymphaszites, Lymphozele	○	○	☐ 96
Ileus	○	○	☐ 97
Wundheilungsstörung	○	○	☐ 98
Platzbauch	○	○	☐ 99
Nierenvenenthrombose	○	○	☐ 100
Nierenarterienthrombose	○	○	☐ 101
Beckenvenenthrombose	○	○	☐ 102
Lungenembolie	○	○	☐ 103
Andere chirurgische Komplikation(en)	○	○	☐ 104

Nicht-chirurgische Komplikation(en)

Respiratorische Insuffizienz	○	○	☐ 105
Kardiopulmonale Komplikation	○	○	☐ 106
Andere nicht-chirurgische Komplikation(en)	○	○	☐ 107

Sekundäre operative Eingriffe (A20)   N = Nein, J = Ja ☐ 108

Falls ja, Art des Eingriffs nach ICPM ⌊5⌊⌊⌊⌊⌋ ⌊5⌊⌊⌊⌊⌋ 114

Postoperativer Exitus (A21)
N = Nein, I = Innerhalb von 30 Tagen nach definitiver Operation, S = Später ☐ 115

Wagner/Hermanek: Organspezifische Tumordokumentation © Springer-Verlag 1995

38.15

ADT Arbeitsgemeinschaft Deutscher Tumorzentren

Maligne Hodentumoren

Kenn-Nr. (A1)	3 8	2
Klinik-Nr. u. Fachrichtung (A2)		9
Patientenidentifikation (A3)		16
Geburtsdatum	Tag Mon. Jahr	22
Geschlecht (M = Männlich)	M	23
Tumoridentifikations-Nr. (A4)		24
Bogen-Nr. (A5)	3	25

III. DATEN ZUR PATHOLOGIE

Untersuchungsmaterial Primärtumor (A22)
K = Keine Untersuchung, Z = Nur Zytologie, B = Biopsie ohne Tumorresektion, T = Tumorteile (bei Tumorreduktion), R = Resektat □ 26

A. Histologischer Typ und Grading

Histologischer Tumortyp nach ICD-O (A23, S20)   M └─┴─┴─┴─┘/└─┘   M └─┴─┴─┴─┘ 31

Bestätigung der Tumorhistologie durch andere Institution (A23)
N = Nein, R = Register oder Referenzpathologie einer Studie, A = Anderes Pathologisches Institut, B = R+A □ 32

B. pTNM-Klassifikation und pathologisches Stadium

Primärtumor

Ausbreitung im Hoden: Ausmaß der Invasion (S21)   N = Nein   J = Ja

	N	J	
Carcinoma in situ	○	○	33
Mikroinvasiver Tumor	○	○	34
Makroinvasiver Tumor	○	○	35
Zusätzliche Angaben bei invasivem Tumor:			
Nur Hoden befallen	○	○	36
Auch Rete testis befallen	○	○	37

Ausbreitung jenseits Hoden (S21)   N = Nein   J = Ja   Nicht untersucht

	N	J	N.u.	
Jenseits Tunica albuginea	○	○	○	38
Nebenhoden	○	○	○	39
Samenstrang	○	○	○	40
Skrotum	○	○	○	41

Regionäre lymphogene Metastasierung (S11, S18)

	Nierenstiel bis A. mes. inf. (1)			Unterhalb A. mes. inf. (2)			Oberhalb Nierenstiel (3)			(1)	(2)	(3)	
	F = Tumor-frei	M = Meta-stase(n)	X = Nicht unters.	F = Tumor-frei	M = Meta-stase(n)	X = Nicht unters.	F = Tumor-frei	M = Meta-stase(n)	X = Nicht unters.				
Parakaval	○	○	○	○	○	○	○	○	○				44
Präkaval	○	○	○	○	○	○	○	○	○				47
Retrokaval	○	○	○	○	○	○	○	○	○				50
Interaortokaval	○	○	○	○	○	○	○	○	○				53
Präaortal	○	○	○	○	○	○	○	○	○				56
Retroaortal	○	○	○	○	○	○	○	○	○				59
Paraaortal	○	○	○	○	○	○	○	○	○				62

	Rechts			Links			R	L	
	F = Tumor-frei	M = Meta-stase(n)	X = Nicht unters.	F = Tumor-frei	M = Meta-stase(n)	X = Nicht unters.			
LK an A. iliaca communis	○	○	○	○	○	○			64
LK an A. iliaca externa	○	○	○	○	○	○			66
Leistenlymphknoten	○	○	○	○	○	○			68
LK an V. testicularis	○	○	○	○	○	○			70

Wagner/Hermanek: Organspezifische Tumordokumentation   © Springer-Verlag 1995

Maligne Hodentumoren

K-Nr. **3 8** Patienten-Id. T-Id. B-Nr. **3**

Extrakapsuläre Ausbreitung von Lymphknotenmetastasen ☐ 71
N = Nein, J = Ja, E = Entfällt (keine LK-Metastasen), X = F.A.

Größter Durchmesser der größten LK-Metastase (in mm) ⌊⌊⌊⌋ ☐☐ 74
(000 = Entfällt, da keine LK-Metastasen, XXX = F.A.)

Zahl untersuchter regionärer Lymphknoten ⌊⌊⌋ ☐☐ 76

Zahl befallener regionärer Lymphknoten ⌊⌊⌋ ☐☐ 78

Fernmetastasen   K = Keine nachgewiesen, Z = Zytologisch bestätigt, H = Histologisch bestätigt ☐ 79

Lokalisation mikroskopisch nachgewiesener Fernmetastasen (A14)

1. _____ 1. ☐☐☐ 82
2. _____ 2. ☐☐☐ 85
3. _____ 3. ☐☐☐ 88

Größter Durchmesser der größten entfernten Fernmetastase (in mm) ⌊⌊⌊⌋ ☐☐ 91
(000 = Keine Fernmetastase entfernt, XXX = F.A.)

pTNM-Klassifikation (A24 und Schema S. 38.29)

y ⌊⌋ pT ⌊⌊⌋ (m) ⌊⌋ pN ⌊⌊⌋ pM ⌊⌋   y pT (m) pN pM ☐☐☐☐☐ 98

Zusätzliche Angabe zu pN (A25) (mi) Nur Mikrometastasen?   N = Nein, J = Ja, X = F.A. ☐ 99

Zusätzliche Angabe zu pM (A25)   0 = Entfällt, da Makrometastasen, 1 = (mi) Mikrometastasen (±isolierte Tumorzellen), 2 = (i) Nur isolierte Tumorzellen, X = F.A. ☐ 100

Pathologisches Stadium (A26 und Schema S. 38.29)
0 = Stadium 0, 1 = Stadium I, 2 = Stadium II, 3 = Stadium III, X = F.A. ☐ 101

C. Weitere Befunde und begleitende Veränderungen

Tumorgröße

Größter longitudinaler Tumordurchmesser (in cm) ⎫ (XXX = F.A.) ⌊⌊⌋,⌊⌋ ☐☐ 104
Größter transversaler Tumordurchmesser (in cm) ⎭   ⌊⌊⌋,⌊⌋ ☐☐ 107

Lokalisation im Hoden   N = Nein   J = Ja

Oberer Pol (1)   ○   ○   ☐ 108
Zentral (2)   ○   ○   ☐ 109
Unterer Pol (3)   ○   ○   ☐ 110
Ventral (4)   ○   ○   ☐ 111
Dorsal (5)   ○   ○   ☐ 112

Art und Zahl untersuchter Gewebsblöcke (S22)

Großblöcke ⌊⌊⌋ ☐☐ 114
Kleinblöcke ⌊⌊⌋ ☐☐ 116

Unterschiedliche histologische Strukturen bei germinalen Tumoren (S23) (XX = F.A.)

Anteil (%)

Seminom ⌊⌊⌊⌋ ☐☐ 118
Embryonalkarzinom ⌊⌊⌊⌋ ☐☐ 120
Dottersacktumor ⌊⌊⌊⌋ ☐☐ 122
Polyembryom ⌊⌊⌊⌋ ☐☐ 124
Choriokarzinom ⌊⌊⌊⌋ ☐☐ 126
Teratom ⌊⌊⌊⌋ ☐☐ 128
Karzinoid ⌊⌊⌊⌋ ☐☐ 130

Zusätzliche Angaben bei Teratomen
R = Reif (matur), U = Unreif (immatur), A = Maligne Transformation → Adenokarzinom,
P = Maligne Transformation → Plattenepithelkarzinom, S = Maligne Transformation → Sarkom,
K = Maligne Transformation → Karzinoidtumor, E = Entfällt (kein Teratom), X = F.A. ☐ 131

Lymphgefäßinvasion (L-Klassifikation) (A27, S26)
0 = Keine Lymphgefäßinvasion (L0), 1 = Lymphgefäßinvasion (L1), X = F.A. (LX) ☐ 132

Veneninvasion (V-Klassifikation) (A27, S26)
0 = Keine (V0), 1 = Histologisch (V1), 2 = Makroskopisch (V2), X = F.A. (VX) ☐ 133

Maligne Hodentumoren

K-Nr. **3 8** | Patienten-Id. | T-Id. | B-Nr. **3**

Nachweis von synzytiotrophoblastären Riesenzellen (S24)   N = Nein   J = Ja

   Konventionelle Histologie ○ ○ □ 134
   Immunhistologie ○ ○ □ 135

Entstehung in Gonadoblastom (S25)   N = Nein, J = Ja □ 136

Stromareaktionen im Primärtumor   N = Nein   J = Ja   X = F.A.

   Ausgeprägt lymphozytär ○ ○ ○ □ 137
   Granulomatös ○ ○ ○ □ 138
   Ausgeprägte Desmoplasie ○ ○ ○ □ 139

Zusätzliche Angaben bei invasivem Hodentumor

  Begleitendes Carcinoma in situ (S27)   N = Nein, J = Ja, X = F.A. □ 140
  Immunhistochemische Untersuchung: Plazentare alkalische Phosphatase   N = Nein, J = Ja, X = F.A. □ 141

Durchflußzytometrie (S28)   N = Nicht durchgeführt, D = Durchgeführt □ 142

Sonstige tumorbiologische Spezialuntersuchungen (A28)   N = Nein, J = Ja, X = F.A. □ 143

Zusätzliche Angaben bei retroperitonealer Lymphadenektomie

  Einriß in/Schnitt durch Tumor   N = Nein, J = Ja, X = F.A. □ 144

D. Definitive R-Klassifikation und weitere Angaben zur Radikalität

Histologische Befunde an den Resektionsrändern (S29)   F = Tumorfrei   T = Tumorbefallen   X = Nicht untersucht

   Primärtumor ○ ○ ○ □ 145
   Lymphadenektomie ○ ○ ○ □ 146
   Fernmetastasenentfernung ○ ○ ○ □ 147

Definitive R-Klassifikation (A29)
0 = Kein Residualtumor (R0), 1 = Nur mikroskopischer Residualtumor (R1), 2 = Makroskopischer Residualtumor, mikroskopisch nicht bestätigt (R2a), 3 = Makroskopischer Residualtumor, auch mikroskopisch bestätigt (R2b), X = Unbestimmt (RX) □ 148

Methodik der R-Klassifikation (A30)
K = Konventionell, S = „Sophisticated" □ 149

Lokalisation von Residualtumor   N = Nein   J = Ja

   Lokoregionär ○ ○ □ 150
   Fernmetastase(n) ○ ○ □ 151

Zusätzliche Angaben bei prätherapeutisch erhöhten Tumormarkern

  Tumormarkerverhalten (S30)

    Nach Primärtumorentfernung   K = Komplette Normalisierung   A = Absinken, aber noch erhöht   U = Unverändert   X = Nicht untersucht

     AFP ○ ○ ○ ○ □ 152
     Beta-HCG ○ ○ ○ ○ □ 153
     LDH ○ ○ ○ ○ □ 154

    Nach RLA bzw. Abschluß der Behandlung

     AFP ○ ○ ○ ○ □ 155
     Beta-HCG ○ ○ ○ ○ □ 156
     LDH ○ ○ ○ ○ □ 157

Zusätzliche Angaben bei lokaler Exzision des Primärtumors (S29)

  Minimaler Sicherheitsabstand (in mm) (histologisch gemessen)   (XX = F.A.) □□ □ 159

Wagner/Hermanek: Organspezifische Tumordokumentation   © Springer-Verlag 1995

Spezielle Verschlüsselungsanweisungen

S 1 Präneoplastische Bedingungen und Läsionen

Als Personen mit hohem bzw. erhöhtem Risiko für Hodenmalignome gelten solche mit

- bereits früher aufgetretenem Hodentumor,
- Maldescensus testis (auch wenn nur einseitig),
- Hodentumor bei Verwandten ersten Grades [11, 45].

Auch wenn ein Maldescensus durch Orchidopexie behandelt wurde, bleibt eine Risikoerhöhung bestehen. Diese scheint um so geringer zu sein, in je früherem Alter die Orchidopexie vorgenommen wurde; jedoch sind die diesbezüglichen Daten noch nicht definitiv zu bewerten [5].

Die Bedeutung einer Vasektomie als Risikofaktor für die Entstehung von Hodentumor wird zwar diskutiert, bisher liegen aber keine hinreichenden Beweise vor [27].

(Siehe im übrigen Übersicht über Risikofaktoren bei [2].)

S 2 Metastasenbedingte Erstsymptome

Bei etwa 5% der Patienten erfolgt die Diagnose des Hodentumors erst aufgrund von Symptomen von Metastasen. Diese können sein:

- Flanken- oder Rückenschmerzen, Ischialgien,
- Dyspnoe, Reizhusten,
- Gewichtsverlust,
- tastbare Lymphknoten inguinal oder supraklavikulär,
- Fieber durch sekundäre Harnstauung.

S 3 Erektion, Ejakulation

Störungen der Erektion und Ejakulation sind *keine* Symptome des Hodentumors; sie werden hier jedoch zur Beschreibung des Ausgangsstatus erfaßt, um nach der Therapie berichtete derartige Störungen richtig bewerten zu können.

S 4 Akutes Skrotum

Als „akutes Skrotum" werden akute schmerzhafte Erkrankungsbilder im Bereich des Skrotums bezeichnet, wie z. B. Hodentorsion, akute Epididymitis, akute Orchitis. Hodentumoren zeigen dieses Symptom nur selten.

S 5 Transskrotale Hodenbiopsie

Transskrotale Hodenbiopsien werden ausschließlich zur Infertilitätsdiagnose sowie bei Risikopatienten (s. S 1) zur Entdeckung eines Carcinoma in situ (s. S 21), nie aber bei klinischem Verdacht auf Hodentumoren vorgenommen.

S 6 Transabdominale Feinnadelbiopsie

Transabdominale Feinnadelbiopsien können zur morphologischen Diagnostik suspekter retroperitonealer Lymphknoten und nach Chemotherapie verbleibender zystischer retroperitonealer Residualtumoren eingesetzt werden.

S 7 Tumormarker im Inhalt eines zystischen Resttumors nach Chemotherapie

Bei transabdominalen Feinnadelbiopsien aus retroperitonealen zystischen Residualtumoren nach Chemotherapie kann die zusätzliche Bestimmung von AFP und β-HCG aus dem Zysteninhalt weitere Information bringen [41].

S 8 Tumorlokalisation

Tumoren im orthotopen Hoden werden mit C 62.1, solche im dystopen Hoden mit C 62.0 verschlüsselt.

S 9 Klinisch erfaßter Tumor

Carcinoma in situ und mikroinvasives Karzinom (s. S 21) sind durch klinische Untersuchungen einschließlich bildgebender Verfahren *nicht* erkennbar, sondern nur durch histologische Untersuchung von Hodenbiopsien oder entferntem Hoden zu diagnostizieren. Bei Patienten mit Metastasierung ohne faßbaren Hodentumor findet sich im Hoden nur eine Narbe (sog. Burnt-out-Tumor).

S 10 Radikale Orchiektomie durchgeführt?

Als radikale Orchiektomie wird die Entfernung des Hodens gemeinsam mit seinen Adnexen (alle Hüllen, Nebenhoden, Samenstrang) bei inguinalem Zugang bezeichnet. Wird dieser Eingriff *nicht* durchgeführt, entfällt die pT-Klassifikation, und der Primärtumor wird als T X (nicht pT X!) klassifiziert. Wird eine radikale Orchiektomie vorgenommen, erfolgt keine T-Klassifikation, vielmehr ausschließlich eine pT-Klassifikation (s. auch S 12). In diesem Falle sind im Bogen I die Kästchen für T und (m) zu streichen.

S 11 Regionäre Lymphknoten

Regionäre Lymphknoten für Hodentumoren sind die abdominalen parakavalen und paraaortalen sowie die intrapelvischen Lymphknoten beidseits. Die „paraaortalen und parakavalen" Lymphknoten schließen die prä- und retroaortalen, die prä- und retrokavalen, die interaortokavalen Lymphknoten sowie jene entlang der ipsilateralen V. testicularis ein [17, 18, 21].

S 12 Klinische TNM-Klassifikation

Die Klassifikation des Primärtumors erfolgt beim Hodentumor grundsätzlich nur nach radikaler Orchiektomie aufgrund der histopathologischen Klassifikation als pT-Klassifikation (s. unter III.B). Nur bei Patienten, bei denen *keine* radikale Orchiektomie vorgenommen wurde, erfolgt eine Eintragung unter T, und zwar *stets als TX*. Andere T-Kategorien sind nicht vorgesehen; ein C-Faktor für den Primärtumor erübrigt sich.

C-Faktor

Regionäre Lymphknoten	C1: Klinische Untersuchung, i.v.-Urographie
	C2: Sonographie, CT, NMR, Lymphographie, Kavographie, Tumormarker
	C3: Chirurgische Exploration einschließlich Biopsie und Zytologie
Fernmetastasen	C1: Klinische Untersuchung, Standardröntgenaufnahmen
	C2: Sonographie, CT, NMR, nuklearmedizinische Untersuchungen, Feinnadelbiopsie, Probeexzision, Tumormarker
	C3: Chirurgische Exploration einschließlich Biopsie und Zytologie

---

S13 Indiana-Klassifikation

Von der Arbeitsgemeinschaft Urologische Onkologie (AUO) der Deutschen Krebsgesellschaft wird empfohlen, zusätzlich zur UICC-Stadiengruppierung auch die Indiana-Klassifikation zu verwenden [1]. Diese ist nur anwendbar für Patienten mit fortgeschrittener Metastasierung. Bei Patienten im Stadium I und bei solchen des Stadiums II mit nicht tastbarer und resezierbarer retroperitonealer Metastasierung kann diese Klassifikation nicht angewandt werden. In diesem Falle wird die Notation „00" verwendet.

Indiana-Klassifikation

„minimal disease"
1. Nur HCG und/oder AFP erhöht
2. Zervikale Lymphknotenmetastasen tastbar, aber keine tastbaren retroperitonealen Lymphknotenmetastasen
3. Nicht-resezierbare, aber nicht tastbare retroperitoneale Lymphknotenmetastasen
4. Minimale pulmonale Metastasen (d.h. weniger als 5 pro Lungenfeld, alle mit Durchmessern von weniger als 2 cm).

„moderate disease"
1. Tastbarer abdominaler Tumor als einzige Krankheitsmanifestation
2. Mäßiggradige pulmonale Metastasierung:
   – 5–10 Lungenmetastasen pro Lungenfeld, alle kleiner als 3 cm

   – Mediastinaler Tumor kleiner als 50% des intrathorakalen Durchmessers
   – Solitäre pulmonale Metastase größer als 2 cm.

„advanced disease"
1. Fortgeschrittene Lungenmetastasierung:
   – Mediastinaler Tumor größer als 50% des intrathorakalen Durchmessers
   – Mehr als 10 Lungenmetastasen pro Lungenfeld
   – Lungenmetastasen größer als 3 cm
2. Tastbarer abdominaler Tumor *und* pulmonale Metastasierung
   2.1 Tastbarer abdominaler Tumor und minimale pulmonale Metastasierung
   2.2 Tastbarer abdominaler Tumor und mäßiggradige pulmonale Metastasierung
   2.3 Tastbarer abdominaler Tumor und fortgeschrittene pulmonale Metastasierung
3. Leber-, Knochen- oder Hirnmetastasen

Weitere noch verwendete Stadieneinteilungen sind die von Cavalli et al. [4] (sog. Lugano-Klassifikation), die von Javadpur [24] sowie die von Weißbach et al. [44, 46]. Bei allen diesen Einteilungen entsprechen die Stadien I, II und III denen der UICC-Stadieneinteilung, jedoch werden die Stadien II und III unterschiedlich weiter unterteilt und sind daher nicht immer eindeutig in die pTNM-Klassifikation zu übertragen. Alle diese Einteilungen sollten *nicht* verwendet werden.

S14 Datum der definitiven chirurgischen Behandlung

Als definitive Behandlung gilt die Orchiektomie bzw. die lokale Exzision des Primärtumors. Nicht berücksichtigt wird hier das Datum einer evtl. vorgenommenen Lymphadenektomie oder Entfernung von Fernmetastasen.

S15 Art des chirurgischen Eingriffes

Bei der *erweiterten radikalen Orchiektomie* wird eine großzügige Teilresektion des Skrotums im Sinne einer Hemiskrotektomie vorgenommen und gleichzeitig die Mitresektion des inguinal-iliakalen Lymphabflußgebietes durchgeführt [40]. (Ihre Dokumentation erfolgt unter „Ausmaß der Lymphadenektomie".) Dieser Eingriff wird angewendet bei pT4-Tumoren sowie – unbeschadet von pT – bei vorangegangener skrotaler Operation (einschließlich Biopsie, außer wenn diese das Ergebnis „Carcinoma in situ" ergibt).

Die *lokale Exzision* findet nur in Ausnahmefällen, v.a. bei bereits früher vorgenommener kontralateraler Semikastratio und bei synchronen bilateralen Tumoren, Anwendung.

Eine *skrotale Orchiektomie* wird bei klinischem Verdacht auf Hodentumor *niemals* durchgeführt. Dieser Eingriff ist nur angeführt, um die Ausnahmefälle erfassen zu können, bei denen dieser Eingriff wegen

Maligne Hodentumoren

anderer Indikation als Malignom vorgenommen wurde und erst die histologische Untersuchung des Operationspräparates überraschend einen malignen Hodentumor aufdeckte.

S 16 Zusätzliche Angaben bei lokaler Exzision

Bei der ausnahmsweisen Entfernung eines malignen Hodentumors durch lokale Exzision soll die Vollständigkeit der Entfernung im Schnellschnitt überprüft werden. Außerdem empfiehlt sich die Entnahme von 5 Biopsien aus der Tumorumgebung, um ein evtl. begleitendes Carcinoma in situ aufzudecken [42] (s. auch S 21).

S 17 Operationszugang

Während die laparoskopische pelvine Lymphadenektomie bei Blasen- und Prostatakarzinom schon vielfach geübt wird, wird ein laparoskopisches Lymphknotenstaging beim Hodentumor bisher kaum vorgenommen.

S 18 Ausmaß der RLA

Neben der radikalen retroperitonealen Lymphadenektomie (RLA) werden heute die sog. nervensparende radikale RLA und im klinischen Stadium I v. a. die sog. unilaterale, modifizierte oder eingeschränkte RLA vorgenommen. Diese Eingriffe orientieren sich nach den Gesetzmäßigkeiten der testikulären Lymphdrainage, die bei links- und rechtsseitigen Tumoren unterschiedlich ist [8, 17, 18, 21, 31, 35, 43, 46, 47]. Die jeweils entfernten Lymphknoten sind bei den einzelnen Zentren bzw. Schulen etwas unterschiedlich; daher wird in dieser Dokumentation im einzelnen festgehalten, welche Lymphknotengruppen entfernt wurden.

Zusätzlich wird dokumentiert, ob eine nervenschonende (ejakulationsprotektive) radikale RLA durchgeführt wurde, d. h. ob bei der RLA eine gezielte Präparation und Schonung des sympathischen Nervengeflechtes, insbesondere präaortal unterhalb des Abgangs der A. mesenterica inferior vorgenommen wurde oder nicht [9].

Bei erweiterter radikaler Orchiektomie (s. S 15) wird immer die inguinal-iliakale ipsilaterale Lymphadenektomie (bis zur Teilungsstelle der A. iliaca communis) vorgenommen, unbeschadet davon, ob eine RLA durchgeführt wird oder nicht [40].

S 19 Zusätzliche Angaben bei unilateraler (modifizierter, eingeschränkter) RLA

Nach Weißbach u. Boedefeld [43] sowie Weißbach et al. [46, 47] sollte eine unilaterale (modifizierte) RLA nur im klinischen Stadium I durchgeführt werden und dann, wenn die Schnellschnittuntersuchung keine lymphogene Metastasierung erkennen läßt.

S 20 Histologischer Tumortyp

Die Klassifikation der malignen Hodentumoren erfolgt nach den Vorschlägen der WHO [30]. Bei den germinalen Hodentumoren wird im Hinblick auf die klinisch so wichtige Unterscheidung zwischen ausschließlich seminomatös strukturierten Tumoren und solchen, bei denen nicht-seminomatöse Strukturen entweder allein oder in Kombination mit Seminomen vorkommen, eine erste Unterteilung in „Nur-Seminome" und „Nicht-Nur-Seminome" zusätzlich angeführt [17]. Ein Grading entfällt bei malignen Hodentumoren.

Die in Frage kommenden Tumortypen sind nachstehend mit ihren ICD-O-Code-Nummern angeführt.

Tumortyp	ICD-O-Code-Nr.	Anmerkung
Germinale Tumoren (Keimzelltumoren)		
Carcinoma in situ (intratubulärer Tumor, testikuläre intraepitheliale Neoplasie [TIN])[a]	9064/2	(1)
Nur-Seminome		
Typisches (klassisches) Seminom	9061/3	(2)
Anaplastisches Seminom	9062/3	(3)
Spermatozytisches Seminom	9063/3	(4)
Nicht-Nur-Seminome		
Uniform strukturierte Tumoren		
Embryonalkarzinom	9070/3	(5)
Dottersacktumor (endodermaler Sinustumor, infantiler Typ des Embryonalkarzinom)	9071/3	(6)
Polyembryom	9072/3	(7)
Chorionkarzinom	9100/3	(8)
Teratome		
Reifes (matures) Teratom	9080/1	(9)
Unreifes (immatures) Teratom	9080/3	(9)
Teratom mit maligner Transformation	9084/3	(9)

Tumortyp	ICD-O-Code-Nr.	Anmerkung
Pluriform strukturierte Tumoren		
Teratokarzinom (Embryonalkarzinom +Teratom)	9081/3	(10)
Chorionkarzinom kombiniert mit anderen Keimzellelementen	9101/3	(10)
Sonstiger germinaler Mischtumor	9085/3	(10)
Keimzelltumor (Germinom, germinaler Tumor) o.n.A.	9064/3	(11)
Keimstrang-/Stromatumoren		
Maligner Leydigzell-Zelltumor	8650/3	(12)
Sertoli-Zellkarzinom (maligner Sertoli-Zelltumor)	8640/3	(13)
Maligner inkomplett differenzierter Keimstrang-/Stromatumor (maligner gonadaler Stromatumor, malignes Androblastom)[b]	8630/3	(14)
Sonstige		
Karzinoidtumor	8240/3	(15)

[a] In der ICD-O ist für das germinale Carcinoma in situ keine eigene Code-Nummer vorgesehen. Es wird vorgeschlagen, die freie Nummer 9064/2 hierfür zu verwenden.

[b] Die in der WHO-Klassifikation bevorzugte Bezeichnung wird in der ICD-O nicht erwähnt. Es wird vorgeschlagen, die für maligne Androblastome vorgesehene Code-Nummer 8630/3 zu verwenden.

Anmerkungen:

(1) Das *Carcinoma in situ* ist eine Wucherung atypischer Keimzellen innerhalb der Tubuli. Hierbei ist eine Unterscheidung zwischen Seminom und Nicht-Seminom nicht möglich. (Näheres s. S21 und S27.)

(2) Das *typische Seminom* ist ein Tumor, der aus ziemlich uniformen Zellen besteht, die typischerweise ein durch Glykogengehalt hell (klar) erscheinendes Zytoplasma und gut erkennbare Zellgrenzen aufweisen und primitiven Keimzellen ähneln. Häufig findet sich eine beträchtliche lymphozytäre Infiltration des Stromas, oft auch stärkere Desmoplasie sowie granulomatöse Stromareaktion.

(3) Das *anaplastische Seminom* gleicht dem typischen Seminom, zeigt aber 3 oder mehr Mitosen pro Gesichtsfeld bei starker Vergrößerung und/ oder beträchtliche Kernpolymorphie [29, 30].

(4) Die Zellzusammensetzung des *spermatozytischen Seminoms* ist im Vergleich zum typischen Seminom heterogen: Neben kleinen und wesentlich größeren Zellen kommen überwiegend sog. intermediäre Zellen vor, die zwischen 10 und 20 µm groß sind, eosinophiles Zytoplasma zeigen, kein Glykogen enthalten und runde Kerne aufweisen. Im Gegensatz zum typischen Seminom fehlt eine Fibrose des Stromas ebenso wie eine lymphozytäre oder granulomatöse Stromareaktion. Vor allem in den großen Zellen finden sich auffallende „spirenähnliche" Chromatinverteilungen mit filamentösen Anhäufungen. Oft kommen reichlich Mitosen vor, ohne daß dies die Prognose beeinflußt. Das spermatozytische Seminom kommt praktisch immer als uniform strukturierter Tumor vor.

(5) Das *Embryonalkarzinom* ist durch primitive epitheliale Zellen, mit oft klarem Zytoplasma und meist undeutlichen Zellgrenzen, die unterschiedliches Wachstum zeigen (azinös, tubulär, papillär, solid), charakterisiert.

(6) Der *Dottersacktumor* besteht aus primitiven Zellen, die in lockerem vakuolisiertem Netzwerk wachsen und dabei retikulär, tubulär, papillär und/oder solide angeordnet sind.

(7) Das *Polyembryom* ist ein Tumor, der vorwiegend aus sog. „embryoid bodies" besteht. Man versteht darunter Strukturen, die eine scheibenförmige Zellansammlung und einen Hohlraum enthalten und von lockerem Mesenchym umgeben werden; diese Strukturen ähneln einem Embryo im Alter von etwa 2 Wochen. Zusätzlich können tubuläre Strukturen und synzytiotrophoblastäre Elemente vorhanden sein. Reine Formen eines Polyembryoms sind extrem selten; in der Regel sind diese Tumoren mit Embryonalkarzinomen und Teratomen kombiniert.

(8) Das *Chorionkarzinom* zeigt sowohl synzytiotrophoblastäre als auch zytotrophoblastäre Strukturen in innigem Zusammenhang.

(9) Als *Teratome* werden bezeichnet
Tumoren mit verschiedenen Gewebetypen unterschiedlicher Keimblätter (Endo-, Meso-, Ektoderm),
Tumoren mit verschiedenen Gewebetypen eines Keimblattes (z.B. Haut und Hirngewebe),
Tumoren aus einem einzelnen differenzierten Gewebe und Anteilen eines Seminoms oder Embryonalkarzinoms.

Nach dem Reifegrad (Differenzierungsgrad) wird zwischen reifen und unreifen Teratomen unterschieden.

Reife Teratome bestehen ausschließlich aus gut differenzierten Geweben, Mitosen fehlen oder sind sehr selten. Ihre Prognose ist bei Kindern unter 12 Jahren immer gut, bei Jugendlichen gewöhnlich gut, bei Erwachsenen aber nicht voraussehbar, denn es können hierbei Metastasen vorkommen. Diese reifen Teratome sind trotz der Verschlüsselung mit 9080/1 bei Erwachsenen als maligne Tumoren anzusehen. *Dermoidzysten* gehören zu den reifen Teratomen, nicht aber Epidermoidzysten, die von Plattenepithel ohne Hautanhangsdrüsen ausgekleidet werden.

Unreife Teratome bestehen wenigstens teilweise aus inkomplett differenzierten Geweben (z. B. unreifem Stroma oder neuroblastomähnlichem Gewebe) und zeigen in der Regel Mitosen.

Teratome mit maligner Transformation sind extrem selten. Sie zeigen teils Strukturen eines reifen oder unreifen Teratoms, teils solche eines typischen malignen Tumors wie Adenokarzinom, Plattenepithelkarzinom, Sarkom oder Karzinoidtumor.

(10) Die einzelnen Bestandteile *pluriform strukturierter Keimzelltumoren* werden in Abschnitt III.C näher beschrieben (s. S 23).

(11) Die Diagnose „*Keimzelltumor o. n. A.*", sollte nur ausnahmsweise gestellt werden, und zwar nur, wenn auf Grund besonderer Umstände (z. B. weitgehende Vernarbung oder Regression nach Vorbehandlung oder aus technischen Gründen) eine nähere Klassifizierung nicht möglich ist.

(12) *Leydig-Zelltumoren* mit Kapsel- oder Gefäßinvasion werden als maligne klassifiziert (wenngleich sie nicht immer metastasieren) [31].

(13) *Sertoli-Zelltumoren* werden dann als maligne bezeichnet, wenn sich eine lokale Invasion benachbarter Strukturen und/oder Lymphgefäß- oder Veneninvasion findet. In der Regel sind auch vermehrt Mitosen, Nekrosen, größere Zellpolymorphie und verminderte Tubulusbildung zu sehen [31].

(14) Maligne inkomplett differenzierte *Keimstrang-/Stroma-Tumoren* sind undifferenzierte Tumoren mit Ansätzen zur Tubulusbildung und thekazellähnlichen Elementen.

(15) *Karzinoidtumoren* sollen nur diagnostiziert werden, wenn sie in reiner Form vorkommen. Tumoren mit Karzinoidstrukturen und zusätzlichen Anteilen von Teratomen oder anderen Strukturen eines germinalen Tumors werden als germinale Mischtumoren (9085/3) klassifiziert.

Die Klassifikation germinaler Hodentumoren des British Testicular Tumour Panel [32] unterscheidet bei den nicht-seminomatösen Tumoren folgende Typen:

	WHO-Bezeichnung
Teratom, differenziert (TD)	Teratom
Malignes Teratom, undifferenziert (MTU)	Embryonalkarzinom
Malignes Teratom, intermediär (MTI)	Teratokarzinom
Malignes Teratom, trophoblastisch (MTT)	Chorionkarzinom

Im allgemeinen entsprechen diese Tumortypen den in der Liste angeführten Tumortypen nach WHO [30].

S 21 Ausbreitung im bzw. jenseits des Hodens

Das *Carcinoma in situ* (intratubulärer Tumor, testikuläre intraepitheliale Neoplasie [TIN]) ist durch eine Wucherung atypischer Spermatogonien innerhalb der Tubuli gekennzeichnet [6, 7, 26, 37, 38]. Hierbei ist eine Differenzierung zwischen Seminom und anderen germinalen Tumortypen nicht möglich. Das Carcinoma in situ tritt in der Regel multifokal auf und führt nicht zu einer klinisch oder durch bildgebende Verfahren erkennbaren Tumorbildung; es ist vielmehr ein Zufallsbefund bei der histologischen Untersuchung von aus anderen Gründen entfernten Hoden oder ein histologischer Befund in einer Biopsie, die bei Hochrisikopatienten (s. S 1) im Sinne einer Früherkennung vorgenommen wurde. Als Therapie ist hierbei die Bestrahlung Verfahren die Wahl.

Beim *mikroinvasiven Tumor* [10, 28] finden sich neoplastische Keimzellen in den Tubuli (wie beim Carcinoma in situ), aber auch im Interstitium, ohne daß klinisch ein Tumor festgestellt werden kann (auch nicht mit bildgebenden Verfahren). Es handelt sich um einen echten invasiven Tumor, der auch als „early invasive tumor" oder „incipient germinal tumor" bezeichnet wird. Bisher wurden Tumoren dieses Ausbreitungsgrades nur vom Typ des Seminoms beobachtet. Auch dieser Tumor ist in der Regel multifokal.

Nach der pT-Klassifikation der UICC bezeichnet pT 1 Tumoren, die auf den Hoden einschließlich Rete testis beschränkt sind. Nach den Vorschlägen des TNM Supplement 1993 [39] werden diese Tumoren wegen prognostischer Unterschiede [12] in pT 1 a (nur Hoden befallen, Rete testis tumorfrei) und pT 1 b (Befall von Hoden und Rete testis) unterteilt.

Auch pT 2-Tumoren werden nach den Vorschlägen des TNM Supplement weiter unterteilt in

pT 2 a: Tumor infiltriert jenseits der Tunica albuginea. Dies schließt die Invasion von M. cremaster, Kremasterfaszie sowie des testikulären Anteils der inneren und äußeren Fascia spermatica ein. Jede weitergehende Invasion gilt als Invasion der Subkutis oder Kutis des Skrotums und ist als pT 4 zu klassifizieren.

pT 2 b: Tumor infiltriert in den Nebenhoden. Auch diese Unterteilung zeigt eine unterschiedliche Prognose an [13, 23].

Als pT3 wird nur die direkte Ausbreitung des Tumors in den Samenstrang klassifiziert, nicht aber eine Ausbreitung in Gefäßen des Samenstranges. (Diese wird in der L- und V-Klassifikation berücksichtigt, s. S 25.)

S 22 Histologische Methode der Primärtumoruntersuchung

Die Zahl untersuchter Gewebsblöcke ist v. a. für die Beurteilung der Verläßlichkeit der Diagnose „reines Seminom" von Bedeutung. Hierfür werden i. allg. die Einbettung von 5–10 üblichen Kleinblöcken (je nach Größe) oder die komplette Einbettung für Großflächenschnitte (Großblöcke) gefordert [14, 19, 34].

S 23 Unterschiedliche histologische Strukturen bei germinalen Hodentumoren

Etwa 45% aller germinalen Hodentumoren sind pluriform gebaut [20, 31]. Die dabei auftretenden Komponenten sollen hier in prozentualen Anteilen angegeben werden. Bei uniform gebauten Keimzelltumoren wird dieses Item gestrichen. Bezüglich Charakterisierung der einzelnen histologischen Strukturen s. Anmerkungen zu S 20.

S 24 Nachweis von synzytiotrophoblastären Riesenzellen

Bei reinen Seminomen mit Nachweis von β-HCG finden sich in etwa 50% bei entsprechender Aufarbeitung synzytiotrophoblastäre Riesenzellen [34]. Diese Tumoren werden auch als „Seminome mit synzytiotrophoblastischen Riesenzellen" beschrieben [15, 22]. Nach neueren Untersuchungen haben solche Seminome aber keine schlechtere Prognose [3, 16].

S 25 Entstehung in Gonadoblastomen

In etwa 10% der Gonadoblastome entwickeln sich metastasierende Keimzelltumoren [36]. Dabei handelt es sich fast ausschließlich um dysgenetische Hoden bei meist phänotypisch weiblichen Patienten. Gonadoblastome bestehen aus großen Keimzellen ähnlich jenen in Seminomen und kleinen Zellen, die unreifen Sertoli- und Granulosa-Zellen ähneln; typischerweise finden sich hyaline Körperchen, die Call-Exner-Körper simulieren, und Verkalkungen.

S 26 Lymphgefäßinvasion (L-Klassifikation) und Veneninvasion (V-Klassifikation)

Lymphgefäß- und/oder Veneninvasion wird v. a. im Samenstrang nachgewiesen, ohne daß der Tumor sich direkt auf diesen ausbreitet.

S 27 Zusätzliche Angaben bei invasiven Hodentumoren: begleitendes Carcinoma in situ

In der Umgebung invasiver germinaler Hodentumoren finden sich – außer bei reinen Teratomen – häufig (in 72–98%) Strukturen eines Carcinoma in situ [25, 42]. Die Nachweisquote ist im allgemeinen höher, wenn eine immunhistochemische Untersuchung auf plazentare alkalische Phosphatase erfolgt.

S 28 Durchflußzytophotometrie

Bisherige Untersuchungen über die Bedeutung durchflußzytophotometrischer Befunde (Ploidie, DNS-Index) zeigen kontroverse Ergebnisse. (Literaturübersicht bei [13].) Weitere Untersuchungen sind erforderlich; daher sollen die diesbezüglich untersuchten Patienten gekennzeichnet werden.

S 29 Histologische Befunde an den Resektionsrändern

Ein Tumor an den Resektionsrändern ist beim Primärtumor extrem selten, bei Lymphadenektomien mit massiver Metastasierung („bulky disease") möglich.

S 30 Zusätzliche Angaben bei prätherapeutisch erhöhten Tumormarkern

Wenn nach Primärtumorentfernung ein prätherapeutisch erhöhter Markerspiegel nicht komplett absinkt, zeigt dies an, daß Tumor in Form von regionären Lymphknotenmetastasen oder Fernmetastasen zurückgelassen wurde.

Wenn nach einer retroperitonealen Lymphadenektomie oder nach Abschluß der nicht-chirurgischen Primärtherapie (Bestrahlung/Chemotherapie) keine Normalisierung zuvor erhöhter Markerspiegel eintritt, ist dies ein Hinweis darauf, daß Residualtumor zurückgeblieben ist, auch wenn sich klinisch und durch bildgebende Verfahren kein Anhalt hierfür ergibt. Solche Fälle werden nach den Vorschlägen des TNM Supplement 1993 [39] als R 0 b klassifiziert. Patienten mit kompletter Normalisierung zuvor erhöhter Tumormarker und klinisch fehlendem Hinweis auf Residualtumor werden als R 0 a eingestuft.

Literatur

[1] Arbeitsgemeinschaft Urologische Onkologie (AUO) der Deutschen Krebsgesellschaft (1993) Praktische Informationen zur Studienplanung und -durchführung 1993. Urologe A 32, [Suppl 1]:S1–S35
[2] Boyle P, Zaridze DG (1993) Risk factors for prostate and testicular cancer. Eur J Cancer 29 A:1048–1055
[3] Bussar-Maatz R, Weißbach L for the Seminoma Study Group (1994) Prognosis of the HCG positive seminoma. J Cancer Res Clin Oncol 120, [Suppl]:R 65
[4] Cavalli F, Monfardini S, Pizzocaro G (1980) Report on the international workshop on staging and treatment of testicular cancer. Eur J Cancer 16:1367–1372
[5] Chilvers C, Pike MC (1992) Cancer risk in the undescended testicle. Eur Urol Update Series 1:74–79
[6] Dieckmann K-P, Loy V, Huland H (1989) Das Carcinoma in situ des Hodens: Klinische Bedeutung, Diagnose und Therapie. Urologe A 28:271–280
[7] Dieckmann K-P, Scherner M, Loy V, Büttner P (1993) Bekanntheitsgrad des Carcinoma in situ des Hodens. Fortschr Med 111:294–296

[8] Donohue JP, Zachary JM, Maynard BR (1982) Distribution of nodal metastasis in non-seminomatous testis cancer. J Urol 128:315–320

[9] Donohue JP, Foster RS, Rowland RG, Bihrle R, Jones J, Geier G (1990) Nerve-sparing retroperitoneal lymphadenectomy with preservation of ejaculation. J Urol 144:287–292

[10] von Eyben FE, Mikulowski P, Busch C (1981) Microinvasive germ cell tumours of the testis. J Urol 126:842–844

[11] Forman D, Oliver RTD, Brett AR, Marsh SGE, Moses JH, Bodmer JG, Chilvers CED, et al (1992) Familial testicular cancer: a report of the UK family register, estimation of risk and an HLA class 1 sib-pair analysis. Brit J Cancer 65:255–262

[12] Freedman LS, Parkinson MC, Jones WG, Oliver RTD, Peckham MJ, Read G, Newlands ES, et al (1987) Histopathology in the prediction of relapse of patients with stage I testicular teratoma treated by orchiectomy alone. Lancet II:294–298

[13] Graaff WE de, Sleijfer DT, de Jong B, Dam A, Schraffordt Koops H, Oosterhuis JW (1993) Significance of aneuploid stemlines in testicular nonseminomatous germ cell tumors. Cancer 72:1300–1304

[14] Hedinger C (1979) Pathologie der Hodentumoren. Pathologe 1, 179–187

[15] Hedinger Chr, v. Hochstetter AR, Egkoff B (1979) Seminoma with syncytiotrophoblastic glant cells: A special form of seminoma. Virchows Arch Path [A] 383:59–67

[16] Hedinger CE (1991) Pathologie des Hodens. In: Hedinger CE, Dhom G (Hrsg) Pathologie des männlichen Genitale. Springer, Berlin Heidelberg New York Tokyo (Spezielle pathologische Anatomie, Bd 21)

[17] Hermanek P (1977) Testicular cancer: histologic classification and staging, topography of lymph node metastasis. Recent Results Cancer Res 60:202–211

[18] Hermanek P (1982) Voraussetzungen einer modifizierten Lymphadenektomie beim Hodentumor. In: Illiger HJ, Sack H, Seeber S, Weissbach L (Hrsg) Nicht-seminomatöse Hodentumoren. Karger, Basel

[19] Hermanek P (1982) Untersuchung von Hodentumoren in Großflächenschnitten. Pathologe 3:160–163

[20] Hermanek P (1984) Diagnose und Therapie maligner Hodentumoren. MMW 126:54–61

[21] Hermanek P, Sigel A (1982) Necessary extent of lymph node dissection in testicular tumours. Eur Urol 8:135–144

[22] Heyderman, E, Niville AM (1976) Syncytiotrophoblasts in malignant testicular tumours. Lancet II:103–105

[23] Hoskin P, Dilly S, Easton D, Horwich A, Hendry W, Peckham MJ (1986) Prognostic factors in stage I nonseminomatous germ-cell testicular tumors managed by orchiectomy and surveillance. J Clin Oncol 4:1031–1036

[24] Javadpur, N (1983) Natural history, diagnosis, and staging of nonseminomatous testicular cancer. In Javadpur, N (edit) Principles and management of urologic cancer, 2nd edn. Williams & Wilkins, Baltimore

[25] Klein FA, Melamed MR, Whitmore WF (1985) Intratubular malignant germ cells (carcinoma in situ) accompanying invasive testicular germ cell tumors. J Urol 133:413–415

[26] Loy V, Dieckmann KP (1990) Carcinoma in situ of the testis: Intratubular germ cell neoplasia or testicular intraepithelial neoplasia? Hum Pathol 21:457

[27] Lynge E, Knudsen LB, Møller H (1993) Vasectomy and testicular cancer: epidemiological evidence of association. Eur J Cancer 29 A:1064–1066

[28] Mikulowski P, Oldbring J (1992) Microinvasive germ cell neoplasia of the testis. Cancer 70:659–664

[29] Mostofi FK, Price ER Jr (1973) Tumors of the male genital system. Atlas of tumor pathology, 2nd series, fasc 8. AFIP, Washington/DC

[30] Mostofi FK, Sobin LH (1977) Histological typing of testis tumours. International histological classification of tumours No 16. WHO, Geneva

[31] Petersen RO (1992) Urologic pathology, 2nd edn. Lippincott, Philadelphia

[32] Pugh RCB (ed) (1976) Pathology of the testis. Blackwell, Oxford London Edinburgh Melbourne

[33] Ray B, Hajdu SI, Whitmore WH (1974) Distribution of retroperitoneal lymph node metastases in testicular germinal tumours. Cancer 33:340–348

[34] Scherenberg M, Schubert GE (1993) Morphologische Kriterien zur Beurteilung β-HCG-positiver Seminome. Urologe A 32:38–42

[35] Schrott KM, Sigel A (1983) Technik der retroperitonealen en bloc Lymphknotendissektion von 141 Hodentumoren mit Metastasen-Verteilungsmuster von 64 Fällen. Verh Dtsch Ges Urol 34:164–174

[36] Scully RE (1970) Gonadoblastoma: A review of 74 cases. Cancer 25:1340–1356

[37] Skakkebaek NE (1972) Possible carcinoma in situ of the testis. Lancet II:516–517

[38] Skakkebaek NE, Berthelsen JG, Giwercman A, Müller J (1987) Carcinoma in situ of the testis: possible origin from gonocytes and precursor of all types of germ cell tumours except spermatocytoma. Int J Androl 10:19–28

[39] UICC (1993) TNM Supplement 1993. A commentary on uniform use (Hermanek P, Henson DE, Hutter RVP, Sobin LH, eds). Springer, Berlin Heidelberg New York Tokyo

[40] Vahlensieck W (1963) „Erweiterte Semikastration", Lymphadenektomie und „erweiterte Lymphadenektomie", Radiotherapie und zytostatische „triple-drug-Intervall-Therapie" bei germinalen Hodentumoren. Z Urol 61:537–552

[41] Weißbach L (1983) Markerbestimmungen in Punktaten zur Abklärung fraglich retroperitonealer Befunde bei vorbehandelten Hodentumorpatienten. Verh Dtsch Ges Urol 34:153–157

[42] Weißbach L (1993) Ist die organerhaltende Operation des Hodentumors gerechtfertigt? Urologe A 32:43–48

[43] Weißbach L, Boedefeld EA (1987) Localisation of solitary and multiple metastasis in stage II nonseminomatous testis tumors as basis for a modified staging lymph node dissection in stage I. J Urol 138:77–82

[44] Weißbach L, Bussar-Maatz R (Hrsg) (1988) Die Diagnostik des Hodentumors und seiner Metastasen. Ergebnisse einer TNM-Validierungsstudie. Karger, Basel München Paris (Beiträge Onkologie Bd 28)

[45] Weißbach L, Widman T (1986) Familial tumor of the testis. Eur Urol 12:104–108

[46] Weißbach L, Boedefeld EA, Seeber S (1986) Hodentumoren; frühzeitige Diagnose und stadiengerechte Therapie sichern den Erfolg. Dtsch Ärztebl 82:1340–1349

[47] Weißbach L, Boedefeld EA, Horstmann-Dubral B for Testicular Tumor Study Group Bonn (1990) Surgical treatment of stage I non-seminomatous germ cell testis tumor. Final results of a prospective multicenter trial 1982–1987. Eur Urol 17:97–106

Weiterführende Literatur

Helpap B (1993) Atlas der Pathologie urologischer Tumoren. Springer, Berlin Heidelberg New York Tokyo

Petersen RO (1992) Urologic pathology, 2nd edn. Lippincott, Philadelphia

Rübben H (Hrsg) (1993) Uroonkologie. Springer, Berlin Heidelberg New York Tokyo

Weiss MA, Mills SE (1993) Genitourinary tract pathology. Gower, New York London

Young RH, Scully RE (1990) Testicular tumors. Raven Press, New York

Maligne Hodentumoren: Schema zur TNM/pTNM-Klassifikation

		(p)TNM	Stadium
Primärtumor	☐ Radikale Orchiektomie nicht durchgeführt	TX	–
	☐ Radikale Orchiektomie durchgeführt		
	☐ Primärtumor nicht beurteilbar	pTX	–
	☐ Kein Anhalt für Primärtumor oder histologische Narbe im Hoden	pT0	–
	☐ Intratubulärer Tumor (Carcinoma in situ)	pTis	0
	☐ Tumor begrenzt auf Hoden einschl. Rete testis	pT1	I
	☐ Tumor begrenzt auf Hoden (Rete testis tumorfrei)	pT1a	I
	☐ Tumor mit Befall des Rete testis	pT1b	I
	☐ Tumor infiltriert jenseits der Tunica albuginea oder in Nebenhoden	pT2	I
	☐ Tumor infiltriert jenseits Tunica albuginea	pT2a	I
	☐ Tumor infiltriert Nebenhoden	pT2b	I
	☐ Tumor infiltriert Samenstrang	pT3	I
	☐ Tumor infiltriert Skrotum	pT4	I
Regionäre Lymphknoten	☐ Regionäre Lymphknoten können nicht beurteilt werden	(p)NX	–
	☐ Keine regionären Lymphknotenmetastasen	(p)N0	–
	☐ Metastase(n) in solitärem regionären Lymphknoten		
	Metastasengröße[a]		
	☐ ≤2 cm	(p)N1	II
	☐ >2–5 cm	(p)N2	II
	☐ >5 cm	(p)N3	II
	☐ >5–10 cm	(p)N3a	II
	☐ >10 cm	(p)N3b	II
	☐ Metastasen in multiplen regionären Lymphknoten		
	Metastasengröße[a]		
	☐ ≤5 cm	(p)N2	II
	☐ >5 cm	(p)N3	II
	☐ >5–10 cm	(p)N3a	II
	☐ >10 cm	(p)N3b	II

Maligne Hodentumoren: Schema zur TNM/pTNM-Klassifikation (Fortsetzung)

		(p)TNM	Stadium
Fern-metastasen	☐ Das Vorliegen von Fernmetastasen kann nicht beurteilt werden	(p)MX	–
	☐ Keine Fernmetastasen	(p)M0	–
	☐ Fernmetastasen	(p)M1	III

```
TNM:      T___      N_____      M___
                                           Stadium_____
pTNM:     pT_____   pN_____     pM___
```

---

[a] Wenn die Größe einer *biopsierten* Lymphknotenmetastase vom einsendenden Operateur nicht angegeben wird, ist bei positiver Biopsie aus *einem* regionären Lymphknoten pN1 und bei positiven Biopsien aus 2 oder mehr regionären Lymphknoten pN2 zu diagnostizieren.

Erfordernisse für pTNM

pT: Histologische Untersuchung des Präparates einer radikalen Orchiektomie.

pN0: Histologische Untersuchung von 8 oder mehr regionären Lymphknoten.

pN1: Mikroskopische Bestätigung einer mehr als 2 cm großen regionären Lymphknotenmetastase.

pN2: Mikroskopische Bestätigung einer regionären Lymphknotenmetastase, die mehr als 2 cm, aber nicht mehr als 5 cm mißt, oder mikroskopische Bestätigung von mindestens 2 regionären Lymphknotenmetastasen, die nicht größer als 5 cm sind.

pN3: Mikroskopische Bestätigung einer regionären Lymphknotenmetastase, die mehr als 5 cm mißt.

pM1: Mikroskopischer (histologischer oder zytologischer) Nachweis von Fernmetastasen.

39 – Nierenkarzinom

Die Dokumentation „Nierenkarzinom" wird angewandt für das Karzinom des Nierenparenchyms (Nierenzellkarzinom).

Nicht einbezogen sind dabei

- Karzinome des Nierenbeckens (s. S. 40.1 ff.)
- benigne Tumoren des Nierenparenchyms (Adenome, Onkozytome),
- „Nierenzelltumoren zweifelhafter Dignität" nach Thoenes et al. [34] (s. S 24),
- Karzinoidtumoren der Niere,
- nephroblastische Tumoren [Nephroblastom (Wilms-Tumor), mesoblastisches Nephrom, multilokuläres zystisches Nephrom],
- intrarenales Neuroblastom,
- nichtepitheliale maligne Nierentumoren (Leiomyo-, Rhabdomyo-, Lipo-, Angio-, Fibrosarkome, malignes fibröses Histiozytom u. a.),
- maligne Lymphome.

Wenn synchron ein Nierenzellkarzinom und ein Übergangszellkarzinom des ipsilateralen Nierenbeckens auftreten (Literaturübersicht s. [10]), gilt dies als das Auftreten synchroner Tumoren in getrennten Organen (Niere, Nierenbecken); für beide Tumoren sind entsprechende Bögen anzulegen. Auch bei beidseitigen Nierenzellkarzinomen wird für jeden Tumor ein Bogen angelegt [37].

Diese Dokumentation berücksichtigt die Empfehlungen der Arbeitsgemeinschaft Urologische Onkologie (AUO) der Deutschen Krebsgesellschaft [1] zur Dokumentation klinischer Studien.

ADT Arbeitsgemeinschaft Deutscher Tumorzentren

Nierenkarzinom

Kenn-Nr. (A1)	**3 9**	2
Klinik-Nr. u. Fachrichtung (A2)		9
Patientenidentifikation (A3)		16
Geburtsdatum	Tag Mon. Jahr	22
Geschlecht (M = Männlich, W = Weiblich)		23
Tumoridentifikations-Nr. (A4)		24
Bogen-Nr. (A5)	1	25

I. PRÄTHERAPEUTISCHE DATEN

A. Aufnahmedatum und Anlaß für Arztbesuch (A6)

Aufnahmedatum Tag ____ Monat ____ Jahr ____ → Tag Mon. Jahr ☐ 31

Anlaß für Arztbesuch
T = Tumorsymptomatik führte zum Arzt, V = Nicht-gesetzliche Vorsorgeuntersuchung, S = Selbstuntersuchung,
L = Nachsorgeuntersuchung (Langzeitbetreuung), A = Andere Untersuchung, X = Unbekannt ☐ 32

B. Anamnese, präkanzeröse Bedingungen und Läsionen

Datum der ersten ärztlichen Tumor(verdachts)diagnose (A7) Tag ___ Monat ___ Jahr ___ → Tag Mon. Jahr ☐ 38

	N = Nein	J = Ja	X = F.A.	
Hippel-Lindau-Syndrom (S1)	○	○	○	☐ 39
Tuberöse Sklerose	○	○	○	☐ 40
Nieren-/Harnsteinleiden	○	○	○	☐ 41
Chronische Niereninsuffizienz (S2)	○	○	○	☐ 42
Erworbene zystische Nephropathie (S2)	○	○	○	☐ 43

Einnierigkeit
A = Angeboren, N = Zustand nach kontralateraler Nephrektomie, F = Funktionslose kontralaterale Niere ☐ 44

Nikotinabusus (S3)
0 = Nein, 1 = Zigarren, 2 = Pfeifen, 3 = 1+2, 4 = Zigaretten, 5 = 1+4, 6 = 2+4, 7 = 1+2+4, X = F.A. ☐ 45

C. Andere Primärtumoren (frühere, synchrone) (A8)

Frühere Tumorerkrankung? N = Nein, J = Ja, X = F.A. ☐ 46

Falls Tumor in Anamnese: Lokalisation C ☐☐☐☐ Erkrankungsjahr 19 ☐☐ → Lokalisation C ☐☐☐☐ Jahr ☐☐ 52

Synchroner Primärtumor in anderem Organ? N = Nein, J = Ja ☐ 53

D. Allgemeine klinische Befunde

Körpergröße (in cm) ⎫
                            ⎬ (XXX = F.A.) ☐☐☐ ☐☐☐ 56
Körpergewicht (in kg) ⎭   ☐☐☐ ☐☐☐ 59

Klinische Symptomatik (S4)	N = Nein	J = Ja	X = F.A.	
Makrohämaturie	○	○	○	☐ 60
Mikrohämaturie	○	○	○	☐ 61
Flankenschmerz	○	○	○	☐ 62
Palpabler Flankentumor	○	○	○	☐ 63
Gewichtsverlust	○	○	○	☐ 64
Rezidiv. Fieber (ungeklärt)	○	○	○	☐ 65
Hypertonie	○	○	○	☐ 66
Varikozele	○	○	○	☐ 67
Spontanfraktur	○	○	○	☐ 68

Wagner/Hermanek: Organspezifische Tumordokumentation © Springer-Verlag 1995

Nierenkarzinom

K-Nr. **3 9**   Patienten-Id.   T-Id.   B-Nr. **1**

Paraneoplastische Syndrome   N = Nein   J = Ja   X = F.A.

Anämie	○	○	○		69
Polyglobulie	○	○	○		70
Hyperkalzämie	○	○	○		71
Andere	○	○	○		72

Allgemeiner Leistungszustand (nach ECOG) (A9)

0 = Normale, uneingeschränkte Aktivität wie vor der Erkrankung,
1 = Einschränkung bei körperlicher Anstrengung, aber gehfähig; leichte körperliche Arbeit bzw. Arbeit im Sitzen möglich,
2 = Gehfähig, Selbstversorgung möglich, aber nicht arbeitsfähig; kann mehr als 50% der Wachzeit aufstehen,
3 = Nur begrenzte Selbstversorgung möglich; 50% oder mehr der Wachzeit an Bett oder Stuhl gebunden,
4 = Völlig pflegebedürftig, keinerlei Selbstversorgung möglich; völlig an Bett oder Stuhl gebunden, X = Unbekannt
□ 73

Gravierende Begleiterkrankungen (A10)   N = Nein   J = Ja   X = F.A.

Stärker eingeschränkte Lungenfunktion	○	○	○		74
Schwerwiegende Herzerkrankung	○	○	○		75
Zerebrale Durchblutungsstörung	○	○	○		76
Periphere arterielle Durchblutungsstörung	○	○	○		77
Stärker eingeschränkte Nierenfunktion	○	○	○		78
Leberzirrhose	○	○	○		79
Behandlungsbedürftiger Diabetes mellitus	○	○	○		80
Andere Begleiterkrankungen	○	○	○		81

Einschätzung des Operationsrisikos (A10)   1 = ASA I, 2 = ASA II, 3 = ASA III, 4 = ASA IV, 5 = ASA V, X = F.A.   □ 82

E. Diagnostik (A11)

Diagnose nach primären Symptomen durch Fernmetastasen
N = Nein, J = Ja   □ 83

Zufallsbefund bei asymptomatischem Patienten (S5)
N = Nein, J = Ja   □ 84

Durchgeführte Untersuchungen	U = Unauffällig	P = Pathologisch	X = Nicht durchgeführt		
Palpation	○	○	○		85
Sonographie	○	○	○		86
Rö Leeraufnahme Abdomen	○	○	○		87
Ausscheidungsurographie	○	○	○		88
Rö Thorax	○	○	○		89
CT Abdomen (mit i.v. Kontrastmittel)	○	○	○		90
CT-Portogramm	○	○	○		91
Arteriographie	○	○	○		92
Kavographie	○	○	○		93
NMR	○	○	○		94
Nuklearmed. Funktionsdiagnostik	○	○	○		95
Ganzkörperszintigraphie	○	○	○		96
Zytologie Urin	○	○	○		97
Zytologie Nierenzystenflüssigkeit	○	○	○		98

Blutsenkung (in mm) (S6)   (XXX = F.A.)   └─┴─┴─┘/└─┴─┴─┘   □□□□ 104

Labornachweis eines paraneoplastischen Syndroms
N = Nein, J = Ja   □ 105

Nierenkarzinom

K-Nr. **3 9** | Patienten-Id. | T-Id. | B-Nr. **1**

F. Tumorlokalisation (S7)

Lokalisation des Primärtumors (nach Tumorlokalisationsschlüssel) (A12) C |6|4| | C |6|4| | 109

Seitenlokalisation (A13)   R = Rechts, L = Links □ 110

Weitere Angaben zur Lokalisation
1 = Oberes Drittel, 2 = Mittleres Drittel, 3 = Unteres Drittel, 4 = 1+2, 5 = 2+3,
6 = Obere Hälfte, 7 = Untere Hälfte, 8 = Weitgehend befallen, X = F.A. □ 111

Korrektur der Lokalisation (A12)
N = Nein, G = Ja, Gleicher Bogen, A = Ja, Anderer Bogen □ 112

G. TNM-Klassifikation und klinisches Stadium

Primärtumor

Größter Tumordurchmesser (in cm)   (XXX = F.A.) |_|_|_|,|_| □□ 115

Lokale Ausbreitung
B = Begrenzt auf Niere, P = Perirenales Gewebe, J = Jenseits Gerota-Faszie, X = F.A. □ 116

Veneninvasion
0 = Keine, 1 = Äste der V. renalis, 2 = Stamm der V. renalis, 3 = V. cava inf. unterhalb Zwerchfell,
4 = V. cava inf. oberhalb Zwerchfell, 5 = Herzvorhof, X = F.A. □ 117

Nebennierenbefall
N = Nein, J = Ja, X = F.A. □ 118

Regionäre Lymphknoten (S8)

Befall regionärer Lymphknoten
F = Tumorfrei, M = Metastase(n), X = F.A. □ 119

Größter Durchmesser der größten LK-Metastase (in cm) |_|_|,|_| □□ 121
(EE = Entfällt, keine LK-Metastase, XX = F.A.)

Zahl der Lymphknotenmetastasen
(EE = Entfällt, keine LK-Metastasen, XX = F.A.) |_|_|_| □□ 123

Fernmetastasen   N = Nein, J = Ja, X = F.A. □ 124

Wenn ja, **Lokalisation** (A14)   1. _____   1. □□ 127
                                 2. _____   2. □□ 130
                                 3. _____   3. □□ 133

Größter Durchmesser der größten Fernmetastasen (in cm) |_|_|,|_| □□ 135
(EE = Entfällt, keine Fernmetastasen, XX = F.A.)

Klinische TNM-Klassifikation (A15, S9 und Schema S. 39.27)

y |_| T |_|_|_| (m) |_| C |_|

N |_|_| C |_|

M |_| C |_|

y | T | (m) | C
□□□□□ 141
N | C
□□□ 144
M | C
□□ 146

Zusätzliche Angabe zu M (A15)   0 = Entfällt, da Makrometastasen, 1 = (mi) Mikrometastasen (± isolierte Tumorzellen),
2 = (i) Nur isolierte Tumorzellen, X = F.A. □ 147

Klinisches Stadium (A16 und Schema S. 39.27)
1 = Stadium I, 2 = Stadium II, 3 = Stadium III, 4 = Stadium IV, X = F.A. □ 148

H. Sonstige Tumorbefunde

Makroskopischer Tumortyp
S = Solid, Z = Zystisch, K = Kombiniert, X = F.A. □ 149

Wagner/Hermanek: Organspezifische Tumordokumentation   © Springer-Verlag 1995

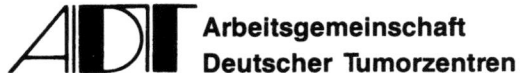

Arbeitsgemeinschaft Deutscher Tumorzentren

Nierenkarzinom

Kenn-Nr. (A1)	3 9
Klinik-Nr. u. Fachrichtung (A2)	
Patientenidentifikation (A3)	
Geburtsdatum (Tag, Mon., Jahr)	
Geschlecht (M = Männlich, W = Weiblich)	
Tumoridentifikations-Nr. (A4)	
Bogen-Nr. (A5)	2

II. DATEN ZUR THERAPIE

A. Vorgesehene und durchgeführte Therapiemodalitäten (A17)

N = Nein   J = Ja*   A = Abgelehnt

- Operation
- Bestrahlung
- Chemotherapie, systemische
- Chemotherapie, lokale
- Hormontherapie
- Immuntherapie
- Sonstige Therapie

* Bei mehr als einer durchgeführten Therapiemodalität die zeitliche Reihenfolge der Maßnahmen durch Ziffern kennzeichnen.
(Wenn nichtchirurgische Therapie durchgeführt, zusätzliche Therapiebögen der Basisdokumentation ausfüllen!)

B. Chirurgische Behandlung

Datum der Operation Tag _____ Monat _____ Jahr _____   (Tag, Mon., Jahr)

Zeitlicher Ablauf bei bilateralen Tumoren
E = Einzeitig, Z = Zweizeitig

Embolisation der Nierenarterie
N = Nein, J = Ja

Art der chirurgischen Therapie
E = Exploration, T = Tumorresektion einseitig, B = Bilaterale Tumorresektion

Vornahme intraoperativer Biopsien
0 = Nein, 1 = Primärtumor, 2 = Regionäre Lymphknoten, 3 = 1+2, 4 = Fernmetastasen, 5 = 1+4, 6 = 2+4, 7 = 1+2+4

Operationszugang
R = Retroperitoneal-lumbal, A = Abdominal (transperitoneal)-konventionell, L = Laparoskopisch, T = Thorako-abdominal

Primärtumor

Art der Resektion   R = Rechts   L = Links

- Organerhaltung
- Nephrektomie

Zusätzliche Angaben bei Organerhaltung

Indikation
E = Elektiv, S = Solitärniere, N = Nierenfunktionseinschränkung, B = Bilateraler Tumor

Methodik
I = In situ, E = Extrakorporal mit homolateraler Retransplantation,
K = Extrakorporal mit kontralateraler Retransplantation

Hypothermie
N = Nein, J = Ja

Minimaler Sicherheitsabstand (in mm)   (XX = F.A.)

Schnellschnittbefund an den Resektionsrändern
N = Nein, J = Ja, X = Nicht untersucht

Wagner/Hermanek: Organspezifische Tumordokumentation   © Springer-Verlag 1995

Nierenkarzinom

K-Nr. **3 9**   Patienten-Id.   T-Id.   B-Nr. **2**

Zusätzliche Angaben bei Nephrektomie (S10)

Entfernte Strukturen   N = Nein   J = Ja

Fettkapsel	○	○	56
Gerota-Faszie	○	○	57
Nebenniere	○	○	58
Andere	○	○	59

Tumorthrombusentfernung
0 = Keine, 1 = V. renalis, 2 = V. cava unterhalb Zwerchfell, 3 = V. cava inf. oberhalb Zwerchfell, 4 = Herzvorhof 60

Länge des mitentfernten Ureters (in cm)   (XXX = F.A.)   ⌊_⌊_⌊_⌋,⌊_⌋   63

Entfernung von Nachbarorganen
(Code-Nr. nach Tumorlokalisationsschlüssel)   E = En bloc   G = Getrennt   Lok.

1. _____ C ⌊_⌊_⌊_⌊_⌋   ○   ○   C ☐☐☐☐   68
2. _____ C ⌊_⌊_⌊_⌊_⌋   ○   ○   C ☐☐☐☐   73
3. _____ C ⌊_⌊_⌊_⌊_⌋   ○   ○   C ☐☐☐☐   78

Entfernung regionärer Lymphknoten (S8, S11)
E = Entfernung einzelner LK, P = Partielle Dissektion, S = Systematische Dissektion   79

Entfernung von Fernmetastasen   N = Nein, J = Ja   80

Örtliche Tumorzelldissemination   N = Nein, J = Ja (Schnitt durch/Einriß in Tumor)   81

Dauer der Operation (in Minuten)   ⌊_⌊_⌊_⌋   84

Dauer der Intensivbehandlung (in Tagen)   ⌊_⌊_⌋   86

Zahl der verabreichten Blutkonserven (A17)   ⌊_⌊_⌋   88

C. Klinische R-Klassifikation und Gesamtbeurteilung des Tumorgeschehens

Klinische R-Klassifikation (A18)   0 = Kein Residualtumor (R0), 1 = Nur mikroskopischer Residualtumor (R1), 2 = Makroskopischer Residualtumor, mikroskopisch nicht bestätigt (R2a), 3 = Makroskopischer Residualtumor, auch mikroskopisch bestätigt (R2b), X = Unbestimmt (RX)   89

Lokalisation von Residualtumor   N = Nein   J = Ja

Lokoregionär	○	○	90
Fernmetastase(n)	○	○	91

Gesamtbeurteilung des Tumorgeschehens bei nicht-chirurgischer Therapie (A19)
V = Vollremission, T = Teilremission, B = Klinische Besserung des Zustandes, Kriterien für Teilremission jedoch nicht erfüllt, K = Keine Änderung, D = Divergentes Geschehen, P = Progression, U = Beurteilung unmöglich, X = F.A.   92

D. Frühe Komplikationen der Therapie

Chirurgische Komplikationen   N = Nein   J = Ja

Nachblutung (S12)	○	○	93
Wundinfekt	○	○	94
Peritonitis	○	○	95
Ileus	○	○	96
Andere chirurgische Komplikation(en)	○	○	97

Nicht-chirurgische Komplikationen

Respiratorische Insuffizienz	○	○	98
Kardiopulmonale Komplikationen	○	○	99
Renale Komplikationen	○	○	100
Andere nicht-chirurgische Komplikation(en)	○	○	101

Sekundäre operative Eingriffe (A20)   N = Nein, J = Ja   102

Falls ja, Art des Eingriffs nach ICPM   5 ⌊_⌊_⌊_⌊_⌋   5 ☐☐☐☐   108

Postoperativer Exitus (A21)   N = Nein, I = Innerhalb von 30 Tagen nach definitiver Operation, S = Später   109

Wagner/Hermanek: Organspezifische Tumordokumentation   © Springer-Verlag 1995

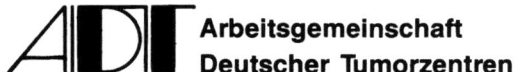

Arbeitsgemeinschaft Deutscher Tumorzentren

Nierenkarzinom

Kenn-Nr. (A1)	`3 9` ☐	2
Klinik-Nr. u. Fachrichtung (A2)	☐☐☐☐☐☐	9
Patientenidentifikation (A3)	☐☐☐☐☐☐	16
Geburtsdatum	Tag ☐☐ Mon. ☐☐ Jahr ☐☐	22
Geschlecht (M = Männlich, W = Weiblich)	☐	23
Tumoridentifikations-Nr. (A4)	☐	24
Bogen-Nr. (A5)	`3`	25

III. DATEN ZUR PATHOLOGIE

Untersuchungsmaterial Primärtumor (A22, S13)
R = Resektat en bloc, T = Resektat in einzelnen Teilen, M = Morcellement ☐ 26

A. Histologischer Typ und Grading

Histologischer Tumortyp nach WHO (ICD-O) (A23, S14)   M └─┴─┴─┴─┘ / └ 3 ┘   M ☐☐☐☐ `3` 31

Histologischer Typ nach Mainz-Klassifikation (S15)
1 = Klarzelliges Nierenzellkarzinom (NZK), 2 = Chromophobes (chromophobzelliges) NZK, 3 = Chromophiles (chromophilzelliges) NZK, 4 = Duct-Bellini-Karzinom (DBK), 5 = Spindel-/pleomorphzelliges (sarkomatoides) NZK, 6 = Mischtyp, X = F.A. ☐ 32

Bestätigung der Tumorhistologie durch andere Institution (A23)
N = Nein, R = Register oder Referenzpathologie einer Studie, A = Anderes Pathologisches Institut, B = R+A ☐ 33

Grading (A24, S16)   nach Mostofi   └─┘   ☐ 34
(1 = G1, 2 = G2, 3 = G3–4, X = GX)   nach Mainz   └─┘   ☐ 35
   nach Erlangen   └─┘   ☐ 36
   nach anderer Methode   └─┘   ☐ 37

B. pTNM-Klassifikation und pathologisches Stadium

Primärtumor

Größter Tumordurchmesser (in cm)   (XXX = F.A.)   └─┴─┴─┘,└─┘   ☐☐☐ 40

Lokale Ausbreitung   B = Begrenzt auf Niere, P = Perirenales Gewebe, J = Jenseits Gerota-Kapsel   ☐ 41

Veneninvasion
0 = Keine, 1 = Nur histologisch nachweisbar, 2 = Makroskopisch in Ästen der V. renalis, 3 = Stamm der V. renalis, 4 = V. cava inf. unterhalb des Zwerchfells, 5 = V. cava inf. oberhalb Zwerchfell, 6 = Herzvorhof ☐ 42

Nebennierenbefall   N = Nein, J = Ja, X = Nicht untersucht   ☐ 43

Regionäre lymphogene Metastasierung (S17)

	0 = Tumor-frei	1 = ≤0,2 cm	Metastase(n) 2 = >0,2–2 cm	3 = >2–5 cm	4 = >5 cm	X = Nicht untersucht		
Hilus rechts	○	○	○	○	○	○	☐	44
Hilus links	○	○	○	○	○	○	☐	45
Paraaortal	○	○	○	○	○	○	☐	46
Interaortokaval	○	○	○	○	○	○	☐	47
Parakaval	○	○	○	○	○	○	☐	48

Größter Durchmesser der größten regionären Lymphknotenmetastase (in mm)   └─┴─┴─┘   ☐☐ 50
(EE = Entfällt, keine LK-Metastase, XX = F.A.)

Zahl untersuchter Lymphknoten   └─┴─┴─┘   ☐☐ 52

Zahl befallener regionärer Lymphknoten   └─┴─┴─┘   ☐☐ 54

Fernmetastasen   K = Keine nachgewiesen, Z = Zytologisch bestätigt, H = Histologisch bestätigt   ☐ 55

Lokalisation mikroskopisch nachgewiesener Fernmetastasen (A14)

1. _____   1. ☐☐☐ 58
2. _____   2. ☐☐☐ 61
3. _____   3. ☐☐☐ 64

Größter Durchmesser der größten Fernmetastase (in mm)   └─┴─┴─┘   ☐☐ 66
(EE = Entfällt, keine Fernmetastase, XX = F.A.)

Wagner/Hermanek: Organspezifische Tumordokumentation © Springer-Verlag 1995

Nierenkarzinom

pTNM-Klassifikation (A25 und Schema S. 39.27)

y ☐ pT ☐☐☐ (m) ☐ pN ☐☐ pM ☐

y	pT	(m)	pN	pM

☐☐☐☐☐☐ 74

Zusätzliche Angabe zu pN (A25) (mi) Nur Mikrometastasen?   N = Nein, J = Ja, X = F.A.   ☐ 75

Zusätzliche Angabe zu pM (A25)   0 = Entfällt, da Makrometastasen, 1 = (mi) Mikrometastasen (±isolierte Tumorzellen), 2 = (i) Nur isolierte Tumorzellen, X = F.A.   ☐ 76

Pathologisches Stadium (A26 und Schema S. 39.27)
1 = Stadium I, 2 = Stadium II, 3 = Stadium III, 4 = Stadium IV, X = F.A.   ☐ 77

C. Weitere Befunde und begleitende Veränderungen

Länge des mitentfernten Harnleiters (in cm)   (XXX = F.A.)   ☐☐,☐   ☐☐ 80

Meßmethode
1 = Am frischen Präparat ohne Zug, 2 = Am fixierten, vorher nicht aufgespannten Präparat, 3 = Am fixierten, ohne Zug aufgespannten Präparat, 4 = Am fixierten, unter Zug aufgespannten Präparat   ☐ 81

Makroskopische Abkapselung des Tumors
N = Nein, J = Ja, X = F.A.   ☐ 82

Makroskopische Tumorregression	N = Nein	J = Ja	X = F.A.	
Zystische Degeneration	○	○	○	☐ 83
Nekrose	○	○	○	☐ 84
Blutung	○	○	○	☐ 85
Fibrose/Sklerose	○	○	○	☐ 86
Verhaltung	○	○	○	☐ 87

Hohlsystembefall   ○   ○   ○   ☐ 88

Wachstumsform (Anteil in %) (S18)   (XX = F.A.)

Kompakt (solide)   ☐☐☐   ☐☐ 90

Tubulo-papillär   ☐☐☐   ☐☐ 92

Zystisch   ☐☐☐   ☐☐ 94

Nähere Angaben zur Mainz-Klassifikation (Varianten) (S19)
N = Nein (Grundtyp), E = Eosinophile (granulierte) Variante, L = Lipoidreiche Variante,
S = Spindelzell/pleomorphzellige Variante, X = F.A.   ☐ 95

Histologische Tumorregression
K = Keine, A = Ausgeprägt, W = Weitgehend-solid, Z = Weitgehend-zystisch,
T = Totalregression (kein vitales Tumorgewebe), X = F.A.   ☐ 96

Histologische Invasion der Capsula fibrosa
N = Nein, J = Ja, X = F.A.   ☐ 97

Lymphgefäßinvasion (L-Klassifikation) (A27)
0 = Keine Lymphgefäßinvasion (L0), 1 = Lymphgefäßinvasion (L1), X = F.A. (LX)   ☐ 98

Örtliche Tumorzelldissemination
N = Nein, J = Ja (Schnitt durch und/oder Einriß in Tumor)   ☐ 99

Robson-Stadium (S20)
1 = Stadium I, 2 = Stadium II, 3 = Stadium IIIA, 4 = Stadium IIIB, 5 = Stadium IIIC,
6 = Stadium IV (N), 7 = Stadium IV (F), X = F.A.   ☐ 100

Stage-Grade-Klassifikation (Erlangen) (S21)
G = Good cancer, I = Intermediate cancer, B = Bad cancer, X = F.A.   ☐ 101

Mainzer Prognose-Score (S22)
1 = Prognosegruppe 1, 2 = Prognosegruppe 2, 3 = Prognosegruppe 3, X = F.A.   ☐ 102

Nierenkarzinom

Morphologische und tumorbiologische Spezialuntersuchungen (S23)

	D = Durch-geführt	N = Nicht durchgeführt	
Flußzytometrie	○	○	103
Einzelzellzytometrie	○	○	104
Immunhistochemische Untersuchungen zur Proliferation	○	○	105
AgNOR's	○	○	106
Zytogenetische Untersuchungen	○	○	107
Molekularpathologie	○	○	108
Karyometrie	○	○	109

Begleitende Nierenläsionen (S24)

	N = Nein	J = Ja	X = Nicht untersucht	
Adenom(e)	○	○	○	110
Onkozytom(e)	○	○	○	111
Erworbene zystische Nephropathie	○	○	○	112
Steinleiden (incl. chron. Pyelonephritis)	○	○	○	113
Chronische Pyelonephritis	○	○	○	114

D. Definitive R-Klassifikation und weitere Angaben zur Radikalität

Histologische Befunde an den Resektionsrändern □ 115
F = Tumorfrei, T = Tumorbefallen, X = Nicht untersucht

Definitive R-Klassifikation (A29)
0 = Kein Residualtumor (R0), 1 = Nur mikroskopischer Residualtumor (R1), 2 = Makroskopischer Residualtumor, mikroskopisch nicht bestätigt (R2a), 3 = Makroskopischer Residualtumor, auch mikroskopisch bestätigt (R2b), X = Unbestimmt (RX) □ 116

Methodik der R-Klassifikation (A30) □ 117
K = Konventionell, S = „Sophisticated"

Lokalisation von Residualtumor   N = Nein   J = Ja

| Lokoregionär | ○ | ○ | 118 |
| Fernmetastase(n) | ○ | ○ | 119 |

Minimaler Sicherheitsabstand (in mm) (S25)   (XXX = F.A.)

| Makroskopisch | └─┴─┴─┘ | 122 |
| Histologisch | └─┴─┴─┘ | 125 |

Spezielle Verschlüsselungsanweisungen

S 1 Hippel-Lindau-Syndrom

Beim Hippel-Lindau-Syndrom besteht ein erhöhtes Risiko zur Entwicklung von Nierenkarzinomen. Das hereditäre Syndrom kann diagnostiziert werden, wenn bei einer Person 1 oder 2 der nachstehend angeführten „Hauptläsionen" vorhanden sind und bei einem Verwandten 1. Grades eine der Hauptläsionen vorliegt. Als Hauptläsionen gelten

- Angiomatosis retinae,
- Hämangioblastom des Zentralnervensystems,
- Nierenzysten und Nierenkarzinom,
- Phäochromozytom,
- Pankreaszysten, Pankreaszystadenome,
- Zystadenom des Nebenhodens.

Weiterhin kann das Syndrom auch dann diagnostiziert werden, wenn bei einer Person sowohl eine Angiomatosis retinae als auch ein Hämangioblastom des ZNS vorliegt, ohne daß weitere Erkrankungen in der Familie festzustellen sind [20].

S 2 Chronische Niereninsuffizienz, erworbene zystische Nephropathie

Patienten mit chronischer Niereninsuffizienz, insbesondere solche mit langdauernder Dialyse, zeigen ein erhöhtes Risiko zur Entwicklung von Nierenadenomen und Nierenzellkarzinomen. Dies gilt insbesondere bei Vorliegen einer erworbenen zystischen Nephropathie (ACKD: „acquired cystic kidney disease") [27], die vor allem bei Dialysepatienten, aber auch bei nicht dialysierten Patienten mit terminaler Niereninsuffizienz vorkommt und klinisch durch Sonographie, CT und NMR diagnostiziert werden kann.

Im Gegensatz zur ACKD ist bei autosomal dominanter polyzystischer Nephropathie (ADPKD: „autosomal dominant polycystic kidney disease") ein gehäuftes Vorkommen von epithelialen Nierentumoren nicht zu erwarten [27].

S 3 Nikotinabusus

Nikotinabusus wird als Kofaktor oder Promotor für ein Nierenkarzinom angesehen [3]. Daher wird sowohl früheres als auch bei Erfassung noch andauerndes regelmäßiges Rauchen erfaßt; die Menge wird dabei nicht berücksichtigt.

S 4 Klinische Symptomatik

Als *Gewichtsverlust* zählt nur die unbeabsichtigte Abnahme des Körpergewichts um mindestens 2 kg innerhalb der letzten 3 Monate.

Spontanfrakturen als Folge von Knochenmetastasen können auch Erstsymptom sein.

Paraneoplastische Syndrome kommen beim Nierenzellkarzinom in vielfältiger Form vor, z. T. sind sie nur durch Laboruntersuchungen zu diagnostizieren. In Anlehnung an Bauer u. Rattenhuber [2] kann man folgende Unterteilung treffen:

1) Hämatologische Paraneoplasien:
   - Thrombozytose,
   - Anämien,
   - Polyglobulie,
   - leukämoide Reaktionen (selten).
2) Endokrine Paraneoplasien:
   - Reninerhöhung,
   - Erythropoetinerhöhung,
   - Hyperkalzämie,
   - ektope Sekretion von Somatotropin, Prolaktin, ACTH.
3) Neuromuskuläre Paraneoplasien:
   - Lambert-Eaton-Syndrom,
   - Myasthenie.
4) Hepatische Dysfunktion (sog. Stauffer-Syndrom):
   - Erhöhung von alkalischer Phosphatase,
   - Erhöhung von α-Globulinen,
   - Erhöhung von γ-GT,
   - Erniedrigung von Albumin,
   - Quickwert-Erniedrigung.

S 5 Zufallsbefund bei asymptomatischen Patienten

Durch den zunehmenden Einsatz von Sonographie und CT werden vermehrt asymptomatische kleine Nierentumoren diagnostiziert. Die zufällige Entdeckung bei asymptomatischen Patienten stellt einen unabhängigen prognostischen Faktor dar, der mit einer günstigen Prognose verbunden ist (Fünf-Jahres-Überlebensrate 73% gegenüber 32% bei symptomatischen Patienten [19]).

S 6 Blutsenkung

Eine erhöhte Blutsenkung (mehr als 30/60) ist mit schlechterer Prognose verbunden, insbesondere bei Patienten mit Fernmetastasen [9, 19, 28].

S 7 Tumorlokalisation

Nach dem Tumorlokalisationsschlüssel werden Tumoren, die nur ein Drittel der Niere befallen, vierstellig verschlüsselt: C 64.91 Tumor des oberen Drittels, C 64.92 Tumor des mittleren Drittels, C 64.93 Tumor des unteren Drittels. Bei den (häufigen) Tumoren, die mehr als ein Drittel der Niere befallen, soll C 64.90 vermerkt werden.

Um das Ausmaß des Befalls im Organ näher zu beschreiben, werden dann „Weitere Angaben zur Lokalisation" abgefragt.

S 8 Regionäre Lymphknoten

Regionäre Lymphknoten sind die beidseitigen hilären Lymphknoten (LK am Nierenhilus) und die abdominalen paraaortalen und parakavalen Lymphknoten. „Abdominal" bezeichnet dabei die entsprechenden

Lymphknoten vom Zwerchfell bis zur Teilung der Aorta. (Bezüglich weiterer Detaillierung der paraaortalen und parakavalen Lymphknoten s. S 17.)

S9 Klinische TNM-Klassifikation

C-Faktor		
Primärtumor	C1:	Klinische Untersuchung, Röntgenübersichtsaufnahme Abdomen, Sonographie, Ausscheidungsurographie
	C2:	CT, NMR, Arteriographie, Cavographie, nuklearmedizinische Funktionsdiagnostik („Regions-of-interest"-Technik)
	C3:	Chirurgische Exploration
Regionäre Lymphknoten	C1:	Klinische Untersuchung, Sonographie, Ausscheidungsurographie
	C2:	CT, NMR, Zytologie, Biopsie
	C3:	Chirurgische Exploration, Zytologie, Biopsie
Fernmetastasen	C1:	Klinische Untersuchung, Standardröntgenaufnahmen
	C2:	Sonographie, CT, NMR, nuklearmedizinische Untersuchungen, Zytologie, Biopsie
	C3:	Chirurgische Exploration, Zytologie, Biopsie

S 10 Zusätzliche Angaben bei Nephrektomie

Bei präoperativer Diagnose eines einseitigen Nierenzellkarzinoms wird – sofern nicht ein organerhaltender Eingriff angewandt wird – die sog. radikale Tumornephrektomie vorgenommen, bei der die Niere nach primärer Ligatur von A. und V. renalis en bloc mit Fettkapsel, Nebenniere, Gerota-Faszie und dem regionären Lymphabflußgebiet entfernt wird. Eine detaillierte Angabe des Ausmaßes der Operation ist deshalb erforderlich, weil zum Teil heute auf die Nebennierenentfernung verzichtet wird und weil gelegentlich einfache Nephrektomien vorgenommen werden, bei denen dann das Nierenzellkarzinom als Zufallsbefund erst durch den Pathologen entdeckt wird.

S 11 Entfernung regionärer Lymphknoten

Als *partielle Dissektion* wird die Entfernung verdächtiger, makroskopisch vergrößerter Lymphknoten für Stagingzwecke oder eine Dissektion mit therapeutischer Zielsetzung bezeichnet, bei der die Kriterien der systematischen Dissektion nicht erfüllt sind.

Die *systematische Dissektion* (auch als komplette radikale oder komplett geplante Dissektion bezeichnet) [7, 8, 15, 16] umfaßt die Entfernung der retroperitonealen Lymphknoten zwischen Zwerchfell und Höhe der Aortenbifurkation, und zwar

– bei linksseitigen Tumoren: paraaortal, prä- und retroaortal, z. T. auch interaortokaval;
– bei rechtsseitigen Tumoren: parakaval, prä- und retrokaval sowie interaortokaval, z. T. auch präaortal.

S 12 Nachblutung

Eine Nachblutung wird vermerkt, wenn sie kreislaufwirksam ist oder eine Bluttransfusion oder eine operative Revision erforderlich macht.

S 13 Untersuchungsmaterial Primärtumor

Bei laparoskopischer Nephrektomie wird die Niere in der Regel in einem Beutel zerkleinert, um die Bergung durch das Laparoskop zu ermöglichen [23] Bei der klassischen radikalen Tumornephrektomie erfolgt die Nephrektomie en bloc mit Fettkapsel, Gerota-Faszie und Nebenniere. Bei organerhaltenden Operationen sowie Nephrektomien unter anderer Diagnose (mit Nierenkarzinom als Zufallsbefund) kann das Resektat aus 2 oder mehreren Teilen bestehen.

S 14 Histologischer Tumortyp nach WHO

In der WHO-Klassifikation [18] wird unter den Karzinomen des Nierenparenchyms nur zwischen Nierenzellkarzinomen und Duct-Bellini-Karzinomen unterschieden. Dabei ist das Nierenzellkarzinom als maligner epithelialer Tumor des Nierenparenchyms, das Duct-Bellini-Karzinom (Synonym: Sammelrohrkarzinom) als im Mark entstandenes Karzinom mit Ähnlichkeit zum Epithel der Sammelrohre definiert. In der WHO-Klassifikation wird keine weitere Subtypisierung vorgenommen, aber in der angelsächsischen Literatur ist bisher eine Unterteilung in klarzelliges und granularzelliges Karzinom weithin gebräuchlich, so daß diese einfache Unterteilung als Ergänzung der WHO-Klassifikation angesehen werden kann. Dabei sind Tumoren, die teils klarzellig, teils granularzellig strukturiert sind, den granularzelligen Karzinomen zuzuordnen. Diese vereinfachte Unterteilung nach dem Zelltyp ist nicht direkt mit der Mainzer Einteilung (s. S 15) vergleichbar, insbesondere weil auch die eosinophile Variante des klarzelligen Nierenzellkarzinoms zu den granularzelligen Karzinomen zu rechnen ist.

Seit Erscheinen der WHO-Klassifikation sind noch weitere Tumortypen beschrieben worden, so das sarkomatoide Nierenzellkarzinom (auch als Spindelzellkarzinom oder anaplastisches Karzinom bezeichnet), das dem spindel-/pleomorphzelligen Nierenzellkarzinom der Mainzer Einteilung entspricht [17, 21], und das kleinzellige Karzinom, das alle Charakteristika des kleinzelligen Lungenkarzinoms zeigt und auch primär in der Niere vorkommen kann [4, 33].

Die ICD-O-Code-Nummern der in Frage kommenden Tumortypen sind nachstehend aufgelistet:

Tumortyp	ICD-O-Code-Nr.	Anmerkung
Nierenzellkarzinom (Nierenzelladenokarzinom)	8312/3	
Klarzell(adeno)karzinom	8310/3	(1)
Granularzell(adeno)karzinom	8320/3	(2)
Duct-Bellini-Karzinom [a]	8319/3	
Sarkomatoides Nierenzellkarzinom (Spindelzellkarzinom, anaplastisches Karzinom) [b]	8033/3	(3)
Kleinzelliges Karzinom	8041/3	

[a] Für das Duct-Bellini-Karzinom gibt es derzeit in der ICD-O keine Code-Nummer. Es wird vorgeschlagen, die freie Nummer 8319/3 zu verwenden.

[b] Das sarkomatoide Nierenzellkarzinom ist in der ICD-O derzeit nicht angeführt. Es wird vorgeschlagen, die Code-Nummer 8033/3, derzeit vorgesehen für pseudosarkomatöse Karzinome jeder Organlokalisation, zu verwenden.

Anmerkungen:

(1) Diese Karzinome sind aufgebaut aus großen Zellen mit reichlich Lipid und Glykogen im Zytoplasma; dieses erscheint in Paraffinschnitten entweder feinvakuolisiert oder optisch leer.

(2) Im *Granularzellkarzinom* finden sich entweder ausschließlich oder wenigstens teilweise Zellen mit gut färbbarem, feingekörntem basophilem oder eosinophilem Zytoplasma.

(3) Epithelialer maligner Tumor, der ausschließlich aus Spindel- und/oder pleomorphen Zellen besteht.

S 15 Histologischer Typ nach Mainz-Klassifikation

In Deutschland wird neben der WHO-Klassifikation weitgehend die sog. Mainz-Klassifikation angewandt, die daher hier mit aufgeführt wird [29, 34, 36]. Sie unterscheidet aufgrund des Zelltyps 5 Typen von Nierenzellkarzinomen. Die „Grundzelltypen" hierbei sind:

Klarzelliges Nierenzellkarzinom:
Zytoplasma im HE-Schnitt transparent, optisch „leer" durch Herauslösung übermäßig gespeicherten Glykogens und auch Lipids.

Chromophiles Nierenzellkarzinom:
Relativ kleine Zellen mit im HE-Schnitt gut gefärbtem Zytoplasma; infolge der Kleinheit der Zellen liegen bei Übersichtsvergrößerung die Kerne eng, der Gesamteindruck ist daher basophil.

Chromophobes Nierenzellkarzinom:
Meist relativ große Zellen mit im HE-Schnitt wenig gefärbtem (hellem, aber nicht optisch leerem) fein-retikuliertem Zytoplasma und sehr deutlicher Zellmembran; kaum Glykogen, jedoch positive Eisenkolloidreaktion nach Hale.

Spindel-/pleomorphzelliges Nierenzellkarzinom:
Ausschließlich spindelige (sarkomatoide) und/oder pleomorphe Zellen. Kommen solche herdförmig in anderen Nierenzellkarzinomen vor, wird dies als Variante letzterer angesehen (s. unter III. C „Nähere Angaben zur Mainz-Klassifikation").

Duct-Bellini-Karzinom:
Ausgeprägte Vielfalt mit kubischen, zylindrischen oder polymorphen Zellen, teils basophil, teils mehr oder weniger eosinophil.

An *Mischtypen* kommen (selten) Kombinationen von klarzelligen und chromophilen Nierenzellkarzinomen vor [36]. Bei unterschiedlichen Strukturen wird der Tumor nach der überwiegenden Komponente klassifiziert [31].

Häufigster Typ ist (bezogen auf alle Nierenzellkarzinome ohne Onkozytom) das klarzellige Nierenkarzinom (etwa 80%), danach folgt das chromophile Nierenzellkarzinom mit etwa 10% und das chromophobe Nierenzellkarzinom mit etwa 5%, während spindel-/pleomorphzellige Nierenzellkarzinome und Duct-Bellini-Karzinome mit jeweils 1–2% vertreten sind [36].

Prognostisch sind die chromophoben und chromophilen Nierenzellkarzinome günstiger als die klarzelligen, wobei allerdings Malignitätsgrad und Tumorgröße zu berücksichtigen sind [29, 35].

S 16 Grading

In der *WHO-Klassifikation* [18] ist ein Grading vorgesehen, das die zelluläre Anaplasie berücksichtigt. Es ist sehr allgemein beschrieben:

G 1 Geringe zelluläre Anaplasie, die die Malignitätsdiagnose gerade erlaubt,
G 2 weder Kriterien von G 1 noch von G 3,
G 3 Schwere zelluläre Anaplasie.

Auch in der *Mainz-Klassifikation* wird ein ausschließlich zytologisches, insbesondere nukleäres Grading vorgenommen [29, 31, 34]. Die Definitionen sind hier wesentlich detaillierter (siehe Tabelle 39.1).

Im *Erlanger Grading* [13] werden Tumorzytologie (nach WHO) *und* Tumorstruktur berücksichtigt:

Malignitätsgrad 1 (G 1):
ausschließlich solid gebaute *und* ausschließlich aus sog. „clear cells" bestehende Tumoren

Malignitätsgrad 2 (G 2):
Tumoren, die weder in G 1 oder in G 3 einzuordnen sind

Tabelle 39.1. Grading nach Mainz-Klassifikation

G	Kerne	Nukleolen	Mitosen	Sonstiges
1	Regelmäßig, rund, in der Größe normaler Tubuluszellkerne	Nicht vergrößert	Fast keine	–
2	Im Vergleich zu normalen Tubuluskernen vergrößert, mäßige Unterschiede in Größe und Form	Vergrößert, 1–2	Gelegentlich	–
3	Beträchtlich vergrößert, ausgeprägte Polymorphie und Hyperchromasie	Zum Teil stark vergrößert, in der Regel mehrere	Häufig, auch atypisch	Riesenkerne, vielkernige Riesenzellen

Malignitätsgrad 3 (G3):
Ausschließlich drüsig oder drüsig-papillär gebaute Tumoren
oder
Tumoren, die wenigstens in einem Gesichtsfeld bei schwacher Vergrößerung ausschließlich sog. „granular (dark) cells" zeigen
oder
Tumoren mit sarkomähnlichen (spindel-/pleomorphzelligen) Arealen (auch herdförmig).

Von den verschiedenen sonstigen publizierten und z. T. auch in Deutschland angewandten Methoden des Gradings sei auf das Verfahren von Helpap et al. [11] und jenes von Fuhrmann et al. [6] hingewiesen.

Entsprechend der TNM-Klassifikation 1987/1992 ist für alle Tumoren, die bei dreistufigem Grading als G3 eingeordnet werden, G3–4 zu verwenden. Spindel-/pleomorphzellige Nierenzellkarzinome bzw. sarkomatoide Nierenzellkrebse sind immer G3–4, ebenso kleinzellige Karzinome und der überwiegende Teil der Duct-Bellini-Karzinome.

Im Gegensatz zu den Richtlinien der UICC ist von der Arbeitsgemeinschaft Urologische Onkologie (AUO) der Deutschen Krebsgesellschaft [1] ein vierstufiges Grading vorgesehen, ohne daß hierzu nähere Erläuterungen oder Definitionen gegeben werden.

S17 Regionäre lymphogene Metastasierung

In der TNM-Klassifikation wird von paraaortalen und parakavalen Lymphknoten gesprochen. Tatsächlich sind hierin auch die interaortokavalen Lymphknoten eingeschlossen.

– Paraaortale Lymphknoten liegen links paraaortal, präaortal und retroaortal.
– Parakavale Lymphknoten finden sich rechts parakaval, präkaval und retrokaval.
– Interaortokavale Lymphknoten liegen links der V. cava und rechts der Aorta, ohne daß hier eine weitere Trennung möglich wäre.

Die Erfassung von Zahl und Größe regionärer Lymphknotenmetastasen (insbesondere Mikrometastasen) ist für die Beurteilung der Prognose von Bedeutung. So ist bei Befall von nur 1 oder 2 Lymphknoten die Prognose besser als bei Befall von mehr als 2 Lymphknoten. Auch dürfte die Prognose bei ausschließlichem Vorhandensein von Mikrometastasen günstiger sein [8].

Verschlüsselt wird die jeweils größte Lymphknotenmetastase einer Gruppe.

S18 Wachstumsform/prozentualer Anteil

Innerhalb der durch den Zelltyp definierten histologischen Typen der Mainz-Klassifikation werden auch die Wachstumsformen beschrieben. Dabei wird zwischen 3 Formen unterschieden [29, 35, 36]:

– *kompakt (solid):* entweder keine tubulusähnliche Strukturen oder tubulusähnliche Strukturen, deren Lichtung durch Epithelwucherung ausgefüllt ist (azinärer Subtyp);
– *tubulo-papillär:* tubulusähnliche Strukturen, z. T. mit papillären Epitheleinfaltungen;
– *zystisch:* Strukturen ähnlich zystisch erweiterten Tubuli.

Bei den verschiedenen Tumortypen der Mainz-Klassifikation kommen bestimmte Wachstumsformen bevorzugt vor:

– klarzelliges Nierenzellkarzinom – überwiegend kompakt,
– chromophobes Nierenzellkarzinom – überwiegend kompakt,
– chromophiles Nierenzellkarzinom – überwiegend tubulopapillär,
– spindel-/pleomorphzelliges Nierenzellkarzinom – immer kompakt,
– Duct-Bellini-Karzinom – kompakt und tubulopapillär.

S19 Nähere Angaben zur Mainz-Klassifikation (Varianten)

Beim klarzelligen, chromophoben und chromophilen Nierenzellkarzinom sowie beim Duct-Bellini-Karzinom können die Tumorzellen eine eosinophile (granuläre) Veränderung zeigen, die durch Vermehrung von Mitochondrien und endoplasmatischem Retikulum bedingt ist und zu Eosinophilie bzw. Granulierung des Zytoplasmas führt. Die Eosinophilie beim klarzelligen Nierenkarzinom kann entweder das gesamte Zytoplasma betreffen („diffuse zytoplasmatische Eosinophilie") oder auf die perinukleären Teile des Zytoplasmas beschränkt sein („perinukleäre Eosinophilie") [29]. Die eosinophile Veränderung wird allgemein als „onkozytär" beschrieben. Sie kann entweder herdförmig auftreten oder auch weiter ausgedehnt und gelegentlich im gesamten Tumor zu sehen sein. In letzterem Fall können Schwierigkeiten in der Differentialdiagnose gegenüber dem benignen Onkozytom entstehen.

Beim chromophilen Nierenzellkarzinom wird auch eine lipoidreiche Variante beobachtet [29].

Eine weitere Variante ist gekennzeichnet durch das herdförmige Auftreten von spindelzelligen und/oder pleomorphzelligen Arealen. Finden sich solche Strukturen ausschließlich (bei etwa 1% der Nierenzellkarzinome [9]), wird der Tumor als spindel-/pleomorphzelliges Nierenzellkarzinom klassifiziert.

S 20 Robson-Stadium

Die Stadieneinteilung nach Robson et al. [26] wurde jahrzehntelang viel verwendet. Die Definition dieser Stadien und die Äquivalente der TNM-Klassifikation und der UICC-Stadien sind in Tabelle 39.2 zusammengestellt.

S 21 Stage-Grade-Klassifikation (Erlangen)

Die Erlanger Stage-Grade-Klassifikation (Abb. 39.1) berücksichtigt das Robson-Stadium und den histologischen Malignitätsgrad nach dem Erlanger System [13, 14]. Es wird zwischen „good", „intermediate" und „bad" unterschieden.

S 22 Mainzer Prognose-Score

In Mainz wurde zur Beurteilung der Prognose ein Score-System entwickelt, das anatomische Tumorausbreitung (in Form des Robson-Stadiums), Grading, Zelltyp, Wachstumsform und Alter berücksichtigt und danach zwischen 3 Prognosegruppen unterscheidet [29, 30, 31]. Die am stärksten gewichteten Faktoren sind das Stadium und das Grading, aber auch Zelltyp und Wachstumsform werden mitberücksichtigt. Damit sind in diesem System alle Parameter vertreten, die in der Erlanger Stage-Grade-Klassifikation enthalten sind, allerdings in einer näher spezifizierten Weise. Zusätzlich kommt in diesem System noch das Alter hinzu, das allerdings relativ gering gewichtet wird.

Die Berechnung des Mainzer Prognose-Scores ergibt sich aus nachstehender Übersicht.

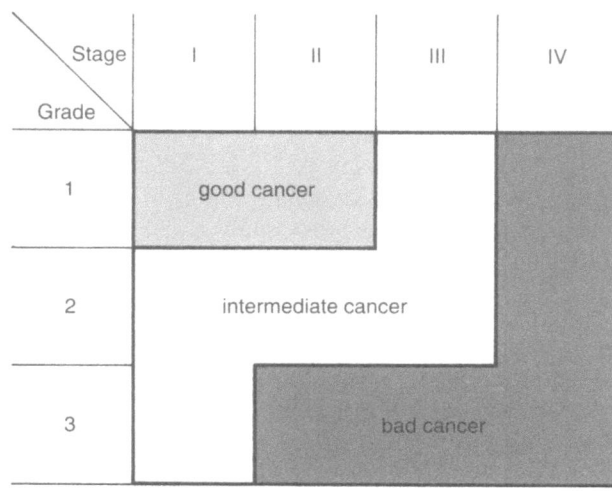

Abb. 39.1. Stage-Grade-Klassifikation des Nierenkrebses (Erlangen). (Nach Hermanek [12]).

		Punkte
Anatomische Ausbreitung	Robson-Stadium I	1
	Robson-Stadium II	2
	Robson-Stadium III (A–C)	4
	Robson-Stadium IV (N, F)	6

Tabelle 39.2. Vergleich von Robson-Stadien, pTNM-Klassifikation und UICC-Stadien

Robson-stadium	Primärtumor/ lokale Ausbreitung	Makroskopische Veneninvasion	Regionäre LK-Metastasen	Fernmetastasen	pTNM	UICC-Stadium
I	Nicht jenseits der Capsula fibrosa	nein	nein	nein	pT 1,2 N0 M0	I und II
II	Jenseits Capsula fibrosa, nicht jenseits Gerota-Faszie	nein	nein	nein	pT 3a N0 M0	III
III A	Nicht jenseits Gerota-Faszie	ja	nein	nein	pT 3b,c N0 M0	III
III B	Nicht jenseits Gerota-Faszie	nein	ja	nein	pT 1,2,3a N1–3 M0	III oder IV
III C	Nicht jenseits Gerota-Faszie	ja	ja	nein	pT 3b,c N1–3 M0	III oder IV
IV (N)	Jenseits Gerota-Faszie	nein oder ja	nein oder ja	nein	pT 4 jedes N M0	IV
IV (F)	Jede Möglichkeit	nein oder ja	nein oder ja	ja	Jedes pT, jedes N M1	IV

		Punkte
Grading (Mainzer	G1	1
Klassifikation)	G2	3
	G3	5
Zelltyp (Mainzer	Klarzellig	2
Klassifikation)	Chromophil	1
	Chromophob	1
	Spindel-/pleo-morphzellig	2
Wachstumsform	Kompakt	2
(Mainzer	Tubulo-papillär	1
Klassifikation)	Zystisch	1
Alter (Jahre)	≤ 30	1
	31 – 40	2
	41 – 50	1
	51 – 70	2
	> 70	1

Gesamtpunktezahl:
5 – 9 Prognosegruppe 1 (gute Prognose)
10 – 14 Prognosegruppe 2 (intermediäre Prognose)
15 – 17 Prognosegruppe 3 (schlechte Prognose)

S23 Morphologische und tumorbiologische Spezialuntersuchungen

Die Bedeutung der angeführten Untersuchungen wird derzeit noch überprüft. Inwieweit sie für die Indikation zu organerhaltenden Verfahren und/oder für die Prognoseeinschätzung von Bedeutung sind, kann daher heute noch nicht definitiv beurteilt werden. Obwohl sie derzeit noch keine etablierten Standardverfahren darstellen, soll doch festgehalten werden, ob solche Untersuchungen durchgeführt wurden, um entsprechende Patienten später finden zu können. Literaturübersicht s. [22, 24, 25, 29].

S24 Begleitende Nierenläsionen

Adenome der Niere sind durchwegs kleine Geschwülste, die aus uniformen Zellen mit regelmäßigen Kernen aufgebaut sind und keine Zellatypien zeigen. Die Zellen können klar und/oder granuliert sein, die Struktur wechselt zwischen kompakt, tubulär und papillär. Nach WHO [18] erfolgt die Abgrenzung gegenüber dem Karzinom ausschließlich aufgrund der zellulären Atypie bzw. deren Fehlens. Nach Thoenes et al. [34] entsprechen Adenome im zytologischen Bild dem G1-Nierenzellkarzinom (Grading nach Mainzer System). Ist ein G1-Tumor kleiner als 1 cm, wird immer ein Adenom, ist er 3 cm oder größer, immer ein Karzinom diagnostiziert. G1-Tumoren, die größer als 1 cm, aber kleiner als 3 cm sind, werden als „Nierenzelltumor zweifelhafter Dignität" bezeichnet. Sie werden hier als Adenome gewertet und erfaßt. Auch die sehr seltene Nierenadenomatose mit multiplen Tumoren vom chromophilen Typ wird als Adenom registriert [32].

Onkozytome werden heute als benigne Tumoren aufgefaßt [5, 29, 34], wenngleich sie unter Umständen beträchtliche Größe erreichen und klinisch als maligne Nierenparenchymtumoren imponieren können. Bei großen Tumoren ist eine klinische Abgrenzung von Nierenzellkarzinomen auch mittels moderner Imaging-Verfahren nicht möglich; die vielfach bei Onkozytomen erkennbare zentrale Vernarbung („Cartwheel"-Bild) kann auch bei Nierenzellkarzinomen vorkommen. Das Onkozytom ist makroskopisch auf der Schnittfläche meist homogen bräunlich strukturiert und zeigt oft eine zentrale Narbe, aber nur ausnahmsweise Blutungen oder Nekrosen. Histologisch ist das Onkozytom durch überwiegend große Zellen mit stark eosinophilem Zytoplasma gekennzeichnet; die Kerne sind regelmäßig, können aber herdförmig auch polymorph sein. Die Zellen wachsen durchwegs kompakt bzw. azinär.

Das von Davis et al. [5] beschriebene *atypische Onkozytom* mit Blutungen, herdförmigen Nekrosen, Veneninvasion, Ausbreitung in das perirenale Fettgewebe und herdförmigen bizarren Onkozyten verhält sich ebenso wie das typische Onkozytom gutartig, bietet aber Schwierigkeiten in der Differentialdiagnose gegenüber eosinophilen (granulierten) Varianten des Nierenzellkarzinoms von Grad 1, in erster Linie des klarzelligen Nierenzellkarzinoms. Hierbei ist die Untersuchung vieler Tumorabschnitte wesentlich; man findet in der Regel beim Nierenzellkarzinom neben den eosinophilen auch typische Strukturen, die dann die Klassifikation als Nierenzellkarzinom erlauben. Unter Umständen kann auch Immunhistologie hilfreich sein, da das Onkozytom keine Vimentinexpression zeigt, diese aber auch bei der eosinophilen Variante des klar- und chromophilzelligen Nierenzellkarzinoms vorkommt.

Onkozytome können auch multipel vorkommen [5].

S25 Minimaler Sicherheitsabstand (in mm)

Eine histologische Messung ist immer dann erforderlich, wenn makroskopisch der Sicherheitsabstand weniger als 15 mm beträgt. Dies ist bei organerhaltenden Operationen die Regel. Bei radikalen Tumornephrektomien sind die Abstände gegenüber der retroperitonealen Oberfläche des Nephrektomiepräparates zu beurteilen.

Literatur

[1] Arbeitsgemeinschaft Urologische Onkologie (AUO) der Deutschen Krebsgesellschaft (1993) Praktische Informationen zur Studienplanung und -durchführung 1993. Urologe A 32, [Suppl 1]:S1 – S35

[2] Bauer HW, Rattenhuber U (1981) Labordiagnostik und paraneoplastische Syndrome. In: Rattenhuber U, Wieland W (Hrsg) Diagnostik und Therapie des Nierenkarzinoms. Zuckschwerdt, München

[3] Bennington JL, Laubscher AF (1968) Epidemiologic studies on carcinoma of the kidney. I. Association of renal adenocarcinoma with smoking. Cancer 21:1069–1071
[4] Capella C, Eusebi V, Rosai J (1984) Primary oat cell carcinoma of the kidney. Amer J Surg Pathol 8:851–855
[5] Davis CJ Jr, Sesterhenn IA, Mostofi FK, Ho CK (1991) Renal oncocytoma. Clinico-pathological study of 116 patients. J Urogen Pathol 1:41–52
[6] Fuhrmann SA, Lasky LC, Limas C (1982) Prognostic significance of morphologic parameters in renal cell carcinoma. Am J Surg Pathol 6:655–663
[7] Giuliani L, Giberti C, Martorana G, Rovida S (1990) Radical extensive surgery for renal cell carcinoma: Long-term results and prognostic factors. J Urol 143:468–474
[8] Giuliani L, Giberti C, Oneto F (1992) Lymph node dissection in renal cell carcinoma. Eur Urol Update Series 1:26–30
[9] Hannisdal E, Bostad L, Grottum KA, Langmark F (1989) Erythrocyte sedimentation rate as a prognostic factor in renal cell carcinoma. Eur J Surg Oncol 15:333–336
[10] Hart AM, Brown R, Lechago J, Truong LD (1994) Collision of transitional cell carcinoma and renal cell carcinoma. An immunohistochemical study and review of literature. Cancer 73:154–159
[11] Helpap B, Knüpfer J, Essmann S (1989) Histologisches und zytologisches (nukleoläres) Grading von Nierenzellkarzinomen. Verh Dtsch Ges Pathol 73:400–404
[12] Hermanek P (1983) Pathohistologische Begutachtung von Tumoren. Perimed, Erlangen
[13] Hermanek P, Sigel A, Chlepas S (1976) Histological grading of renal cell carcinoma. Eur Urol 2:189–191
[14] Hermanek P, Sigel A, Chlepas S (1976) Combined staging and grading of renal cell carcinoma. Z Krebsforsch 87:193–196
[15] Herrlinger A, Schrott KM, Sigel A, Giedel J (1984) Results of 381 transabdominal radical nephrectomies for renal cell carcinoma with partial and complete en bloc lymph node dissection. World J Urol 2:114–121
[16] Herrlinger A, Schrott KM, Schott G, Sigel A (1991) What are the benefits of extended dissection of the regional renal lymph nodes in the therapy of renal cell carcinoma? J Urol 146:1224–1227
[17] Kashgarian M, Rosai J (1989) Kidney, renal pelvis, and ureter. In: Rosai, J (ed): Ackerman's surgical pathology. 7th edn. Mosby, St. Louis Toronto Washington
[18] Mostofi FK, Sesterhenn IA, Sobin LH (1981) Histological typing of kidney tumours. International histological classification of tumours No. 25. WHO, Geneva
[19] Nacey JN, Delahunt B (1986) Renal cell carcinoma. I. Clinical indicators of prognosis. NZ Med J 99:531–533
[20] Neumann HPK (1993) Von Hippel-Lindau-Syndrom unterschätzt und häufig verkannt. Dtsch Ärztebl 90:C514–C518
[21] Oda H, Machinami R (1993) Sarcomatoid renal cell carcinoma. Cancer 71:2292–2298
[22] Poel HG van der, Mulders PFA, Oosterhof GON, Schaafsma HE, Hendriks JCM, Schalken JA, Debruyne FMJ (1993) Prognostic value of karyometric and clinical characteristics in renal cell carcinoma. Quantitative assessment of tumor heterogeneity. Cancer 72:2667–2674
[23] Rassweiler JJ, Henkel TO, Potempa DM, Alken P (1992) Laparoskopische Eingriffe in der Urologie. Laparoendosk Chir 1:121–140
[24] Raviv G, Leibovich I, Mor Y, Nass D, Medalia O, Goldwasser B, Nativ O (1993) Localized renal cell carcinoma treated by radical nephrectomy. Influence of pathologic data and the importance of DNA ploidy pattern on disease outcome. Cancer 72:2207–2212
[25] Riese W de, Allhoff E, Werner M, Stief CG, Atzpodien J, Kirchner H (1991) Proliferation kinetics and prognosis of renal cell carcinoma. Onkologie 14:297–302
[26] Robson ChJ, Churchill BM, Anderson W (1968) The results of radical nephrectomy for renal cell carcinoma. Trans Am Ass Gen Urin Surg 60:122–126
[27] Schmitt MF, Noronha I, Jäger Th, Ritz E, Waldherr R (1989) Erworbene zystische Nephropathie und autosomal dominante polyzystische Nephropathie – präkanzeröse Konditionen? Verh Dtsch Ges Pathol 73:428–435
[28] Sene A, Hunt L, Mc Mahon R, Carroll RNP (1992) Renal carcinoma in patients undergoing nephrectomy: analysis and prognostic factors. Br J Urol 70:125–134
[29] Störkel S (1993) Karzinome und Onkozytome der Niere. Fischer, Stuttgart Jena New York
[30] Störkel S, Jacobi GH (1993) Systematik, Histogenese und Prognose der Nierenzellkarzinome und des renalen Onkozytoms. Verh Dtsch Ges Pathol 73:321–338
[31] Störkel S, Thoenes W, Jacobi GH, Lippold R (1989) Prognostic parameters in renal cell carcinoma – a new approach. Eur Urol 16:416–422
[32] Syrjänen K (1979) Renal adenomatosis. Scand J Urol Nephrol 13:329–334
[33] Tetu B, Ro JY, Ayala AG, Ordonez NG, Johnson DE (1987) Small cell carcinoma of the kidney. Cancer 60:1809–1814
[34] Thoenes W, Störkel St, Rummelt HJ (1986) Histopathology and classification of renal cell tumors (adenomas, oncocytomas and carcinomas). The basic cytological and histopathological elements and their use for diagnostics. Pathol Res Pract 181:125–143
[35] Thoenes W, Störkel St, Rumpelt HJ, Moll R (1990) Cytomorphological typing of renal cell carcinoma – a new approach. Eur Urol 18, [Suppl]:6–9
[36] Thoenes W, Störkel S (1991) Die Pathologie der benignen und malignen Nierenzelltumoren. Urologe A 30:W 41–W 50
[37] UICC (1993) TNM Supplement 1993. A commentary on uniform use (Hermanek P, Henson DE, Hutter RVP, Sobin LH eds) Springer, Berlin Heidelberg New York Tokyo

Weiterführende Literatur

Bernstein J, Churg J (eds) (1992) Urinary tract pathology. Raven Press, New York
Helpap B (1993) Atlas der Pathologie urologischer Tumoren. Springer, Berlin Heidelberg New York Tokyo
Petersen RO (1992) Urologic pathology, 2nd edn. Lippincott, Philadelphia
Rübben H (Hrsg) (1993) Uroonkologie. Springer, Berlin Heidelberg New York Tokyo
Schroeder FH (1991) Recent progress in bladder and kidney cancer. EORTC Genitourinary Group Monograph No 11. Wiley-Liss, New York Chichester/Sussex
Weiss MA, Mills SE (1993) Genitourinary tract pathology. Gower Medical Publishing, New York London

Nach Abschluß des Manuskriptes ist erschienen:

Murphy MW, Beckwith JB, Farrow G (1994) Tumors of the kidney, bladder, and related urinary structures. Atals of tumor pathology, 3rd ser, fasc 11. Armed Forces Institute of Pathology, Washington, DC

Nierenkarzinom: Schema zur TNM/pTNM-Klassifikation

		(p)TNM	Stadium
Primärtumor	☐ Primärtumor kann nicht beurteilt werden	(p)TX	–
	☐ Kein Anhalt für Primärtumor	(p)T0	–
	☐ Tumor beschränkt auf Niere		
	☐ ≤ 2,5 cm	(p)T1	I
	☐ Ohne mikroskopische Veneninvasion	(p)T1(i)	I
	☐ Mit mikroskopischer Veneninvasion	(p)T1(ii)	I
	☐ > 2,5 cm	(p)T2	II
	☐ > 2,5–5 cm	(p)T2a	II
	☐ Ohne mikroskopische Veneninvasion	(p)T2a(i)	II
	☐ Mit mikroskopischer Veneninvasion	(p)T2a(ii)	II
	☐ > 5–7,5 cm	(p)T2b	II
	☐ Ohne mikroskopische Veneninvasion	(p)T2b(i)	II
	☐ Mit mikroskopischer Veneninvasion	(p)T2b(ii)	II
	☐ > 7,5–10 cm	(p)T2c	II
	☐ Ohne mikroskopische Veneninvasion	(p)T2c(i)	II
	☐ Mit mikroskopischer Veneninvasion	(p)T2c(ii)	II
	☐ > 10 cm	(p)T2d	II
	☐ Ohne mikroskopische Veneninvasion	(p)T2d(i)	II
	☐ Mit mikroskopischer Veneninvasion	(p)T2d(ii)	II
	☐ Tumor infiltriert Nebenniere und/oder perirenales Gewebe, nicht aber jenseits der Gerota-Faszie und zeigt keinen makroskopischen Befall der Nierenvene(n)	(p)T3a	III
	☐ Ohne mikroskopische Veneninvasion	(p)T3a(i)	III
	☐ Mit mikroskopischer Veneninvasion	(p)T3a(ii)	III
	☐ Tumor infiltriert nicht jenseits der Gerota-Faszie, zeigt aber makroskopische Ausbreitung in Nierenvene(n) oder V. cava inferior unterhalb des Zwerchfells	(p)T3b	III
	☐ Tumor infiltriert nicht jenseits der Gerota-Faszie, zeigt aber Ausbreitung in V. cava inferior oberhalb des Zwerchfells oder in Herzvorhof	(p)T3c	III
	☐ Tumor infiltriert jenseits der Gerota-Faszie	(p)T4	IV
Regionäre Lymphknoten	☐ Regionäre Lymphknoten können nicht beurteilt werden	(p)NX	–
	☐ Keine regionären Lymphknotenmetastasen	(p)N0	–

Nierenkarzinom: Schema zur TNM/pTNM-Klassifikation (Fortsetzung)

		(p)TNM	Stadium
	☐ Metastase(n) in solitärem regionären Lymphknoten		
	Metastasengröße[a]:		
	☐ ≤ 2 cm	(p)N1	III
	☐ > 2–5 cm	(p)N2	IV
	☐ > 5 cm	(p)N3	IV
	☐ Metastasen in multiplen regionären Lymphknoten		
	Metastasengröße[a]:		
	☐ ≤ 5 cm	(p)N2	IV
	☐ > 5 cm	(p)N3	IV
Fern-metastasen	☐ Vorliegen von Fernmetastasen kann nicht beurteilt werden	(p)MX	–
	☐ Keine Fernmetastasen	(p)M0	–
	☐ Fernmetastasen	(p)M1	IV

```
TNM:      T _____     N __      M __
                                              Stadium _____
pTNM:     pT _____    pN __     pM __
```

[a] Anmerkung: Wenn die Größe einer *biopsierten* Lymphknotenmetastase vom einsendenden Operator nicht angegeben wird, ist bei positiver Biopsie aus *einem* regionären Lymphknoten pN1 und bei positiven Biopsien aus zwei oder mehr regionären Lymphknoten pN2 zu diagnostizieren.

Erfordernisse für pTNM:

pT: Histologische Untersuchung des Primärtumors ohne makroskopisch erkennbaren Tumor an den Resektionsrändern oder mikroskopische Bestätigung der Infiltration bis jenseits der Gerota-Faszie (pT4).

pN0: Histologische Untersuchung von 8 oder mehr regionären Lymphknoten.

pN1: Mikroskopische Bestätigung einer oder mehrerer Metastasen in einem solitären regionären Lymphknoten, Metastasengröße nicht mehr als 2 cm.

pN2: Mikroskopische Bestätigung einer oder mehrerer Metastasen in, einem solitären regionären Lymphknoten, Metastasengröße mehr als 2 cm, aber nicht mehr als 5 cm oder mikroskopische Bestätigung von Metastasen in mindestens zwei regionären Lymphknoten, Metastasengröße nicht mehr als 5 cm.

pN3: Mikroskopische Bestätigung einer regionären Lymphknotenmetastase, die größer als 5 cm ist.

pM1: Mikroskopischer (histologischer oder zytologischer) Nachweis von Fernmetastasen.

40 – Karzinome von Nierenbecken und Ureter

Die Dokumentation „Karzinome von Nierenbecken und Ureter" wird angewandt beim Carcinoma in situ, nichtinvasiven papillären Karzinom und invasiven Karzinom.

Nicht erfaßt werden mit dieser Dokumentation

- Sarkome (Leiomyo-, Rhabdomyo-, Angiosarkom, malignes Schwannom u. a.),
- Karzinosarkom,
- malignes Melanom,
- maligne Lymphome.

Adenokarzinome, die im Bereich einer Ureterosigmoidostomie entstehen, entwickeln sich in der Schleimhaut des Kolons und sind daher als kolorektale Karzinome zu dokumentieren.

Für die Klassifikation werden multiple synchrone Primärtumoren in Nierenbecken und Ureter als „ein Organ" aufgefaßt [23]. Bei synchronen Tumoren in Nierenbecken und Ureter einer Seite wird daher der Tumor mit der höchsten T-Kategorie klassifiziert und die Multiplizität bzw. die Zahl der Tumoren in der TNM-Formel angezeigt. Bei synchronen Primärtumoren z. B. in Nierenbecken und Harnblase sind beide Tumoren gesondert zu dokumentieren, ebenso bei Tumoren in Nierenbecken und/oder Ureter beider Seiten.

Diese Dokumentation berücksichtigt die Empfehlungen der Arbeitsgemeinschaft Urologische Onkologie (AUO) der Deutschen Krebsgesellschaft [2] zur Dokumentation klinischer Studien.

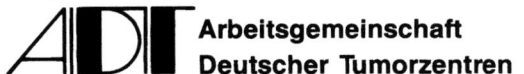

Karzinome von Nierenbecken und Ureter

40.3

Kenn-Nr. (A1)	4 0
Klinik-Nr. u. Fachrichtung (A2)	
Patientenidentifikation (A3)	
Geburtsdatum	Tag Mon. Jahr
Geschlecht (M = Männlich, W = Weiblich)	
Tumoridentifikations-Nr. (A4)	
Bogen-Nr. (A5)	1

I. PRÄTHERAPEUTISCHE DATEN

A. Aufnahmedatum und Anlaß für Arztbesuch (A6)

Aufnahmedatum Tag ___ Monat ___ Jahr ___

Anlaß für Arztbesuch
T = Tumorsymptomatik führte zum Arzt, B = Berufliche (arbeitsmed.) Vorsorgeuntersuchung,
V = Nicht-gesetzliche Vorsorgeuntersuchung, S = Selbstuntersuchung, L = Nachuntersuchung (Langzeitbetreuung),
A = Andere Untersuchung, X = Unbekannt

B. Anamnese, präkanzeröse Bedingungen und Läsionen

Datum der ersten ärztlichen Tumor(verdachts)diagnose (A7) Tag ___ Monat ___ Jahr ___

N = Nein, J = Ja, X = F.A.

- Phenacetinabusus
- Balkannephropathie
- Cyclophosphamidbehandlung
- Thorotrastexposition
- Chronische Niereninsuffizienz
- Steinkrankheit

Beruflicher Kontakt mit Karzinogenen (S1)
1 = 4-Aminodiphenyl, 2 = Auraminherstellung, 3 = Benzidin, 4 = 4-Chlor-o-Toluidin,
5 = Fuchsinherstellung, 6 = 2-Naphthylamin

Berufserkrankung A = Anerkannt, L = Laufendes Verfahren, V = Verdacht, Meldung wird erstattet

Nikotinabusus (S2) N = Niemals, F = Früher (jetzt nicht mehr), J = Jetzt, X = F.A.

Kaffeeabusus (S3) Tassen/Tag ___
(XX = F.A.) Jahre ___

Einnierigkeit
A = Angeboren, N = Zustand nach kontralateraler Nephrektomie, F = Funktionslose kontralaterale Niere

C. Andere Primärtumoren (frühere, synchrone)

Andere Primärtumoren (früher, synchron) im Bereich der ableitenden Harnwege (S4)

	Früher 1. Tumor	2. Tumor	S = Synchroner Tumor	1.T.	2.T.	S.T.
Nierenbecken rechts	19 ___	19 ___	O				57
Nierenbecken links	19 ___	19 ___	O				62
Ureter rechts	19 ___	19 ___	O				67
Ureter links	19 ___	19 ___	O				72
Harnblase	19 ___	19 ___	O				77
Harnröhre	19 ___	19 ___	O				82

Andere Primärtumoren (früher, synchron) außerhalb des Bereichs der ableitenden Harnwege (A8)

Frühere Tumorerkrankung? N = Nein, J = Ja, X = F.A.

Falls Tumor in Anamnese: Lokalisation C ___ Erkrankungsjahr 19 ___ C ___

Synchroner Primärtumor in anderem Organ? N = Nein, J = Ja

Wagner/Hermanek: Organspezifische Tumordokumentation © Springer-Verlag 1995

Karzinome von Nierenbecken und Ureter

K-Nr. | Patienten-Id. | T-Id. | B-Nr.
`4 0` | | | `1`

D. Allgemeine klinische Befunde

Körpergröße (in cm) ⎫
Körpergewicht (in kg) ⎬ (XXX = F.A.)

☐☐☐ 93
☐☐☐ 96

Klinische Symptomatik   N = Nein   J = Ja   X = F.A.

	N	J	X	
Makrohämaturie	○	○	○	☐ 97
Mikrohämaturie	○	○	○	☐ 98
Dysurie	○	○	○	☐ 99
Pyurie	○	○	○	☐ 100
Koliken	○	○	○	☐ 101
Flankenschmerzen	○	○	○	☐ 102
Palpabler Flankentumor	○	○	○	☐ 103

Tumorkomplikationen   N = Nein   J = Ja   X = F.A.

	N	J	X	
Hydronephrose	○	○	○	☐ 104
Pyonephrose	○	○	○	☐ 105

Allgemeiner Leistungszustand (nach ECOG) (A9)
0 = Normale, uneingeschränkte Aktivität wie vor der Erkrankung,
1 = Einschränkung bei körperlicher Anstrengung, aber gehfähig; leichte körperliche Arbeit bzw. Arbeit im Sitzen möglich,
2 = Gehfähig, Selbstversorgung möglich, aber nicht arbeitsfähig; kann mehr als 50% der Wachzeit aufstehen,
3 = Nur begrenzte Selbstversorgung möglich; 50% oder mehr der Wachzeit an Bett oder Stuhl gebunden,
4 = Völlig pflegebedürftig, keinerlei Selbstversorgung möglich; völlig an Bett oder Stuhl gebunden, X = Unbekannt

☐ 106

Gravierende Begleiterkrankungen (A10)   N = Nein   J = Ja   X = F.A.

	N	J	X	
Stärker eingeschränkte Lungenfunktion	○	○	○	☐ 107
Schwerwiegende Herzerkrankung	○	○	○	☐ 108
Zerebrale Durchblutungsstörung	○	○	○	☐ 109
Periphere arterielle Durchblutungsstörung	○	○	○	☐ 110
Stärker eingeschränkte Nierenfunktion	○	○	○	☐ 111
Leberzirrhose	○	○	○	☐ 112
Behandlungsbedürftiger Diabetes mellitus	○	○	○	☐ 113
Andere Begleiterkrankungen	○	○	○	☐ 114

Einschätzung des Operationsrisikos (A10)   1 = ASA I, 2 = ASA II, 3 = ASA III, 4 = ASA IV, 5 = ASA V, X = F.A.   ☐ 115

E. Diagnostik (A11)

Durchgeführte Untersuchungen   U = Unauffällig   P = Pathologisch   X = Nicht durchgeführt

	U	P	X	
Sonographie	○	○	○	☐ 116
Ausscheidungsurographie	○	○	○	☐ 117
Retrograde Pyelographie	○	○	○	☐ 118
CT Abdomen (mit i.v. Kontrastmittel)	○	○	○	☐ 119
CT-Portogramm	○	○	○	☐ 120
Nierenarteriographie	○	○	○	☐ 121
NMR	○	○	○	☐ 122
Ureteroskopie/Pyeloskopie	○	○	○	☐ 123
Zystoskopie	○	○	○	☐ 124

Morphologische präoperative Diagnostik

	U	P	X	
Zytologie, Katheterharn	○	○	○	☐ 125
Zytologie, Blasenspülung	○	○	○	☐ 126
Zytologie, Harn oberer Harnwege	○	○	○	☐ 127
Bürstenzytologie	○	○	○	☐ 128
Biopsie	○	○	○	☐ 129

Wagner/Hermanek: Organspezifische Tumordokumentation   © Springer-Verlag 1995

Karzinome von Nierenbecken und Ureter

K-Nr. **4 0** Patienten-Id. T-Id. B-Nr. **1**

F. Tumorlokalisation (S5)

Lokalisation des Primärtumors (nach Tumorlokalisationsschlüssel) (A12) C |_|_|_|_| C |_|_|_|_| 133

Seitenlokalisation (A13) R = Rechts, L = Links, X = F.A. |_| 134

Korrektur der Lokalisation (A12) N = Nein, G = Ja, Gleicher Bogen, A = Ja, Anderer Bogen |_| 135

Weitere Angaben zur Lokalisation F = Tumorfrei T = Tumorbefallen X = F.A.

	F	T	X	
Intrarenales Nierenbecken	○	○	○	136
Extrarenales Nierenbecken	○	○	○	137
Übergang zu Ureter	○	○	○	138
Ureter, oberes Drittel	○	○	○	139
Ureter, mittleres Drittel	○	○	○	140
Ureter, unteres Drittel	○	○	○	141
Ureterostium	○	○	○	142

G. TNM-Klassifikation und klinisches Stadium

Primärtumor: Multizentrische Herde (S6)   N = Nein   J = Ja   X = F.A.

	N	J	X	
im Nierenbecken	○	○	○	143
im Ureter	○	○	○	144

Lokale Ausbreitung
1 = Nicht-invasiv papillär (Ta), 2 = In situ (Tis), 3 = Subepitheliales Bindegewebe (T1), 4 = Muskulatur (T2),
5 = Jenseits Muskulatur (T3, T4), X = F.A. |_| 145

Invasion jenseits Muskulatur   N = Nein   J = Ja   X = F.A.

	N	J	X	
Nierenparenchym	○	○	○	146
Perirenales Fettgewebe	○	○	○	147
Peripelvines Fettgewebe	○	○	○	148
Periureterales Fettgewebe	○	○	○	149
Nachbarorgane (S7)	○	○	○	150

Befall regionärer Lymphknoten (S8)   F = Tumorfrei, M = Metastase(n), X = F.A. |_| 151

Größter Durchmesser der größten LK-Metastase (in cm) |_|_|,|_| |_|_| 153
(EE = Entfällt, keine Metastasen, XX = F.A.)

Zahl der Lymphknotenmetastasen (EE = Entfällt, keine LK-Metastasen, XX = F.A.) |_|_|_| |_|_| 155

Fernmetastasen   N = Nein, J = Ja, X = F.A. |_| 156

Wenn ja, **Lokalisation** (A14) 1. _____   1. |_|_|_| 159

2. _____   2. |_|_|_| 162

3. _____   3. |_|_|_| 165

Größter Durchmesser der größten Fernmetastase (in cm) |_|_|,|_| |_|_| 167
(EE = Entfällt, keine Fernmetastasen, XX = F.A.)

Klinische TNM-Klassifikation (A15, S9 und Schema S. 40.25)

y |_| T |_|_| (m) |_| C |_| N |_| C |_| M |_| C |_| y T (m) C N C M C |_|_|_|_|_|_|_|_|_|_| 176

Zusätzliche Angabe zu M (A15) 0 = Entfällt, da Makrometastasen, 1 = (mi) Mikrometastasen (±isolierte Tumorzellen),
2 = (i) Nur isolierte Tumorzellen, X = F.A. |_| 177

Klinisches Stadium (A16 und Schema S. 40.25)
00 = Stadium 0a, 01 = Stadium 0is, 10 = Stadium I, 20 = Stadium II, 30 = Stadium III, 40 = Stadium IV, XX = F.A. |_|_| 179

H. Sonstige Tumorbefunde

Makroskopischer Tumortyp
F = Flach (im Niveau), G = Gestielt-exophytisch, S = Sessil-exophytisch,
U = Ulzerös, K = Kombiniert exophytisch-ulzerös, X = F.A. |_| 180

Wagner/Hermanek: Organspezifische Tumordokumentation © Springer-Verlag 1995

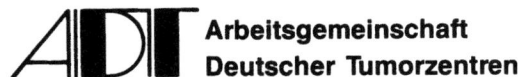
Arbeitsgemeinschaft Deutscher Tumorzentren

Karzinome von Nierenbecken und Ureter

Kenn-Nr. (A1)	`4 0` 2
Klinik-Nr. u. Fachrichtung (A2)	☐☐☐☐ 9
Patientenidentifikation (A3)	☐☐☐☐ 16
	Tag Mon. Jahr
Geburtsdatum	☐☐☐☐☐☐ 22
Geschlecht (M = Männlich, W = Weiblich)	☐ 23
Tumoridentifikations-Nr. (A4)	☐ 24
Bogen-Nr. (A5)	`2` 25

II. DATEN ZUR THERAPIE

A. Vorgesehene und durchgeführte Therapiemodalitäten (A17)

	N = Nein	J = Ja*	A = Abgelehnt	
Operation	○	○	○	☐ 26
Bestrahlung	○	○ ○	○	☐ 28
Chemotherapie, systemische	○	○ ○	○	☐ 30
Chemotherapie, lokale	○	○	○	☐ 31
Hormontherapie	○	○	○	☐ 32
Immuntherapie	○	○	○	☐ 33
Sonstige Therapie	○	○	○	☐ 34

* Bei mehr als einer durchgeführten Therapiemodalität die zeitliche Reihenfolge der Maßnahmen durch Ziffern kennzeichnen.
(Wenn nichtchirurgische Therapie durchgeführt, zusätzliche Therapiebögen der Basisdokumentation ausfüllen!)

B. Chirurgische Behandlung

Datum der Operation Tag _____ Monat _____ Jahr _____   Tag Mon. Jahr ☐☐☐☐☐☐ 40

Operationszugang (A17)
KC = Konventionell-chirurgisch, PE = Perkutan-endoskopisch,
EE = Endoluminal-endoskopisch, KP = KC+PE, KE = KC+EE, EP = EE+PE   ☐☐ 42

Primärtumor

Art des chirurgischen Eingriffs
P = Probefreilegung, K = Koagulation, L = Lasertherapie, R = Tumorresektion   ☐ 43

Art der Tumorresektion	R = Rechts	L = Links	R	L
Lokale Abtragung	○	○	☐	☐ 45
Nierenteilresektion	○	○	☐	☐ 47
Resektion Nierenbecken	○	○	☐	☐ 49
Resektion Ureter	○	○	☐	☐ 51
Totale Ureterektomie	○	○	☐	☐ 53
Nephroureterektomie	○	○	☐	☐ 55

Mitresektion einer Harnblasenmanschette
N = Nein, J = Ja   ☐ 56

Regionäre Lymphknoten (S8)

	E = Entfernung einzelner LK	P = Partielle Dissektion	S = Systematische Dissektion	
Rechts abdominal	○	○	○	☐ 57
Rechts pelvin	○	○	○	☐ 58
Links abdominal	○	○	○	☐ 59
Links pelvin	○	○	○	☐ 60

Entfernung von Fernmetastasen N = Nein, J = Ja   ☐ 61

Örtliche Tumorzelldissemination N = Nein, J = Ja (Schnitt durch Tumor)   ☐ 62

Wagner/Hermanek: Organspezifische Tumordokumentation © Springer-Verlag 1995

Karzinome von Nierenbecken und Ureter

K-Nr. **4|0**   Patienten-Id.   T-Id.   B-Nr. **2**

Minimaler Sicherheitsabstand (in mm) (S10) (XXX = F.A.)	65
Dauer der Operation (in Minuten)	68
Dauer der Intensivbehandlung (in Tagen)	70
Zahl der verabreichten Blutkonserven (A17)	72

C. Klinische R-Klassifikation und Gesamtbeurteilung des Tumorgeschehens

Klinische R-Klassifikation (A18)

0 = Kein Residualtumor (R0), 1 = Nur mikroskopischer Residualtumor (R1), 2 = Makroskopischer Residualtumor, mikroskopisch nicht bestätigt (R2a), 3 = Makroskopischer Residualtumor, auch mikroskopisch bestätigt (R2b), X = Unbestimmt (RX) □ 73

Lokalisation von Residualtumor   N = Nein   J = Ja

Lokoregionär   ○   ○   □ 74

Fernmetastase(n)   ○   ○   □ 75

Gesamtbeurteilung des Tumorgeschehens bei nicht-chirurgischer Therapie (A19)

V = Vollremission, T = Teilremission, B = Klinische Besserung des Zustandes, Kriterien für Teilremission jedoch nicht erfüllt, K = Keine Änderung, D = Divergentes Geschehen, P = Progression, U = Beurteilung unmöglich, X = F.A.   □ 76

D. Frühe Komplikationen der Therapie

Chirurgische Komplikationen   N = Nein   J = Ja

Nachblutung (S11)   ○   ○   □ 77

Wundinfekt   ○   ○   □ 78

Andere chirurgische Komplikation(en)   ○   ○   □ 79

Nicht-chirurgische Komplikationen

Kardio-pulmonale Komplikationen   ○   ○   □ 80

Renale Komplikationen   ○   ○   □ 81

Andere nicht-chirurgische Komplikation(en)   ○   ○   □ 82

Sekundäre operative Eingriffe (A20)   N = Nein, J = Ja   □ 83

Falls ja, Art des Eingriffs nach ICPM |5|_|_|_|_|_| |5|_|_|_|_| 89

Postoperativer Exitus (A21)

N = Nein, I = Innerhalb von 30 Tagen nach Operation, S = Später   □ 90

Wagner/Hermanek: Organspezifische Tumordokumentation © Springer-Verlag 1995

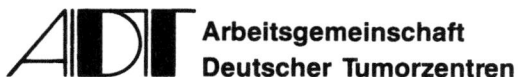 **Arbeitsgemeinschaft Deutscher Tumorzentren**

Karzinome von Nierenbecken und Ureter

40.13

Kenn-Nr. (A1)	**4 0** 2
Klinik-Nr. u. Fachrichtung (A2)	9
Patientenidentifikation (A3)	16
Geburtsdatum (Tag, Mon., Jahr)	22
Geschlecht (M = Männlich, W = Weiblich)	23
Tumoridentifikations-Nr. (A4)	24
Bogen-Nr. (A5)	**3** 25

III. DATEN ZUR PATHOLOGIE

Untersuchungsmaterial Primärtumor (A22)
K = Keine Untersuchung, Z = Nur Zytologie, B = Biopsie ohne Tumorresektion, T = Tumorteile (bei Tumorreduktion), R = Resektat ☐ 26

A. Histologischer Typ und Grading

Histologischer Tumortyp nach ICD-O (A23, S12)   M ☐☐☐☐/☐   M ☐☐☐☐ 31

Bestätigung der Tumorhistologie durch andere Institution (A23)
N = Nein, R = Register oder Referenzpathologie einer Studie, A = Anderes Pathologisches Institut, B = R+A ☐ 32

Grading (A24, S13) 1 = G1, 2 = G2, 3 = G3–4, X = F.A. (GX) ☐ 33

B. pTNM-Klassifikation und pathologisches Stadium

Primärtumor: Multizentrische Herde (S6) N = Nein J = Ja X = Nicht untersucht

	N	J	X	
im Nierenbecken	○	○	○	☐ 34
im Ureter	○	○	○	☐ 35

Lokale Ausbreitung
1 = Nichtinvasiv papillär (Ta), 2 = In situ (Tis), 3 = Subepitheliales Bindegewebe (T1),
4 = Muskulatur (T2), 5 = Jenseits Muskulatur (T3, T4), X = F.A. ☐ 36

Invasion jenseits Muskulatur (S7) N = Nein J = Ja X = Nicht untersucht

	N	J	X	
Nierenparenchym	○	○	○	☐ 37
Perirenales Fettgewebe	○	○	○	☐ 38
Peripelvines Fettgewebe	○	○	○	☐ 39
Periureterales Fettgewebe	○	○	○	☐ 40
Nachbarorgane	○	○	○	☐ 41

Regionäre lymphogene Metastasierung (S8) T = Tumorfrei M = Metastase(n) X = Nicht untersucht

	T	M	X	
Hilus rechts	○	○	○	☐ 42
Hilus links	○	○	○	☐ 43
Paraaortal	○	○	○	☐ 44
Interaortokaval	○	○	○	☐ 45
Parakaval	○	○	○	☐ 46
Pelvin	○	○	○	☐ 47

Zahl untersuchter regionärer Lymphknoten ☐☐☐ ☐☐ 49

Zahl befallener regionärer Lymphknoten ☐☐☐ ☐☐ 51

Größter Durchmesser der größten Lymphknotenmetastase (in mm) ☐☐☐ ☐☐ 53
(EE = Entfällt, keine Lymphknotenmetastase, XX = F.A.)

Fernmetastasen   K = Keine nachgewiesen, Z = Zytologisch bestätigt, H = Histologisch bestätigt ☐ 54

Lokalisation mikroskopisch nachgewiesener Fernmetastasen (A14)

1. _____ 1. ☐☐☐ 57
2. _____ 2. ☐☐☐ 60
3. _____ 3. ☐☐☐ 63

Größter Durchmesser der größten Fernmetastase (in mm) ☐☐☐ ☐☐ 65
EE = Entfällt, keine Fernmetastase, XX = F.A.)

Wagner/Hermanek: Organspezifische Tumordokumentation © Springer-Verlag 1995

Karzinome von Nierenbecken und Ureter

K-Nr. **4 0** Patienten-Id. T-Id. B-Nr. **3**

pTNM-Klassifikation (A24 und Schema S. 40.25)

y ⎵ pT ⎵⎵ (m) ⎵ pN ⎵ pM ⎵

y pT (m) pN pM □□□□□ 71

Zusätzliche Angabe zu pN (A25) (mi) Nur Mikrometastasen? N = Nein, J = Ja, X = F.A. □ 72

Zusätzliche Angabe zu pM (A25) 0 = Entfällt, da Makrometastasen, 1 = (mi) Mikrometastasen (±isolierte Tumorzellen), 2 = (i) Nur isolierte Tumorzellen, X = F.A. □ 73

Pathologisches Stadium (A26 und Schema S. 40.25)
00 = Stadium 0a, 01 = Stadium 0is, 10 = Stadium I, 20 = Stadium II, 30 = Stadium III, 40 = Stadium IV, XX = F.A. □□ 75

C. Weitere Befunde und begleitende Veränderungen

Größte Tumorausdehnung (in mm) (XXX = F.A.) ⎵⎵⎵ □□□ 78

Makroskopischer Tumortyp
F = Flach (im Niveau), G = Gestielt-exophytisch, S = Sessil-exophytisch, U = Ulzerös,
K = Kombiniert exophytisch-ulzerös, X = F.A. □ 79

Lymphgefäßinvasion (L-Klassifikation) (A27)
0 = Keine Lymphgefäßinvasion (L0), 1 = Lymphgefäßinvasion (L1), X = F.A. (LX) □ 80

Veneninvasion (V-Klassifikation) (A27)
0 = Keine Veneninvasion (V0), 1 = Mikroskopische Veneninvasion (V1), 2 = Makroskopische Veneninvasion (V2), X = F.A. (VX) □ 81

Tumorinvasionstyp (S17)
K = Keine Invasion (Ta, Tis), I = Infiltrativer Typ, E = Expansiver Typ, X = F.A. □ 82

Peritumoröse Entzündung (S18)
K = Keine oder geringe, A = Ausgeprägt, überwiegend lymphozytär, P = Ausgeprägt, mit deutlicher plasmazellulärer Komponente, E = Ausgeprägt, mit starker eosinophiler Komponente, X = F.A. □ 83

Örtliche Tumorzelldissemination N = Nein, J = Ja (Schnitt durch Tumor) □ 84

Zusätzliche Angaben bei Übergangszellkarzinom

Histologischer Wachstumstyp (S14)
1 = Nichtpapillär-nichtinvasiv, 2 = Papillär, 3 = Überwiegend papillär, teilweise invasiv,
4 = Überwiegend invasiv, teilweise papillär, 5 = Invasiv, X = F.A. □ 85

Metaplasie (S15)
1 = Plattenepithelmetaplasie, 2 = Glanduläre Metaplasie, 3 = 1+2, 4 = Choriokarzinomatöse Metaplasie,
5 = 1+4, 6 = 2+4, 7 = 1+2+4, X = F.A. □ 86

Spindel-/riesenzellige Areale im Tumor (S16) N = Nein, J = Ja, X = F.A. □ 87

Zusätzliche Angabe bei invasivem Karzinom

Seitlich anschließende nicht-invasive Komponente N = Nein, J = Ja, X = F.A. □ 88

Tumorbiologische Untersuchungen (A28, S19)   D = Durch-geführt   N = Nicht durchgeführt

Blutgruppenantigene	○	○	□ 89
Flußzytophotometrie	○	○	□ 90
Einzelzellzytometrie	○	○	□ 91
Immunhistochemische Untersuchungen zur Proliferation	○	○	□ 92
AgNOR	○	○	□ 93
Molekularpathologie	○	○	□ 94

Wagner/Hermanek: Organspezifische Tumordokumentation © Springer-Verlag 1995

Karzinome von Nierenbecken und Ureter

K-Nr. `4 0`   Patienten-Id.   T-Id.   B-Nr. `3`

Begleitende Läsionen (S20)

N = Nein   J = Ja   X = Nicht untersucht

Einfache Hyperplasie	95
v. Brunnsche Nester	96
Pyelitis/Ureteritis cystica	97
Pyelitis/Ureteritis glandularis	98
Plane Epithelatypie (Dysplasie)	99
Papillom	100
Invertes Papillom	101
Muzinöse (kolonähnliche) Metaplasie	102
Nephrogene Metaplasie (nephrogenes Adenom)	103
Kapillarsklerose der Schleimhaut	104
Nierenpapillennekrosen	105

D. Definitive R-Klassifikation und weitere Angaben zur Radikalität

Histologische Befunde an den Resektionsrändern (S21)

F = Tumorfrei   S = In-situ-Komponente   I = Invasive Komponente   X = Nicht untersucht

Renal/perirenal	106
Peripelvin	107
Periureteral	108
Ureter/Nierenbecken	109
Harnblase	110

Definitive R-Klassifikation (A29)
0 = Kein Residualtumor (R0), 1 = Nur mikroskopischer Residualtumor (R1), 2 = Makroskopischer Residualtumor, mikroskopisch nicht bestätigt (R2a), 3 = Makroskopischer Residualtumor, auch mikroskopisch bestätigt (R2b), X = Unbestimmt (RX)   111

Methodik der R-Klassifikation (A30)
K = Konventionell, S = „Sophisticated"   112

Lokalisation von Residualtumor
N = Nein   J = Ja

Lokoregionär	113
Fernmetastase(n)	114

Minimale Sicherheitsabstände (in mm) (S22)   (XXX bzw. XX = F.A.)

	Makroskopisch	Histologisch	Ma.	Hi.
Renal/perirenal				118
Peripelvin				122
Periureteral				126
Nierenbecken/Ureter				132
Harnblase				136

Meßmethode bei makroskopischer Messung (nur bei Resektionsrändern an Ureter angeben!)
1 = Am frischen Präparat ohne Zug, 2 = Am fixierten, vorher nicht aufgespannten Präparat, 3 = Am fixierten, ohne Zug aufgespannten Präparat, 4 = Am fixierten, unter Zug aufgespannten Präparat   137

Wagner/Hermanek: Organspezifische Tumordokumentation   © Springer-Verlag 1995

Spezielle Verschlüsselungsanweisungen

S1 Beruflicher Kontakt mit Karzinogenen

Tumoren des Urothels – vornehmlich der Harnblase, aber auch anderer Abschnitte der ableitenden Harnwege – treten vermehrt bei chronischer Belastung mit aromatischen Aminen und verwandten Stoffen auf. Dieser Kontakt ergibt sich vornehmlich in der Farbstoff-, Textil-, Gummi-, Lack- und Lederindustrie.

S2 Nikotinabusus

Die Entstehung von Urotheltumoren wird bei Rauchern häufiger beobachtet [8, 21], wobei dem Nikotin in erster Linie eine Promotorrolle zuzukommen scheint. Nikotinabusus soll dokumentiert werden, wenn regelmäßig mindestens 5 Jahre lang täglich 20 oder mehr Zigaretten geraucht wurden oder werden.

S3 Kaffeeabusus

Regelmäßiger starker Kaffeegenuß scheint die Entstehung von Karzinomen des Nierenbeckens und Ureters zu begünstigen [10, 11, 20].

S4 Andere Primärtumoren (früher, synchron) im Bereich der ableitenden Harnwege

Tumoren im Bereich der ableitenden Harnwege neigen zu synchronem und metachronem Auftreten als multiple Primärtumoren. Hinsichtlich der Lokalisation sind alle Möglichkeiten gegeben (Literaturübersicht und Häufigkeit s. bei [17]), z. B. kann ein Nierenbeckentumor die Erstmanifestation sein, und erst später treten Tumoren in der Harnblase auf oder umgekehrt.

Erfaßt werden in diesem Item sowohl invasive als auch nichtinvasive Karzinome. Bei früher diagnostizierten Tumoren wird das Jahr der Diagnose eingetragen; bei den sehr seltenen Fällen, in denen mehr als 2 Tumoren der gleichen Lokalisation vorangegangen sind, soll das Jahr der Diagnose des 1. Tumors und das des zuletzt diagnostizierten früheren Tumors dokumentiert werden.

S5 Tumorlokalisation

Im Tumorlokalisationsschlüssel wird zwischen Nierenbecken (C65.9) und Ureter (C66.9) unterschieden. Bei einem Tumor, der zu gleichen Teilen Nierenbecken und Ureter befällt, ist C68.8 zu verschlüsseln. Bei Tumoren, die Nierenbecken und Ureter zu unterschiedlichen Teilen erfassen, wird als Lokalisation die stärker befallene Struktur eingetragen.

Bei multiplen Tumoren in Nierenbecken und Ureter einer Seite wird hier *nur* der Tumor mit der höchsten T- bzw. pT-Kategorie berücksichtigt.

Tumoren des Nierenbeckens und jene des Harnleiters sollen stets getrennt ausgewertet werden, da die Prognose auch bei gleicher T/pT-Klassifikation z.T. unterschiedlich ist. So ist bei pT3 im Ureter eine ungünstigere Prognose zu erwarten als bei pT3 im Nierenbecken; sie ist in etwa gleich der Prognose bei pT4-Tumoren des Nierenbeckens [5].

S6 Multizentrische Herde

Bei multiplen Herden in Nierenbecken und Ureter einer Seite wird der Tumor mit der höchsten T- bzw. pT-Kategorie dokumentiert und die Multiplizität in der TNM-Formel unter „(m)" festgehalten. Zusätzlich wird in diesem Item festgelegt, ob bei multiplen Tumoren diese nur im Nierenbecken, nur im Ureter oder in beiden lokalisiert sind.

S7 Nachbarorgane

Eine Infiltration des Peritoneum parietale durch ein Ureterkarzinom wird als Invasion von Nachbarorganen klassifiziert. Die direkte Infiltration eines Ureterkarzinoms in die Harnblase wird in der T/pT-Klassifikation nicht berücksichtigt, gilt auch nicht als Invasion eines Nachbarorgans [23].

S8 Regionäre Lymphknoten

Die regionären Lymphknoten sind die hilären Lymphknoten (Lymphknoten am Nierenhilus beidseits), die abdominalen paraaortalen und parakavalen Lymphknoten und die pelvinen Lymphknoten beider Seiten. Unter „paraaortal und parakaval" sind auch die interaortokavalen Lymphknoten eingeschlossen. Als pelvine Lymphknoten gelten die Beckenlymphknoten unterhalb der Höhe der Teilung der Aa. iliacae communes sowie die Lymphknoten entlang der Aa. iliacae communes.

S9 Klinische TNM-Klassifikation

	C-Faktor
Primärtumor	C1: Klinische Untersuchung, Röntgenübersichtsaufnahmen Abdomen, Sonographie, Ausscheidungsurographie
	C2: Retrograde Pyelographie, CT, NMR, Nierenarteriographie, Endoskopie (Ureteropyeloskopie, perkutane Pyeloskopie, Zystoskopie), Zytologie, Biopsie
	C3: Chirurgische Exploration, Zytologie, Biopsie
Regionäre Lymphknoten	C1: Klinische Untersuchung, Sonographie, Ausscheidungsurographie
	C2: CT, NMR, Zytologie
	C3: Chirurgische Exploration, Zytologie, Biopsie

C-Faktor	
Fern- metastasen	C1: Klinische Untersuchung, Standardröntgenaufnahmen C2: Sonographie, CT, NMR, nuklearmedizinische Untersuchungen, Zytologie, Biopsie C3: Chirurgische Exploration, Zytologie, Biopsie

S10 Minimaler Sicherheitsabstand (in mm)

Berücksichtigt werden ausschließlich die Sicherheitsabstände in der Wand des Nierenbeckens und Ureters, nicht die radialen (lateralen) Abstände im perirenalen, peripelvinen und periureteralen Gewebe, da diese ausschließlich bei pathohistologischer Beurteilung, nicht aber durch den Operateur beurteilt werden können.

S11 Nachblutung

Eine Nachblutung wird vermerkt, wenn sie kreislaufwirksam ist oder eine Bluttransfusion oder eine operative Revision erforderlich macht.

S12 Histologischer Tumortyp

Im Bereich der ableitenden Harnwege stehen Übergangszellkarzinome weit im Vordergrund. Die in Frage kommenden Tumortypen sind entsprechend der WHO-Klassifikation [12, 13] nachstehend mit ihren ICD-O-Code-Nummern aufgelistet.

Tumortyp	ICD-O-Code-Nr.	Anmerkungen
Nichtinvasive Karzinome		
Übergangszellkarzinom in situ (Carcinoma in situ, „flat tumor")	8120/2	
Nichtinvasives papilläres Übergangszellkarzinom [a]	8130/3	(1)
Plattenepithelkarzinom in situ	8070/2	
Invasive Karzinome		
Übergangszellkarzinom (Transitionalzellkarzinom, Urothelkarzinom) o.n.A. [b]	8120/3	(2)
Papilläres Übergangszellkarzinom [a]	8130/3	(3)
Nicht-papilläres Übergangszellkarzinom [b]	8120/3	
Plattenepithelkarzinom	8070/3	(4)
Adenokarzinom o.n.A.	8140/3	(5)
Siegelringzellkarzinom	8490/3	
Muzinöses Adenokarzinom	8480/3	(5)
Kleinzelliges Karzinom	8041/3	(6)
Undifferenziertes Karzinom	8020/3	(7)

[a] In der ICD-O ist sowohl für das invasive als auch für das nichtinvasive papilläre Übergangszellkarzinom die gleiche Code-Nummer 8130/3 (gleicher Verhaltenscode: maligne) vorgesehen. Die Unterscheidung zwischen beiden Formen erfolgt durch die Beschreibung der lokalen Ausbreitung bzw. die darauf beruhende T- bzw. pT-Klassifikation (unter I.G bzw. III.B).

[b] Für das nicht-papilläre invasive Übergangszellkarzinom ist in der ICD-O keine eigene Code-Nummer vorgesehen. Es wird vorgeschlagen, hierfür die Code-Nummer 8120/3 zu verwenden. Die Abgrenzung dieser Fälle von den Übergangszellkarzinomen o.n.A. ist durch die Beschreibung des histologischen Wachstumstyp (III.C) möglich.

Anmerkungen:

(1) Ein *papilläres Übergangszellkarzinom ohne Invasion* wird auch dann diagnostiziert, wenn sich nahezu keine Atypien im Epithel finden, dieses aber höher als 6 Zellreihen ist. Ein benignes Papillom wird nur dann diagnostiziert, wenn das die Papillen überkleidende Epithel nicht höher als 6 Zellreihen ist und sich von normalem regulärem Epithel nicht unterscheidet [12]. Im Gegensatz zur Gepflogenheit bei anderen Organen wird beim papillären Übergangszellkarzinom ohne Invasion der Verhaltenscode 3 (maligne) verwendet.

(2) Für die in der WHO-Klassifikation angeführten *Varianten des Übergangszellkarzinoms,* nämlich jene mit Plattenepithelmetaplasie, mit glandulärer Metaplasie oder mit beiden Formen der Metaplasie, gibt es in der ICD-O keine eigenen Code-Nummern. Ihre Identifikation erfolgt in dieser Dokumentation durch das Item „Metaplasie".

(3) Das *infiltrative papilläre Übergangszellkarzinom* ist immer ein Übergangszellkarzinom mit papillärem *und* infiltrativem Wachstumstyp.

(4) Als *Plattenepithelkarzinome* werden nur maligne epitheliale Tumoren diagnostiziert, die zur Gänze aus Zellen bestehen, die Keratin bilden oder Interzellularbrücken zeigen. Das Vorkommen von plattenepithelialer Differenzierung in einem Übergangszellkarzinom an umschriebener Stelle berechtigt nicht zur Diagnose eines Plattenepithelkarzinoms.

(5) *Adenokarzinome* sind maligne epitheliale Tumoren, die *durchwegs* drüsig differenziert sind und dabei wechselnd reichlich Schleim bilden. Bei umschriebener drüsiger Differenzierung in einem Übergangszellkarzinom darf die Diagnose Adenokarzinom nicht gestellt werden.

Ein Teil der Adenokarzinome sind in der Literatur als „muzinöse Adenokarzinome" bezeichnet (Literatur bei [17]). Vielfach sind dabei aber die Krite-

rien für die Diagnose eines muzinösen Adenokarzinoms – nämlich daß der Tumor zu mehr als 50% aus extrazellulärem Schleim besteht – nicht gegeben.
(6) Nach Erscheinen der WHO-Klassifikation wurden auch in Nierenbecken und Ureter *kleinzellige Karzinome* beschrieben, die denen in der Lunge gleichen und sich sehr aggressiv verhalten [9, 15].
(7) *Undifferenzierte Karzinome* sind maligne epitheliale Tumoren, die keine Differenzierung zeigen, die eine Einordnung in die obengenannten Tumortypen erlauben würde.

S 13 Grading

Nach den Richtlinien der UICC erfolgt das Grading der Übergangszellkarzinome, aber auch anderer Karzinome in den ableitenden Harnwegen, nur dreistufig, wobei die Kategorien G1, G2 und G3–4 vorgesehen sind. Im Gegensatz hierzu ist von der Arbeitsgemeinschaft Urologische Onkologie (AUO) der Deutschen Krebsgesellschaft [2] ein vierstufiges Grading vorgesehen, ohne daß hierzu nähere Erläuterungen oder Definitionen gegeben werden.

Für *Übergangszellkarzinome* sind die Differenzierungsgrade von der WHO [12, 13] wie folgt definiert:

G1: Geringster Grad zellulärer Anaplasie, die mit der Malignitätsdiagnose vereinbar ist,
G2: Grad der Anaplasie, der zwischen G1 und G3 liegt,
G3: schwerster Grad zellulärer Anaplasie.

Eine wesentlich weniger subjektive Definition der Grade 1–3 stammt von Helpap [6]:

G	Zahl der Zellagen	Mitosen	Kern-Plasma-Relation	Kernfärbbarkeit	Sonstiges
G1	>7	Vereinzelt in Basalzone	1:4	Leicht	–
G2	>20	Bis 5/Gesichtsfeld (40×)	1:2	Mäßig	–
G3	∞	>5/Gesichtsfeld (40×)	3:4	Stark	Starke Kernpolymorphie, Riesenzellen

Folgende Karzinomtypen werden stets als G3–4 eingestuft:

– Übergangszellkarzinome mit chorionkarzinomatösen oder spindel-/riesenzelligen Arealen,
– Siegelringzellkarzinome,
– Kleinzellige Karzinome,
– Undifferenzierte Karzinome.

S 14 Histologischer Wachstumstyp

Bei Übergangszellkarzinomen ist der histologische Wachstumstyp [12, 13] von beträchtlicher Bedeutung für Prognose und Therapiewahl. Dieser Wachstumstyp wird z. T. auch in der TNM/pTNM-Klassifikation berücksichtigt. Die Beziehungen sind nachstehend dargestellt.

Wachstumstyp	pT	
Papillär	pTa	Nichtinvasive Karzinome
Nichtpapillär und nichtinvasiv	pTis	
Papillär und invasiv	pT1–4	Invasive Karzinome
Invasiv		

In dieser Dokumentation werden Tumoren, die papillär *und* invasiv sind, noch weiter unterteilt je nach dem Überwiegen der papillären bzw. invasiven Komponente.

S 15 Metaplasie

Das Vorkommen herdförmiger Areale mit plattenepithelialer und/oder glandulärer Differenzierung innerhalb von Übergangszellkarzinomen wird als Metaplasie bezeichnet [12, 13]. Nur Tumoren, die ausschließlich plattenepithelial oder glandulär differenziert sind, dürfen als Plattenepithel- bzw. Adenokarzinom klassifiziert werden (s. S 12). Wesentlich seltener ist herdförmiges Auftreten von Arealen vom Aussehen eines Chorionkarzinoms. Auch dies ist als Metaplasie zu bewerten und muß vom reinen Chorionkarzinom abgegrenzt werden [4].

S 16 Spindel-/riesenzellige Areale im Tumor

In Übergangszellkarzinomen, aber auch anderen Karzinomen können herdförmig spindelzellige und/oder riesenzellige Areale auftreten. Diese Tumoren sind aggressiv und werden als G3–4 eingestuft. Solche Tumoren wurden als Spindelzellkarzinom oder sarkomatoides Karzinom bezeichnet [3, 7, 22, 24].

S 17 Tumorinvasionstyp

Tentakuläres Wachstum ist durch Infiltration der Umgebung in Form von schmalen Zügen, kleinen Nestern und Einzelzellen gekennzeichnet, während En-bloc-Invasion vorwiegend verdrängendes und komprimierendes Wachstum auf breiter Front zeigt [12].

S18 Peritumoröse Entzündung

Das Vorhandensein einer betont lymphozytären Entzündung in der Harnblase soll mit einer besseren Prognose einhergehen [19], während eine betont plasmazelluläre Entzündung die Prognose kaum beeinflussen soll [18]. Weitere diesbezügliche Untersuchungen sind erforderlich.

S19 Tumorbiologische Untersuchungen

Die Bedeutung der angeführten Untersuchungen wird derzeit noch wissenschaftlich überprüft. Inwieweit sie für die Indikation zu bestimmten Therapieverfahren oder für die Prognoseschätzung von Bedeutung sind, kann daher heute noch nicht definitiv beurteilt werden. Sie sind daher derzeit (noch) nicht als Standarddiagnostik anzusehen. Es soll aber festgehalten werden, ob solche Untersuchungen durchgeführt wurden, um entsprechende Patienten für eine spätere Auswertung finden zu können.

S20 Begleitende Läsionen

Teils in unmittelbarem Anschluß, teils auch weiterentfernt in tumorfreier Schleimhaut des tumorbefallenen Organs oder anderer Anteile der ableitenden Harnwege finden sich relativ häufig Veränderungen, die zusammenfassend als „maladie de la muqueuse" oder unstabile Schleimhaut bezeichnet wurden [12]. Hierzu zählen neben verschiedenen Entzündungen das Auftreten von Brunn-Epithelnestern sowie verschiedene Metaplasien, einfache Hyperplasie und plane Atypien.

Einfache Hyperplasie bezeichnet eine Verbreiterung des nicht papillär gefalteten Epithels mit regelrechtem Aussehen (ohne Atypien).

Plane Epithelatypien (Urothelatypien) kommen entweder in nicht hyperplastischem Epithel oder in hyperplastischem Epithel vor und sind durch Störungen in der Schichtung und geringe Kernunregelmäßigkeiten gekennzeichnet. Diese planen Epithelatypien werden heute z. T. als Hyperplasie 1 und 2 bezeichnet (bei diesen Autoren entspricht dann die Dysplasie 3 einem Carcinoma in situ). (Literatur bei [6] und [14].)

Nierenpapillennekrosen sowie eine Kapillarsklerose in der Lamina propria der Schleimhaut von Nierenbecken und Ureter sind Zeichen für Phenacetinabusus bzw. Entstehung eines Tumors auf dessen Basis [1, 16].

S21 Histologische Befunde an den Resektionsrändern

Der renal/perirenale Resektionsrand ist nur bei Nierenteilresektionen und Nephrektomien wegen Karzinoms des intrarenalen Nierenbeckens bestimmbar. Der peripelvine Resektionsrand wird nur bei Karzinomen des extrarenalen Nierenbeckens, der periureterale nur bei Harnleiterkarzinomen bestimmt.

An den renalen, perirenalen, peripelvinen und periureteralen Resektionsrändern kann nur ein invasiver Tumor vorhanden sein.

Bei den Resektionsrändern am Nierenbecken, am Ureter und an der Harnblase ist zwischen Tumorbefall durch invasiven Tumorteil und solchem durch eine In-situ-Komponente zu unterscheiden.

S22 Minimale Sicherheitsabstände (in mm)

Die minimalen Sicherheitsabstände an den Resektionsrändern müssen nur dann histologisch bestimmt werden, wenn die geringste makroskopische Entfernung zwischen Tumor und entsprechendem Resektionsrand weniger als 10 mm (unbeschadet der Meßmethode) beträgt. Für die Messung ist bei invasiven Tumoren ausschließlich die invasive Komponente maßgebend.

Literatur

[1] Abrahams C, Tonder HV, Hesse V (1976) Abnormal vessels in the urinary tract following analgesic abuse in man. Arch Pathol Lab Med 100:630–631
[2] Arbeitsgemeinschaft Urologische Onkologie (AUO) der Deutschen Krebsgesellschaft (1993) Praktische Informationen zur Studienplanung und -durchführung 1993. Urologe A 32, [Suppl 1]:S1–S35
[3] Goldstein J, Mozes M, Lismer L, Levin I (1987) Squamous cell carcinoma of the renal pelvis with sarcoma-like stroma: A light and electron microscopic study with immunohistochemical analysis. J Surg Oncol 36:188–192
[4] Grammatico D, Grignon DJ, Eberwein P, Shepherd RR, Hearn SA, Walton JC (1993) Transitional cell carcinoma of the renal pelvis with choriocarcinomatous differentiation. Cancer 71:1835–1841
[5] Guinan P, Vogelzang NJ, Randazzo R, Fremgen A, Chmiel J, Sylvester J, Sener S (1992) Renal pelvic transitional cell carcinoma. The role of the kidney in tumor-node-metastasis staging. Cancer 69:1773–1775
[6] Helpap B (1989) Pathologie der ableitenden Harnwege und der Prostata. Springer, Berlin Heidelberg New York Tokyo
[7] Kenney RM, Prat J, Tabernero M (1984) Giant-cell tumor-like proliferations associated with a papillary transitional cell carcinoma of the renal pelvis. Am J Surg Pathol 8:139–144
[8] Lopez-Beltran A, Croghan GA, Croghan I, Huben RP, Mettlin C, Gaeta JF (1992) Prognostic factors in survival of bladder cancer. Cancer 70:799–807
[9] Mills SE, Weiss MA, Swanson PE, Wick MR (1988) Small cell undifferentiated carcinoma of the renal pelvis. Surg Pathol 1:83–88
[10] Morrison AS (1987) Epidemiology and environmental factors in urologic cancer. Cancer 60:632–634
[11] Morrison AS, Buring JE, Verhoek WG (1982) Coffee-drinking and cancer of the lower urinary tract. J Natl Cancer Inst 68:91–94
[12] Mostofi FK, Sobin LH, Torloni H (1973) Histological typing of urinary bladder tumours. International histological classification of tumours No. 10. WHO, Geneva
[13] Mostofi FK, Sesterhenn IA, Sobin LH (1981) Histological typing of kidney tumours. International histological classification of tumours No. 25. WHO, Geneva

[14] Murphy WM, Soloway MS (1982) Urothelial dysplasia. J Urol 127:849–854
[15] Ordonez NG, Horsand J, Ayala AG, Sneige N (1986) Oat cell carcinoma of the urinary tract: an immunohistochemical and electron microscopic study. Cancer 58:2519–2530
[16] Palvio DHB, Andersen JC, Falk E (1987) Transitional cell tumors of the renal pelvis and ureter associated with capillosclerosis indicating analgesic abuse. Cancer 59: 972–976
[17] Petersen RO (1992) Urological pathology, 2nd edn. Lippincott, Philadelphia
[18] Pomerance A (1972) A prognostic index for carcinoma of the bladder based on histopathological findings in cystectomy material. Br J Urol 44:459–460
[19] Sarma KP (1972) Proliferative and lymphoid reactions in bladder cancer. Invest Urol 10:199–207
[20] Schmauz R, Cole P (1971) Coffee-drinking and cancer of the lower urinary tract. Lancet I:1335–1337
[21] Slattery ML, Schumacher MC, West DW, Robison LM (1988) Smoking and bladder cancer. The modifying effect of cigarettes on other factors. Cancer 61:402–408
[22] Suster S, Robinson MJ (1989) Spindle cell carcinoma of the renal pelvis. Arch Pathol Lab Med 113:404–408
[23] UICC (1993) TNM Supplement 1993. A commentary on uniform use (Hermanek P, Henson DE, Hutter RVP, Sobin LH, eds). Springer, Berlin Heidelberg New York Tokyo
[24] Wick MR, Perrone TL, Burke BA (1985) Sarcomatoid transitional cell carcinoma of the renal pelvis. Arch Pathol Lab Med 109:55–59

Weiterführende Literatur

Bernstein J, Churg J (eds) (1992) Urinary tract pathology. Raven Press, New York

Helpap B (1993) Atlas der Pathologie urologischer Tumoren. Springer, Berlin Heidelberg New York Tokyo

Petersen RO (1992) Urologic pathology, 2nd edn. Lippincott, Philadelphia

Rübben H (Hrsg) (1993) Uroonkologie. Springer, Berlin Heidelberg New York Tokyo

Weiss MA, Mills SE (1993) Genitourinary tract pathology. Gower, New York London

Nach Abschluß des Manuskriptes ist erschienen:

Murphy WM, Beckwith JB, Farrow G (1994) Tumors of the kidney, bladder, and related urinary structures. Atlas of tumor pathology, 3rd ser, fasc 11. Armed Forces Institute of Pathology, Washington, DC

Karzinome von Nierenbecken und Ureter: Schema zur TNM/pTNM-Klassifikation

		(p)TNM	Stadium
Primärtumor	☐ Primärtumor kann nicht beurteilt werden	(p)TX	–
	☐ Kein Anhalt für Primärtumor	(p)T0	–
	☐ Papilläres nichtinvasives Karzinom	(p)Ta	0a
	☐ Carcinoma in situ	(p)Tis	0is
	☐ Tumor infiltriert subepitheliales Bindegewebe	(p)T1	I
	☐ Tumor infiltriert Muskulatur	(p)T2	II
	Nierenbecken		
	☐ Tumor infiltriert peripelvines Fettgewebe oder Nierenparenchym	(p)T3	III
	☐ Tumor infiltriert durch die Niere in das perirenale Fettgewebe oder in Nachbarorgane	(p)T4	IV
	Ureter		
	☐ Tumor infiltriert durch die Muskulatur in das periureterale Fettgewebe	(p)T3	III
	☐ Tumor infiltriert Nachbarorgane	(p)T4	IV
Regionäre Lymphknoten	☐ Regionäre Lymphknoten können nicht beurteilt werden	(p)NX	–
	☐ Keine regionären Lymphknotenmetastasen	(p)N0	–
	☐ Metastase(n) in solitärem regionären Lymphknoten Metastasengröße[a]		
	☐ ≤2 cm	(p)N1	IV
	☐ >2–5 cm	(p)N2	IV
	☐ >5 cm	(p)N3	IV
	☐ Metastasen in multiplen regionären Lymphknoten Metastasengröße[a]		
	☐ ≤5 cm	(p)N2	IV
	☐ >5 cm	(p)N3	IV
Fernmetastasen	☐ Das Vorliegen von Fernmetastasen kann nicht beurteilt werden	(p)MX	–
	☐ Keine Fernmetastasen	(p)M0	–
	☐ Fernmetastasen	(p)M1	IV

```
TNM:      T ____     N __     M __
                                       Stadium ____
pTNM:     pT ____    pN __    pM __
```

---

[a] Wenn die Größe eines *biopsierten* Lymphknotens vom einsendenden Operateur nicht angegeben wird, ist bei positiver Biopsie aus *einem* regionären Lymphknoten pN1 und bei positiven Biopsien aus zwei oder mehr regionären Lymphknoten pN2 zu diagnostizieren.

Erfordernisse für pTNM:

pT: Histologische Untersuchung des Primärtumors ohne makroskopisch erkennbaren Tumor an den Resektionsrändern
oder mikroskopische Bestätigung der Invasion des perirenalen Fettgewebes (bei Nierenbeckenkarzinom) bzw. von Nachbarorganen (bei Nierenbecken- und Ureterkarzinomen).

pN0: Histologische Untersuchung von 8 oder mehr regionären Lymphknoten.

pN1: Mikroskopische Bestätigung einer oder mehrerer Metastasen in einem solitären regionären Lymphknoten, Metastasengröße nicht mehr als 2 cm.

pN2: Mikroskopische Bestätigung einer oder mehrerer Metastasen in einem solitären regionären Lymphknoten, Metastasengröße mehr als 2 cm, aber nicht mehr als 5 cm
oder mikroskopische Bestätigung von Metastasen in mindestens 2 regionären Lymphknoten, Metastasengröße nicht mehr als 5 cm.

pN3: Mikroskopische Bestätigung einer regionären Lymphknotenmetastase, die größer als 5 cm ist.

pM1: Mikroskopischer (histologischer oder zytologischer) Nachweis von Fernmetastasen.

41 – Harnblasenkarzinom

Die Dokumentation „Harnblasenkarzinom" findet Anwendung für nicht-invasive und invasive Karzinome der Harnblase.

Sie wird *nicht* angewandt bei

- Karzinoidtumor,
- Rhabdomyosarkom,
- anderen Sarkomen (Leiomyosarkom, malignes fibröses Histiozytom, Fibrosarkom, malignes Schwannom, Angiosarkom, Osteosarkom, Chondrosarkom, malignes Mesenchymom u. a.),
- Karzinosarkom,
- malignen Lymphomen.

Diese Dokumentation berücksichtigt die Empfehlungen der Arbeitsgemeinschaft Urologische Onkologie (AUO) der Deutschen Krebsgesellschaft [2] zur Dokumentation klinischer Studien.

ADT Arbeitsgemeinschaft Deutscher Tumorzentren

Harnblasenkarzinom

41.3

Kenn-Nr. (A1)	`4` `1` 2
Klinik-Nr. u. Fachrichtung (A2)	9
Patientenidentifikation (A3)	16
Geburtsdatum (Tag, Mon., Jahr)	22
Geschlecht (M = Männlich, W = Weiblich)	23
Tumoridentifikations-Nr. (A4)	24
Bogen-Nr. (A5)	`1` 25

I. PRÄTHERAPEUTISCHE DATEN

A. Aufnahmedatum und Anlaß für Arztbesuch (A6)

Aufnahmedatum   Tag _____ Monat _____ Jahr _____   (Tag Mon. Jahr)   31

Anlaß für Arztbesuch
T = Tumorsymptomatik führte zum Arzt, B = Berufliche (arbeitsmed.) Vorsorgeuntersuchung, V = Nicht-gesetzliche Vorsorgeuntersuchung, S = Selbstuntersuchung, L = Nachuntersuchung (Langzeitbetreuung), A = Andere Untersuchung, X = Unbekannt   32

B. Anamnese, präkanzeröse Bedingungen und Läsionen

Datum der ersten ärztlichen Tumor(verdachts)diagnose (A7)   Tag _____ Monat _____ Jahr _____   (Tag Mon. Jahr)   38

	N = Nein	J = Ja	X = F.A.	
Blasenekstrophie	○	○	○	39
Bilharziose	○	○	○	40
Frühere Zyklophosphamidbehandlung	○	○	○	41
Bestrahlung des kleinen Beckens	○	○	○	42
Blasensteinleiden	○	○	○	43
Langjähriger Dauerkatheter	○	○	○	44

Nikotinabusus (S1)   N = Niemals, F = Früher (jetzt nicht mehr), J = Jetzt, X = F.A.   45

Süßstoffgebrauch seit Jahren (S2)   N = Nein, J = Ja, X = F.A.   46

HPV-Nachweis (S3)   N = Nein   J = Ja   X = Nicht untersucht

	N	J	X	
Lichtmikroskopie	○	○	○	47
Molekularpathologie	○	○	○	48

Beruflicher Kontakt mit Karzinogenen (S4)
1 = 4-Aminodiphenyl, 2 = Auraminherstellung, 3 = Benzidin, 4 = 4-Chlor-o-Toluidin,
5 = Fuchsinherstellung, 6 = 2-Naphthylamin   49

Berufserkrankung   A = Anerkannt, L = Laufendes Verfahren, V = Verdacht (Meldung wird erstattet)   50

C. Andere Primärtumoren (frühere, synchrone)

Andere Primärtumoren (früher, synchron) im Bereich der ableitenden Harnwege (S5)

	Früher 1. Tumor	2. Tumor	S = Synchroner Tumor	1. T.	2. T.	S. T.	
Nierenbecken rechts	19 ___	19 ___	○				55
Nierenbecken links	19 ___	19 ___	○				60
Ureter rechts	19 ___	19 ___	○				65
Ureter links	19 ___	19 ___	○				70
Harnblase	19 ___	19 ___	○				75
Harnröhre	19 ___	19 ___	○				80

Andere Primärtumoren (früher, synchron) außerhalb des Bereichs der ableitenden Harnwege (A8)

Frühere Tumorerkrankung   N = Nein, J = Ja, X = F.A.   81

Falls Tumor in Anamnese: Lokalisation C ___ Erkrankungsjahr 19 ___   C (Lokalisation) (Jahr)   87

Synchroner Primärtumor in anderem Organ   N = Nein, J = Ja   88

Wagner/Hermanek: Organspezifische Tumordokumentation © Springer-Verlag 1995

Harnblasenkarzinom

K-Nr. **4 1**   Patienten-Id.   T-Id.   B-Nr. **1**

D. Allgemeine klinische Befunde

Körpergröße (in cm) ⎫
Körpergewicht (in kg) ⎭ (XXX = F.A.)

☐☐☐ 91
☐☐☐ 94

Klinische Symptomatik	N = Nein	J = Ja	X = F.A.	
Makrohämaturie	○	○	○	☐ 95
Mikrohämaturie	○	○	○	☐ 96
Dysurie	○	○	○	☐ 97
Algurie	○	○	○	☐ 98
Harnwegsinfekt	○	○	○	☐ 99
Gewichtsabnahme (S6)	○	○	○	☐ 100
Schmerzen	○	○	○	☐ 101

Tumorkomplikationen

Massive Blutung (S7)   N = Nein, J = Ja   ☐ 102

Hydronephrose infolge Harnleitermündungsstenose
N = Nein, E = Einseitig, B = Beidseitig   ☐ 103

Nicht funktionierende Niere   N = Nein, E = Einseitig, B = Beidseitig   ☐ 104

Niereninsuffizienz   N = Nein, J = Ja   ☐ 105

Allgemeiner Leistungszustand (nach ECOG) (A9)

0 = Normale, uneingeschränkte Aktivität wie vor der Erkrankung,
1 = Einschränkung bei körperlicher Anstrengung, aber gehfähig; leichte körperliche Arbeit bzw. Arbeit im Sitzen möglich,
2 = Gehfähig, Selbstversorgung möglich, aber nicht arbeitsfähig; kann mehr als 50% der Wachzeit aufstehen,
3 = Nur begrenzte Selbstversorgung möglich; 50% oder mehr der Wachzeit an Bett oder Stuhl gebunden,
4 = Völlig pflegebedürftig, keinerlei Selbstversorgung möglich; völlig an Bett oder Stuhl gebunden, X = Unbekannt

☐ 106

Gravierende Begleiterkrankungen (A10)	N = Nein	J = Ja	X = F.A.	
Stärker eingeschränkte Lungenfunktion	○	○	○	☐ 107
Schwerwiegende Herzerkrankung	○	○	○	☐ 108
Zerebrale Durchblutungsstörung	○	○	○	☐ 109
Periphere arterielle Durchblutungsstörung	○	○	○	☐ 110
Stärker eingeschränkte Nierenfunktion	○	○	○	☐ 111
Leberzirrhose	○	○	○	☐ 112
Behandlungsbedürftiger Diabetes mellitus	○	○	○	☐ 113
Andere Begleiterkrankungen	○	○	○	☐ 114

Einschätzung des Operationsrisikos (A10)   1 = ASA I, 2 = ASA II, 3 = ASA III, 4 = ASA IV, 5 = ASA V, X = F.A.   ☐ 115

E. Diagnostik (A11)

Durchgeführte Untersuchungen	U = Unauffällig	P = Pathologisch	X = Nicht durchgeführt	
Bimanuelle Palpation (rektal-suprapubisch)	○	○	○	☐ 116
Urethrozystoskopie	○	○	○	☐ 117
Ausscheidungsurographie	○	○	○	☐ 118
Sonographie Becken	○	○	○	☐ 119
Sonographie Retroperitoneum	○	○	○	☐ 120
Sonographie Oberbauch	○	○	○	☐ 121
CT Becken	○	○	○	☐ 122
NMR Becken	○	○	○	☐ 123
Röntgen Thorax	○	○	○	☐ 124

Wagner/Hermanek: Organspezifische Tumordokumentation   © Springer-Verlag 1995

Harnblasenkarzinom

K-Nr. **4 1** Patienten-Id. T-Id. B-Nr. **1**

Durchgeführte Untersuchungen (Fortsetzung) Mikroskopische Diagnostik	U = Un- auffällig	P = Patho- logisch	X = Nicht durchgeführt	
Zytologie Katheterharn	O	O	O	125
Zytologie Blasenspülung	O	O	O	126
Diagnostische Biopsie (S8)	O	O	O	127
Blasenmapping einfach (S9)	O	O	O	128
Blasenmapping erweitert (S9)	O	O	O	129

Laboruntersuchungen (S10)   (XXX = F.A.)

Hämoglobin (g/dl) ⌊_⌊_⌋   131

Blutsenkung (mm/h) ⌊_⌊_⌊_⌋ / ⌊_⌊_⌊_⌋   137

Alkalische Phosphatase (Vielfaches der oberen Grenze des Normalwertes) ⌊_⌊_⌊_⌋,⌊_⌋   140

Intervall zwischen ersten Symptomen und definitiver Diagnose (in Wochen) (S11) ⌊_⌊_⌋   142
(XX = F.A.)

F. Tumorlokalisation (S12)

Lokalisation des Primärtumors (nach Tumorlokalisationsschlüssel) (A12)   C ⌊6⌊7⌊_⌋   C |6|7| | 145

Befallene Harnblasenunterbezirke
(in Schema eintragen!)

	Rechts	Mitte	Links	R. M. L.	
Blasenhals (C67.5)	–	O	–	■□■	146
Trigonum (C67.0)	O	O	O		149
Ureterostium (C67.6)	O	–	O	□■□	151
Seitenwand (C67.2)	O	O	O		154
Vorderwand (C67.3)	O	O	O		157
Hinterwand (C67.4)	O	O	O		160
Fundus (C67.1)	O	O	O		163
Urachus (C67.7)	–	O	–	■□■	164

Tumor in Divertikel   N = Nein, J = Ja   165

Korrektur der Lokalisation (A12)   N = Nein, G = Ja, Gleicher Bogen   166

G. TNM-Klassifikation und klinisches Stadium

Primärtumor

Multiple Herde in der Harnblase (S13)   N = Nein, J = Ja, X = F.A.   167

Lokale Ausbreitung (S14)
1 = Nicht-invasiv papillär (Ta), 2 = Carcinoma in situ (flat tumor) (Tis), 3 = Subepitheliales Bindegewebe (T1),
4 = Oberflächliche Muskulatur (innere Hälfte) (T2), 5 = Tiefe Muskulatur (äußere Hälfte) (T3a),
6 = Perivesikales Fettgewebe, mikroskopisch (T3bi), 7 = Perivesikales Fettgewebe, makroskopisch
(extravesikaler Tumor) (T3bii), 8 = Perivesikales Fettgewebe, o.n.A. (T3b), 9 = Nachbarorgane/-strukturen (T4), X = F.A.   168

Invasion von Nachbarorganen/-strukturen

	N = Nein	J = Ja	X = F.A.	
Prostata	O	O	O	169
Uterus	O	O	O	170
Vagina	O	O	O	171
Becken-/Bauchwand	O	O	O	172
Andere	O	O	O	173

Nur bei invasivem Karzinom: Assoziiertes Carcinoma in situ (S15)
N = Nein, D = Direkt an invasiven Tumor anschließend, G = Getrennt von invasivem Tumor in Harnblase,
P = Innerhalb Prostata (ohne Stromainvasion), E = Entfällt, kein assoziiertes Ca. in situ, X = F.A.   174

Wagner/Hermanek: Organspezifische Tumordokumentation © Springer-Verlag 1995

Harnblasenkarzinom

Regionäre Lymphknoten (S16)   F = Tumorfrei, M = Metastase(n), X = F.A. □ 175

Zahl untersuchter regionärer Lymphknoten } (XX = F.A.) |_|_| □□ 177
Zahl befallener regionärer Lymphknoten |_|_| □□ 179

Größter Durchmesser der größten LK-Metastase (in cm) |_|_|,|_| □□ 181
(EE = Entfällt, keine LK-Metastase, XX = F.A.)

Fernmetastasen   N = Nein, J = Ja, X = F.A.   □ 182

Wenn ja, **Lokalisation** (A14)   1. _____   1. □□ 185
                                  2. _____   2. □□ 188
                                  3. _____   3. □□ 191

Größter Durchmesser der größten Fernmetastase (in cm) |_|_|,|_| □□ 193
(EE = Entfällt, keine Fernmetastase, XX = F.A.)

Klinische TNM-Klassifikation (A15, S17 und Schema S. 41.31)

y |_| T |_|_|_| is |_|_| (m) |_| C |_|

N |_| C |_| M |_| C |_|

y T is (m) C
□□□□□□□ 201

N C M C
□□□□ 205

Zusätzliche Angabe zu M (A15)   0 = Entfällt, da Makrometastasen, 1 = (mi) Mikrometastasen (±isolierte Tumorzellen),
2 = (i) Nur isolierte Tumorzellen, X = F.A.   □ 206

Klinisches Stadium (A16 und Schema S. 41.31)
00 = Stadium 0a, 01 = Stadium 0is, 10 = Stadium I, 20 = Stadium II, 30 = Stadium III, 40 = Stadium IV, XX = F.A.   □□ 208

H. Sonstige Tumorbefunde

Tumorgröße: maximale Ausdehnung (in cm) |_|_|_|,|_| □□ 211
(TTT = Totalbefall, XXX = F.A.)

Makroskopischer Tumortyp
F = Flach (im Niveau), G = Gestielt-papillär, S = Sessil-papillär, R = Papillomrasen,
U = Ulzerös, nicht papillär, M = Mischtyp, X = F.A.   □ 212

ADT Arbeitsgemeinschaft Deutscher Tumorzentren

Harnblasenkarzinom

41.11

Kenn-Nr. (A1)	**4 1** 2
Klinik-Nr. u. Fachrichtung (A2)	9
Patientenidentifikation (A3)	16
Geburtsdatum (Tag, Mon., Jahr)	22
Geschlecht (M = Männlich, W = Weiblich)	23
Tumoridentifikations-Nr. (A4)	24
Bogen-Nr. (A5)	**2** 25

II. DATEN ZUR THERAPIE

A. Vorgesehene und durchgeführte Therapiemodalitäten (A17)

N = Nein   J = Ja*   A = Abgelehnt

Operation		26
Bestrahlung		28
Chemotherapie, systemische		30
Chemotherapie, lokale		31
Hormontherapie		32
Immuntherapie		33
Sonstige Therapie		34

* Bei mehr als einer durchgeführten Therapiemodalität die zeitliche Reihenfolge der Maßnahmen durch Ziffern kennzeichnen.
(Wenn nichtchirurgische Therapie durchgeführt, zusätzliche Therapiebögen der Basisdokumentation ausfüllen!)

B. Chirurgische Behandlung

Datum der Operation (S18)   Tag _____ Monat _____ Jahr _____   (Tag, Mon., Jahr)   40

Operationszugang (A17)
KC = Konventionell-chirurgisch, PE = Perkutan-endoskopisch, KP = KC+PE,
EE = Endoluminal-endoskopisch, KE = KC+EE, EP = PE+EE   42

Primärtumor

Art des chirurgischen Eingriffs
P = Probefreilegung, K = Koagulation, L = Lasertherapie, S = Supravesikale Harnableitung,
V = Tumorverkleinerung, R = Tumorresektion   43

Art der Tumorresektion
E = Einzeitige TUR, N = TUR mit Nachresektion, T = Blasenteilresektion, Z = Zystektomie (Zystoprostatovesikulektomie)   44

Zusätzliche Angaben bei TUR:

Muskulatur im pathologisch untersuchten Material   N = Nein, J = Ja   45

Getrennte Untersuchung von   N = Nein   S = Ja, mit Schnellschnitt   P = Ja, nur Paraffinuntersuchung

Tumor in Lamina propria	○	○	○	46
Tumor in innerer Muskulatur	○	○	○	47
Tumor in äußerer Muskulatur	○	○	○	48
Tumor perivesikal	○	○	○	49
Tumorgrund/Randprobe	○	○	○	50
Tumorrand seitlich	○	○	○	51

Gewicht des resezierten Gewebes (in g)   (XXX = F.A.)   54

Wagner/Hermanek: Organspezifische Tumordokumentation   © Springer-Verlag 1995

Harnblasenkarzinom

Zusätzliche Angaben bei Zystektomie:

Länge des mitentfernten Ureters (in cm) (in situ gemessen) Re [ ][ ][ ] 57
(000 = Nicht mitentfernt, XXX = F.A.)   rechts |_|_|,|_| links |_|_|,|_| Li [ ][ ][ ] 60

Zusätzliche Entfernung von   N = Nein   J = Ja
- Vagina   O   O   [ ] 61
- Uterus±Adnexe   O   O   [ ] 62
- Rektum/Sigma   O   O   [ ] 63
- Urethra   O   O   [ ] 64
- Dünndarm   O   O   [ ] 65

Minimaler Sicherheitsabstand (in mm) (S20)   (XXX = F.A.) |_|_|_| [ ][ ] 68

Örtliche Tumorzelldissemination   N = Nein, J = Ja (Schnitt durch Tumor)   [ ] 69

Harnableitung
0 = Keine, K = Ureterokutanostomie, I = Ileumconduit, U = Ureterosigmoidostomie,
P = Pouch mit kontinentem Stoma, N = Ileumneoblase (orthotope Harnblasensubstitution)   [ ] 70

Regionäre Lymphknoten (S16)

Ausmaß der Operation (S19)
B = Probeentnahme (Biopsie), P = Partielle pelvine Dissektion, S = Systematische pelvine Dissektion,
E = Erweiterte pelvine Dissektion   [ ] 71

Befund bei Schnellschnittuntersuchung
F = Tumorfrei, T = Tumor, X = Nicht durchgeführt   [ ] 72

Entfernung von Fernmetastasen   N = Nein, J = Ja   [ ] 73

Dauer der Operation (in Minuten) |_|_|_|_| [ ][ ][ ] 76

Dauer der Intensivbehandlung (in Tagen) |_|_|_| [ ][ ] 78

Zahl der verabreichten Blutkonserven (A17) |_|_|_| [ ][ ] 80

C. Klinische R-Klassifikation und Gesamtbeurteilung des Tumorgeschehens

Klinische Response-Beurteilung nach präoperativer (neoadjuvanter) Radio- und/oder Chemotherapie (S21)

nach MSKCC: C = cCR: Kompletter Response, P = cPR: Partieller Response, I = IR: Inkomplette Remission,
E = Entfällt, keine präoperative Therapie, X = F.A.   [ ] 81

nach EORTC: 1 = cCR: Kompletter Response, 2 = cPR: Partieller Response, 3 = cSD: Stabiler Zustand,
4 = cPD: Progression, E = Entfällt, keine präoperative Therapie, X = F.A.   [ ] 82

Klinische R-Klassifikation (A18)
0 = Kein Residualtumor (R0), 1 = Nur mikroskopischer Residualtumor (R1), 2 = Makroskopischer Residualtumor,
mikroskopisch nicht bestätigt (R2a), 3 = Makroskopischer Residualtumor, auch mikroskopisch bestätigt (R2b),
X = Unbestimmt (RX)   [ ] 83

Lokalisation von Residualtumor   N = Nein   J = Ja
- Lokoregionär   O   O   [ ] 84
- Fernmetastase(n)   O   O   [ ] 85

Gesamtbeurteilung des Tumorgeschehens bei nicht-chirurgischer Therapie (A19)
V = Vollremission, T = Teilremission, B = Klinische Besserung des Zustandes, Kriterien für Teilremission jedoch nicht erfüllt,
K = Keine Änderung, D = Divergentes Geschehen, P = Progression, U = Beurteilung unmöglich, X = F.A.   [ ] 86

Harnblasenkarzinom

	K-Nr.	Patienten-Id.	T-Id.	B-Nr.
	4 1			2

41.15

D. Frühe Komplikationen der Therapie

Chirurgische Komplikationen   N = Nein   J = Ja

Nachblutung (S22)	○	○	87
Harnwegsinfekt	○	○	88
Sepsis	○	○	89
Niereninsuffizienz	○	○	90
Wundinfekt	○	○	91
Andere chirurgische Komplikation(en)	○	○	92

Nicht-chirurgische Komplikationen   N = Nein   J = Ja

Respiratorische Insuffizienz	○	○	93
Kardiopulmonale Komplikationen	○	○	94
Renale Komplikationen	○	○	95
Andere nicht-chirurgische Komplikation(en)	○	○	96

Sekundäre operative Eingriffe (A20)   N = Nein, J = Ja   97

Falls ja, Art des Eingriffs nach ICPM |5| | | | | |5| | | | | 103

Postoperativer Exitus (A21)
N = Nein, I = Innerhalb von 30 Tagen nach Operation, S = Später   104

Wagner/Hermanek: Organspezifische Tumordokumentation © Springer-Verlag 1995

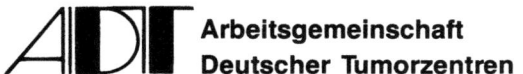
Arbeitsgemeinschaft Deutscher Tumorzentren

Harnblasenkarzinom

Kenn-Nr. (A1)	`4` `1` 2
Klinik-Nr. u. Fachrichtung (A2)	9
Patientenidentifikation (A3)	16
Geburtsdatum	Tag / Mon. / Jahr 22
Geschlecht (M = Männlich, W = Weiblich)	23
Tumoridentifikations-Nr. (A4)	24
Bogen-Nr. (A5)	`3` 25

III. DATEN ZUR PATHOLOGIE

Untersuchungsmaterial Primärtumor (A22)
K = Keine Untersuchung, Z = Nur Zytologie, B = Biopsie ohne Tumorresektion, T = Tumorteile (bei Tumorreduktion), R = Resektat   26

A. Histologischer Typ und Grading

Histologischer Tumortyp nach ICD-O (A23, S23)   M ⎵⎵⎵⎵/⎵   M ⎵⎵⎵⎵   31

Bestätigung der Tumorhistologie durch andere Institution (A23)
N = Nein, R = Register oder Referenzpathologie einer Studie, A = Anderes Pathologisches Institut, B = R+A   32

Grading (A24, S24)   an Biopsie ⎵   an Tumorresektat ⎵   B. T.   34
(1 = G1, 2 = G2, 3 = G3–4, X = F.A. (GX)

B. pTNM-Klassifikation und pathologisches Stadium

Primärtumor

Multiple Herde in der Harnblase   N = Nein, J = Ja, X = F.A.   35

Lokale Ausbreitung (S14)
1 = Nichtinvasiv, papillär (pTa), 2 = Carcinoma in situ (flat tumor) (pTis), 3 = Subepitheliales Bindegewebe (pT1),
4 = Oberflächliche Muskulatur (innere Hälfte) (pT2), 5 = Tiefe Muskulatur (äußere Hälfte) (pT3a),
6 = Perivesikales Fettgewebe, mikroskopisch (pT3bi), 7 = Perivesikales Fettgewebe, makroskopisch
(extravesikaler Tumor) (pT3bii), 8 = Perivesikales Fettgewebe o.n.A. (pT3b), 9 = Nachbarorgane/-strukturen (pT4), X = F.A.   36

Invasion von Nachbarorganen/-strukturen

	N = Nein	J = Ja	X = F.A.	
Prostata	○	○	○	37
Uterus	○	○	○	38
Vagina	○	○	○	39
Becken-/Bauchwand	○	○	○	40

Nur bei invasivem Karzinom: Assoziiertes Carcinoma in situ (S15)
N = Nein, D = Direkt an invasiven Tumor anschließend, G = Getrennt von invasivem Tumor in Harnblase,
P = Innerhalb Prostata (ohne Stromainvasion), E = Entfällt, kein invasives Karzinom   41

Regionäre lymphogene Metastasierung (S16)

	Rechts			Links			R L	
	F = Tumorfrei	M = Metastase(n)	X = Nicht untersucht	F = Tumorfrei	M = Metastase(n)	X = Nicht untersucht		
Perivesikale LK	○	○	○	○	○	○		43
Obturatoria-LK	○	○	○	○	○	○		45
LK an A. iliaca interna	○	○	○	○	○	○		47
LK an A. iliaca externa	○	○	○	○	○	○		49

Zahl untersuchter regionärer Lymphknoten   ⎵⎵⎵   51

Zahl befallener regionärer Lymphknoten   ⎵⎵⎵   53

Größter Durchmesser der größten regionären LK-Metastase (in cm)   ⎵⎵,⎵   55
(EE = Entfällt, keine LK-Metastase, XX = F.A.)

Nichtregionäre Lymphknoten   F = Tumordrei   M = Metastase(n)   X = Nicht untersucht

LK an A. iliaca communis	○	○	○	56
Sonstige	○	○	○	57

Wagner/Hermanek: Organspezifische Tumordokumentation © Springer-Verlag 1995

Harnblasenkarzinom

K-Nr. **4 1** Patienten-Id. □□□□□□ T-Id. □ B-Nr. **3**

Sonstige Fernmetastasen   K = Keine nachgewiesen, Z = Zytologisch bestätigt, H = Histologisch bestätigt □ 58

Lokalisation mikroskopisch nachgewiesener Fernmetastasen (A14)

1. _____ 1. □□ 61
2. _____ 2. □□ 64
3. _____ 3. □□ 67

pTNM-Klassifikation (A25, S17 und Schema S. 41.31)

y □ pT □□□□ is □□ (m) □ pN □ pM □

y | pT | is | (m) | pN | pM
□□□□□□□ 76

Zusätzliche Angabe zu pN (A25) (mi) Nur Mikrometastasen?   N = Nein, J = Ja, X = F.A. □ 77

Zusätzliche Angabe zu pM (A25)   0 = Entfällt, da Makrometastasen, 1 = (mi) Mikrometastasen (±isolierte Tumorzellen), 2 = (i) Nur isolierte Tumorzellen, X = F.A. □ 78

Pathologisches Stadium (A26 und Schema S. 41.31)
00 = Stadium 0a, 01 = Stadium 0is, 10 = Stadium I, 20 = Stadium II, 30 = Stadium III, 40 = Stadium IV, XX = F.A. □□ 80

C. Weitere Befunde und begleitende Veränderungen

Größte Tumorausdehnung (in cm)   (XXX = F.A.)   □□□,□ □□□ 83

Länge des entfernten Harnleiters (in cm)
(000 = Nicht mitentfernt, XXX = F.A.)   rechts □□□,□   links □□□,□
R | L
□□□□ 89

Meßmethode   1 = Am frischen Präparat ohne Zug, 2 = Nach Fixation □ 90

Makroskopischer Tumortyp
F = Flach (im Niveau), G = Gestielt-papillär, S = Sessil-papillär, R = Papillomrasen,
U = Ulzerös, nicht papillär, M = Mischtyp, X = F.A. □ 91

Lymphgefäßinvasion (L-Klassifikation) (A27, S25)
0 = Keine Lymphgefäßinvasion (L0), 1 = Lymphgefäßinvasion (L1), X = F.A. (LX) □ 92

Veneninvasion (V-Klassifikation) (A27)
0 = Keine Veneninvasion (V0), 1 = Mikroskopische Veneninvasion (V1), 2 = Makroskopische Veneninvasion (V2), X = F.A. (VX) □ 93

Befall der Ureteren   N = Nein, R = Rechts, L = Links, B = Beidseits, X = Nicht untersucht □ 94

Zusätzliche Angaben bei Übergangszellkarzinom: Histologischer Wachstumstyp (S26)
1 = Papillär, 2 = Nichtpapillär, nichtinvasiv, 3 = Überwiegend papillär, teilweise invasiv,
4 = Überwiegend invasiv, teilweise papillär, 5 = Invasiv, X = F.A. □ 95

Metaplasie (S27)
1 = Plattenepithelmetaplasie, 2 = Glanduläre Metaplasie, 3 = 1+2,
4 = Choriokarzinomatöse Metaplasie, 5 = 1+4, 6 = 2+4, 7 = 1+2+4, X = F.A. □ 96

Spindel-/riesenzellige Areale im Tumor (S28)   N = Nein, J = Ja, X = F.A. □ 97

Invasionstyp (S29)   K = Keine Invasion (Ta, Tis), T = Tentakulär, E = En bloc, X = F.A. □ 98

Peritumoröse Entzündung (S30)
F = Fehlend oder gering, A = Ausgeprägt, überwiegend lymphozytär, P = Ausgeprägt, mit deutlicher plasmazellulärer
Komponente, E = Ausgeprägt, mit starker eosinophiler Komponente, X = F.A. □ 99

Auffällige Stromareaktion (S31)
K = Keine, P = Pseudosarkomatöse Stromareaktion, G = Granulomatöse Stromareaktion, X = F.A. □ 100

Zusätzliche Angabe bei Zystektomie: Örtliche Tumorzelldissemination
N = Nein, J = Ja (Schnitt durch Tumorgewebe) □ 101

Histopathologische Response-Beurteilung nach präoperativer (neoadjuvanter) Radio- und/oder Chemotherapie (S32)

nach MSKCC: C = pCR: Kompletter Response, P = pPR: Partieller Response, I = IR: Inkomplette Remission,
E = Entfällt, keine präop. Therapie, X = F.A. □ 102

nach EORTC: C = pCR: Kompletter Response, P = pPR: Partieller Response, N = pNR: Keine Remission (no remission),
E = Entfällt, keine präop. Therapie, X = F.A. □ 103

Beurteilungsgrundlage
1 = Totale Zystektomie, 2 = Partielle Zystektomie, 3 = Lymphknotenentnahme (pelvin) mit Serosabiopsie,
4 = 1+3, 5 = 2+3, E = Entfällt (keine Gewebsentnahme bzw. keine Vorbehandlung) □ 104

Harnblasenkarzinom

Tumorbiologische und sonstige Spezialuntersuchungen (A28, S33)

	D = Durch-geführt	N = Nicht durchgeführt		D = Durch-geführt	N = Nicht durchgeführt	L	R	
Blutgruppenantigene	○	○	AgNOR	○	○			106
Flußzytofotometrie	○	○	Molekularpathologie	○	○			108
Einzelzellzytometrie	○	○	Morphometrie/Stereologie	○	○			110
Immunhistochemische Untersuchungen zur Proliferation	○	○						111

Begleitende Läsionen (S34)

	N = Nein	J = Ja	X = Nicht untersucht	
Einfache Hyperplasie	○	○	○	112
Brunnsche Epithelnester	○	○	○	113
Cystitis cystica	○	○	○	114
Cystitis glandularis	○	○	○	115
Strahlenzystitis	○	○	○	116
sog. papilläre (polypöse) Zystitis	○	○	○	117
Plane Epithelatypie (Dysplasie 1, 2)	○	○	○	118
Muzinöse (kolonähnliche) Metaplasie	○	○	○	119
Nephrogene Metaplasie (nephrogenes Adenom)	○	○	○	120
Plattenepithelmetaplasie	○	○	○	121
Papillom	○	○	○	122
Invertes Papillom	○	○	○	123

D. Definitive R-Klassifikation und weitere Angaben zur Radikalität

Histologische Befunde an den Resektionsrändern (S35)

	F = Tumorfrei	S = In-situ-Komponente	I = Invasive Komponente	X = Nicht untersucht	
Harnblase	○	○	○	○	124
Ureter rechts	○	○	○	○	125
Ureter links	○	○	○	○	126
Urethra	○	○	○	○	127
Perivesikal	○	○	○	○	128

Bei Therapie durch TUR: Blasenspülzytologie nach durchgeführter Therapie (S36)
N = Negativ, P = Positiv, X = Nicht durchgeführt   129

Definitive R-Klassifikation (A29)
0 = Kein Residualtumor (R0), 1 = Nur mikroskopischer Residualtumor (R1), 2 = Makroskopischer Residualtumor, mikroskopisch nicht bestätigt (R2a), 3 = Makroskopischer Residualtumor, auch mikroskopisch bestätigt (R2b), X = Unbestimmt (RX)   130

Methodik der R-Klassifikation (A30)   K = Konventionell, S = „Sophisticated"   131

Lokalisation von Residualtumor   N = Nein   J = Ja

Lokoregionär (S25)	○	○	132
Fernmetastasen	○	○	133

Minimale Sicherheitsabstände (in mm) (S20)
(XXX bzw. XX = F.A.)

	Makroskopisch	Histologisch	Ma.	Hi.	
Ureter rechts					139
Ureter links					145
Urethra					149
Harnblase					153

Meßmethode bei makroskopischer Messung (nur bei Resektionsrändern an Ureter angeben!)
1 = Am frischen Präparat ohne Zug, 2 = Am fixierten Präparat   154

Wagner/Hermanek: Organspezifische Tumordokumentation © Springer-Verlag 1995

Spezielle Verschlüsselungsanweisungen

S1 Nikotinabusus

Die Entstehung von Uroheltumoren wird bei Rauchern häufiger beobachtet [10, 20], wobei dem Nikotin in erster Linie eine Promotorrolle zuzukommen scheint. Nikotinabusus soll dokumentiert werden, wenn regelmäßig mindestens 5 Jahre lang täglich 20 oder mehr Zigaretten geraucht wurden oder werden.

S2 Süßstoffgebrauch seit Jahren

Bei mehrjährigem Gebrauch von künstlichen Süßstoffen (Saccharin, Zyklamat) wurden vermehrt Harnblasen-Karzinome beobachtet [9]. Die Bedeutung dieser Befunde ist noch umstritten.

S3 HPV-Nachweis

In den letzten Jahren wurde über Beziehungen zwischen HPV-Infektion und Harnblasen-Karzinom berichtet (Literaturübersicht bei [1]). Weitere diesbezügliche Untersuchungen sind erforderlich.

S4 Beruflicher Kontakt mit Karzinogenen

Tumoren des Urothels – vornehmlich der Harnblase, aber auch anderer Abschnitte der ableitenden Harnwege – treten vermehrt bei chronischer Belastung mit aromatischen Aminen und verwandten Stoffen auf. Dieser Kontakt ergibt sich vornehmlich in der Farbstoff-, Textil-, Gummi-, Lack- und Lederindustrie sowie bei Arbeitern mit erhöhter Exposition gegenüber Steinkohlenteer, Ruß und Gasprodukten.

S5 Andere Primärtumoren (früher, synchron) im Bereich der ableitenden Harnwege

Tumoren im Bereich der ableitenden Harnwege neigen zu synchronem und metachronem Auftreten als multiple Primärtumoren. Hinsichtlich der Lokalisation sind alle Möglichkeiten gegeben. (Häufigkeit und Übersicht bei [15]). Zum Beispiel kann ein Nierenbeckentumor die Erstmanifestation sein, und erst später treten Tumoren in der Harnblase auf und umgekehrt. Erfaßt werden in diesem Item sowohl invasive als auch nichtinvasive Karzinome.

S6 Gewichtsabnahme

Als Gewichtsverlust zählt nur die unbeabsichtigte Abnahme des Körpergewichts um mehr als 2 kg innerhalb der letzten 3 Monate.

S7 Massive Blutung

Eine massive Blutung liegt vor, wenn sie kreislaufwirksam ist oder eine Bluttransfusion oder eine endoskopische oder operative Revision erforderlich macht (blutige Harnblasentamponade).

S8 Diagnostische Biopsie

Hier werden nur Gewebsentnahmen erfaßt, die als „Pars-pro-toto"-Biopsien in der Absicht vorgenommen werden, zunächst über die Histomorphologie des Tumors Aufschluß zu gewinnen, um später entweder in einer 2. Sitzung eine Tumorresektion vorzunehmen oder zunächst eine Bestrahlung und/oder Chemotherapie durchzuführen. Wird bei einem Patienten primär eine transurethrale Resektion (TUR) vorgenommen, wird dies hier nicht verschlüsselt, auch wenn die histologische Sicherung des Tumors noch nicht erfolgt ist.

S9 Blasenmapping

Einfaches Blasenmapping ist definiert [14] als diagnostische Entnahme je einer Biopsie aus folgenden Stellen:

- an den Tumor angrenzende endoskopisch normal erscheinende Harnblasenschleimhaut,
- Schleimhaut lateral des linken Ureterostiums,
- Schleimhaut lateral des rechten Ureterostiums,
- Schleimhaut des oberen Teiles der Blasenhinterwand.

Die Biopsien werden unter detaillierter Angabe der Herkunft gesondert zur histopathologischen Untersuchung versendet.

An vielen Kliniken werden für das Blasenmapping Biopsien von weiteren Stellen entnommen; in solchen Fällen wird „erweitertes Blasenmapping" verschlüsselt.

S10 Laboruntersuchungen

Bei Diagnose vorhandene Anämie beeinflußt nach den Ergebnissen multivariater Analysen das Überleben [22]. Erhöhung der Blutsenkung auf über 30 mm in der 1. Stunde erwies sich als ungünstiger prognostischer Faktor bei Patienten, die wegen eines muskelinvasiven Tumors mit Radiotherapie behandelt wurden [5]. Erhöhung der alkalischen Phosphatase ist nur bei Patienten mit Metastasen ein ungünstiger Prognosefaktor [3].

S11 Intervall zwischen ersten Symptomen und definitiver Diagnose

Als definitive Diagnose gilt entweder eine positive Biopsie oder ein positiver zytologischer Befund bzw. der Zeitpunkt der Tumorentfernung durch TUR.

S12 Tumorlokalisation

Bei Tumoren, die auf einen der Unterbezirke (C67.0–C67.7) beschränkt sind, wird die entsprechende ICD-O-Codenummer eingetragen. Bei Tumoren, die mehrere Unterbezirke befallen, wird die Code-nummer des am stärksten befallenen Unterbezirks verwendet. Wo eine solche Entscheidung nicht möglich ist, wird C 67.8 (mehrere Teilbereiche überlappend) verschlüsselt.

Die befallenen Unterbezirke werden anschließend im einzelnen registriert. Zusätzlich wird die Lokalisation in dem vorgegebenen Schema festgehalten.

S 13 Multiple Herde in der Harnblase

Bei multiplen Tumorherden werden die nachfolgenden Angaben hinsichtlich der Tumorausdehnung für den am weitesten fortgeschrittenen Tumor dokumentiert.

S 14 Lokale Ausbreitung

Das subepitheliale Bindegewebe entspricht der Lamina propria der Harnblasenschleimhaut. In ihr kommen auch glatte Muskelfasern vor. Diese bilden selten auch eine abgrenzbare, durchlaufende schmale Muscularis mucosae [17]. Diese Muskelfasern liegen durchweg nahe großen Gefäßen. Auch dieser Befund dient der Abgrenzung gegenüber Muskelfasern der Muscularis propria.

Die Verläßlichkeit der T-Klassifikation aufgrund einer TUR hängt davon ab, ob im histologisch untersuchten Gewebe Muskulatur enthalten ist. Dies wird unter II.B festgehalten. Findet sich im TUR-Material keine Muskulatur, so wird der Tumor als T 1 klassifiziert [23]. Das schließt natürlich nicht aus, daß noch eine Muskelinvasion vorliegt, die aber infolge Fehlens von entsprechendem Untersuchungsmaterial nicht nachgewiesen werden kann.

Findet sich am TUR-Material Tumor in der Muskulatur, so hängt die Klassifikation davon ab, ob das Material getrennt in oberflächliche (innere) und tiefe (äußere) Muskelschicht eingesandt wurde. Erfolgt die Einsendung nicht gesondert, wird der Tumor entsprechend der allgemeinen Regel des TNM-Systems, im Zweifelsfall die günstigere Kategorie anzunehmen, als T2 klassifiziert [23]. Unter II.B wird festgehalten, ob das TUR-Material getrennt eingesandt wurde.

Direkte Invasion des distalen Ureters durch ein Harnblasenkarzinom gilt nicht als Invasion von Nachbarorganen bzw. -strukturen. In diesem Falle erfolgt die Klassifikation nach der Invasionstiefe in Harnblase und Ureter. Direkte Invasion in Dünn- oder Dickdarm sowie Perforation des Peritoneums über der Harnblase gilt als Invasion von Nachbarorganen bzw. -strukturen [23].

Als Infiltration der Prostata zählt nur eine Stromainvasion der Prostata oder eine Invasion des Stromas der Schleimhaut der prostatischen Harnröhre [23], nicht aber die Ausbreitung eines Carcinoma in situ in Prostatagänge oder (selten) Prostatadrüsen. Dieser Befund wird gesondert im Item „Assoziiertes Carcinoma in situ" (S 15) erfaßt.

S 15 Nur bei invasivem Karzinom: Assoziiertes Carcinoma in situ

Bei invasiven Karzinomen ist der Nachweis eines assoziierten Carcinoma in situ anders zu bewerten als das Fehlen eines solchen; es soll auch von synchronen invasiven Karzinomen unterschieden werden. Eingeschlossen ist hier auch die Ausbreitung eines Carcinoma in situ in Prostatagänge und (selten) Prostatadrüsen, ohne daß eine Invasion des Stromas der Prostata nachweisbar wäre.

S 16 Regionäre Lymphknoten

Regionäre Lymphknoten für die Harnblase sind die Lymphknoten des kleinen Beckens unterhalb der Höhe der Teilung der Aa. iliacae communes. Stets werden die Lymphknoten beider Seiten als regionär bezeichnet, auch wenn der Tumor in der Harnblase nur an einer Seite gelegen ist. Innerhalb der regionären Lymphknoten kann zwischen perivesikalen Lymphknoten, Obturatorialymphknoten und solchen an den Aa. iliacae internae und externae unterschieden werden.

S 17 Klinische TNM-Klassifikation

Die T-Kategorie wird durch die Angabe über Vorhandensein oder Fehlen eines zusätzlichen (direkt anschließenden oder getrennten) Carcinoma in situ ergänzt. Liegt ein solches vor, wird in den beiden dafür vorgesehenen Kästchen „is" eingetragen. Bei invasiven Karzinomen ohne zusätzliches Carcinoma in situ sowie bei nichtinvasivem Karzinom werden diese Kästchen gestrichen.

C-Faktor	
Primärtumor	C 1: Klinische Untersuchung, Urethrozystoskopie, bimanuelle Untersuchung, Ausscheidungsurographie
	C 2: Sonographie, CT, NMR, Zytologie, Biopsie
	C 3: Chirurgische Exploration, Zytologie, Biopsie
Regionäre Lymphknoten	C 1: Klinische Untersuchung, Ausscheidungsurographie
	C 2: Sonographie, CT, NMR, Zytologie
	C 3: Chirurgische Exploration, Zytologie, Biopsie
Fernmetastasen	C 1: Klinische Untersuchung, Standardröntgenaufnahmen
	C 2: Sonographie, CT, NMR, nuklearmedizinische Untersuchungen, Zytologie, Biopsie
	C 3: Chirurgische Exploration, Zytologie, Biopsie

S 18 Datum der Operation

Bei TUR wird z. T. der Tumor in nur einer Sitzung definitiv chirurgisch behandelt. In anderen Fällen folgt der TUR eine Nachresektion; in diesem Fall wird als Datum der Operation der Zeitpunkt der Nachresektion dokumentiert. Wenn nach einer primären TUR ohne anschließende Bestrahlung innerhalb einiger Wochen eine Zystektomie angeschlossen wird, weil in der TUR eine komplette Tumorentfernung nicht erreicht wurde, wird als Datum der Operation der Zeitpunkt der Zystektomie registriert.

S 19 Regionäre Lymphknoten: Ausmaß der Operation

Eine systematische pelvine Dissektion beinhaltet die Entfernung der perivesikalen Lymphknoten, der beidseitigen Obturatorialymphknoten und der Lymphknoten an beiden Aa. iliacae internae und externae bis zu den Teilungsstellen der Aa. iliacae communes.

Bei der erweiterten pelvinen Dissektion werden zusätzlich auch Lymphknoten an den Aa. iliacae communes entfernt.

S 20 Minimaler Sicherheitsabstand (in mm)

Dieses Item wird nur bei partiellen oder totalen Zystektomien ausgefüllt, nicht aber bei Tumorentfernung durch TUR.

Bei totaler Zystektomie wird die Entfernung des Tumors zu den urethralen und ureteralen Resektionsrändern erfaßt und die geringste dieser Entfernungen eingetragen. Bei der nur mehr selten vorgenommenen partiellen Zystektomie wird der seitliche Abstand (in der Blasenwand) erfaßt.

Bei der *klinischen* Bestimmung wird der makroskopische Abstand in situ (bei der Operation) festgehalten. Bei der *pathologischen* Bestimmung (III.D) wird der jeweilige Abstand histologisch bestimmt, sofern der makroskopische Abstand weniger als 2 cm (gemessen am frischen Präparat ohne Zug) bzw. 1 cm (am fixierten Präparat) beträgt. Gemessen wird lediglich die Entfernung zwischen Resektionsrand und invasivem Tumor.

S 21 Klinische Response-Beurteilung nach präoperativer (neoadjuvanter) Radio- und/oder Chemotherapie

Für die Beurteilung des klinischen Response stehen 2 Systeme zur Verfügung, die entweder alternativ oder parallel verwendet werden können: das System des Memorial Sloan Kettering Cancer Center (MSKCC) New York und das der EORTC [21]. Die Definitionen der einzelnen Kategorien beider Systeme sind nachstehend aufgelistet.

MSKCC-System

cCR (klinisch kompletter Response): kein Tumornachweis bei körperlicher Untersuchung, bildgebenden Verfahren, Urinzytologie, Zystoskopie und Biopsien

cPR (klinisch partieller Response):
  a) Zystoskopisch meßbare Verkleinerung um mehr als 50% und/oder Verringerung der T-Kategorie bei bildgebenden Verfahren um 2 oder mehr Stufen (z. T. T 1 nach T 3)
  oder
  b) bei Zystoskopie mit Biopsie kein Tumornachweis, aber bei bildgebenden Verfahren Verdickung der Harnblasenwand oder positive Urinzytologie

cIR (klinisch inkomplette Remission): alle anderen Situationen

EORTC-System

cCR (klinisch kompletter Response): kein Tumornachweis mit klinischen Methoden und tumornegative tiefe Biopsien

cPR (klinisch partieller Response):
  a) Verringerung der Tumorgröße (Produkt der beiden größten Durchmesser der Läsion) um 50% oder mehr (Ergebnisse der Biopsien werden nicht berücksichtigt)
  oder
  b) klinisch kein Tumornachweis, aber in Biopsien überraschend Tumor

cPD (klinisch Progredienz): klinisch Vergrößerung der Tumorgröße um 25% oder mehr oder Auftreten zusätzlicher Läsionen in der Harnblase (Ergebnisse der Biopsien werden nicht berücksichtigt)

cSD (klinisch keine Änderung): alle anderen Situationen (ohne Berücksichtigung der Ergebnisse der Biopsien)

S 22 Nachblutung

Eine Nachblutung wird vermerkt, wenn sie kreislaufwirksam ist oder eine Bluttransfusion oder eine operative Revision erforderlich macht.

S 23 Histologischer Tumortyp

Im Bereich der ableitenden Harnwege stehen Übergangszellkarzinome weit im Vordergrund. Die in Frage kommenden Tumortypen sind entsprechend der WHO-Klassifikation [12] nachstehend mit ihren ICD-O-Code-Nummern aufgelistet.

Tumortyp	ICD-O-Code-Nr.	Anmerkung
Nichtinvasive Karzinome		
Übergangszellkarzinom in situ (Carcinoma in situ, „flat tumor")	8120/2	
Nichtinvasives papilläres Übergangszellkarzinom[a]	8130/3	(1)
Plattenepithelkarzinom in situ	8070/2	

Tumortyp	ICD-O-Code-Nr.	Anmerkung
Invasive Karzinome		
Übergangszellkarzinom (Transitionalzellkarzinom, Urothelkarzinom) o. n. A.[b]	8120/3	(2)
Papilläres Übergangszellkarzinom[a]	8130/3	(3)
Nichtpapilläres Übergangszellkarzinom[b]	8120/3	
Plattenepithelkarzinom	8070/3	(4)
Variante:		
Verruköses Karzinom	8051/3	(5)
Adenokarzinom o. n. A.	8140/3	(6)
Muzinöses Adenokarzinom	8480/3	(7)
Siegelringzellkarzinom	8490/3	(8)
Klarzell-Karzinom (mesonephroides Karzinom)	8310/3	(9)
Chorionkarzinom	9100/3	(10)
Kleinzelliges Karzinom	8041/3	(11)
Undifferenziertes Karzinom	8020/3	(12)

[a] In der ICD-O ist sowohl für das invasive als auch für das nichtinvasive papilläre Übergangszellkarzinom die gleiche Code-Nummer 8130/3 (gleicher Verhaltenscode: maligne) vorgesehen. Die Unterscheidung zwischen beiden Formen erfolgt durch die Beschreibung der lokalen Ausbreitung bzw. die darauf beruhende T- bzw. pT-Klassifikation (unter I.G bzw. III.B).

[b] Für das nichtpapilläre invasive Übergangszellkarzinom ist in der ICD-O keine eigene Code-Nummer vorgesehen. Es wird vorgeschlagen, hierfür die Code-Nr. 8120/3 zu verwenden. Die Abgrenzung dieser Fälle von den Übergangszellkarzinomen o. n. A. ist durch die Beschreibung der lokalen Ausbreitung bzw. die darauf beruhende T- bzw. pT-Klassifikation (I.G bzw. III.B) möglich.

Anmerkungen:

(1) Ein *papilläres Übergangszellkarzinom* ohne Invasion wird auch dann diagnostiziert, wenn sich nahezu keine Atypien im Epithel finden, dieses aber höher als 6 Zellreihen ist. Ein benignes Papillom wird nur dann diagnostiziert, wenn das die Papillen überkleidende Epithel nicht höher als 6 Zellreihen ist und sich von normalem regulären Epithel nicht unterscheidet [12]. Im Gegensatz zu anderen Organen wird beim papillären Übergangszellkarzinom ohne Invasion der Verhaltenscode 3 (maligne) verwendet.

(2) Für die in der WHO Klassifikation angeführten *Varianten des Übergangszellkarzinoms,* nämlich jene mit Plattenepithelmetaplasie, mit glandulärer Metaplasie oder mit beiden Formen der Metaplasie, gibt es in der ICD-O keine eigenen Code-Nummern. Ihre Identifikation erfolgt in dieser Dokumentation durch das Item „Metaplasie".

(3) Das *infiltrative papilläre Übergangszellkarzinom* ist immer ein Übergangszellkarzinom mit papillärem *und* infiltrativem Wachstumstyp.

(4) Als *Plattenepithelkarzinome* werden nur maligne epitheliale Tumoren diagnostiziert, die zur Gänze aus Zellen bestehen, die Keratin bilden oder Interzellularbrücken zeigen. Das Vorkommen von plattenepithelialer Differenzierung in einem Übergangszellkarzinom an umschriebener Stelle berechtigt nicht zur Diagnose eines Plattenepithelkarzinoms.

(5) Das *verruköse Karzinom* der Harnblase ist ein sehr seltener Tumor (Literaturübersicht bei [15]).

(6) *Adenokarzinome* sind maligne epitheliale Tumoren, die *durchwegs* drüsig differenziert sind und dabei wechselnd reichlich Schleim, aber in nicht mehr als 50% des Tumors bilden. Bei umschriebener drüsiger Differenzierung in einem Übergangszellkarzinom darf die Diagnose eines Adenokarzinoms nicht gestellt werden. Karzinome des Urachus sind fast immer Adenokarzinome oder muzinöse Adenokarzinome.

(7) *Muzinöse Adenokarzinome,* die zu mehr als 50% aus extrazellulärem Schleim bestehen, sind in der Harnblase selten (Literaturübersicht bei [15]).

(8) *Siegelringzellkarzinome* sollen nur diagnostiziert werden, wenn mindestens 50% des Tumors aus Siegelringzellen besteht (Literaturübersicht bei [15]).

(9) *Klarzell-Karzinome* vom gleichen Aussehen wie jene im Endometrium werden in der WHO-Klassifikation nicht erwähnt; sie sind in den letzten Jahren aber auch in den ableitenden Harnwegen beschrieben worden (Literaturübersicht bei [15]).

(10) Im Schrifttum sind einige maligne Tumoren im Bereich der ableitenden Harnwege beschrieben worden, die ausschließlich aus *chorionkarzinomatösen* Formationen bestehen (Literaturübersicht bei [4]). Die Diagnose sollte nur gestellt werden, wenn auch bei Untersuchung zahlreicher Blöcke nirgends Anteile vom Aussehen des Übergangszellkarzinoms nachweisbar sind (vgl. S 26).

(11) Nach Erscheinen der WHO-Klassifikation wurden auch in den ableitenden Harnwegen, insbesondere in der Harnblase, *kleinzellige Karzinome* beschrieben, die denen in der Lunge gleichen und sich sehr aggressiv verhalten (Literaturübersicht bei [15]).

(12) *Undifferenzierte Karzinome* sind maligne epitheliale Tumoren, die keine Differenzierung zeigen, die eine Einordnung in die oben genannten Tumortypen erlauben würde.

S 24 Grading

Nach den Richtlinien der UICC erfolgt das Grading der Übergangszellkarzinome, aber auch anderer Karzinome in den ableitenden Harnwegen, nur dreistufig, wobei die Kategorien G1, G2 und G3–4 vorgesehen sind. Im Gegensatz hierzu ist von der Arbeitsgemeinschaft Urologische Onkologie (AUO) der Deutschen Krebsgesellschaft [2] ein vierstufiges Grading vorgesehen, ohne daß hierzu nähere Erläuterungen oder Definitionen gegeben wurden.

Für *Übergangszellkarzinome* sind die Differenzierungsgrade von der WHO [12] wie folgt definiert:

G1: Geringster Grad zellulärer Anaplasie, die mit der Malignitätsdiagnose vereinbar ist,

G2: Grad der Anaplasie, der zwischen G1 und G3 liegt,

G3: schwerster Grad zellulärer Anaplasie.

Eine wesentlich weniger subjektive Definition der Grade 1–3 stammt von Helpap [4]:

G	Zahl der Zellagen	Mitosen	Kern-Plasma-Relation	Kernfärbbarkeit	Sonstiges
G1	>7	Vereinzelt in Basalzone	1:4	Leicht	–
G2	>20	Bis 5/Gesichtsfeld (40×)	1:2	Mäßig	–
G3	∞	>5/Gesichtsfeld (40×)	3:4	Stark	Starke Kernpolymorphie, Riesenzellen

Folgende Karzinomtypen werden stets als G3–4 eingestuft:

- Übergangszellkarzinome mit chorionkarzinomatösen oder spindel-/riesenzelligen Arealen,
- Siegelringzellkarzinome,
- Chorionkarzinome,
- kleinzellige Karzinome,
- undifferenzierte Karzinome.

S25 Lymphgefäßinvasion

Eine Lymphgefäßinvasion in der Lamina propria wird als oberflächliche, solche in der Muskularis oder im perivesikalen Fettgewebe als tiefe Lymphgefäßinvasion bezeichnet.

S26 Histologischer Wachstumstyp

Bei Übergangszellkarzinomen ist der histologische Wachstumstyp [12] von beträchtlicher Bedeutung für Prognose und Therapiewahl. Dieser Wachstumstyp wird z. T. auch in der TNM/pTNM-Klassifikation berücksichtigt. Die Beziehungen sind nachstehend dargestellt.

Wachstumstyp	pT	
Papillär	pTa	Nichtinvasive Karzinome
Nichtpapillär und nichtinvasiv	pTis	
Papillär und invasiv	pT1–4	Invasive Karzinome
Invasiv		

In dieser Dokumentation werden Tumoren, die papillär und invasiv sind, noch weiter unterteilt je nach dem Überwiegen der papillären bzw. invasiven Komponente.

S27 Metaplasie

Das Vorkommen herdförmiger Areale mit plattenepithelialer und/oder glandulärer Differenzierung innerhalb von Übergangszellkarzinomen wird als Metaplasie bezeichnet [12]. Nur Tumoren, die ausschließlich plattenepithelial oder glandulär differenziert sind, dürfen als Plattenepithel- bzw. Adenokarzinome klassifiziert werden (s. S22). Wesentlich seltener ist herdförmiges Auftreten von Arealen vom Aussehen eines Chorionkarzinoms. Auch dies ist als Metaplasie zu bewerten und muß vom reinen Chorionkarzinom abgegrenzt werden [4].

S28 Spindel-/riesenzellige Areale im Tumor

In Übergangszellkarzinomen, aber auch anderen Karzinomen, können herdförmig spindelzellige und/oder riesenzellige Areale auftreten [22]. Diese Tumoren sind aggressiv und werden als G3–4 eingestuft. Solche Tumoren wurden als Spindelzellkarzinom oder sarkomatoides Karzinom bezeichnet.

S29 Invasionstyp

Tentakuläres Wachstum ist durch Infiltration der Umgebung in Form von schmalen Zügen, kleinen Nestern und Einzelzellen gekennzeichnet, während En-bloc-Invasion vorwiegend verdrängendes und komprimierendes Wachstum auf breiter Front zeigt [12].

S30 Peritumoröse Entzündung

Das Vorhandensein einer betont lymphozytären Entzündung in der Harnblase soll mit einer besseren Prognose einhergehen [18], während eine betont plasmazelluläre Entzündung die Prognose kaum beeinflussen soll [16]. Weitere diesbezügliche Untersuchungen sind erforderlich.

S 31 Auffällige Stromareaktion

Bei pseudosarkomatöser Stromareaktion finden sich in lockerem, z. T. myxoidem Stroma Spindelzellen mit hyperchromatischen unregelmäßigen Kernen, jedoch keine Mitosen [24].

Bei granulomatöser Stromareaktion erkennt man granulomartige spindelzellige Wucherungen z. T. mit osteoklastischen Riesenzellen [9].

S 32 Histopathologische Response-Beurteilung nach präoperativer (neoadjuvanter) Radio- und/oder Chemotherapie

Für die Beurteilung des histopathologischen Response stehen 2 Systeme zur Verfügung, die entweder alternativ oder parallel verwendet werden können: das System des Memorial Sloan Kettering Cancer Center (MSKCC) New York und das der EORTC [21] (s. auch S 21). Die Definitionen der einzelnen Kategorien beider Systeme sind nachstehend aufgelistet.

MSKCC-System

Voraussetzungen: Histopathologische Untersuchung des Präparates einer totalen oder partiellen Zystektomie oder (bei Probefreilegung) histopathologische Untersuchung von pelvinen Lymphknoten und einer Biopsie der Serosaoberfläche der Harnblase.

pCR (pathologisch kompletter Response): kein Tumornachweis

pPR (pathologisch partieller Response): weniger als 3 mikroskopische Tumorherde oder nur Carcinoma in situ

pIR (pathologisch inkomplette Remission): alle anderen Situationen

EORTC-System

Voraussetzung: pathohistologische Untersuchung des Präparates einer totalen oder partiellen Zystektomie

pCR (pathologisch kompletter Response): pT 0 (kein Tumornachweis)

pPR (pathologisch partieller Response): pT is, pT a oder pT 1

pNR (pathologisch kein Response): pT 2 oder mehr.

S 33 Tumorbiologische und sonstige Spezialuntersuchungen

Die Bedeutung der angeführten Untersuchungen wird derzeit noch wissenschaftlich überprüft. Inwieweit sie für die Indikation zu bestimmten Therapieverfahren oder für die Prognoseschätzung von Bedeutung sind, kann heute noch nicht definitiv beurteilt werden. Sie sind daher derzeit noch nicht als Standarddiagnostik anzusehen. Es soll aber festgehalten werden, ob solche Untersuchungen durchgeführt wurden, um entsprechende Patienten für eine spätere Auswertung finden zu können. Hinsichtlich morphometrischer und stereologischer Untersuchungen sei auf [19] verwiesen.

S 34 Begleitende Läsionen

Teils in unmittelbarem Anschluß, teils auch weiterab in tumorfreier Schleimhaut des tumorbefallenen Organs oder anderer Anteile der ableitenden Harnwege finden sich relativ häufig Veränderungen, die zusammenfassend als „maladie de la muqueuse" oder unstabile Schleimhaut bezeichnet wurden [12]. Hierzu zählen neben verschiedenen Entzündungen das Auftreten von Brunn-Epithelnestern sowie verschiedene Metaplasien, einfache Hyperplasie und plane Atypien.

Einfache Hyperplasie bezeichnet eine Verbreiterung des nicht papillär gefalteten Epithels mit regelrechtem Aussehen (ohne Atypien).

Plane Epithelatypien (Urothelatypien) kommen entweder in nicht hyperplastischem Epithel oder in hyperplastischem Epithel vor und sind durch Störungen in der Schichtung und geringe Kernunregelmäßigkeiten gekennzeichnet. Diese planen Epithelatypien werden heute z. T. als Dysplasie 1 und 2 bezeichnet (bei diesen Autoren entspricht dann die Dysplasie 3 einem Carcinoma in situ) [6, 8, 13].

S 35 Histologische Befunde an den Resektionsrändern

Bei Tumorbefund an den Resektionsrändern im Bereich der Harnblase, der Ureter und der Urethra ist zwischen Befall durch einen invasiven Tumor und solchem durch einen In-situ-Tumor zu unterscheiden.

S 36 Blasenspülzytologie nach durchgeführter Therapie

Hier werden nur Befunde von Blasenspülungen berücksichtigt, die nach Abschluß der chirurgischen Therapie mittels TUR vorgenommen werden. Bei Behandlung mit TUR mit Nachresektion ist der Befund nach der Nachresektion maßgebend. Positive zytologische Befunde werden als R 1 klassifiziert, sofern makroskopisch-endoskopisch normale Verhältnisse vorliegen. Diese Patienten sind aber in der Analyse der Therapieresultate als gesonderte Untergruppe von R 1 zu bewerten. Für solche Fälle wurde der Zusatz von „soph" (sophisticated) zur R-Klassifikation vorgeschlagen [7].

Literatur

[1] Anwar K, Naiki H, Nakakuki K, Inuzuka M (1992) High frequency of human papillomavirus infection in carcinoma of the urinary bladder. Cancer 70:1967–1973

[2] Arbeitsgemeinschaft Urologische Onkologie (AUO) der Deutschen Krebsgesellschaft (1993) Praktische Informationen zur Studienplanung und -durchführung 1993. Urologe A 32 [Suppl 1]:S1–S35

[3] Geller NL, Sternberg CN, Penenberg D, Scher H, Yagoda A (1991) Prognostic factors for survival of patients with advanced urothelial tumors treated with methotrexate, vinblastine, doxorubicin, and cisplatin chemotherapy. Cancer 67:1525–1531

[4] Grammatico D, Grignon DJ, Eberwein P, Shepherd RR, Hearn SA, Walton JC (1993) Transitional cell carcinoma of the renal pelvis with choriocarcinomatous differentiation. Cancer 71:1835–1841
[5] Hannisdal E, Fossa S, Host H (1993) Blood tests and prognosis in bladder carcinomas treated with definitive radiotherapy. Radiother Oncol 27:117–122
[6] Helpap B (1989) Pathologie der ableitenden Harnwege und der Prostata. Springer, Berlin Heidelberg New York Tokyo
[7] Hermanek P, Wittekind Ch (1994) Diagnostic seminar: The pathologist and the R classification. Path Res Pract 190:115–123
[8] Hofstädter F, Delgado R, Jakse G, Judmaier W (1986) Urothelial dysplasia and carcinoma in situ of the bladder. Cancer 57:356–361
[9] Lidgi S, Embon OM, Turani H, Sazbon AI (1989) Glant cell reparative granuloma of the bladder associated with transitional cell carcinoma. J Urol 142:120–122
[10] Lopez-Beltran A, Croghan GA, Croghan I, Huben RP, Mettlin C, Gaeta JF (1992) Prognostic factors in survival of bladder cancer. Cancer 70:799–807
[11] Morrison AS, Buring JE (1980) Arteficial sweeteners and cancer of the urinary tract. N Engl J Med 302:537–541
[12] Mostofi FK, Sobin LH, Torloni H (1973) Histological typing of urinary bladder tumours. International histological classification of tumours No. 10. WHO, Geneva
[13] Murphy WM, Soloway MS (1982) Urothelial dysplasia. J Urol 127:849–854
[14] National Bladder Cancer Collaboration Group A (1977) Development of a strategy for a longitudinal study of patients with bladder cancer. Cancer Res 37:2898–2906
[15] Petersen RO (1992) Urological pathology, 2nd edn. Lippincott, Philadelphia
[16] Pomerance A (1972) A prognostic index for carcinoma of the bladder based on histopathological findings in cystectomy material. Br J Urol 44:459–460
[17] Ro JY, Ayala AG, El-Nagger A (1987) Muscularis mucosae of urinary bladder, importance for staging and treatment. Am J Surg Pathol 11:668–673
[18] Sarma KP (1972) Proliferative and lymphoid reactions in bladder cancer. Invest Urol 10:199–207
[19] Sasaki M, Sorensen FB, Fukuzawa S, Yamabe H, Olsen S, Yoshida O (1993) Quantitative histopathology in the prognostic evaluation of patients with transitional cell carcinoma of the urinary bladder. Cancer 72:2470–2483
[20] Slattery ML, Schumacher MC, West DW, Robison LM (1988) Smoking and bladder cancer. The modifying effect of cigarettes on other factors. Cancer 61:402–408
[21] Splinter T, Denis L (1990) Restaging procedures, criteria of response, and relationship between pathological response and survival. Semin Oncol 17:606–612
[22] Trasher JB, Frazier HA, Robertson JE, Dodge RK, Paulson DF (1994) Clinical variables which serve as predictors of cancer–specific survival among patients treated with radical cystectomy for transitional cell carcinoma of the bladder and prostate. Cancer 73:1708–1715
[23] UICC (1993) TNM Supplement 1993. A commentary on uniform use. (Hermanek P, Henson DE, Hutter RVP, Sobin LH, eds). Springer, Berlin Heidelberg New York Tokyo
[24] Young RH, Wick MR, Mills SE (1988) Sarcomatoid carcinoma of the urinary bladder. A clinicopathological analysis of 12 cases and review of the literature. Am J Clin Pathol 90:653–661

Weiterführende Literatur

Bernstein J, Churg J (eds) (1992) Urinary tract pathology. Raven Press, New York
Helpap B (1993) Atlas der Pathologie urologischer Tumoren. Springer, Berlin Heidelberg New York Tokyo
Nochomovitz LE (1992) Bladder biopsy interpretation. Raven Press, New York
Petersen RO (1992) Urologic pathology, 2nd edn. Lippincott, Philadelphia
Rübben H (Hrsg) (1993) Uroonkologie. Springer, Berlin Heidelberg New York Tokyo
Schröder FH (1991) Recent progress in bladder and kidney cancer. EORTC Genitourinary Group Monograph No. 11. Wiley-Liss, New York Chichester/Sussex
Weiss MA, Mills SE (1993) Genitourinary tract pathology. Gower, New York London

Nach Abschluß des Manuskriptes ist erschienen:

Murphy WM, Beckwith JB, Farrow G (1994) Tumors of the kidney, bladder, and related urinary structures. Atlas of tumor pathology, 3rd ser, fasc 11. Armed Forces Institute of Pathology, Washington, DC

Harnblasenkarzinom: Schema zur TNM/pTNM-Klassifikation

		(p)TNM	Stadium
Primärtumor	☐ Primärtumor kann nicht beurteilt werden	(p)TX	–
	☐ Kein Anhalt für Primärtumor	(p)T0	–
	☐ Nichtinvasives papilläres Karzinom	(p)Ta	0a
	☐ Carcinoma in situ („flat tumor")	(p)Tis	0is
	☐ Tumor infiltriert subepitheliales Bindegewebe[a]	(p)T1	I
	☐ Tumor infiltriert oberflächliche Muskulatur (innere Hälfte)[b]	(p)T2	II
	☐ Tumor infiltriert tiefe innere Muskulatur (äußere Hälfte)	(p)T3a	II
	☐ Tumor infiltriert perivesikales Fettgewebe	(p)T3b	III
	☐ Nur mikroskopisch	(p)T3b(i)	III
	☐ Makroskopisch (extravesikaler Tumor)	(p)T3b(ii)	III
	☐ Tumor infiltriert Nachbarorgane/-strukturen		
	☐ Prostata[c], Uterus, Vagina	(p)T4a	III
	☐ Becken-/Bauchwand, andere Organe[d]	(p)T4b	IV
	☐ Perforation des Peritoneums	(p)T4b	IV

[a] Ist im pathologischen Untersuchungsmaterial einer TUR keine Muskulatur enthalten, wird T1 diagnostiziert. Im pathologischen Befund ist das Fehlen von Muskulatur ausdrücklich zu vermerken.
[b] Wird bei einer TUR das Material nicht getrennt nach oberflächlicher und tiefer Muskulatur (äußere und innere Hälfte) an den Pathologen eingesandt und zeigt sich bei der pathologischen Untersuchung Invasion von Muskulatur, wird T2 klassifiziert.
[c] Als (p)T4a gilt nur Prostatabefall mit Stromainvasion, nicht jedoch Ausbreitung innerhalb von Prostatagängen oder -drüsen; letzteres wird hier nicht berücksichtigt, sondern gilt als assoziiertes Carcinoma in situ (s. unten).
[d] Direkte Ausbreitung auf den Ureter gilt nicht als Infiltration von Nachbarorganen und wird nicht gesondert berücksichtigt.

> Bei invasiven Karzinomen: Assoziiertes Carcinoma in situ?
> ☐ Nein   ☐ Ja

		(p)TNM	Stadium
Regionäre Lymphknoten	☐ Regionäre Lymphknoten können nicht beurteilt werden	(p)NX	–
	☐ Keine regionären Lymphknotenmetastasen	(p)N0	–
	☐ Metastase(n) in solitärem regionären Lymphknoten		
	Metastasengröße[e]		
	☐ ≤2 cm	(p)N1	IV
	☐ >2–5 cm	(p)N2	IV
	☐ >5 cm	(p)N3	IV
	☐ Metastasen in multiplen regionären Lymphknoten		
	Metastasengröße[e]		
	☐ ≤5 cm	(p)N2	IV
	☐ >5 cm	(p)N3	IV

[e] Wenn die Größe eines *biopsierten* Lymphknotens vom einsendenden Operator nicht angegeben wird, ist bei positiver Biopsie aus *einem* regionären Lymphknoten pN1 und bei positiven Biopsien aus *2 oder mehr* regionären Lymphknoten pN2 zu diagnostizieren.

Harnblasenkarzinom: Schema zur TNM/pTNM-Klassifikation (Fortsetzung)

		(p)TNM	Stadium
Fern- metastasen	☐ Das Vorliegen von Fernmetastasen kann nicht beurteilt werden	(p)MX	–
	☐ Keine Fernmetastasen	(p)M0	–
	☐ Fernmetastasen	(p)M1	IV

```
TNM:    T_____   is^f ____   N __   M __
                                              Stadium ____
pTNM:   pT_____  is^f ____   pN __  pM __
```

[f] Nach is wird „is" eingetragen, wenn bei einem invasiven Karzinom ein assoziiertes Carcinoma in situ nachgewiesen wird.

Erfordernisse für pTNM:

pT: Histologische Untersuchung des Präparates einer partiellen oder totalen Zystektomie ohne makroskopisch erkennbaren Tumor an den Resektionsrändern
oder mikroskopische Bestätigung der Invasion von Prostata, Uterus, Vagina, Beckenwand, Bauchwand, Darm.

pN0: Histologische Untersuchung von 8 oder mehr regionären Lymphknoten.

pN1: Mikroskopische Bestätigung einer oder mehrerer Metastasen in einem solitären regionären Lymphknoten, Metastasengröße nicht mehr als 2 cm.

pN2: Mikroskopische Bestätigung einer oder mehrerer Metastasen in einem solitären regionären Lymphknoten, Metastasengröße mehr als 2 cm, aber nicht mehr als 5 cm
oder mikroskopische Bestätigung von Metastasen in mindestens 2 regionären Lymphknoten, Metastasengröße nicht mehr als 5 cm.

pN3: Mikroskopische Bestätigung einer regionären Lymphknotenmetastase, die größer als 5 cm ist.

pM1: Mikroskopischer (histologischer oder zytologischer) Nachweis von Fernmetastasen.

42 — Harnröhrenkarzinom

Die organspezifische Dokumentation „Harnröhrenkarzinom" ist anwendbar für
- Carcinomata in situ,
- nichtinvasive papilläre, polypöse oder verruköse Karzinome,
- invasive Karzinome.

Nicht erfaßt werden in dieser Dokumentation maligne Melanome, Karzinoidtumoren, Sarkome (Leiomyo-, Fibro-, Rhabdomyosarkome u.a.) sowie maligne Lymphome.

Diese Dokumentation berücksichtigt die Empfehlungen der Arbeitsgemeinschaft Urologische Onkologie (AUO) der Deutschen Krebsgesellschaft [2] zur Dokumentation klinischer Studien.

ADT Arbeitsgemeinschaft Deutscher Tumorzentren

Harnröhrenkarzinom

42.3

Kenn-Nr. (A1)	**4 2** 2
Klinik-Nr. u. Fachrichtung (A2)	9
Patientenidentifikation (A3)	16
Geburtsdatum (Tag, Mon., Jahr)	22
Geschlecht (M = Männlich, W = Weiblich)	23
Tumoridentifikations-Nr. (A4)	24
Bogen-Nr. (A5)	**1** 25

I. PRÄTHERAPEUTISCHE DATEN

A. Aufnahmedatum und Anlaß für Arztbesuch (A6)

Aufnahmedatum Tag ____ Monat ____ Jahr ____   Tag Mon. Jahr 31

Anlaß für Arztbesuch
T = Tumorsymptomatik führte zum Arzt, V = Nicht-gesetzliche Vorsorgeuntersuchung, S = Selbstuntersuchung,
L = Nachsorgeuntersuchung (Langzeitbetreuung), A = Andere Untersuchung, X = Unbekannt   32

B. Anamnese, präkanzeröse Bedingungen und Läsionen

Datum der ersten ärztlichen Tumor(verdachts)diagnose (A7) Tag ____ Monat ____ Jahr ____   Tag Mon. Jahr 38

	N = Nein	J = Ja	X = F.A.	
Urethralstriktur, traumatisch	○	○	○	39
Urethralstriktur, entzündlich	○	○	○	40
Gonorrhö in Anamnese	○	○	○	41
Zustand nach Zystektomie	○	○	○	42
HPV-Nachweis (S1)	N = Nein	J = Ja	X = Nicht durchgeführt	
Lichtmikroskopie	○	○	○	43
Molekularpathologie	○	○	○	44

C. Andere Primärtumoren (frühere, synchrone)

Andere Primärtumoren (früher, synchron) im Bereich der ableitenden Harnwege (S2)

	Früher 1. Tumor	2. Tumor	S = Synchroner Tumor	1.T.	2.T.	S.T.	
Nierenbecken rechts	19 ___	19 ___	○				49
Nierenbecken links	19 ___	19 ___	○				54
Ureter rechts	19 ___	19 ___	○				59
Ureter links	19 ___	19 ___	○				64
Harnblase	19 ___	19 ___	○				69
Harnröhre	19 ___	19 ___	○				74

Andere Primärtumoren (früher, synchron) außerhalb des Bereichs der ableitenden Harnwege (A8)

Frühere Tumorerkrankung   N = Nein, J = Ja, X = F.A.   75

Falls Tumor in Anamnese: Lokalisation C _____ Erkrankungsjahr 19 ___ C   Lokalisation   Jahr   81

Synchroner Primärtumor in anderem Organ   N = Nein, J = Ja   82

D. Allgemeine klinische Befunde

Körpergröße (in cm) } (XXX = F.A.) _____   85
Körpergewicht (in kg) } _____   88

Wagner/Hermanek: Organspezifische Tumordokumentation   © Springer-Verlag 1995

Harnröhrenkarzinom

K-Nr. **4 2** Patienten-Id. ☐☐☐☐☐☐ T-Id. ☐ B-Nr. **1**

Klinische Symptomatik N = Nein   J = Ja   X = F.A.

	N	J	X	
Makrohämaturie	○	○	○	☐ 89
Mikrohämaturie	○	○	○	☐ 90
Dysurie	○	○	○	☐ 91
Ausfluß	○	○	○	☐ 92

Allgemeiner Leistungszustand (nach ECOG) (A9)
0 = Normale, uneingeschränkte Aktivität wie vor der Erkrankung,
1 = Einschränkung bei körperlicher Anstrengung, aber gehfähig; leichte körperliche Arbeit bzw. Arbeit im Sitzen möglich,
2 = Gehfähig, Selbstversorgung möglich, aber nicht arbeitsfähig; kann mehr als 50% der Wachzeit aufstehen,
3 = Nur begrenzte Selbstversorgung möglich; 50% oder mehr der Wachzeit an Bett oder Stuhl gebunden,
4 = Völlig pflegebedürftig, keinerlei Selbstversorgung möglich; völlig an Bett oder Stuhl gebunden, X = Unbekannt   ☐ 93

Gravierende Begleiterkrankungen (A10)   N = Nein   J = Ja   X = F.A.

	N	J	X	
Stärker eingeschränkte Lungenfunktion	○	○	○	☐ 94
Schwerwiegende Herzerkrankung	○	○	○	☐ 95
Zerebrale Durchblutungsstörung	○	○	○	☐ 96
Periphere arterielle Durchblutungsstörung	○	○	○	☐ 97
Stärker eingeschränkte Nierenfunktion	○	○	○	☐ 98
Leberzirrhose	○	○	○	☐ 99
Behandlungsbedürftiger Diabetes mellitus	○	○	○	☐ 100
Andere Begleiterkrankungen	○	○	○	☐ 101

Einschätzung des Operationsrisikos (A10)   1 = ASA I, 2 = ASA II, 3 = ASA III, 4 = ASA IV, 5 = ASA V, X = F.A.   ☐ 102

E. Diagnostik (A11)

Durchgeführte Untersuchungen

Primärtumor   U = Unauffällig   P = Pathologisch   X = Nicht durchgeführt

	U	P	X	
Palpation	○	○	○	☐ 103
Zytologie	○	○	○	☐ 104
Urethrographie	○	○	○	☐ 105
Endoskopie	○	○	○	☐ 106
Sonographie	○	○	○	☐ 107
Biopsie	○	○	○	☐ 108

Regionäre Lymphknoten

	U	P	X	
Sonographie	○	○	○	☐ 109
Computertomographie	○	○	○	☐ 110
Zytologie	○	○	○	☐ 111
Biopsie	○	○	○	☐ 112

F. Tumorlokalisation

Lokalisation des Primärtumors (nach Tumorlokalisationsschlüssel) (A12, S3)   C **6 8 0** 115

Befallene Urethralabschnitte   N = Nein   J = Ja   X = F.A.

männliche Harnröhre: ♂

	N	J	X	
Pars prostatica	○	○	○	☐ 116
Pars membranacea (bulbosa)	○	○	○	☐ 117
Pars spongiosa	○	○	○	☐ 118
Ostium urethrae externum	○	○	○	☐ 119

weibliche Harnröhre: ♀

	N	J	X	
proximale (posteriore) Hälfte	○	○	○	☐ 120
anteriore (distale) Hälfte	○	○	○	☐ 121

Wagner/Hermanek: Organspezifische Tumordokumentation   © Springer-Verlag 1995

Harnröhrenkarzinom

K-Nr. **4 2**   Patienten-Id.   T-Id.   B-Nr. **1**

Entstehung in Urethraldivertikel   N = Nein, J = Ja, X = F.A.   □ 122

Korrektur der Lokalisation   N = Nein, A = Ja, Anderer Bogen   □ 123

G. TNM-Klassifikation und klinisches Stadium

Primärtumor

Invasionstiefe (S4)
00 = Nichtinvasives papilläres, polypöses oder verruköses Karzinom (Ta), 01 = Carcinoma in situ (Tis),
10 = Subepitheliales Bindegewebe (T1), 20 = Corpus spongiosum (T2), 21 = Prostata/periurethrale Muskulatur (T2),
30 = Corpus cavernosum (T3), 31 = Über Prostatakapsel hinaus/Vagina (T3), 32 = Blasenhals (T3),
40 = Andere Nachbarorgane (T4), 80 = Unterscheidung zwischen T2 und T3 nicht möglich (T2–3), XX = F.A.   □□ 125

Regionäre Lymphknoten (S5)   F = Tumorfrei   M = Metastase(n)   X = F.A.

Pelvine Lymphknoten   ○   ○   ○   □ 126

Oberflächliche Leisten-Lymphknoten   ○   ○   ○   □ 127

Tiefe Leisten-Lymphknoten   ○   ○   ○   □ 128

Größter Durchmesser der größten LK-Metastase (in cm)   ⌶⌶,⌶   □□ 130
(EE = Entfällt, keine LK-Metastase, XX = F.A.)

Zahl der Lymphknotenmetastasen   ⌶⌶⌶   □□ 132
(EE = Entfällt, keine LK-Metastasen, XX = F.A.)

Fernmetastasen   N = Nein, J = Ja, X = F.A.   □ 133

Wenn ja, **Lokalisation** (A14)   1. _____   1. □□ 136

2. _____   2. □□ 139

3. _____   3. □□ 142

Größter Durchmesser der größten Fernmetastase (in cm)   ⌶⌶,⌶   □□ 144
(EE = Entfällt, keine Fernmetastase, XX = F.A.)

Klinische TNM-Klassifikation (A15, S6 und Schema S. 42.23)

y □ T □□ (m) □ C □ | y | T | (m) | C | 149

N □ C □ | N | C | 151

M □ C □ | M | C | 153

Zusätzliche Angabe zu M (A15)   0 = Entfällt, da Makrometastasen, 1 = (mi) Mikrometastasen (±isolierte Tumorzellen),
2 = (i) Nur isolierte Tumorzellen, X = F.A.   □ 154

Klinisches UICC-Stadium (A16 und Schema S. 42.23)
00 = Stadium 0a, 01 = Stadium 0is, 10 = Stadium I, 20 = Stadium II, 30 = Stadium III, 40 = Stadium IV, XX = F.A.   □□ 156

Zusätzliche Angaben bei Karzinomen der distalen männlichen Harnröhre:

N-Klassifikation nach AUO (S7)
0 = N0, 1 = N1, 2 = N2, 3 = N3, X = F.A.   □ 157

Klinisches Stadium nach AUO (S8)
00 = Stadium 0a, 01 = Stadium 0is, 10 = Stadium I, 20 = Stadium II, 30 = Stadium III, 40 = Stadium IV, XX = F.A.   □□ 159

H. Sonstige Tumorbefunde

Maximale Tumorausdehnung (in cm)   (XXX = F.A.)   ⌶⌶⌶,⌶   □□ 162

Makroskopischer Tumortyp
F = Flach, V = Verrukös, P = Polypös, U = Ulzerös, S = Szirrhös, M = Mischtyp, X = F.A.   □ 163

Wagner/Hermanek: Organspezifische Tumordokumentation   © Springer-Verlag 1995

42.9

ADT Arbeitsgemeinschaft Deutscher Tumorzentren

Harnröhrenkarzinom

Kenn-Nr. (A1)	`4 2` 2
Klinik-Nr. u. Fachrichtung (A2)	9
Patientenidentifikation (A3)	16
Geburtsdatum (Tag, Mon., Jahr)	22
Geschlecht (M = Männlich, W = Weiblich)	23
Tumoridentifikations-Nr. (A4)	24
Bogen-Nr. (A5)	`2` 25

II. DATEN ZUR THERAPIE

A. Vorgesehene und durchgeführte Therapiemodalitäten (A17)

N = Nein   J = Ja*   A = Abgelehnt

Operation	○ ○ ○	26
Bestrahlung	○ ○○ ○	28
Chemotherapie, systemische	○ ○○ ○	30
Chemotherapie, lokale	○ ○ ○	31
Hormontherapie	○ ○ ○	32
Immuntherapie	○ ○ ○	33
Sonstige Therapie	○ ○ ○	34

* Bei mehr als einer durchgeführten Therapiemodalität die zeitliche Reihenfolge der Maßnahmen durch Ziffern kennzeichnen.
(Wenn nicht-chirurgische Therapie durchgeführt, zusätzliche Therapiebögen der Basisdokumentation ausfüllen!)

B. Chirurgische Behandlung

Datum der Operation   Tag ____ Monat ____ Jahr ____   (Tag, Mon., Jahr) 40

Operationszugang (A17)
KC = Konventionell-chirurgisch, PE = Perkutan-endoskopisch, KP = KC+PE,
EE = Endoluminal-endoskopisch, KE = KC+EE, EP = PE+EE   42

Primärtumor

Art des chirurgischen Eingriffs
P = Probefreilegung, K = Koagulation, L = Lasertherapie, S = Supraurethrale Harnableitung,
T = Transurethrale Resektion, R = Radikaloperation   43

Zusätzliche Angaben bei Radikaloperation: Entfernte Strukturen

N = Nein   J = Ja

Urethra partiell	○ ○	44
Urethra komplett	○ ○	45
Harnblase (±Prostata u. Samenblasen)	○ ○	46
Vagina	○ ○	47
Uterus (±Adnexe)	○ ○	48

Regionäre Lymphknoten (S5)   E = Entfernung einzelner LK   P = Partielle Dissektion   S = Systematische Dissektion

Pelvine LK rechts	○	○	○	49
links	○	○	○	50
Inguinale LK rechts	○	○	○	51
links	○	○	○	52

Entfernung von Fernmetastasen   N = Nein, J = Ja   53
Örtliche Tumorzelldissemination   N = Nein, J = Ja (Schnitt durch Tumor)   54
Dauer der Operation (in Minuten) |__|__|__| 57
Dauer der Intensivbehandlung (in Tagen) |__|__| 59
Zahl der verabreichten Blutkonserven (A17) |__|__| 61

Wagner/Hermanek: Organspezifische Tumordokumentation   © Springer-Verlag 1995

Harnröhrenkarzinom

K-Nr. **4 2** Patienten-Id. T-Id. B-Nr. **2**

C. Klinische R-Klassifikation und Gesamtbeurteilung des Tumorgeschehens

Klinische R-Klassifikation (A18)
0 = Kein Residualtumor (R0), 1 = Nur mikroskopischer Residualtumor (R1), 2 = Makroskopischer Residualtumor, mikroskopisch nicht bestätigt (R2a), 3 = Makroskopischer Residualtumor, auch mikroskopisch bestätigt (R2b), X = Unbestimmt (RX) ☐ 62

Lokalisation von Residualtumor   N = Nein   J = Ja
Lokoregionär   ○   ○   ☐ 63
Fernmetastasen   ○   ○   ☐ 64

Gesamtbeurteilung des Tumorgeschehens bei nicht-chirurgischer Therapie (A19)
V = Vollremission, T = Teilremission, B = Klinische Besserung des Zustandes, Kriterien für Teilremission jedoch nicht erfüllt, K = Keine Änderung, D = Divergentes Geschehen, P = Progression, U = Beurteilung unmöglich, X = F.A. ☐ 65

D. Frühe Komplikationen der Therapie

Chirurgische Komplikationen   N = Nein   J = Ja
Nachblutung (S9)   ○   ○   ☐ 66
Harnwegsinfekt   ○   ○   ☐ 67
Sepsis   ○   ○   ☐ 68
Niereninsuffizienz   ○   ○   ☐ 69
Wundinfekt   ○   ○   ☐ 70
Andere chirurgische Komplikation(en)   ○   ○   ☐ 71

Nicht-chirurgische Komplikationen   N = Nein   J = Ja
Kardio-pulmonale Komplikationen   ○   ○   ☐ 72
Renale Komplikationen   ○   ○   ☐ 73
Andere nicht-chirurgische Komplikation(en)   ○   ○   ☐ 74

Sekundäre operative Eingriffe (A20)   N = Nein, J = Ja   ☐ 75
Falls ja, Art des Eingriffs nach ICPM |5|_|_|_|_| 5 ☐☐☐☐ 81

Postoperativer Exitus (A21)
N = Nein, I = Innerhalb von 30 Tagen nach definitiver Operation, S = Später   ☐ 82

Wagner/Hermanek: Organspezifische Tumordokumentation © Springer-Verlag 1995

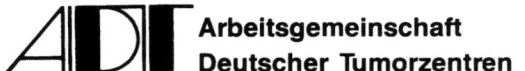

Arbeitsgemeinschaft Deutscher Tumorzentren

Harnröhrenkarzinom

42.13

Kenn-Nr. (A1)	`4 2`	2
Klinik-Nr. u. Fachrichtung (A2)	☐☐☐☐☐	9
Patientenidentifikation (A3)	☐☐☐☐☐☐	16
Geburtsdatum	Tag Mon. Jahr ☐☐ ☐☐ ☐☐	22
Geschlecht (M = Männlich, W = Weiblich)	☐	23
Tumoridentifikations-Nr. (A4)	☐	24
Bogen-Nr. (A5)	`3`	25

III. DATEN ZUR PATHOLOGIE

Untersuchungsmaterial Primärtumor (A22)
K = Keine Untersuchung, Z = Nur Zytologie, B = Biopsie ohne Tumorresektion, T = Tumorteile (bei Tumorreduktion), R = Resektat ☐ 26

A. Histologischer Typ und Grading

Histologischer Tumortyp nach ICD-O (A23, S10) M └┴┴┴┘ / └┘   M ☐☐☐☐☐ 31

Bestätigung der Tumorhistologie durch andere Institution (A23)
N = Nein, R = Register oder Referenzpathologie einer Studie, A = Anderes Pathologisches Institut, B = R+A ☐ 32

Grading (A24, S11) 1 = G1, 2 = G2, 3 = G3–4, X = F.A. ☐ 33

B. pTNM-Klassifikation und pathologisches Stadium

Primärtumor

Invasionstiefe (S4)
00 = Nichtinvasives papilläres, polypöses oder verruköses Karzinom (pTa), 01 = Carcinoma in situ (pTis),
10 = Subepitheliales Bindegewebe (pT1), 20 = Corpus spongiosum (pT2), 21 = Prostata/periurethrale Muskulatur (pT2),
30 = Corpus cavernosum (pT3), 31 = Über Prostatakapsel hinaus/Vagina (pT3), 32 = Blasenhals (pT3),
40 = Andere Nachbarorgane (pT4), 80 = Unterscheidung zwischen pT2 und pT3 nicht möglich (pT2–3), XX = F.A. ☐☐ 35

Regionäre lymphogene Metastasierung (S5)

	Rechts			Links				
	F = Tumorfrei	M = Metastase(n)	X = Nicht untersucht	F = Tumorfrei	M = Metastase(n)	X = Nicht untersucht	R L	
Perivesikale LK	○	○	○	○	○	○	☐☐	37
Obturatoria-LK	○	○	○	○	○	○	☐☐	39
LK an A. iliaca interna	○	○	○	○	○	○	☐☐	41
LK an A. iliaca externa	○	○	○	○	○	○	☐☐	43
Oberflächliche Leisten-LK	○	○	○	○	○	○	☐☐	45
Tiefe Leisten-LK	○	○	○	○	○	○	☐☐	47

Zahl untersuchter regionärer Lymphknoten └┴┴┘ ☐☐ 49

Zahl befallener regionärer Lymphknoten └┴┴┘ ☐☐ 51

Größter Durchmesser der größten regionären LK-Metastase (in cm) └┘,└┘ ☐☐ 53
(EE = Entfällt, keine LK-Metastase, XX = F.A.)

Fernmetastasen   K = Keine nachgewiesen, Z = Zytologisch bestätigt, H = Histologisch bestätigt ☐ 54

Lokalisation mikroskopisch nachgewiesener Fernmetastasen (A14)

1. _____   1. ☐☐☐ 57
2. _____   2. ☐☐☐ 60
3. _____   3. ☐☐☐ 63

pTNM-Klassifikation (A25 und Schema S. 42.23)   y pT (m) pN pM
y └┘ pT └┴┴┘ (m) └┘ pN └┘ pM └┘   ☐☐☐☐☐☐ 69

Zusätzliche Angabe zu pN (A25) (mi) Nur Mikrometastasen?   N = Nein, J = Ja, X = F.A. ☐ 70

Zusätzliche Angabe zu pM (A25)   0 = Entfällt, da Makrometastasen, 1 = (mi) Mikrometastasen (±isolierte Tumorzellen),
2 = (i) Nur isolierte Tumorzellen, X = F.A. ☐ 71

Wagner/Hermanek: Organspezifische Tumordokumentation   © Springer-Verlag 1995

Harnröhrenkarzinom

Pathologisches Stadium (A26 und Schema S. 42.23)
00 = Stadium 0a, 01 = Stadium 0is, 10 = Stadium I, 20 = Stadium II, 30 = Stadium III, 40 = Stadium IV, XX = F.A. ☐☐ 73

Zusätzliche Angaben bei Karzinomen der distalen männlichen Harnröhre

pN-Klassifikation nach AUO (S7)
0 = pN0, 1 = pN1, 2 = pN2, 3 = pN3, X = F.A. ☐ 74

Pathologisches Stadium nach AUO (S8)
00 = Stadium 0a, 01 = Stadium 0is, 10 = Stadium I, 20 = Stadium II, 30 = Stadium III, 40 = Stadium IV, XX = F.A. ☐☐ 76

C. Weitere Befunde und begleitende Veränderungen

Größte Tumorausdehnung (in cm) (XXX = F.A.) ⊔⊔⊔,⊔ ☐☐☐ 79

Makroskopischer Tumortyp
F = Flach, V = Verrukös, P = Polypös, U = Ulzerös, S = Szirrhös, M = Mischtyp, X = F.A. ☐ 80

Lymphgefäßinvasion (L-Klassifikation) (A27)
0 = Keine Lymphgefäßinvasion (L0), 1 = Lymphgefäßinvasion (L1), X = F.A. (LX) ☐ 81

Veneninvasion (V-Klassifikation) (A27)
0 = Keine Veneninvasion (V0), 1 = Mikroskopische Veneninvasion (V1), 2 = Makroskopische Veneninvasion (V2), X = F.A. (VX) ☐ 82

Örtliche Tumorzelldissemination
N = Nein, J = Ja (Schnitt durch Tumor) ☐ 83

Zusätzliche Angaben bei Übergangszellkarzinom:

Histologischer Wachstumstyp (S12)
1 = Papillär, 2 = Nichtpapillär-nichtinvasiv, 3 = Überwiegend papillär, teilweise invasiv,
4 = Überwiegend invasiv, teilweise papillär, 5 = Invasiv, X = F.A. ☐ 84

Metaplasie (S13)
1 = Plattenepithelmetaplasie, 2 = Glanduläre Metaplasie, 3 = 1+2, 4 = Choriokarzinomatöse Metaplasie,
5 = 1+4, 6 = 2+4, 7 = 1+2+4, X = F.A. ☐ 85

Spindel-/riesenzellige Anteile im Tumor (S14)
N = Nein, J = Ja, X = F.A. ☐ 86

Tumorinvasionstyp (S15)
K = Keine Invasion (Ta, Tis), T = Tentakulär, E = En bloc, X = F.A. ☐ 87

Peritumoröse Entzündung (S16)
K = Keine oder geringe, A = Ausgeprägt, überwiegend lymphozytär, P = Ausgeprägt, mit deutlicher plasmazellulärer
Komponente, E = Ausgeprägt, mit starker eosinophiler Komponente, X = F.A. ☐ 88

Zusätzliche Angabe bei invasivem Karzinom:

Seitlich anschließende nicht-invasive Komponente
N = Nein, J = Ja, X = F.A. ☐ 89

Begleitende Läsionen (S17)	N = Nein	J = Ja	X = Nicht untersucht	
Polypoide Urethritis	○	○	○	☐ 90
Plattenepithelmetaplasie des Urothels	○	○	○	☐ 91
Plane Epithelatypien (Dysplasie 1, 2) des Urothels	○	○	○	☐ 92
Condylomata acuminata	○	○	○	☐ 93
Urethralkarunkel	○	○	○	☐ 94

Tumorbiologische Spezialuntersuchungen (A28) N = Nein, J = Ja ☐ 95

Harnröhrenkarzinom

K-Nr. **4 2** Patienten-Id. T-Id. B-Nr. **3**

D. Definitive R-Klassifikation und weitere Angaben zur Radikalität

Histologische Befunde an den Resektionsrändern
F = Tumorfrei, S = In-situ-Karzinom, I = Invasiver Tumor, X = Nicht untersucht □ 96

Definitive R-Klassifikation (A29)
0 = Kein Residualtumor (R0), 1 = Nur mikroskopischer Residualtumor (R1), 2 = Makroskopischer Residualtumor, mikroskopisch nicht bestätigt (R2a), 3 = Makroskopischer Residualtumor, auch mikroskopisch bestätigt (R2b), X = Unbestimmt (RX) □ 97

Methodik der R-Klassifikation (A30)
K = Konventionell, S = „Sophisticated" □ 98

Lokalisation von Residualtumor   N = Nein   J = Ja

Lokoregionär   ○   ○   □ 99

Fernmetastase(n)   ○   ○   □ 100

Minimaler Sicherheitsabstand (in mm)   (XX = F.A.)

Makroskopisch |___|___| □ 102

Histologisch |___|___| □ 104

Wagner/Hermanek: Organspezifische Tumordokumentation © Springer-Verlag 1995

Spezielle Verschlüsselungsanweisungen

S1 HPV-Nachweis

In den letzten Jahren wurde über Beziehungen zwischen HPV-Infektion und Harnblasenkarzinomen (sowohl bei der Frau als auch beim Mann) berichtet (Literatur bei [1]). Weitere diesbezügliche Untersuchungen sind auch hinsichtlich der Harnröhrenkarzinome erforderlich.

S2 Andere Primärtumoren (früher, synchron) im Bereich der ableitenden Harnwege

Tumoren im Bereich der ableitenden Harnwege neigen zu synchronem und metachronem Auftreten als multiple Primärtumoren. Hinsichtlich der Lokalisation sind alle Möglichkeiten gegeben (Literaturübersicht und Angaben zur Häufigkeit bei [8]), z. B. kann ein Nierenbeckentumor die Erstmanifestation sein, und Tumoren in der Harnblase treten erst später auf oder umgekehrt. Erfaßt werden in diesem Item sowohl invasive als auch nichtinvasive Karzinome.

S3 Tumorlokalisation

Im Tumorlokalisationsschlüssel ist eine nähere Unterteilung der Harnröhre nicht vorgesehen. Daher werden anschließend die befallenen Urethralabschnitte im Detail dokumentiert.

S4 Invasionstiefe

Bei Karzinomen, die in Urethraldivertikeln entstehen, kann die Unterscheidung zwischen T2 und T3 bzw. pT2 und pT3 nicht vorgenommen werden [3]. Solche Fälle werden als T2-3 bzw. pT2-3 (Schlüssel-Nr. 80) klassifiziert [11].

S5 Regionäre Lymphknoten

Nach der TNM-Klassifikation gelten die Leisten- und Beckenlymphknoten beidseits als regionäre Lymphknoten für Harnröhrenkarzinome.

Entsprechend den Vorschlägen der „Arbeitsgemeinschaft Urologische Onkologie (AUO)" der Deutschen Krebsgesellschaft [2] soll – in Abweichung von der derzeitigen TNM-Klassifikation – für die Karzinome der distalen männlichen Harnröhre die Definition der Lymphknoten wie beim Peniskarzinom gelten.

S6 Klinische TNM-Klassifikation

	C-Faktor	
Primärtumor	C1:	Klinische Untersuchung
	C2:	Urethrographie, Urethroskopie, Sonographie, Zytologie, Biopsie
	C3:	Chirurgische Exploration einschließlich Biopsie und Zytologie
Regionäre Lymphknoten	C1:	Klinische Untersuchung
	C2:	Sonographie, CT, Zytologie, Biopsie
	C3:	Chirurgische Exploration einschließlich Biopsie und Zytologie
Fernmetastasen	C1:	Klinische Untersuchung, Standardröntgenaufnahmen
	C2:	Röntgen in speziellen Projektionen, konventionelle Schichtaufnahmen, CT, Sonographie, NMR, nuklearmedizinische Untersuchungen, Biopsie, Zytologie
	C3:	Chirurgische Exploration einschließlich Biopsie und Zytologie

S7 N/pN-Klassifikation der AUO

Die AUO [2] empfiehlt – in Abweichung von den Regeln der UICC – für Karzinome der distalen männlichen Harnröhre eine N- bzw. pN-Klassifikation wie beim Peniskarzinom (s. S. 36.20).

S8 Klinisches Stadium nach AUO

Bei Anwendung der N/pN-Klassifikation der AUO für Karzinome der distalen männlichen Harnröhre kann sich aufgrund unterschiedlicher N/pN-Klassifikationen (z. B. nach AUO N1, nach UICC N2) auch eine Verschiebung im Stadium ergeben.

S9 Nachblutung

Eine Nachblutung wird vermerkt, wenn sie kreislaufwirksam ist oder eine Bluttransfusion oder eine operative Revision erforderlich macht.

S10 Histologischer Tumortyp

Im Bereich der ableitenden Harnwege stehen Übergangszellkarzinome weit im Vordergrund. Die in Frage kommenden Tumortypen sind entsprechend der WHO-Klassifikation [5] nachstehend mit ihren ICD-O-Code-Nummern aufgelistet.

Tumortyp	ICD-O-Code-Nr.	Anmerkung
Nicht-invasive Karzinome		
Plattenepithelkarzinom in situ	8070/2	
Übergangszellkarzinom in situ (Carcinoma in situ, „flat tumor")	8120/2	
Nichtinvasives papilläres Übergangszellkarzinom	8130/3 [a]	(1)
Invasive Karzinome		
Plattenepithelkarzinom	8070/3	(2)
Übergangszellkarzinom (Transitionalzellkarzinom, Urothelkarzinom) o. n. A. [b]	8120/3	(3)
Papilläres Übergangszellkarzinom	8130/3 [a]	(4)
Nicht-papilläres Übergangszellkarzinom [b]	8120/3	
Adenokarzinom o. n. A.	8140/3	(5)
Klarzell-Karzinom (mesonephroides Karzinom)	8310/3	(6)
Basaloides (kloakogenes) Karzinom	8123/3	(7)
Verruköses Karzinom	8051/3	(7)
Adeno-zystisches Karzinom	8200/3	(7)
Adenosquamöses Karzinom	8560/3	(7)
Kleinzelliges Karzinom	8041/3	(8)
Undifferenziertes Karzinom	8020/3	(9)

[a] Die Code-Nummer 8130/3 (gleicher Verhaltenscode: maligne) ist in der ICD-O sowohl für das invasive als auch für das nichtinvasive papilläre Übergangszellkarzinom vorgesehen. Die Unterscheidung zwischen beiden Formen erfolgt durch die Beschreibung der lokalen Ausbreitung bzw. die darauf beruhende T- bzw. pT-Klassifikation (unter I.G bzw. III.B).

[b] Für das nichtpapilläre invasive Übergangszellkarzinom ist in der ICD-O keine eigene Code-Nummer vorgesehen. Es wird vorgeschlagen, hierfür die Code-Nr. 8120/3 zu verwenden. Die Abgrenzung dieser Fälle von den Übergangskarzinomen o. n. A. ist durch die Beschreibung der lokalen Ausbreitung bzw. die darauf beruhende T- bzw. pT-Klassifikation (I.G bzw. III.B) möglich.

Anmerkungen:

(1) Ein *papilläres Übergangszellkarzinom ohne Invasion* wird auch dann diagnostiziert, wenn sich nahezu keine Atypien im Epithel finden, dieses aber höher als 6 Zellreihen ist. Ein benignes Papillom wird nur dann diagnostiziert, wenn das die Papillen überkleidende Epithel nicht höher als 6 Zellreihen ist und sich von normalem regulären Epithel nicht unterscheidet [5]. Im Gegensatz zu den entsprechenden Tumoren in anderen Organen wird beim papillären Übergangszellkarzinom ohne Invasion der Harnröhre der Verhaltenscode 3 (maligne) verwendet.

(2) Als *Plattenepithelkarzinom* werden nur maligne epitheliale Tumoren diagnostiziert, die ausschließlich aus Zellen bestehen, die Keratin bilden oder Interzellularbrücken zeigen. Das Vorkommen von plattenepithelialer Differenzierung an umschriebener Stelle in einem Übergangszellkarzinom berechtigt nicht zur Diagnose eines Plattenepithelkarzinoms.

(3) Für die in der WHO-Klassifikation angeführten Varianten des *Übergangszellkarzinoms* (nämlich jene mit Plattenepithelmetaplasie, mit glandulärer Metaplasie oder mit beiden Formen der Metaplasie) gibt es in der ICD-O keine eigenen Code-Nummern. Ihre Identifikation erfolgt in dieser Dokumentation durch das Item „Metaplasie".

(4) Das infiltrative *papilläre Übergangszellkarzinom* ist immer ein Übergangszellkarzinom mit papillärem *und* infiltrativem Wachstumstyp.

(5) *Adenokarzinome* sind maligne epitheliale Tumoren, die *durchwegs* drüsig differenziert sind und dabei wechselnd reichlich Schleim bilden. Umschriebene drüsige Differenzierung in einem Übergangszellkarzinom berechtigt nicht zur Stellung der Diagnose Adenokarzinom.

(6) *Klarzell-Karzinome* in den ableitenden Harnwegen vom gleichen Aussehen wie jene im Endometrium sind zwar in der WHO-Klassifikation nicht erwähnt, aber in den letzten Jahren beschrieben worden [12].

(7) Im Schrifttum sind einige maligne Tumoren im Bereich der ableitenden Harnwege beschrieben, die ausschließlich aus chorionkarzinomatösen Formationen bestehen (Literatur bei [8]). Die Diagnose sollte nur gestellt werden, wenn auch bei Untersuchung zahlreicher Blöcke nirgends Anteile vom Aussehen des Übergangszellkarzinoms nachweisbar sind (vgl. S 13).

(8) Nach Erscheinen der WHO-Klassifikation wurden auch in den ableitenden Harnwegen *kleinzellige Karzinome* beschrieben, die denen in der Lunge gleichen und sich sehr aggressiv verhalten [7].

(9) *Undifferenzierte Karzinome* sind maligne epitheliale Tumoren, die keine Differenzierung zeigen, die eine Einordnung in einen der obengenannten Tumortypen erlauben würde.

S 11 Grading

Nach den Richtlinien der UICC erfolgt das Grading der Übergangszellkarzinome wie auch der anderen Karzinome in den ableitenden Harnwegen nur dreistufig, wobei die Kategorien G 1, G 2 und G 3–4 vorgesehen sind. Im Gegensatz hierzu wurde von der „Arbeitsgemeinschaft Urologische Onkologie (AUO)" der Deutschen Krebsgesellschaft [2] 1993 ein vierstufiges Grading vorgeschlagen, ohne daß hierzu nähere Erläuterungen oder Definitionen gegeben wurden.

Für Übergangszellkarzinome sind die Differenzierungsgrade von der WHO [5] wie folgt definiert:

G1: geringster Grad zellulärer Anaplasie, die mit der Malignitätsdiagnose vereinbar ist,
G2: Grad der Anaplasie, der zwischen G1 und G3 liegt,
G3: schwerster Grad zellulärer Anaplasie.

Eine wesentlich weniger subjektive Definition der Grade 1–3 stammt von Helpap [4]

G	Zahl der Zellagen	Mitosen	Kern-Plasma-Relation	Kernfärbbarkeit	Sonstiges
G1	>7	Vereinzelt in Basalzone	1:4	Leicht	–
G2	>20	Bis 5/Gesichtsfeld (40×)	1:2	Mäßig	–
G3	∞	>5/Gesichtsfeld (40×)	3:4	Stark	Starke Kernpolymorphie, Riesenzellen

Folgende Karzinomtypen werden per definitionem als G3–4 eingestuft:

- Übergangszellkarzinom mit chorionkarzinomatösen oder spindel-/riesenzelligen Arealen,
- Siegelringzellkarzinome,
- kleinzellige Karzinome,
- Chorionkarzinome,
- undifferenzierte Karzinome.

S12 Histologischer Wachstumstyp

Bei Übergangszellkarzinomen ist der histologische Wachstumstyp [5] von beträchtlicher prognostischer Bedeutung und auch für die Therapiewahl von großem Einfluß. Der Wachstumstyp wird z. T. auch in der TNM/pTNM-Klassifikation berücksichtigt. Die Beziehungen sind nachstehend dargestellt:

Wachstumstyp	pT	
Papillär	pTa	Nichtinvasive Karzinome
Nichtpapillär und nichtinvasiv	pTis	
Papillär und invasiv		pT1–4 Invasive Karzinome
Invasiv		

In dieser Dokumentation werden Tumoren, die papillär und invasiv sind, je nach dem Überwiegen der papillären bzw. invasiven Komponente noch weiter unterteilt.

S13 Metaplasie

Das Vorkommen herdförmiger Areale mit plattenepithelialer und/oder glandulärer Differenzierung innerhalb von Übergangszellkarzinomen wird als Metaplasie bezeichnet [5]. Nur Tumoren, die ausschließlich plattenepithelial oder glandulär differenziert sind, dürfen als Plattenepithel- bzw. Adenokarzinome klassifiziert werden (s. S10). Wesentlich seltener ist herdförmiges Auftreten von Arealen vom Aussehen eines Chorionkarzinoms. Auch dies ist als Metaplasie zu bewerten und muß vom reinen Chorionkarzinom abgegrenzt werden.

S14 Spindel-/riesenzellige Anteile im Tumor

In Übergangszellkarzinomen, aber auch in anderen Karzinomen können herdförmig spindelzellige und/oder riesenzellige Areale auftreten. Die Riesenzellen ähneln z. T. Osteoklasten. Diese Tumoren sind aggressiv und werden als G3–4 eingestuft. Solche Tumoren wurden z. T. als Spindelzellkarzinom oder sarkomatoides Karzinom bezeichnet.

S15 Tumorinvasionstyp

Tentakuläres Wachstum ist durch Infiltration der Umgebung in Form von schmalen Zügen, kleinen Nestern und Einzelzellen gekennzeichnet, während En-bloc-Invasion vorwiegend verdrängendes und komprimierendes Wachstum auf breiter Front zeigt [5].

S16 Peritumoröse Entzündung

Das Vorhandensein einer betont lymphozytären Entzündung soll beim Harnblasenkarzinom mit einer besseren Prognose einhergehen [10], während eine betont plasmazelluläre Entzündung die Prognose kaum beeinflussen soll [9]. Diesbezügliche Untersuchungen bei den Harnröhrentumoren sind erforderlich.

S17 Begleitende Läsionen

Teils in unmittelbarem Anschluß, teils auch weitab in tumorfreier Schleimhaut des befallenen Organs oder anderer Anteile der ableitenden Harnwege finden sich relativ häufig Veränderungen, die zusammenfassend als „maladie de la muqueuse" oder „unstabile Schleimhaut" bezeichnet werden [5]. Hierzu zählen neben verschiedenen Entzündungen das Auftreten von Brunn-Epithelnestern sowie verschiedene Metaplasien, einfache Hyperplasie und plane Atypien.

Einfache Hyperplasie bezeichnet eine Verbreiterung des nicht papillär gefalteten Epithels mit regelrechtem Aussehen (ohne Atypien).

Plane Epithelatypien (Urothelatypien) kommen in nicht hyperplastischem und in hyperplastischem Epithel vor und sind durch Störungen in der Schichtung und geringe Kernunregelmäßigkeiten gekennzeichnet. Diese planen Epithelatypien werden heute z. T. als „Dysplasie 1 und 2" bezeichnet (bei diesen Autoren entspricht dann die „Dysplasie 3" einem Carcinoma in situ). (Literatur bei [4] und [5].).

Literatur

[1] Anwar K, Naiki H, Nakakuki K, Inuzuka M (1992) High frequency of human papillomavirus infection in carcinoma of the urinary bladder. Cancer 70:1967–1973

[2] Arbeitsgemeinschaft Urologische Onkologie (AUO) der Deutschen Krebsgesellschaft (1993) Praktische Informationen zur Studienplanung und -durchführung 1993. Urologe A 32 [Suppl 1]:S1–S35

[3] Clayton M, Siami F, Guinan P (1992) Urethral diverticulum carcinoma. Cancer 70:665–679

[4] Helpap B (1989) Pathologie der ableitenden Harnwege und der Prostata. Springer, Berlin Heidelberg New York Tokyo

[5] Mostofi FK, Sobin LH, Torloni H (1973) Histological typing of urinary bladder tumours. International histological classification of tumours No. 10. WHO, Geneva

[6] Murphy WM, Soloway MS (1982) Urothelial dysplasia. J Urol 127:849–854

[7] Ordonez NG, Horsand J, Ayala AG, Sneige N (1986) Oat cell carcinoma of the urinary tract: an immunohistochemical and electron microscopic study. Cancer 58:2519–2530

[8] Petersen RO (1992) Urological pathology, 2nd edn. Lippincott, Philadelphia

[9] Pomerance A (1972) A prognostic index for carcinoma of the bladder based on histopathological findings in cystectomy material. Br J Urol 44:459–460

[10] Sarma KP (1972) Proliferative and lymphoid reactions in bladder cancer. Invest Urol 10:199–207

[11] UICC (1993) TNM Supplement 1993. A commentary on uniform use (Hermanek P, Henson DE, Hutter RVP, Sobin LH, eds). Springer, Berlin Heidelberg New York

[12] Young RH, Scully RE (1985) Clear cell adenocarcinoma of the bladder and urethra. Am J Surg Pathol 9:816–826

Weiterführende Literatur

Bernstein J, Churg J (eds) (1992) Urinary tract pathology. Raven Press, New York

Helpap B (1989) Pathologie der ableitenden Harnwege und der Prostata. Springer, Berlin Heidelberg New York Tokyo

Petersen RO (1992) Urologic pathology, 2nd edn. Lippincott, Philadelphia

Rübben H (Hrsg) (1993) Uroonkologie. Springer, Berlin Heidelberg New York Tokyo

Weiss MA, Mills SE (1993) Genitourinary tract pathology. Gower, New York London

Nach Abschluß des Manuskriptes ist erschienen:

Murphy WM, Beckwith JB, Farrow G (1994) Tumors of the kidney, bladder, and related urinary structures. Atlas of tumor pathology, 3rd ser, fasc 11. Armed Forces Institute of Pathology, Washington, DC

Harnröhrenkarzinom: Schema zur TNM/pTNM-Klassifikation

		(p)TNM	Stadium
Primärtumor	☐ Primärtumor kann nicht beurteilt werden	(p)TX	–
	☐ Kein Anhalt für Primärtumor	(p)T0	–
	☐ Carcinoma in situ	(p)Tis	0is
	☐ Nichtinvasives papilläres, polypöses oder verruköses Karzinom	(p)Ta	0a
	☐ Tumor infiltriert subepitheliales Bindegewebe	(p)T1	I
	☐ Tumor infiltriert Corpus spongiosum oder Prostata oder periurethrale Muskulatur	(p)T2	II
	☐ Tumor infiltriert Corpus cavernosum oder über Prostata hinaus oder vordere Vagina oder Blasenhals	(p)T3	III
	☐ Bei Divertikelkarzinomen: Unterscheidung zwischen (p)T2 und (p)T3 nicht möglich	(p)T2–3	II
	☐ Tumor infiltriert andere Nachbarorgane	(p)T4	IV
Regionäre Lymphknoten	☐ Regionäre Lymphknoten können nicht beurteilt werden	(p)NX	–
	☐ Keine regionären Lymphknotenmetastasen	(p)N0	–
	☐ Metastase(n) in solitärem regionären Lymphknoten		
	Metastasengröße[a] ☐ ≤2 cm	(p)N1	III
	☐ >2–5 cm	(p)N2	IV
	☐ >5 cm	(p)N3	IV
	☐ Metastase in multiplen regionären Lymphknoten		
	Metastasengröße[a] ☐ ≤5 cm	(p)N2	IV
	☐ >5 cm	(p)N3	IV

[a] Wenn die Größe eines *biopsierten* Lymphknotens vom einsendenden Operateur nicht angegeben wird, ist bei positiver Biopsie von *einem* regionären Lymphknoten pN1 und bei positiven Biopsien von *2 oder mehr* regionären Lymphknoten pN2 zu diagnostizieren.

		(p)TNM	Stadium
Fernmetastasen	☐ Das Vorliegen von Fernmetastasen kann nicht beurteilt werden	(p)MX	–
	☐ Keine Fernmetastasen	(p)M0	–
	☐ Fernmetastasen	(p)M1	IV

```
TNM:    T_____    N__    M__
                                  Stadium_____
pTNM:   pT_____   pN__   pM__
```

Erfordernisse für pTNM

pT: Histologische Untersuchung des Primärtumors ohne makroskopisch erkennbaren Tumor an den Resektionslinien *oder* mikroskopische Bestätigung der Infiltration anderer Nachbarorgane als Prostata, Vagina und Blasenhals (pT 4).

pN0: Histologische Untersuchung von 8 oder mehr regionären Lymphknoten.

pN1: Mikroskopische Bestätigung einer oder mehrerer Metastasen in einem solitären regionären Lymphknoten, Metastasengröße nicht mehr als 2 cm.

pN2: Mikroskopische Bestätigung einer oder mehrerer Metastasen in einem solitären regionären Lymphknoten, Metastasengröße mehr als 2 cm, aber nicht mehr als 5 cm
oder
mikroskopische Bestätigung von Metastasen in mindestens 2 regionären Lymphknoten, Metastasengröße nicht mehr als 5 cm.

pN3: Mikroskopische Bestätigung einer regionären Lymphknotenmetastase, die mehr als 5 cm mißt.

pM1: Mikroskopischer (histologischer oder zytologischer) Nachweis von Fernmetastasen.

43 – Maligne Tumoren der Augenbindehaut

Die Dokumentation „Maligne Tumoren der Augenbindehaut" wird angewandt für nichtinvasive und invasive Karzinome und für invasive maligne Melanome der Konjunktiva.

Sie findet *keine* Anwendung für
- das sog. Melanoma in situ (primäre erworbene Melanose),
- mesenchymale maligne Tumoren, wie z. B. Rhabdomyo-, Hämangio-, Kaposi-Sarkom, malignes Neurilemmom (Schwannom) u. a.,
- maligne Lymphome.

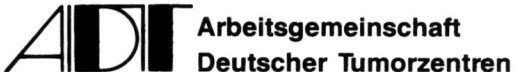

Maligne Tumoren der Augenbindehaut

43.3

Kenn-Nr. (A1)	`4 3`	2
Klinik-Nr. u. Fachrichtung (A2)	☐☐☐☐☐☐☐	9
Patientenidentifikation (A3)	☐☐☐☐☐☐☐	16
Geburtsdatum	Tag Mon. Jahr ☐☐☐☐☐☐	22
Geschlecht (M = Männlich, W = Weiblich)	☐	23
Tumoridentifikations-Nr. (A4)	☐	24
Bogen-Nr. (A5)	`1`	25

I. PRÄTHERAPEUTISCHE DATEN

A. Aufnahmedatum und Anlaß für Arztbesuch (A6)

Aufnahmedatum   Tag _____ Monat _____ Jahr _____   Tag Mon. Jahr ☐☐☐☐☐☐ 31

Anlaß für Arztbesuch
T = Tumorsymptomatik führte zum Arzt, V = Nicht-gesetzliche Vorsorgeuntersuchung, S = Selbstuntersuchung,
L = Nachsorgeuntersuchung (Langzeitbetreuung), A = Andere Untersuchung, X = Unbekannt   ☐ 32

B. Anamnese, präkanzeröse Bedingungen und Läsionen

Datum der ersten ärztlichen Tumor(verdachts)diagnose (A7) Tag ____ Monat ____ Jahr ____   ☐☐☐☐☐☐ 38

	N = Nein	J = Ja	X = F.A.	
Papillom gestielt	○	○	○	39
Papillom sessil	○	○	○	40
Melanosis oculi (S1)	○	○	○	41
Ota-Nävus (S2)	○	○	○	42
Erworbene primäre Melanose (S3)	○	○	○	43
Nävus (benignes Melanom)	○	○	○	44
Blauer Nävus	○	○	○	45

C. Andere Primärtumoren (frühere, synchrone) (A8)

Frühere Tumorerkrankung?   N = Nein, J = Ja, X = F.A.   ☐ 46

Falls Tumor in Anamnese: Lokalisation C └─┴─┴─┘ Erkrankungsjahr 19 └─┘ Lokalisation Jahr C ☐☐☐☐ ☐☐ 52

Synchroner Primärtumor in anderem Organ?   N = Nein, J = Ja   ☐ 53

D. Allgemeine klinische Befunde

Klinische Symptomatik	N = Nein	J = Ja	X = F.A.	
Leukoplakie (S4)	○	○	○	54
Sichtbarer Tumor	○	○	○	55
Schmerzen	○	○	○	56
Entzündung	○	○	○	57
Blutung (S5)	○	○	○	58
Lidschwellung (Zufallsbefund)	○	○	○	59

Allgemeiner Leistungszustand (nach ECOG) (A9)
0 = Normale, uneingeschränkte Aktivität wie vor der Erkrankung,
1 = Einschränkung bei körperlicher Anstrengung, aber gehfähig; leichte körperliche Arbeit bzw. Arbeit im Sitzen möglich,
2 = Gehfähig, Selbstversorgung möglich, aber nicht arbeitsfähig; kann mehr als 50% der Wachzeit aufstehen,
3 = Nur begrenzte Selbstversorgung möglich; 50% oder mehr der Wachzeit an Bett oder Stuhl gebunden,
4 = Völlig pflegebedürftig, keinerlei Selbstversorgung möglich; völlig an Bett oder Stuhl gebunden, X = Unbekannt   ☐ 60

Wagner/Hermanek: Organspezifische Tumordokumentation © Springer-Verlag 1995

Maligne Tumoren der Augenbindehaut

K-Nr. **4 3** | Patienten-Id. | T-Id. | B-Nr. **1**

E. Diagnostik (A11)

Durchgeführte Untersuchungen U = Unauffällig P = Pathologisch N = Nicht durchgeführt

	U	P	N	
Inspektion (Spaltlampe)	○	○	○	61
Palpation durch das Lid (Verschieblichkeit)	○	○	○	62
Ultraschall	○	○	○	63
Fotographie	○	○	○	64
Biopsie	○	○	○	65

F. Tumorlokalisation

Lokalisation des Primärtumors (nach Tumorlokalisationsschlüssel) (A12) C |6|9|,| | C |6|9| | 69

Seitenlokalisation R = Rechts, L = Links ☐ 70

Nähere Angaben zur Lokalisation F = Tumorfrei T = Tumor X = F.A.

	F	T	X	
Lidkonjunktiva	○	○	○	71
Fornix	○	○	○	72
Conjunctiva bulbi	○	○	○	73
Karunkel	○	○	○	74

G. TNM-Klassifikation

Primärtumor

Tumorausdehnung (Größter Tumordurchmesser) (in mm) (XX = F.A.) |_|_| ☐☐ 76

Tumordicke geschätzt (in mm) (XX = F.A.) |_|,|_| ☐☐ 78

Zusätzliche Angabe bei Tumoren der Conjunctiva bulbi: Quadrantenbefall
1 = Ein Quadrant oder weniger befallen, 2 = Mehr als ein Quadrant befallen, X = F.A. ☐ 79

Invasion benachbarter Strukturen (S7) N = Nein J = Ja X = F.A.

	N	J	X	
Lid	○	○	○	80
Hornhaut	○	○	○	81
Sklera	○	○	○	82
Orbita	○	○	○	83

Regionäre Lymphknoten (S8) F = Tumorfrei M = Metastase(n) X = F.A.

	F	M	X	
Präaurikulär	○	○	○	84
Submandibulär	○	○	○	85
Zervikal	○	○	○	86

Fernmetastasen N = Nein, J = Ja, X = F.A. ☐ 87

Wenn ja, **Lokalisation** (A14) 1. _____ 1. ☐☐☐ 90
2. _____ 2. ☐☐☐ 93
3. _____ 3. ☐☐☐ 96

Klinische TNM-Klassifikation (A15, S9 und Schema S. 43.16)

y |_| T |_|_| (m) |_| C |_| y|T|(m)|C ☐☐☐☐ 101
N |_| C |_| N|C ☐☐ 103
M |_| C |_| M|C ☐☐ 105

Zusätzliche Angabe zu M (A15) 0 = Entfällt, da Makrometastasen, 1 = (mi) Mikrometastasen (±isolierte Tumorzellen),
2 = (i) Nur isolierte Tumorzellen, X = F.A. ☐ 106

H. Sonstige Tumorbefunde

Zusätzliche Angabe bei malignem Melanom: Tumorpigmentierung
K = Keine (amelanotisch), U = Unregelmäßig pigmentiert, M = Mäßig pigmentiert, S = Stark pigmentiert, X = F.A. ☐ 107

Wagner/Hermanek: Organspezifische Tumordokumentation © Springer-Verlag 1995

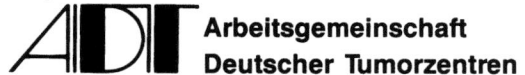

Arbeitsgemeinschaft Deutscher Tumorzentren

Maligne Tumoren der Augenbindehaut

43.7

Kenn-Nr. (A1)	`4` `3` 2
Klinik-Nr. u. Fachrichtung (A2)	9
Patientenidentifikation (A3)	16
Geburtsdatum (Tag, Mon., Jahr)	22
Geschlecht (M = Männlich, W = Weiblich)	23
Tumoridentifikations-Nr. (A4)	24
Bogen-Nr. (A5)	`2` 25

II. DATEN ZUR THERAPIE

A. Vorgesehene und durchgeführte Therapiemodalitäten (A16)

N = Nein J = Ja* A = Abgelehnt

Operation	26
Bestrahlung	28
Chemotherapie, systemische	30
Chemotherapie, lokale	31
Hormontherapie	32
Immuntherapie	33
Sonstige Therapie	34

* Bei mehr als einer durchgeführten Therapiemodalität die zeitliche Reihenfolge der Maßnahmen durch Ziffern kennzeichnen.
(Wenn nichtchirurgische Therapie durchgeführt, zusätzliche Therapiebögen der Basisdokumentation ausfüllen!)

B. Chirurgische Behandlung

Datum der definitiven chirurgischen Behandlung (S10) Tag _____ Monat _____ Jahr _____ (Tag, Mon., Jahr) 40

Art der chirurgischen Behandlung des Primärtumors (bis zu 3 Angaben möglich)
1 = Kryotherapie, 2 = Totale En-bloc-Exzision, 3 = Totale Exzision mit gesonderten Rand(nach)exzisionen,
4 = Tumorreduktion   1. 2. 3. 43

Zeitliche Abfolge   1 = Einzeitig, 2 = Mehrzeitig, X = F.A.   44

Lymphknotenentfernung   K = Keine, E = Entfernung einzelner LK, D = Dissektion Hals   45

Örtliche Tumorzelldissemination   N = Nein (no touch), J = Ja (Schnitt durch Tumor)   46

C. Klinische R-Klassifikation und Gesamtbeurteilung des Tumorgeschehens

Klinische R-Klassifikation (A18)
0 = Kein Residualtumor (R0), 1 = Nur mikroskopischer Residualtumor (R1), 2 = Makroskopischer Residualtumor, mikroskopisch nicht bestätigt (R2a), 3 = Makroskopischer Residualtumor, auch mikroskopisch bestätigt (R2b), X = Unbestimmt (RX)   47

Lokalisation von Residualtumor   N = Nein   J = Ja

Lokoregionär	48
Fernmetastase(n)	49

Gesamtbeurteilung des Tumorgeschehens bei nichtchirurgischer Therapie (A19)
V = Vollremission, T = Teilremission, B = Klinische Besserung des Zustandes, Kriterien für Teilremission jedoch nicht erfüllt,
K = Keine Änderung, D = Divergentes Geschehen, P = Progression, U = Beurteilung unmöglich, X = F.A.   50

D. Frühe Komplikationen der Therapie

Chirurgische Komplikationen   N = Nein   J = Ja

Bindehautchemose	51
Bindehautentzündung	52
Sicca-Syndrom (Benetzungsstörungen)	53
Symblepharon	54
Motilitätseinschränkung	55
Doppelbilder	56
Ankyloblepharon	57
Lidschwellung	58

Wagner/Hermanek: Organspezifische Tumordokumentation   © Springer-Verlag 1995

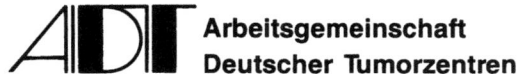
Arbeitsgemeinschaft Deutscher Tumorzentren

Maligne Tumoren der Augenbindehaut

Kenn-Nr. (A1)	**4 3**	2
Klinik-Nr. u. Fachrichtung (A2)		9
Patientenidentifikation (A3)		16
Geburtsdatum	Tag Mon. Jahr	22
Geschlecht (M = Männlich, W = Weiblich)		23
Tumoridentifikations-Nr. (A4)		24
Bogen-Nr. (A5)	**3**	25

III. DATEN ZUR PATHOLOGIE

Untersuchungsmaterial Primärtumor (A22)
K = Keine Untersuchung, Z = Nur Zytologie, B = Biopsie ohne Tumorresektion, T = Tumorteile (bei Tumorreduktion), R = Resektat ☐ 26

A. Histologischer Typ und Grading

Histologischer Tumortyp nach ICD-O (A23, S11)   M └─┴─┴─┴─┘/└3┘   M ☐☐☐☐☐ 31

Bestätigung der Tumorhistologie durch andere Institution (A23)
N = Nein, R = Register oder Referenzpathologie einer Studie, A = Anderes Pathologisches Institut, B = R+A ☐ 32

Grading (A24, S12)   1 = G1, 2 = G2, 3 = G3, 4 = G4, L = Low Grade (G1–2), H = High Grade (G3–4), X = F.A. ☐ 33

B. pTNM-Klassifikation

Primärtumor

Tumorausdehnung (größter Durchmesser) (in mm)   (XXX = F.A.)   └─┴─┘,└─┘   ☐☐☐ 36

Tumordicke (in mm)   (XX = F.A.)   └─┘,└─┘   ☐☐ 38

Tumorausdehnung bei malignem Melanom

Lokalisation   L = Nur Lidkonjunktiva, A = Andere Teile der Konjunktiva (Fornix, Conj. bulbi, Karunkel), X = F.A. ☐ 39

Quadrantenbefall bei Tumoren der Conjunctiva bulbi
1 = Ein Quadrant oder weniger befallen, 2 = Mehr als ein Quadrant befallen, X = F.A. ☐ 40

Invasion benachbarter Strukturen (S7)   N = Nein   J = Ja   X = Nicht untersucht

	N	J	X	
Lid	○	○	○	☐ 41
Hornhaut	○	○	○	☐ 42
Sklera	○	○	○	☐ 43
Orbita	○	○	○	☐ 44

Regionäre lymphogene Metastasierung (S8)

Lokalisation mikroskopisch nachgewiesener LK-Metastasen
0 = Entfällt (keine LK-Metastasen), 1 = Präaurikulär, 2 = Submandibulär, 3 = 1+2, 4 = Zervikal,
5 = 1+4, 6 = 2+4, 7 = 1+2+4, X = F.A. ☐ 45

Zahl untersuchter regionärer Lymphknoten   └─┴─┘ ☐☐ 47

Zahl befallener regionärer Lymphknoten   └─┴─┘ ☐☐ 49

Fernmetastasen   K = Keine nachgewiesen, Z = Zytologisch bestätigt, H = Histologisch bestätigt ☐ 50

Lokalisation mikroskopisch nachgewiesener Fernmetastasen (A14)

1. _____   1. ☐☐ 53
2. _____   2. ☐☐ 56
3. _____   3. ☐☐ 59

pTNM-Klassifikation (A25 und Schema S. 43.16)   y pT pN pM

y └─┘ pT └─┴─┘ pN └─┘ pM └─┘   ☐☐☐☐☐ 64

Zusätzliche Angabe zu pN (A25) (mi) Nur Mikrometastasen?   N = Nein, J = Ja, X = F.A. ☐ 65

Zusätzliche Angabe zu pM (A25)   0 = Entfällt, da Makrometastasen, 1 = (mi) Mikrometastasen (±isolierte Tumorzellen),
2 = (i) Nur isolierte Tumorzellen, X = F.A. ☐ 66

Maligne Tumoren der Augenbindehaut

K-Nr. **4 3** Patienten-Id. T-Id. B-Nr. **3**

C. Weitere Befunde und begleitende Veränderungen

Ausgeprägte peritumoröse Entzündung
N = Nein, J = Ja, X = F.A. ☐ 67

Begleitende Veränderungen N = Nein J = Ja X = Nicht unters.

Plattenepithelpapillom ○ ○ ○ ☐ 68
Dysplasie (S11) ○ ○ ○ ☐ 69
Carcinoma in situ (S11) ○ ○ ○ ☐ 70

Bei malignen Melanomen: Zelltyp (S13) (XX = F.A.) (%-Anteil)

Spindelzellen ⊔⊔⊔ ☐☐ 72
Epitheloidzellen ⊔⊔⊔ ☐☐ 74

Lymphgefäßinvasion (L-Klassifikation) (A27)
0 = Keine Lymphgefäßinvasion (L0), 1 = Lymphgefäßinvasion (L1), X = F.A. (LX) ☐ 75

Veneninvasion (V-Klassifikation) (A27)
0 = Keine Veneninvasion (V0), 1 = Mikroskopische Veneninvasion (V1), 2 = Makroskopische Veneninvasion (V2), X = F.A. (VX) ☐ 76

Örtliche Tumorzelldissemination (Schnitt durch Tumorgewebe)
N = Nein, J = Ja ☐ 77

Tumorbiologische Spezialuntersuchungen (A28)
N = Nein, J = Ja ☐ 78

D. Definitive R-Klassifikation und weitere Angaben zur Radikalität

Histologische Befunde an den Resektionsrändern (S43)
F = Tumorfrei, S = In-situ-Tumor, I = Invasiver Tumor, X = Nicht untersucht ☐ 79

Definitive R-Klassifikation (A29)
0 = Kein Residualtumor (R0), 1 = Nur mikroskopischer Residualtumor (R1), 2 = Makroskopischer Residualtumor, mikroskopisch nicht bestätigt (R2a), 3 = Makroskopischer Residualtumor, auch mikroskopisch bestätigt (R2b), X = Unbestimmt (RX) ☐ 80

Methodik der R-Klassifikation (A30)
K = Konventionell, S = „Sophisticated" ☐ 81

Lokalisation von Residualtumor N = Nein J = Ja

Lokoregionär ○ ○ ☐ 82
Fernmetastasen ○ ○ ☐ 83

Minimaler Sicherheitsabstand (in mm) (XX = F.A.) Histologisch ⊔⊔⊔ ☐☐ 85

Wagner/Hermanek: Organspezifische Tumordokumentation © Springer-Verlag 1995

Spezielle Verschlüsselungsanweisungen

S 1 Melanosis oculi

Als Melanosis oculi (okuläre Melanose, okuläre Melanozytose) wird eine kongenitale, typischerweise einseitige Anomalie bezeichnet, die mit unterschiedlich starker Hyperpigmentierung von Konjunktiva, Episklera, Sklera, Uvea und gelegentlich auch des N. opticus einhergeht. Der Hyperpigmentierung liegt eine diffuse Ansammlung von Nävuszellen zugrunde. Erhöhtes Vorkommen von malignen Melanomen der Konjunktiva und der Uvea wird hierbei berichtet [6].

S 2 Ota-Nävus

Beim Ota-Nävus (kongenitale okulodermale Melanozytose) findet sich zusätzlich zu einer Melanosis oculi (s. S 1) eine ipsilaterale Hyperpigmentation des periokulären Gewebes – insbesondere der Dermis der periorbitalen Haut und der Augenlider – oft auch Hyperpigmentierung der Tunica propria der ipsilateralen Nasen- und Mundhöhle und/oder der ipsilateralen Orbita und des Frontallappens. Der Ota-Nävus wird auch als „extrasakraler Mongolenfleck" bezeichnet und findet sich vor allem bei Asiaten. Auch bei dieser kongenitalen Veränderung ist ein erhöhtes Vorkommen von malignen Melanomen der Konjunktiva und der Uvea zu erwarten [3].

S 3 Erworbene primäre Melanose

Das histologische Substrat dieser Veränderung sind vermehrte Melanozyten in den basalen Lagen des Epithels, einzeln oder in Haufen gelegen, mit unterschiedlichen Graden von Atypie. Die Veränderung gleicht jener, die an der Haut als Melanoma in situ (Clark-Level I), atypische Melanozytenhyperplasie oder schwere Melanozytendysplasie bezeichnet wird.

Die Bewertung ist unterschiedlich. Rosai [7] (dort Literaturübersicht) unterteilt diese Läsionen in Anlehnung an [2] und [5] weiter in

- konjunktivale Hypermelanose ohne Atypien,
- atypische Melanozytenhyperplasie und
- intraepitheliales malignes Melanom.

Entsprechend dem üblichen Vorgehen bei Hautmelanomen wird hier von dieser subjektiven Unterteilung abgesehen.

S 4 Leukoplakie

Als *Leukoplakie* wird jede milchig-weiße, z. T. leicht prominente Veränderung der Bindehaut bezeichnet. Ihr können nichtneoplastische Keratosen über einer Pinguecula, ein Binot-Fleck, ein Carcinoma in situ oder ein frühinfiltratives Karzinom zugrunde liegen.

S 5 Blutung

Als *Blutung* werden makroskopische Blutabgänge aus dem Auge sowie blutige Verfärbung der Tränenflüssigkeit erfaßt.

S 6 Tumorlokalisation

Je nach Ausgangspunkt kommen folgende Notationen des Tumorlokalisationsschlüssels in Frage:

C 69.01   Lidkonjunktiva,
C 69.03   Conjunctiva bulbi,
C 69.02   Fornix der Konjunktiva.

Bei Tumoren, die 2 der Unterbezirke zu gleichen Teilen befallen, wird C 69.08 verschlüsselt (Konjunktiva, mehrere Teile überlappend). Die jeweils befallenen Unterbezirke werden anschließend im einzelnen dokumentiert.

S 7 Invasion benachbarter Strukturen

Nach dem TNM Supplement 1993 [8] gilt als Invasion des Augenlides der Durchbruch von Tumorgewebe durch die Tarsalplatte in den vorderen (kutanen) Anteil des Lides.

S 8 Regionäre Lymphknoten

Als regionäre Lymphknoten gelten die ipsilateralen präaurikulären, submandibularen und zervikalen Lymphknoten. Letztere schließen auch die supraklavikulären Lymphknoten ein.

S 9 Klinische TNM-Klassifikation

C-Faktor		
Primärtumor	C 1:	Inspektion, Palpation
	C 2:	Sonographie
	C 3:	Chirurgische Exploration einschließlich Biopsie
Regionäre Lymphknoten	C 1:	Klinische Untersuchung
	C 2:	Sonographie, CT, Biopsie, Zytologie
	C 3:	Chirurgische Exploration einschließlich Zytologie und Biopsie
Fernmetastasen	C 1:	Klinische Untersuchung, Standardröntgenaufnahmen
	C 2:	Röntgen in speziellen Projektionen, konventionelle Schichtaufnahmen, CT, Sonographie, NMR, nuklearmedizinische Untersuchungen, Biopsie, Zytologie
	C 3:	Chirurgische Exploration einschließlich Biopsie und Zytologie

S 10 Datum der definitiven chirurgischen Therapie

Bei zweizeitigem Vorgehen (z. B. zunächst umschriebene lokale Exzision nicht im Gesunden, sodann weite Exzision im Gesunden) gilt als Datum der definitiven chirurgischen Therapie der zweite, weiterreichende Eingriff.

S 11 Histologischer Tumortyp

Die Einordnung der malignen Tumoren der Konjunktiva erfolgt nach der WHO-Klassifikation [10]. Die in Frage kommenden Tumoren sind mit ihren ICD-O-Code-Nummern nachstehend aufgelistet.

Gruppe	Tumortyp	ICD-O-Code-Nr. Code-Nr.	Anmerkung
Tumoren des Oberflächen-epithels	Carcinoma in situ	8070/2	(1)
	Plattenepithelkarzinom	8070/3	
	Mukoepidermoidkarzinom	8430/3	
	Basalzellkrebs	8090/3	
Maligne Melanome	Malignes Melanom, entstanden in Nävuszellnävus	8740/3 [a]	(2)
	Malignes Melanom, entstanden in blauem Nävus	8780/3 [a]	
	Malignes Melanom, entstanden in primärer erworbener Melanose	8741/3 [a]	
	Malignes Melanom de novo (unbekannter Ursprung)	8721/3 [b]	

[a] Diese ICD-O-Code-Nummer ist nach der ICD-O derzeit nur für die entsprechenden Tumoren der Haut vorgesehen. Da diese Melanome aber auch an der Konjunktiva vorkommen, wird ihre Anwendung auch bei dieser Lokalisation empfohlen.
[b] Die Code-Nummer 8721/3 ist in der ICD-O für das noduläre maligne Melanom der Haut vorgesehen. Wegen identischer Struktur wird empfohlen, diese Nummer auch für das maligne Melanom de novo der Konjunktiva zu verwenden.

Anmerkungen

(1) Von manchen Autoren wird neben dem Terminus „Carcinoma in situ" auch die Diagnose „Dysplasie" verwendet. Hierfür wurde als zusammenfassender Begriff die Bezeichnung „konjunktivale intraepitheliale Neoplasie" vorgeschlagen [9].

(2) Die Unterteilung der malignen Melanome nach ihrer Entstehung ist bei Lokalisation an der Konjunktiva von prognostischer Bedeutung [1, 4], während der Zelltyp die Prognose nicht beeinflußt. Die histologische Typenbestimmung der Melanome der Konjunktiva ist identisch mit deren Grading (s. S 12).

S 12 Grading

Beim *Karzinom der Konjunctiva* erfolgt ein vierstufiges (G 1 – 4) oder ein zweistufiges Grading („low grade": G 1 – 2 oder „high grade": G 3 – 4).

Beim *malignen Melanom* der Konjunktiva werden 3 Grade unterschieden, die den histologischen Typen entsprechen (s. S 10):

G 1: malignes Melanom, das in Nävuszellnävus entstanden ist,
G 2: malignes Melanom auf dem Boden einer primären erworbenen Melanose,
G 3: malignes Melanom de novo.

Beim seltenen malignen Melanom auf dem Boden eines blauen Nävus wird GX verschlüsselt.

S 13 Zelltyp (beim malignen Melanom)

Maligne Melanome der Konjunktiva bestehen in wechselnden Anteilen aus Spindel- und Epitheloidzellen. Eine prognostische Bedeutung scheint dem Zelltyp nicht zuzukommen [4].

Literatur

[1] Folberg R, Mc Lean IW, Zimmerman LE (1985) Malignant melanoma of the conjunctiva. Hum Pathol 16:136–143
[2] Guillén FJ, Albert DM, Mihm MC Jr (1985) Pigmented melanocytic lesions of the conjunctiva. Pathology 17:275–280
[3] Henkind P, Friedman A (1971) Extended ocular pigmentation. Int Ophthalm Clin 11:87–111
[4] Lang GK, Straul CW, Naumann GOH (1994) Ophthalmic tumours. In: UICC: Prognostic factors in cancer (Hermanek P, Gospodarowicz M, Henson DE, Hutter RVP, Sobin LH, eds). Springer, Berlin Heidelberg New York Tokyo
[5] Mihm MC Jr, Guillén FJ (1985) Classification of nonnevoid pigmental lesions of the conjunctiva (letter to the editor). Hum Pathol 16:1078
[6] Pomeranz GA, Bunt AH, Kalina RE (1981) Multifocal chorioidal melanoma in ocular melanocytosis. Arch Ophthalmol 99:857–863

[7] Rosai J (1989) Ackerman's surgical pathology, 7th edn. Mosby, St Louis Toronto Washington

[8] UICC (1993) TNM Supplement 1993. A commentary on uniform use (Hermanek P, Henson DE, Hutter RVP, Sobin LH, eds). Springer, Berlin Heidelberg New York Tokyo

[9] Waring GO III, Roth AM, Ekins MB (1984) Clinical and pathologic description of 17 cases of corneal intraepithelial neoplasia. Am J Ophthalmol 97:547–559

[10] Zimmerman LE, Sobin LH (1980) Histological typing of tumours of the eye and its adnexa. International histological classification of tumours No 24. WHO, Geneva

Weiterführende Literatur

Naumann GOH (1980) Pathologie des Auges. Springer, Berlin Heidelberg New York

Naumann GOH, Apple DH (1986) Pathology of the eye. Springer, Berlin Heidelberg New York Tokyo

Yanoff M, Fine BS (1992) Ocular pathology. A color atlas, 2nd edn. Raven Press, New York

Nach Abschluß des Manuskriptes ist erschienen:

McLean IW, Burnier MN, Zimmerman LE, Jakobiec FA (1994) Atlas of Tumor Pathology – Tumors of the Eye and Ocular Adnexa. Armed Forces Institute of Pathology, Washington

Karzinom der Konjunktiva: Schema zur TNM/pTNM-Klassifikation

		(p)TNM
Primärtumor	☐ Primärtumor kann nicht beurteilt werden	(p)TX
	☐ Kein Anhalt für Primärtumor	(p)T0
	☐ Carcinoma in situ	(p)Tis
	☐ Tumor ohne Invasion benachbarter Strukturen	
	☐ ≤5 mm	(p)T1
	☐ >5 mm	(p)T2
	☐ Tumor mit Invasion benachbarter Strukturen	
	☐ Lid/Kornea/Sklera	(p)T3
	☐ Orbita	(p)T4
Regionäre Lymphknoten	☐ Regionäre Lymphknoten können nicht beurteilt werden	(p)NX
	☐ Keine regionären Lymphknotenmetastasen	(p)N0
	☐ Regionäre Lymphknotenmetastasen	(p)N1
Fernmetastasen	☐ Das Vorliegen von Fernmetastasen kann nicht beurteilt werden	(p)MX
	☐ Keine Fernmetastasen	(p)M0
	☐ Fernmetastasen	(p)M1

```
TNM:      T____      N__      M__
pTNM:     pT____     pN__     pM__
```

Erfordernisse für pTNM

pT: Histologische Untersuchung des Primärtumors mit histologisch tumorfreien Resektionsrändern oder mikroskopische Bestätigung einer Invasion der Orbita.

pN0: Histologische Untersuchung von 6 oder mehr regionären Lymphknoten.

pN1: Mikroskopische Bestätigung einer regionären Lymphknotenmetastase.

pM1: Mikroskopischer (histologischer oder zytologischer) Nachweis von Fernmetastasen.

44 – Malignes Melanom der Uvea

Die Dokumentation „Malignes Melanom der Uvea" wird bei malignen Melanomen von Iris, Ziliarkörper und Aderhaut angewandt.

ADT Arbeitsgemeinschaft Deutscher Tumorzentren

Malignes Melanom der Uvea

Kenn-Nr. (A1)	4 4	2
Klinik-Nr. u. Fachrichtung (A2)		9
Patientenidentifikation (A3)		16
Geburtsdatum	Tag Mon. Jahr	22
Geschlecht (M = Männlich, W = Weiblich)		23
Tumoridentifikations-Nr. (A4)		24
Bogen-Nr. (A5)	1	25

I. PRÄTHERAPEUTISCHE DATEN

A. Aufnahmedatum und Anlaß für Arztbesuch (A6)

Aufnahmedatum   Tag ___ Monat ___ Jahr ___   Tag Mon. Jahr □ 31

Anlaß für Arztbesuch
T = Tumorsymptomatik führte zum Arzt, V = Nicht-gesetzliche Vorsorgeuntersuchung, S = Selbstuntersuchung,
L = Nachsorgeuntersuchung (Langzeitbetreuung), A = Andere Untersuchung, X = Unbekannt   □ 32

B. Anamnese, präneoplastische Bedingungen und Läsionen

Datum der ersten ärztlichen Tumor(verdachts)diagnose (A7) Tag ___ Monat ___ Jahr ___   Tag Mon. Jahr □ 38

	N = Nein	J = Ja	X = F.A.	
Melanosis oculi (S1)	○	○	○	□ 39
Ota-Nävus (S2)	○	○	○	□ 40
Nävus (benignes Melanom) (S3)	○	○	○	□ 41
Neurofibromatose	○	○	○	□ 42
Gravidität bei Diagnose (S4)	○	○	○	□ 43
Vorerkrankungen am befallenen Auge				
Glaukom	○	○	○	□ 44
Katarakt	○	○	○	□ 45
Netzhauterkrankungen	○	○	○	□ 46
Sonstige	○	○	○	□ 47

C. Andere Primärtumoren (frühere, synchrone) (A8)

Frühere Tumorerkrankung?   N = Nein, J = Ja, X = F.A.   □ 48

Falls Tumor in Anamnese: Lokalisation C ⊔⊔⊔⊔   Erkrankungsjahr 19 ⊔⊔   C □□□□ Lokalisation □ Jahr 54

Synchroner Primärtumor in anderem Organ?   N = Nein, J = Ja   □ 55

D. Allgemeine klinische Befunde

Klinische Symptomatik	N = Nein	J = Ja	X = F.A.	
Sehstörungen				
Visusreduktion	○	○	○	□ 56
Metamorphopsie	○	○	○	□ 57
Skotome	○	○	○	□ 58
Motilitätsstörungen (Doppelbilder)	○	○	○	□ 59
Schmerzen	○	○	○	□ 60
Entzündung	○	○	○	□ 61
Exophthalmus	○	○	○	□ 62
Symptome durch Fernmetastasen	○	○	○	□ 63
Zufallsbefund	○	○	○	□ 64

Wagner/Hermanek: Organspezifische Tumordokumentation   © Springer-Verlag 1995

Malignes Melanom der Uvea

K-Nr. **4 4** Patienten-Id. T-Id. B-Nr. **1**

Begleitbefunde am erkrankten Auge	N = Nein	J = Ja	X = F.A.	
Tumorferne Begleitablatio	○	○	○	65
Kollaterale Begleitablatio	○	○	○	66
Defekt im retinalen Pigmentepithel	○	○	○	67
Durchbruch durch die Bruchsche Membran (Pilzform)	○	○	○	68
Durchbruch durch die Retina (Knapp-Rönne-Typ)	○	○	○	69
Durchbruch durch die Sklera (episklerale Ausbreitung)	○	○	○	70
Sekundärer Winkelblock (±Rubeosis iridis)	○	○	○	71
Zilio-lentikulärer Block	○	○	○	72
Cataracta complicata	○	○	○	73
Subretinale Blutung	○	○	○	74
Epiretinale Blutung	○	○	○	75

Befund am kontralateralen Auge
G = Gesund, E = Erkrankt, A = Amaurotisch, F = Fehlend   □ 76

Allgemeiner Leistungszustand (nach ECOG) (A9)
0 = Normale, uneingeschränkte Aktivität wie vor der Erkrankung,
1 = Einschränkung bei körperlicher Anstrengung, aber gehfähig; leichte körperliche Arbeit bzw. Arbeit im Sitzen möglich,
2 = Gehfähig, Selbstversorgung möglich, aber nicht arbeitsfähig; kann mehr als 50% der Wachzeit aufstehen,
3 = Nur begrenzte Selbstversorgung möglich; 50% oder mehr der Wachzeit an Bett oder Stuhl gebunden,
4 = Völlig pflegebedürftig, keinerlei Selbstversorgung möglich; völlig an Bett oder Stuhl gebunden, X = Unbekannt   □ 77

E. Diagnostik (A11)

Durchgeführte Untersuchungen	N = Nein	J = Ja	
Ophthalmoskopie	○	○	78
Fotografie (auch Infrarot)	○	○	79
Diaphanoskopie	○	○	80
Sonographie (A-, B-Bild)	○	○	81
Fluoreszenzangiographie	○	○	82
CT	○	○	83
Computerstereometrie	○	○	84
NMR	○	○	85

Refraktion des erkrankten Auges in Dioptrien (als sphärisches Äquivalent)
(+/−) □□,□□   (+/−) □□□□ 90

Korrigierter Visus (in Prozent; rechtsbündig eintragen!) □□□□ 93
(FZ = 222, Hbw = 333, LPl = 444, LPD = 555, NLP = 666)

Biopsie durchgeführt
N = Nein, J = Ja   □ 94

Sonstige durchgeführte Untersuchungen	N = Nein	J = Ja	
Thoraxröntgen	○	○	95
Sonographie Abdomen	○	○	96
Skelettszintigraphie	○	○	97

F. Tumorlokalisation

Lokalisation des Primärtumors (nach Tumorlokalisationsschlüssel) (A12, S5) C |6|9|_|_| C |6|9|□| 101

Seitenlokalisation   R = Rechts, L = Links   □ 102

Bei Tumor der Iris oder des Ziliarkörpers
1 = Lokalisierter Tumor, 2 = Diffuser Typ, 3 = Lokalisierter Tumor mit offener Aussaat   □ 103

Bei Sitz in der Aderhaut:

Entfernung des zentralen Tumorrandes von der Papille in Papillendurchmessern   □ 105

Wagner/Hermanek: Organspezifische Tumordokumentation © Springer-Verlag 1995

Malignes Melanom der Uvea

K-Nr. `4 4` Patienten-Id. `[    ]` T-Id. `[ ]` B-Nr. `1`

Lage des Tumormittelpunktes im Fundusschema
1 = Oben, 2 = Nasal oben, 3 = Nasal, 4 = Nasal unten, 5 = Unten, 6 = Temporal unten,
7 = Temporal, 8 = Temporal oben, 9 = Zentral □ 106

Papilla N. optici beteiligt?
N = Nein, J = Ja, X = Nicht entscheidbar □ 107

Tumor in der Fundusperipherie ophthalmoskopisch abgrenzbar?
N = Nein, J = Ja □ 108

G. TNM-Klassifikation und klinisches Stadium

Befallene intraokuläre Strukturen   N = Nein   J = Ja   X = F.A.

Struktur	N	J	X	Feld
Iris	○	○	○	□ 109
Ziliarkörper	○	○	○	□ 110
Vorderer Kammerwinkel	○	○	○	□ 111
Vordere Kammer	○	○	○	□ 112
Choroidea	○	○	○	□ 113
Retina	○	○	○	□ 114

Extraokuläre Ausbreitung   ○   ○   ○   □ 115

Weitere Angaben bei Tumoren der Iris: Quadrantenbefall
1 = Ein Quadrant oder weniger befallen, 2 = Mehr als ein Quadrant befallen, X = F.A. □ 116

Weitere Angaben bei Tumoren der Aderhaut:

Größter Basisdurchmesser (S6)   in Papillendurchmessern   └┴┴┘   □□ 118
(XX = F.A.)   in mm   └┴┴┘   □□ 120

Tumorprominenz (S7)   in Dioptrien   └┴┴┘   □□ 122
(XXX bzw. XX = F.A.)   in μsec (Sonographie)   └┴┴┘,└┘   □□□ 125
in mm (Computerstereometrie)   └┴┴┘   □□ 127

Regionäre Lymphknoten (S8)   F = Tumorfrei, M = Metastasen, X = F.A.   □ 128

Fernmetastasen   N = Nein, J = Ja, X = F.A.   □ 129

Wenn ja, **Lokalisation (A14)**
1. _____   1. □□ 132
2. _____   2. □□ 135
3. _____   3. □□ 138

Klinische TNM-Klassifikation (A15, S9 und Schema S. 44.21)

y └┘ T └┴┘ C └┘
N └┘ C └┘
M └┘ C └┘

y	T	C
			142

N	C
		144

M	C
		146

Zusätzliche Angabe zu M (A15)   0 = Entfällt, da Makrometastasen, 1 = (mi) Mikrometastasen (±isolierte Tumorzellen),
2 = (i) Nur isolierte Tumorzellen, X = F.A.   □ 147

Klinisches Stadium (A16 und Schema S. 44.21)

Iris und Ziliarkörper
1 = Stadium I, 2 = Stadium II, 3 = Stadium III, 4 = Stadium IVA, 5 = Stadium IVB, X = F.A.   □ 148

Choroidea
1 = Stadium IA, 2 = Stadium IB, 3 = Stadium II, 4 = Stadium III, 5 = Stadium IVA, 6 = Stadium IVB, X = F.A.   □ 149

Arbeitsgemeinschaft Deutscher Tumorzentren

Malignes Melanom der Uvea

44.9

Kenn-Nr. (A1)	4 4 2
Klinik-Nr. u. Fachrichtung (A2)	9
Patientenidentifikation (A3)	16
Geburtsdatum (Tag, Mon., Jahr)	22
Geschlecht (M = Männlich, W = Weiblich)	23
Tumoridentifikations-Nr. (A4)	24
Bogen-Nr. (A5)	2 25

II. DATEN ZUR THERAPIE

A. Vorgesehene und durchgeführte Therapiemodalitäten (A17)

	N = Nein	J = Ja*	A = Abgelehnt	
Operation	○	○	○	26
Bestrahlung				
Brachytherapie (Applikatorbehandlung)	○	○	○	27
Teletherapie	○	○ ○	○	29
Hyperthermie	○	○ ○	○	31
Chemotherapie, systemische	○	○ ○	○	33
Hormontherapie	○	○	○	34
Immuntherapie	○	○	○	35
Sonstige Therapie	○	○	○	36

* Bei mehr als einer durchgeführten Therapiemodalität die zeitliche Reihenfolge der Maßnahmen durch Ziffern kennzeichnen.
(Wenn nicht-chirurgische Therapie durchgeführt, zusätzliche Therapiebögen der erweiterten Basisdokumentation ausfüllen!)

B. Chirurgische Behandlung

Datum der Operation   Tag _____ Monat _____ Jahr _____   (Tag, Mon., Jahr)   42

Art der Therapie des Primärtumors (S10)
X = Xenonlichtkoagulation, L = Laserkoagulation, S = Sonstige Koagulation, K = Kryotherapie, R = Tumorresektion   43

Art der Tumorresektion
T = Tumorexzision, E = Enukleation, O = Orbitaexenteration   44

Zusätzliche Angaben bei sekundärer Enukleation nach Strahlentherapie: Grund
I = Strahlentherapie ineffektiv (Nichtansprechen oder Progredienz), G = Neovaskuläres Glaukom   45

Örtliche Tumorzelldissemination
N = Nein (no touch), J = Ja (Schnitt durch Tumor)   46

C. Klinische R-Klassifikation und Gesamtbeurteilung des Tumorgeschehens

Klinische R-Klassifikation (A18)
0 = Kein Residualtumor (R0), 1 = Nur mikroskopischer Residualtumor (R1), 2 = Makroskopischer Residualtumor, mikroskopisch nicht bestätigt (R2a), 3 = Makroskopischer Residualtumor, auch mikroskopisch bestätigt (R2b), X = Unbestimmt (RX)   47

Lokalisation von Residualtumor	N = Nein	J = Ja	
Lokoregionär	○	○	48
Fernmetastasen	○	○	49

Gesamtbeurteilung des Tumorgeschehens bei nicht-chirurgischer Therapie (A19)
V = Vollremission, T = Teilremission, B = Klinische Besserung des Zustandes, Kriterien für Teilremission jedoch nicht erfüllt, K = Keine Änderung, D = Divergentes Geschehen, P = Progression, N = Beurteilung nicht möglich, X = Unbekannt   50

Wagner/Hermanek: Organspezifische Tumordokumentation © Springer-Verlag 1995

Malignes Melanom der Uvea

D. Frühe Komplikationen der Therapie

	N = Nein	J = Ja	
Vorderkammerreizzustand	○	○	51
Endophthalmitis	○	○	52
Chemosis und/oder Lidschwellung	○	○	53
Tensiosteigerung	○	○	54
Hypotonie	○	○	55
Choroidalamotio	○	○	56
Netzhautablösung	○	○	57
Zentralgefäßverschluß	○	○	58
Amaurose	○	○	59
Intraokuläre Blutung	○	○	60
Skleraperforation	○	○	61
Katarakt	○	○	62
Andere Komplikation	○	○	63

Wagner/Hermanek: Organspezifische Tumordokumentation © Springer-Verlag 1995

ADT Arbeitsgemeinschaft Deutscher Tumorzentren

Malignes Melanom der Uvea

44.13

Kenn-Nr. (A1)	`4 4` 2
Klinik-Nr. u. Fachrichtung (A2)	9
Patientenidentifikation (A3)	16
Geburtsdatum (Tag Mon. Jahr)	22
Geschlecht (M = Männlich, W = Weiblich)	23
Tumoridentifikations-Nr. (A4)	24
Bogen-Nr. (A5)	`3` 25

III. DATEN ZUR PATHOLOGIE

Untersuchungsmaterial Primärtumor (A22)
K = Keine Untersuchung, Z = Nur Zytologie, B = Biopsie ohne Tumorresektion, T = Tumorteile (bei Tumorreduktion), R = Resektat ☐ 26

A. Histologischer Typ und Grading

Histologischer Tumortyp nach ICD-O (A23, S11) M └─┴─┴─┴─┘/└3┘ M ☐☐☐☐ `3` 31

Bestätigung der Tumorhistologie durch andere Institution (A23)
N = Nein, R = Register oder Referenzpathologie einer Studie, A = Anderes Pathologisches Institut, B = R+A ☐ 32

Grading (A24, S12) 1 = G1, 2 = G2, 3 = G3, X = GX ☐ 33

B. pTNM-Klassifikation und pathologisches Stadium

Primärtumor

Befallene intraokuläre Strukturen   N = Nein   J = Ja   X = Nicht untersucht

	N	J	X	
Iris	○	○	○	☐ 34
Ziliarkörper	○	○	○	☐ 35
Vorderer Kammerwinkel	○	○	○	☐ 36
Vordere Kammer	○	○	○	☐ 37
Choroidea	○	○	○	☐ 38
Retina	○	○	○	☐ 39

Extraokuläre Ausbreitung   ○   ○   ○   ☐ 40

Weitere Angaben bei Tumoren der Aderhaut

Größter Basisdurchmesser in mm   (XX = F.A.) └─┴─┘   ☐☐ 42
Tumorhöhe in mm   (XX = F.A.) └─┘,└─┘   ☐,☐ 44

Regionäre lymphogene Metastasierung (S8)

Befall regionärer Lymphknoten ☐ 45
F = Tumorfrei, M = Metastasen, X = Nicht untersucht

Zahl untersuchter regionärer Lymphknoten └─┴─┘   ☐☐ 47
Zahl befallener regionärer Lymphknoten └─┴─┘   ☐☐ 49

Fernmetastasen   K = Keine nachgewiesen, Z = Zytologisch bestätigt, H = Histologisch bestätigt ☐ 50

Lokalisation mikroskopisch nachgewiesener Fernmetastasen (A14)

1. _____   1. ☐☐☐ 53
2. _____   2. ☐☐☐ 56
3. _____   3. ☐☐☐ 59

pTNM-Klassifikation (A25 und Schema S. 44.21)   y pT pN pM

y └─┘ pT └─┴─┘ pN └─┘ pM └─┘   ☐☐☐☐☐ 64

Zusätzliche Angabe zu pN (A25) (mi) Nur Mikrometastasen?   N = Nein, J = Ja, X = F.A.   ☐ 65

Zusätzliche Angabe zu pM (A25)   0 = Entfällt, da Makrometastasen, 1 = (mi) Mikrometastasen (±isolierte Tumorzellen), 2 = (i) Nur isolierte Tumorzellen, X = F.A.   ☐ 66

Wagner/Hermanek: Organspezifische Tumordokumentation © Springer-Verlag 1995

Malignes Melanom der Uvea

K-Nr. **4 4** | Patienten-Id. | T-Id. | B-Nr. **3**

Pathologisches Stadium (A26 und Schema S. 44.21)

Iris und Ziliarkörper
1 = Stadium I, 2 = Stadium II, 3 = Stadium III, 4 = Stadium IV A, 5 = Stadium IV B, X = F.A. □ 67

Choroidea
1 = Stadium I A, 2 = Stadium I B, 3 = Stadium II, 4 = Stadium III, 5 = Stadium IV A, 6 = Stadium IV B, X = F.A. □ 68

C. Weitere Befunde und begleitende Veränderungen

Zelltypen (S13)   (XX = F.A.)   (%-Anteil)

- Spindelzellen o. n. A. |_|_|_| □ 70
- Spindelzellen Typ A |_|_|_| □ 72
- Spindelzellen Typ B |_|_|_| □ 74
- Epitheloidzellen |_|_|_| □ 76
- Kleine polygonale Zellen |_|_|_| □ 78
- Lipoid- und/oder glykogenreiche Zellen |_|_|_| □ 80

Mitosegehalt (S14)

Zahl der Mitosen pro Gesichtsfeld (40×)   (XX = F.A.) |_|_|_| □ 82

Wachstumsverhalten   Z = Zirkumskript, D = Diffus, X = F.A.   □ 83

Kerngrößenunterschiede   G = Gering, S = Stark, X = F.A.   □ 84

Melaningehalt   K = Keiner, G = Gering, M = Mäßiggradig, S = Stark, X = F.A.   □ 85

Retikulumfaserdichte   G = Gering, S = Stark, X = F.A.   □ 86

Tumornekrose   K = Keine, F = Fokal, A = Ausgedehnt, X = F.A.   □ 87

Entzündliche lymphozytäre Infiltration   G = Gering oder keine, A = Ausgeprägt, X = F.A.   □ 88

Sklerainvasion (S15)
0 = Sklera frei von Tumor, 1 = Intrasklerale Tumorinvasion (S1), 2 = Extrasklerale Tumorinvasion (S2),
X = Sklerainvasion kann nicht beurteilt werden (SX)   □ 89

Veneninvasion
0 = Venen frei von Tumor (V0), 1 = Venen innerhalb des Melanoms mit Tumor (V1),
2 = Vortexvenen mit Tumor (V2), X = Veneninvasion kann nicht beurteilt werden (VX)   □ 90

Bruchsche Membran durchbrochen?   N = Nein, J = Ja, X = F.A.   □ 91

Optikusscheiden infiltriert?   N = Nein, J = Ja, X = F.A.   □ 92

Histogenese (S16)
N = Aus Nävus (benignem Melanom), K = Aus kongenitaler Melanosis oculi,
O = Aus Ota-Nävus, U = Unbestimmt (de novo), X = F.A.   □ 93

Örtliche Tumorzelldissemination   N = Nein, J = Ja, Schnitt durch Tumor   □ 94

Tumorbiologische Spezialuntersuchungen (A28)   N = Nein, J = Ja   □ 95

D. Definitive R-Klassifikation und weitere Angaben zur Radikalität

Histologische Befunde an den Resektionsrändern
F = Tumorfrei, T = Tumor, X = Nicht untersucht   □ 96

Definitive R-Klassifikation (A29)
0 = Kein Residualtumor (R0), 1 = Nur mikroskopischer Residualtumor (R1), 2 = Makroskopischer Residualtumor,
mikroskopisch nicht bestätigt (R2a), 3 = Makroskopischer Residualtumor, auch mikroskopisch bestätigt (R2b),
X = Unbestimmt (RX)   □ 97

Methodik der R-Klassifikation (A30)   K = Konventionell, S = „Sophisticated"   □ 98

Lokalisation von Residualtumor   N = Nein   J = Ja

- Lokoregionär   ○   ○   □ 99
- Fernmetastasen   ○   ○   □ 100

Minimaler Sicherheitsabstand (in mm)   (XX = F.A.)

(histologisch gemessen) |_|_|_| □ 102

Wagner/Hermanek: Organspezifische Tumordokumentation   © Springer-Verlag 1995

Spezielle Verschlüsselungsanweisungen

S1 Melanosis oculi

Als Melanosis oculi (okuläre Melanose, okuläre Melanozytose) wird eine kongenitale, typischerweise einseitige Anomalie bezeichnet, die mit unterschiedlich starker Hyperpigmentierung von Konjunktiva, Episklera, Sklera, Uvea und gelegentlich auch des N. opticus einhergeht. Der Hyperpigmentierung liegt eine diffuse Ansammlung von Nävuszellen zugrunde. Erhöhtes Vorkommen von malignen Melanomen der Konjunktiva und der Uvea wird hierbei berichtet [4].

S2 Ota-Nävus

Beim Ota-Nävus (kongenitale okulodermale Melanozytose) findet sich zusätzlich zu einer Melanosis oculi (s. S1) eine ipsilaterale Hyperpigmentation des periokulären Gewebes – insbesondere der Dermis der periorbitalen Haut und der Augenlider –, oft auch Hyperpigmentierung der Tunica propria der ipsilateralen Nasen- und Mundhöhle und/oder der ipsilateralen Orbita und des Frontallappens. Der Ota-Nävus wird auch als „extrasakraler Mongolenfleck" bezeichnet und findet sich vor allem bei Asiaten. Auch bei dieser kongenitalen Veränderung ist ein erhöhtes Vorkommen von malignen Melanomen der Konjunktiva und der Uvea zu erwarten [1].

S3 Nävus (benignes Melanom)[1]

Nävi (benigne Melanome) bestehen aus spindeligen, dendritischen oder plump-polyedrischen Nävuszellen und enthalten meist mehr als einen Zelltyp. Uniform strukturierte Nävi mit stark pigmentierten dendritischen und plump-polyedrischen Nävuszellen werden bisweilen als magnozelluläre Nävi (Melanozytome) bezeichnet.

S4 Gravidität bei Diagnose

Gravidität scheint das Wachstum von Uveamelanomen zu aktivieren [5].

S5 Tumorlokalisation

Nach dem Tumorlokalisationsschlüssel wird als Ausgangspunkt eingetragen:

Iris	C 69.42
Ziliarkörper	C 69.43
Aderhaut (Choroidea)	C 69.30

Bei einem Tumor, der im Ziliarkörper liegt, aber auch die Iris oder die Choroidea infiltriert, wird C 69.43 eingetragen; die Mitbeteiligung der anderen Strukturen wird in der T-Klassifikation erfaßt.

S6 Größter Basisdurchmesser

Der größte Basisdurchmesser kann in Papillendurchmessern geschätzt werden. Ein Papillendurchmesser entspricht etwa 1,5 mm.

S7 Tumorprominenz

Bei der Bestimmung der Tumorprominenz entsprechen 3 Dioptrien etwa 1 mm. Für die T-Klassifikation sind die Ergebnisse der zuverlässigsten Methode (an erster Stelle die Computerstereometrie, danach die Sonographie) maßgebend.

S8 Regionäre Lymphknoten

Als regionäre Lymphknoten gelten die ipsilateralen präaurikulären, submandibulären und zervikalen Lymphknoten. Letztere schließen auch die supraklavikulären Lymphknoten ein.

Da im Bulbus oculi keine Lymphgefäße vorhanden sind, wird eine lymphogene Metastasierung nur dann beobachtet, wenn der Tumor sich bereits im extraokulären Gewebe ausbreitet.

S9 Klinische TNM-Klassifikation

	C-Faktor
Primärtumor	C1: Ophthalmoskopie, Diaphanoskopie
	C2: Sonographie, Fluoreszenzangiographie, Computerstereometrie, NMR
	C3: Probefreilegung einschließlich Biopsie
Regionäre Lymphknoten	C1: Klinische Untersuchung
	C2: Sonographie, CT, Biopsie, Zytologie
	C3: Chirurgische Exploration einschließlich Zytologie und Biopsie
Fernmetastasen	C1: Klinische Untersuchung, Standardröntgenaufnahmen
	C2: Röntgen in speziellen Projektionen, konventionelle Schichtaufnahmen, CT, Sonographie, NMR, nuklearmedizinische Untersuchungen, Biopsie, Zytologie
	C3: Chirurgische Exploration einschließlich Biopsie und Zytologie

---

[1] Entsprechend der internationalen Nomenklatur für Augentumoren [7] wird die Bezeichnung Nävus ausschließlich für benigne Veränderungen des pigmentbildenden Systems verwendet. Als Synonym dafür wird auch die Bezeichnung „benignes Melanom" verwendet.

S 10 Art der Therapie des Primärtumors

Brachytherapie mit Radionukleidapplikatoren (z. B. 106-Ruthenium-Augenkalotte) gilt nicht als operative Behandlungsmethode, da hierbei die operative Intervention ausschließlich der Plazierung des Applikators (Augenkalotte) und nicht einer operativen Tumorreduktion oder -entfernung dient.

S 11 Histologischer Tumortyp

Entsprechend der WHO-Klassifikation [7] werden die Uveamelanome nach ihrem Zelltyp klassifiziert (s. S 13). Die in Frage kommenden Typen und ihre Code-Nummern nach ICD-O sind nachstehend aufgelistet:

Tumortyp	ICDO-Code-Nr.
Malignes Melanom o. n. A.	8720/3
Spindelzellmelanom Typ A	8773/3
Spindelzellmelanom Typ B	8774/3
Spindelzellmelanom o. n. A.	8772/3
Epitheloidzellmelanom	8771/3
Gemischtzelliges malignes Melanom (gemischt epitheloid-spindelzelliges Melanom)	8770/3

Für die *Zuordnung* gelten folgende Regeln [3]:

Spindelzellen Typ A	Spindelzellen Typ B	Epitheloidzellen	Melanomtyp
>75%	<25%	keine	Spindelzellmelanom Typ A
≤75%	>25%	wenige	Spindelzellmelanom Typ B
insgesamt ≤25%		≥75%	Epitheloidzellmelanom
insgesamt 25–90%		10–75%	Gemischtzelliges malignes Melanom

S 12 Grading

Für die malignen Melanome der Uvea erfolgt das Grading dreistufig und richtet sich nach dem Zelltyp:

G 1: Spindelzellmelanom (unbeschadet des Typs),
G 2: Gemischtzelliges malignes Melanom,
G 3: Epitheloidzellmelanom.

Das Grading ist somit durch den histologischen Typ definiert (s. S 11).

S 13 Zelltypen – prozentualer Anteil

Nach Zimmerman et al. [7] werden 5 Zelltypen unterschieden; allerdings sind nur Spindel- und Epitheloidzellen für die histologische Typisierung und das damit parallele Grading maßgebend. Die nachfolgende Liste zeigt die Unterschiede.

Bei Tumoren, die lediglich aus einem Zelltyp bestehen, wird bei der entsprechenden Struktur „98" eingetragen; die Kästchen für die übrigen Komponenten werden gestrichen.

Weitere Zelltypen ohne Einfluß auf Typing und Grading sind

- kleine polygonale Zellen: uniform strukturiert, mit spärlich Zytoplasma, Kerne klein, rund, manchmal auffällige Nukleolen, Mitosen selten;
- große lipid- und/oder glykogenhaltige Zellen.

	Spindelzellen		Epitheloidzellen
	Typ A	Typ B	
Zell-Lagerung	Dicht	Dicht	Locker
Zellgestalt	Schlanke Spindelzellen	Plumpere Spindelzellen	Große ovale unregelmäßig gestaltete, manchmal sehr pleomorphe Zellen mit reichlich, meist azidophilem Zytoplasma
Kernform	Fusiform	Ovoid (größer als bei Typ A)	Polymorph (größer als bei Spindelzellen)
Chromatingehalt der Kerne	Chromatinreich	Weniger chromatinreich als Typ A	Unterschiedlich
Nukleolen	Unauffällig	Meist auffällig	Größer als bei Spindelzellen, mehr azidophil
Mitosen	Selten	Häufig	Reichlich

Der Zelltyp und das darauf beruhende Typing und Grading sind von prognostischer Bedeutung: die beste Prognose besitzen Tumoren, die nur aus Spindelzellen vom Typ A aufgebaut sind; die Prognose verschlechtert sich, wenn auch Spindelzellen vom Typ B nachgewiesen werden. Vor allem aber verschlechtert sich die Prognose mit zunehmendem Gehalt an Epitheloidzellen [2, 3].

Von Naumann [3] werden die gemischtzelligen Melanome noch weiter unterteilt:

	Spindelzellen	Epitheloidzellen
Gemischtzellige Melanome mit Spindelzelldominanz	Überwiegend, aber <75%	Weniger als Spindelzellen
Spindel-Epitheloidzell-Gleichgewicht	~50%	~50%
Epitheloidzelldominanz	Weniger als Epitheloidzellen	Überwiegend, aber <75%

S14 Mitosegehalt

Der Mitosegehalt, ausgezählt bei starker Vergrößerung (40x) ist von Bedeutung für die Prognose [2]: tödlicher Ausgang in ca. 40%, wenn durchschnittlich nur 1 Mitose pro Gesichtsfeld, gegenüber ungefähr 70% bei 10 und mehr Mitosen.

S15 Sklerainvasion

Als intrasklerale Invasion (S1) werden perineurale und perivaskuläre Invasion von Sklerakanälchen zusammengefaßt [6].

S16 Histogenese

Die Histogenese hat keinen Einfluß auf die Prognose. Etwa 75% der Melanome entstehen aus Nävi.

Literatur

[1] Henkind P, Friedman A (1971) Extended ocular pigmentation. Int Ophthalmol Clin 11:87–111
[2] Lang GK, Straul CW, Naumann GOH (1995) Ophthalmic tumours. In: UICC: Prognostic factors in cancer (Hermanek P, Gospodarowicz M, Henson DE, Hutter RVP, Sobin LH, eds) Springer, Berlin Heidelberg New York Tokyo
[3] Naumann GOH (1980) Pathologie des Auges. Springer, Berlin Heidelberg New York
[4] Pomeranz GA, Bunt AH, Kalina RE (1981) Multifocal chorioidal melanoma in ocular melanocytosis. Arch Ophthalmol 99:857–863
[5] Reese AB (1976) Tumors of the eye. 3rd edn. Harper&Row, Hagerstown New York San Francisco London
[6] UICC (1993) TNM Supplement 1993. A commentary on uniform use (Hermanek P, Henson DE, Hutter RVP, Sobin LH, eds). Springer, Berlin Heidelberg New York Tokyo
[7] Zimmerman LE, Sobin LH (1980) Histological typing of tumours of the eye and its adnexa. International histological classification of tumours No 24. WHO, Geneva

Weiterführende Literatur

Naumann GOH, Apple DH (1986) Pathology of the eye. Springer, Berlin Heidelberg New York Tokyo
Yanoff M, Fine BS (1992) Ocular pathology. A color atlas, 2nd edn. Raven Press, New York

Malignes Melanom der Uvea: Schema zur TNM/pTNM-Klassifikation

		(p)TNM	Stadium
Primärtumor	☐ Primärtumor kann nicht beurteilt werden	(p)TX	–
	☐ Kein Anhalt für Primärtumor	(p)T0	–
	☐ Tumor ohne extraokuläre Ausbreitung		

Tumor der Iris

	(p)TNM	Stadium
☐ Tumor begrenzt auf Iris	(p)T1	I
☐ Tumor mit Invasion des vorderen Kammerwinkels		
☐ Befall ≤ 1 Quadrant	(p)T2	II
☐ Befall > 1 Quadrant	(p)T3	III

Tumor des Ziliarkörpers

	(p)TNM	Stadium
☐ Tumor begrenzt auf Ziliarkörper	(p)T1	I
☐ Tumor mit Invasion der vorderen Kammer und/oder Iris	(p)T2	II
☐ Tumor mit Invasion der Aderhaut	(p)T3	III

Tumor der Aderhaut

Basis-⌀ / Prominenz	≤ 7 mm	> 7–10 mm	> 10–15 mm	> 15 mm		(p)TNM	Stadium
≤ 2 mm	T1a				☐	(p)T1a	IA
> 2–3 mm		T1b			☐	(p)T1b	IB
> 3–5 mm			T2		☐	(p)T2	II
> 5 mm				T3	☐	(p)T3	III

		(p)TNM	Stadium
	☐ Tumor mit extraokulärer Ausbreitung	(p)T4	IVA
Regionäre Lymphknoten	☐ Regionäre Lymphknoten können nicht beurteilt werden	(p)NX	–
	☐ Keine regionären Lymphknotenmetastasen	(p)N0	–
	☐ Regionäre Lymphknotenmetastasen	(p)N1	IVB
Fernmetastasen	☐ Das Vorliegen von Fernmetastasen kann nicht beurteilt werden	(p)MX	–
	☐ Keine Fernmetastasen	(p)M0	–
	☐ Fernmetastasen	(p)M1	IVB

```
TNM:     T ____     N __     M __
                                         Stadium ____
pTNM:    pT ____    pN __    pM __
```

Erfordernisse für pTNM

pT: Histologische Untersuchung des Primärtumors mit histologisch tumorfreien Resektionsrändern oder mikroskopische Bestätigung einer extraokulären Ausbreitung.

pN0: Histologische Untersuchung von 6 oder mehr regionären Lymphknoten.

pN1: Mikroskopische Bestätigung einer regionären Lymphknotenmetastase.

pM1: Mikroskopischer (histologischer oder zytologischer) Nachweis von Fernmetastasen.

45 – Hirntumoren

Die organspezifische Tumordokumentation „Hirntumoren" ist anwendbar für die unter Berücksichtigung der nomenklatorischen und klassifikatorischen Änderungen durch die 2. Auflage der WHO-Klassifikation [4] nachstehend aufgelisteten Hirntumoren [1, 7, 8]:

- astrozytäre Tumoren (einschließlich Glioblastom),
- oligodendrogliale Tumoren,
- ependymale Tumoren,
- gemischte Gliome,
- Tumoren des Plexus choroideus,
- neuroepitheliale Tumoren unsicheren Ursprungs (Astroblastom, polares Spongioblastom, Gliomatosis cerebri),
- embryonale Tumoren (ausgenommen Neuroblastom),
- maligner peripherer Nervenscheidentumor der intrakranialen Abschnitte der Hirnnerven (MPNST, neurogenes Sarkom, anaplastisches Neurofibrom, malignes Schwannom),
- anaplastisches (malignes) Meningeom,
- intrakraniale maligne mesenchymale nicht-meningotheliale Tumoren (Sarkome),
- Hämangioblastom (kapilläres Hämangioblastom).

Diese Dokumentation wird *nicht* angewandt bei folgenden Hirntumoren:

- neuronale und gemischt neuronal-gliale Tumoren
  [Gangliozytom, dysplastisches Gangliozytom des Kleinhirns (Lhermitte-Duclas), desmoplastisches infantiles Gangliogliom, dysembryoblastischer neuroepithelialer Tumor, anaplastisches (malignes) Gangliogliom, zentrales Neurozytom, Ästhesioneuroblastom (Olfaktoriusneuroblastom)],
- Tumoren des Pinealparenchyms (Pineozytom, Pineoblastom),
- intrakraniales Neuroblastom,
- nichtmaligne intrakranielle Tumoren der Hirnnerven
  [Schwannom (Neurilemmom, Neurinom), Neurofibrom],
- nichtmaligne Tumoren der Meningen
  (Meningeome, atypische und papilläre Meningeome),
- benigne intrakranielle mesenchymale nicht-meningotheliale Tumoren
  (osteokartilaginäre Tumoren, Lipom, fibröses Histiozytom u.a.),
- primäre melanozytische Tumoren
  (Melanozytom, malignes Melanom, maligne Melanomatose),
- maligne Lymphome,
- Keimzelltumoren (germinale Tumoren),
- Tumoren der Sellaregion (Hypophysentumoren, Kraniopharyngeom),
- Tumoren der Schädelbasis (Chordom, Paragangliom, Chondrosarkom).

Diese Dokumentation ist ebenfalls *nicht* anwendbar bei Tumoren des Wirbelkanals, des Rückenmarkes und der Nervenwurzeln sowie der peripheren Nerven und des vegetativen Nervensystems.

ADT Arbeitsgemeinschaft Deutscher Tumorzentren

Hirntumoren

Kenn-Nr. (A1)	**4 5** 2
Klinik-Nr. u. Fachrichtung (A2)	9
Patientenidentifikation (A3)	16
Geburtsdatum (Tag, Mon., Jahr)	22
Geschlecht (M = Männlich, W = Weiblich)	23
Tumoridentifikations-Nr. (A4)	24
Bogen-Nr. (A5)	**1** 25

I. PRÄTHERAPEUTISCHE DATEN

A. Aufnahmedatum und Anlaß für Arztbesuch (A6)

Aufnahmedatum Tag _____ Monat _____ Jahr _____ (Tag, Mon., Jahr) 31

Anlaß für Arztbesuch
H = Allgemeine Hirndruckerscheinungen führten zum Arzt, A = Auftreten eines epileptischen Anfalls führte zum Arzt,
T = Sonstige Tumorsymptomatik führte zum Arzt, V = Nicht-gesetzliche Vorsorgeuntersuchung,
L = Nachsorgeuntersuchung (Langzeitbetreuung), A = Andere Untersuchung, X = Unbekannt   32

B. Anamnese, präneoplastische Bedingungen und Läsionen (S1)

Datum der ersten ärztlichen Tumor(verdachts)diagnose (A7) Tag _____ Monat _____ Jahr _____ (Tag, Mon., Jahr) 38

M. Recklinghausen in der Familie
N = Nein, J = Ja, X = F.A.   39

Familiäre tuberöse Sklerose
N = Nein, J = Ja, X = F.A.   40

Meningeome in der Familie
N = Nein, J = Ja, X = F.A.   41

Hereditäre Dickdarmpolypose
N = Nein, J = Ja, X = F.A.   42

Vinylchloridexposition (S2)
N = Nein, J = Ja, X = F.A.   43

Zeitpunkt des Auftretens des ersten Symptoms Monat _____ Jahr _____ (Mon., Jahr) 47

Vorangegangene Operationen N = Nein, J = Ja, X = F.A.   48

wenn ja, **Datum** Tag _____ Monat _____ Jahr _____ (Tag, Mon., Jahr) 54

Vorangegangene Strahlentherapie N = Nein, J = Ja, X = F.A.   55

wenn ja, **Datum des Beginns** Tag _____ Monat _____ Jahr _____ (Tag, Mon., Jahr) 61

Vorangegangene Chemotherapie N = Nein, J = Ja, X = F.A.   62

C. Andere Primärtumoren (frühere, synchrone) (A8)

Frühere Tumorerkrankung? N = Nein, J = Ja, X = F.A.   63

Falls Tumor in Anamnese: Lokalisation C |__|__|__| Erkrankungsjahr 19 |__|__| C (Lokalisation) (Jahr)   69

Synchrone Primärtumoren in anderen Organen? N = Nein, J = Ja   70

D. Allgemeine klinische Befunde

Datum des Auftretens der ersten Symptome Monat _____ Jahr _____ (Mon., Jahr) 74

Klinische Symptomatik

Neurologische Symptome   N = Nein   J = Ja

	N	J	
Kopfschmerz	○	○	75
Erbrechen	○	○	76
Schwindelerscheinungen	○	○	77
Krampfanfälle	○	○	78

Wagner/Hermanek: Organspezifische Tumordokumentation   © Springer-Verlag 1995

Hirntumoren

K-Nr. **4 5** Patienten-Id. T-Id. B-Nr. **1**

Klinische Symptomatik (Fortsetzung)

Hirnnerven-Symptomatik N = Nein J = Ja
- Riech-, Geruchsstörungen — ○ ○ — 79
- Sehstörungen — ○ ○ — 80
- Blickstörungen — ○ ○ — 81
- Augenmuskelstörungen — ○ ○ — 82
- Trigeminusausfälle — ○ ○ — 83
- Trigeminusreizzustände — ○ ○ — 84
- Fazialislähmung — ○ ○ — 85
- Hörstörung — ○ ○ — 86
- Gleichgewichtsstörung — ○ ○ — 87
- Schluckstörung — ○ ○ — 88
- Heiserkeit — ○ ○ — 89

Störungen durch Beteiligung langer Bahnen
- Motorische Störungen — ○ ○ — 90
- Sensible Störungen — ○ ○ — 91
- Koordinative Störungen — ○ ○ — 92

Werkzeugstörungen
- Motorische Aphasie — ○ ○ — 93
- Sensorische Aphasie — ○ ○ — 94
- Alexie — ○ ○ — 95
- Agraphie — ○ ○ — 96
- Akalkulie — ○ ○ — 97

Psychische Störungen
- Orientierungsstörungen — ○ ○ — 98
- Störungen des Antriebes — ○ ○ — 99
- Bewußtseinsstörungen — ○ ○ — 100
- Hirnorganische Psychosyndrome — ○ ○ — 101

Einklemmung (S3)
0 = Keine, 1 = Latent mesenzephal (im bildgebenden Verfahren Tentoriumhernie), 2 = Manifest mesenzephal (Dezerebration), 3 = Latent bulbär (im bildgebenden Verfahren nach oben in den Tentoriumschlitz und/oder in das Hinterhauptloch bzw. Tonsillentiefstand), 4 = Manifest bulbär (Atemstörung bzw. untere Hirnstammsymptomatik) — 102

Allgemeiner Leistungszustand (nach ECOG) (A9)
0 = Normale, uneingeschränkte Aktivität wie vor der Erkrankung,
1 = Einschränkung bei körperlicher Anstrengung, aber gehfähig; leichte körperliche Arbeit bzw. Arbeit im Sitzen möglich,
2 = Gehfähig, Selbstversorgung möglich, aber nicht arbeitsfähig; kann mehr als 50% der Wachzeit aufstehen,
3 = Nur begrenzte Selbstversorgung möglich; 50% oder mehr der Wachzeit an Bett oder Stuhl gebunden,
4 = Völlig pflegebedürftig, keinerlei Selbstversorgung möglich; völlig an Bett oder Stuhl gebunden, X = Unbekannt — 103

Gravierende Begleiterkrankungen (A10) N = Nein J = Ja X = F.A.
- Zerebraler Gefäßprozeß — ○ ○ ○ — 104
- Hirnatrophie — ○ ○ ○ — 105
- Stärker eingeschränkte Lungenfunktion — ○ ○ ○ — 106
- Schwerwiegende Herzerkrankung — ○ ○ ○ — 107
- Zerebrale Durchblutungsstörung — ○ ○ ○ — 108
- Periphere arterielle Durchblutungsstörung — ○ ○ ○ — 109
- Stärker eingeschränkte Nierenfunktion — ○ ○ ○ — 110
- Leberzirrhose — ○ ○ ○ — 111
- Behandlungsbedürftiger Diabetes mellitus — ○ ○ ○ — 112
- Andere Begleiterkrankungen — ○ ○ ○ — 113

Einschätzung des Operationsrisikos (A10)
1 = ASA I, 2 = ASA II, 3 = ASA III, 4 = ASA IV, 5 = ASA V, X = F.A. — 114

Wagner/Hermanek: Organspezifische Tumordokumentation © Springer-Verlag 1995

Hirntumoren

K-Nr. **4 5** | Patienten-Id. | T-Id. | B-Nr. **1**

E. Diagnostik (A11)

Röntgennativbefund
0 = Unauffälliger Befund, 1 = Chronische Hirndruckzeichen, 2 = Destruktion, 3 = Arrosion,
4 = Nahtsprengungen/Nahterweiterung, 5 = Verlagerung des Corpus pineale, 6 = Verkalkungen, X = Nicht untersucht ☐ 115

Computertomographie ohne Kontrastmittel
0 = Unauffällig, 1 = Hypodense Raumforderung, 2 = Isodense Raumforderung, 3 = Hyperdense Raumforderung,
4 = Multiple Raumforderungen, X = Nicht durchgeführt ☐ 116

Computertomographie mit Kontrastmittel
0 = Keine Änderung, 1 = Hyperdens, diffus, 2 = Hyperdens, inhomogen, 3 = Hyperdens, Ringstruktur, X = Nicht durchgeführt ☐ 117

Kernspintomographie ohne Kontrastmittel
0 = Unauffällig, 1 = Raumforderung signalgemindert, 2 = Raumforderung mit gleichartigem Signal,
3 = Raumforderung signalgesteigert, 4 = Raumforderung multipel, X = Nicht durchgeführt ☐ 118

Kernspintomographie mit Kontrastmittel
0 = Keine Änderung, 1 = Signalgesteigert, 2 = Signalgesteigert, inhomogen,
3 = Signalgesteigert, Ringstruktur, X = Nicht durchgeführt ☐ 119

Positronen-Emissions-Tomographie (PET)
U = Unauffällig, R = Raumforderung, M = Multiple Raumforderung, X = Nicht durchgeführt ☐ 120

Zerebrale Angiographie/Methode
1 = A. carotis comm. einseitig, 2 = A. carotis comm. beidseitig, 3 = A. carotis externa einseitig,
4 = A. carotis externa beidseitig, 5 = A. carotis interna einseitig, 6 = A. carotis interna beidseitig,
7 = A. vertebralis, X = Nicht durchgeführt ☐ 121

Zerebrale Angiographie/Befunde
0 = Unauffällig, 1 = Avaskuläre Raumforderung, 2 = Raumforderung mit path. Gefäßen in der artiellen Phase,
3 = Raumforderung mit path. Gefäßen in der kapillären Phase, 4 = Raumforderung mit path. Gefäßen in der venösen Phase,
5 = Raumforderung mit Anfärbung in verschiedenen Phasen, 6 = Raumforderung mit Anfärbung und path.
frühabführenden Gefäßen, X = Nicht untersucht ☐ 122

Liquorbefund
0 = Unauffällig, 1 = Pleozytose, 2 = Eiweiß-Erhöhung, 3 = Eiweiß-Erhöhung und Pleozytose,
4 = Andere pathologische Befunde, X = Nicht durchgeführt ☐ 123

Liquorzytologie (S4)
0 = Unauffällig, 1 = Tumorzell-Nachweis, X = Nicht durchgeführt ☐ 124

EEG
0 = Unauffällig, 1 = Herdbefund, 2 = Allgemeinveränderung, 3 = Krampfpotentiale, X = Nicht durchgeführt ☐ 125

Pathologische evozierte Potentiale
1 = SEP (sensible P.), 2 = AEP (auditorische P.), 3 = VEP (visuelle P.), 4 = MEP (motorische P.), X = Nicht durchgeführt ☐ 126

Ultraschalluntersuchungen
U = Unauffällig P = Pathologisch X = Nicht pathologisch

	U	P	X	
TCD (transkranielle Dopplersonographie)	○	○	○	☐ 127
Duplexuntersuchungen	○	○	○	☐ 128
Sonstige Ultraschalluntersuchungen	○	○	○	☐ 129

Intrakranielle Druckmessung
1 = Unter 7 mmHg, 2 = 7–15 mmHg, 3 = >15 mmHg, 4 = Path. Wellenformation, X = Nicht durchgeführt

	1	2	3	4	X	
Epidural	○	○	○	○	○	☐ 130
Subdural	○	○	○	○	○	☐ 131
Intrazerebral	○	○	○	○	○	☐ 132
Intraventrikulär	○	○	○	○	○	☐ 133
Zisternal	○	○	○	○	○	☐ 134
Lumbal	○	○	○	○	○	☐ 135

Stereotaktische Biopsie (S5)
0 = Unauffällig, 1 = Tumornachweis, 2 = Unsicherer Befund, X = Nicht durchgeführt ☐ 136

Raumforderndes Ödem
0 = Nicht vorhanden, 1 = Perifokal, 2 = Fingerförmig über den Perifokalbereich hinaus,
3 = Diffus in der Hemisphäre, 4 = Auch auf der Gegenseite, X = Nicht bestimmt ☐ 137

Hirndruck
0 = Nicht gesteigert, 1 = Partielle einseitige Ventrikelerweiterung, 2 = Einseitige Seitenventrikelerweiterung,
3 = Beidseitige Seitenventrikelerweiterung, 4 = Erweiterung von 3. Ventrikel und beiden Seitenventrikeln,
5 = Erweiterung des gesamten Ventrikelsystems, 6 = Aufweitung der äußeren Liquorräume,
7 = Aufweitung der inneren und äußeren Liquorräume, X = Nicht bestimmt ☐ 138

Hirntumoren

F. Tumorlokalisation

Lokalisation des Primärtumors (nach Tumorlokalisationsschlüssel) (A12) C ⊔⊔⊥⊔ C ☐☐☐☐ 142

Seitenlokalisation (A13)   R = Rechts, L = Links, M = Mittellinienzone ☐ 143

Hemisphärendominanz
R = Rechts, L = Links, X = Nicht bestimmt ☐ 144

G. TM-Klassifikation und klinisches Stadium

Primärtumor

Tumordurchmesser (in mm) (S6)   a. p.   ⊔⊔⊔   ☐☐☐ 147
(XXX = F.A.)   koronar ⊔⊔⊔   ☐☐☐ 150
                                     axial   ⊔⊔⊔   ☐☐☐ 153

Bestimmung der Tumorgröße
1 = CT, 2 = NMR, X = Nicht bestimmt ☐ 154

Lage des Tumors zum Tentorium
S = Supratentoriell, I = Infratentoriell, B = Beides, X = F.A. ☐ 155

Ventrikelinfiltration   N = Nein, J = Ja, X = F.A. ☐ 156

Mittellinie überschritten?
N = Nein, J = Ja, X = F.A. ☐ 157

Infiltration von Nachbarstrukturen (S7)   N = Nein   J = Ja   X = F.A.

	N	J	X	
Dura mater	○	○	○	☐ 158
Hirnnerven	○	○	○	☐ 159
Rückenmark	○	○	○	☐ 160
Schädeldach und -basis	○	○	○	☐ 161
Nasopharynx	○	○	○	☐ 162
Nebenhöhlen	○	○	○	☐ 163

Fernmetastasen   K = Keine, L = Im Liquorraum, E = Extrakraniell, X = F.A. ☐ 164

Klinische TM-Klassifikation (A15, S8 und Schema S. 45.27)

y ⊔ T ⊔ (m) ⊔ C ⊔ M ⊔ C ⊔   y T (m) C M C ☐☐☐☐☐☐ 170

Zusätzliche Angabe zu M (A15)   0 = Entfällt, da Makrometastasen, 1 = (mi) Mikrometastasen (±isolierte Tumorzellen),
2 = (i) Nur isolierte Tumorzellen, X = F.A. ☐ 171

Klinisches Stadium (A16 und Schema S. 45.27)
1A = Stadium IA, 1B = Stadium IB, 2A = Stadium IIA, 2B = Stadium IIB, 3A = Stadium IIIA,
3B = Stadium IIIB, 40 = Stadium IV, XX = F.A. ☐☐ 174

H. Sonstige Tumorbefunde

Abgrenzung des Tumors (S9)
A = Gut abgegrenzt, U = Unscharf abgegrenzt, D = Diffus, M = Multipel, X = F.A. ☐ 175

Invasion des Subarachnoidalraums (S10)
N = Nein, J = Ja, X = F.A. ☐ 176

Humangenetische Untersuchungen (S11)
N = Nein, J = Ja ☐ 177

Wagner/Hermanek: Organspezifische Tumordokumentation © Springer-Verlag 1995

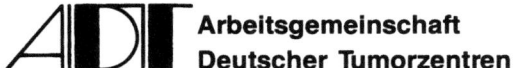

Arbeitsgemeinschaft Deutscher Tumorzentren

Hirntumoren

Kenn-Nr. (A1)	`4` `5` 2
Klinik-Nr. u. Fachrichtung (A2)	☐☐☐☐☐ 9
Patientenidentifikation (A3)	☐☐☐☐☐☐ 16
Geburtsdatum (Tag, Mon., Jahr)	☐☐ ☐☐ ☐☐ 22
Geschlecht (M = Männlich, W = Weiblich)	☐ 23
Tumoridentifikations-Nr. (A4)	☐ 24
Bogen-Nr. (A5)	`2` 25

II. DATEN ZUR THERAPIE

A. Vorgesehene und durchgeführte Therapiemodalitäten (A17)

N = Nein   J = Ja *   A = Abgelehnt

Operation	○	○	○		26
Bestrahlung	○	○ ○	○		28
Chemotherapie, systemische	○	○ ○	○		30
Chemotherapie, lokale	○	○ ○	○		32
Immuntherapie	○	○	○		33
Dexamethasonbehandlung	○	○	○		34
Aldosteronbehandlung	○	○	○		35
Antikonvulsive Therapie	○	○	○		36
Sonstige Therapie	○	○	○		37

* Bei mehr als einer durchgeführten Therapiemodalität die zeitliche Reihenfolge der Maßnahmen durch Ziffern kennzeichnen. (Wenn nichtchirurgische Therapie durchgeführt, zusätzliche Therapiebögen der Basisdokumentation ausfüllen!)

B. Chirurgische Behandlung

Datum der Operation   Tag _____ Monat _____ Jahr _____   ☐☐ ☐☐ ☐☐ 43 (Tag, Mon., Jahr)

Art der Operation (S12)   N = Nein   J = Ja

Diagnostische offene Biopsie	○	○	44
Resektion	○	○	45
Druckentlastung	○	○	46

Nähere Angaben bei Biopsie/Resektion (S12)
1 = Diagnostische Biopsie mit Nadel, 2 = Diagnostische Biopsie mit Zange, 3 = Partialresektion (<50%),
4 = Partialresektion (51–90%), 5 = Subtotale Resektion (91–99%), 6 = Totale Resektion,
7 = Radikale Entfernung (Absetzen im Gesunden)   ☐ 47

Nähere Angaben bei Druckentlastung
1 = Ventrikuloatriale Anastomose, 2 = Ventrikulo-peritoneale Anastomose, 3 = Anderer extrakranieller Ventrikelshunt,
4 = Interne Umgehungsdrainage, 5 = Externe Drainage   ☐ 48

Dauer der Operation (in Minuten)   ☐☐☐   ☐☐☐ 51

C. Klinische R-Klassifikation und Gesamtbeurteilung des Tumorgeschehens

Klinische R-Klassifikation (A18, S13)
0 = Kein Residualtumor (R0), 1 = Nur mikroskopischer Residualtumor (R1), 2 = Makroskopischer Residualtumor, mikroskopisch nicht bestätigt (R2a), 3 = Makroskopischer Residualtumor, auch mikroskopisch bestätigt (R2b), X = Unbestimmt (RX)   ☐ 52

Operationsmikroskopischer Resttumorstatus
N = Nein, J = Ja, X = Nicht bestimmt   ☐ 53

Neuroradiologische Resttumorbestimmung

Kernspintomogramm ohne/mit Kontrastmittel (innerhalb 48 h nach der Operation)
0 = Kein Resttumor, 1 = Resttumor vorhanden, 2 = Resttumor fraglich, X = Nicht durchgeführt   ☐ 54

CT ohne/mit Kontrastmittel (innerhalb 48 h nach der Operation)
0 = Kein Resttumor, 1 = Resttumor vorhanden, 2 = Resttumor fraglich, X = Nicht durchgeführt   ☐ 55

Wagner/Hermanek: Organspezifische Tumordokumentation   © Springer-Verlag 1995

Hirntumoren

K-Nr. `4|5` Patienten-Id. T-Id. B-Nr. `2` 45.13

Neurologische Symptomatik zum Zeitpunkt der Entlassung
0 = Völlig zurückgebildet, 1 = Gebessert, 2 = Unverändert, 3 = Verschlechtert, X = Untersuchung nicht durchgeführt □ 56

Gesamtbeurteilung des Tumorgeschehens bei nicht-chirurgischer Therapie (A19)
V = Vollremission, T = Teilremission, B = Klinische Besserung des Zustandes, Kriterien für Teilremission jedoch nicht erfüllt, K = Keine Änderung, D = Divergentes Geschehen, P = Progression, U = Beurteilung unmöglich, X = F.A. □ 57

D. Frühe Komplikationen der Therapie

	N = Nein	J = Ja	
Hirnödem/Hirnschwellung	○	○	□ 58
Blutung in die Resektionshöhle	○	○	□ 59
Entlastungsblutung	○	○	□ 60
Anfälle	○	○	□ 61
Neurologische Verschlechterung	○	○	□ 62
Psychische Verschlechterung	○	○	□ 63
Entwicklung eines Hydrozephalus	○	○	□ 64
Sonstige Komplikation(en)	○	○	□ 65

Postoperativer Exitus (A21)
N = Nein, J = Ja □ 66

Wenn ja, am wievielten postoperativen Tag? ⊔⊔ □□ 68

Wagner/Hermanek: Organspezifische Tumordokumentation © Springer-Verlag 1995

ADT Arbeitsgemeinschaft Deutscher Tumorzentren

Hirntumoren

Kenn-Nr. (A1)	**4 5** 2
Klinik-Nr. u. Fachrichtung (A2)	9
Patientenidentifikation (A3)	16
Geburtsdatum (Tag, Mon., Jahr)	22
Geschlecht (M = Männlich, W = Weiblich)	23
Tumoridentifikations-Nr. (A4)	24
Bogen-Nr. (A5, S14)	**3** 25

III. DATEN ZUR PATHOLOGIE

Auszufüllen, falls **nur Biopsien** zur histopathologischen Untersuchung gelangten!

Untersuchungsmaterial und -befund

	Nadelbiopsie			Zangen-/Inzisionsbiopsie				
	neg.	pos.	nicht durchgeführt	neg.	pos.	nicht durchgeführt	N. Z.	
Gehirn	○	○	○	○	○	○		27
Weiche Hirnhaut	○	○	○	○	○	○		29
Dura mater	○	○	○	○	○	○		31
Hirnnerven intrakraniell	○	○	○	○	○	○		33
Metastasen im Liquorraum	○	○	○	○	○	○		35
Schädeldach und -basis	○	○	○	○	○	○		37
Extrakraniell	○	○	○	○	○	○		39

Zytologische Liquoruntersuchung (S4)
N = Nein, O = Ja, ohne Tumorzellnachweis, T = Ja, mit Tumorzellnachweis 40

A. Histologischer Typ und Grading

Histologischer Tumortyp nach ICD-O (A23, S15)   M |_|_|_|_|_| / |_| M |_|_|_|_|_| 45

Bestätigung der Tumorhistologie durch andere Institution (A23)
N = Nein, R = Register oder Referenzpathologie einer Studie, A = Anderes Pathologisches Institut, B = R+A   46

Grading (A24, S16) 1 = G1, 2 = G2, 3 = G3, 4 = G4, X = GX   47

Tumorbiologische Spezialuntersuchungen (A28, S17)
N = Nein, J = Ja   48

Wagner/Hermanek: Organspezifische Tumordokumentation © Springer-Verlag 1995

45.17

ADT Arbeitsgemeinschaft Deutscher Tumorzentren

Hirntumoren

Kenn-Nr. (A1)	`4 5`	2
Klinik-Nr. u. Fachrichtung (A2)		9
Patientenidentifikation (A3)		16
Geburtsdatum	Tag Mon. Jahr	22
Geschlecht (M = Männlich, W = Weiblich)		23
Tumoridentifikations-Nr. (A4)		24
Bogen-Nr. (A5, S14)	`4`	25

III. DATEN ZUR PATHOLOGIE

Auszufüllen bei **Tumorresektion!**

Untersuchungsmaterial und -befund

	Nadelbiopsie			Zangen-/Inzisionsbiopsie					
	neg.	pos.	nicht durchgeführt	neg.	pos.	nicht durchgeführt	N.	Z.	
Gehirn	○	○	○	○	○	○			27
Weiche Hirnhaut	○	○	○	○	○	○			29
Dura mater	○	○	○	○	○	○			31
Hirnnerven intrakraniell	○	○	○	○	○	○			33
Metastasen im Liquorraum	○	○	○	○	○	○			35
Schädeldach und -basis	○	○	○	○	○	○			37
Extrakraniell	○	○	○	○	○	○			39

Zytologische Liquoruntersuchung (S4)
N = Nein, O = Ja, ohne Tumorzellnachweis, T = Ja, mit Tumorzellnachweis ☐ 40

A. Histologischer Typ und Grading

Histologischer Tumortyp nach ICD-O (A23, S15)   M └─┴─┴─┴─┘/└─┘   M ☐☐☐☐☐ 45

Bestätigung der Tumorhistologie durch andere Institution (A23)
N = Nein, R = Register oder Referenzpathologie einer Studie, A = Anderes Pathologisches Institut, B = R+A ☐ 46

Grading (A24, S16) 1 = G1, 2 = G2, 3 = G3, 4 = G4, X = GX ☐ 47

B. pTM-Klassifikation und pathologisches Stadium

Primärtumor

Tumorgröße (größter Tumordurchmesser in mm) └─┴─┴─┘ ☐☐☐ 50

Lage zum Tentorium   S = Supratentoriell, I = Infratentoriell, B = Beides, X = F.A. ☐ 51

Ventrikelinfiltration   N = Nein, J = Ja, X = F.A. ☐ 52

Mittellinie überschritten?   N = Nein, J = Ja, X = F.A. ☐ 53

Infiltration von Nachbarstrukturen (S7)   N = Nein   J = Ja   X = F.A.

	N	J	X		
Dura mater	○	○	○	☐	54
Hirnnerven	○	○	○	☐	55
Rückenmark	○	○	○	☐	56
Schädeldach und -basis	○	○	○	☐	57
Nasopharynx	○	○	○	☐	58
Nebenhöhlen	○	○	○	☐	59

Fernmetastasen
K = Keine, L = Im Liquorraum, E = Extrakraniell, X = F.A. ☐ 60

Wagner/Hermanek: Organspezifische Tumordokumentation © Springer-Verlag 1995

Hirntumoren

pTM-Klassifikation (A25 und Schema S. 45.27)

y ☐ pT ☐ (m) ☐ pM ☐

Zusätzliche Angabe zu pM (A25) 0 = Entfällt, da Makrometastasen, 1 = (mi) Mikrometastasen (±isolierte Tumorzellen), 2 = (i) Nur isolierte Tumorzellen, X = F.A.

Pathologisches Stadium (A26 und Schema S. 45.27)
1A = Stadium IA, 1B = Stadium IB, 2A = Stadium IIA, 2B = Stadium IIB, 3A = Stadium IIIA, 3B = Stadium IIIB, 40 = Stadium IV, XX = F.A.

C. Weitere Befunde und begleitende Veränderungen

Abgrenzung des Tumors (S9)
G = Gut abgegrenzt, U = Unscharf abgegrenzt, D = Diffus, M = Multipel, X = F.A.

Invasion des Subarachnoidalraumes (S10)
N = Nein, J = Ja, X = F.A.

Tumorbiologische Spezialuntersuchungen (A28, S17)
N = Nein, J = Ja

D. Definitive R-Klassifikation und weitere Angaben zur Radikalität

Definitive R-Klassifikation (A29)
0 = Kein Residualtumor (R0), 1 = Nur mikroskopischer Residualtumor (R1), 2 = Makroskopischer Residualtumor, mikroskopisch nicht bestätigt (R2a), 3 = Makroskopischer Residualtumor, auch mikroskopisch bestätigt (R2b), X = Unbestimmt (RX)

Methodik der R-Klassifikation (A30)
K = Konventionell, S = „Sophisticated"

Lokalisation von Residualtumor   N = Nein   J = Ja

Lokoregionär   ○   ○

Fernmetastasen   ○   ○

Minimaler Sicherheitsabstand (in mm)   Makroskopisch   ☐☐   Ma.
(XX = F.A.)   Histologisch   ☐☐   Hi.

Spezielle Verschlüsselungsanweisungen

S 1 Präneoplastische Bedingungen und Läsionen

Ein kleiner Teil der Hirntumoren tritt familiär gehäuft auf. Dazu zählen Hirntumoren bei Neurofibromatose (M. Recklinghausen) und tuberöser Sklerose (Literatur bei [6]) sowie jene bei hereditären Polyposesyndromen. Bei familiärer adenomatöser Polypose (FAP) werden vermehrt Hirntumoren (insbesondere Medulloblastome) beobachtet. Gleiches gilt für das Turcot-Syndrom, das nach neueren genetischen Befunden verschieden von FAP ist und rezessiv vererbt wird. Auch hierbei finden sich in jugendlichem Alter Medulloblastome; im Darm sind die Adenome nicht so zahlreich wie bei FAP und in der Regel größer [3]. Auch Meningeome werden bisweilen familiär gehäuft beobachtet.

S 2 Vinylchloridexposition

Nach Vinylchloridbelastung wurden vermehrt Hirntumoren – in erster Linie Glioblastome – beobachtet [9].

S 3 Einklemmung

Eine latent-mesenzephale Einklemmung wird bei Diagnose einer Tentoriumhernie in bildgebenden Verfahren, eine manifest-mesenzephale Einklemmung bei Dezerebration verschlüsselt. Zeigt sich in bildgebenden Verfahren eine Hernie nach oben in den Tentoriumschlitz und/oder in das Hinterhauptsloch bzw. Tonsillentiefstand, wird „latent-bulbäre Einklemmung" dokumentiert; bei bulbärer Atemstörung bzw. unterer Hirnstammsymptomatik wird „manifest-bulbäre Einklemmung" vermerkt.

S 4 Liquorzytologie

Sogenannte tumorzellverdächtige Befunde werden nicht berücksichtigt und als „0" (Unauffällig) verschlüsselt.

S 5 Stereotaktische Biopsie

Offene chirurgische Biopsien werden im Bogen II unter „Chirurgische Therapie" dokumentiert.

S 6 Tumordurchmesser

Für die TNM-Klassifikation [7] ist der größte der 3 erfaßten Tumordurchmesser maßgebend.

S 7 Infiltration von Nachbarstrukturen

Nach dem TNM Supplement 1993 [8] ist die Infiltration der im Erhebungsbogen angeführten Nachbarstrukturen als T4 zu klassifizieren.

S 8 Klinische TM-Klassifikation

C-Faktor

Primärtumor	C 1:	Klinische neurologische Untersuchung, Röntgennativbefund, EEG
	C 2:	Ultraschall, CT, NMR, PET, Angiographie, intrakranielle Druckmessung
	C 3:	Chirurgische Exploration einschließlich Biopsie
Fernmetastasen	C 1:	Klinische Untersuchung, Standardröntgenaufnahmen,
	C 2:	Liquorzytologie, Myelographie, CT, NMR, Sonographie, Angiographie
	C 3:	Chirurgische Exploration einschließlich Biopsie und Zytologie

S 9 Abgrenzung des Tumors

Die Abgrenzung des Tumors wird i. allg. mittels bildgebender Verfahren beurteilt. Nur bei radikaler Resektion ist auch eine diesbezügliche Aussage durch den Pathologen möglich; diese wird in Bogen III dokumentiert.

S 10 Invasion des Subarachnoidalraums

Die Invasion des Subarachnoidalraums wird in der TM-Klassifikation nicht berücksichtigt; sie gehört aber zu den in der Neurochirurgie üblichen Angaben zur Tumorausbreitung. Sie kommt vorzugsweise bei Glio- und Medulloblastomen vor und zeigt ein erhöhtes Risiko für Fernmetastasen – vor allem Liquormetastasen – an. Invasion in den Subarachnoidealraum kommt aber auch relativ häufig beim pilozytischen Astrozytom vor, ohne daß damit die Prognose verschlechtert würde [4].

Von der hier erfaßten direkten Invasion des Subarachnoidealraums ist eine diskontinuierliche Ausbreitung im Subarachnoidealraum abzugrenzen. Eine solche gilt als Fernmetastasierung im Liquorraum.

S 11 Humangenetische Untersuchungen

Bei einer Reihe von Hirntumoren, insbesondere bei Astrozytomen und solchen im Rahmen einer Neurofibromatose, sind verschiedene chromosomale Veränderungen beschrieben worden (Übersicht bei [5, 6]).

S 12 Art der Operation

Stereotaktische Biopsien werden hier nicht erfaßt (s. S5). Bei Resektion und Biopsie wie auch bei

Druckentlastung erfolgt eine weitere Beschreibung der Methoden in den nachfolgenden Items. Das Ausmaß der Resektion wird nach dem makroskopischen Befund des Operateurs verschlüsselt. Bei totaler Resektion oder radikaler Entfernung kann sich aufgrund der operationsmikroskopischen und neuroradiologischen Resttumorbestimmung (II.C) und/oder der histologischen Untersuchung (III.C) herausstellen, daß tatsächlich nur eine subtotale Resektion vorgenommen wurde.

S 13 Klinische R-Klassifikation

Die klinische R-Klassifikation beruht unter Berücksichtigung des Operationsverfahrens auf den Befunden, die bei operationsmikroskopischer und neuroradiologischer Resttumorbestimmung innerhalb von 48 h nach der Operation vorgenommen bzw. bei histopathologischer Untersuchung erhoben wurden. Für den Fall diskrepanter Befunde gelten dabei folgende Regeln:

Totalresektion oder radikale Entfernung

Operationsmikroskopisch Resttumor	NMR-Befund	CT-Befund	R
Nein	Kein Resttumor	Kein Resttumor	R0
		Resttumor fraglich	R0
		Resttumor	R2a
		Nicht durchgeführt	R0
	Resttumor fraglich	Kein Resttumor	R0
		Resttumor fraglich	R0
		Resttumor	R2a
		Nicht durchgeführt	R0
	Resttumor	Kein Resttumor	R2a
		Resttumor fraglich	R2a
		Resttumor	R2a
		Nicht durchgeführt	R2a
	Nicht durchgeführt	Kein Resttumor	R0
		Resttumor fraglich	R0
		Resttumor	R2a
		Nicht durchgeführt	R0
Ja	Kein Resttumor	Kein Resttumor	R1
		Resttumor fraglich	R1
		Resttumor	R2a
		Nicht durchgeführt	R1
	Resttumor fraglich	Kein Resttumor	R1
		Resttumor fraglich	R1
		Resttumor	R2a
		Nicht durchgeführt	R1
	Resttumor	Kein Resttumor	R2a
		Resttumor fraglich	R2a
		Resttumor	R2a
		Nicht durchgeführt	R2a
	Nicht durchgeführt	Kein Resttumor	R1
		Resttumor fraglich	R1
		Resttumor	R2a
		Nicht durchgeführt	R1

Andere Verfahren als Totalresektion oder radikale Entfernung

Resttumor nicht mikroskopisch gesichert	R2a
Resttumor mikroskopisch gesichert	R2b

Falls eine *Teilresektion* erfolgt, wird aufgrund der histopathologischen Untersuchung des Tumorresektates eine definitive R-Klassifikation vorgenommen (s. Bogen III). Erfolgt nur eine *Biopsie,* gilt die klinische R-Klassifikation als definitive R-Klassifikation.

Hirntumoren

S 14 Bogen-Nummer

Werden ausschließlich Biopsien pathohistologisch untersucht, wird Bogen 3 ausgefüllt; Bogen 4 wird im Falle einer Tumorresektion (partiell, subtotal, total, radikal) verwendet.

S 15 Histologischer Tumortyp

Die histologische Klassifikation erfolgt nach den Empfehlungen der 2. Auflage der WHO-Klassifikation [4] (siehe Fußnote a). Die in Frage kommenden Tumortypen sind nachstehend mit ihren ICD-O-Codenummern aufgelistet.

Tumorgruppe und Untergruppe	Histologischer Tumortyp	Histologischer Subtyp bzw. Variante	ICD-O-Code-Nummer	WHO-Grad (1)	Diagnosennummer [2]
Tumoren des neuroepithelialen Gewebes					
– Astrozytäre Tumoren	Astrozytom	o. n. A.	9400/3	II	1802.9
		Fibrillär	9420/3	II	1802.1
		Protoplasmisch	9410/3	II	1802.2
		Gemistozytisch	9411/3	II	1802.3
	Anaplastisches (malignes) Astrozytom	o. n. A.	9401/3	III	1802.6
	Glioblastom	o. n. A.	9440/3	IV	1805.1
		Riesenzellglioblastom	9441/3	IV	1805.3
		Gliosarkom (Glioblastom mit sarkomatöser Komponente)	9442/3	IV	1805.2
	Pilozytisches Astrozytom		9421/3	I	1801
	Pleomorphes Xanthoastrozytom		9424/3	II	1802.5
	Subependymales Riesenzellastrozytom („Ventrikeltumor") (bei tuberöser Sklerose)		9384/1	I	–
– Oligodendrogliale Tumoren	Oligodendrogliom (klassisches Oligodendrogliom)		9450/3	II	1803.1
	Anaplastisches (malignes) Oligodendrogliom		9451/3	III	1803.2
– Ependymale Tumoren	Ependymom	o. n. A. (klassischer Typ)	9391/3	II	1811.1
		Zellreich	9395/3 [b]	II	–
		Papillär	9393/1	II	1811.2
		Klarzellig	9396/3 [b]	II	–
	Anaplastisches (malignes) Ependymom		9392/3	III	1811.6
	Myxopapilläres Ependymom		9394/1	I	1811.3
	Subependymom		9383/1	I	1811.4
	Gemischtes Subependymom-Ependymom		9385/3 [b]	II	–
– Gemischte Gliome	Oligoastrozytom (Mischgliom)		9382/3	II	1804.1
	Anaplastisches (malignes) Oligoastrozytom		9386/3 [b]	III	1804.2
	Andere		9387/3 [b]	II/III	–
– Tumoren des Plexus choroideus	Plexuspapillom		9390/0	I	1812.1
	Plexuskarzinom (anaplastisches Plexuspapillom)		9390/3	III	1812.2

[a] Die in der neuen Auflage des AFIP-Atlas der Tumorpathologie (Burger PC, Scheithauer BW [1994] Tumors of the central nervous system. Atlas of tumor pathology. 3rd series, fasc. 10. Armed Forces Institute of Pathology, Washington/DC) veröffentlichte Klassifikation entspricht im wesentlichen der WHO-Klassifikation. Trotz Abweichungen in der Anordnung der Tumoren und in einzelnen Punkten besteht durchweg Vergleichbarkeit.

Tumorgruppe und Untergruppe	Histologischer Tumortyp	Histologischer Subtyp bzw. Variante	ICD-O-Code-Nummer	WHO-Grad (1)	Diagnosennummer [2]
Neuroepitheliale Tumoren unsicheren Ursprungs	Astroblastom		9430/3	X	1802.7
	Polares Spongioblastom		9443/3	X	1817.4
	Gliomatosis cerebri		9381/3	III/IV	1807
Embryonale Tumoren	Medulloepitheliom		9501/3	IV	1817.3
	Ependymoblastom		9392/3	IV	–
	Primitive neuroektodermale Tumoren (PNET)		9473/3	X	1817.4
	Medulloblastom	o. n. A. (klassischer Typ)	9470/3	IV	1816.1
		Desmoplastisch	9471/3	IV	1816.2
		Medullomyoblastom	9472/3	IV	1816.3
		Melanotisches Medulloblastom	9474/3 [b]	IV	–
Maligne Hirnnerventumoren, von intrakraniellen Abschnitten ausgehend	Maligner peripherer Nervenscheidentumor (MPNST) (2)	o. n. A.	9540/3	III/IV	1814.3,4
		Epitheloid	9542/3 [b]	III/IV	–
		MPNST mit divergierender mesenchymaler und/oder epithelialer Differenzierung	9543/3 [b]	III/IV	–
		Melanotisch	9541/3 (3)	III/IV	–
Maligne Tumoren der Meningen (maligne meningotheliale Tumoren)	Anaplastisches (malignes) Meningeom		9530/3	III	1822.4
Maligne mesenchymale nichtmeningotheliale Tumoren	Hämangioperizytom		9150/3	II/III	1822.3
	Chondrosarkom	o. n. A.	9220/3	X	–
		Mesenchymal	9240/3	X	–
	Malignes fibröses Histiozytom		8830/3	X	1831.7
	Rhabdomyosarkom		8900/3	X	–
	Meningeale Sarkomatose		9539/3	X	1822.5
	Andere	Fibrosarkom	8810/3	X	1831.4
		Osteosarkom	9180/3	X	–
		Leiomyosarkom	8890/3	X	1832.2
		Ewing-Sarkom	9260/3 (4)	X	–
		Rhabdoider Tumor	8963/3	X	1835
		Angiosarkom	9120/3	X	1824
		Liposarkom	8850/3	X	–
		Undifferenziertes Sarkom	8805/3 [b]	X	–
		Sarkom o. n. A.	8800/3	X	–
Tumoren unsicherer Genese	Hämangioblastom (kapilläres Hämangioblastom)		9161/1	X	1823

[b] Für die Erfassung dieses Tumors, für den in der ICD-O bisher keine Code-Nummer vorgesehen ist, wird die Verwendung der angegebenen freien Code-Nummer empfohlen.

Die in der rechten Spalte aufgeführten fünfstelligen Codes sind Diagnose-Nummern aus dem neurologisch-neurochirurgisch- neuropathologischen Diagnosenverzeichnis [2], die zum Vergleich mit den ICD-O-Code-Nummern beigefügt sind.

In der Übersicht wird auch das WHO-Grading (s. S 16) angegeben. Hinsichtlich Definitionen und differentialdiagnostischer Gesichtspunkte sei auf Kleihues et al. [4] verwiesen. Bei Vorliegen unterschiedlicher Strukturen erfolgt die Klassifikation nach dem überwiegenden Zelltyp.

Anmerkungen:

(1) Bei Tumoren, bei denen in der WHO-Klassifikation [4] keine Angaben zum Grading vorliegen, ist in der Tabelle „X" angegeben.
(2) Synonyme: neurogenes Sarkom, anaplastisches Neurinom, anaplastisches Neurofibrom, malignes Schwannom.
(3) In der ICD-O ist nur das benigne melanotische Neurofibrom mit der Code-Nummer 9541/0 angeführt. Es wird empfohlen, für das maligne Gegenstück die Code-Nummer 9541/3 zu verwenden.
(4) In der ICD-O ist diese Code-Nummer zwar nur für Knochen- und Gelenktumoren vorgesehen; da aber durchaus gleichartig strukturierte Tumoren auch im Zentralnervensystem vorkommen können, wird die Anwendung dieser Nummer auch für diese Lokalisation vorgeschlagen.

S 16 Grading

Das WHO-Grading ist in der 2. Auflage der WHO-Klassifikation [4] als fakultative Angabe vorgesehen. Nach den Gepflogenheiten im deutschsprachigen Raum wird es in dieser Dokumentation als obligat angegeben. Der WHO-Grad ist unter S 15 bei den jeweiligen histologischen Typen, Subtypen und Varianten angegeben. Sind für einen bestimmten Typ 2 Grade angeführt, erfolgt die Zuordnung nach Zellreichtum, Zellpolymorphie, Ausmaß der Nekrose sowie Mitosereichtum.

S 17 Tumorbiologische Untersuchungen

An tumorbiologischen Untersuchungen stehen derzeit in erster Linie Proliferationsmarker, molekularbiologische und immunpathologische Untersuchungen (letztere an den Entzündungszellen in und um den Tumor) im Vordergrund des Interesses (Literaturübersicht bei [6, 10]).

Literatur

[1] American Joint Committee on Cancer (AJCC) (1992) Manual for staging of cancer, 4th edn. (Beahrs OH, Henson DE, Hutter RVP, Kennedy BJ, eds). Lippincott, Philadelphia
[2] Deutsche Gesellschaften für Neurologie, für Neurochirurgie, für Neuropathologie und Neuroanatomie (Hrsg.) (1994) Neurologisch-neurochirurgisch-neuropathologisches Diagnosenverzeichnis, 4. Aufl. Barth, Leipzig Berlin Heidelberg
[3] Hermanek P, Wittekind Ch (1994) Präkanzerosen des Verdauungstraktes. In: Hahn E, Riemann JF (Hrsg) Klinische Gastroenterologie, begründet von L Demling, 3. Aufl. Thieme, Stuttgart New York
[4] Kleihues P, Burger PC, Scheithauer BW (1993) Histological typing of tumours of the central nervous system, 2nd edn. Springer, Berlin Heidelberg New York Tokyo
[5] Levin VA, Gutin PH, Leibel St (1993) Neoplasms of the central nervous system. In: de Vita VT Jr, Hellman S, Rosenberg SA (eds) Cancer. Principles & practice of oncology, 4th edn. Lippincott, Philadelphia
[6] Prados MD, Wilson ChB (1993) Neoplasms of the central nervous system. In: Holland JF, Frei III E, Bast RC Jr, Kufe DW, Morton DC, Weichselbaum RR (eds) Cancer medicine. Lea & Febiger, Philadelphia London
[7] UICC (1993) TNM–Klassifikation maligner Tumoren (Hermanek P, Scheibe O, Spiessl B, Wagner G, Hrsg.) 4. Aufl., 2. Rev 1992. Springer, Berlin Heidelberg New York Tokyo
[8] UICC (1993) TNM supplement 1993. A commentary on uniform use. (Hermanek P, Henson DE, Hutter RVP, Sobin LH, eds). Springer, Berlin Heidelberg New York Tokyo
[9] Waxweiler RJ, Alexander V, Leffingwell SS, Haring M, Lloyd JM (1983) Mortality from brain tumor and other causes in a cohort of petrochemical workers. J Natl Cancer Inst 70:75–81
[10] Wiestler OD, Schlegel U, Schramm J (eds) Molecular neuro-oncology and its impact on the clinical management of brain tumors. Springer, Berlin Heidelberg New York Tokyo

Weiterführende Literatur

Kleihues P, Kiessling M, Wagner G, Amelung F (1988) Tumoren des Nervensystems. Standardisierte Nomenklatur, biologisches Verhalten und klinisch-pathologische Definitionen. Springer, Berlin Heidelberg New York Tokyo

Hirntumoren: Schema zur TNM/pTNM-Klassifikation

		Stadium
Primärtumor	☐ Primärtumor kann nicht beurteilt werden	(p)TX
	☐ Kein Anhalt für Primärtumor	(p)T0

Supratentorieller Tumor

☐ Begrenzt auf eine Seite, ≤5 cm	(p)T1
☐ Begrenzt auf eine Seite, >5 cm	(p)T2
☐ Begrenzt auf eine Seite, mit Infiltration des Ventrikelsystems	(p)T3
☐ Überschreitet Mittellinie des Gehirns, infiltriert gegenseitige Hemisphäre oder infratentoriell	(p)T4

Infratentorieller Tumor

☐ Begrenzt auf eine Seite, ≤3 cm	(p)T1
☐ Begrenzt auf eine Seite, >3cm	(p)T2
☐ Begrenzt auf eine Seite, mit Infiltration des Ventrikelsystems	(p)T3
☐ Überschreitet Mittellinie des Gehirns, infiltriert in die andere Seite oder supratentoriell	(p)T4

Tumor jeder Lage

	☐ Infiltration von Nachbarstrukturen (Dura mater, Hirnnerven, Rückenmark, Schädeldach und -basis, Nasopharynx, Nebenhöhlen)	(p)T4
Fernmetastasen	☐ Vorliegen von Fernmetastasen kann nicht beurteilt werden	(p)MX
	☐ Keine Fernmetastasen	(p)M0
	☐ Fernmetastasen (Liquor-, extrakranielle Metastasen)	(p)M1

Stadiengruppierung		G1	G2	G3	G4
(p)M0	(p)T1	IA	IIA	IIIA	
	(p)T2	IB	IIB	IIIB	
	(p)T3				
	(p)T4	IV			
(p)M1					

```
TNM:      T __    N __    M __              G __    Stadium ____
pTNM:     pT __   pN __   pM __
```

Erfordernisse für pT und PM

pT *Supratentorielle Tumoren*
Histologische Untersuchung des Primärtumors ohne makroskopisch erkennbaren Tumor an den Resektionsrändern oder mikroskopische Bestätigung von Tumor auf der Gegenseite oder infratentoriell (pT4).

Infratentorielle Tumoren
Histologische Untersuchung des Primärtumors ohne makroskopisch erkennbaren Tumor an den Resektionsrändern oder mikroskopische Bestätigung von Tumor auf der Gegenseite oder supratentoriell (pT4).

Supra- und infratentorielle Tumoren
Mikroskopischer Nachweis von Tumor in Biopsien aus Nachbarstrukturen Dura mater, Hirnnerven, Rückenmark, Schädelknochen und -basis, Nasopharynx, Nebenhöhlen) (pT4).

pM1: Mikroskopischer (histologischer und/oder zytologischer) Nachweis von Fernmetastasen (Liquorraum und/oder extrakraniell).

III. Zusätzliche Dokumentationsbögen für Tumoren aller Lokalisationen

50 – Lebermetastasen

Die Dokumentation „Lebermetastasen" wird bei Resektion(en) von Lebermetastasen verwendet. Sie dient der detaillierten Dokumentation von Lebermetastasen. Sie stellt eine fakultative Ergänzung der organspezifischen Erhebungsbögen für die jeweiligen Primärtumoren dar, kann aber auch bei den seltenen Fällen von Lebermetastasen bei unbekanntem Primärtumor eingesetzt werden.

Die Dokumentation fußt auf den Vorschlägen für die Dokumentation bei Lebermetastasen, die bei der UICC-Studie zur Erarbeitung eines Klassifikationssystems für Lebermetastasen angewendet wurde [4, 5].

ADT Arbeitsgemeinschaft Deutscher Tumorzentren

Lebermetastasen

Kenn-Nr. (A1)	**5 0** 2
Klinik-Nr. u. Fachrichtung (A2)	9
Patientenidentifikation (A3)	16
Geburtsdatum (Tag, Mon., Jahr)	22
Geschlecht (M = Männlich, W = Weiblich)	23
Tumoridentifikations-Nr. (A4)	24
Bogen-Nr. (A5)	**1** 25

I. PRÄTHERAPEUTISCHE DATEN

A. Primärtumor

Lokalisation (nach Tumorlokalisationsschlüssel) (A12) (XXXX = F.A.) C └─┴─┴─┴─┘   C ☐☐☐☐ 29

Histologischer Tumortyp nach ICD-O (A23) (XXXX = F.A.) M └─┴─┴─┴─┘/ 6   M ☐☐☐☐ 6 34

Grading 1 = G1, 2 = G2, 3 = G3, 4 = G4, L = Low Grade (G1–2), H = High Grade (G3–4), X = F.A.   ☐ 35

Datum der Diagnose des Primärtumors (XXXX = F.A.) Monat ____ Jahr ____   Mon. Jahr ☐☐☐☐ 39

B. Diagnose der Lebermetastasen

Metastasen-Operations-Nr. (S1)   ☐ 40

Datum der Diagnose (S2) Tag ____ Monat ____ Jahr ____   Tag Mon. Jahr ☐☐☐☐ 46

Mikroskopische Bestätigung der Diagnose K = Keine, Z = Zytologie, H = Histologie   ☐ 47

Zeitpunkt der Bestätigung
K = Keine Bestätigung, V = Vor Laparotomie, B = Bei Laparotomie, R = Am Leberresektat   ☐ 48

C. Metastasenlokalisation

Lokalisation der Metastase(n) (S3)   C ⎣2⎦2⎣ ⎦ ⎦   C ⎣2⎦2⎦☐☐ 52
(Rechter Lappen = C 22.01, Linker Lappen = C 22.02, Beide Lappen = C 22.08)

Segmentbefall (nach Couinaud) (S4)
(in Schema einzeichnen!)

Segment	F = Tumor-frei	T = Tumor-befallen	X = F.A.	
I	○	○	○	☐ 53
II	○	○	○	☐ 54
III	○	○	○	☐ 55
IV a	○	○	○	☐ 56
IV b	○	○	○	☐ 57
V	○	○	○	☐ 58
VI	○	○	○	☐ 59
VII	○	○	○	☐ 60
VIII	○	○	○	☐ 61

Korrektur der Lokalisation N = Nein, G = Ja, Gleicher Bogen   ☐ 62

D. Extrahepatischer Tumorstatus zum Zeitpunkt der Lebermetastasendiagnose

	N = Nein	J = Ja	X = F.A.	
Primärtumor	○	○	○	☐ 63
Regionäre Lymphknotenmetastasen (zu Primärtumor)	○	○	○	☐ 64
Lymphknotenmetastasen Leberhilus	○	○	○	☐ 65
Lig. hepatoduodenale	○	○	○	☐ 66
kaval-infradiaphragmatisch	○	○	○	☐ 67
andere abdominale Lymphknotenmetastasen	○	○	○	☐ 68
extraabdominale Lymphknotenmetastasen	○	○	○	☐ 69

Wagner/Hermanek: Organspezifische Tumordokumentation © Springer-Verlag 1995

50.5

Lebermetastasen

K-Nr. **5 0** | Patienten-Id. | T-Id. | B-Nr. **1**

Andere Fernmetastasen   N = Nein, J = Ja, X = F.A. ☐ 70

Wenn ja, **Lokalisation** (A14)   1. _____   1. ☐☐ 73

2. _____   2. ☐☐ 76

3. _____   3. ☐☐ 79

E. Klinische Klassifikation der anatomischen Ausbreitung

Angewandte diagnostische Methoden (S5)   (N = Nein, J = Ja, M = Maßgebend)

Sonographie (perkutan)	☐	NMR	☐	Son. ☐ 80	NMR ☐ 84
CT Oberbauch (mit i.v. Kontrastmittelbolus)	☐	Immunszintigraphie	☐	CT O. ☐ 81	Imm. ☐ 85
CT-Portogramm	☐	Laparoskopie	☐	CT-P. ☐ 82	Lap. ☐ 86
CT mit Kontrastmittelgabe über A. hepatica	☐	Intraoperative Sonographie	☐	CT K ☐ 83	I. Son. ☐ 87
		Andere	☐		And. ☐ 88

Prozentualer Leberbefall (S6)   (XX = F.A.) ☐☐☐   ☐☐ 90

Anzahl der Metastasen   (01–19 = 1–19 Metastasen, DD = Diffuse Durchsetzung, XX = F.A.) ☐☐   ☐☐ 92

Lappenbefall (S3)   U = Unilobulär, B = Bilobulär, X = F.A.   ☐ 93

Größter Durchmesser der größten Metastase (in mm)   (XXX = F.A.) ☐☐☐   ☐☐☐ 96

Befall größerer intrahepatischer Gefäße (S7)   N = Nein, J = Ja, X = F.A.   ☐ 97

Invasion von Nachbarstrukturen/-organen (S8)   N = Nein, J = Ja, X = F.A.   ☐ 98

F. Sonstige klinische Befunde

Symptome   N = Nein   J = Ja   X = F.A.

Schmerzen, Druckgefühl	○	○	○	☐ 99
Appetitlosigkeit	○	○	○	☐ 100
Gewichtsverlust (S9)	○	○	○	☐ 101
Hepatomegalie (S10)	○	○	○	☐ 102
Gelbsucht	○	○	○	☐ 103
Aszites	○	○	○	☐ 104
Metastasenruptur in Bauchhöhle	○	○	○	☐ 105

Pathologische Leberfunktion (Vielfaches der oberen Normalwertgrenze)   (XX = Nicht untersucht)

LDH	☐☐☐	SGPT	☐☐☐	LDH ☐☐ 107	SGPT ☐☐ 113
Alkalische Phosphatase	☐☐☐	Andere	☐☐☐	A. Ph. ☐☐ 109	And. ☐☐ 115
SGOT	☐☐☐			SGOT ☐☐ 111	

	U = Un- auffällig	P = Patho- logisch	N = Nicht untersucht	
Serumalbumin	○	○	○	☐ 116
CEA vor Leberresektion	○	○	○	☐ 117
CEA nach Leberresektion	○	○	○	☐ 118
	N = Nein	J = Ja	X = F.A.	
Begleitende Zirrhose (S11)	○	○	○	☐ 119
Begleitende Hepatitis	○	○	○	☐ 120

Allgemeiner Leistungszustand (nach ECOG) (A9)

0 = Normale, uneingeschränkte Aktivität wie vor der Erkrankung,
1 = Einschränkung bei körperlicher Anstrengung, aber gehfähig; leichte körperliche Arbeit bzw. Arbeit im Sitzen möglich,
2 = Gehfähig, Selbstversorgung möglich, aber nicht arbeitsfähig; kann mehr als 50% der Wachzeit aufstehen,
3 = Nur begrenzte Selbstversorgung möglich; 50% oder mehr der Wachzeit an Bett oder Stuhl gebunden,
4 = Völlig pflegebedürftig, keinerlei Selbstversorgung möglich; völlig an Bett oder Stuhl gebunden, X = Unbekannt   ☐ 121

Verdopplungszeit der Lebermetastasen (in Tagen) (S12)   (XXX = F.A.) ☐☐☐   ☐☐☐ 124

Einschätzung des Operationsrisikos (A10)   1 = ASA I, 2 = ASA II, 3 = ASA III, 4 = ASA IV, 5 = ASA V, X = F.A.   ☐ 125

Wagner/Hermanek: Organspezifische Tumordokumentation   © Springer-Verlag 1995

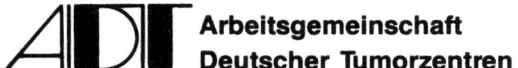 **Arbeitsgemeinschaft Deutscher Tumorzentren**

Lebermetastasen

Kenn-Nr. (A1)	**5 0**	2
Klinik-Nr. u. Fachrichtung (A2)		9
Patientenidentifikation (A3)		16
Geburtsdatum	Tag Mon. Jahr	22
Geschlecht (M = Männlich, W = Weiblich)		23
Tumoridentifikations-Nr. (A4)		24
Bogen-Nr. (A5)	**2**	25

II. DATEN ZUR THERAPIE

A. Vorgesehene und durchgeführte Therapiemodalitäten (A17)

N = Nein   J = Ja*   A = Abgelehnt

	N	J	A	
Leberresektion	O	O	O	26
Bestrahlung	O	O O	O	28
Chemotherapie, systemische	O	O O	O	30
Chemotherapie, lokale	O	O O	O	32
Hormontherapie	O	O	O	33
Immuntherapie	O	O	O	34
Embolisation	O	O	O	35
Chemoembolisation	O	O	O	36
Perkutane Alkoholinjektion	O	O	O	37
Sonstige Therapie	O	O	O	38

* Bei mehr als einer durchgeführten Therapiemodalität die zeitliche Reihenfolge der Maßnahmen durch Ziffern kennzeichnen.
(Wenn nichtchirurgische Therapie durchgeführt, zusätzliche Therapiebögen der Basisdokumentation ausfüllen!)

B. Leberresektion

Datum der Leberresektion   Tag _____ Monat _____ Jahr _____   Tag Mon. Jahr 44

Art der Leberresektion (S13)   N = Nein   J = Ja

	N	J	
Segment IV–VIII (±I)	O	O	45
Segment V–VIII (±I)	O	O	46
Segment II–IV (±I)	O	O	47
Segment II+III	O	O	48
Andere Plurisegmentektomie	O	O	49
Monosegmentektomie	O	O	50
Keilresektion	O	O	51

Operationszugang (A17)   1 = Konventionell-chirurgisch, 2 = Perkutan-endoskopisch, 3 = 1+2   52

Zusätzliche Angabe bei konventionell-chirurgischem Zugang
E = Entfällt, 1 = Abdominal, 2 = Abdomino-thorakal   53

Prozentsatz entfernten Lebervolumens (S6)   (XX = F.A.)   55

Prozentsatz entfernten funktionsfähigen Lebervolumens (S6)   (XX = F.A.)   57

Operationserweiterung   N = Nein   E = En bloc   G = Getrennt

	N	E	G	
Resektion des Zwerchfells	O	O	O	58
Resektion der V. portae	O	O	O	59
Resektion der A. hepatica	O	O	O	60

Lymphknotenentfernung   0 = Keine   1 = Partielle   2 = Radikale

	0	1	2	
Leberhilus	O	O	O	61
Lig. hepatoduodenale	O	O	O	62
Nichtregionäre LK	O	O	O	63

Wagner/Hermanek: Organspezifische Tumordokumentation   © Springer-Verlag 1995

Lebermetastasen

K-Nr. **5 0**   Patienten-Id.   T-Id.   B-Nr. **2**

50.9

Örtliche Tumorzelldissemination
0 = Keine, 1 = Spontane Tumorperforation in Bauchhöhle, 2 = latrogene Tumorperforation, (Einriß in Tumorgewebe), 4 = Schnitt durch Tumorgewebe, 5 = 1+4, 6 = 2+4   ☐ 64

Dauer der Operation (in Minuten)   ☐☐☐   ☐☐☐ 67

Dauer der Intensivbehandlung (in Tagen)   ☐☐   ☐☐ 69

Zahl der verabreichten Blutkonserven (A17)   ☐☐   ☐☐ 71

C. Klinische R-Klassifikation und Gesamtbeurteilung des Tumorgeschehens

Klinische R-Klassifikation (A18)
0 = Kein Residualtumor (R0), 1 = Nur mikroskopischer Residualtumor (R1), 2 = Makroskopischer Residualtumor, mikroskopisch nicht bestätigt (R2a), 3 = Makroskopischer Residualtumor, auch mikroskopisch bestätigt (R2b), X = Unbestimmt (RX)   ☐ 72

Lokalisation von Residualtumor   N = Nein   J = Ja

Lokoregionär   ○   ○   ☐ 73

Fernmetastase(n)   ○   ○   ☐ 74

Normalisierung präoperativ erhöhter Tumormarker
N = Nein, J = Ja, E = Entfällt, da Tumormarker präoperativ nicht erhöht oder nicht bestimmt, X = F.A.   ☐ 75

Gesamtbeurteilung des Tumorgeschehens bei nicht-chirurgischer Therapie (A19)
V = Vollremission, T = Teilremission, B = Klinische Besserung des Zustandes, Kriterien für Teilremission jedoch nicht erfüllt, K = Keine Änderung, D = Divergentes Geschehen, P = Progression, U = Beurteilung unmöglich, X = F.A.   ☐ 76

D. Frühe Komplikationen der Therapie

Chirurgische Komplikationen   N = Nein   J = Ja

Nachblutung (S14)   ○   ○   ☐ 77

Abszeß   ○   ○   ☐ 78

Gallefistel   ○   ○   ☐ 79

Leberversagen   ○   ○   ☐ 80

Wundinfektion   ○   ○   ☐ 81

Sepsis   ○   ○   ☐ 82

Andere chirurgische Komplikation(en)   ○   ○   ☐ 83

Nicht-chirurgische Komplikationen

Kardio-pulmonale Komplikationen   ○   ○   ☐ 84

Renale Komplikationen   ○   ○   ☐ 85

Andere nicht-chirurgische Komplikation(en)   ○   ○   ☐ 86

Sekundäre operative Eingriffe (A20)   N = Nein, J = Ja   ☐ 87

Falls ja, Art des Eingriffs nach ICPM |5|_|_|_|_| |5|☐☐☐☐| 93

Postoperativer Exitus (A21)
N = Nein, I = Innerhalb von 30 Tagen nach definitiver Operation, S = Später   ☐ 94

Wagner/Hermanek: Organspezifische Tumordokumentation © Springer-Verlag 1995

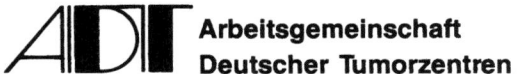

Arbeitsgemeinschaft Deutscher Tumorzentren

Lebermetastasen

50.11

Kenn-Nr. (A1)	**5 0** 2
Klinik-Nr. u. Fachrichtung (A2)	☐☐☐☐☐ 9
Patientenidentifikation (A3)	☐☐☐☐☐☐☐ 16
Geburtsdatum	Tag Mon. Jahr ☐☐☐☐☐☐ 22
Geschlecht (M = Männlich, W = Weiblich)	☐ 23
Tumoridentifikations-Nr. (A4)	☐ 24
Bogen-Nr. (A5)	**3** 25

III. DATEN ZUR PATHOLOGIE

Untersuchungsmaterial
Z = Nur Zytologie, F = Feinnadelbiopsie, Histologie, S = Stanzbiopsie (Grobnadelbiopsie),
K = Keilbiopsie (Inzisionsbiopsie), R = Leberresektion ☐ 26

A. Histologischer Typ und Grading

Histologischer Tumortyp nach ICD-O (A23)   Biopsie   M└─┴─┴─┴─┘/└6┘   M ☐☐☐☐ 6   31
  Leberresektat   M└─┴─┴─┴─┘/└6┘   M ☐☐☐☐ 6   36

Bestätigung der Tumorhistologie durch andere Institution (A23)
N = Nein, R = Register oder Referenzpathologie einer Studie, A = Anderes Pathologisches Institut, B = R+A ☐ 37

Grading (A24)
(1 = G1, 2 = G2, 3 = G3, 4 = G4, L = Low Grade (G1–2)
H = High Grade (G3–4), X = F.A.)
  Biopsie   └─┘   ☐ 38
  Leberresektat   └─┘   ☐ 39

B. Anatomische Ausbreitung

Zahl der Metastasen └─┴─┴─┘ ☐☐ 41

Lappenbefall
U = Unilobär, B = Bilobär (S3) ☐ 42

Größter Durchmesser der größten Metastase (in mm)   (XXX = F.A.)   └─┴─┴─┘   ☐☐☐ 45

Satelliten (S15)   N = Nein, J = Ja, X = F.A. ☐ 46

Gefäßinvasion   N = Nein   J = Ja   X = F.A.

		N	J	X	
Segmentale und subsegmentale Gefäße	makroskopisch	○	○	○	☐ 47
	nur histologisch	○	○	○	☐ 48
Größere intrahepatische Gefäße (S7)	V. portae	○	○	○	☐ 49
	V. hepatica	○	○	○	☐ 50
Serosapenetration		○	○	○	☐ 51

Invasion von Nachbarorganen (S8)

	N	J	X	
Gallenblase	○	○	○	☐ 52
Zwerchfell	○	○	○	☐ 53
Andere Nachbarorgane/-strukturen	○	○	○	☐ 54

Extrahepatischer Tumor   Zahl untersuchter LK   Zahl befallener LK   U.   B.

	untersuchte LK	befallene LK	U.	B.	
Lymphknoten Leberhilus	└─┴─┴─┘	└─┴─┴─┘	☐	☐	58
Lig. hepatoduodenale	└─┴─┴─┘	└─┴─┴─┘	☐	☐	62
sonstige abdominale	└─┴─┴─┘	└─┴─┴─┘	☐	☐	66

Sonstige Fernmetastasen   K = Keine nachgewiesen, Z = Zytologisch bestätigt, H = Histologisch bestätigt ☐ 67

Lokalisation mikroskopisch nachgewiesener Fernmetastasen (A14)

1. _____   1. ☐☐☐ 70
2. _____   2. ☐☐☐ 73
3. _____   3. ☐☐☐ 76

Wagner/Hermanek: Organspezifische Tumordokumentation   © Springer-Verlag 1995

50.13

Lebermetastasen

K-Nr. | Patienten-Id. | T-Id. | B-Nr.
5 0 | | | **3**

C. Weitere Befunde und begleitende Veränderungen

Zirrhose (S11)
N = Nein, J = Ja, X = F.A. □ 77

Nekrose
K = Keine oder minimale, M = Mäßiggradige, A = Ausgedehnte, S = Subtotale □ 78

Örtliche Tumorzelldissemination
0 = Keine, 1 = Spontane Tumorperforation in Bauchhöhle, 2 = Iatrogene Tumorperforation (Einriß in Tumorgewebe),
4 = Schnitt durch Tumorgewebe, 5 = 1+4, 6 = 2+4 □ 79

D. Definitive R-Klassifikation und weitere Angaben zur Radikalität (S16)

Histologische Befunde an den Resektionsrändern
F = Tumorfrei, T = Tumor, U = Unbestimmbar, X = Nicht untersucht □ 80

Minimaler Sicherheitsabstand (in mm) (S17)　　Makroskopisch　└─┴─┴─┘　　□□□ 83
(XXX bzw. XX = F.A.)　　　　　　　　　　　　　Histologisch　　└─┴─┘　　　□□ 85

Definitive R-Klassifikation (A29)
0 = Kein Residualtumor (R0), 1 = Nur mikroskopischer Residualtumor (R1), 2 = Makroskopischer Residualtumor,
mikroskopisch nicht bestätigt (R2a), 3 = Makroskopischer Residualtumor, auch mikroskopisch bestätigt (R2b),
X = Unbestimmt (RX) □ 86

Methodik der R-Klassifikation (A30)
K = Konventionell, S = „Sophisticated" □ 87

Lokalisation von Residualtumor　　　　N = Nein　　J = Ja

Lokoregionär　　　　　　　　　　　　　　　○　　　　　○　　　　□ 88

Lebermetastasen　　　　　　　　　　　　　○　　　　　○　　　　□ 89

Andere Fernmetastasen　　　　　　　　　　○　　　　　○　　　　□ 90

Wagner/Hermanek: Organspezifische Tumordokumentation © Springer-Verlag 1995

Spezielle Verschlüsselungsanweisungen

S 1 Metastasen-Operations-Nummer

Bei mehrfachen Eingriffen zu verschiedenen Zeitpunkten wird im Bogen für die 1. Operation, die Metastasen-Operations-Nummer 1, im Bogen für die nachfolgende Operation die Nummer 2 eingetragen.

S 2 Datum der Diagnose der Lebermetastasen

Hier muß das Datum der definitiven klinischen Diagnose eingetragen werden. Hierbei werden nur eindeutige Befunde bei bildgebenden Verfahren oder Operationsbefunde berücksichtigt.

S 3 Lokalisation der Metastase(n)

Für die Zuordnung zu Lappen ist die *funktionelle oder chirurgische Lappeneinteilung* maßgebend. Dabei ist der rechte und linke Leberlappen durch die sog. Cantlie-Linie („main portal scissura") getrennt; diese bildet eine Ebene zwischen der Mitte des Gallenblasenbettes und der linken Seite der V. cava inferior. (Im Gegensatz hierzu unterteilt die *anatomische Einteilung* die Leber entlang der Fissura umbilicalis und dem Ansatz des Lig. teres hepatis.)

S 4 Segmentbefall (nach Couinaud)

Bei der *konventionellen Einteilung* der Leber wird unterschieden zwischen rechtem Lappen mit anteriorem und posteriorem Segment und linkem Lappen mit medialem und lateralem Segment. Lobus caudatus und Lobus quadratus gehören dabei zum medialen Segment [3, 6].

Die *Segmenteinteilung nach Couinaud* [1] unterscheidet 8 Segmente.

Konventionelle Segmente der Leber	Couinaud-Segmente	
Rechts anterior	Medial:	Segment V
	Lateral:	Segment VI
Rechts posterior	Medial:	Segment VIII
	Lateral:	Segment VII
Links medial	Anterior:	Segment IV
	Posterior:	Segment I
Links lateral	Anterior:	Segment III
	Posterior:	Segment II

Der Lobus caudutus (Spigel-Lappen) entspricht dem Couinaud-Segment I. Das Couinaud-Segment IV kann weiter in Segment IVa (apikaler Teil) und Segment IVb (kaudaler Teil) (entsprechend dem Lobus quadratus) unterteilt werden [7].

S 5 Angewandte diagnostische Methoden

M (Maßgebend) ist bei jener Methode einzutragen, die für die anschließend dokumentierte Klassifikation der anatomischen Ausbreitung maßgebend ist. Für alle anderen Methoden ist entweder N (Nein) oder J (Ja) einzutragen.

S 6 Prozentualer Leberbefall

Der prozentuale Leberbefall wird bei nicht laparotomierten Patienten aufgrund bildgebender Verfahren, bei laparotomierten Patienten aufgrund der Befunde während der Operation geschätzt. Als Anhaltspunkt dient die Verteilung des Lebervolumens auf die Segmente [8]:

Segment V und VIII:	30%
Segment VI und VII:	35%
Segment I und IV:	20%
Segment II und III:	15%

Analog wird der Prozentsatz entfernten Lebervolumens geschätzt (s. II.B).

S 7 Befall größerer intrahepatischer Gefäße

Die klinische Klassifikation beruht auf den Befunden bildgebender Verfahren. Bei der pathologischen Klassifikation wird sowohl makroskopische als auch nur histologisch nachweisbare Gefäßinvasion erfaßt.

Als „größere intrahepatische Gefäße" gelten

- rechter, linker und (nicht immer ausgebildeter) intermediärer Ast der A. hepatica propria,
- die entsprechenden Venen,
- rechter und linker Ast der V. portae.

S 8 Invasion von Nachbarstrukturen/-organen

In erster Linie wird Invasion des Zwerchfells oder der Gallenblase beobachtet.

S 9 Gewichtsverlust

Als „Gewichtsverlust" zählt nur die unbeabsichtigte Abnahme des Körpergewichts um mindestens 2 kg innerhalb der letzten 3 Monate.

S 10 Hepatomegalie

„Hepatomegalie" liegt nach klinischer Definition vor, wenn die Leber bei Inspiration 2 Querfinger oder mehr unter dem Rippenbogen tastbar ist.

Die Lebergröße kann auch sonographisch anhand des größten kraniokaudalen Durchmessers und des größten sagittalen Durchmessers in der Medioklavikularlinie bestimmt werden. Als Normalwert der Summe dieser beiden Werte gilt 24–26 cm [2, 9].

S 11 Begleitende Zirrhose

Als „Leberzirrhose" wird nur die gesicherte Leberzirrhose mit Störung der Architektur der Leberläppchen verschlüsselt. Leberfibrosen (Bindegewebszunahme ohne Störung der Läppchenstruktur) sollen hier nicht erfaßt werden.

S12 Verdopplungszeit der Lebermetastasen (in Tagen)

Die Verdopplungszeit kann nur dann festgestellt werden, wenn eine oder mehrere scharf begrenzte Lebermetastasen diagnostiziert und über längere Zeit ohne Therapie beobachtet werden.

S13 Art der Leberresektion

Als „Keilresektion" wird die Entfernung kleinerer peripher gelegener Leberbezirke bezeichnet, bei der auf den Segmentaufbau der Leber keine Rücksicht genommen wird.

„Plurisegmentektomien" sind Resektionen von 2 oder mehr Segmenten, sofern sie nicht entsprechend den nachstehenden Definitionen als „Anatomische Resektionen" zu bezeichnen sind. Hierbei kann zwischen Bi- oder Polysegmentektomien (Resektion von zusammenhängenden Segmenten) und multiplen Segmentektomien (Resektion von räumlich getrennten Segmenten) unterschieden werden.

Für die als „Anatomische Resektionen" zusammengefaßten Operationen gibt es im Schrifttum unterschiedliche Bezeichnungen, die im folgenden synoptisch gegenübergestellt sind.

Entfernte Segmente	Angelsächsische Nomenklatur	Deutschsprachige Nomenklatur
V–VIII ($\pm$I)	Hepatektomie rechts	Hemihepatektomie rechts
II–IV ($\pm$I)	Hepatektomie links	Hemihepatektomie links
IV–VIII ($\pm$I)	Lobektomie rechts oder Trisegmentektomie rechts	Erweiterte Hemihepatektomie rechts
II+III	Lobektomie links	Links-laterale Segmentektomie
II–V+VIII ($\pm$I)	Erweiterte Hepatektomie links	Erweiterte Hemihepatektomie links

S14 Nachblutung

Eine Nachblutung wird vermerkt, wenn sie kreislaufrelevant ist oder eine Bluttransfusion oder eine operative Revision (perihepatisches Hämatom) erforderlich macht.

S15 Satelliten

Satelliten sind Tumorknötchen, die bis maximal 2 cm vom Rand einer größeren Metastase entfernt und kleiner als die Metastase sind.

S16 Definitive R-Klassifikation

Die definitive R-Klassifikation nach Leberresektion berücksichtigt nicht nur die lokale Radikalität bei der Entfernung der Lebermetastasen (s. III.D), sondern auch die Gesamtsituation, d. h. ob extrahepatischer Tumor lokoregionär oder an anderen Stellen zurückbleibt. Hierfür sind die Angaben unter I.D und II.C maßgebend.

S17 Minimaler Sicherheitsabstand (in mm)

Eine Angabe der histologisch gemessenen minimalen Entfernung des Tumors zur Resektionslinie ist nur bei knappen Resektionen erforderlich, d. h. nur dann, wenn der makroskopische Abstand 10 mm oder weniger beträgt.

Literatur

[1] Couinaud C (1957) Le foie. Etudes anatomique et chirurgicales, Masson, Paris
[2] Gosink BB, Leymaster CE (1981) Ultrasonic determination of hepatomegaly. J Clin Ultrasound 9:37–41
[3] Healey JE, Schroy PC (1953) Anatomy of the biliary ducts within the human liver. Arch Surg 66:599–608
[4] Hermanek P, Gall FP, Köckerling F, Schneider C (1991) UICC-Studie zur Klassifikation von Lebermetastasen. In: Herfarth Ch, Schlag P (Hrsg) Neue Entwicklungen in der Therapie von Lebertumoren. Springer, Berlin Heidelberg New York Tokyo
[5] Hermanek P (1992) Liver metastasis: classification and staging systems. Eur Clin Digest Dis [Suppl-Ser]1:15–22
[6] Nomina Anatomica, 5th edn. (1983) Williams & Wilkins, Baltimore London
[7] Scheele J (1989) Segment-orientated resection of the liver: Rationale und technique. In: Lygidakis NJ, Tytgat GNT (eds) Hepatobiliary and pancreatic malignancies. Thieme, Stuttgart New York
[8] Stone HH, Lond WD, Smith RB, Haynes CD (1969) Physiologic considerations in major hepatic resection. Am J Surg 6:78–84
[9] Vogel H (1986) Maße in der Sonographie und Computertomographie. ecomed, Landsberg/Lech

60 – Lungenmetastasen

> Die Dokumentation „Lungenmetastasen" wird bei Resektion von Lungenmetastasen verwendet. Sie stellt eine Ergänzung der organspezifischen Erhebungsbögen für die jeweiligen Primärtumoren dar, kann aber auch bei den seltenen Fällen mit Diagnose von Lungenmetastasen bei unbekanntem Primärtumor eingesetzt werden.
>
> Werden gleichzeitig Metastasen links und rechts diagnostiziert, die Therapie aber zweizeitig durchgeführt, wird für jede der Operationen ein Bogensatz ausgefüllt (s. S 1).
>
> Die Dokumentation fußt auf den Erfahrungen der Thoraxklinik Heidelberg-Rohrbach (Prof. Dr. I. Vogt-Moykopf) [1, 2, 4, 5].

ADT Arbeitsgemeinschaft Deutscher Tumorzentren

Lungenmetastasen

60.3

Kenn-Nr. (A1)	`6` `0` — 2
Klinik-Nr. u. Fachrichtung (A2)	☐☐☐☐☐ — 9
Patientenidentifikation (A3)	☐☐☐☐☐☐☐ — 16
Geburtsdatum	Tag Mon. Jahr ☐☐☐☐☐☐ — 22
Geschlecht (M = Männlich, W = Weiblich)	☐ 23
Tumoridentifikations-Nr. (A4)	☐ 24
Bogen-Nr. (A5)	`1` 25

I. PRÄTHERAPEUTISCHE DATEN

A. Primärtumor

Lokalisation (nach Tumorlokalisationsschlüssel (A12)) C ⌴⌴⌴⌴   C ☐☐☐☐ — 29

Histologischer Tumortyp nach ICD-O (A23) M ⌴⌴⌴⌴⌴/⌴6⌴   M ☐☐☐☐ 6 — 34

Grading 1 = G1, 2 = G2, 3 = G3, 4 = G4, L = Low Grade (G1–2), H = High Grade (G3–4), X = F.A. (GX)   ☐ 35

Datum der Diagnose des Primärtumors (A7) Tag ____ Monat ____ Jahr ____   Tag Mon. Jahr ☐☐☐☐☐☐ — 41

B. Diagnose der Lungenmetastasen

Metastasen-Operations-Nr. (S1) ⌴⌴   ☐ 42

Datum der Diagnose (S2) Tag ____ Monat ____ Jahr ____   Tag Mon. Jahr ☐☐☐☐☐☐ — 48

Symptome bei Diagnosestellung
N = Nein, J = Ja   ☐ 49

Datum des Entschlusses zur Therapie (S3) Tag ____ Monat ____ Jahr ____   Tag Mon. Jahr ☐☐☐☐☐☐ — 55

Mikroskopische Bestätigung der Diagnose
K = Keine, Z = Zytologie, H = Histologie   ☐ 56

Zeitpunkt der Bestätigung
K = Keine Bestätigung, V = Vor Thorakotomie, B = Bei Thorakotomie, R = Am Lungenresektat   ☐ 57

C. Metastasenlokalisation

	Bei Diagnose		Bei Entschluß zur Therapie			
	F = Tumor-frei	T = Tumor-befallen	F = Tumor-frei	T = Tumor-befallen	D. T.	
Oberlappen rechts	○	○	○	○	☐☐	59
Mittellappen rechts	○	○	○	○	☐☐	61
Unterlappen rechts	○	○	○	○	☐☐	63
Oberlappen links	○	○	○	○	☐☐	65
Mittellappen links	○	○	○	○	☐☐	67
Zentral (S4)	○	○	○	○	☐☐	69

Korrektur der Lokalisation (A12) N = Nein, G = Ja, Gleicher Bogen   ☐ 70

D. Extrapulmonaler Tumorstatus zum Zeitpunkt der Lungenmetastasendiagnose

	Bei Diagnose			Bei Entschluß zur Therapie				
	N = Nein	J = Ja	X = F.A.	N = Nein	J = Ja	X = F.A.	D. T.	
Primärtumor	○	○	○	○	○	○	☐☐	72
Regionäre Lymphknotenmetastasen (zu Primärtumor)	○	○	○	○	○	○	☐☐	74
Lymphknotenmetastasen peribronchial-hilär	○	○	○	○	○	○	☐☐	76
Lymphknotenmetastasen mediastinal	○	○	○	○	○	○	☐☐	78
Extrapulmonale Fernmetastasen	○	○	○	○	○	○	☐☐	80

Wagner/Hermanek: Organspezifische Tumordokumentation   © Springer-Verlag 1995

Lungenmetastasen

	Bei Diagnose	Bei Entschluß zur Therapie	D.	T.	
Wenn Fernmetastasen,	1. ___	1. ___	1. ☐☐	1. ☐☐	86
Lokalisation (A14)	2. ___	2. ___	2. ☐☐	2. ☐☐	92
	3. ___	3. ___	3. ☐☐	3. ☐☐	98

E. Klinische Klassifikation der anatomischen Ausbreitung

Angewandte Untersuchungsmethode (S5)
K = Konventionelles Thoraxröntgen,
T = Hilus-/mediastinale Tomographie,
S = Sonographie, C = CT mit Kontrastmittelgabe,
N = NMR, A = Angiographie, S = Sonstiges

Bei Diagnose ☐   Bei Entschluß zur Therapie ☐   D.☐ T.☐ 100

Anzahl der Metastasen
(00 = Keine, 01–19 = 1–19, 20 = 20 und mehr,
DD = Diffuse Durchsetzung, XX = F.A.)

Rechts ☐☐   Links ☐☐   Rechts ☐☐   Links ☐☐   R D.☐☐ T.☐☐ 104
                                                 L ☐☐ ☐☐ 108

Größter Durchmesser der größten Metastase (in mm)
(00 = Keine Metastase, 98 = 98 mm und mehr, XX = F.A.)

☐☐ ☐☐ ☐☐ ☐☐ R ☐☐ ☐☐ 112
                 L ☐☐ ☐☐ 116

	N = Nein	J = Ja	X = F.A.	N = Nein	J = Ja	X = F.A.	D.	T.	
Befall größerer Gefäße (S6)	○	○	○	○	○	○	☐	☐	118
Invasion von Nachbarstrukturen (S7)	○	○	○	○	○	○	☐	☐	120

F. Sonstige klinische Befunde

Klinische Symptomatik

	Bei Diagnose			Bei Entschluß zur Therapie			D.	T.	
	N = Nein	J = Ja	X = F.A.	N = Nein	J = Ja	X = F.A.			
Allgemeinsymptome (Leistungsknick, Fieber, Schwäche)	○	○	○	○	○	○	☐	☐	122
Gewichtsverlust (S8)	○	○	○	○	○	○	☐	☐	124
Husten	○	○	○	○	○	○	☐	☐	126
Heiserkeit	○	○	○	○	○	○	☐	☐	128
Hämoptoe	○	○	○	○	○	○	☐	☐	130
Dyspnoe	○	○	○	○	○	○	☐	☐	132
Thoraxschmerzen	○	○	○	○	○	○	☐	☐	134
Paraneoplastisches Syndrom	○	○	○	○	○	○	☐	☐	136
Präoperative Erhöhung der Tumormarker	○	○	○	○	○	○	☐	☐	138

Lungenfunktion (S9)   (XXX = F.A.)   D ☐☐ 141

$FEV_{1,0}$ gemessen   ☐,☐☐☐   ☐,☐☐☐   T ☐☐ 144

                                                D ☐☐ 147
$FEV_{1,0}$ prognostiziert   ☐,☐☐☐   ☐,☐☐☐   T ☐☐ 150

Weiterführende Diagnostik
O = Operabel, H = Hohes Risiko, I = Inoperabel,
X = Nicht durchgeführt

☐   ☐   D.☐ T.☐ 152

Allgemeiner Leistungszustand (nach ECOG) (A9)
0 = Normale, uneingeschränkte Aktivität wie vor der Erkrankung, 1 = Einschränkung bei körperlicher Anstrengung, aber gehfähig; leichte körperliche Arbeit bzw. Arbeit im Sitzen möglich, 2 = Gehfähig, Selbstversorgung möglich, aber nicht arbeitsfähig; kann mehr als 50% der Wachzeit aufstehen, 3 = Nur begrenzte Selbstversorgung möglich; 50% oder mehr der Wachzeit an Bett oder Stuhl gebunden, 4 = Völlig pflegebedürftig, keinerlei Selbstversorgung möglich, völlig an Bett oder Stuhl gebunden, X = unbekannt

Bei Diagnose ☐   Bei Entschluß zur Therapie ☐   D.☐ T.☐ 154

Verdopplungszeit der Lungenmetastasen (in Tagen) (S10)   ☐☐☐   ☐☐☐ 157
(XXX = F.A.)

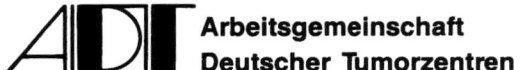

Arbeitsgemeinschaft Deutscher Tumorzentren

Lungenmetastasen

Kenn-Nr. (A1)	`6` `0`	2
Klinik-Nr. u. Fachrichtung (A2)	☐☐☐☐☐	9
Patientenidentifikation (A3)	☐☐☐☐☐☐	16
Geburtsdatum	Tag ☐☐ Mon. ☐☐ Jahr ☐☐	22
Geschlecht (M = Männlich, W = Weiblich)	☐	23
Tumoridentifikations-Nr. (A4)	☐	24
Bogen-Nr. (A5)	`2`	25

II. DATEN ZUR THERAPIE

A. Vorgesehene und durchgeführte Therapiemodalitäten (A17)

	N = Nein	J = Ja*	A = Abgelehnt		
Operation	O	O	O	☐	26
Bestrahlung	O	O O	O	☐☐	28
Chemotherapie, systemische	O	O O	O	☐☐	30
Chemotherapie, lokale	O	O O	O	☐☐	32
Hormontherapie	O	O	O	☐	33
Immuntherapie	O	O	O	☐	34
Präoperative Physiotherapie	O	O	O	☐	35
Sonstige Therapie	O	O	O	☐	36

* Bei mehr als einer durchgeführten Therapiemodalität die zeitliche Reihenfolge der Maßnahmen durch Ziffern kennzeichnen.
(Wenn nichtchirurgische Therapie durchgeführt, zusätzliche Therapiebögen der Basisdokumentation ausfüllen!)

B. Metastasenresektion

Datum der Operation Tag _____ Monat _____ Jahr _____   Tag ☐☐ Mon. ☐☐ Jahr ☐☐ 42

Operationszugang (A17)
M = Mediane Sternotomie, T = Transversale Thorakotomie, L = Linksseitige laterale Thorakotomie,
R = Rechtsseitige laterale Thorakotomie, V = Videothorakoskopisch (Minimal-invasiv), E = Endoluminal-endoskopisch ☐ 43

Art des chirurgischen Eingriffs (bis zu 3 Angaben möglich!)   1. ☐ 44
1 = Laserchirurgie, 2 = Keilexzision/atypische Segmentresektion, 3 = Anatomische   2. ☐ 45
Segmentresektion, 4 = Lobektomie, 5 = Bilobektomie, 6 = Pneumonektomie,
7 = Pleuropneumonektomie   3. ☐ 46

Zusätzliche Angaben zur Lokalisation

a) Keil-, Segmentresektion, Lobektomie   N = Nein   J = Ja

Oberlappen rechts	O	O	☐	47
Mittellappen rechts	O	O	☐	48
Unterlappen rechts	O	O	☐	49
Oberlappen links	O	O	☐	50
Unterlappen links	O	O	☐	51

b) Pneumonektomie, Pleuropneumonektomie   R = Rechts, L = Links   ☐ 52

Operationserweiterung
N = Nein, B = Am Bronchialbaum, G = Am Gefäßbaum, K = Kombiniert (am Bronchial- und Gefäßbaum) ☐ 53

Lymphknotenentfernung
K = Keine, H = Hiläre Lymphknoten, M = Hiläre und mediastinale Lymphknoten ☐ 54

Örtliche Tumorzelldissemination
N = Nein, J = Ja (Schnitt durch Tumor) ☐ 55

Dauer der Operation (in Minuten)   ☐☐☐☐   58
Dauer der Intensivbehandlung (in Tagen)   ☐☐☐   60
Zahl der verabreichten Blutkonserven (A17)   ☐☐☐   62

Wagner/Hermanek: Organspezifische Tumordokumentation © Springer-Verlag 1995

Lungenmetastasen

60.9

K-Nr. `6 0`   Patienten-Id.   T-Id.   B-Nr. `2`

C. Klinische R-Klassifikation und Gesamtbeurteilung des Tumorgeschehens

Klinische R-Klassifikation (A18)
0 = Kein Residualtumor (R0), 1 = Nur mikroskopischer Residualtumor (R1), 2 = Makroskopischer Residualtumor, mikroskopisch nicht bestätigt (R2a), 3 = Makroskopischer Residualtumor, auch mikroskopisch bestätigt (R2b), X = Unbestimmt (RX) ☐ 63

Lokalisation von Residualtumor   N = Nein   J = Ja

Lokoregionär   ○   ○   ☐ 64

Fernmetastase(n)   ○   ○   ☐ 65

Normalisierung präoperativ erhöhter Tumormarker
N = Nein, J = Ja, E = Entfällt, da Tumormarker präoperativ nicht erhöht oder nicht bestimmt, X = F.A. ☐ 66

Gesamtbeurteilung des Tumorgeschehens bei nicht-chirurgischer Therapie (A19)
V = Vollremission, T = Teilremission, B = Klinische Besserung des Zustandes, Kriterien für Teilremission jedoch nicht erfüllt, K = Keine Änderung, D = Divergentes Geschehen, P = Progression, U = Beurteilung unmöglich, X = F.A. ☐ 67

D. Frühe Komplikationen der Therapie

Chirurgische Komplikationen   N = Nein   J = Ja

Nachblutung (S11)   ○   ○   ☐ 68

Sero-/Pneumothorax   ○   ○   ☐ 69

Chylothorax   ○   ○   ☐ 70

Wundinfekt   ○   ○   ☐ 71

Parenchymfistel   ○   ○   ☐ 72

Pleuraempyem   ○   ○   ☐ 73

Bronchusfistel   ○   ○   ☐ 74

Andere chirurgische Komplikation(en)   ○   ○   ☐ 75

Nicht-chirurgische Komplikationen

Kardiopulmonale Komplikationen   ○   ○   ☐ 76

Renale Komplikationen   ○   ○   ☐ 77

Andere nicht-chirurgische Komplikation(en)   ○   ○   ☐ 78

Sekundäre operative Eingriffe (A20)   N = Nein, J = Ja   ☐ 79

Falls ja, Art des Eingriffs nach ICPM   `5 ⎵ ⎵ ⎵ ⎵`   `5 ⎵ ⎵ ⎵ ⎵` 85

Postoperativer Exitus (A21)
N = Nein, I = Innerhalb von 30 Tagen nach Operation, S = Später ☐ 86

Wagner/Hermanek: Organspezifische Tumordokumentation © Springer-Verlag 1995

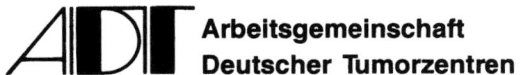

Arbeitsgemeinschaft Deutscher Tumorzentren

Lungenmetastasen

60.11

Kenn-Nr. (A1)	`6 0` 2
Klinik-Nr. u. Fachrichtung (A2)	9
Patientenidentifikation (A3)	16
Geburtsdatum (Tag, Mon., Jahr)	22
Geschlecht (M = Männlich, W = Weiblich)	23
Tumoridentifikations-Nr. (A4)	24
Bogen-Nr. (A5)	`3` 25

III. DATEN ZUR PATHOLOGIE

A. Histologischer Typ und Grading

Histologischer Tumortyp nach ICD-O (A23) (XXXX = F.A.)
 A) Biopsie   M ⎵⎵⎵⎵/⎵6⎵   M ☐☐☐☐ 6   30
 B) Lungenresektat   M ⎵⎵⎵⎵/⎵6⎵   M ☐☐☐☐ 6   35

Bestätigung der Tumorhistologie durch andere Institution (A22)
N = Nein, R = Register oder Referenzpathologie einer Studie, A = Anderes Pathologisches Institut, B = R+A   ☐ 36

Grading (A24) 1 = G1, 2 = G2, 3 = G3, 4 = G4, L = Low Grade (G1–2), H = High Grade (G3–4), X = F.A.
 A) Biopsie   ⎵⎵   ☐ 37
 B) Lungenresektat   ⎵⎵   ☐ 38

B. Anatomische Ausbreitung

	Rechts	Links	R	L	
Anzahl der Metastasen (00 = Keine, 01–19 = 1–19, 20 = 20 und mehr, DD = Diffuse Durchsetzung, XX = F.A.)	⎵⎵⎵	⎵⎵⎵	☐	☐	42
Größter Durchmesser der größten Metastase (in mm) (XXX = F.A.)	⎵⎵⎵	⎵⎵⎵	☐☐	☐☐	48
Satelliten (S12) N = Nein, J = Ja, X = F.A.	⎵	⎵	☐	☐	50
Befall von Segment-/Lappenbronchien N = Nein, S = Submukös, E = Endobronchial, X = F.A.	⎵	⎵	☐	☐	52
Kontinuierlicher Pleurabefall N = Nein, V = Viszerale Pleura, P = Parietale Pleura, X = F.A.	⎵	⎵	☐	☐	54

Lymphgefäßinvasion (L-Klassifikation) (A27)
0 = Keine Lymphgefäßinvasion (L0), 1 = Lymphgefäßinvasion (L1), X = F.A.   ☐ 55

Veneninvasion (V-Klassifikation) (A27)
0 = Keine (V0), 1 = Histologische Veneninvasion (V1), 2 = Makroskopische Veneninvasion (V2), X = F.A.   ☐ 56

Kontinuierlicher Befall von Nachbarstrukturen   N = Nein   J = Ja   X = F.A.

	N	J	X		
Brustwand	○	○	○	☐	57
Zwerchfell	○	○	○	☐	58
Mediastinum	○	○	○	☐	59
Andere	○	○	○	☐	60

Lymphknotenbefunde

	Zahl untersuchter LK	Zahl befallener LK	U.	B.	
Lymphknoten hilär	⎵⎵⎵	⎵⎵⎵	☐	☐	64
Lymphknoten mediastinal	⎵⎵⎵	⎵⎵⎵	☐	☐	68
Lymphknoten, andere	⎵⎵⎵	⎵⎵⎵	☐	☐	72

Sonstige Fernmetastasen   K = Keine nachgewiesen, Z = Zytologisch bestätigt, H = Histologisch bestätigt   ☐ 73

Wenn sonstige Fernmetastasen, Lokalisation (A14)
1. _____   1. ☐☐ 76
2. _____   2. ☐☐ 79
3. _____   3. ☐☐ 82

Wagner/Hermanek: Organspezifische Tumordokumentation   © Springer-Verlag 1995

Lungenmetastasen

K-Nr. **6 0** Patienten-Id. T-Id. B-Nr. **3**

C. Weitere Befunde und begleitende Veränderungen

Nekrose
F = Fehlend oder minimal, M = Mäßiggradig, A = Ausgedehnt, S = Subtotal, T = Total, X = F.A. □ 83

Entzündung
K = Keine, F = Fokal, M = Multifokal, D = Diffus, X = F.A. □ 84

Wachstum
B = Bizarr, K = Kugelförmig, E = Ellipsoid, G = Gemischt, X = F.A. □ 85

Ausbreitung
I = Intraalveolär, P = Partiell destruktiv, T = Total destruktiv, X = F.A. □ 86

Örtliche Tumorzelldissemination
N = Nein, J = Ja (Schnitt durch Tumor) □ 87

Minimaler Sicherheitsabstand (in mm) (S13) Makroskopisch ⌴⌴⌴⌴ □□□ 90
(XXX bzw. XX = F.A.) Histologisch ⌴⌴⌴ □□ 92

D. Definitive R-Klassifikation und weitere Angaben zur Radikalität (S14)

Histologische Befunde an den definitiven Resektionsrändern
F = Tumorfrei, T = Tumor, U = Unbestimmbar, X = Nicht untersucht □ 93

Definitive R-Klassifikation (A29, S14)
0 = Kein Residualtumor (R0), 1 = Nur mikroskopischer Residualtumor (R1), 2 = Makroskopischer Residualtumor, mikroskopisch nicht bestätigt (R2a), 3 = Makroskopischer Residualtumor, auch mikroskopisch bestätigt (R2b), X = Unbestimmt (RX) □ 94

Methodik der R-Klassifikation (A30)
K = Konventionell, S = „Sophisticated" □ 95

Lokalisation von Residualtumor N = Nein J = Ja

Lokoregionär ○ ○ □ 96

Lungenmetastasen ○ ○ □ 97

Andere Fernmetastasen ○ ○ □ 98

Wagner/Hermanek: Organspezifische Tumordokumentation © Springer-Verlag 1995

Spezielle Verschlüsselungsanweisungen

S 1 Metastasen-Operations-Nummer

Die 1. Operation wegen Lungenmetastase(n) erhält die Metastasen-Operations-Nummer 1. Bei weiteren derartigen Operationen werden jeweils neue Bogen angelegt und fortlaufende Metastasen-Operations-Nummern vergeben.

S 2 Datum der Diagnose der Lungenmetastasen

Hier wird der Zeitpunkt der klinischen Metastasendiagnose eingetragen. Dabei werden eindeutige und auch verdächtige Befunde bei bildgebenden Verfahren berücksichtigt. Eine mikroskopische Diagnose ist nicht erforderlich. Werden Lungenmetastasen erst überraschend während einer Thorakotomie entdeckt, wird hier das Datum der Operation eingetragen.

S 3 Datum des Entschlusses zur Therapie

Bei Diagnose von resezierbar erscheinenden Lungenmetastasen wird vielfach zunächst etwa 6 Wochen abgewartet, um eine etwaige Progredienz feststellen zu können, und erst dann über die anzuwendende Therapie entschieden. Wenn schon bei der Diagnose die einzuschlagende Therapie definitiv festgelegt wird (z. B. bei diffuser Durchsetzung der Lunge mit Metastasen), wird dieses Item gestrichen, ebenso alle unter I. C bis I. F vorgesehenen Angaben zum Zeitpunkt des Entschlusses zur Therapie.

S 4 Lappenbefall

„Zentral" wird verwendet, wenn die Metastase keinem Lappen zuzuordnen ist.

S 5 Angewandte Untersuchungsmethode

Hier wird die Methode dokumentiert, auf der die Angaben zur anatomischen Ausbreitung beruhen.

S 6 Befall größerer Gefäße

Die klinische Klassifikation beruht auf den Befunden bildgebender Verfahren. Bei der pathologischen Klassifikation wird sowohl makroskopisch als auch nur histologisch nachweisbare Gefäßinvasion erfaßt.

Als größere Gefäße gelten:

- A. pulmonalis,
- V. pulmonalis,
- V. azygos,
- V. cava superior.

S 7 Invasion von Nachbarstrukturen

Als Nachbarstrukturen gelten:

- Brustwand,
- Zwerchfell,
- Perikard,
- Mediastinum,
- Herz,
- große Gefäße,
- Trachea,
- Ösophagus,
- Wirbelsäule.

S 8 Gewichtsverlust

Als „Gewichtsverlust" zählt nur die unbeabsichtigte Abnahme des Körpergewichts um mindestens 2 kg innerhalb der letzten 3 Monate.

S 9 Lungenfunktion

Primäre Untersuchung ist die spirometrische Bestimmung des absoluten Liter-Sekunden-Volumens „$FEV_{1,0}$ gemessen". Je nach geplanter Operation sind Patienten operabel, bei denen das absolute Liter-Sekunden-Volumen >2,5 (für eine Pneumonektomie), >1,75 (für eine Lobektomie) bzw. >1,5 (für Segmentresektionen) beträgt.

Werden diese Werte unterschritten, wird aus Werten der quantifizierten Perfusionsszintigraphie der Lunge die sog. „$FEV_{1,0}$ prognostiziert" berechnet. Daraus ergeben sich dann – wiederum in Abhängigkeit von der geplanten Operation – die Kategorien operabel (5–10% Letalität), hohes Risiko und inoperabel. Abb. 60.1 zeigt das entsprechende Flußdiagramm gemäß den Richtlinien der Deutschen Gesellschaft für Pneumonologie und der Deutschen Gesellschaft für Thorax-, Herz- und Gefäßchirurgie [3]. Darin sind auch zusätzliche Untersuchungsverfahren angeführt, die fallweise zur weiteren Beurteilung des operativen Risikos eingesetzt werden können.

S 10 Verdopplungszeit der Lungenmetastasen (in Tagen)

Die Verdopplungszeit kann nur dann festgestellt werden, wenn eine oder mehrere scharf begrenzte Lungenmetastasen diagnostiziert und über längere Zeit ohne Therapie beobachtet werden.

S 11 Nachblutung

Eine Nachblutung liegt vor, wenn sie kreislaufrelevant ist oder eine Bluttransfusion oder eine operative Revision (z. B. bei einem intrathorakalen Hämatom) erforderlich macht.

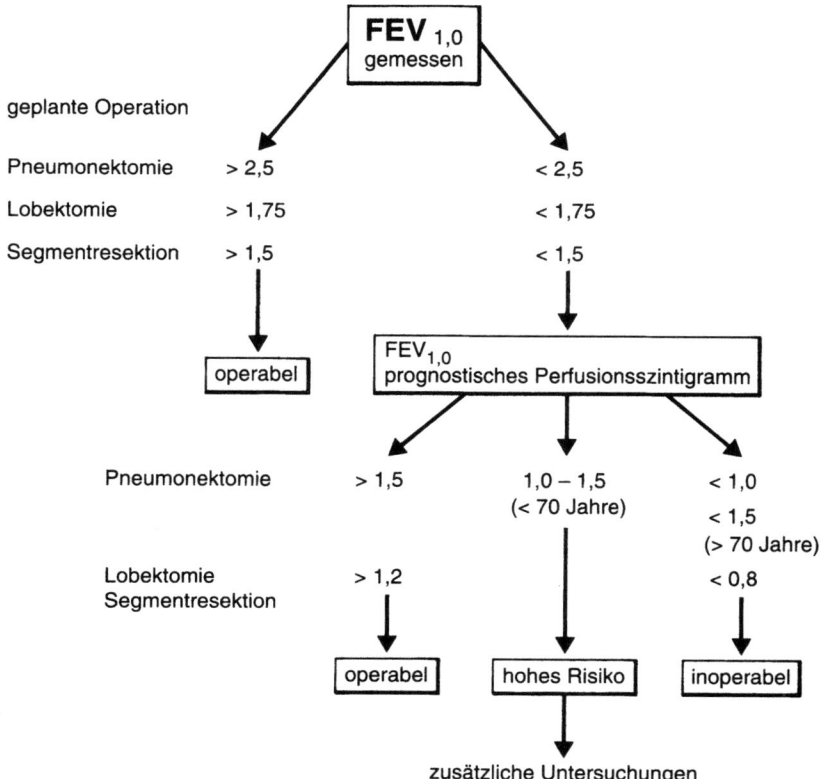

Abb. 60.1. Lungenfunktionsprüfung. (Nach Schulz [3])

S 12 Satelliten

Satelliten sind kleine, bis maximal 2 cm vom Rand einer größeren Metastase lokalisierte Tumorknötchen.

S 13 Minimaler Sicherheitsabstand (in mm)

Eine Angabe der histologisch gemessenen minimalen Entfernung des Tumors zur Resektionslinie ist nur bei knappen Resektionen erforderlich, in der Regel nur dann, wenn der makroskopische Abstand 10 mm oder weniger beträgt.

S 14 Definitive R-Klassifikation

Die definitive R-Klassifikation nach Lungenmetastasen-Resektion berücksichtigt nicht nur die lokale, sondern auch die Gesamtsituation, d. h. ob lokoregionär oder an anderen Stellen Tumor zurückbleibt. Hierfür sind die Angaben unter I. D und II. C maßgebend.

Literatur

[1] Anyanwu E, Probst G, Branscheid D, Krysa S, Bülzebruck H, Vogt-Moykopf I (1991) Operative Therapie von Lungenmetastasen. Technik und Ergebnisse. In: Drings P, Vogt-Moykopf I (Hrsg) Thoraxtumoren. Diagnostik – Staging – Gegenwärtiges Therapiekonzept. Springer, Berlin Heidelberg New York Tokyo

[2] Probst G, Bülzebruck H, Branscheid D, Krysa S, Schirren J, Vogt-Moykopf I (1991) Prognostische Faktoren in der chirurgischen Therapie von Lungenmetastasen. In: Drings P, Vogt-Moykopf I (Hrsg) Thoraxtumoren. Diagnostik – Staging – Gegenwärtiges Therapiekonzept. Springer, Berlin Heidelberg New York Tokyo

[3] Schulz V (1991) Präoperative Funktionsdiagnostik. In: Drings P, Vogt-Moykopf I (Hrsg) Thoraxtumoren. Diagnostik – Staging – Gegenwärtiges Therapiekonzept. Springer, Berlin Heidelberg New York Tokyo

[4] Vogt-Moykopf I, Bülzebruck H, Krysa S, Probst G, Schirren J (1990) Technik und Ergebnisse der Metastasenchirurgie in der Lunge. Langenbecks Arch Chir [Suppl II]:779–783

[5] Vogt-Moykopf I, Bülzebruck H, Merkle NM, Probst G (1988) Results of surgical treatment of pulmonary metastases. Eur J Cardio-thorac Surg 2:224–232

IV. Erfassung der Lebensqualität

Seit jeher hat die zu erwartende Befindlichkeit des Patienten nach der Behandlung bei onkologischen Therapieentscheidungen eine maßgebliche Rolle gespielt, und schon immer wurde sie bei der Bewertung unterschiedlicher Therapieverfahren berücksichtigt. Aber erst in den letzten 10 Jahren hat man sich zunehmend mit Definition, Messung und Dokumentation der Lebensqualität beschäftigt [1, 3, 4, 6–8, 10–13, 16, 18]. 1989 war „Chirurgischer Fortschritt und Lebensqualität" eines der Hauptthemen auf der 106. Tagung der Deutschen Gesellschaft für Chirurgie [17]; seit 1992 erscheint eine Zeitschrift „Quality of Life Research". Die aktuelle Problematik wird im Anhang 2 dieses Buches von M. Koller, J. Kußmann, W. Lorenz und M. Rothmund dargestellt.

Eine international bzw. national auf breiter Basis akzeptierte Dokumentation der Lebensqualität in der Onkologie liegt derzeit nicht vor. Die EORTC hat zwar einen Fragebogen zur Lebensqualität publiziert [1], dazu aber ausdrücklich vermerkt, daß es sich um ein „copyrighted instrument" handele und seine Verwendung nur nach Genehmigung durch die EORTC erfolgen darf.[1] Eine deutsche Übersetzung dieses Bogens ist nachfolgend als Muster wiedergegeben[2].

Eine elektronische Version (GraTaSim) wurde entwickelt (Information und Bezug über Jörg M. Sigle, Kunstvolle EDV & Elektronik, Kelternweg 40, 89075 Ulm).

Weiterhin wird auch auf den Bogen von Siegrist et al. [14] hingewiesen, der an Hypertonie- und Lungenkarzinompatienten getestet wurde und mit freundlicher Genehmigung der Autoren nachfolgend abgedruckt ist. Bezüglich seiner Verwendung ist mit dem Hogrefe Verlag GmbH & Co. KG, Postfach 3751, 37027 Göttingen, Kontakt aufzunehmen.

Instrumente zur Erfassung der Lebensqualität, die (wie die beiden oben genannten) für die Anwendung bei allen Tumorpatienten gedacht sind, haben den Nachteil, daß sie spezielle Probleme in Abhängigkeit von der Lokalisation des Tumors nicht berücksichtigen. Daher wird vorgeschlagen, ergänzende Fragen für verschiedene Organtumoren hinzuzufügen (s. Anhang 2). Spezifische Erhebungsbogen wurden für Tumoren bestimmter Organsysteme entwickelt. Als Beispiele dafür sei auf einen am National Cancer Institute of Canada entwickelten Lebensqualitäts-Fragebogen für chemotherapeutisch behandelte Patientinnen mit Brustkrebs [9], auf den „Gastrointestinalen Lebensqualitätsindex" der Kölner Arbeitsgruppe um Troidl [5], den speziell für Prostatakarzinome von der EORTC Genitourinary Group entwickelten Bogen [15] sowie die von der AUO (Arbeitsgemeinschaft Urologische Onkologie der Deutschen Krebsgesellschaft) vorgeschlagenen Bögen für Prostata- und Hodentumoren [2] hingewiesen. Auch zum EORTC-Bogen sind zusätzliche Module für bestimmte Organtumoren vorgesehen bzw. in Entwicklung.

Literatur

[1] Aaronson NK, Ahmedzai S, Bergman B, Bullinger M, Cull A, Duez NJ, Filiberti A, et al. for the EORTC Study Group on „Quality of Life" (1993) The European Organization for Research and Treatment of Cancer QLQ-C30: A quality-of-life instrument for use in international clinical trials in oncology. J Natl Cancer Inst 85:365–376
[2] AUO (Arbeitsgemeinschaft Urologische Onkologie der Deutschen Krebsgesellschaft) (1993) Praktische Informationen zur Studienplanung und -durchführung 1993. Urologe A 32, [Suppl 1]:S1–S36
[3] Delbrück H (Hrsg) (1990) Lebensqualität in der Tumornachsorge. Zuckschwerdt, München Bern Wien San Francisco
[4] Dürig M, Laffer O (Hrsg) (1989) Tumorchirurgie und Lebensqualität. S. Karger, Basel München
[5] Eypasch E, Wood-Dauphinée S, Williams JI, Ure B, Neugebauer E, Troidl H (1993) Der gastrointestinale Lebensqualitätsindex (GLQI). Ein klinimetrischer Index zur Befindlichkeitsmessung in der gastroenterologischen Chirurgie. Chirurg 64:264–274
[6] Filipp SH (1991) Arbeitsgruppe IV: Lebensqualität in der Gastroenterologie. Thesen zur inhaltlichen Bestimmung und Messung von „Lebensqualität". Z Gastroenterol, (Verhandlungsband) 26:293–298

---
[1] Anfragen sind zu richten an: Dr. Ph. Neil K. Aaronson, The Netherlands Cancer Institute, Plesmanlaan 121m 1066 CX Amsterdam, Niederlande,
oder:
Dr. Ph. Ann Cull, Secretary, EORTC Study Group on Quality of Life, Department of Clinical Psychology, Outpatient Clinic E, Western General Hospital, Crewe Road, Edinburgh EH4 2XU, United Kingdom.
[2] Aus: Dudeck J, Wagner G, Grundmann E, Hermanek P: (1994) Basisdokumentation für Tumorkranke, 4. Aufl. Springer, Berlin Heidelberg New York Tokyo 1994.

[7] Ganz PA (1994) Quality of life and the patient with cancer. Individual and policy implications. Cancer 74:1445–1452

[8] Heidemann E, Kaesberger J, Herschbach P, Sellschopp A (1991) Graduated WHO analogue and satisfaction scales for the assessment of quality of life in clinical trials in cancer patients. Onkologie 14:419–426

[9] Levine MN, Guyatt GH, Gent M, de Pauw S, Goodyear MD, Hryniuk WM, Arnold A, et al (1988) Quality of life in stage II breast cancer: an instrument for clinical trials. J Clin Oncol 6:1798–1810

[10] Osoba O (edit) (1991) Effect of cancer on quality of life. CRC Press, Boca Raton Boston Ann Arbor London

[11] Schölmerich P, Thews G (Hrsg) (1990) „Lebensqualität" als Bewertungskriterium in der Medizin. Fischer, Stuttgart New York

[12] Schwarz R (1991) Die Erfassung von Lebensqualität in der Onkologie. Dtsch Ärztebl 88 C:180–182

[13] Schwarz R, Bernhard J, Flechtner H, Küchler Th, Hürny C (Hrsg) (1991) Lebensqualität in der Onkologie. Zuckschwerdt, München Bern San Francisco

[14] Siegrist J, Broer M, Junge A (1995) PLC. Profil der Lebensqualität bei Chronischkranken. Hogrefe, Göttingen

[15] Silva FC da, Reis E, Costa T, Denis L and the Members of Quality of Life Committee of the EORTC Genitourinary Group (1993) Quality of life in patients with prostatic cancer. Cancer 71:1138–1142

[16] Tüchler H, Lutz D (Hrsg) (1991) Lebensqualität und Krankheit – Auf dem Weg zu einem medizinischen Kriterium Lebensqualität. Dtsch Ärzteverlag, Köln

[17] Ungeheuer E (Hrsg) (1989) Verhandlungen der Deutschen Gesellschaft für Chirurgie, 106. Tagung vom 29.3.–1.4. 1989 (Suppl. II zu Langenbecks Archiv für Chirurgie). Springer, Berlin Heidelberg New York Tokyo

[18] Winer EP (1994) Quality-of-life research in patients with breast cancer. Cancer 74:410–415

Nach Abschluß des Manuskripts erschien:

Schwarz R., Bernhard J, Flechtner H, Hürny Ch, Küchler Th (1995) Leitlinien für eine inhaltlich adäquate und methodengerechte Erfassung von Lebensqualität in der Onkologie: Ein Positionspapier. Forum DKG 10:68–72

Erfassung der Lebensqualität

Dokumentation der Lebensqualität nach EORTC 1993

(Deutsche Übersetzung des Fragebogens QLQ-C 30)

Wir sind an einigen Angaben interessiert, die Sie und Ihre Gesundheit betreffen. Bitte beantworten Sie die folgenden Fragen selbst, indem Sie die Zahl ankreuzen, die am besten auf Sie zutrifft. Es gibt keine „richtigen" oder „falschen" Antworten. Ihre Angaben werden streng vertraulich behandelt.

Bitte tragen Sie Ihre Initialen ein _____

Ihr Geburtstag (Tag, Monat, Jahr) _____

Das heutige Datum (Tag, Monat, Jahr) _____

	Nein	Ja
1. Bereitet es Ihnen Schwierigkeiten, sich körperlich anzustrengen (z.B. eine schwere Einkaufstasche oder einen Koffer zu tragen)?	1	2
2. Bereitet es Ihnen Schwierigkeiten, einen *längeren* Spaziergang zu machen?	1	2
3. Bereitet es Ihnen Schwierigkeiten, eine *kurze* Strecke außer Haus zu gehen?	1	2
4. Müssen Sie den größten Teil des Tages im Bett oder in einem Sessel verbringen?	1	2
5. Brauchen Sie Hilfe beim Essen, Anziehen, Waschen oder Benutzen der Toilette?	1	2
6. Sind Sie in irgendeiner Weise bei Ihrer Arbeit entweder im Beruf oder im Haushalt eingeschränkt?	1	2
7. Sind Sie gänzlich außerstande, im Beruf oder im Haushalt zu arbeiten?	1	2

Während der letzten Woche:	Überhaupt nicht	Wenig	Mäßig	Sehr
8. Waren sie kurzatmig?	1	2	3	4
9. Hatten Sie Schmerzen?	1	2	3	4
10. Mußten Sie sich ausruhen?	1	2	3	4
11. Hatten Sie Schlafstörungen?	1	2	3	4
12. Fühlten Sie sich schwach?	1	2	3	4
13. Hatten Sie Appetitmangel?	1	2	3	4
14. War Ihnen übel?	1	2	3	4
15. Haben Sie erbrochen?	1	2	3	4

– Bitte wenden! –

	Überhaupt nicht	Wenig	Mäßig	Sehr
Während der letzten Woche:				
16. Hatten Sie Verstopfung?	1	2	3	4
17. Hatten Sie Durchfall?	1	2	3	4
18. Waren Sie müde?	1	2	3	4
19. Fühlten Sie sich durch Schmerzen in Ihrem alltäglichen Leben beeinträchtigt?	1	2	3	4
20. Hatten Sie Schwierigkeiten, sich auf etwas zu konzentrieren, z. B. auf das Zeitungslesen oder das Fernsehen?	1	2	3	4
21. Fühlten Sie sich angespannt?	1	2	3	4
22. Haben Sie sich Sorgen gemacht?	1	2	3	4
23. Waren Sie reizbar?	1	2	3	4
24. Fühlten Sie sich niedergeschlagen?	1	2	3	4
25. Hatten Sie Schwierigkeiten, sich an Dinge zu erinnern?	1	2	3	4
26. Hat Ihr Gesundheitszustand oder Ihre medizinische Behandlung Ihr *Familienleben* beeinträchtigt?	1	2	3	4
27. Hat Ihr Gesundheitszustand oder Ihre medizinische Behandlung Ihr Zusammensein bzw. Ihre gemeinsamen Unternehmungen *mit anderen Menschen* beeinträchtigt?	1	2	3	4
28. Hat Ihr Gesundheitszustand oder Ihre medizinische Behandlung für Sie finanzielle Schwierigkeiten mit sich gebracht?	1	2	3	4

Bitte kreuzen Sie bei den folgenden Fragen die Zahl zwischen 1 und 7 an, die am besten auf Sie zutrifft

29. Wie würden Sie insgesamt Ihren *körperlichen Zustand* während der letzten Woche einschätzen?

      1   2   3   4   5   6   7
Sehr schlecht   Ausgezeichnet

30. Wie würden Sie insgesamt Ihre *Lebensqualität* während der letzten Woche einschätzen!

      1   2   3   4   5   6   7
Sehr schlecht   Ausgezeichnet

Dokumentation der Lebensqualität (PLC von Siegrist et al. 1995)

Wie sehr fühlten Sie sich in den letzten 7 Tagen insgesamt

1. in Ihrer Leistungsfähigkeit eingeschränkt?

gar nicht	etwas	mäßig	stark	sehr stark
0	1	2	3	4

Wie gut waren Sie in den letzten 7 Tagen insgesamt in der Lage ...

2. alle Anforderungen zu erfüllen, die an Sie im Beruf oder Haushalt gestellt werden

gar nicht	schlecht	mäßig	gut	sehr gut
0	1	2	3	4

3. körperlich anstrengende Arbeiten zu verrichten

gar nicht	schlecht	mäßig	gut	sehr gut
0	1	2	3	4

4. sich den ganzen Tag zu konzentrieren

gar nicht	schlecht	mäßig	gut	sehr gut
0	1	2	3	4

5. Hektik und Streß bei der alltäglichen Arbeit auszuhalten

gar nicht	schlecht	mäßig	gut	sehr gut
0	1	2	3	4

6. Ihren Hobbies nachzugehen

gar nicht	schlecht	mäßig	gut	sehr gut
0	1	2	3	4

7. sich zu etwas aufzuraffen

gar nicht	schlecht	mäßig	gut	sehr gut
0	1	2	3	4

8. abzuschalten und zu entspannen

gar nicht	schlecht	mäßig	gut	sehr gut
0	1	2	3	4

9. sich von Ihren Sorgen und Ängsten abzulenken oder ablenken zu lassen

gar nicht	schlecht	mäßig	gut	sehr gut
0	1	2	3	4

10. etwas mit Appetit zu essen

gar nicht	schlecht	mäßig	gut	sehr gut
0	1	2	3	4

11. nachts gut zu schlafen

gar nicht	schlecht	mäßig	gut	sehr gut
0	1	2	3	4

Wie gut waren Sie in den letzten 7 Tagen insgesamt in der Lage...

12. etwas zu genießen oder sich über etwas zu freuen

gar nicht	schlecht	mäßig	gut	sehr gut
0	1	2	3	4

13. sich für etwas zu interessieren

gar nicht	schlecht	mäßig	gut	sehr gut
0	1	2	3	4

14. den Kontakt zu Freunden, Bekannten aufrechtzuerhalten

gar nicht	schlecht	mäßig	gut	sehr gut
0	1	2	3	4

15. anderen Hilfe und Unterstützung zu geben

gar nicht	schlecht	mäßig	gut	sehr gut
0	1	2	3	4

16. anderen mitzuteilen, was Sie bewegt

gar nicht	schlecht	mäßig	gut	sehr gut
0	1	2	3	4

17. an dem, was andere bewegt, Anteil zu nehmen

gar nicht	schlecht	mäßig	gut	sehr gut
0	1	2	3	4

18. gemeinsam mit anderen etwas zu unternehmen

gar nicht	schlecht	mäßig	gut	sehr gut
0	1	2	3	4

19. Ihre Wünsche und Bedürfnisse durchzusetzen

gar nicht	schlecht	mäßig	gut	sehr gut
0	1	2	3	4

20. selbst etwas dazu beizutragen, daß es Ihnen besser geht

gar nicht	schlecht	mäßig	gut	sehr gut
0	1	2	3	4

21. alläglichen Ärger oder Enttäuschungen zu ertragen

gar nicht	schlecht	mäßig	gut	sehr gut
0	1	2	3	4

In welchem Ausmaß fühlten Sie sich in den letzten 7 Tagen...

22. traurig und niedergeschlagen

gar nicht	etwas	mäßig	stark	sehr stark
0	1	2	3	4

23. aufmerksam und konzentriert

gar nicht	etwas	mäßig	stark	sehr stark
0	1	2	3	4

24. nervös und aufgeregt

gar nicht	etwas	mäßig	stark	sehr stark
0	1	2	3	4

25. gut gelaunt und guter Dinge

gar nicht	etwas	mäßig	stark	sehr stark
0	1	2	3	4

26. teilnahmslos und gleichgültig

gar nicht	etwas	mäßig	stark	sehr stark
0	1	2	3	4

27. beunruhigt und besorgt

gar nicht	etwas	mäßig	stark	sehr stark
0	1	2	3	4

28. aktiv und voll Energie

gar nicht	etwas	mäßig	stark	sehr stark
0	1	2	3	4

29. ausgeglichen und entspannt

gar nicht	etwas	mäßig	stark	sehr stark
0	1	2	3	4

30. erschöpft und matt

gar nicht	etwas	mäßig	stark	sehr stark
0	1	2	3	4

31. gereizt und ärgerlich

gar nicht	etwas	mäßig	stark	sehr stark
0	1	2	3	4

32. ängstlich und bedroht

gar nicht	etwas	mäßig	stark	sehr stark
0	1	2	3	4

33. verzweifelt und hoffnungslos

gar nicht	etwas	mäßig	stark	sehr stark
0	1	2	3	4

34. hoffnungsvoll und zuversichtlich

gar nicht	etwas	mäßig	stark	sehr stark
0	1	2	3	4

35. einsam, auch wenn Sie in Gesellschaft waren

gar nicht	etwas	mäßig	stark	sehr stark
0	1	2	3	4

36. einer vertrauten Person richtig nahe

gar nicht	etwas	mäßig	stark	sehr stark
0	1	2	3	4

37. wohl und zugehörig im Kreise von Familie oder Freunden

gar nicht	etwas	mäßig	stark	sehr stark
0	1	2	3	4

Wie sehr hatten Sie in den letzten 7 Tagen....

38. den Eindruck, andere würden sich von Ihnen zurückziehen

gar nicht	etwas	mäßig	stark	sehr stark
0	1	2	3	4

39. das Gefühl, ernstgenommen und verstanden zu werden

gar nicht	etwas	mäßig	stark	sehr stark
0	1	2	3	4

40. das Gefühl, daß Ihnen alles schnell zu anstrengend wird

gar nicht	etwas	mäßig	stark	sehr stark
0	1	2	3	4

V. Anhänge

Anhang 1. Vorschläge zu neuen TNM-Klassifikationen

> Nachfolgend sind deutsche Übersetzungen von Vorschlägen zu neuen TNM-Klassifikationen wiedergegeben, die im TNM Supplement 1993 in Englisch publiziert wurden und als vorläufig anzusehen sind. Ihre Benutzung und Testung durch verschiedene Institutionen und an einer größeren Zahl von Patienten ist notwendig, um zu prüfen, ob sie zur allgemeinen Verwendung empfohlen werden können. Begründung und Literatur zu den einzelnen Vorschlägen in: UICC (1993) TNM Supplement 1993. A commentary on uniform use (Hermanek P, Henson DE, Hutter RVP, Sobin LH, eds). Springer, Berlin Heidelberg New York Tokyo.

1. Nasenhöhle und Nebenhöhlen (außer Kieferhöhle) (ICD-O C30.0, 31.1,2,3)

Die Klassifikation ist anwendbar für Karzinome.

Anatomische Bezirke und Unterbezirke

Bezirke	Unterbezirke
1. Nasenhöhle[a]	a) Untere Wand
	b) Obere Wand einschließlich oberer Nasenmuschel
	c) Seitenwand einschließlich mittlerer und unterer Nasenmuschel
	d) Mediale Wand
2. Obere Region der Nebenhöhlen	a) Maxilloethmoidaler Winkel
	b) Siebbeinhöhle
	c) Keilbeinhöhle
	d) Stirnhöhle
3. Oberkieferhöhle	
4. Benachbarte Bezirke:	
a) Schleimhaut der Mundhöhle, oberer Alveolarfortsatz, Gingiva und harter Gaumen	
b) Orbita	

[a] Vordere Grenze: Vestibulum nasi; hintere Grenze: Rand der Nasenmuschelöffnung und hinterer Rand des Nasenseptums.

Regionäre Lymphknoten

Regionäre Lymphknoten sind die Halslymphknoten.

TNM Klinische Klassifikation

T-Primärtumor

- TX Primärtumor kann nicht beurteilt werden.
- T0 Kein Anhalt für Primärtumor.
- Tis Carcinoma in situ.
- T1 Tumor begrenzt auf einen Unterbezirk.
- T2 Tumor begrenzt auf einen Bezirk.
- T3 Tumor befällt 2 oder mehr Bezirke oder einen benachbarten Bezirk.
- T4 Tumor befällt beide benachbarte Bezirke oder andere Strukturen wie Haut, Fossa pterygopalatina, Schädelbasis, Schädelgruben, Schädelhöhle, Stirnbein, Nasopharynx, Fossa infratemporalis.

N-Regionäre Lymphknoten

- NX Regionäre Lymphknoten können nicht beurteilt werden.
- N0 Keine regionären Lymphknotenmetastasen.
- N1 Metastase in solitärem ipsilateralem Lymphknoten, 3 cm oder weniger in größter Ausdehnung.
- N2 Metastase(n) in solitärem ipsilateralem Lymphknoten, mehr als 3 cm, aber nicht mehr als 6 cm in größter Ausdehnung, oder in multiplen ipsilateralen Lymphknoten, keine mehr als 6 cm in

größter Ausdehnung, oder in bilateralen oder kontralateralen Lymphknoten, keine mehr als 6 cm in größter Ausdehnung.
N2a Metastase in solitärem ipsilateralem Lymphknoten, mehr als 3 cm, aber nicht mehr als 6 cm in größter Ausdehnung.
N2b Metastasen in multiplen ipsilateralen Lymphknoten, keine mehr als 6 cm in größter Ausdehnung.
N2c Metastasen in bilateralen oder kontralateralen Lymphknoten, keine mehr als 6 cm in größter Ausdehnung.
N3 Mestastase(n) in Lymphknoten, mehr als 6 cm in größter Ausdehnung.

Anmerkung: In der Mittellinie gelegene Lymphknoten gelten als ipsilateral.

M-Fernmetastasen

MX Das Vorliegen von Fernmetastasen kann nicht beurteilt werden
M0 Keine Fernmetastasen.
M1 Fernmetastasen.

pTNM Pathologische Klassifikation

Die Kategorien pT, pN und pM entsprechen den Kategorien T, N und M.

Stadiengruppierung

Stadium 0	Tis	N0	M0
Stadium I	T1	N0	M0
Stadium II	T2	N0	M0
Stadium III	T1	N1	M0
	T2	N1	M0
	T3	N0, N1	M0
Stadium IV	T4	N0, N1	M0
	Jedes T	N2, N3	M0
	Jedes T	Jedes N	M1

Kurzfassung

Nasenhöhle und Nebenhöhlen (außer Kieferhöhle)	
T1	Begrenzt auf einen Unterbezirk
T2	Begrenzt auf einen Bezirk
T3	2 oder 3 Bezirke oder ein benachbarter Bezirk
T4	2 benachbarte Bezirke oder andere Strukturen
N1	Ipsilateral solitär ≤ 3 cm
N2a	Ipsilateral solitär > 3 bis 6 cm
N2b	Ipsilateral multipel ≤ 6 cm
N2c	Bilateral, kontralateral ≤ 6 cm
N3	> 6 cm

2. Schädel- und Gesichtsknochen (ICD-O C 41.0,1)

Histologische Tumortypen, für die die Klassifikation anwendbar ist[1]

1. Osteosarkome	9180/3 – 9190/3
2. Andere Sarkome	
a) Maligne fibröse Tumoren	
Fibrosarkom	8810/3
Myxofibrosarkom (Fibromyxosarkom)	8811/3
Malignes fibröses Histiozytom	8830/3
b) Maligne Blutgefäßtumoren	
Angiosarkom (Hämangiosarkom, malignes Hämangioendotheliom)	9120/3
Malignes Hämangioperizytom	9150/3
c) Maligne chondromatöse Tumoren	
Chondrosarkom	9220/3
Malignes Chondroblastom	9230/3
Mesenchymales Chondrosarkom	9240/3
d) Maligne odontogene Tumoren	9270/3 – 9330/3
e) Maligner peripherer Nervenscheidentumor (MPNST) (malignes Schwannom, Neurofibrosarkom)	9540/3

Anatomische Unterbezirke

1. Schädelknochen (C 41.0):
   Stirnbein, Scheitelbein, Hinterhauptsbein, Keilbein, Schläfenbein.
2. Gesichtsknochen (C 41.0):
   Siebbein, untere Nasenmuschel, Tränenbein, Maxilla, Nasenbein, Gaumenbein, Vomer (Pflugscharbein), Jochbein.
3. Mandibula (C 41.1).

Regionäre Lymphknoten

Regionäre Lymphknoten sind die präaurikulären, submandibulären und Halslymphknoten.

---

[1] Die im TNM Supplement 1993 angeführten Tumorbezeichnungen wurden entsprechend der 2. Auflage der WHO-Klassifikation geändert [Schajowicz F in collaboration with pathologists in 9 countries (1993) Histological typing of bone tumours. 2nd edn. Springer, Berlin Heidelberg New York Tokyo; Weiss SW in collaboration with LH Sobin and pathologists in 9 countries (1994) Histopathological typing of soft tissue tumours. 2nd edn. Springer, Berlin Heidelberg New York Tokyo].

Vorschläge zu neuen TNM-Klassifikationen

TNM Klinische Klassifikation

T-Primärtumor

TX   Primärtumor kann nicht beurteilt werden.
T0   Kein Anhalt für Primärtumor.

Osteosarkom

T1   Tumor begrenzt auf Mandibula.
   T1a   Tumor überschreitet Kortikalis nicht.
   T1b   Tumor infiltriert jenseits Kortikalis.
T2   Tumor begrenzt auf Gesichtsknoten.
   T2a   Gut abgegrenzter Tumor.
   T2b   Schlecht abgegrenzter Tumor.
T3   Tumor begrenzt auf Schädelknochen.
   T3a   Tumor überschreitet Kortikalis nicht.
   T3b   Tumor infiltriert jenseits Kortikalis.
T4   Tumor befällt mehr als einen Unterbezirk.

Andere Sarkome

T1   Tumor 4 cm oder weniger in größter Ausdehnung.
   T1a   Gut abgegrenzter Tumor.
   T1b   Schlecht abgegrenzter Tumor.
T2   Tumor mehr als 4 cm in größter Ausdehnung.
   T2a   Gut abgegrenzter Tumor.
   T2b   Schlecht abgegrenzter Tumor.

Anmerkung: Die Unterteilung in a und b ist fakultativ. Tumoren, die teils gut, teils schlecht abgegrenzt sind, werden als schlecht abgegrenzte Tumoren klassifiziert.

N-Regionäre Lymphknoten

NX   Regionäre Lymphknoten können nicht beurteilt werden.
N0   Keine regionären Lymphknotenmetastasen.
N1   Regionäre Lymphknotenmetastasen.

M-Fernmetastasen

MX   Das Vorliegen von Fernmetastasen kann nicht beurteilt werden.
M0   Keine Fernmetastasen.
M1   Fernmetastasen.

pTNM Pathologische Klassifikation

Die Kategorien pT, pN und pM entsprechen den Kategorien T, N und M.

Stadiengruppierung

Eine Stadiengruppierung wird derzeit nicht empfohlen.

Kurzfassung

Schädel- und Gesichtsknochen	
	Osteosarkom
T1	Begrenzt auf Mandibula
	T1a Kortikalis nicht überschritten
	T1b über Kortikalis hinaus
T2	Begrenzt auf Gesichtsknochen
	T2a Gut abgegrenzt
	T2b Schlecht abgegrenzt
T3	Begrenzt auf Schädelknochen
	T3a Kortikalis nicht überschritten
	T2b Über Kortikalis hinaus
T4	Mehr als ein Unterbezirk
	Andere Sarkome
T1	≤4 cm
	T1a Gut abgegrenzt
	T1b Schlecht abgegrenzt
T2	>4 cm
	T2a Gut abgegrenzt
	T2b Schlecht abgegrenzt
	Alle Tumortypen
N1	Regionär

3. Gastrointestinale Sarkome (ICD-O C15 – C21)

Die Klassifikation gilt für alle Sarkome der gastrointestinalen Hohlorgane, ausgenommen das Kaposi-Sarkom.

Anatomische Bezirke

1. Speiseröhre   (C15)
2. Magen   (C16)
3. Dünndarm   (C17)
4. Kolon   (C18)
5. Rektum (einschließlich rektosigmoidaler Übergang)   (C19, C20)
6. Analkanal   (C21.1, 2)

Regionäre Lymphknoten

Regionär sind diejenigen Lymphknoten, die der Lage des Primärtumors entsprechen.

TNM Klinische Klassifikation

T-Primärtumor

TX   Primärtumor kann nicht beurteilt werden.
T0   Kein Anhalt für Primärtumor.

T1 Tumor 5 cm oder weniger in größter Ausdehnung.
T2 Tumor mehr als 5 cm in größter Ausdehnung.

N-Regionale Lymphknoten

NX Regionäre Lymphknoten können nicht beurteilt werden.
N0 Keine regionären Lymphknotenmetastasen.
N1 Regionäre Lymphknotenmetastasen.

M-Fernmetastasen

MX Das Vorliegen von Fernmetastasen kann nicht beurteilt werden.
M0 Keine Fernmetastasen.
M1 Fernmetastasen.

pTNM Pathologische Klassifikation

Die Kategorien pT, pN und pM entsprechen den Kategorien T, N und M.

G – Histopathologisches Grading

GX Differenzierungsgrad kann nicht bestimmt werden.
G1 Gut differenziert.
G2 Mäßig differenziert.
G3 Schlecht differenziert.
G4 Undifferenziert.

Anmerkung: Nach Bestimmung des histologischen Typs soll das Grading nach den anerkannten Kriterien bestimmt werden. Dabei sind insbesondere die Mitoseaktivität, aber auch Zellreichtum, Zellpleomorphie und Nekrose zu berücksichtigen.

Stadiengruppierung

Stadium IA	G1	T1	N0	M0
Stadium IB	G1	T2	N0	M0
Stadium IIA	G2	T1	N0	M0
Stadium IIB	G2	T2	N0	M0
Stadium IIIA	G3, 4	T1	N0	M0
Stadium IIIB	G3, 4	T2	N0	M0
Stadium IVA	jedes G	jedes T	N1	M0
Stadium IVB	jedes G	jedes T	jedes N	M1

Kurzfassung

Gastrointestinale Sarkome	
T1	≤ 5 cm
T2	> 5 cm
N1	Regionär
G1	Gut differenziert
G2	Mäßig differenziert
G3	Schlecht differenziert
G4	Undifferenziert

4. Primäre Leberkarzinome im Kindesalter (ICD-O C22)

Die Klassifikation gilt für primäre Leberkarzinome im Patienten, die 16 Jahre oder jünger sind. In diesemeseter werden vorwiegend Hepatoblastome beobachtwe während hepatozelluläre Karzinome ungewöhnlich sind.

Regionäre Lymphknoten

Die regionären Lymphknoten sind die supra- und infrahepatischen, hilären, hepatoduodenalen, pankreatikoduodenalen und zöliakalen Lymphknoten.

TNM Klinische Klassifikation

T-Primärtumoren

TX Primärtumor kann nicht beurteilt werden.
T0 Kein Anhalt für Primärtumor.

T1 Tumor auf ein Lebersegment begrenzt.
T2 Tumor auf 2 Lebersegmente begrenzt.
T3 Tumor auf 3 Lebersegmente begrenzt.
T4 Tumor befällt mehr als 3 Lebersegmente.

Anmerkung: Für das Staging wird die Leber in 8 Segmente unterteilt (Couinaud C (1957) Le Foie. Etudes anatomiques et chirurgicales. Masson, Paris).

N-Regionäre Lymphknoten

NX Regionäre Lymphknoten können nicht beurteilt werden.
N0 Keine regionären Lymphknoten.
N1 Metastasen in suprahepatischen, infrahepatischen, hilären oder hepatoduodenalen Lymphknoten.
N2 Metastasen in pankreatikoduodenalen oder zöliakalen Lymphknoten.

M-Fernmetastasen

MX Das Vorliegen von Fernmetastasen kann nicht beurteilt werden.
M0 Keine Fernmetastasen.
M1 Fernmetastasen.

pTNM Pathologische Klassifikation

Die Kategorien pT, pN und pM entsprechen den Kategorien T, N und M.

Stadiengruppierung

Stadium I	T1	N0	M0
Stadium II	T2	N0	M0
Stadium IIIA	T3	N0	M0

Vorschläge zu neuen TNM-Klassifikationen

Stadium III B	T1	N1, 2	M0
	T2	N1, 2	M0
	T3	N1, 2	M0
	T4	jedes N	M0
Stadium IV	jedes T	jedes N	M1

Kurzfassung

Primäre Leberkarzinome im Kindesalter	
T1	Ein Segment
T2	2 Segmente
T3	3 Segmente
T4	>3 Segmente
N1	Suprahepatisch, infrahepatisch, hilär, hepatoduodenal
N2	Pankreatikoduodenal, zöliakal

5. Trophoblasttumoren der Schwangerschaft (ICD-O C58.9)

Die Klassifikation gilt für Chorionkarzinome (9100/3), invasive Blasenmolen (9100/1) und Trophoblasttumoren der Plazenta (9104/1). Plazentatumoren sollen gesondert registriert und analysiert werden.

TM Klinische Klassifikation

Risikofaktoren

1. HCG mehr als 100 000 IU/24-Stunden-Urin.
2. Erkrankung mehr als 6 Monate nach Ende einer vorangegangenen Schwangerschaft.

T-Primärtumor

TM-Kategorien	FIGO-Stadien	
TX	–	Primärtumor kann nicht beurteilt werden.
T0	–	Kein Anhalt für Primärtumor.
T1	I	Tumor auf den Uterus begrenzt.
T2	II	Tumor befällt andere Genitalstrukturen: Vagina, Ovar, Lig. latum, Eileiter (in Form von Metastasen oder durch direkte Ausbreitung).
M1a	III	Fernmetastasen in Lunge(n).
M1b	IV	Fernmetastasen (z. B. im Gehirn) mit oder ohne Lungenmetastasen.

Anmerkung: Die FIGO-Stadien I–IV werden entsprechend der Zahl der Risikofaktoren in A–C unterteilt: A) ohne Risikofaktoren, B) mit 1 Risikofaktor, C) mit 2 Risikofaktoren.

M-Fernmetastasen

- MX Das Vorliegen von Fernmetastasen kann nicht beurteilt werden.
- M0 Keine Fernmetastasen.
- M1 Fernmetastasen.
  - M1a Fernmetastasen in Lunge(n).
  - M1b Fernmetastasen (z. B. im Gehirn) mit oder ohne Lungenmetastasen.

Anmerkung: Metastasen in Genitalorganen (Vagina, Ovar, Lig. latum, Eileiter) werden als T2 klassifiziert.

pTM Pathologische Klassifikation

Die pT- und pM-Kategorien entsprechen den T- und M-Kategorien.

Stadiengruppierung

Stadium	TM		Risikofaktoren
IA	T1	M0	keine
IB			1
IC			2
IIA	T2	M0	keine
IIB			1
IIC			2
IIIA	jedes T	M1a	keine
IIIB			1
IIIC			2
IVA	jedes T	M1b	keiner
IVB			1
IVC			2

Kurzfassung

TM	Trophoblasttumoren der Schwangerschaft	FIGO
T1	Begrenzt auf Uterus	I
T2	Andere Genitalstrukturen	II
M1a	Metastasen in Lunge(n)	III
M1b	Sonstige Metastasen (mit oder ohne Lungenmetastasen)	IV
Weitere Unterteilung der FIGO-Stadien: A ohne Risikofaktoren B mit einem Risikofaktor C mit zwei Risikofaktoren		

6. Eileiter (Tuba uterina) (ICD-O C57.0)

Die Klassifikation gilt für Karzinome der Eileiter.

Die FIGO-Stadien werden aufgrund der Beurteilung während der Operation bestimmt; die TNM-Stadien berücksichtigen die klinische und/oder pathologische Klassifikation.

Regionäre Lymphknoten

Die regionären Lymphknoten sind die hypogastrischen Lymphknoten (an Aa. obturatoriae und iliacae internae), die Lymphknoten an den Aa. iliacae communes und externae, die lateralen sakralen, die paraaortalen und die inguinalen Lymphknoten.

TNM Klinische Klassifikation

T-Primärtumor

TNM Kategorien		FIGO-Stadien	
TX		–	Primärtumor kann nicht beurteilt werden.
T0		–	Kein Anhalt für Primärtumor.
Tis		0	Carcinoma in situ.
T1		I	Tumor begrenzt auf einen oder beide Eileiter.
	T1a	IA	Tumor begrenzt auf einen Eileiter; Serosa intakt, kein Tumor an der Oberfläche der Tube, kein Aszites.
	T1b	IB	Tumor begrenzt auf beide Eileiter; Serosa intakt, kein Tumor an der Oberfläche der Tuben, kein Aszites.
	T1c	IC	Tumor begrenzt auf einen oder beide Eileiter; Serosa penetriert, Tumor an der Oberfläche der Eileiter und/oder maligne Zellen in Aszites oder bei Peritonealspülung.
T2		II	Tumor befällt einen oder beide Eileiter und breitet sich im Becken aus.
	T2a	IIA	Ausbreitung auf und/oder Implantate am Uterus und/oder Ovarien.
	T2b	IIB	Ausbreitung auf andere Beckenstrukturen[a].
	T2c	IIC	Direkte Ausbreitung (2a oder 2b) mit malignen Zellen in Aszites oder bei Peritonealspülung.
T3 und/oder N1		III	Tumor befällt einen oder beide Eileiter, mit mikroskopisch nachgewiesenen Peritonealmetastasen außerhalb des Beckens und/oder regionären Lymphknotenmetastasen.
	T3a	IIIA	Mikroskopische Peritonealmetastasen außerhalb des Beckens
	T3b	IIIB	Makroskopische Peritonealmetastasen außerhalb des Beckens, größte Ausdehnung 2 cm oder weniger.
	T3c und/oder N1	IIIC	Peritonealmetastasen außerhalb des Beckens, größte Ausdehnung mehr als 2 cm und/oder regionäre Lymphknotenmetastasen.
M1		IV	Fernmetastasen (ausschließlich Peritonealmetastasen)[b].

[a] Ein auf das Becken begrenzter Tumor mit histologisch nachgewiesener Ausbreitung auf den Dünndarm oder das große Netz entspricht nicht T2b/Stadium IIB, sondern T3a/Stadium IIIA.
[b] Metastasen an der Leberkapsel entsprechen T3/Stadium III, Leberparenchymmetastasen M1/Stadium IV. Um einen Pleuraerguß als M1/Stadium IV zu klassifizieren, muß ein positiver zytologischer Befund vorliegen.

N-Regionäre Lymphknoten

NX Regionäre Lymphknoten können nicht beurteilt werden.
N0 Keine regionären Lymphknotenmetastasen.
N1 Regionäre Lymphknotenmetastasen.

M-Fernmetastasen

MX Das Vorliegen von Fernmetastasen kann nicht beurteilt werden.
M0 Keine Fernmetastasen.
M1 Fernmetastasen.

pTNM Pathologische Klassifikation

Die Kategorien pT, pN und pM entsprechen den Kategorien T, N und M.

G – Histopathologisches Grading

GX	Differenzierungsgrad kann nicht bestimmt werden.
GB	Borderline-Malignität.
G1	Gut differenziert.
G2	Mäßig differenziert.
G3–4	Schlecht differenziert oder undifferenziert.

Stadiengruppierung

Stadium IA	T1a	N0	M0
Stadium IB	T1b	N0	M0
Stadium IC	T1c	N0	M0
Stadium IIA	T2a	N0	M0
Stadium IIB	T2b	N0	M0
Stadium IIC	T2c	N0	M0
Stadium IIIA	T3a	N0	M0
Stadium IIIB	T3b	N0	M0
Stadium IIIC	T3c	N0	M0
	jedes T	N1	M0
Stadium IV	jedes T	jedes N	M1

Kurzfassung

TNM	Eileiter	FIGO
T1	Begrenzt auf einen oder beide Eileiter	I
T1a	Eine Tube, Serosa intakt	IA
T1b	Beide Tuben, Serosa intakt	IB
T1c	Serosa durchbrochen, maligne Zellen im Aszites oder bei Peritonealspülung	IC
T2	Ausbreitung im Becken	II
T2a	Uterus, Ovarien	IIA
T2b	Andere Beckenstrukturen	IIB
T2c	Maligne Zellen im Aszites oder bei Peritonealspülung	IIC
T3 und/oder N1	Peritonealmetastasen außerhalb des Beckens und/oder regionäre Lymphknotenmetastasen	III
T3a	Mikroskopische Peritonealmetastasen	IIIA
T3b	Makroskopische Peritonealmetastasen ≤2 cm	IIIB
T3c und/oder N1	Peritonealmetastasen >2 cm und/oder regionäre Lymphknotenmetastasen	IIIC
M1	Fernmetastasen (ausschließlich Peritonealmetastasen)	IV

Anhang 2. Die Erfassung und Dokumentation der Lebensqualität nach Tumortherapie

M. Koller[1], J. Kußmann[2], W. Lorenz[1], M. Rothmund[2]

Lebensqualität in der medizinischen Forschung

Der Erfolg der medizinischen Behandlung von malignen Erkrankungen wird in klinischen Studien traditionellerweise anhand von Parametern wie Todesrate oder Überlebenszeit beurteilt [52]. Neben diesen und anderen sog. „harten" Parametern erhält in den letzten Jahren in zunehmendem Maße das Konzept *Lebensqualität* (LQ) Gewicht [6, 10, 47, 48, 49]. Nicht bloß das „ob" und „wie lange" des Überlebens steht allein im Vordergrund ärztlicher Überlegungen, sondern auch das „wie beschwerdefrei", „wie lebenswert".

Das anhaltende Interesse an diesem Thema äußert sich in einer Flut von Publikationen [2, 31, 37, 43, 50], Kongressen [9, 15, 18, 29, 38] und der Tatsache, daß der Begriff immer mehr in die Umgangssprache einfließt. Viel deutet darauf hin, daß es sich dabei nicht um einen kurzlebigen Modetrend handelt, sondern um Anzeichen eines Wertewandels in Medizin und Gesellschaft. Als Indikatoren hierfür können genannt werden:

- Die Einsicht, daß grundlegende Neuerungen in der Therapie maligner Erkrankungen kurzfristig nicht verfügbar sein werden.
- Änderungen im ärztlichen Selbstverständnis: kritisches Überdenken des technisch Machbaren vs. medizinisch Sinnvollen.
- Der durch die breite medizinische Berichterstattung in den Medien verbesserte Informationsstand der Patienten über Risiken von Therapieverfahren und über alternative Behandlungskonzepte.
- Der Wunsch des Patienten, als mündig akzeptiert zu werden und bei Therapieentscheidungen mitreden zu können.
- Die Tatsache, daß die Determinanten subjektiven Wohlbefindens per se als interessanter Forschungsgegenstand angesehen werden.

Definition und Konzeption

Die Definition und Konzeption von LQ war und ist Gegenstand leidenschaftlicher Diskussionen und Kontroversen. Dies rührt daher, daß LQ keine direkt beobacht- und meßbare Größe ist wie beispielsweise das Tumorwachstum oder die Anzahl der Metastasen. Bei LQ handelt es sich, genau wie bei anderen psychologischen Kenngrößen (z. B. Intelligenz, Persönlichkeitsmerkmale), um ein latentes Konstrukt, auf welches durch geeignete Meßmethoden rückgeschlossen werden kann. Zunächst sind allerdings die Kennzeichen und Erscheinungsformen des Konstrukts LQ zu klären. Hier entzündet sich die Debatte. Nicht selten wird das Argument herangezogen, LQ bedeute für jedes Individuum etwas anderes und sei ein sehr komplexer Gegenstand, der sich einer Definition und folglich einem wissenschaftlichen Studium entziehe. Diese Meinung ist von der positivistischen Wissenschaftsauffassung getragen, daß die Definition bereits eine umfassende wissenschaftliche Gegenstandserklärung beinhalten muß. Damit ist eine bequeme Begründung dafür gefunden, sich der ernsthaften Auseinandersetzung mit einem Thema zu entziehen.

Macht man sich eine pragmatische, auf Problemlösung zielende wissenschaftliche Orientierung zu eigen, so wird deutlich, daß die Gemeinsamkeiten der verschiedenen Definitionsversuche von LQ größer sind als deren Unterschiede. Weitgehend Einigkeit besteht heute darüber, daß LQ die Bewertung *mehrerer Komponenten* der persönlichen Lebenssituation umfaßt. Für die medizinische Forschung sind jene Komponenten relevant, die in unmittelbarem Zusammenhang mit der Behandlung und gesundheitlichen Situation des Patienten stehen: Dies sind die *somatische, psychische* und *soziale* Befindlichkeit. Zur genaueren Erklärung sei hier ein Zitat aus der Heidelberger Konsenskonferenz „Erfassung von Lebensqualität in der Onkologie" (10.–12. Mai 1990) angeführt:

> „In der somatischen Dimension sind u. a. der funktionelle Status, allgemeine und spezifische Beschwerden und Schmerzen bedeutsame Kriterien des Therapieerfolges. In der psychischen Dimension sind Aspekte wie Angst, Depression und subjektives Wohlbefinden als relevante Kriterien hervorzuheben. Die soziale Dimension umfaßt Bereiche wie Familie, soziale Unterstützung, Arzt-Patient-Beziehung, finanzielle Belastungen sowie Arbeitsfähigkeit und sozioökonomische Verhältnisse im weitesten Sinn." [38, S. 21]

---

[1] Institut für Theoretische Chirurgie
[2] Klinik für Allgemeinchirurgie, Zentrum für Operative Medizin I, Klinikum der Philipps-Universität, Baldingerstraße, D-35033 Marburg

Das Ziel der Bemühungen um die Dokumentation und Messung von Lebensqualität sollte es sein, ihre Komponenten qualitativ und quantitativ so zu erfassen, daß die Effekte diagnostischer und therapeutischer Maßnahmen vergleichbar werden.

Methodische Aspekte der Messung von Lebensqualität

Psychometrische Eigenschaften von Fragebögen

Zur Messung von Lebensqualität werden heute üblicherweise Fragebögen eingesetzt, die vom Patienten auszufüllen sind. Andere Erhebungsmethoden, wie fragebogengestützte Interviews oder Einschätzung der Patienten-LQ durch Arzt oder Angehörige, sind weitaus weniger gebräuchlich.

Personen, die mit den modernen Methoden psychologischer und sozialwissenschaftlicher Forschung nicht vertraut sind, befällt bei der Durchsicht eines Fragebogens nicht selten eine Mischung aus Enttäuschung und Skepsis. Enttäuschung deshalb, weil die Fragen und Antworten so einfach und selbstverständlich aussehen. Es kommt das Gefühl auf, man selbst hätte den Fragebogen mindestens genauso gut, wenn nicht noch besser, machen können. Dazu gesellt sich mangelndes Vertrauen in die „Wissenschaftlichkeit" von Fragebogen-Meßergebnissen.

Tatsache ist, daß der Entwicklung von Fragebögen ein langwieriger, mehrstufiger Prozeß vorangeht (Stoffsammlung, erste Fassung, Testphase, Validierung, Endfassung) [23]. Zudem läßt sich die Meßgenauigkeit eines Fragebogens, ähnlich wie die eines biochemischen Assays, mit Hilfe psychometrischer Kenngrößen quantifizieren:

- Reliabilität,
- Validität,
- Sensitivität [23, 24].

Unter *Reliabilität* versteht man die Meßgenauigkeit einer Skala, d.h. ihre Eigenschaft, unter vergleichbaren Umständen reproduzierbare, stabile, mit geringem Meßfehler behaftete Ergebnisse zu liefern. Die Reliabilität kann auf verschiedene Arten bestimmt werden. Die Test-Retest-Reliabilität ergibt sich aus der Verwendung einer Skala zu 2 unterschiedlichen Zeitpunkten, wobei die Korrelation der Meßergebnisse den Reliabilitätswert darstellt. Zur Bestimmung der Split-half-Reliabilität wird eine Skala in 2 parallele Hälften aufgeteilt (z. B. Items mit gerader vs. ungerader Positionsnummer) und deren Korrelation berechnet. Das aus theoretisch-methodischen Erwägungen sinnvollste Reliabilitätsmaß bezieht sich auf die interne Konsistenz der Skala. Es wird dabei bestimmt, ob die Skalenitems in sich stimmig sind und die gleiche zu messende Dimension erfassen. Eine homogene Skala bildet den „wahren" Wert („true score") einer Person ab und weist nur einen geringen Meßfehler („error") auf. Das gängigste Konsistenzmaß ist Cronbachs Koeffizient α [12]. Dieser Koeffizient errechnet sich aus den Interkorrelationen der einer Skala zugehörigen Items sowie der Anzahl dieser Items. Der maximal zu erreichende Wert beträgt 1.00. Reliabilitätswerte ab 0,70 gelten üblicherweise als akzeptabel [23, 24].

Die Bestimmung der *Validität* hat zum Ziel festzustellen, ob ein Test, umgangssprachlich formuliert, tatsächlich das mißt, was er messen soll. Validität bezieht sich immer auf die Korrelation eines Meßergebnisses mit einem Außenkriterium. Je nach Wahl des Außenkriteriums erhält man unterschiedliche Validitätswerte. Mit anderen Worten: Es gibt nicht *die* Validität an sich, sondern immer nur einen Validitätswert in bezug auf ein durch den Forscher festzulegendes Kriterium.

Bei in der medizinischen Forschung anzuwendenden LQ-Meßinstrumenten sollte das entscheidende Außenkriterium die klinische Relevanz der Fragen und der Meßgrößen sein. Leider wird dieser Aspekt oft unterbewertet, obwohl unter praktischen Gesichtspunkten die bloße Augenscheinvalidität („face validity", d. h. die Fragen zielen genau auf die Information ab, die der Untersucher haben möchte) ausreichen kann. Hingegen wird bei der Skalenentwicklung großes Gewicht auf die Bestimmung der Konstruktvalidität gelegt. Dabei wird das zu überprüfende Meßinstrument mit einer bereits verfügbaren ähnlichen Skala (konvergente Validität) oder gegensinnigen Skala (diskriminante Validität) in Beziehung gesetzt. Solche Kenngrößen besitzen zweifellos Informationswert, garantieren aber nicht unbedingt, daß die neue Skala in der klinischen Praxis tauglich ist. Der Forscher und der klinische Praktiker sind also gut beraten, bei der Auswahl eines Meßinstruments nicht blind zur Kenntnis zu nehmen, daß eine Skala „validiert" ist, sondern genau darauf zu achten, in bezug auf welches Außenkriterium und an welcher Stichprobe von Patienten oder Probanden die Validierung erfolgte.

Sensitivität ist die Eigenschaft einer Skala, Veränderungen der objektiven äußeren Gegebenheiten (der Gesundheitszustand hat sich verbessert/verschlechtert) in entsprechenden Veränderungen der Meßwerte widerzuspiegeln. Für die Medizin ist vor allem interessant, klinisch relevante Befindlichkeitsunterschiede durch Meßwertdifferenzen zu objektivieren. Leider muß festgestellt werden, daß die Sensitivität das schwächste Glied der psychometrischen Kette ist, und daß von den meisten verfügbaren Skalen keine entsprechenden Kennwerte bekannt sind.

Abgesehen von diesem Manko sei darauf hingewiesen, daß die Bestimmung der Sensitivität nicht allein ein psychometrisch-meßtechnisches Problem darstellt. Chronisch kranke Patienten (also jene Patientengruppe, bei denen Veränderungsmessung besonders interessant wäre), durchlaufen psychologische Anpassungsprozesse („coping"), um sich mit ihrer schwierigen Situation zu arrangieren [20]. Verbunden ist damit eine Umstellung der Wertehierarchie, wodurch eine grundsätzlich positive Lebenseinstellung oft beibehalten werden kann [8, 46]. Beispielsweise kann ein schwerkranker Patient sein Vermögen, die Freizeit zu genießen, weiterhin positiv einschätzen, obwohl er auf bevorzugte Sportarten verzichten muß. Durch die Aufwertung anderer Aktivitäten (z. B. Briefmarkensammeln, Spielen mit den Enkeln) macht er den Verlust wett, und kann sich zu seiner Freizeit genauso positiv äußern wie vor der Verschlechterung seines Gesundheitszustandes. Copingprozesse können somit das Auffinden von vermuteten LQ-Veränderungen vereiteln, was nicht voreilig als Versagen des Meßinstruments interpretiert werden darf. Eine stärkere Berücksichtigung psychologischer Abwehr- und Umwertungsprozesse und eine darauf abgestimmte Auswahl und Gestaltung von geeigneten Meßmethoden und statistischen Verfahren sollen in Zukunft helfen, das Problem der Sensitivität besser in den Griff zu bekommen [7, 11, 13, 14, 16, 22, 27].

Verfügbare Fragebögen

Zur Messung unterschiedlicher Aspekte von Lebensqualität wurden mehrere Dutzend Fragebögen entwickelt. Die Palette der verfügbaren Meßinstrumente reicht dabei von Fragebögen, die eine Vielzahl verschiedener LQ-Dimensionen abdecken, bis hin zu Skalen, die ausschließlich ganz spezifische Symptome [vgl. 42], etwa Schmerz, erfassen. In Tabelle 1 sind einige Sammelreferate und Handbücher aufgelistet, die einen Überblick über verfügbare Meßinstrumente geben, und deren Format, Anwendungszwecke, Praxistauglichkeit und psychometrische Eigenschaften beschreiben.

Die überwiegende Anzahl dieser Fragebögen ist im angloamerikanischen Sprachraum entstanden; deutsche Übersetzungen sind oft nicht verfügbar. Tabelle 2 bietet daher eine Übersicht über einige deutschsprachige Skalen. Zwei dieser Skalen, nämlich der PLC von Siegrist et al. [40] und der Fragebogen der *European Organization for Research and Treatment of Cancer* EORTC QLQ-C30 [3], verwirklichen das Konzept einer multidimensionalen LQ-Messung. Damit ist gemeint, daß ein Kernmodul (somatische, psychische und soziale Befindlichkeit) in Verbindung mit einem Zusatzmodul, das auf das spezifische Beschwerdebild einer zu untersuchenden Patientengruppe abgestimmt ist, vorgegeben wird. Beide Fragebögen sind auf den S. IV.3 ff. abgedruckt und in Tabelle 3 (S. A2.5) miteinander verglichen.

Praktische Aspekte der Messung von Lebensqualität

Auswahl des Fragebogens

In der Medizin kann man nicht von *der* besten Diagnostik sprechen, die bei allen Krankheitsbildern gleichermaßen geeignet und universell einsetzbar ist und immer zum richtigen Ergebnis führt. Daher ist eine Auswahl unter möglichen diagnostischen Instrumentarien zu treffen, wobei eine Reihe von Faktoren zum Tragen kommen: die vermutete Grunderkrankung, die klinische Fragestellung, das Verhältnis von Kosten zu erwartetem Nutzen u. dgl. [25].

Ähnliches gilt für die Auswahl von LQ-Meßinstrumenten. Man kann nicht von *der* besten LQ-Skala sprechen, die für alle Zwecke gleichermaßen geeignet ist. Die größten Unterschiede zeigen sich hinsichtlich der Gewichtung der verschiedenen LQ-Komponenten sowie der Länge der Fragebögen. Gemeinsam ist den verschiedenen LQ-Instrumenten immerhin, daß sie einen quantitativen Eindruck davon vermitteln, „wie gut es dem Patienten geht".

Es liegt am Untersucher festzulegen, wie genau er Aufschluß über das (Un-)Wohlbefinden des Patienten haben will, und welcher Untersuchungsaufwand im Rahmen der gegebenen Möglichkeiten vertretbar ist.

Folgende Fragen sind vorab zu klären [32]:

— Mit welchem Ziel wird LQ gemessen? Routinemäßiges Screening von Patienten, Erstellen eines LQ-Profils, Unterstützung für medizinische Entscheidungsfindung?
— Gibt es für den spezifischen Untersuchungszweck ein reliables, in der Praxis erprobtes LQ-Instrument?
— Für welche Zielgruppe wurde der Test entwickelt? Waren die Betroffenen (Patienten, Ärzte, Personal) an der Entwicklung des Tests beteiligt?
— Ist der Fragebogen ökonomisch in bezug auf Zeit und Aufwand?
— Sind die Meßgrößen gut interpretierbar?

Tabelle 1. Handbücher und Sammelreferate über LQ-Meßinstrumente

Autor	Titel	Quelle
de Haes u. Knippenberg (1987)	Quality of life of cancer patients: Review of the literature	[2]
McDowell u. Newell (1987)	Measuring health: A guide to rating scales and questionnaires	[26]
Bullinger (1989)	Forschungsinstrumente zur Erfassung der Lebensqualität bei Krebs – ein Überblick	[50]
Siegrist u. Junge (1990)	Measuring the social dimension of subjective health in chronic illness	[41]
Sprangers u. Aaronson (1991)	The current status of quality-of-life assessment in surgical investigations	[45]
Westhoff (1993)	Handbuch psychosozialer Meßinstrumente	[51]

Tabelle 2. Deutschsprachige LQ-Meßinstrumente

Fragebogen	LQ-Dimensionen	Länge	Bearbeitungszeit	Zielgruppe
Karnofsky Performance Index [14, 19, 48]	Funktionsfähigkeit bei alltäglichen Tätigkeiten	1 Indexwert aus 11 Kategorien	< 5 min	Patienten mit akuten und chronischen Erkrankungen (ursprünglich für Lungenkrebspatienten)
Spitzer Quality of Life Index [33, 44]	Aktivität, Alltagsleben, Gesundheit, soziale Beziehung, Zukunft	5 Fragen	< 5 min	Erwachsene klinische Gruppen, vorwiegend in stationärer Behandlung
PLC-Profile der Lebensqualität [40, 48]	3 Dimensionen der LQ (körperlich, psychisch, sozial) jeweils bezogen auf das Handlungsvermögen und das Befinden	40 Fragen (Kernmodul)	ca. 15 min	Erwachsene, klinische und nichtklinische Gruppen; Erfahrung vor allem mit Hypertonikern
EORTC QLQ-C30 [3]	5 Funktionale Skalen (physisch, Arbeit/Haushalt, kognitiv, psychisch, sozial); 3 Symptomskalen (Müdigkeit, Schmerz, Übelkeit); mehrere Einzelsymptome; Globalbeurteilung des körperlichen Wohlbefindens und der LQ	30 Fragen (Kernmodul)	ca. 10 min	Krebspatienten; spezielle Symptomskalen für bestimmte krankheitstypische Beschwerden sind vorhanden oder in Vorbereitung (z. B. Lungenkarzinom)
SELT (Skalen zur Erfassung der Lebensqualität) [5]	7 Skalen: – Stimmung – objektive körperliche Situation – subjektive körperliche Beschwerden – soziales Umfeld – soziale Unterstützung – Grundstimmungen – Lebenserfahrung und Orientierung	69 Fragen	15–45 min	Erwachsene klinische Gruppen. Entwickelt für psychoonkologische Forschung. Auch Versionen für Dialyse- und HIV-Patienten
Onkologie-LQ-Fragebogen von Heidemann et al. [17]	Psychosoziale und somatische Befindlichkeit; Beschwerden. Zusammengestellt aus vorhandenen (LASA, WHO, FLZ) und neuen Skalen	63 Fragen	?	Erstellt für Krebspatienten

Die oben genannten Fragen sind durch Angaben in der Literatur nicht immer zu klären. Vor allem ist zu bedenken, daß ein Fragebogen ein Kommunikationsmittel ist und einem standardisierten und quantifizierbaren Informationsaustausch von Patient zu Untersucher dient. Dieser Informationsaustausch wird nur dann von Gewinn sein, wenn Patient und Untersucher gewissermaßen die gleiche Sprache sprechen, d. h. der Patient muß die Fragen verstehen, der Untersucher zu einer sinnvollen Interpretation gelangen. Um dies sicherzustellen, ist es ratsam, vor Beginn einer großangelegten Studie Vorversuche an der zu untersuchenden Patientenstichprobe durchzuführen. Die Erfahrungen aus einer Voruntersuchung sowie die Klärung der oben genannten Punkte helfen nicht nur, das passende LQ-Instrument zu finden, sondern auch die Fragestellung der Untersuchung zu präzisieren und deren praktische Durchführbarkeit abzuschätzen.

Vorgehen bei der Messung

Wie bei jeder sorgfältigen klinischen Untersuchung ist auch bei einer LQ-Messung eine Standardisierung der Untersuchungssituation anzustreben. Wie wichtig derartige Vorkehrungen sind, haben jüngst experimentalpsychologische Untersuchungen gezeigt: Bereits subtile Situationseinflüsse können das Antwortverhalten von Personen hinsichtlich ihrer globalen Lebenszufriedenheit beeinflussen. Zur Illustration sei ein Feldexperiment von Schwarz geschildert [39]. Bei den Versuchspersonen handelte es sich um Studenten, die Kopiergeräte einer amerikanischen Universitätsbibliothek benutzten. Ein Teil der Versuchspersonen wurde durch eine kleine Manipulation in eine gute Stimmung versetzt: Auf dem Kopiergerät war eine kleine, scheinbar verlorene Geldmünze plaziert und konnte (unbeobachteterweise) mitgenommen werden. Die Versuchspersonen der Kontrollbedingung fanden kein Geldstück. Beim Verlassen der Kopiergeräte wurden den Versuchspersonen Standardfragen der Sozialindikatorenforschung vorgelegt (z. B.: „How happy do you feel about your life as a whole these days?" 1: „not so happy", 7: „very happy"). Es zeigte sich, daß Versuchspersonen, die kurz zuvor das Geldstück fanden, über eine höhere allgemeine Lebenszufriedenheit berichteten als Versuchspersonen, denen dieses „Glück" nicht zuteil wurde. Mit anderen Worten, das Urteil über die nach Laienmeinung relativ stabile und komplexe Größe „allgemeine Lebensqualität" war maßgeblich von

Die Erfassung und Dokumentation der Lebensqualität nach Tumortherapie

Tabelle 3. Vergleich der Lebensqualitätsfragebögen PLC (Siegrist et al. [40, 48]) und EORTC QLQ-C30 (Aaronson et al. [2])

	PLC	EORTC QLQ-C30
Skaleninhalte		
Körperliche Symptome	Für folgende Krankheitsbilder liegen Symptomlisten vor: Bronchial-Karzinom, Hypertonie, Herzinsuffizienz, Kardiomyopathie	11 Symptome. Fragebogen kann durch krankheitsspezifische Zusatzskalen ergänzt werden, z. B. Skala für Lungenkrebssymptome [1]
Psychische Befindlichkeit	Genuß- und Entspannungsfähigkeit (8 Fragen). Positive Stimmung (5 Fragen). Negative Stimmung (8 Fragen)	1 Subskala mit 4 Fragen, die sich auf negative Erlebnisqualitäten beziehen (Angst, Depression, Reizbarkeit)
Soziale Aspekte	Kontaktvermögen (6 Fragen). Zugehörigkeitsgefühl (5 Fragen)	1 Subskala mit 2 Fragen
Funktionaler Status	Leistungsfähigkeit (8 Fragen)	Psychische Leistungsfähigkeit (5 Fragen). Leistungsfähigkeit in Arbeit/Haushalt (2 Fragen)
Sexuelle Beeinträchtigung	1 Frage mit 5 Antwortmöglichkeiten	–
Moderatorvariablen	Fragen bezüglich sozialer Unterstützung, belastender Ereignisse in jüngster Zeit und akuter Befindlichkeitsbeeinträchtigung	–
Psychometrie		
Skalierung	Fünfstufige Likert-skalierte Items, die sich entweder auf Erlebnisintensität (gar nicht, etwas, mäßig, stark, sehr stark) oder Erlebnisqualität (gar nicht, schlecht, mäßig, gut, sehr gut) beziehen	Vierstufige Likert-skalierte Items, die sich auf Erlebnisintensität (überhaupt nicht, wenig, mäßig, sehr) beziehen. Globalbeurteilung durch zwei siebenstufige Fragen, allg. Leistungsfähigkeit durch zweistufige nein/ja-Fragen
Zeitlicher Bezugsrahmen der Fragen	„In den letzten 7 Tagen"	„Während der letzten Woche"
Reliabilität	Cronbachs Alpha für die einzelnen Subskalen zw. 0,72 und 0,93	Cronbachs Alpha für die einzelnen Subskalen zw. 0,52 und 0,89
	Test-Retest-Reliabilität (Zeitintervall mehrere Wochen) zwischen 0,75 und 0,83	
Validität	Konstruktvalidität gemessen an den Faktorenladungen. Werte zw. 0.70 und 0.93. Konvergente Validität zu zwei Skalen des Psychological General Well-Being Index. Korrelation zw. 0.67 und 0.76 Gruppendifferenzen: Patienten mit Zusatzerkrankungen weisen niedrigere Subskalen-Werte auf	Konstruktvalidität gemessen an den Item-Subskalen-Korrelationen (Item-Skalen-Konvergenz vs. Item-Skalen-Diskriminanz), wobei der Anteil der „richtig"-Klassifizierungen 96% beträgt (Multitrait-multimethod-Ansatz) Gruppendifferenzen: Patienten mit schlechtem Funktions-Status und Gewichtsverlust weisen niedrigere Subskalen-Werte auf
Sensitivität	Bei Hypertonie- und Herzinsuffizienz-Patienten verbessern sich im Zuge der Therapie (2. Meßpunkt nach 8 bzw. 16 Wochen) die Subskalen-Werte	Bei Personen, deren funktioneller Status sich während der Therapie ändert, zeigen sich auch Änderungen bei einigen Subskalen
Anwendungsaspekte		
Anwendungsgebiete	Chronisch Kranke; Therapiekontrolle; klinische Studien	Krebskranke; klinische Studien
Gesamtzahl der Fragen	40 (Kernmodul). Anzahl der körperlichen Symptome (ca. 20), Moderatorvariablen und biographischen Angaben (ca. 10) sind variabel	30 (krankheitsspezifische Zusatzskalen umfassen in der Regel weitere 10 bis 20 Fragen)
Zeitaufwand	Ca. 15 min	Ca. 10 min
Deutschsprachiger Fragebogen in publizierter Form zugänglich	Ja [40]	Siehe Hauptteil (S. IV.3–4)
Vorliegen anderssprachiger Versionen	Nein	Ja, verschiedene europäische Sprachen, englisch [2]

einer momentanen, situationsabhängigen Stimmung beeinflußt.

Wie derartige unerwünschte Situationseinflüsse in der Praxis (zumindest teilweise) in den Griff zu bekommen sind, wollen wir am Beispiel einer eigenen Untersuchung zeigen. Es handelt sich um eine Studie, deren Ziel es war, die „Machbarkeit" und Anwendbarkeit von LQ-Messung in der täglichen Routine einer chirurgischen Tumornachsorge zu erkunden [21]. Bei den Untersuchten handelte es sich um 61 chirurgische Patienten mit Tumoren unterschiedlicher Lokalisation (34 kolorektal, 9 Magen, ferner Ösophagus, Pankreas, Schilddrüse und andere), die das Nachsorgeprogramm der Poliklinik in Anspruch nahmen. In Ergänzung zur konventionellen Diagnostik (klinische Untersuchung, Ultraschall, CEA, bei Bedarf Röntgen, Koloskopie, CT) füllten die Patienten den EORTC-Lebensqualitätsfragebogen samt einigen Zusatzskalen aus. Der Fragebogen wurde durch eine MTA im Zuge der Routineuntersuchung vorgelegt, zeitlich gesehen meist nach der anfänglichen Blutabnahme, aber noch vor der körperlichen Untersuchung.

Die Testsituation war standardisiert:

a) Für alle Patienten war der Ort der Befragung eine ruhige, helle, mit Trennwänden abgeschirmte Ecke mit einem Tischchen und einem Stuhl.
b) Die standardisierte schriftliche Instruktion stellte den Fragebogen als neuen Teil des diagnostischen Programms dar und wies auf die Notwendigkeit einer gewissenhaften Bearbeitung hin.
c) Unsere MTA blieb stets in Rufweite des Patienten und vermerkte auf einem *Protokollbogen* den genauen Verlauf der LQ-Untersuchung (s. Tabelle 4):

— Beginn und Ende der Fragebogenuntersuchung;
— Nummern der Fragen, bei denen Verständnisschwierigkeiten auftauchten;
— Nummern der Fragen, bei denen der Patient die MTA um Hilfe bat;
— Kommentare, die bei Bearbeitung des Fragebogens abgegeben wurden;
— besondere Vorkommnisse.

Die Aufzeichnungen in diesen Protokollbögen verrieten wichtige Einzelheiten über die Testsituation und die Reaktion der Patienten. Tabelle 5 bietet einen Überblick über die Reaktionen der Patienten während der Untersuchung. Während sich Verständnisschwierigkeiten in Grenzen hielten und die Kooperationsbereitschaft der Patienten gut war, ist auffallend, daß 12 der 61 Patienten auf der Anwesenheit des sie zur Untersuchung begleitenden Partners (Ehepartner, Tochter, Sohn) bestanden. Im Vergleich zum Rest der Stichprobe zeigten diese 12 Patienten eine signifikant geringere physische Belastbarkeit und schlechtere emotionale Befindlichkeit ($p < 0{,}05$). Offensichtlich führten Angst, Unsicherheit und der relativ schlechte Zustand der Patienten zu dem Wunsch, der Partner möge beim Ausfüllen des Fragebogens dabei sein [36].

Die Führung eines Protokolls führt zu wichtigen Zusatzinformationen und erhöht das Vertrauen in die Meßergebnisse. Bei der Analyse von klinischen LQ-Studien können erkannte Störfaktoren durch geeignete statistische Verfahren (z. B. Kovarianzanalyse) kontrolliert werden. Im Rahmen der Ulkustherapie wurde die Standardisierung von Follow-up-Untersuchungen bereits beispielhaft realisiert [33, 34].

Tabelle 5. Reaktionen der Patienten während der Fragebogenuntersuchung ($n = 61$)

	Anzahl der Patienten
Patient besteht auf Anwesenheit der Begleitperson	12
Bemerkungen über Inhalt und Länge des Fragebogens	6
Begriff „Lebensqualität" nicht verstanden (Frage 30)	5
Patient ist in Rente; daher Schwierigkeiten bei der Frage nach Leistungsfähigkeit in Arbeit und Haushalt	2
Unklarheit, ob sich die Fragen auf den gegenwärtigen Allgemeinzustand beziehen oder auf den Zustand post Op.	3
Können Fragebogen nicht selbst ausfüllen, da Brille vergessen	3[a]
Weigert sich, Fragebogen auszufüllen	1[a]

[a] Diese Personen wurden nicht in die Studie aufgenommen.

Die Dokumentation von Lebensqualität

Der EORTC-30-Hauptbogen und unsere Zusatzskala „kolorektale Beschwerden" [21] führen zu insgesamt 37 Einzelwerten. Um diese Information für die Klinik nutzbar zu machen, haben wir nach einer Möglichkeit gesucht, diese Einzelwerte zu kondensieren. Auf diese Weise sollte eine allgemeinverständliche, übersichtliche Darstellung des LQ-Status jedes Patienten in Form eines LQ-Profils realisiert werden. Das LQ-Profil sollte neben einem Globalmaß für die allgemeine Lebensqualität auch spezifische, medizinisch relevante LQ-Komponenten beinhalten (z. B. Schmerzen).

Der EORTC-Fragebogen ermöglicht die Bildung von insgesamt 15 Indizes, d. h. Kennwerten, die auf der Kombination mehrerer verwandter Einzelwerte basieren [4]. Die Aufnahme aller 15 Kennwerte in einem LQ-Profil erschien uns nicht notwendig, da gewisse Aspekte ohnehin in der körperlichen Untersuchung und im ärztlichen Gespräch erfaßt werden (z. B. Verstopfung oder Durchfall) und andere Aspekte kaum Einfluß auf die therapeutische Entscheidung haben (z. B. finanzielle Belastung). Wir beschränkten uns auf jene 9 Indizes, die aus der Sicht unserer Kliniker relevante diagnostische Zusatzinformation erwarten lassen.

Tabelle 4. Protokollbogen für die LQ-Messung

Name: _____ PID.-Nr.: _____

Geschlecht: ○ männlich ○ weiblich

Geburtsdatum: _____

Diagnose: _____

OP-Datum: _____

Frühere
Nachsorge-
Untersuchungen: _____

Fragebogenuntersuchung

Datum: _____

Beginn: _____

Ende: _____

Zeitpunkt ○ vor ○ während ○ nach der Untersuchung

Schwierigkeiten bei welchen Fragen
_____

Bei welchen Fragen Hilfe geleistet
_____

Bemerkungen bei welchen Fragen
_____

(Wortlaut)
_____
_____
_____

Sonstige Anmerkungen
_____

Diese 9 Indizes ergaben sich aus folgender Berechnung: Fragebogenitems, die inhaltlich einer Komponente zugeordnet sind, wurden aufsummiert und durch die Anzahl der Items dividiert. Der resultierende Wert wurde (der besseren Vergleichbarkeit mit anderen Indizes wegen) linear transformiert, so daß sich eine Prozentskala von 0–100 in Zehnerschritten ergab. In leichter Abänderung der von Aaronson [4] vorgeschlagenen Scoringprozedur repräsentierte dabei der Wert 100 stets den positiven und der Wert 0 den negativen Pol. Mit Hilfe handelsüblicher Statistikprogrammpakete in PC-Version können diese Berechnungen leicht durchgeführt werden. In unserem Fall kamen SPSS-PC+ 4.0 und SPSS for Windows zur Anwendung [30].

Fallbeispiele

Die Abb. 1–4 zeigen LQ-Profile von 4 Patienten, wobei die eingekreisten Zahlen die Punktwerte der Patienten repräsentieren. In der linken Spalte sieht man die Bezeichnungen der 9 LQ-Indizes sowie der 3 LQ-Dimensionen (somatisch, psychisch, sozial), unter denen sie subsumiert werden können. Die Bezeichnungen der LQ-Indizes wurden so gewählt, daß auch mit der LQ-Problematik Unerfahrene die inhaltliche Bedeutung der Komponenten leicht erfassen können.

Die gestrichelte, 9 Punktwerte verbindende Linie auf der rechten Seite des Blattes stellt den Median, bezogen auf das Gesamtkollektiv $n = 61$, dar. So kann festgestellt werden, wie sehr der Einzelpatient vom Wert der Vergleichsgruppe abweicht. Die Frage, welches Ausmaß an Abweichungen als klinisch auffällig zu betrachten ist, kann nur mit steigender Patientenzahl und zunehmender Erfahrung mit dem LQ-Profil zuverlässig beantwortet werden.

Bei der folgenden Darstellung vergleichen wir die LQ-Profile mit den Beschreibungen des Wohlbefindens in den Arztbriefen. Dies deshalb, weil es sich dabei um ein reizvolles und wichtiges Anwendungsfeld von LQ-Dokumentation handelt. Zum einen kann dieser Vergleich zeigen, inwiefern das LQ-Profil mit dem Eindruck harmoniert, den der Arzt nach Abschluß der routinemäßigen Untersuchung vom Patienten gewonnen hat. Zum anderen macht der Vergleich deutlich, in welchem Maße LQ-Profile eine Ergänzung oder ein Korrektiv von Arztbriefen darstellen können. Es ist wichtig zu betonen, daß die hier besprochenen Arztbriefe erstellt wurden, *ohne* daß die verantwortliche Ärztin vorher Kenntnis von den LQ-Profilen nahm.

Die Patientin der Abbildung 1 (51 J., Rektumkarzinom) läßt eine sehr niedrige LQ erkennen. Bei ihr sind anamnestisch jahrelange psychische Probleme bekannt, was sich auch in den niedrigen Werten hinsichtlich der Komponenten Emotion, Erinnerung/Konzentration, Müdigkeit und Familienleben/gemeinsame Unternehmungen ausdrückt. Dieser Eindruck, der aus dem LQ-Profil gewonnen werden kann, stimmt gut mit der Einschätzung der Tumornachsorgeärztin überein. So ist im Arztbrief zu lesen, daß die Patientin

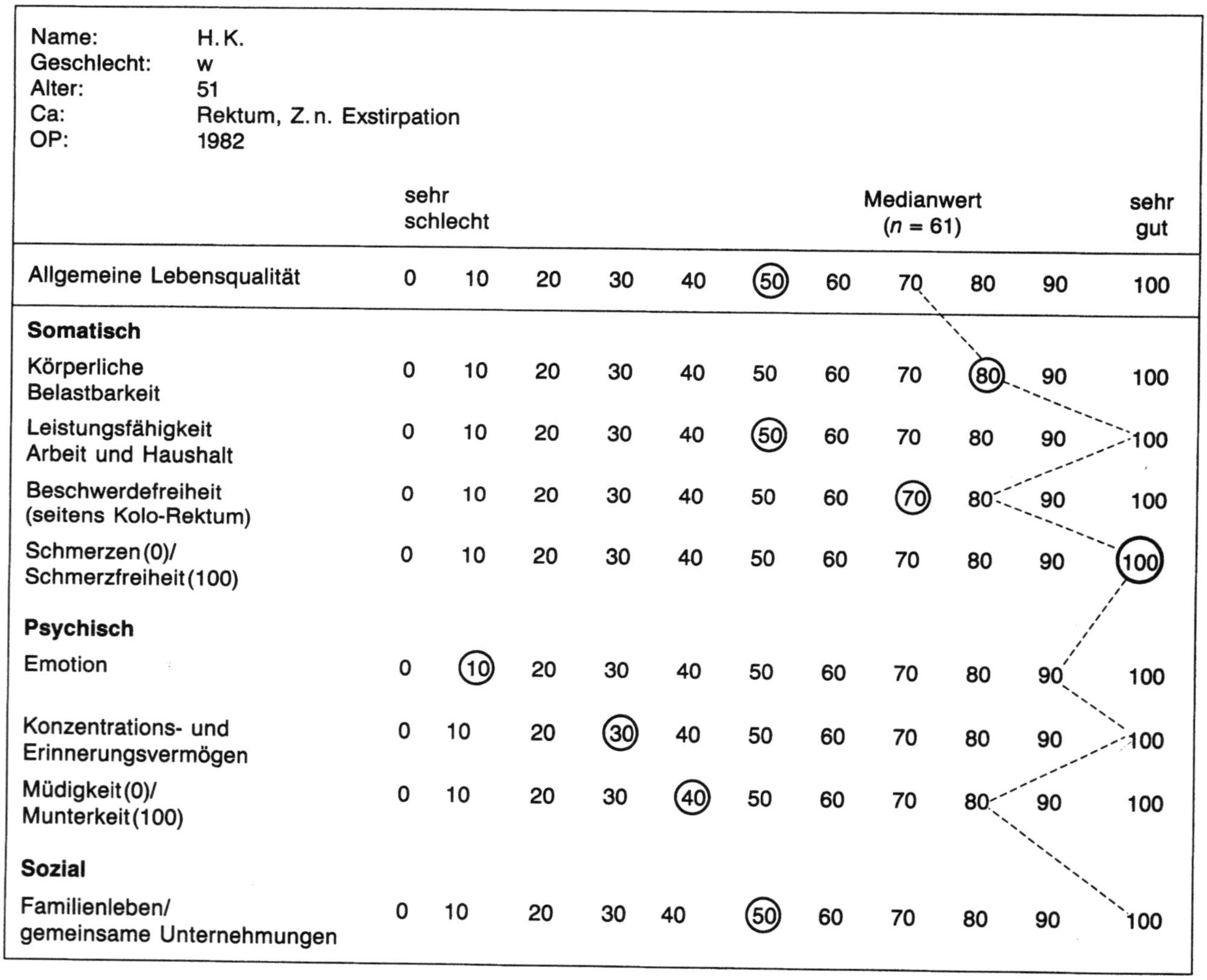

Name:	H.K.										
Geschlecht:	w										
Alter:	51										
Ca:	Rektum, Z.n. Exstirpation										
OP:	1982										
		sehr schlecht						Medianwert ($n = 61$)			sehr gut
Allgemeine Lebensqualität		0	10	20	30	40	(50)	60	70	80	90	100
Somatisch												
Körperliche Belastbarkeit		0	10	20	30	40	50	60	70	(80)	90	100
Leistungsfähigkeit Arbeit und Haushalt		0	10	20	30	40	(50)	60	70	80	90	100
Beschwerdefreiheit (seitens Kolo-Rektum)		0	10	20	30	40	50	60	(70)	80	90	100
Schmerzen(0)/ Schmerzfreiheit(100)		0	10	20	30	40	50	60	70	80	90	(100)
Psychisch												
Emotion		0	(10)	20	30	40	50	60	70	80	90	100
Konzentrations- und Erinnerungsvermögen		0	10	20	(30)	40	50	60	70	80	90	100
Müdigkeit(0)/ Munterkeit(100)		0	10	20	30	(40)	50	60	70	80	90	100
Sozial												
Familienleben/ gemeinsame Unternehmungen		0	10	20	30	40	(50)	60	70	80	90	100

Abb. 1. Lebensqualitätprofil

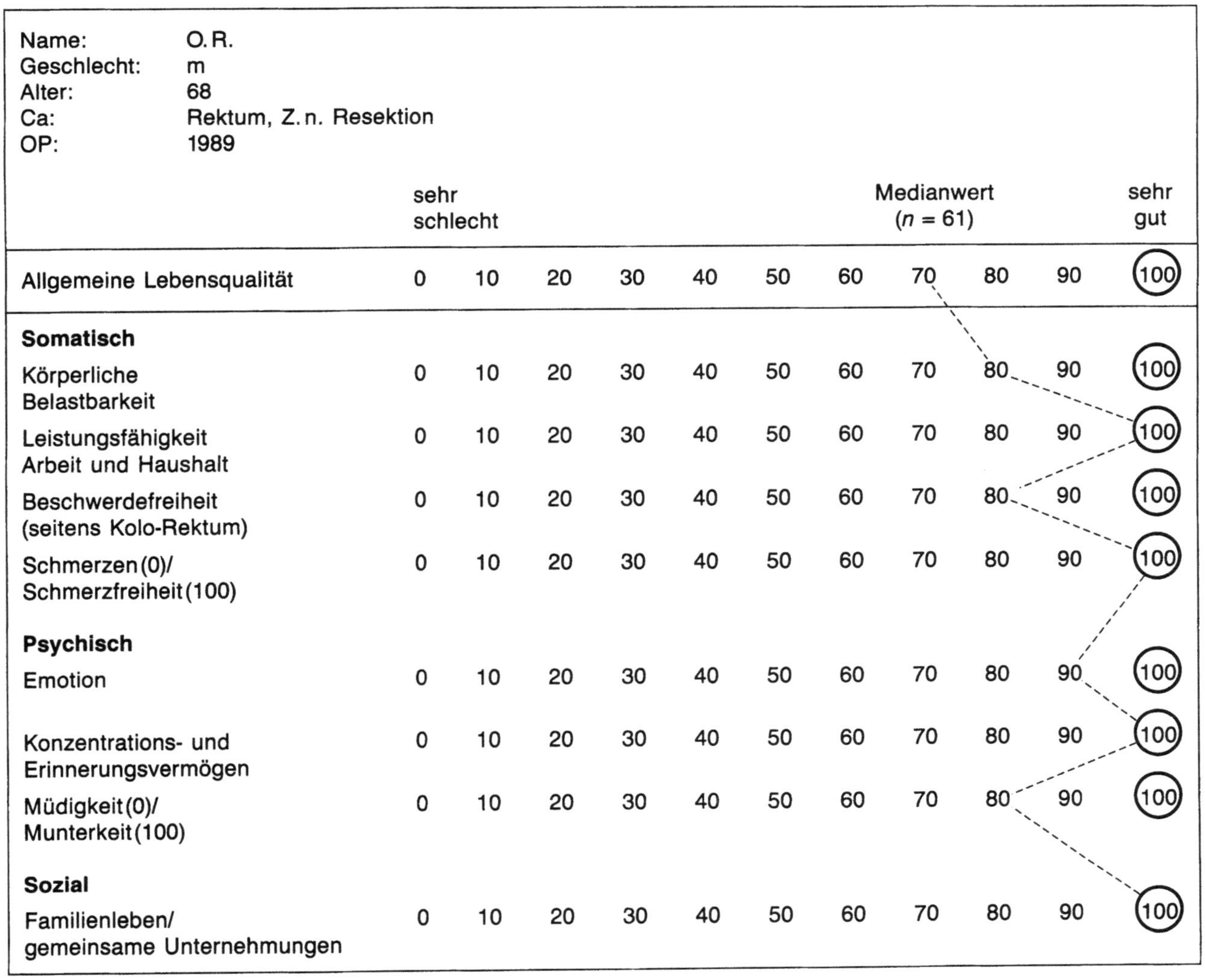

Die Erfassung und Dokumentation der Lebensqualität nach Tumortherapie

		sehr schlecht							Medianwert (n = 61)			sehr gut
Allgemeine Lebensqualität		0	10	20	30	40	50	60	70	80	90	(100)
Somatisch												
Körperliche Belastbarkeit		0	10	20	30	40	50	60	70	80	90	(100)
Leistungsfähigkeit Arbeit und Haushalt		0	10	20	30	40	50	60	70	80	90	(100)
Beschwerdefreiheit (seitens Kolo-Rektum)		0	10	20	30	40	50	60	70	80	90	(100)
Schmerzen (0)/ Schmerzfreiheit (100)		0	10	20	30	40	50	60	70	80	90	(100)
Psychisch												
Emotion		0	10	20	30	40	50	60	70	80	90	(100)
Konzentrations- und Erinnerungsvermögen		0	10	20	30	40	50	60	70	80	90	(100)
Müdigkeit (0)/ Munterkeit (100)		0	10	20	30	40	50	60	70	80	90	(100)
Sozial												
Familienleben/ gemeinsame Unternehmungen		0	10	20	30	40	50	60	70	80	90	(100)

Name: O.R.
Geschlecht: m
Alter: 68
Ca: Rektum, Z.n. Resektion
OP: 1989

Abb. 2. Lebensqualitätsprofil

Schuldgefühle habe. Als therapeutische Konsequenz wurde eine künstlerische Therapie empfohlen.

Abbildung 2 zeigt zum Vergleich einen 68jährigen Patienten, der ebenfalls wegen eines Rektumkarzinoms operiert wurde und auf allen LQ-Indizes den Optimalwert von 100 aufweist. Der Vergleich mit dem Arztbrief zeigt, daß hier von „insgesamt relativem Wohlbefinden" des Patienten die Rede ist.

Abbildung 3 zeigt eine 70jährige Patientin, Zustand nach Gastrektomie, die relativ gute Werte bei den einzelnen LQ-Komponenten zeigt, allerdings eine niedrige allgemeine LQ angibt. Die Rücksprache mit der Tumornachsorgeärztin ergab, daß die Patientin an den Tagen vor der Untersuchung an diagnostisch nicht näher abgeklärten Schwindelzuständen und Schweißausbrüchen litt, die sich jedoch, so der Arztbrief, „nach Applikation von Vitamin B_{12} vollständig zurückbildeten".

Abbildung 4 schließlich zeigt einen 71jährigen Patienten, Zustand nach Whipple-Operation, mit einer hinsichtlich aller Komponenten sehr niedrigen LQ. Im Arztbrief wird hierzu ausgeführt, daß der Patient seit der Operation psychisch sehr instabil ist, da er aus gesundheitlichen Gründen seinem Hobby, dem Chorsingen, nicht mehr nachkommen kann.

Diese Fallbeispiele sollen illustrieren, wie durch die Vorgabe eines LQ-Fragebogens das diagnostische Spektrum erweitert werden kann. Bei diesen 4 Beispielen findet sich eine gute Übereinstimmung zwischen dem LQ-Profil und der Darstellung im Arztbrief. Eine interessante Situation ergibt sich, wenn die Einschätzung des Arztes mit dem LQ-Profil des Patienten *nicht* übereinstimmt. Dies kann Anlaß sein, im ärztlichen Gespräch und in der klinischen Untersuchung genauer nachzuhaken. Die Möglichkeiten des Einsatzes von LQ-Profilen und der dadurch zu erzielende diagnostische Zugewinn sind eine wichtige Frage für die Zukunft.

		sehr schlecht						Medianwert (n = 61)				sehr gut
Name:	E. S.											
Geschlecht:	w											
Alter:	70											
Ca:	Magen, Z. n. Gastrektomie											
OP:	1990											
Allgemeine Lebensqualität		0	10	20	30	40	⑤⓪	60	70	80	90	100
Somatisch												
Körperliche Belastbarkeit		0	10	20	30	40	50	60	70	⑧⓪	90	100
Leistungsfähigkeit Arbeit und Haushalt		0	10	20	30	40	50	60	70	80	90	⑩⓪
Beschwerdefreiheit (seitens Kolo-Rektum)		0	10	20	30	40	50	60	70	80	⑨⓪	100
Schmerzen (0)/ Schmerzfreiheit (100)		0	10	20	30	40	50	60	70	⑧⓪	90	100
Psychisch												
Emotion		0	10	20	30	40	50	60	70	80	90	⑩⓪
Konzentrations- und Erinnerungsvermögen		0	10	20	30	40	50	60	70	80	90	⑩⓪
Müdigkeit (0)/ Munterkeit (100)		0	10	20	30	40	50	60	70	⑧⓪	90	100
Sozial												
Familienleben/ gemeinsame Unternehmungen		0	10	20	30	40	50	60	70	⑧⓪	90	100

Abb. 3. Lebensqualitätsprofil

Schlußfolgerungen und Zukunftsperspektiven

Bei der Beurteilung der Zukunftsperspektiven von routinemäßiger LQ-Messung in der klinischen Praxis sei vor einer vorschnellen Polarisierung der Meinungen nach dem Schema „völlig unnütz/sehr nützlich" gewarnt. Aus dem Blickwinkel der chirurgischen Tumornachsorge mißt sich der Wert von LQ-Messung an Praktikabilität und therapeutischer Konsequenz.

Unsere ersten Erfahrungen zeigen, daß LQ-Messung im klinischen Alltag „machbar" ist. Darüber hinaus können die Daten derart aufbereitet werden, daß sie als Beilage zu den Krankenakten zu nutzen sind. Im Hinblick auf die therapeutische Konsequenz wird eine LQ-Messung nur dann einen Gewinn bedeuten, wenn alle an der Tumornachsorge Beteiligten (1) den Parameter Lebensqualität als diagnostische Größe ernst nehmen, und (2) unter diesem Gesichtspunkt bereit sind, herkömmliche Therapie- und Nachsorgekonzepte zu überdenken [28].

Unter diesen Prämissen steht die LQ-Forschung stärker als bisher in der Pflicht, ihre Bedeutung für die klinische Praxis aufzuzeigen. Vordringlich sind in Zukunft deshalb folgende Punkte zu klären:

– Erhebung von klinischen Daten als Entscheidungsgrundlage in der chirurgischen Onkologie, z. B. Quantifizierung der Patientenbelastung durch unterschiedliche Therapieformen.
– Systematische Untersuchung der Zusammenhänge zwischen herkömmlichen klinischen Laborbefunden und LQ-Indexwerten.
– Darauf aufbauend fortlaufende Optimierung der LQ-Meßinstrumente, z. B. durch computergestützte Befragungstechniken [35].

Es bleibt zu hoffen, daß die wissenschaftliche Auseinandersetzung mit dem Forschungsgegenstand „Le-

Name: G. B.
Geschlecht: m
Alter: 71
Ca: tubuläres Ca der Papilla Vateri, Z.n. Whipple Op.
OP: 1987

	sehr schlecht						Medianwert ($n = 61$)				sehr gut
Allgemeine Lebensqualität	0	10	20	30	40	(50)	60	70	80	90	100
Somatisch											
Körperliche Belastbarkeit	0	10	20	30	40	50	(60)	70	80	90	100
Leistungsfähigkeit Arbeit und Haushalt	(0)	10	20	30	40	50	60	70	80	90	100
Beschwerdefreiheit (seitens Kolo-Rektum)	0	10	(20)	30	40	50	60	70	80	90	100
Schmerzen (0)/ Schmerzfreiheit (100)	0	10	20	(30)	40	50	60	70	80	90	100
Psychisch											
Emotion	0	10	20	(30)	40	50	60	70	80	90	100
Konzentrations- und Erinnerungsvermögen	0	10	(20)	30	40	50	60	70	80	90	100
Müdigkeit (0)/ Munterkeit (100)	0	10	20	30	(40)	50	60	70	80	90	100
Sozial											
Familienleben/ gemeinsame Unternehmungen	0	10	20	(30)	40	50	60	70	80	90	100

Abb. 4. Lebensqualitätsprofil

bensqualität" dazu beiträgt, neue, optimierte Behandlungsstrategien für Tumorpatienten auszuarbeiten.

Literatur

[1] Aaronson NK, Bakker W, Stewart AL, van Dam FSAM, van Zandwijk N, Yarnold JR, Kirkpatrick A (1987) Multidimensional approach to the measurement of quality of life in lung cancer clinical trials. In: Aaronson NK, Beckmann J (eds) The quality of life of cancer patients. Raven Press, New York, pp 63–82

[2] Aaronson NK, Beckmann J (eds) (1987) The quality of life of cancer patients. Monograph series of the European Organization for Research on Treatment of Cancer (EORTC), vol 17. Raven Press, New York

[3] Aaronson NK, Ahmedzai S, Bergman B et al. (1993) The European Organization for Research and Treatment of Cancer QLQ-C30: A quality-of-life instrument for use in international clinical trials in oncology. J Natl Cancer Inst 85:365–376

[4] Aaronson NK (undatiert) Scoring procedures for the EORTC core quality of life questionnaire (EORTC QLQ C-30)

[5] Averbeck M, Grote-Kusch M, Leiberich P, Olbrich E, Schöbel S, Schröder A (1989) Skalen zur Erfassung der Lebensqualität (SELT). Institut für Psychologie I und Medizinische Kliniken. Friedrich-Alexander-Universität, Erlangen-Nürnberg

[6] Baar J, Tannock I (1989) Analyzing the same data in two ways: A demonstration model to illustrate the reporting and misreporting of clinical trials. J Clin Oncol 7:969–978

[7] Breetvelt IS, van Dam FSAM (1991) Underreporting by cancer patients: The case of response-shift. Soc Sci Med 32:981–987

[8] Brickman P, Coates D, Janoff-Bulman RJ (1978) Lottery winners and accident victims: Is happiness relative? J Pers Soc Psychol 36:917–927

[9] Cancer (1991) Second workshop on methodology in behavioral and psychosocial cancer research, 67:765–867

[10] Chirurg (1989) Leitthema: Lebensqualität nach operativen Eingriffen. 60:441–463

[11] Collins LM, Horn JL (eds) (1991) Best methods for the analysis of change. American Psychological Association, Washington DC

[12] Cronbach LJ (1951) Coefficient alpha and the internal structure of tests. Psychometrica 16:297–302

[13] Cronbach LJ, Furby L (1970) How we should measure „change" – or should we? Psychol Bull 74:68–80

[14] Droste C, von Planta, M (1993) Memorix: Konstanten der klinischen Medizin, 3. Aufl. VCH, Weinheim

[15] Feeny D, Guyatt G, Patrick D (eds) (1991) Proceedings of the international conference on the measurement of quality of life as an outcome in clinical trials June 14–17, 1989. Controlled Clin Trials 12:79S–280S
[16] Guyatt G, Walter S, Norman G (1987) Measuring change over time: Assessing the usefulness of evaluative instruments. J Chron Dis 40:171–178
[17] Heidemann E, Kaesberger J, Herschbach P, Sellschopp A (1991) Graduated WHO analogue and satisfaction scales for the assessment of quality of life in clinical trials in cancer patients. Onkologie 14:419–426
[18] J Chron Dis (1986) The Portugal conference measuring quality of life and functional status in clinical and epidemiological research 40:459–650
[19] Karnofsky DA, Abelman WH, Craver LF, Burchenal JH (1948) The use of nitrogen mustards in the palliative treatment of carcinoma. Cancer 1:634–656
[20] Klauer T, Filipp SH (1990) Formen der Krankheitsbewältigung bei Krebspatienten. In: Schwarzer R (Hrsg) Gesundheitspsychologie. Hogrefe, Göttingen Toronto Zürich, pp 333–363
[21] Koller M, Kußmann J, Lorenz W, Rothmund M (1994) Die Messung von Lebensqualität in der chirurgischen Tumornachsorge: Methoden, Probleme und Einsatzmöglichkeiten. Chirurg 65:333–339
[22] Liang MH, Larson MG, Cullen KE, Schwartz JA (1985) Comparative measurement efficiency and sensitivity of five health status instruments for arthritis research. Arthritis Rheum 28:542–547
[23] Lienert GA (1961) Testaufbau und Testanalyse. Beltz, Weinheim
[24] Lord FM, Novick MR (eds) (1968) Statistical theories of mental test scores. Addison-Wesley, Reading/Mass
[25] Lorenz W, Rothmund M (1988) Grundlagen der Technologiebewertung in der chirurgischen Diagnostik (Kongreßbericht 1988). Langenbecks Arch Chir [Suppl 2]:369–376
[26] McDowell J, Newell C (1987) Measuring health: A guide to rating scales and questionnaires. Oxford Univ Press, New York
[27] McGee HM, O'Boyle CA, Hickey A, O'Malley K, Joyce CRB (1991) Assessing the quality of life of the individual: The SEIQoL with a healthy and a gastroenterology unit population. Psychol Med 21:749–759
[28] Morris T (1987) Silent sadness of the „cured" breast cancer patient. In: Aaronson NK, Beckmann J (eds) The quality of life of cancer patients. Raven Press, New York, pp 201–206
[29] Neugebauer E, Troidl H, Wood-Dauphinée S, Bullinger M, Eypasch E (1991/1992) Meran Conference on quality-of-life assessment. Theor Surg 6:123–165 (1991), 6:195–220 (1991), 7:14–38 (1992)
[30] Norusis MJ (1990) SPSS statistical data analysis. SPSS Inc, Chicago
[31] Osoba O (ed) (1991) Effect of cancer on quality of life. CRC Press, Boca Raton Boston Ann Arbor London
[32] Osoba D, Aaronson NK, Till JE (1991) A practical guide for selecting quality-of-life measures in clinical trials and practice. In: Osoba O (ed) Effect of cancer on quality of life. CRC Press, Boca Raton Boston Ann Arbor London, pp 89–104
[33] Rohde H, Rau E, Gebbensleben B (1984) Ergebnisse der Bestimmung des Lebensqualitätsindex nach Spitzer in der multizentrischen Magenkarzinom-TNM-Studie (vorläufige Ergebnisse). Rohde H, Troidl H (Hrsg) Das Magenkarzinom. Thieme, Stuttgart New York, pp 74–79
[34] Rohde H, Troidl H, Lorenz W (1977) Systematic follow-up: A concept for evaluation of operative results in duodenal ulcer patients. Klin Wochenschr 55:925–932
[35] Roizen MF, Coalson D, Hayward RSA, Schmittner J, Thisted RA, Apfelbaum JL, Stocking CB, Cassel CK, Pompei P, Ford DE, Steinberg EP (1992) Can patients use an automated questionnaire to define their current health status? Med Care 30:MS74–MS84
[36] Schachter S (1959) The Psychology of Affiliation. Stanford Univ Press, Stanford
[37] Schölmerich P, Thews G (Hrsg) (1990) „Lebensqualität" als Bewertungskriterium in der Medizin. Fischer, Stuttgart New York
[38] Schwarz R, Flechtner H, Küchler T, Bernhard J, Hürny C (1991) Konsensus-Konferenz: Erfassung von Lebensqualität in der Onkologie – Konzepte, Methodik und Anwendung. Dtsch Gesell Chir Mitt 20:20–22
[39] Schwarz N (1987) Stimmung als Information. Untersuchungen zum Einfluß von Stimmungen auf die Bewertung des eigenen Lebens. Springer, Berlin Heidelberg New York Tokyo
[40] Siegrist J, Broer M, Junge A (1995) PLC. Profil der Lebensqualität bei Chronischkranken. Hogrefe, Göttingen
[41] Siegrist J, Junge A (1990) Measuring the social dimension of subjective health in chronic illness. Psychother Psychosom 54:90–98
[42] Siewert JR, Blum AL (Hrsg) (1980) Postoperative Syndrome. Springer, Berlin Heidelberg New York
[43] Spilker B (ed) (1990) Quality of life assessment in clinical trials. Raven Press, New York
[44] Spitzer WO, Dobson AJ, Hall J et al. (1981) Measuring the quality of life of cancer patients. A concise QL-Index for use by physicians. J Chron Dis 34:585–597
[45] Sprangers MAG, Aaronson NK (1991) The current status of quality-of-life assessment in surgical investigations. Theor Surg 6:158–165
[46] Taylor SE (1989) Positive Illusions. Basic Books, New York
[47] Troidl H (1989) Lebensqualität: ein relevantes Zielkriterium in der Chirurgie. Chirurg 60:445–449
[48] Troidl H, Spangenberger P (1989) Metastasenchirurgie und Lebensqualität. Die Befindlichkeit als entscheidendes Zielkriterium bei palliativer Chirurgie. In: Rothmund M (Hrsg) Metastasenchirurgie. Thieme, Stuttgart
[49] Troidl H, Kusche J, Vestweber KH, Eypasch E, Bouillon B et al. (1987) Quality of life: An important endpoint both in surgical practice and research. J Chron Dis 40:523
[50] Verres R, Hasenbring M (Hrsg) (1989) Psychosoziale Onkologie. Springer, Berlin Heidelberg New York Tokyo
[51] Westhoff G (1993) Handbuch psychosozialer Meßinstrumente. Hogrefe, Göttingen
[52] Wood-Dauphinée S, Troidl H (1991) Endpoints for clinical studies: Conventional and innovative variables. In: Troidl H, Spitzer WO, McPeek B, Mulder DS, McKneally MF, Wechsler AS, Balch CM (eds) Principles and practice of research. Springer, Berlin Heidelberg New York Tokyo, pp 151–168

MIX
Papier aus verantwortungsvollen Quellen
Paper from responsible sources
FSC® C105338

If you have any concerns about our products,
you can contact us on
ProductSafety@springernature.com

In case Publisher is established outside the EU,
the EU authorized representative is:
**Springer Nature Customer Service Center GmbH
Europaplatz 3, 69115 Heidelberg, Germany**

Printed by Libri Plureos GmbH
in Hamburg, Germany

Tumordokumentation in Klinik und Praxis

Herausgegeben von
G. Wagner · J. Dudeck · E. Grundmann · P. Hermanek

Springer-Verlag Berlin Heidelberg GmbH

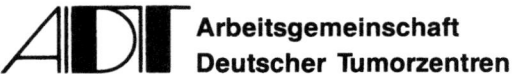 Arbeitsgemeinschaft Deutscher Tumorzentren

Tumordokumentation in Klinik und Praxis

Herausgegeben von:

G. Wagner
Institut für Epidemiologie und Biometrie
Deutsches Krebsforschungszentrum
Im Neuenheimer Feld 280
D-69120 Heidelberg

J. Dudeck
Institut für Medizinische Informatik
Universität Gießen
Heinrich-Buff-Ring 44
D-35392 Gießen

E. Grundmann
Gerhard-Domagk-Institut für Pathologie
Universität Münster
Domagkstraße 17
D-48149 Münster

P. Hermanek
Abteilung für Klinische Pathologie
Chirurgische Klinik der Universität Erlangen-Nürnberg
Maximiliansplatz
D-91054 Erlangen

Diese Reihe besteht aus folgenden Bänden:
Basisdokumentation für Tumorkranke
Organspezifische Tumordokumentation
Tumorlokalisationsschlüssel
Tumorhistologieschlüssel

G. Wagner · P. Hermanek

Organspezifische Tumordokumentation

Prinzipien und Verschlüsselungsanweisungen
für Klinik und Praxis

Unter Mitarbeit von H. Wiebelt und zahlreichen Fachkollegen

Mit einem Beitrag von M. Koller, J. Kußmann, W. Lorenz
und M. Rothmund

Mit 49 Abbildungen

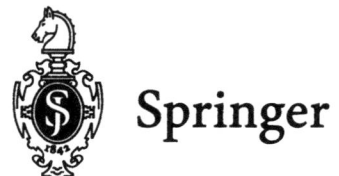

Die Publikation dieses Werkes wurde ermöglicht dank finanzieller Förderung durch das Bundesministerium für Gesundheit

---

Die Deutsche Bibliothek – CIP-Einheitsaufnahme
Wagner, Gustav: Organspezifische Tumordokumentation: Prinzipien und Verschlüsselungsanweisungen für Klinik und Praxis / G. Wagner; P. Hermanek. [Arbeitsgemeinschaft Deutscher Tumorzentren]. – Berlin; Heidelberg; New York; London; Paris; Tokyo; Hong Kong; Barcelona; Budapest: Springer, 1995
(Tumordokumentation in Klinik und Praxis)

ISBN 978-3-642-48972-3   ISBN 978-3-642-79410-0 (eBook)
DOI 10.1007/978-3-642-79410-0
NE: Hermanek, Paul:

Dieses Werk ist urheberrechtlich geschützt. Die dadurch begründeten Rechte, insbesondere die der Übersetzung, des Nachdrucks, des Vortrags, der Entnahme von Abbildungen und Tabellen, der Funksendung, der Mikroverfilmung oder der Vervielfältigung auf anderen Wegen und der Speicherung in Datenverarbeitungsanlagen, bleiben, auch bei nur auszugsweiser Verwertung, vorbehalten. Eine Vervielfältigung dieses Werkes oder von Teilen dieses Werkes ist auch im Einzelfall nur in den Grenzen der gesetzlichen Bestimmungen des Urheberrechtsgesetzes der Bundesrepublik Deutschland vom 9. September 1965 in der jeweils geltenden Fassung zulässig. Sie ist grundsätzlich vergütungspflichtig. Zuwiderhandlungen unterliegen den Strafbestimmungen des Urheberrechtsgesetzes.

© Springer-Verlag Berlin Heidelberg 1995

Ursprünglich erschienen bei Springer-Verlag Berlin Heidelberg New York 1995
Softcover reprint of the hardcover 1st edition 1995

Die Wiedergabe von Gebrauchsnamen, Handelsnamen, Warenbezeichnungen usw. in diesem Werk berechtigt auch ohne besondere Kennzeichnung nicht zu der Annahme, daß solche Namen im Sinne der Warenzeichen- und Markenschutz-Gesetzgebung als frei zu betrachten wären und daher von jedermann benutzt werden dürften.

Produkthaftung: Für Angaben über Dosierungsanweisungen und Applikationsformen kann vom Verlag keine Gewähr übernommen werden. Derartige Angaben müssen vom jeweiligen Anwender im Einzelfall anhand anderer Literaturstellen auf ihre Richtigkeit überprüft werden.

Satz: K+V Fotosatz GmbH, Beerfelden
Herstellung: Renate Münzenmayer
SPIN 10029789   19/3134-5 4 3 2 1 0 – Gedruckt auf säurefreiem Papier

Geleitwort

Eine Datenerfassung bei Tumorpatienten, die an internationale Klassifikationssysteme angelehnt ist, geht in Deutschland bis auf die Mitte der 70er Jahre zurück. Die 1978 gegründete Arbeitsgemeinschaft Deutscher Tumorzentren (ADT) sah in der Entwicklung einer einheitlichen und vergleichbaren Tumordokumentation eine vordringliche Aufgabe. Unter Mitarbeit zahlreicher Experten, gefördert vom Bundesministerium für Arbeit und Sozialordnung (BMA) und unter der Federführung des Deutschen Krebsforschungszentrums in Heidelberg wurde – aufbauend auf ähnlichen internationalen Projekten eines sog. „Uniform Basic Data Set" – ein Datenerfassungsprogramm „Basisdokumentation für Tumorkranke" erarbeitet und 1978 in 1. Auflage publiziert. Das weithin angenommene und in der Praxis bewährte Programm ist 1994 in einer 4., grundlegend revidierten und erweiterten Auflage erschienen.

Von Anfang an war klar, daß über dieses bewußt beschränkt gehaltene Minimalprogramm hinaus eine Erweiterung der Basisdokumentation durch inhaltlich verbreiterte und vertiefte Spezialdokumentationen der Organtumoren wünschenswert ist. Daher wurden – wiederum im Auftrag der ADT und vom BMA finanziell gefördert – von 1982–1989 von zahlreichen kleinen Gruppen von Fachexperten unter der Leitung von Professor Gustav Wagner erweiterte Programme einer Spezialdokumentation für 36 verschiedene Organtumoren erstellt. Damit sollte auch für wissenschaftliche Fragestellungen ein ausreichendes Datenmaterial bereitgestellt werden. An diesen Arbeiten waren 135 Kollegen aus allen Fachdisziplinen der klinischen Medizin beteiligt.

Die damals erarbeiteten Erhebungsbögen wurden in den letzten Jahren von Gustav Wagner, dem Pionier der klinischen Tumordokumentation in Deutschland, und Paul Hermanek, dem Erstherausgeber der UICC-Publikationen zur TNM-Klassifikation, – wiederum unter Mitarbeit erfahrener Experten – aneinander adaptiert, dem neuesten Stand der Wissenschaft angepaßt und mit erläuternden Texten und Verschlüsselungsanweisungen versehen. Dabei sind auch die aktuellen nationalen und internationalen Bemühungen um die Qualitätssicherung in der Onkologie berücksichtigt worden. Die „Organspezifische Tumordokumentation" stellt jetzt ein standardisiertes Datenerfassungssystem dar, das die neuesten internationalen Empfehlungen berücksichtigt und allen Ansprüchen an eine moderne Tumordokumentation genügt.

Auch wenn die Tumoren des Blutes und des Kindesalters aus guten Gründen nicht miterfaßt wurden, ist die „Organspezifische Tumordokumentation" in ihrer Breite bisher einzigartig. Sie hat die Substanz, als Modell für vertiefte nationale und internationale Bemühungen auf dem Gebiet der Tumordokumentation zu dienen. Den Herausgebern danke ich für ihre unermüdliche und erfolgreiche Arbeit. Das Werk hätte ohne die finanzielle Förderung durch die Bundesregierung nicht begonnen und abgeschlossen werden können. Hierfür und für die großzügige Unterstützung der Drucklegung durch das Bundesministerium für Gesundheit spreche ich meinen Dank aus.

Essen, im Februar 1995   Prof. Dr. med. Horst Sack
                                                                                                                           Vorsitzender der ADT

Vorwort

Die moderne klinische Onkologie ist durch ein im Vergleich zu früher wesentlich umfangreicheres Spektrum von verbesserten diagnostischen und therapeutischen Verfahren gekennzeichnet. Sie ist damit auch unübersichtlicher und komplizierter geworden. Jeder wissenschaftliche Fortschritt in einem so vielschichtigen Gebiet beruht aber auf dem Austausch von Erfahrungen, die auf der einheitlichen Erfassung, Verarbeitung und Auswertung vergleichbarer Daten und Befunde von Krebskranken basieren.

In Erkenntnis dieser Tatsache waren nationale und internationale Gremien bzw. Institutionen seit Jahren bemüht, die Voraussetzungen für einen solchen Austausch vergleichbarer Daten zu schaffen. Erwähnt seien hier nur die Publikation der sog. „Blue Books" der WHO zur Vereinheitlichung der histologischen Klassifikation der Tumoren, die Aktivitäten der UICC und ihrer nationalen Komitees zur Entwicklung des TNM-Systems, die parallel dazu gelaufenen Arbeiten von AJCC, FIGO, SIOP und anderer Gremien zur Vereinheitlichung der Stadienerfassung der Tumoren, die Erstellung der „International Classification of Diseases for Oncology" (ICD-O) zur standardisierten Erfassung von Tumorlokalisation und -morphologie durch die WHO und die Bemühungen des CIOMS um eine Standardisierung der medizinischen Nomenklatur. Die Erstellung der genannten Klassifikationssysteme schuf die Voraussetzungen für eine moderne, international akzeptierte, vergleichbare Tumordokumentation.

Auch die seit einigen Jahren intensivierten Bemühungen um die in Deutschland gesetzlich vorgeschriebene Qualitätssicherung in der Onkologie erfordern eine exakte und detaillierte Dokumentation der vom Patienten zu erhebenden Daten und Befunde in bezug auf Ausgangssituation, Therapie und Krankheitsverlauf, wobei eine Differenzierung nach den verschiedenen Tumorentitäten unter Berücksichtigung der wesentlich differenzierteren Klassifikationen in den Neuauflagen von WHO und UICC notwendig ist. Immer häufiger wird auch die Zusammenführung der Daten mehrerer Kliniken und Institutionen erforderlich, um klinisch wichtige onkologische Fragen beantworten zu können. Es ist selbstverständlich, daß auch hierfür eine uniforme, vergleichbare Dokumentation eine unverzichtbare Voraussetzung darstellt.

Auch für die Ökonomie und Qualität onkologischer Therapiestudien ist eine einheitliche Dokumentation der jeweiligen Ausgangssituation (detaillierte Tumorklassifikation nach internationalen Richtlinien) und Therapie (auch der chirurgischen Therapie!) und damit eine standardisierte organspezifische Tumordokumentation unerläßlich. Auch heute noch werden, z.T. mit hohen Kosten, onkologische Therapiestudien durchgeführt, ohne daß dabei die Prinzipien und Details einer sachgerechten Dokumentation beachtet werden. Dies führt nicht selten dazu, daß die Ergebnisse solcher Studien nicht gesichert sind und sich die Kosten dafür letztlich nicht bezahlt machen. Ein typisches Beispiel hierfür sind zahlreiche Studien über adjuvante Therapiemaßnahmen beim kolorektalen Karzinom, bei denen fast durchweg weder die anatomische Tumorausbreitung exakt genug spezifiziert wurde noch hinreichende Daten über die Methodik und Qualität der chirurgischen Therapie und der histopathologischen Untersuchung erhoben wurden.

Um den genannten Anforderungen in angemessener Weise entsprechen zu können, wurde im Auftrag der „Arbeitsgemeinschaft Deutscher Tumorzentren

(ADT)" und unter Mitarbeit zahlreicher onkologisch tätiger Spezialisten aus den verschiedenen medizinischen Fachbereichen die „Organspezifische Tumordokumentation" erarbeitet. Sie enthält Richtlinien und exakte Anweisungen für die standardisierte Dokumentation von 36 verschiedenen Organtumoren und Tumorgruppen sowie von resezierten Leber- und Lungenmetastasen.

Bewußt nicht erfaßt sind in der „Organspezifischen Tumordokumentation" Leukämien, maligne Lymphome und kindliche Tumoren, da für diese Tumoren bereits sehr detaillierte Dokumentationsbögen nationaler und internationaler Therapiestudien bzw. zentraler Register (für kindliche Tumoren in Mainz, für Retinoblastome in Essen) vorliegen. Für alle anderen in diesem Band nicht behandelten Tumoren sollen die Erhebungsbögen der „Basisdokumentation" verwendet werden.

Mit der „Organspezifischen Tumordokumentation" wird ein Datenerfassungssystem vorgestellt, das allen Ansprüchen an eine moderne Tumordokumentation genügt und alle diesbezüglichen internationalen Empfehlungen berücksichtigt. Die hier vorgelegten Dokumentationsbögen sollten in allen Tumorzentren mit onkologischen Schwerpunkten und den zugehörigen Kliniken verwendet werden, um

- die Leistungsfähigkeit diagnostischer Methoden beurteilen zu können,
- die Therapieresultate vergleichend analysieren zu können,
- prognostisch wichtige Faktoren und Umstände zu ermitteln,
- Daten für die gesetzlich vorgeschriebene Leistungserfassung zu liefern,
- eine Qualitätssicherung in der klinischen Onkologie zu ermöglichen,
- klinische Studien aufgrund international anerkannter Kriterien zu unterstützen

und somit eine heutigen wissenschaftlichen Ansprüchen genügende standardisierte Dokumentation für den Bereich der klinischen Onkologie aufzubauen.

Den jeweiligen Erhebungsbogen zugeordnete detaillierte allgemeine und spezielle Verschlüsselungsanweisungen sollen die einzelnen Sachverhalte und ihre Ausprägungen definieren und damit dafür sorgen, daß die Datenerfassung und Dokumentation tatsächlich einheitlich und damit vergleichbar erfolgt.

Der Band „Organspezifische Tumordokumentation" stellt somit für alle onkologisch tätigen Ärzte und für alle Kliniken, in denen Tumoren behandelt werden, eine unerläßliche Anweisung für eine den derzeitigen Kenntnissen angepaßte, auch international konkurrenzfähige Dokumentation der bei Tumorpatienten zu erhebenden Daten und Befunde dar.

Als Anhang 1 enthält der Band dem TNM Supplement 1993 entnommene, derzeit in der Testphase befindliche Klassifikationsvorschläge für folgende, im TNM-System bisher nicht erfaßte Tumorformen:

- Nasenhöhle und Nebenhöhlen (außer Kieferhöhle)
- Schädel- und Gesichtsknochen
- Gastrointestinale Sarkome
- Primäre Leberkarzinome im Kindesalter
- Trophoblasttumoren der Schwangerschaft
- Eileiter (Tuba uterina).

Im Hinblick auf die für 1997 vorgesehene 5. Auflage der TNM-Klassifikation maligner Tumoren wäre es wünschenswert, wenn auch einige deutsche Kliniken bzw. Tumorzentren ihre Erfahrungen mit der Testung dieser Vorschläge beim TNM/Prognostic System Project Committee der UICC einbringen könnten.

In einem 2. Anhang steuern die Marburger Kollegen M. Koller, J. Kußmaul, W. Lorenz und M. Rothmund einen Beitrag „Die Erfassung und Dokumentation der Lebensqualität nach Tumortherapie" bei, in dem sie über grundlegende Aspekte der Messung der Lebensqualität und eigene praktische Erfahrungen auf diesem Gebiet berichten. Wir sind den Autoren für diesen Beitrag zu großem Dank verpflichtet.

Nochmals danken möchten wir allen Kollegen, die an der Erarbeitung der ersten Entwürfe bzw. der Endfassungen der Erhebungsbögen beteiligt waren und ihr Expertenwissen dabei eingebracht haben. Für die jahrelange wohlwollende

Beurteilung der umfangreichen Arbeit sind wir dem Vorstand der ADT verbunden; ebenso danken wir den Bundesministerien für Arbeit und Sozialordnung sowie für Gesundheit für ihre Unterstützung. Unser Dank gilt weiter Frau Angela Celso, Heidelberg, und Frau Martina Galster, Erlangen, für Erstellung und Reinschrift des Manuskriptes. Nicht zuletzt möchten wir dem Springer-Verlag für die stets harmonische Zusammenarbeit, die gute verlegerische Betreuung und die zügige Drucklegung unseren besten Dank sagen.

Heidelberg, Erlangen, im September 1995
G. Wagner
P. Hermanek

Inhaltsverzeichnis

Beteiligte Mitarbeiter XIII

Allgemeiner Teil

Ziele der Tumordokumentation 3
Entwicklung der Tumorklassifikation 5
Internationale Entwicklung der Tumordokumentation 7
Entwicklung der Tumordokumentation in Deutschland 9
Grundsätze der heutigen Tumorklassifikation 11
Prinzipien der Organspezifischen Tumordokumentation 14
Struktur des Dokumentationssystems 17
Allgemeine Verschlüsselungsanweisungen (A-Anweisungen) 19
Literatur 32

Spezieller Teil

I. Patienten-Stammblatt und Zusatzbögen
für Daten an bevölkerungsbezogene Register 37

II. Organspezifische Ersterhebungsbögen
mit speziellen Verschlüsselungsanweisungen (S-Anweisungen) 47

    10 – Malignome des Mundes,
           der Kiefer und des Gesichts .... 10.1 – 10.24
    11 – Hypopharynxkarzinom .... 11.1 – 11.28
    12 – Larynxkarzinom .... 12.1 – 12.33
    13 – Schilddrüsenkarzinom .... 13.1 – 13.33
    14 – Ösophaguskarzinom .... 14.1 – 14.31
    15 – Magenkarzinom .... 15.1 – 15.36
    16 – Dünndarmkarzinom .... 16.1 – 16.20
    17 – Kolorektales Karzinom .... 17.1 – 17.38
    18 – Karzinom des Analkanals .... 18.1 – 18.30
    19 – Leberkarzinom .... 19.1 – 19.30
    20 – Gallenblasenkarzinom .... 20.1 – 20.24
    21 – Karzinom der extrahepatischen Gallengänge ...... 21.1 – 21.24
    22 – Karzinom der Ampulla Vateri .... 22.1 – 22.20
    23 – Pankreaskarzinom .... 23.1 – 23.28
    24 – Lungenkarzinom .... 24.1 – 24.37
    25 – Malignes Pleuramesotheliom .... 25.1 – 25.22
    26 – Maligne Knochentumoren .... 26.1 – 26.28
    27 – Maligne Weichteiltumoren .... 27.1 – 27.30
    28 – Karzinom der Haut .... 28.1 – 28.26
    29 – Malignes Melanom der Haut .... 29.1 – 29.32
    30 – Mammakarzinom .... 30.1 – 30.48
    31 – Vulvakarzinom .... 31.1 – 31.28

32	– Vaginalkarzinom	32.1–32.24
33	– Zervixkarzinom	33.1–33.36
34	– Korpuskarzinom	34.1–34.30
35	– Ovarialkarzinom	35.1–35.30
36	– Peniskarzinom	36.1–36.20
37	– Prostatakarzinom	37.1–37.50
38	– Maligne Hodentumoren	38.1–38.30
39	– Nierenkarzinom	39.1–39.28
40	– Karzinome von Nierenbecken und Ureter	40.1–40.26
41	– Harnblasenkarzinom	41.1–41.32
42	– Harnröhrenkarzinom	42.1–42.24
43	– Maligne Tumoren der Augenbindehaut	43.1–43.16
44	– Malignes Melanom der Uvea	44.1–44.22
45	– Hirntumoren	45.1–45.28

III. Zusätzliche Dokumentationsbögen für Tumoren aller Lokalisationen

50	– Lebermetastasen	50.1–50.16
60	– Lungenmetastasen	60.1–60.16

IV. Erfassung der Lebensqualität

V. Anhänge

Anhang 1: Vorschläge zu neuen TNM-Klassifikationen

1. Nasenhöhle und Nebenhöhlen (außer Kieferhöhle) A1.1
2. Schädel- und Gesichtsknochen A1.2
3. Gastrointestinale Sarkome A1.3
4. Primäre Leberkarzinome im Kindesalter A1.4
5. Trophoblasttumoren der Schwangerschaft A1.5
6. Eileiter (Tuba uterina) A1.6

Anhang 2: Die Erfassung und Dokumentation der Lebensqualität nach Tumortherapie
Von M. Koller, J. Kußmann, W. Lorenz und M. Rothmund

Beteiligte Mitarbeiter*)

Die Erstellung der Erstfassungen der organspezifischen Dokumentationsbögen erfolgte unter Planung, Organisation und datentechnischer Koordination durch Prof. Dr. G. Wagner und Dr. H. Wiebelt, DKFZ Heidelberg, in den Jahren 1982 bis 1988.
Hierbei waren beteiligt:

Prof. Dr.	R.	Ackermann	(Würzburg)	Prostata
Prof. Dr.	H.-D.	Adolphs	(Höxter)	Blase, Harnröhre, Penis
Prof. Dr.	J. E.	Altwein	(Ulm)	Prostata
Priv.-Doz. Dr.	H.	Amberger	(Heidelberg)	Kolon, Mamma, Rektum
Priv.-Doz. Dr.	D.	Bach	(Bonn)	Prostata
Prof. Dr.	J.	Baltzer	(München)	Vulva
Dr.	H.-W.	Bauer	(München)	Harnblase
Dr.	R. P.	Baumann	(Neuchâtel)	Weichteile
Prof. Dr.	H.	Berger	(Göttingen)	Hautkarzinom, Melanom der Haut
Prof. Dr.	K.	Bitter	(Berlin, Frankfurt/M.)	Mund, Kiefer, Gesicht
Prof. Dr.	D.	Bokelmann	(Heidelberg)	Kolon, Rektum
Dr.	N.	Bornfeld	(Essen)	Retinoblastom, Melanom der Uvea
Prof. Dr.	H.-G.	Borst	(Hannover)	Ösophagus
Prof. Dr.	A.	Braun	(Heidelberg, Bad Rappenau)	Knochen, Weichteile
Dr.	M.	Bülow, von	(Mainz)	Pankreas
Prof. Dr.	G.	Burg	(München)	Hautkarzinom
Prof. Dr.	K.	Burk	(Marburg)	Harnblase
Prof. Dr.	G.	Dhom	(Homburg/Saar)	Prostata
Priv.-Doz. Dr.	U.	Dold	(München)	Lunge
Prof. Dr.	K.	Dreikorn	(Heidelberg)	Niere
Dr. Dr.	H.	Drepper	(Münster-Handorf)	Hautkarzinom, Melanom der Haut
Dr.	H.-P.	Eichfuß	(Hamburg)	Pankreas
Prof. Dr.	K.	Ewe	(Mainz)	Magen
Prof. Dr.	E.	Fahrtmann	(Freiburg)	Magen
Dr.	M.	Förster	(Essen)	Augenbindehaut, Melanom der Uvea
Prof. Dr.	D.	Fournier, von	(Heidelberg)	Vagina, Zervix

---

*) Titel und Ort zum Zeitpunkt der Mitarbeit

Prof. Dr.	H.D.	Franke	(Hamburg)	Weichteile
Prof. Dr.	R.	Frischkorn	(Göttingen)	Corpus uteri
Prof. Dr.	H.	Frischbier	(Hamburg)	Vulva
Dr.	C.	Garbe	(Berlin)	Melanom der Haut
Prof. Dr.	H.	Gartmann	(Köln)	Hautkarzinom, Melanom der Haut
Prof. Dr.	W.	Gaus	(Ulm)	Kolon, Rektum
Prof. Dr.	W.	Giere	(Frankfurt/M.)	Mund, Kiefer, Gesicht
Dr.	W.	Groth	(Köln)	Melanom der Haut
Dr.	J.	Haselberger	(Mannheim)	Hoden
Prof. Dr.	J.-E.	Hausamen	(Hannover)	Mund, Kiefer, Gesicht
Dr.	W.	Havers	(Essen)	Retinoblastom
Prof. Dr.	H.G.	Heinze	(Karlsruhe)	Schilddrüse
Priv.-Doz. Dr.	L.	Heising	(Köln)	Niere
Dr.	F.	Hennig	(Erlangen)	Knochen
Prof. Dr.	Chr.	Herfarth	(Ulm, Heidelberg)	Galle, Kolon, Leber, Rektum
Prof. Dr.	P.	Hermanek	(Erlangen)	Ampulla Vateri, Anus, Gallenblase, Gallengänge, Knochen, Kolon, Leber, Magen, Ösophagus, Rektum, Weichteile
Prof. Dr.	B.	Heymer	(Ulm)	Kolon, Rektum
Priv.-Doz. Dr.	D.	Hölzel	(München)	Kolon, Rektum
Prof. Dr.	W.-W.	Höpker	(Münster)	Kolon, Mamma, Rektum
Prof. Dr.	W.	Höpping	(Essen)	Retinoblastom
Prof. Dr.	W.	Hoffmeister	(Mannheim)	Pankreas
Dr.	P.	Hohenberger	(Heidelberg)	Pankreas
Priv.-Doz. Dr.	W.	Hohenberger	(Erlangen)	Anus, Schilddrüse
Dr. Dr.	H.P.	Howaldt	(Frankfurt/M.)	Mund, Kiefer, Gesicht
Prof. Dr.	M.	Hundeiker	(Münster-Handorf)	Hautkarzinom, Melanom der Haut
Prof. Dr.	B.	Husemann	(Erlangen)	Ösophagus
Prof. Dr.	C.	Ilberg, von	(Frankfurt/M.)	Hypopharynx, Larynx
Prof. Dr.	G.H.	Jacobi	(Mainz)	Prostata
Priv.-Doz. Dr.	W.	Jonat	(Bremen)	Corpus uteri
Prof. Dr.	K.	Junghanns	(Heidelberg)	Magen
Prof. Dr.	T.	Junginger	(Köln)	Schilddrüse
Dr.	H.	Junkermann	(Heidelberg)	Vagina, Zervix
Priv.-Doz. Dr.	M.	Kaufmann	(Heidelberg)	Vagina, Zervix
Prof. Dr.	O.	Kleinsasser	(Marburg)	Hypopharynx, Larynx
Priv.-Doz. Dr.	F.	Köhler	(Marburg)	Schilddrüse
Priv.-Doz. Dr.	H.	König	(Erlangen)	Anus
Priv.-Doz. Dr.	R.	Kreienberg	(Mainz)	Vagina, Zervix

Dr.	Chr.	Kühnl-Petzoldt	(Freiburg)	Hautkarzinom, Melanom der Haut
Priv.-Doz. Dr. R.		Kürzl	(München)	Vulva
Prof. Dr.	H.	Kuttig	(Heidelberg)	Ösophagus
Priv.-Doz. Dr. M.		Landthaler	(München)	Melanom der Haut
Priv.-Doz. Dr. G.		Lang	(Erlangen)	Melanom der Uvea
Priv.-Doz. Dr. W.		Leistenschneider	(Berlin)	Prostata
Frau	A.	Lippold	(Münster-Handorf)	Melanom der Haut
Dr.	J.	Lüttges	(Marburg)	Vagina, Zervix
Prof. Dr.	W.	Maassen	(Essen)	Lunge
Dr.	W.	Matthiessen	(Berlin)	Lunge
Prof. Dr.	H. D.	Mennel	(Marburg)	Gehirn
Dr.	E.	Meßmer	(Essen)	Retinoblastom
Prof.	W.	Mestwerdt	(Würzburg)	Corpus uteri
Priv.-Doz. Dr. E.		Meyer-Breiting	(Frankfurt/M.)	Hypopharynx, Larynx
Prof. Dr.	H.	Minne	(Heidelberg)	Schilddrüse
Prof. Dr.	D.	Molitor	(Bonn)	Hoden
Dr.	A.	Morawski	(Frankfurt/M.)	Vagina, Zervix
Priv.-Doz. Dr. H. K.		Müller-Hermelink	(Kiel)	Lunge
Prof. Dr.	G. O. H.	Naumann	(Erlangen)	Augenbindehaut, Melanom der Uvea
Priv.-Doz. Dr. P.		Neuhaus	(Braunschweig)	Ampulla Vateri, Galle, Leber
Prof. Dr.	W.	Piotrowski	(Mannheim)	Gehirn
Prof. Dr.	J.	Prein	(Basel)	Mund, Kiefer, Gesicht
Dr.	A.	Quentmeier	(Ulm, Heidelberg)	Magen
Prof. Dr.	K.	Remberger	(München)	Vulva
Dr.	B.	Ringe	(Hannover)	Ampulla Vateri, Galle, Leber
Prof. Dr.	G.	Rodeck	(Marburg)	Niere
Prof. Dr.	H.-D.	Röher	(Marburg)	Schilddrüse
Prof. Dr.	L.	Röhl	(Heidelberg)	Niere
Dr.	G.	Römer	(Gießen)	Ovar
Prof. Dr.	W.	Rösch	(Erlangen)	Magen
Priv.-Doz. Dr. H.		Rohde	(Marburg, Köln)	Magen
Prof. Dr.	K.	Rotte	(Würzburg)	Vagina, Zervix
Priv.-Doz. Dr. H.		Rübben	(Aachen)	Harnblase
Dr.	K.	Rückert	(Mainz)	Magen
Dr. Dr.	W.	Sachsenheimer	(Mannheim)	Gehirn
Prof. Dr.	W.	Sasse	(Münster)	Pankreas
Prof. Dr.	R.	Sauer	(Erlangen)	Anus
Prof. Dr.	O.	Scheibe	(Stuttgart)	Mamma, Pankreas
Prof. Dr.	P.	Schlag	(Heidelberg)	Galle, Kolon, Leber, Mamma, Ösophagus, Pankreas, Rektum
Dr.	P.	Schmidt-Rhode	(Marburg)	Corpus uteri
Dr.	H.	Schmid	(Heidelberg)	Vagina, Zervix
Dr.	A.	Schmitt	(Mannheim)	Vagina, Zervix
Prof. Dr.	H. P.	Schmitt	(Heidelberg)	Gehirn

Prof. Dr.	G.	Schubert	(Wuppertal)	Harnblase
Prof. Dr.	K.-D.	Schulz	(Marburg)	Corpus uteri, Ovar
Dr.	H.	Schwinn	(Berlin)	Melanom der Haut
Priv.-Doz. Dr.	S.	Seeber	(Essen)	Lunge
Prof. Dr.	T.	Senge	(Herne)	Prostata
Priv.-Doz. Dr.	U.	Seppelt	(Kiel)	Hoden
Prof. Dr.	N.	Soehendra	(Hamburg)	Ösophagus
Priv.-Doz. Dr.	W.	Stock	(Köln)	Kolon, Rektum
Prof. Dr.	C.	Thomas	(Marburg)	Hoden, Magen, Niere
Prof. Dr.	J.	Tonak	(Forchheim)	Melanom der Haut, Weichteile
Prof. Dr.	K.	Tornow	(Mannheim)	Gehirn
Prof. Dr.	F.	Trendelenburg	(Homburg/Saar)	Lunge
Prof. Dr.	H.	Vahrson	(Gießen)	Mamma, Ovar
Prof. Dr.	H.E.	Völcker	(Erlangen, Heidelberg)	Melanom der Uvea
Prof. Dr.	I.	Vogt-Moykopf	(Heidelberg)	Lunge
Priv.-Doz. Dr.	A.-C.	Voss	(Tübingen)	Lunge
Priv.-Doz. Dr.	R.	Wahl	(Marburg)	Schilddrüse
Prof. Dr.	V.	Weidtman	(Köln)	Magen
Prof. Dr.	L.	Weisbach	(Bonn)	Niere
Dr.	D.	Wentz	(Elgershausen)	Lunge
Dr.	E.	Wessig	(Frankfurt/M.)	Hypopharynx, Larynx
Prof. Dr.	A.	Wessing	(Essen)	Augenbindehaut, Melanom der Uvea
Prof. Dr.	B.	Wiebecke	(München)	Kolon, Rektum
Priv.-Doz. Dr.	D.	Zeidler	(Heidelberg)	Lunge
Prof. Dr.	H.	Ziegler	(Homburg/Saar)	Niere
Prof. Dr.	H.H.	Zippel	(Marburg)	Vagina, Zervix
Dr.	H.	Zirngibl	(Erlangen)	Ampulla Vateri

Bei der für diese Publikation erforderlichen *Neuerstellung der Dokumentationsbögen* und der Formulierung der speziellen Verschlüsselungsanweisungen haben beratend mitgearbeitet:

Dr.	H.	Bülzebruck	(Heidelberg)	Lunge, Lungenmetastasen, malignes Pleuramesotheliom
Prof. Dr.	W.	Firnhaber	(Darmstadt)	Gehirn
Prof. Dr.	Ch.	Gebhardt	(Nürnberg)	Pankreas
Prof. Dr.	W.	Hohenberger	(Regensburg)	Ösophagus, Schilddrüse
Priv.-Doz. Dr.	K.	Hofmann-Preiß	(Gera)	Bildgebende Verfahren
Priv.-Doz. Dr.	H.-P.	Howaldt	(Frankfurt/M.)	Mund, Kiefer, Gesicht
Prof. Dr.	G.	Lang	(Ulm)	Augenbindehaut, Melanom der Uvea
Prof. Dr.Dr. h.c.	R.	Lorenz	(Frankfurt/M.)	Gehirn
Prof. Dr.	A.W.	Mennel	(Marburg)	Gehirn

Prof. Dr.	E.	Paterok	(Erlangen)	Corpus uteri, Mamma, Ovar, Vagina, Vulva, Zervix
Prof. Dr.	W.	Schlote	(Frankfurt/M.)	Gehirn
Prof. Dr.	H. P.	Schmitt	(Heidelberg)	Gehirn
Prof. Dr.	A.	Sigel	(Erlangen)	Harnblase, Harnröhre, Hoden, Nierenbecken und Ureter, Niere, Penis, Prostata
Dr.	H.-P.	Sinn	(Heidelberg)	Mamma
Prof. Dr.	W.	Steiner	(Göttingen)	Hypopharynx, Larynx
Prof. Dr.	W. I.	Streudel	(Homburg/Saar)	Gehirn
Prof. Dr.	Ch.	Wittekind	(Erlangen)	Gallenblase, extrahepatische Gallengänge, Leber
Prof. Dr.	T. P. O.	Wustrow	(München)	Hypopharynx, Larynx

Die Verfasser sind allen genannten Kollegen für ihre wertvolle Hilfe und Mitarbeit zu großem Dank verpflichtet.

ALLGEMEINER TEIL

Ziele der Tumordokumentation

Jeder Fortschritt in der Onkologie bedarf bei der außerordentlichen Komplexität der Krebsproblematik des Erfahrungsaustausches von auf vergleichbarem wissenschaftlichem Niveau und gleichem technischem Entwicklungsstand arbeitenden Gesprächspartnern. Voraussetzung für den Austausch von Erfahrungen ist die einheitliche Erfassung, Verarbeitung und Auswertung vergleichbarer Daten von Krebskranken, möglichst bis zu deren Heilung oder Tod. Die sorgfältige Dokumentation von Tumorerkrankungen und Krankheitsverläufen gehört daher zu den wichtigsten Aufgaben der klinischen Onkologie. Sie ist ein unverzichtbarer Teil der modernen Krebsbehandlung und -nachsorge und die Grundlage für den wissenschaftlichen Fortschritt [24].

Solange Krebse behandelt werden, waren Ärzte bemüht, die Patienten in der Folgezeit rehabilitativ und psychosozial zu betreuen. Hierzu wurden an vielen Orten Nachsorgeprogramme entwickelt. Die Ziele der Nachsorge bei Krebskranken sind in Tabelle 1 zusammengestellt.

Tabelle 1: Individuelle Ziele der Nachsorge bei Krebspatienten. (Nach Flesch u. Hoferichter [16])[a]

– Nach kurativer Operation Frühdiagnose von Lokalrezidiven, Fernmetastasen und metachronen Karzinomen
– Diagnose und Behandlung von therapiebedingten Nebenwirkungen und Folgeerkrankungen (medizinische Rehabilitation): z. B. Stomapflege, Prothesenbetreuung, Therapie von Verdauungs- und Stoffwechselstörungen (z. B. nach Gastrektomie oder Duodenopankreatektomie), Hautpflege nach Strahlentherapie, Bekämpfung der Inappetenz
– Schmerzlinderung
– Psychosoziale Nachsorge:
  a) psychische Betreuung
  b) soziale (berufliche, wirtschaftliche) Rehabilitation
	Erhöhung der Heilungschancen
	Lebensverlängerung
	Verbesserung der Lebensqualität

[a] Nicht angeführt ist die weitere Tumortherapie nach Ersttherapie (als adjuvante Chemo-/Strahlentherapie) oder die bei nichtkurativ behandelten Tumoren durchgeführte Chemo-/Strahlentherapie, die von manchen Autoren ebenfalls zur Nachsorge gerechnet wird, da sie vielfach in Zusammenwirken von Klinik und niedergelassenem Arzt erfolgt.

Die Aufgaben der Nachsorge haben sich einerseits durch die Erfolge der Therapie von Rezidiven und Metastasen bei Frühdiagnose im asymptomatischen Zustand, andererseits durch die damit verbundene zunehmend höhere Lebenserwartung mit einem steigenden Risiko für Zweit- und auch Drittkarzinome erheblich erweitert. Eine Nachsorge auf der organisatorischen Basis von Karteikarten ist an größeren Institutionen weder ausreichend noch praktikabel. Eine lückenlose Nachsorge aller einschlägigen Patienten mit Berücksichtigung der individuellen Risikosituation ist nur mit Hilfe eines EDV-gestützten klinischen Tumorregisters möglich, für dessen Effektivität aber wiederum eine problemadäquate Tumordokumentation eine wesentliche Voraussetzung ist.

Nur in diesem organisatorischen Rahmen können den verschiedenen, an der Weiterbehandlung des Krebspatienten beteiligten Ärzten umfassende Informationen über die bisherige Diagnostik und Behandlung zur Verfügung gestellt und somit das weitere Vorgehen jeweils auf der Grundlage einer kompletten Orientierung über den bisherigen Krankheitsverlauf geplant werden.

Weitere *allgemeine Ziele* der Tumordokumentation sind:

1) Durch laufenden Vergleich von prätherapeutischen Untersuchungsergebnissen mit dem „golden standard" der pathologischen Befunde und dem weiteren Krankheitsverlauf die Grundlagen für die Beurteilung der Leistungsfähigkeit diagnostischer Verfahren zu erstellen und damit zu einer *Qualitätssicherung der Krebsdiagnose* beizutragen;
2) durch die laufende Beurteilung der Behandlungsergebnisse und der Therapiekomplikationen die Grundlagen einer *Qualitätssicherung der Krebsbehandlung* zu schaffen;
3) durch Korrelation zwischen Ausgangsbefunden (klinischen, pathologischen) und Krankheitsverlauf unter Berücksichtigung der Therapieverfahren Daten zur weiteren *Klärung prognostischer Faktoren* und zur *vergleichenden Beurteilung unterschiedlicher Therapieverfahren* und damit auch zur Planung weiterer klinischer Studien bereitzustellen;
4) Aussagen zur Ätiologie und Pathogenese zu ermöglichen;

5) epidemiologische Daten zu liefern und
6) Daten für die Lehre zu sammeln.

Tumordokumentation ist somit eine wesentliche Voraussetzung für

- eine Qualitätssicherung der Krebsdiagnose und -behandlung,
- Fortschritte in der klinischen Krebsforschung und damit
- die Verbesserung der Behandlung der Krebspatienten.

Entwicklung der Tumorklassifikation

Bereits 1869 hat Theodor Billroth die Bedeutung der Klassifikation, Dokumentation und statistischen Bearbeitung klinischer Daten und Befunde für den Fortschritt in der praktischen Medizin und Chirurgie klar erkannt.

Das systematische Zusammenarbeiten vieler Männer, von denen Jeder für seine Aufgabe geeignet sein, und dieselbe mit Freuden erfüllen muß, ist nöthig, wenn etwas Rechtes geschaffen werden soll ...
  Die Wege, sich über die eigenen Erfahrungen klar zu machen, sind nicht schwer zu finden. Von jedem Kranken muß mit pedantischer Strenge eine Krankengeschichte geführt werden ... Diese Journale müssen in systematischer Ordnung bewahrt werden. Sollen nach Abfluß eines oder mehrerer Jahre die erworbenen Erfahrungen zusammengestellt werden, so müssen über alle Kranke, welche nicht völlig geheilt das Spital verließen (und die Zahl dieser Individuen ist in jedem Spitale sehr groß), Nachrichten eingezogen werden; es muß festgestellt werden, wie der schließliche Verlauf der Krankheit war, ob die betreffenden Individuen geheilt sind, vollkommen, oder mit Zurückbleiben von Functionsstörungen, ob und woran sie gestorben sind, wielange der Verlauf der ganzen Krankheit dauerte etc. ...
  Wenn schon der Einzelne das Schlußresultat seiner ärztlichen Arbeit, die Leistung seines Lebens selten in bestimmten Zahlen anzugeben im Stande ist, wie soll man dann mit Generationserfahrungen rechnen! ...
  Wenn wir bei einer Krankheit eine Zeitlang dieses Mittel, eine Zeitlang jenes anwenden, wenn wir die Wirkung dieser oder jener Operation, bald unter diesen, bald unter jenen Verhältnissen prüfen und untereinander vergleichen, so ist das eben schon Statistik. Leider nehmen sich nur zu wenige Ärzte die Mühe, diese Statistik in Zahlen zu fixieren, sondern begnügen sich so mit ungefähren Eindrücken... [6].

All dies gilt natürlich ganz besonders für die klinische Onkologie. Hier ist eine internationale Vereinheitlichung der Tumorklassifikation eine weitere absolute Vorbedingung vergleichender Studien. Bemühungen um eine *histologische Typisierung und Malignitätsgradbestimmung* haben nach dem 2. Weltkrieg eingesetzt. Erste Schritte waren die Herausgabe des „Atlas der Tumorpathologie" durch das Armed Forces Institute of Pathology (AFIP), Washington/DC, in zahlreichen Faszikeln, beginnend 1949 [5], und die Publikation einer „Illustrierten Tumornomenklatur" durch die UICC im Jahre 1965 [38]. Der entscheidende Fortschritt war dann die Herausgabe einer internationalen histologischen Klassifikation der Tumoren durch die WHO mit Bezeichnungen in Englisch, Französisch, Russisch und Spanisch. Diese sog. „Blue Books" erschienen gesondert für die einzelnen Organe oder Organsysteme in 1. Auflage zwischen 1967 und 1981, in 2. Auflage seit 1981 [64]. Die einzelnen Tumoren werden darin definiert und anhand von Abbildungen demonstriert; auf Wunsch können auch Diapositive bezogen werden.

Das erste weit verbreitete System der Beschreibung der *anatomischen Ausbreitung* maligner Tumoren war die klinische Klassifikation des Mammakarzinoms durch Steinthal 1905, die die Größe des Primärtumors, etwaigen Hautbefall und die klinische Beurteilung der regionären Lymphknoten berücksichtigte. Das erste weithin angewandte pathologische Staging-System war das von Dukes (1930) für das Rektumkarzinom [11]. Für gynäkologische Tumoren wurden frühe Schritte zu einer internationalen Vereinheitlichung von Heyman am Radiumhemmet mit den 1937 erstmals erschienenen „„Annual Reports on the Results of Radiotherapy in Cancer of the Uterine Cervix" getan [30]. In den folgenden Bänden der Annual Reports wurden die Ergebnisse der operativen Therapie mitaufgenommen und dann auch andere gynäkologische Tumoren einbezogen. 1938 folgte die Publikation eines „Atlas Illustrating the Division of Cancer of the Uterine Cervix into four Stages" durch den Völkerbund [26]. Seit 1958 hat sich die FIGO (Fédération Internationale de Gynécologie et d'Obstétriques) mit dem klinischen Staging gynäkologischer Tumoren beschäftigt.

Die entscheidenden neuen Impulse ergaben sich in den fünfziger Jahren durch die Aktivitäten der UICC und des American Joint Committee (AJC) [1980 in American Joint Committee on Cancer (AJCC) umbenannt]. Die UICC entwickelte in den Jahren 1958 – 1967 für 23 Tumorformen Klassifikationen zur einheitlichen Erfassung des Tumorstadiums, die 1968 in gesammelter Form als Taschenbuch mit dem Titel „TNM Classification of Malignant Tumours" [39] herauskamen. 1974 und 1978 erschienen die 2. und 3. englische Auflage [39, 41], 1970, 1976 und 1979 die 1.–3. deutsche Ausgabe [9, 40, 42] mit Klassifikationen neuer anatomischer Bezirke und Verbesserungen früher veröffentlichter Klassifikationen. Ergänzt wurden diese durch eine bildliche Darstellung des TNM-Systems im TNM-Atlas, der 1982 und 1985 in englischer [43, 44] und 1985 in deutscher Ausgabe [45] erschien. Parallel dazu veröffentlichte das AJC (AJCC) gesonderte Broschüren zur Klassifikation bestimmter Tumorentitäten und 1977 ein zusammenfassendes „Manual for

Staging of Cancer" [1], das 1983 in veränderter 2. Auflage erschien [2].

Lange Jahre hindurch arbeiteten dabei UICC und AJCC zwar mit ähnlicher Zielsetzung, aber doch getrennt. Die wesentlichsten Unterschiede betrafen die Methoden des Staging. Während die UICC die klinische (prätherapeutische) Klassifikation in den Vordergrund rückte, hat das AJCC schon früh die Bedeutung des zusätzlichen pathologischen Staging erkannt und stärker betont. Erst auf dem 13. Internationalen Krebskongreß (Seattle, 1982) haben Vertreter von UICC und AJCC beschlossen, die Klassifikation der anatomischen Ausbreitung der Tumoren, auch in Zusammenarbeit mit FIGO und SIOP (Société Internationale d'Oncologie Pédiatrique), zu vereinheitlichen. Das Ergebnis waren die 4. Auflage der TNM-Klassifikation der UICC (1987) [46] und deren deutsche Übersetzung [47], die 3. Auflage des AJCC Manual for Staging of Cancer (1988) [3] und die 3. Auflage des TNM-Atlas in englischer (1989) bzw. deutscher (1993) Sprache [48, 49]. Seit der 2. Revision der 4. Auflage [47] der TNM-Klassifikation und der 4. Auflage des AJCC Manual [4] sind beide Klassifikationen identisch.

Internationale Entwicklung der Tumordokumentation

Parallel mit diesen Bemühungen um eine einerseits immer differenziertere, andererseits aber international einheitliche Klassifikation von Tumorhistologie (Typen- und Malignitätsgradbestimmung) und anatomischer Ausbreitung des Tumors (TNM/pTNM-Klassifikation und Stadiengruppierung) haben sich verschiedene Institutionen mit der Integration dieser Tumorklassifikationen in die Klinik und auch mit der Entwicklung einer modernen Tumordokumentation beschäftigt.

Der National Cancer Advisory Board der USA hat bereits 1972 einen Katalog von Voraussetzungen erarbeitet, die eine Klinik bzw. ein Behandlungszentrum erfüllen muß, um die Qualifikation als sog. Comprehensive Cancer Center (CCC) zu erhalten [36]. Punkt 8 dieses Kataloges lautet:

Ein CCC muß über die Voraussetzungen für die Erfassung der Patientendaten und die statistische Auswertung der Ergebnisse seiner Programme verfügen und auf diesem Gebiet eigene Weiterentwicklung betreiben. Gleichzeitig sind eine standardisierte Nomenklatur und Krankheitsklassifikation zu erarbeiten, da diese Voraussetzungen für einen vergleichbaren Informationsaustausch zwischen verschiedenen in- und ausländischen Institutionen sind.

In ähnlicher Weise hat sich auch das „Committee on International Collaborative Activities (CICA)" der UICC in seinen 1977 veröffentlichten „Guidelines for Developing a Comprehensive Cancer Centre" [52] geäußert.

Vollständige Krankengeschichten sind für die Behandlung, die Nachsorge und die Rehabilitation des Krebspatienten sowie die Sicherstellung der frühzeitigen Erkennung von Rezidiven bzw. von Zweittumoren wesentlich. Neben ihrem direkten Nutzen für den Patienten ermöglichen sie die Gewinnung neuer Erkenntnisse über die Verlaufsweise verschiedener Tumorarten. Protokolle über die Ergebnisse der Nachsorge sind erforderlich, um festzustellen, warum eine bestimmte Behandlung erfolgreich war oder versagte... Die pathologische Nomenklatur, die Stadienbestimmung und die Berichterstattung über die Endresultate sollten mit denen anderer Zentren vergleichbar sein und internationalen Standards (UICC, WHO) entsprechen.

In beiden Kriterienkatalogen wurde vorgeschlagen, zunächst einmal allgemein anwendbare und international akzeptierte Standards für die einheitliche Nomenklatur und Klassifikation sowie für die Stadienerfassung und die Beurteilung des Therapieerfolges zu erarbeiten und alle von Tumorpatienten gewonnenen Daten nach diesen Standards in möglichst einheitlicher Weise zu erfassen.

Es erscheint berechtigt, den Beginn der modernen Tumordokumentation mit der Erarbeitung von Schlüsselsystemen für die einheitliche Erfassung von Tumorlokalisation, Tumorhistologie und Tumorstadium anzusetzen.

Für die Verschlüsselung von Topographie und Morphologie legte die American Cancer Society 1968 das auf der 8. Revision der ICD basierende „Manual of Tumor Nomenclature and Coding" (MOTNAC) vor [34]. Als Ergebnis mehrjähriger Arbeit einer internationalen Expertengruppe der WHO kam in der Nachfolge von MOTNAC dann 1976 die „International Classification of Diseases for Oncology" (ICD-O) [63] heraus, die auf der 9. Revision der ICD aufbaute und den international gebräuchlichen Code zur Erfassung der Morphologie und der Topographie aller Arten von malignen Tumoren und deren Metastasen darstellte. Die auf der 10. Revision der ICD basierende revidierte 2. Auflage der ICD-O ist 1990 erschienen [35].

Morphologie- und Topographieteil der 1. Auflage des englischsprachigen ICD-O-Codes wurden ins Deutsche übertragen und als „Tumorhistologieschlüssel" (ICD-O-DA) [27] bzw. „Tumorlokalisationsschlüssel" [56] publiziert. Der Topographieteil der 2. Auflage der ICD-O erschien als „Tumorlokalisationsschlüssel" (4. Aufl.) in deutscher Sprache im Frühjahr 1991 und 1993 in 5. Auflage [59]; die deutsche Übersetzung des Morphologieteils ist in Vorbereitung [17].

Erwähnt werden muß in diesem Zusammenhang auch der Council for International Organizations of Medical Sciences (CIOMS), der sich seit 1969 mit der Standardisierung der medizinischen Nomenklatur befaßt [55].

Unter Benutzung der oben erwähnten, inzwischen international eingeführten Kodierungssysteme wurden dann Programme zur standardisierten Datenerfassung bei Tumorpatienten entwickelt, zunächst als sog. „Uniform Basic Data Sets" bzw. „Minimum Data Sets", d. h. mit bewußter Beschränkung auf einige wenige für unverzichtbar erklärte Daten [58]. Als solche Minimalprogramme sind zu erwähnen:

1) das WHO-Projekt einer normierten Basisdatenerfassung unter Benutzung des „Handbook for

Standardized Cancer Registries" aus dem Jahre 1976 [62];
2) das Centralized Cancer Patient Data System (CCPDS) der US-amerikanischen Comprehensive Cancer Centers aus dem Jahre 1977 [12] und
3) das International Cancer Patient Data Exchange System (ICPDES) der UICC, ebenfalls aus dem Jahre 1977 [53].

Eine ausführliche Diskussion der Geschichte und des heutigen Standes der Tumordokumentation findet sich bei [28].

Entwicklung der Tumordokumentation in Deutschland

In Anlehnung an und z. T. in Erweiterung der auf den Seiten 7 und 8 erwähnten Programme wurde in der Bundesrepublik Deutschland – gefördert vom Bundesministerium für Arbeit und Sozialordnung (BMA) und im Auftrage der Arbeitsgemeinschaft Deutscher Tumorzentren (ADT) – unter Federführung des Deutschen Krebsforschungszentrums (DKFZ) seit 1978 von zahlreichen Kollegen aus den verschiedenen Tumorzentren und onkologischen Arbeitskreisen die „Basisdokumentation für Tumorkranke" erarbeitet, die nach mehreren „Feasibility-Studien" inzwischen in den bundesdeutschen Tumorbehandlungsstellen breite Anwendung gefunden hat. Gegenüber den beiden ersten Auflagen [57] ist die 3. Auflage (1983) nur um wenige Merkmale erweitert worden [60]. Eine wesentlich erweiterte und revidierte 4. Auflage [10] ist 1994 erschienen.

Die *Basisdokumentation* hat folgende Zielsetzung:

1) Erleichterter Rückgriff auf die Daten der eigenen Patienten für Kliniken und Krankenhäuser, etwa im Rahmen einer organisierten Nachsorge oder zum Zwecke der Selektion bzw. des Wiederauffindens bestimmter Daten („information retrieval");
2) schnelle und möglichst mühelose Erstellung von statistischen Übersichten (z. B. Tätigkeitsberichten, Leistungs- und Jahresstatistiken);
3) möglichst optimale Nutzung und Verbreitung nach einheitlichen Kriterien erfaßter Informationen;
4) Bereitstellung von Daten für kollaborative multiklinische Vorhaben (z. B. bei seltenen Tumoren);
5) Sicherstellung der Vergleichbarkeit der empirisch gesammelten Daten und Befunde im Interesse eines jederzeit möglichen Informationsaustausches;
6) Gewinnung von praktischen Erfahrungen auf dem Gebiet des Datenaustauschs und des Datentransfers mit den modernen Methoden der automatischen Datenverarbeitung.

Die Basisdokumentation war als ganz bewußt inhaltlich beschränktes Minimalprogramm konzipiert. Für weitergehende Zwecke sollte sie in Richtung auf tumor- und evtl. auch fachspezifische Spezialdokumentationen erweitert werden.

Von 1982 bis 1988 wurden – wiederum im Auftrag der ADT und subventioniert vom Bundesministerium für Arbeit und Sozialordnung (BMA) – von zahlreichen kleinen Expertengruppen unter organisatorischer Leitung des DKFZ erweiterte Programme einer *organspezifischen Tumordokumentation* erarbeitet (beteiligte Mitarbeiter s. S. XIII ff.). Alle diese Bögen wurden in den letzten 3 Jahren neu bearbeitet. Dabei wurden die zwischenzeitlichen Erfahrungen bei der Nutzung der Bögen berücksichtigt und diese dem neuesten, beträchtlich erweiterten Wissensstand der internationalen Tumorklassifikation angepaßt, wie er sich insbesondere in der 4. Auflage der TNM-Klassifikation (1987), deren Revision 1992 [47], dem TNM Supplement 1993 [50] und der 2. Auflage der histologischen WHO-Klassifikation (1981 ff.) [64] darstellt. Überdies wurden die Bögen nunmehr nach einer einheitlichen Grundstruktur gestaltet.

Das erweiterte *Programm der organspezifischen Dokumentation* schließt sämtliche Sachverhalte der Basisdokumentation mit ein. Es ist also nicht erforderlich, neben der organspezifischen Dokumentation noch die Basisdokumentation anzulegen[1]. Das von der ADT empfohlene Datenerfassungsprogramm läuft somit auf 2 Stufen ab:

1) Basisdokumentation,
2) Organspezifische Dokumentation.

Institutionen, die das erweiterte organspezifische Programm nicht durchführen, sollten ihre Tumoren zumindest im Rahmen der Basisdokumentation dokumentieren.

Insgesamt werden 36 organspezifische Erhebungsbögen für primäre Organtumoren sowie je 1 Bogen für resezierte Leber- und Lungenmetastasen vorgelegt. Sie entsprechen im allgemeinen den Tumorlokalisationen und -entitäten, wie sie in der TNM-Klassifikation maligner Tumoren aufgeführt sind. Abweichungen hiervon betreffen die Karzinome des Mundes, der Kiefer und des Gesichts. Für diese Tumoren wurde in Zusammenarbeit mit dem DÖSAK (Deutsch-Österreichisch-Schweizerischer Arbeitskreis für Tumoren im Kiefer- und Gesichtsbereich) eine neue, den übrigen organspezifischen Bögen besser angepaßte Version des im DÖSAK seit Jahren bewährten Dokumentationsbogens

---

[1] Weitere, nach dem Krebsregistergesetz in den bevölkerungsbezogenen Registern zu erfassende Daten (z. B. Anzahl der Geburten, Beruf) können auf dem Zusatzbogen zum Patienten-Stammblatt dokumentiert und an die Register übermittelt werden.

erstellt. Obwohl dieser Bogen nicht dem sonst angewandten Grundsatz der Organspezifität der Erhebungsbögen entspricht, wurde er im Hinblick auf seine bereits breite Anwendung und im Interesse einer ungestörten Kontinuität der weiteren Datensammlung in die Reihe der organspezifischen Bögen übernommen.

Kindliche Tumoren (einschließlich Retinoblastom), Leukämien, M. Hodgkin und Non-Hodgkin-Lymphome wurden nicht mit aufgenommen, weil diese Tumoren fast ausschließlich im Rahmen klinischer Studien behandelt werden, für die spezielle Dokumentationsbogen existieren, bzw. in Spezialregistern sehr eingehend erfaßt werden.

Grundsätze der heutigen Tumorklassifikation

Grundsätzlich wird heute bei jedem Tumorpatienten eine Klassifikation nach der Histomorphologie und nach der anatomischen Ausbreitung seines Tumors vorgenommen; im Falle einer Therapie wird auch das Vorhandensein oder Fehlen von Residualtumor bestimmt (Tabelle 2). Für die meisten Tumorlokalisationen ist die anatomische Ausbreitung des Tumors der wichtigste prognostische Faktor.

Histologischer Typ und Differenzierungs-(Malignitäts-)grad

Maligne Tumoren – auch eines bestimmten Organs – unterscheiden sich nach ihrem feingeweblichen Bild zum Teil sehr beträchtlich. Man unterteilt sie diesbezüglich in einem ersten Schritt nach dem *histologischen Typ*. Hierbei wird zunächst zwischen epithelialen Tumoren oder Karzinomen (epitheliale Lagerung der Tumorzellen, d.h. Tumorzelle an Tumorzelle), Tumoren des lymphoretikulären Gewebes oder Lymphomen, nicht-epithelialen Tumoren oder Sarkomen sowie embryonalen Tumoren und Keimzelltumoren (germinalen Tumoren) unterschieden.

Innerhalb der Karzinome und Sarkome wird sodann die Ähnlichkeit mit Normalgewebe berücksichtigt, man spricht z.B. von einem Plattenepithelkarzinom, wenn das Karzinom Ähnlichkeit mit Plattenepithel zeigt, oder von einem Osteosarkom, wenn Ähnlichkeit mit Knochengewebe vorliegt.

Im 2. Schritt wird innerhalb der Tumoren eines bestimmten Typs der *Differenzierungs- oder Malignitätsgrad* bestimmt. Hierbei werden je nach Tumortyp unterschiedliche Kriterien verwendet, z.B. Ähnlichkeit mit Normalgewebe, Schwere der Zellatypien, Mitosegehalt, Zellreichtum u.a. Im allgemeinen wird zwischen 4 Differenzierungsgraden (1–4) oder 2 Graden („low" und „high") unterschieden.

TNM/pTNM-Klassifikation

Das TNM-System beschreibt die anatomische Ausbreitung des Tumorgeschehens in 3 Parametern:

– T: Lokale Ausbreitung des Primärtumors,
– N: Metastasierung in regionäre Lymphknoten,
– M: Fehlen oder Vorhandensein von Fernmetastasen.

Für jeden dieser 3 Parameter sind – unterschiedlich je nach Tumorlokalisation bzw. -entität – mehrere Kategorien, maximal 5 (0–4), fallweise mit Unterkategorien (z.B. 1a, 1b, 1a(i), 1a(ii) etc.) vorgesehen. So kann jeder Tumor durch eine „TNM-Formel" beschrieben werden, z.B. T2 N1 M0.

Ein wichtiger Grundsatz des Systems ist es, daß im Falle von Zweifeln bei der Zuordnung zu den verschiedenen Kategorien die jeweils niedrigere Kategorie gewählt werden muß, also z.B. bei Ungewißheit zwischen T2 und T3 der Tumor als T2 (und nicht als T3) zu klassifizieren ist.

Das TNM-System ist ein *Dualsystem*, in dem zwischen einer *klinischen* (prätherapeutischen) Klassifikation (TNM) und einer *pathologischen* Klassifikation

Tabelle 2: Heutige Klassifikationen maligner Tumoren

1) Histomorphologie	a) Histologischer Typ („Typing")		WHO: International Histological Classification of Tumours [64] (1. Aufl. 1967 ff., 2. Aufl. 1981 ff.)
	b) Histologischer Differenzierungs-(Malignitäts-)grad („grading")		
2) Anatomische Ausbreitung	a) TNM/pTNM, Stadium		UICC: TNM Classification of Malignant Tumours (4. Aufl., 2. Revision 1992) [46, 47] AJCC: Manual for Staging of Cancer (4. Aufl. 1992) [4] UICC: TNM Atlas, 2. Revision 1992, 3. Aufl. 1993 [48, 49] TNM Supplement 1993 [50]
	b) Ann-Arbor-Klassifikation für maligne Lymphome		
3) Residualtumor nach Therapie	R-Klassifikation		

(pTNM) unterschieden wird. Innerhalb der klinischen Klassifikation kann die „Sicherheit" (Verläßlichkeit) entsprechend den angewandten diagnostischen Verfahren durch Zusatz des sog. C-(Certainty-)Faktors (TC NC MC) berücksichtigt werden.

Erfolgt eine TNM- oder pTNM-Klassifikation nach Vorbehandlung durch Strahlen- und/oder Chemotherapie, so wird der TNM- bzw. pTNM-Formel das Präfix „y" vorangesetzt.

Stadium

Je nach Zahl der T-, N- und M-Kategorien (T: 3–5, N: 2–4, M: 2) ergeben sich für die verschiedenen Tumorlokalisationen bzw. -entitäten 12–40 unterschiedliche Tumorgruppen. Aussagekräftige statistische Analysen für diese vielen Gruppen sind aber nur dort möglich, wo ausreichend große Patientenkollektive verfügbar sind. Um eine Orientierung auch an kleinerem Krankengut zu ermöglichen, hat man TNM-Gruppen mit ähnlicher Prognose zusammengefaßt, um das Patientengut in eine kleinere Zahl von Gruppen mit ähnlicher Prognose (Stadien) zu unterteilen. Diese mit römischen Ziffern (ggf. mit Zusatz großer Buchstaben) bezeichneten Stadien berücksichtigen T, N und M bzw. pT, pN und pM, bei einigen Organen auch noch weitere Faktoren wie z. B. Differenzierungsgrad, Alter, histologischen Typ und Residualtumor.

Weitere Entwicklung des TNM-Systems

Wie jedes Klassifikationssystem ist auch das TNM-System nichts Unveränderliches, sondern unterliegt einer ständigen Weiterentwicklung, wobei Fortschritte in Diagnose und Therapie sowie neue Erkenntnisse über den Zusammenhang von anatomischen Befunden und Krankheitsverlauf berücksichtigt werden müssen.

Das internationale TNM-Komitee der UICC trägt der Weiterentwicklung mit dem „TNM Supplement 1993" [50] Rechnung. Dieses enthält:

- Erläuterungen zur einheitlichen Benutzung des TNM-Systems;
- eine Auflistung der organspezifischen Erfordernisse für die pT- und pN-Klassifikation;
- Empfehlungen zur Testung anhand der Ramifikationsvorschläge (s. unten);
- Vorschläge für zu testende Klassifikationen für bisher noch nicht im TNM-System berücksichtigte Tumorlokalisationen oder -entitäten.

Von besonderer Bedeutung ist die *sog. teleskopische Ramifikation*. Hierbei werden Vorschläge zur Modifikation oder Ergänzung der derzeit bestehenden TNM-Klassifikation so in das System eingearbeitet, daß die derzeit gültigen T-, N- und M-Kategorien unverändert bleiben, aber fakultativ unterteilt werden. So kann z. B. die derzeitige Kategorie N1 in N1a und N1b und die Kategorie N2 in N2a und N2b aufgesplittet werden. Durch Auswertung der nach dieser Ramifikation unterteilten Daten kann man später anhand des Krankheitsverlaufs den Wert einer solchen Detaillierung erkennen und ggf. Änderungen in den Definitionen der Kategorien vornehmen, wenn sich beispielsweise herausstellen sollte, daß die Kategorien N1b und N2a die gleiche Prognose haben, sich aber von N1a und von N2b unterscheiden.

Um eine Stabilität der Klassifikation zu gewährleisten und die Sammlung uniformer Daten über längere Zeit zu gewährleisten, sollen Änderungen der 4. Auflage frühestens nach 10 Jahren erfolgen. Die UICC befürwortet aber die Testung etwaiger Änderungsvorschläge nach dem dargestellten Prinzip der Ramifikation, um so Daten für die später geplante 5. Auflage zu sammeln.

Residualtumor-(R-)Klassifikation

Nach erfolgter Behandlung ist es für die Prognose von entscheidender Bedeutung, ob durch die Behandlung sämtliche Manifestationen des Tumorgeschehens beseitigt werden konnten oder nicht. Dementsprechend unterscheidet die R-Klassifikation zwischen

- R0: kein Residualtumor nachweisbar,
- R1: Residualtumor ist nur mikroskopisch nachzuweisen,
- R2: schon makroskopisch erkennbarer Residualtumor.

Die von AJCC und UICC zunächst als fakultativ empfohlene R-Klassifikation muß nach dem heutigen Wissensstand in jedem behandelten Fall vorgenommen werden, weil sie nicht nur für die Prognose entscheidend ist, sondern auch maßgeblich die Indikation zur weiteren Behandlung beeinflußt.

Prognostischer Index/prognostische Gruppen

Bei den meisten Organtumoren sind die anatomische Ausbreitung des Tumors zum Zeitpunkt der Diagnose (also TNM/pTNM-definiertes Stadium) und – im Falle der Behandlung – die R-Klassifikation die wesentlichsten prognostischen Parameter. Grundsätzlich kommen für die Prognose aber auch noch verschiedene andere Faktoren in Frage [19]. Zwischen diesen möglichen Faktoren bestehen untereinander und mit TNM sowie R vielfache Wechselwirkungen. Es ist daher erforderlich, multivariate Verfahren einzusetzen, um weitere selbständige Prognosefaktoren (außer TNM/pTNM und R) zu identifizieren. Mit modernen biometrischen Analysen geeigneten Datenmaterials ist es auch möglich, mathematische Modelle zu entwickeln, die den Krankheitsverlauf in Abhängigkeit von der Ausgangssituation und von Varianten in der Behandlung voraussagen lassen. Die so errechneten sog. „prognostischen Indices" geben für den einzelnen Patienten die individuelle Chance des Überlebens bzw. des tumorfreien Überlebens sowie das individuelle Risiko für lokoregionäre Rezidive und Fernmetastasen an. Dementsprechend können die Patienten dann sog. „prognostischen Gruppen" zugeordnet werden. Im Gegensatz zu den bisherigen TNM/pTNM-definierten Stadien, die im wesentlichen nur die anatomische Ausbreitung des Tumors berücksichtigen, beziehen die prognostischen Gruppen auch weitere selbständige Prognosefaktoren einschließlich Unterschieden in den Behandlungsverfahren ein.

Das TNM Committee der UICC verfolgt diese Weiterentwicklung der Tumorklassifikation [14, 18, 23]. 1995 veröffentlichte die UICC eine Zusammenstellung der bisher gesicherten und der wahrscheinlichen selbständigen Prognosefaktoren [51].

Prinzipien der Organspezifischen Tumordokumentation

Erfaßte Tumoren

In der vorgelegten Tumordokumentation sollen erfaßt werden:

- alle im TNM-System klassifizierten invasiven Karzinome und Melanome (Tabelle 3),
- in folgenden Organen auch Carcinomata in situ:
  Kopf und Hals (außer Schilddrüse),
  Ösophagus,
  Lunge,
  Haut,
  Mamma,
  Vulva,
  Vagina,
  Cervix uteri,
  Corpus uteri,
  Penis,
  Nierenbecken und Ureter,
  Harnblase,
  Harnröhre,
  Konjunktiva;
- die nichtinvasiven papillären Karzinome von Nierenbecken, Ureter, Harnblase und Harnröhre,
- die nichtinvasiven verrukösen Karzinome von Penis und Harnröhre,
- die epithelialen Tumoren des Ovars mit Borderline-Malignität,
- das maligne Mesotheliom der Pleura,
- alle primären malignen Tumoren der Knochen (auch jene der Orbitalwand) mit Ausnahme von malignen Lymphomen und Myelomen
- alle im TNM-System klassifizierten malignen Weichteiltumoren Erwachsener (einschl. jener von Mediastinum, Retroperitoneum und Orbita),
- andere invasive Prostatakarzinome als Adenokarzinome,
- maligne Hodentumoren einschl. In-situ-Tumoren (ausgenommen jedoch maligne Lymphome),
- folgende Hirntumoren:
  astrozytäre Tumoren (einschl. Glioblastom),
  oligodendrogliale Tumoren,
  ependymale Tumoren,
  gemischte Gliome,
  Tumoren des Plexus choroideus,
  neuroepitheliale Tumoren unsicheren Ursprungs (Astroblastom, polares Spongioblastom, Gliomatosis cerebri),
  embryonale Tumoren (ausgenommen Neuroblastom),
  maligner peripherer Nervenscheidentumor der intrakranialen Abschnitte der Hirnnerven (MPNST, neurogenes Sarkom, anaplastisches Neurofibrom, malignes Schwannom),
  anaplastisches (malignes) Meningeom,
  intrakraniale maligne mesenchymale nichtmeningotheliale Tumoren (Sarkome),
  Hämangioblastom (kapilläres Hämangioblastom);
- resezierte Leber- und Lungenmetastasen (fakultativ).

Nicht erfaßt werden Leukämien, maligne Lymphome, Retinoblastome und kindliche Tumoren (Neuroblastom, Ganglioneuroblastom, Nephroblastom, kindliche Weichteiltumoren), da für diese Tumoren bereits detaillierte Dokumentationsbogen der deutschen Therapiestudien bzw. der zentralen Register für Retinoblastome sowie für kindliche Tumoren vorliegen. Für Tumoren, bei denen eine organspezifische Dokumentation nicht vorgesehen ist, sollen die Erhebungsbogen der Basisdokumentation verwendet werden.

Interdisziplinäre Kooperation

Eine komplette Dokumentation bei Tumorerkrankungen erfordert die Zusammenarbeit von

- erstbehandelnder federführender Klinik,
- allen an der Therapie mitbeteiligten Kliniken, pathologischen Instituten und niedergelassenen Ärzten.

An allen Orten und bei jeder Gelegenheit muß der Krankheitsverlauf nach einheitlichen Kriterien dokumentiert werden. Die Zusammenführung der Informationen erfolgt bei den klinischen Tumorregistern der Tumorzentren und onkologischen Arbeitskreise unter Federführung der erstbehandelnden Klinik oder des Leiters des jeweiligen Registers.

Grundregeln der Dokumentation

Bei der Erstellung der Dokumentationsbögen wurden folgende Grundregeln beachtet:

Tabelle 3: Im TNM-System klassifizierte invasive Karzinome und Melanome

Organ	Tumortyp
Lippen	alle Karzinome des Lippenrots
Mundhöhle Pharynx Larynx Kieferhöhle Speicheldrüsen Schilddrüse Ösophagus Magen Dünndarm Kolon und Rektum Analkanal	alle Karzinome
Leber	alle Karzinome außer intrahepatische Zystadenokarzinome der Gallengänge
Gallenblase Extrahepatische Gallengänge Ampulla Vateri	alle Karzinome
Pankreas	Karzinome des exokrinen Pankreas
Lunge	alle Karzinome
Haut	alle Karzinome, malignes Melanom
Mamma Vulva Vagina Cervix uteri Corpus uteri	alle Karzinome
Ovar	alle malignen epithelialen Tumoren
Penis	alle Karzinome
Prostata	Adenokarzinom
Niere	Nierenzellkarzinome
Nierenbecken und Ureter Harnblase Harnröhre	alle Karzinome
Konjunktiva	alle Karzinome, malignes Melanom
Uvea	malignes Melanom

– Die in den Bögen vorgesehenen Sachverhalte betreffen die tatsächlichen Befunde, nicht nur die darauf beruhende Klassifizierung.
– Um eine möglichst einheitliche Dokumentation zu garantieren, werden – wo erforderlich – für die einzelnen Items detaillierte Erläuterungen gegeben.
– Für die TNM/pTNM-Klassifikation und die Stadieneinteilung werden Schemata zur Erleichterung der Einordnung beigegeben.
– Wo internationale Empfehlungen zur Dokumentation bzw. zur Klassifikation vorliegen, wird diesen gefolgt: z.B. WHO (Internationale Klassifikation der Tumoren [64], ICD-O [35]), UICC (TNM-Klassifikation maligner Tumoren [46, 47, 50], TNM-Atlas [48, 49]), FIGO [15, 33] und IDS (International Documentation System) für kolorektale Karzinome [13]. Gleiches gilt für nationale Empfehlungen, wie insbesondere jene der Deutschen Krebsgesellschaft und ihrer Arbeitsgemeinschaften, die bei den Texthinweisen der jeweiligen Tumorart berücksichtigt worden sind.
– Gegenstand der Dokumentation sind die Ausgangssituation bei Diagnosestellung, die Ersttherapie und ihre frühen Komplikationen.
– Die Ersterhebungsbögen sind den jeweiligen organspezifischen Gegebenheiten angepaßt, zeigen aber einen prinzipiell gleichen strukturellen Aufbau.
– Alle Erhebungsbögen sind formal einheitlich so gestaltet, daß – wo möglich – der Benutzer nur die zutreffenden Sachverhalte anzukreuzen braucht. Die im rechten Teil der Bögen befindlichen Kästchen (sog. Verschlüsselungsleiste) werden in der Regel von Dokumentaren(innen) ausgefüllt.
– Die Erhebungsbögen sind so gestaltet, daß bei Verfügbarkeit von entsprechender Hard- und Software eine Umstellung auf Direkteingabe der Befunde unmittelbar während Diagnostik und Behandlung über Terminal oder PC am oder in enger Beziehung zum Arbeitsplatz und damit eine Integration der Dokumentation in den Ablauf der ärztlichen Tätigkeit möglich ist.

Vorgehen bei synchronen multiplen Primärtumoren

Bei diesen Fällen sind entsprechend den Vorschlägen der UICC 2 Patientengruppen zu unterscheiden:

1) Patienten mit synchronen multiplen Primärtumoren in einem Organ (z.B. Haut, Kolorektum) bzw. in einem von paarigen Organen (z.B. Mamma, Niere, Lunge).
2) Patienten mit synchronen Tumoren in verschiedenen Organen (z.B. Magen und Harnblase, Harnblase und Nierenbecken) oder in beiden paarigen Organen (z.B. beide Nieren, beide Mammae).

Für die *1. Gruppe* wird nur *ein Ersterhebungsbogen* ausgefüllt, und zwar mit den Daten und Befunden des jeweils „gravierendsten" Tumors.

Die Multiplizität wird durch das in Klammern nachgestellte Symbol „m" oder die Anzahl der Tumoren gekennzeichnet, z.B. T2(m) oder T2(3).

Zur Feststellung der „gravierendsten" Befunde werden berücksichtigt zunächst die TNM/pTNM-Formel, bei deren Gleichheit zusätzlich der histologische Malignitätsgrad und schließlich noch der histologische Typ und die Tumorgröße.

Beispiele:
1) Mammakarzinom: Tumor 1: pT2 N0 M0,
   Tumor 2: pT1 N0 M0.
   Tumor 1 wird als gravierendster Tumor dokumentiert.
2) Kolonkarzinom: Tumor 1: pT3 N0 M0, G2
   Tumor 2: pT3 N0 M0, G1.
   Tumor 1 wird dokumentiert.

Bei der *2. Gruppe* (Patienten mit synchronen Tumoren in verschiedenen oder in beiden paarigen Organen) werden *Ersterhebungsbögen für jeden einzelnen Tumor* gesondert ausgefüllt. Die jeweiligen Erhebungsbögen werden durch eine Tumoridentifikations-Nummer unterschieden.

Vorgehen bei metachronen multiplen Primärtumoren

Metachrone neue Primärtumoren nach bereits früher diagnostizierten und dokumentierten malignen Tumoren werden erneut mit einem *Ersterhebungsbogen* mit entsprechender Tumoridentifikations-Nummer dokumentiert. Zusätzlich jedoch muß das Auftreten des neuen Primärtumors im Folgeerhebungsbogen der Basisdokumentation für den erstdokumentierten Primärtumor registriert werden.

Vorgehen bei Änderung der Diagnose

Gelegentlich wird sich bei einem bereits in der organspezifischen Dokumentation erfaßten Tumor die Diagnose hinsichtlich Lokalisation oder Entität ändern. Zum Beispiel kann ein Tumor zunächst als primäres Lungenkarzinom erfaßt werden, durch den weiteren Verlauf sich später aber herausstellen, daß es sich tatsächlich um eine Metastase eines okkulten Melanoms oder eines zunächst nicht erkannten Pankreaskarzinoms handelt. In diesen Fällen ist ein *neuer Bogen* mit dem Vermerk „korrigierte Lokalisation" auszufüllen und der alte auszuscheiden.

Struktur des Dokumentationssystems

Die Dokumentation jeder Tumorerkrankung umfaßt das sog. Stammblatt (Identifikationsdaten von Patient und Behandler), Ersterhebung, Folgeerhebungen und Abschlußerhebung. Als fakultative Ergänzungen stehen Bögen für die Resektion von Leber- und Lungenmetastasen sowie für die Erfassung der Lebensqualität zur Verfügung (Abb. 1).

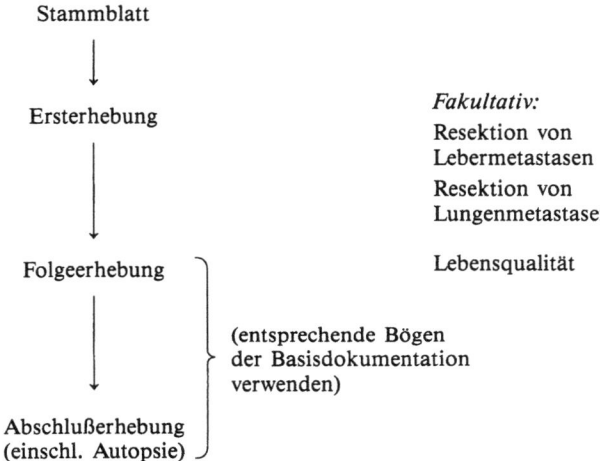

Abb. 1: Struktur der organspezifischen Tumordokumentation

Sowohl das Stammblatt als auch sämtliche Erhebungsbögen enthalten einen gleichlautenden *Kopfteil* (Spalten 1–25), der für ein exaktes evtl. Zusammenführen verschiedener Dokumente über denselben Patienten („record linkage") vorgesehen ist. Dieser Kopfteil enthält Sachverhalte zur Erkennung der behandelnden Klinik, des Patienten und der Art des Dokumentationsbogens.

Auf dem *Stammblatt* werden für den Patienten spezifische Identifikationsdaten (z. B. Name und Vorname(n), Geburtsort, Anschrift) sowie organisatorische Daten (wie z. B. Nummer des Nachsorgepasses und die in die Behandlung einbezogenen Ärzte und Kliniken) vermerkt.

Die *Ersterhebungen* können Ersterkrankungen oder aber Tumorrezidive (lokoregionär oder Fernmetastasen) nach früher behandeltem, noch nicht dokumentiertem Primärtumor betreffen. Im letzteren Falle sind i. a. die verfügbaren Daten nur beschränkt; daher ist hierfür, abgesehen von den Malignomen des Mundes, der Kiefer und des Gesichts, nur die Verwendung der Basisdokumentation vorgesehen. Die organspezifischen Ersterhebungsbögen stehen für die Ersterhebung von Ersterkrankungen (für die häufigeren Tumoren) zur Verfügung.

Fakultative Sachverhalte wurden durch *Rasterung* gekennzeichnet. Falls fakultative Merkmale nicht dokumentiert werden, sind die zugehörigen Kästchen der Kodierleiste zu streichen. Auswahlkriterium für die Zuordnung eines Merkmals als „obligatorisch" oder „fakultativ" war – abgesehen von der obligatorischen Erfassung aller Basisinformationen – der Umstand, ob der jeweilige Sachverhalt nach dem heutigen Stand des Wissens als gesicherter oder höchstwahrscheinlicher oder nur als möglicherweise bedeutungsvoller selbständiger prognostischer Faktor anzusehen ist.

Bei den (meist seltenen) Tumorlokalisationen und Tumorentitäten, die in der TNM-Klassifikation bisher nicht erfaßt sind (z. B. endokrine Tumoren des Pankreas, Tumoren der Hypophyse, Nebenhodentumoren u. a.), wird ein Basisdokumentationsbogen ausgefüllt.

Die organspezifischen Ersterhebungsbögen gliedern sich in 3 Teile, die wie folgt strukturiert sind:

Struktur der organspezifischen Erhebungsbögen

I. Prätherapeutische Daten (jeweils mit Datumsangabe)
  A. Aufnahmedatum und Anlaß für Arztbesuch
  B. Anamnese, präneoplastische Bedingungen und Läsionen
  C. Andere Primärtumoren (frühere, synchrone)
  D. Allgemeine klinische Befunde
  E. Diagnostik
  F. Tumorlokalisation
  G. TNM-Klassifikation und klinisches Stadium
  H. Sonstige Tumorbefunde

II. Daten zur Therapie (jeweils mit Datumsangabe)
  A. Vorgesehene und durchgeführte Therapiemodalitäten
  B. Chirurgische Behandlung
  C. Klinische R-Klassifikation und Gesamtbeurteilung des Tumorgeschehens
  D. Frühe Komplikationen der Therapie

III. Daten zur Pathologie
  A. Histologischer Typ und Grading
  B. pTNM-Klassifikation und pathologisches Stadium
  C. Weitere Befunde und begleitende Veränderungen
  D. Definitive R-Klassifikation und weitere Angaben zur Radikalität

---

Nähere Details der nicht-chirurgischen Therapie sowie ihre Komplikationen werden in der Basisdokumentation erfaßt.

Im Rahmen der Erstbehandlung oder im weiteren Krankheitsverlauf resezierte *Leber- und Lungenmetastasen* können fakultativ auf gesonderten Erhebungsbögen dokumentiert werden. Diese Bögen sind auch für die seltenen Fälle von Leber- und Lungenmetastasen bei unbekanntem Primärtumor vorgesehen.

Der Krankheitsverlauf wird in Folge- und Abschlußerhebungen dokumentiert. Hierzu werden die in der Basisdokumentation vorgesehenen Erhebungsbögen (Verlaufsdaten, Abschlußdaten) verwendet.

Die *Folgeerhebungen* sollen die bei den Nachuntersuchungen anfallenden Informationen über den weiteren Krankheitsverlauf erfassen. In die Folgeerhebungsbögen werden Daten und Befunde aufgenommen, die von den jeweiligen Nachuntersuchern (d.h. entweder in der erstbehandelnden Klinik, in anderen Krankenhäusern oder aber bei niedergelassenen Ärzten) erhoben werden. Die Bögen sollen dem klinischen Tumorregister des Tumorzentrums oder des onkologischen Arbeitskreises zugesandt werden, in dem die Erstbehandlung und die Dokumentation der Ersterkrankung erfolgte. Gegen eine derartige Zusendung von personenbezogenen Informationen an den erstbehandelnden Arzt bestehen keine datenrechtlichen Bedenken, zumal es sich um Informationen handelt, die für die Weiterbehandlung bzw. Nachbehandlung des Patienten von direkter Bedeutung sind. Wo zur Dokumentation des Krankheitsverlaufes weitere Informationsquellen (z. B. jene der von den Landesärztekammern organisierten Tumornachsorge) vorliegen, sind auch diese zu nutzen. In diesen Fällen werden die in anderer Form, z. B. auf Datenträgern eingehenden Informationen, im Tumorregister auf die Folgeerhebungsbögen übertragen. Die jeweiligen Tumorzentren haben dafür Sorge zu tragen, daß die Folgeerhebungsbögen möglichst regelmäßig eingehen. Die an den Tumorzentren üblichen Termine der Nachsorge sollten beachtet werden.

Der *Abschlußerhebungsbogen* wird ausgefüllt, wenn der Patient verstorben ist oder endgültig aus der Nachsorge ausscheidet (z. B. nach ausreichend langer Dauer der Heilung, bei Verzug ins Ausland oder bei unbekanntem Aufenthaltsort – „lost to follow-up"). Bei der Abschlußerhebung sollen nicht nur der Tod oder das Ausscheiden per se registriert werden; von besonderer Wichtigkeit ist es auch, den Tumorstatus beim Tod zu dokumentieren. Hierbei können auch etwaige Befunde aus den letzten Monaten vor dem Tod mitberücksichtigt werden. Bei autopsierten Patienten wird der Autopsiebogen der Basisdokumentation ausgefüllt.

Allgemeine Verschlüsselungsanweisungen (A-Anweisungen)

> Die Codes für die verschiedenen zu verschlüsselnden Merkmale der organspezifischen Dokumentation sind – soweit wie möglich – auf den Bögen bereits vorgedruckt. Den Bögen werden jeweils spezielle Anweisungen (sog. *S-Anweisungen*) für die Verschlüsselung beigefügt.
> Einige für *alle* Bögen geltende Allgemeine Verschlüsselungsanweisungen (sog. *A-Anweisungen*) werden im folgenden dargestellt.

A1 Kenn-Nummer

Die Kenn-Nummer soll die Art des Erhebungsbogens bzw. den dokumentierten Organtumor kenntlich machen. Sie ist auf den jeweiligen Erhebungsbogen bereits vorgedruckt.

- 01 Patientenstammblatt
- 02 Zusatzbogen für Daten an bevölkerungsbezogene Register

10	Malignome des Mundes, der Kiefer und des Gesichts	29	Malignes Melanom der Haut
11	Hypopharynxkarzinom	30	Mammakarzinom
12	Larynxkarzinom	31	Vulvakarzinom
13	Schilddrüsenkarzinom	32	Vaginalkarzinom
14	Ösophaguskarzinom	33	Zervixkarzinom
15	Magenkarzinom	34	Korpuskarzinom
16	Dünndarmkarzinom	35	Ovarialkarzinom
17	Kolorektales Karzinom	36	Peniskarzinom
18	Karzinom des Analkanals	37	Prostatakarzinom
19	Leberkarzinom	38	Maligne Hodentumoren
20	Gallenblasenkarzinom	39	Nierenkarzinom
21	Karzinom der extrahepatischen Gallengänge	40	Karzinome von Nierenbecken und Ureter
22	Karzinom der Ampulla Vateri	41	Harnblasenkarzinom
23	Pankreaskarzinom	42	Harnröhrenkarzinom
24	Lungenkarzinom	43	Maligne Tumoren der Augenbindehaut
25	Malignes Pleuramesotheliom	44	Malignes Melanom der Uvea
26	Maligne Knochentumoren	45	Hirntumoren
27	Maligne Weichteiltumoren	50	Lebermetastasen
28	Karzinom der Haut	60	Lungenmetastasen

A2 Kliniknummer und Fachrichtung

Die *ersten beiden Stellen* dieses siebenstelligen Sachverhaltes kennzeichnen den *Ort der Klinik (Länderzugehörigkeit)* nach folgendem Schlüssel:

01	Schleswig-Holstein	09	Baden-Württemberg
02	Hamburg	10	Bayern
03	Bremen	11	Berlin
04	Niedersachsen	12	Mecklenburg-Vorpommern
05	Nordrhein-Westfalen	13	Brandenburg
06	Hessen	14	Sachsen-Anhalt
07	Rheinland-Pfalz	15	Thüringen
08	Saarland	16	Sachsen

Die *3. und 4. Stelle* enthalten eine vom zuständigen regionalen Tumorzentrum bzw. dem onkologischen Schwerpunkt zu vergebende zweistellige *Kennzeichnungsnummer* für die Kliniken und Krankenhäuser des Bereiches.

Falls die Dokumentation an einer Klinik oder einem Krankenhaus erfolgt, die keinem Tumorzentrum oder onkologischen Arbeitskreis angegliedert sind, erfolgt die Vergabe einer Kennzeichnungsnummer in den Stellen 1-4 erst bei Zusammenführung der Daten auf regionaler oder nationaler Ebene.

Die *5.- 7. Stelle* kennzeichnen die *Fachrichtung* der Klinik nach folgendem Schlüssel:

ALL	Allgemeinmedizin
AUG	Augenheilkunde
CGE	Gefäßchirurgie
CHE	Herzchirurgie
CKI	Kinderchirurgie
CNE	Neurochirurgie
CON	Chirurgische Onkologie
CPL	Plastische Chirurgie
CTH	Thoraxchirurgie
CUN	Unfallchirurgie
CVI	Viszeralchirurgie
DER	Dermatologie
GYN	Gynäkologie
HNO	Hals-, Nasen-, Ohren-Heilkunde
IAL	Allgemeine innere Medizin
IEN	Endokrinologie
IGA	Gastroenterologie
IHA	Hämatologie
IKA	Kardiologie, Angiologie
INE	Nephrologie
ION	Internistische Onkologie
IPS	Psychosomatische Medizin
IPU	Pulmologie
MKG	Mund-, Kiefer- und Gesichtschirurgie
NEU	Neurologie
NPA	Neuropathologie
NUK	Nuklearmedizin
ORT	Orthopädie
PAD	Pädiatrie
PAT	Pathologie
PSY	Psychiatrie
RAD	Radiodiagnostik
RAT	Radiotherapie
URO	Urologie
SON	sonstige

A3 Patienten-Identifikation

Dieses Merkmal gibt an, zu welchem Patienten die auf dem Bogen dokumentierten Daten und Befunde gehören. Eine personenbezogene Identifikationsnummer ist unerläßlich und erforderlich, um die im Krankheitsverlauf später anfallenden Befunde bzw. Folge- und Abschlußerhebungsbögen dem richtigen Patienten zuordnen zu können („record linkage"), um Doppel- bzw. Mehrfacherfassungen eines Patienten zu erkennen und die Akten verstorbener Patienten aus der aktiven Datei ausscheiden zu können. Auch Verlaufsbeobachtungen und andere wissenschaftliche Auswertungen setzen eine eineindeutige Patientenidentifikation voraus.

Mit der Problematik der Personenidentifizierung hat man sich in den sechziger Jahren intensiv befaßt [54]. Dabei ist offen geblieben, ob dafür zufällig zugeteilte Personenkennziffern oder Komposita, die sich aus personenspezifischen Informationen zusammensetzen, zu bevorzugen sind. Die ideale Identifizierungs-Information sollte

1) einmalig (eindeutig),
2) beständig (im Laufe des Lebens unveränderlich),
3) universal (d. h. für alle Mitglieder einer Population in gleicher Weise verwendbar),
4) stets verfügbar und
5) möglichst ökonomisch (d. h. so kurz wie möglich)

sein.

Ein Identifizierungssystem, das alle diese Forderungen erfüllt, existiert nicht. Am nächsten kommen diesem Ideal die in den skandinavischen Ländern eingeführten nationalen Personenkennziffern.

Zufällig zugeteilte (laufende) Nummern haben den Vorzug, mit einer geringen Stellenzahl auszukommen. Zur exakten Identifizierung der Bürger der deutschen Bevölkerung mit rund 80 Mio. Menschen wäre eine 8stellige Nummer oder eine Notation aus 3 Buchstaben und 4 Ziffern oder eine 6stellige Buchstabenkombination ausreichend. Allerdings müßte immer damit gerechnet werden, daß ein Großteil der Bevölkerung die eigene Personennummer nicht auswendig weiß, bei Bedarf nicht zur Hand hat und auch nicht reproduzieren kann.

Ein aus personenbezogenen Informationen aufgebautes Kompositum – wie z.B. die sog. I-Zahl des „Allgemeinen Krankenblattkopfes" [61] – muß zwangsläufig stellenmäßig umfangreicher sein, um ausreichend selektiv zu werden. Dafür ist die Rekonstruktion einer solchen Identifikationsnummer in der Regel einfach.

Unter Berücksichtigung der Tatsache, daß in den verschiedenen Kliniken z.T. seit Jahrzehnten verwendete, unterschiedliche Patienten-Numerierungssysteme in Gebrauch sind, und im Interesse einer möglichst weitgehenden Beachtung der Datenschutzproblematik sollte die Verschlüsselung dieses Items von jeder Dokumentationsstelle in eigener Regie durchgeführt werden, wobei man sich sicherlich an das lokal übliche, in den Krankenblättern verwendete System anschließen wird.

Kliniken, die ihre Tumorpatienten getrennt von den übrigen Patienten erfassen möchten, können beispielsweise – falls die jährliche Anzahl stationär behandelter Tumorkranker die Grenze von 1 000 nicht übersteigt – die ersten 3 Stellen der 7stelligen Rubrik für eine laufende Nummer von 001 bis 999 vergeben und in den restlichen 4 Kästchen das jeweilige Kalenderjahr vermerken. Kliniken, die mehr als 1000 Tumorpatienten pro Jahr aufnehmen, können die ersten 5 Stellen für eine laufende Nummer vorsehen und die beiden letzten Kästchen für die Endstellen des Kalenderjahres benutzen (z. B. Patient Nr. 2315/1980 = 0231580). Bei Institutionen, die die I-Zahl verwenden, können die Items „Geburtsdatum" und „Geschlecht" mit zur Identifikation herangezogen werden.

A 4 Tumoridentifikationsnummer

Sie dient der Kennzeichnung

1) synchroner multipler Primärtumoren in verschiedenen Organen oder beidseitiger Tumoren in paarigen Organen (z. B. Magen und Harnblase oder beide Nieren),
2) metachroner neuer Primärtumoren nach bereits früher diagnostizierten und dokumentierten malignen Tumoren.

Alle Ersttumoren erhalten die Tumoridentifikationsnummer 1; mehrfache Primärtumoren werden, beginnend mit 2, laufend durchnumeriert.

Synchrone multiple Primärtumoren in einem Organ oder in einem von paarigen Organen (z. B. Kolorektum, Haut oder Lunge, Mamma, Niere) enthalten nur *eine* Tumoridentifikationsnummer! In diesem Falle wird der Sitz des jeweils gravierendsten Tumors[2] dokumentiert und die Multiplizität in der TNM- bzw. pTNM-Formel durch die in Klammern hinzugefügte Angabe der Zahl der Tumoren [z. B. (2)] bzw. den Zusatz „(m)" gekennzeichnet. Bei Tumoren der Schilddrüse und der Leber entfällt dies, da hier die Multiplizität in der T-Kategorie mitberücksichtigt wird.

A 5 Bogennummer

Die Bogennummer dient der Unterscheidung der im allgemeinen vorgesehenen 3 verschiedenen Erhebungsbögen, nämlich

1 Bogen I: prätherapeutische Daten,
2 Bogen II: Daten zur Therapie,
3 Bogen III: Daten zur Pathologie.

Abweichend hiervon sind für die Tumoren des Analkanals, der Mamma, der Prostata, der Harnblase und des Gehirns je nach Art des Untersuchungsmaterials 1–2 weitere histopathologische Bögen vorgesehen.

Die zutreffende Bogennummer ist im Erhebungsbogen bereits vorgedruckt.

A 6 Aufnahmedatum/Anlaß für Arztbesuch

Bei den seltenen Fällen, in denen maligne Tumoren ausschließlich ambulant behandelt werden, wird unter *Aufnahmedatum* der Tag des Beginns dieser ambulanten Therapie eingetragen.

---
[2] Zur Feststellung des gravierendsten Tumors s. S. 15.

Außerdem wird der *Anlaß* verschlüsselt, der den Patienten zur medizinischen Diagnostik geführt hat:

T Tumorsymptomatik führte zum Arzt,
F gesetzliche Früherkennungsmaßnahme,
B berufliche (arbeitsmedizinische) Vorsorgeuntersuchung,
V nichtgesetzliche Vorsorgeuntersuchung,
S Selbstuntersuchung,
L Nachsorgeuntersuchung (Langzeitbetreuung),
A andere Untersuchung,
X unbekannt.

Gesetzliche Früherkennungsmaßnahmen betreffen bei der Frau Mamma, Cervix uteri und Mastdarm, beim Mann Prostata und Mastdarm.

Berufliche (arbeitsmedizinische) Vorsorgeuntersuchungen sind zwar auch gesetzlich vorgeschrieben, werden aber aus epidemiologischen Gründen gesondert erfaßt.

Nichtgesetzliche Vorsorgeuntersuchungen sind Untersuchungen auf das Vorliegen eines Organkrebses bei symptomlosen Patienten mit bekannt erhöhtem Krebsrisiko, z. B. Untersuchungen auf Magenkrebs bei bekannter chronischer atrophischer Gastritis oder Untersuchungen auf kolorektales Karzinom bei chronischer Colitis ulcerosa oder nach Diagnose einer familiären Adenomatose bei einem Blutsverwandten.

Als *Nachsorgeuntersuchungen* gelten nur Nachuntersuchungen nach behandelter Krebserkrankung. Nachuntersuchungen nach früheren benignen Erkrankungen (z. B. nach Entfernung eines gutartigen Adenoms aus dem Kolorektum) sind als nicht-gesetzliche Vorsorgeuntersuchungen zu werten, da frühere kolorektale Adenome ein erhöhtes Risiko auch für die Entwicklung kolorektaler Karzinome anzeigen.

„Andere Untersuchung" ist dann zu verschlüsseln, wenn ein Karzinom im Rahmen einer klinischen Untersuchung wegen Symptomen, die nicht Hinweise für ein Karzinom sind, bzw. wegen Verdachtes auf eine andere Erkrankung diagnostiziert wird (z. B. bei Untersuchung wegen gynäkologischer Erkrankung) oder als Zufallsbefund bei einer Operation aus anderen Gründen (z. B. wegen Uterus myomatosus oder während einer Operation ohne präoperative Diagnose, z. B. Ileus ohne Hinweis auf die Ursache). Ebenfalls unter „andere Untersuchung" werden Zufallsbefunde bei der pathologischen Untersuchung eingereiht, wenn das Karzinom klinisch nicht erkannt wurde (z. B. an einem Sigmaresektat wegen Divertikulitis).

A 7 Datum der ersten ärztlichen Tumor(verdachts)diagnose

Erfaßt wird der Zeitpunkt der ersten ärztlichen (klinischen) Tumordiagnose oder Verdachtsdiagnose, gleichgültig, ob die Diagnostik in der eigenen oder einer fremden Institution erfolgte. Bei unbekanntem Datum ist XXXXXX einzutragen.

A 8 Andere Primärtumoren (frühere, synchrone)

Erfaßt werden frühere Tumorerkrankungen ohne Rücksicht auf Lokalisation und Typ sowie synchrone multiple Primärtumoren, sofern sie unterschiedliche Organe oder beide paarige Organe betreffen. Nicht erfaßt werden synchrone multiple Tumoren in einem Organ oder in einem paarigen Organ sowie primär multiple Tumoren in der Schilddrüse und in der Leber. (Hinsichtlich Tumoridentifikationsnummer und zusätzlicher Tumorregistrationsdaten s. A 4 und A 5, hinsichtlich Lokalisation A 11.) Falls keine früheren oder synchronen Primärtumoren vorliegen, sind die entsprechenden Kästchen zu streichen.

A 9 Allgemeiner Leistungszustand (nach ECOG)

Der Leistungszustand des Patienten zum Zeitpunkt der Diagnosestellung wird nach dem Vorschlag von ECOG (ECOG = Eastern Cooperative Oncology Group) [2, 3] erfaßt.

Der Schlüssel lautet:

0 Normale uneingeschränkte Aktivität wie vor der Erkrankung.
1 Einschränkung bei körperlicher Anstrengung, aber gehfähig; leichte körperliche Arbeit bzw. Arbeit im Sitzen (z. B. leichte Hausarbeit oder Büroarbeit) möglich.
2 Gehfähig, Selbstversorgung möglich, aber nicht arbeitsfähig; kann mehr als 50% der Wachzeit aufstehen.
3 Nur begrenzte Selbstversorgung möglich, Patient ist 50% oder mehr der Wachzeit an Bett oder Stuhl gebunden.
4 Völlig pflegebedürftig, keinerlei Selbstversorgung möglich; völlig an Bett oder Stuhl gebunden.
X Unbekannt.

Eine Einordnung in die ECOG-Skala ist auch bei Befunden nach Karnofsky [29] oder modifizierter Karnofsky-Einteilung (Basisdokumentation 3. bzw. 4. Auflage) [10, 60] möglich. Der Umsteigeschlüssel lautet:

Original-Karnofsky (%)	Modifizierter Karnofsky	ECOG-Skala
90 – 100	0, 1	0
70 – 80	2	1
50 – 60	3, 4	2
30 – 40	5, 6	3
10 – 20	7, 8	4

A 10 Gravierende Begleiterkrankungen/ Einschätzung des Operationsrisikos

Eine *stärker eingeschränkte Lungenfunktion* liegt vor, wenn bei der Lungenfunktionsprüfung eine Obstruktion und/oder Restriktion festgestellt wurde und deswegen eine präoperative Vorbehandlung von mehr als 3 Tagen vorgeschlagen wird.

Eine *schwerwiegende Herzerkrankung* liegt vor, wenn im präoperativen internistischen Befund ein erhöhtes Operationsrisiko seitens des Herzkreislaufsystems festgestellt wird.

Eine *zerebrale und/oder periphere arterielle Durchblutungsstörung* ist auch zu erfassen, wenn nur das Stadium I vorliegt. Definition des Stadiums I:

zerebral: Strömungsgeräusch über einer supraaortalen Arterie ohne klinische Symptomatik;
peripher: asymptomatische Verschlußkrankheit mit abgeschwächten oder fehlenden Pulsen.

Eine *stärker eingeschränkte Nierenfunktion* liegt vor, wenn der Kreatininwert auf über 2 mg/100 ml erhöht ist.

Als *Leberzirrhose* werden – unabhängig von der unterschiedlichen Ätiologie – alle diffusen Leberveränderungen mit Umbau der normalen Architektur, Fibrose und Regeneratbildung erfaßt.

Ein *Diabetes mellitus* wird – unabhängig vom Typ – nur dann erfaßt, wenn er behandlungsbedürftig ist, d. h. wenn die Notwendigkeit einer medikamentösen Therapie besteht.

Als *andere gravierende Begleiterkrankungen* sollen hier ausschließlich solche Erkrankungen erfaßt werden, die eine Erhöhung des Operationsrisikos darstellen. Z. B. wären anzugeben hämorrhagische Diathese, M. Cushing oder chronische Nebennierenrindeninsuffizienz. Hingegen sollten hier *nicht* angeführt werden z. B. Hyperurikämie, Divertikulose, Hämorrhoiden, Glaukom etc.

Zur zusammenfassenden präoperativen Einschätzung des *Operationsrisikos* wird im Interesse der internationalen Vergleichbarkeit zunehmend auch in Deutschland die von der ASA (American Society of Anesthesiologists) entwickelte sog. ASA-Klassifikation verwendet [31, 32]. Sie ist ein globaler Index, der objektive Befunde, subjektiven allgemeinen klinischen Eindruck und klinisches Urteil einschließt. Der ASA-Index ist weltweit an Millionen von Patienten erprobt worden.

Die *5 ASA-Klassen* lauten:

ASA I: Patient im Rahmen der Normbreite gesund.
ASA II: Patient mit mäßig schwerer systemischer Krankheit.
ASA III: Patient mit schwerer systemischer Krankheit, die aber nicht physisch handlungsunfähig macht.
ASA IV: Patient mit schwerer systemischer Krankheit, die physisch handlungsunfähig macht und/oder ständig das Leben bedroht.
ASA V: Patient moribund; Tod mit oder ohne Operation innerhalb von 24 h zu erwarten.

Bei präoperativer Vorbehandlung soll die Einschätzung nach deren Abschluß unmittelbar vor der Operation vorgenommen werden.

Beispiele zur ASA-Klassifikation

ASA I: Gesund und in guter Form (fit) erscheinende Patienten mit
- Frakturen ohne systemische Belastung (Schock etc.),
- lokalisierten Infektionen (ohne Fieber),
- gutartigen Tumoren und umschriebenen Weichteildefekten (Hernien), aber nicht Wundheilungsstörungen der Bauchwand, die eine Indikation zur Reoperation darstellen,
- angeborenen Mißbildungen und Deformierungen ohne systemische Störungen (z. B. Trichterbrust).

ASA II: Patienten mit
- Herzerkrankung, die nicht oder nur wenig leistungsmindernd ist,
- mäßigem Hypertonus (<200 mmHg),
- chronischer Bronchitis mit Atemnot bei Belastung und leichter Azidose,
- mäßigem, nicht insulinpflichtigem Diabetes mellitus,
- hohem Alter (>80 Jahre) unter Berücksichtigung der Belastung,
- Psychose (pflegebedürftig, somnolent),
- akuten und chronischen Infektionen im Rachen- und Nebenhöhlenbereich,
- Anämie (Hb-Wert unter 12 g%).

ASA III: Patienten mit
- rekompensierter und dekompensierter Herzinsuffizienz, die nicht überwiegend bettlägerig macht,
- Herzinfarkt vor mehr als 6 Monaten,
- Angina pectoris,
- schweren Herzrhythmusstörungen,
- Rheuma mit Klappenbeteiligung,
- chronischer respiratorischer Insuffizienz,
- ausgeprägtem Emphysem,
- Lungenabszeß,
- Tuberkulose,
- Ileuskrankheit, lokaler Peritonitis,
- Immobilisation für längere Zeit,
- insulinpflichtigem Diabetes mellitus oder Diabetes mellitus mit Komplikationen,
- Leberzirrhose,
- chronischer Niereninsuffizienz.

ASA IV: Patienten mit
- schwerer dekompensierter Herzinsuffizienz (selbst bei entsprechender Vorbehandlung),
- Infarkt vor weniger als 6 Monaten,
- mehreren Infarkten, auch wenn länger als 6 Monate zurückliegend,
- akuter Myokarditis,
- schwerer maligner Hypertonie,
- Schock verschiedener Ursache (Schockindex >1),
- längerdauerndem Ileus,
- schwerer respiratorischer Insuffizienz, quälend in Ruhe (selbst bei entsprechender Vorbehandlung),
- fortgeschrittener Leber-, Nieren- oder endokriner Insuffizienz,
- Koma.

Anmerkung: Übergewicht von mehr als 30% erhöht die ASA-Klasse jeweils um eine Stufe.

A 11 Diagnostik

Bei *bildgebenden Verfahren* sollen als „P" (Pathologisch) nur Befunde hinsichtlich des Tumors dokumentiert werden, nicht aber sonstige tumorassoziierte pathologische Befunde (wie z. B. alte Lungentuberkulose). Entsprechend den allgemeinen Regeln des TNM-Systems werden fragliche oder Verdachtsbefunde nicht als pathologisch gewertet, vielmehr als negativ angesehen und als „U" (Unauffällig) verschlüsselt.

Bei den Angaben zur bildgebenden Diagnostik werden die Bezeichnungen CT und NMR im allgemeinen ohne nähere Angaben zur Technik verwendet. Die CT schließt nach heutigem Wissensstand die Untersuchung nativ und nach intravenösem Kontrastmittelbolus – bei Tumoren von Magen, Dünndarm, Pankreas, Kolorektum und Beckenorganen auch die nach vorheriger ausreichender oraler Kontrastmittelgabe – ein. Auch zur NMR wird heute die intravenöse Kontrastmittelgabe eingesetzt. Bei der Untersuchung der Leber auf primäre Karzinome und Metastasen wird zwischen CT mit i.v. Kontrastmittelbolus und CT-Portogramm (arterioportales CT) unterschieden.

Bei der Bestimmung von *Tumormarkern* im Serum oder anderen Körperflüssigkeiten wird „P" (Pathologisch) dann verschlüsselt, wenn es sich um nicht mehr im Norm- oder Grenzbereich liegende, eindeutig pathologische Werte handelt. Ihre Höhe hängt von dem jeweiligen Marker und dem örtlichen Labor ab. In den Bögen werden bei den Tumormarkerbefunden Beispiele der bisher gesicherten Marker angeführt, z. B. beim kolorektalen Karzinom: „Tumormarker (CEA u. a.)". Werden andere Tumormarker als die angeführten untersucht, werden diese Befunde im gleichen Item dokumentiert. Bei unterschiedlichem Ergebnis verschiedener Marker wird ein etwaiger positiver Markerbefund berücksichtigt.

A 12 Tumorlokalisation

Die Verschlüsselung der Lokalisation des Primärtumors erfolgt als Angabe der Hauptlokalisation entsprechend dem Tumorlokalisationsschlüssel [58], der die deutsche, partiell auf 4 Stellen erweiterte Version des 3stelligen Topography Code der ICD-O (2. Aufl. 1990) [35] ist. (Die Weiterverwendung älterer Ausgaben dieses Codes ist unbedingt zu vermeiden, da in der neuesten Auflage der ICD-O ein anderes Notationssystem verwendet wird.)

Immer wird die entsprechende *Primär- bzw. Hauptlokalisation* verschlüsselt. In einzelnen organspezifischen Erhebungsbogen sind weitere zusätzliche Lokalisationsangaben vorgesehen.

Der Tumorlokalisationsschlüssel enthält 3- und 4stellige Notationen. In den Erhebungsbögen sind für die Verschlüsselung der Tumorlokalisation meistens 4 Kästchen vorgesehen. Bei Befall mehrerer der 4stelligen Unterbezirke wird die 3stellige Notation plus „8" in der 4. Stelle verschlüsselt.

Beispiel: Schilddrüse – Isthmus + Seitenlappen = C 73.98.

Es ist darauf zu achten, daß stets *linksbündig* verschlüsselt, d. h. bei Wahl einer 3stelligen Notation das *letzte* der 4 Kästchen nicht ausgefüllt (gestrichen) wird. Diese Regelung ist streng zu beachten, da sonst ärgerliche und unnötige Stellenfehler auftreten.

Gelegentlich erweist sich die prätherapeutisch bestimmte Tumorlokalisation aufgrund des intraoperativen Befundes oder auch der histopathologischen Untersuchung des Tumorresektates als revisionsbedürftig. Dabei kann eine *Änderung der Lokalisation* innerhalb des betreffenden Organs eintreten, z. B. kann ein Magenkarzinom, das präoperativ ausschließlich im Antrum zu liegen schien, tatsächlich den ganzen Magen einnehmen. In solchen Fällen wird die zunächst eingetragene Lokalisation im Bogen I. F. geändert (im angeführten Beispiel von C 16.3 in C 16.8) und gleichzeitig bei Item „Korrektur der Lokalisation" vermerkt, daß eine Korrektur im gleichen Bogen vorgenommen wurde (Notation „G").

In sehr seltenen Fällen kann die Korrektur dazu führen, daß ein anderer organspezifischer Erhebungsbogen verwendet werden muß. Zum Beispiel kann sich ein klinisch als Karzinom der extrahepatischen Gallengänge angesehener Tumor nach Resektion als cholangiozelluläres Leberkarzinom mit ausgeprägter intrakanalikulärer Komponente erweisen. In solchen Fällen ist der zunächst ausgefüllte Erhebungsbogen für extrahepatische Gallengangskarzinome zu vernichten und ein neuer Bogen „Leberkarzinome" anzulegen. Auf diesem wird im Item „Korrektur der Lokalisation" „A" (Anderer Bogen) verschlüsselt.

A 13 Seitenlokalisation

Gilt hauptsächlich für paarige Organe. Bei unpaarigen Organen wird in der Regel auf eine Seitenangabe verzichtet. Fallweise kann aber auch hier die Seite angegeben werden.

A 14 Lokalisation von Fernmetastasen

Die Lokalisation(en) von Fernmetastasen kann (können) nach folgenden von der UICC [46] angegebenen Mnemokürzeln erfaßt werden:

PUL	Lunge	PLE	Pleura
OSS	Knochen	PER	Peritoneum
HEP	Leber	ADR	Nebenniere
BRA	Gehirn	SKI	Haut
LYM	Lymphknoten	OTH	andere Organe
MAR	Knochenmark		

Fernmetastasierung in mehr als 3 Organe sollte mit GEN (= generalisierte Metastasierung) verschlüsselt werden.

A 15 Klinische TNM-Klassifikation

Nach Vermerk der verschiedenen für die TNM-Klassifikation maßgebenden Sachverhalte wird die sich daraus ergebende TNM-Formel festgehalten. Bei vielen Tumoren ist die Tumorgröße für die Bestimmung der T-Kategorie von Bedeutung; bei anderen Tumoren wird sie aber nicht berücksichtigt. Im letzteren Fall wird die Tumorgröße im nachfolgenden Abschnitt „Sonstige Tumorbefunde" registriert.

Die TNM-Klassifikation wird im Abschnitt I. der Erhebungsbögen aufgrund aller Befunde dokumentiert, die *vor* Behandlung und – im Falle einer chirurgischen Exploration oder Behandlung – während der Exploration und *vor* Tumorresektion erhoben werden, einschl. der bis zu diesem Zeitpunkt durchgeführten präoperativen Biopsien und intraoperativen Schnellschnittbefunde.

Die mit diesen Methoden erhobenen Befunde entsprechen im allgemeinen klinischen TNM-Befunden, können aber in manchen Fällen auch die Wertigkeit von pTNM-Befunden aufweisen, z. B. wenn bei einem Rektumkarzinom eine präoperative zystoskopische Biopsie in der Harnblasenschleimhaut Tumorgewebe ergibt (pT 4) oder wenn bei einem Magenkarzinom prätherapeutisch ein supraklavikulärer Lymphknoten Metastasen zeigt (pM 1). Jeder prätherapeutisch erhobene Befund mit der Wertigkeit von pTNM muß grundsätzlich auch in Teil III. (Daten zur Pathologie) dokumentiert werden. Nicht berücksichtigt werden Befunde der histopathologischen Untersuchung der Tumorresektate.

In der TNM-Formel werden nicht nur T, N und M, sondern auch zusätzliche Angaben dokumentiert, so daß sich der auf S. 25 dargestellte *Aufbau* ergibt.

Zusätzliche Angaben zu M: Zur klinischen Klassifikation der Fernmetastasierung ist im TNM Supplement [50] eine fakultative Erweiterung vorgesehen, welche das Vorkommen von Mikrometastasen bzw. isolierten Tumorzellen im Knochenmark oder anderen inneren Organen kennzeichnet. Finden sich nur Mikrometastasen (nicht größer als 2 mm), jedoch keine Makrometastasen, ist der Zusatz „(mi)" vorgesehen; Fälle, bei denen lediglich isolierte Tumorzellen im Knochenmark oder inneren Organen feststellbar sind, werden durch den Zusatz „(i)" gekennzeichnet.

Die Bedeutung von Mikrometastasen und von isolierten Tumorzellen im Knochenmark oder anderen in-

Allgemeine Verschlüsselungsanweisungen (A-Anweisungen)

Parameter	Stellen	Verschlüsselungsanweisungen
Vorbehandlung	1	Befunderhebung erfolgt nach Vorbehandlung (Radio- und/oder Chemotherapie) ...y[a]. Befunderhebung erfolgt ohne vorangegangene Vorbehandlung ... ./. (Feld bleibt leer).
T-Kategorie	1–4	Entsprechend den Regeln der T-Klassifikation einschließlich deren weiterer Ramifikation[b].
Multiplizität	1	Finden sich gleichzeitig im erkrankten Organ multiple Primärtumoren? nein ... ./. (Feld bleibt leer) ja ... (m) oder Zahl der Tumoren *Achtung:* Bei Tumoren der Schilddrüse und der Leber entfällt diese Stelle, da bei diesen Tumoren die Multiplizität in der T-Klassifikation berücksichtigt wird.
C-Faktor der T-Kategorie	1	Die Kategorien des C-Faktors sind allgemein definiert[c], variieren aber je nach Organ und sind daher in den Verschlüsselungsanweisungen für die einzelnen organspezifischen Erhebungsbogen im Detail angegeben.
N-Kategorie	1–3	analog wie bei T
C-Faktor der N-Kategorie	1	
M-Kategorie	1–3	
C-Faktor der M-Kategorie	1	

[a] Das y-Symbol ist in die TNM-Formel einzutragen, wenn die Klassifikation während oder nach initialer multimodaler Therapie erfolgt. Wird die Klassifikation vor Therapiebeginn vorgenommen, wird die Stelle nicht ausgefüllt.

[b] In der 4. Auflage der TNM-Klassifikation gibt es teils einstellige, teils zweistellige Unterteilungen der T-, N- und M-Kategorien (1, 2, 3, 4 oder 2a, 2b, 2c etc.). Im TNM Supplement [50] werden diese Kategorien fallweise noch weiter unterteilt, wodurch es auch 3stellige [z.B. 2a(i) oder 2a(ii)] bzw. 4stellige Kategorien [z.B. T1a 1(i)] gibt. Die Kategorien (i), (ii), (iii) etc. werden als Zahl (1, 2, 3 etc.) verschlüsselt. Die TNM-Kategorien sind stets *linksbündig* einzutragen.

[c] *Allgemeine Definition des C-Faktors:*
   C1 Ergebnisse aufgrund von diagnostischen Standardmethoden, z.B. Inspektion, Palpation und Standardröntgenaufnahmen, intraluminale Endoskopie bei bestimmten Organen.
   C2 Ergebnisse aufgrund spezieller diagnostischer Maßnahmen, z.B. bildgebende Verfahren: Röntgenaufnahmen in speziellen Projektionen, Schichtaufnahmen, Computertomographie (CT), Sonographie, Lymphographie, Angiographie; nuklearmedizinische Untersuchungen; Kernspintomographie (NMR); Endoskopie, Biopsie und Zytologie.
   C3 Ergebnisse aufgrund chirurgischer Exploration einschließlich Biopsie und zytologischer Untersuchung.
   C4 Ergebnisse nach definitiver Chirurgie und pathologischer Untersuchung des Tumorresektats.

neren Organen ist noch nicht definitiv geklärt [50]. Es ist aber sicher, daß Mikro- und Makrometastasen eine unterschiedliche Bedeutung für die Prognose haben und daß der Nachweis isolierter Tumorzellen in einem inneren Organ durchaus nicht die gleiche Bedeutung hat wie der Nachweis von Metastasen. Daher sind im Hinblick auf eine Vergleichbarkeit des Krankengutes diesbezügliche Angaben als unverzichtbar anzusehen. Aus diesem Grund ist in der „Organspezifischen Tumordokumentation" (im Gegensatz zu den Angaben im TNM Supplement) die Erfassung und Differenzierung von Mikrometastasen und isolierten Tumorzellen obligatorisch.

A 16 Klinisches Stadium

Um die Stadiengruppierung zu erleichtern, sind den Texten für die einzelnen Organtumoren anhangsweise Schemata beigefügt, in denen in übersichtlicher Weise aus den einzelnen T-, N- und M-Befunden sowie fallweise aus anderen mitzuberücksichtigenden Parametern das Stadium bestimmt werden kann. In diese sind die im TNM Supplement 1993 [50] vorgeschlagenen Ramifikationen aufgenommen und durch Rasterung gekennzeichnet.

A 17 Vorgesehene und durchgeführte Therapiemodalitäten

Unter *Operation* werden auch Eingriffe verschlüsselt, die ausschließlich diagnostischen Zwecken dienen (wie z.B. explorative Thorako- oder Laparotomie oder Probefreilegungen). Auch die operative Endoskopie, die Kryo- und die Lasertherapie gelten als Operationen.

Als *Chemotherapie* (und nicht als Operation) werden auch operative Eingriffe wie das Einlegen von Kathetern bei der Laparotomie, der Einbau von Pumpsystemen, die Perfusionen mit der Herz-Lungen-Maschine u. dgl. angesehen, die bei der lokalen Chemotherapie notwendig sind.

Die angewandten Therapiemodalitäten können durch Ankreuzen der Kreise in der Spalte/den Spalten J = Ja angegeben werden, sofern im Rahmen der hier erfaßten Erstbehandlung nur 1 Modalität oder 2 Modalitäten kombiniert (z. B. kombinierte Radiochemotherapie) angewandt werden. Wenn aber Therapiemodalitäten zu unterschiedlichen Zeiten durchgeführt wurden, soll die zeitliche Abfolge durch *Ziffern* gekennzeichnet werden. Bei primärer Bestrahlung und nachfolgender Operation wird z. B. für Bestrahlung „1" und Operation „2" eingetragen. Primäre kombinierte Radiochemotherapie und nachfolgende Operation werden durch eine „1" bei Bestrahlung und Chemotherapie, systemisch und eine „2" bei Operation gekennzeichnet.

Bestrahlung sowie systemische und lokale Chemotherapie können *sowohl prä- als auch postoperativ* durchgeführt werden (sog. „Sandwichtechnik"). In solchen Fällen wird bei der entsprechenden Therapiemodalität in der Spalte J = Ja „1" *und* „3" eingetragen.

Zur Dokumentation der näheren Details der Radio- und Chemotherapie können zusätzlich die entsprechenden Erhebungsbogen der Basisdokumentation verwendet werden.

Bei operativer Therapie wird der *Operationszugang* in einem eigenen Item erfaßt. „Perkutan-endoskopisch" bezeichnet operative Eingriffe, die über perkutan eingeführte Endoskope wie Thorakoskope oder Laparoskope erfolgen. [Diese Eingriffe werden vielfach auch als „minimal-invasive" Chirurgie (MIC) bezeichnet.] Zum Teil werden heute perkutan-endoskopischer und konventionell-chirurgischer Zugang kombiniert. Demgegenüber ist der Schlüssel „Endoluminal-endoskopisch" für operative Eingriffe vorgesehen, die über ein durch Körperöffnungen eingeführtes Endoskop erfolgen, z. B. Laryngoskop, Bronchoskop, Gastroskop, Rektoskop, Koloskop, Zystoskop u. a..

Falls *keine chirurgische Therapie* durchgeführt wurde, sind die Kästchen des Abschnitts II. B. (chirurgische Behandlung) zu streichen.

Als *Stichtag* („starting point") für die Berechnung von Überlebenskurven und -raten ist bei ausschließlich operativer Therapie das Datum der definitiven chirurgischen Behandlung anzugeben.

Bei zwei- oder mehrzeitigem Vorgehen wird als *definitive chirurgische Behandlung* jener chirurgische Eingriff bezeichnet, bei dem der am weitesten ausgedehnte Eingriff vorgenommen wird (z. B. als Ersteingriff lokale Tumorexzision, nach einigen Tagen als Zweiteingriff radikale Resektion: der Tag des 2. Eingriffs gilt als Datum der definitiven chirurgischen Therapie).

Bei *neoadjuvanter (präoperativer) Behandlung* wird das Datum des Beginns der präoperativen Strahlen-, Chemo- oder simultanen Radiochemotherapie eingetragen. Bei Ersttherapie ausschließlich durch Radio- und/oder Chemotherapie wird der Beginn dieser nicht-operativen Therapie angegeben.

Wenn *keine Therapie* vorgenommen wird, soll der Tag der Aufnahme (s. Abschnitt I. A. des Bogens) dokumentiert werden.

Im Abschnitt II. B. wird auch nach der Zahl der verabreichten Blutkonserven gefragt. Dabei werden Vollblut- und Erythrozytenkonzentrate wie auch „Fresh Frozen Plasma" (FFP) erfaßt.

A 18 Klinische R-Klassifikation

Die klinische R-Klassifikation berücksichtigt die lokoregionäre Situation (Primärtumor, regionäres Lymphabflußgebiet) und evtl. Fernmetastasen. Hierbei sind alle präoperativen Befunde (z. B. Lungen- oder Knochenmetastasen) und – sofern der Patient operiert wurde – die intraoperativen Befunde einschließlich der Ergebnisse der intraoperativen Schnellschnittbefunde zu berücksichtigen. Makroskopischer Residualtumor soll, wenn immer möglich, durch Biopsie zytologisch oder histologisch bestätigt werden.

R 0 trifft zu, wenn

– der Primärtumor (mit oder ohne regionäres Lymphabflußgebiet) nach makroskopischer Beurteilung durch den Operateur komplett im Gesunden entfernt wurde
und
– etwaige prä- oder intraoperativ diagnostizierte Fernmetastasen nach Meinung des Operateurs komplett im Gesunden entfernt wurden
und
– die Resektionsflächen des Primärtumors – sofern intraoperativ histologisch untersucht – tumorfrei sind
und
– die Resektionsflächen etwaig entfernter Fernmetastasen – sofern intraoperativ histologisch untersucht – tumorfrei sind.

R 1 trifft zu, wenn

– der Primärtumor (mit oder ohne regionäres Lymphabflußgebiet) nach makroskopischer Beurteilung durch den Operateur komplett im Gesunden entfernt wurde, aber die intraoperative histologische Untersuchung Tumor an den Resektionsflächen erkennen läßt
und/oder
– Fernmetastasen nach Meinung des Operateurs komplett entfernt wurden, aber die intraoperative histologische Untersuchung der resezierten Fernmetastasen Tumor an deren Resektionsflächen erkennen läßt.

R 2a trifft zu, wenn

– prä- oder intraoperativ diagnostizierte Fernmetastasen nicht entfernt wurden und eine mikroskopi-

sche Verifikation der Fernmetastasen nicht vorliegt
oder
- prä- oder intraoperativ diagnostizierte Fernmetastasen nach Meinung des Operateurs makroskopisch nicht komplet im Gesunden entfernt wurden und eine mikroskopische Sicherung des verbleibenden Resttumors nicht vorliegt
oder
- der Primärtumor nicht operativ entfernt wurde und auch nicht mikroskopisch verifiziert ist
oder
- der Primärtumor nach Meinung des Operateurs nicht komplett entfernt wurde und der lokoregionär verbleibende Residualtumor nicht mikroskopisch bestätigt ist.

R 2 b liegt vor, wenn
- prä- oder intraoperativ diagnostizierte Fernmetastasen nicht entfernt wurden und die Fernmetastasen prä- oder intraoperativ mikroskopisch verifiziert sind
oder
- prä- oder intraoperativ diagnostizierte Fernmetastasen nach Meinung des Operateurs makroskopisch nicht komplett im Gesunden entfernt wurden und der verbleibende Resttumor intraoperativ mikroskopisch bestätigt worden ist
oder
- ein mikroskopisch verifizierter Primärtumor nicht operativ entfernt wurde
oder
- der Primärtumor nach Meinung des Operateurs makroskopisch nicht komplett entfernt wurde und der lokoregionär verbleibende Residualtumor intraoperativ mikroskopisch bestätigt worden ist.

Der histologische Befund am Tumorresektat, der erst postoperativ nach Aufarbeitung des Tumorresektates im Paraffinschnittverfahren erhoben wird, wird bei der klinischen R-Klassifikation *nicht* berücksichtigt.

A 19 Gesamtbeurteilung des Tumorgeschehens bei nichtchirurgischer Therapie

Im Falle einer chirurgischen Therapie entfällt diese Angabe (Kästchen streichen).

Definitionen des Krankheitsgeschehens

Vollremission	(komplette Remission)	Vollständiges Verschwinden aller Tumormanifestationen und Symptome einschließlich Normalisierung von Laborparametern, altersentsprechend normale Leistungsfähigkeit des Patienten, Dauer mindestens 1 Monat.
Teilremission	(partielle Remission)	Objektive Verkleinerung eines meßbaren Tumors um 50% oder mehr ohne Nachweis neuer Manifestationen (im Einzelfall ist festzulegen, ob es sich um die Reduktion im Durchmesser, in der Fläche oder im Volumen handelt). Mindestdauer 1 Monat, subjektiv deutliche Besserung von Tumorsymptomen.
Minimales Ansprechen	(„minimal response")	Klinische Besserung des Zustandes, jedoch ohne daß die Kriterien einer Voll- oder Teilremission gegeben wären.
Keine Änderung	(stationäres Verhalten, „no change")	Objektiv keine wesentliche Änderung der Tumorgröße (Verkleinerung um weniger als 50% oder geringe Zunahme um weniger als 25% oder Veränderungen wie bei kompletter oder partieller Remission, jedoch weniger als 1 Monat dauernd, subjektiv unveränderte Tumorsymptome.
Progression		Fortschreitendes Wachstum bestehender Tumorareale (um 25% oder mehr) und/oder Neuauftreten anderer Tumormanifestationen während der Behandlung.
Divergentes Geschehen		An einem Tumormanifestationsort Voll- oder Teilremission, an einem anderen Manifestationsort aber keine Änderung oder Progression.

A 20 Sekundäre operative Eingriffe

Sofern in den Bögen nicht spezielle, häufiger vorgenommene sekundäre Eingriffe schon vorgedruckt sind, sollen solche nach dem ICPM-Schlüssel (International Classification of Procedures in Medicine, Deutsche Fassung [8]) dokumentiert werden. Bei multiplen Eingriffen ist der schwerstwiegende einzutragen.

A 21 Postoperativer Exitus

Als postoperativer Exitus gilt der Tod während des Klinikaufenthaltes anläßlich der Ersttherapie (auch wenn der Tod erst nach Ablauf von 30 Tagen eintritt) und auch der Tod außerhalb der Klinik, wenn dieser nach Verlegung in moribundem Zustand oder zur Weiterbehandlung in einer anderen Klinik erfolgt ist.

Diese Definition des postoperativen Exitus beabsichtigt die Identifikation *der* Todesfälle, die im Anschluß an die Operation aufgetreten sind, ohne daß vorher ein Aufenthalt außerhalb eines Krankenhauses in einem nicht völlig pflegebedürftigen Zustand erreicht worden ist. Eine solche Definition ist vor allem durch die Entwicklung der modernen postoperativen Intensivmedizin begründet, durch die heute vielfach Todesfälle in direktem Zusammenhang mit der Operation und ihren Komplikationen auch wesentlich später als 30 Tage nach dem Ersteingriff und in anderen Kliniken beobachtet werden [21, 22].

Der hier verwendete Begriff des postoperativen Exitus unterscheidet sich von schematischen Angaben über Mortalität oder Letalität während des Klinikaufenthaltes, innerhalb von 30 bzw. 90 Tagen nach der Operation. Solange ein nationaler oder internationaler Konsens über die Beschreibung des postoperativen Verlaufs noch aussteht (s. diesbezügliche Diskussion bei Siewert [37]), wird für die statistische Darstellung der Ergebnisse operativer Krebstherapie sowohl die 30- und 90-Tage-Letalität als auch die Häufigkeit postoperativer Todesfälle entsprechend der obigen Definition empfohlen.

A 22 Untersuchungsmaterial Primärtumor

Sog. totale Biopsien im Sinne von Exzisionsbiopsien oder Polypektomien gelten als *„Tumorresektat"*.

„Tumorteile" bedeutet partielle Entfernung von Gewebe des Primärtumors ohne Entfernung von Organteilen, z. B. durch Abtragung mit der Schlinge oder mit dem Laser zur Beseitigung von Stenosen.

Der nachfolgende Abschnitt A. (Histologischer Typ und Grading) wird gestrichen, wenn weder vom Primärtumor noch von regionären Lymphknoten noch von Fernmetastasen Material zur histologischen oder zytologischen Untersuchung gelangte.

Wenn ein Tumorresektat nicht untersucht werden konnte (Kürzel K, Z, B oder T dieses Items), sind in den Abschnitten B.– D. alle Angaben über den Primärtumor zu streichen. Ausgenommen sind nur die relativ seltenen Fälle, bei denen durch Biopsien aus entsprechenden Stellen die höchste pT-Kategorie mikroskopisch bestätigt werden kann (z. B., wenn bei einem Rektumkarzinom durch eine zystoskopische Biopsie Tumorinfiltration der Harnblase nachgewiesen wird); in solchen Fällen kann die Ausbreitung des Primärtumors bzw. pT eingetragen werden.

A 23 Histologischer Tumortyp

Der histologische Typ des Tumors ist nach dem Morphology Code der ICD-O, 2. Aufl. 1990 [35] zu verschlüsseln. Der Tumor-Histologie-Schlüssel (ICD-O-DA) aus dem Jahre 1978 [27] sollte nicht verwendet werden, da sich in der neuen Auflage der ICD-O zahlreiche Notationen geändert haben. Eine neue Auflage dieses Schlüssels ist im Springer-Verlag in Vorbereitung [17].

Grundlage der Bestimmung des histologischen Typs ist die von der WHO herausgegebene „Internationale histologische Klassifikation der Tumoren" (sog. blaue Bücher) [64] (1. Aufl. 1967 ff., 2. Aufl. 1981 ff.). (Die jeweiligen Bände werden in den organspezifischen Texten zitiert.)

Bei den einzelnen Bögen werden die jeweils nach der WHO-Klassifikation vorgesehenen histologischen Typen mit ihren ICD-O-Codenummern aufgelistet. Falls erforderlich, werden dort erläuternde Bemerkungen zur Abgrenzung beigefügt. Sofern sich durch die weitere Entwicklung neue zusätzliche Entitäten ergeben haben, werden diese mit entsprechenden kurzen Definitionen und Literatur angeführt. Dies betrifft vor allem jene Organe, die in der 2. Auflage der WHO-Klassifikation noch nicht berücksichtigt sind.

Für Tumortypen, die in der ICD-O keine eigene Codenummer haben, wird in der jeweiligen S-Anweisung eine der freien Codenummern vorgeschlagen und angeführt. Diese sind nachstehend aufgelistet.

Histologischer Tumortyp	ICD-O-Code Nr.
Mund, Kiefer, Gesicht	
Polymorphes Low-grade-Adenokarzinom (terminales duktales Adenokarzinom)	8507/3
Magen	
Parietalzellkarzinom	8213/3
Hepatoides Karzinom	8214/3
Analkanal	
Plattenepithelkarzinom mit muzinösen Mikrozysten	8084/3
Adenokarzinom der Analdrüsen	8212/3
Leber	
Sklerosierendes hepatozelluläres Karzinom (HCC)	8172/3
Spindelzelliges HCC	8173/3
Klarzelliges HCC	8174/3
Riesenzelliges HCC	8175/3
Pankreas	
Intraduktales papillär-muzinöses Karzinom	8482/3
Azinäres Zystadenokarzinom	8551/3
Knochen	
Konventionelles zentrales Osteosarkom	9186/3
Intraossäres gut differenziertes („Low-grade")Osteosarkom	9187/3
Parossales (juxtakortikales) Osteosarkom	9192/3
Periossales Osteosarkom	9193/3
Hochmalignes („High-grade") Oberflächen-Osteosarkom	9194/3
Intrakortikales Osteosarkom	9195/3
Entdifferenziertes Chondrosarkom	9242/3
Klarzell-Chondrosarkom	9243/3
Chondroides Chordom	9371/3

Histologischer Tumortyp	ICD-O-Code Nr.
Entdifferenziertes Chordom	9372/3
Undifferenziertes Sarkom	8805/3
Weichteile	
Maligner Riesenzelltumor der Sehnenscheiden	9252/3
Maligner peripherer Nervenscheidentumor (MPNST) mit glandulärer Differenzierung	9544/3
Epitheloider MPNST	9542/3
Extraskelettales Chondrosarkom, gut differenziert	9222/3
Extraskelettales Chondrosarkom, entdifferenziert	9242/3
Desmoplastischer kleinzelliger Tumor der Kinder und Jugendlichen	8806/3
Haut	
Plattenepithelkarzinom mit Hornbildung, in situ	8078/2
Plattenepithelkarzinom mit Hornbildung, invasiv	8078/3
Pigmentiertes Basalzellkarzinom	8097/3
Sklerosierendes Karzinom der Ausführungsgänge der Schweißdrüsen	8411/3
Malignes noduläres Hidradenom	8412/3
Ekkrines Adenokarzinom	8413/3
Muzinöses ekkrines Adenokarzinom	8414/3
Adenoid-zystisches ekkrines Karzinom	8415/3
Mamma	
Atypisches medulläres Karzinom	8513/3
Zystisches hypersekretorisches Karzinom mit Invasion	8474/3
Karzinom mit osteoklastenähnlichen Riesenzellen	8035/3
Karzinom mit endokriner Differenzierung	8249/3
Vulva	
Plattenepithelkarzinom mit Tumorriesenzellen	8079/3
Warziges (kondylomatöses) Plattenepithelkarzinom	8054/3
Vagina	
Warziges (kondylomatöses) Plattenepithelkarzinom	8054/3
Endozervikales muzinöses Adenokarzinom	8148/3
Adenoma malignum (Minimal-deviation-Adenokarzinom)	8149/3
Zervix	
Warziges (kondylomatöses) Plattenepithelkarzinom	8054/3
Endozervikales muzinöses Adenokarzinom	8148/3
Adenoma malignum (Minimal-deviation-Adenokarzinom)	8149/3

Histologischer Tumortyp	ICD-O-Code Nr.
Glaszellkarzinom („glassy cell carcinoma")	8316/3
Corpus uteri	
Sekretorisches Adenokarzinom	8317/3
Flimmerzell-Adenokarzinom	8318/3
Glaszellkarzinom („glassy cell carcinoma")	8316/3
Ovar	
Oberflächenpapillom von Borderline-Malignität	8463/3
Penis	
Nicht-invasives verruköses Karzinom	8051/2
Hoden	
Germinales Carcinoma in situ	9064/2
Niere	
Duct-Bellini-Karzinom	8319/3
Hirn	
Zellreiches Ependymom	9395/3
Klarzelliges Ependymom	9396/3
Gemischtes Subependym-Ependymom	9385/3
Anaplastisches (malignes) Oligoastrozytom	9386/3
Andere gemischte Gliome	9387/3
Melanotisches Medulloblastom	9474/3
Maligner peripherer Nervenscheidentumor (MPNST), epitheloid	9542/3
MPNST mit divergenter mesenchymaler und/oder epithelialer Differenzierung	9543/3
Undifferenziertes Sarkom	8805/3

Histologische Diagnosen, die in der Auflistung nicht aufscheinen, also weder in der WHO-Klassifikation vorgesehen noch zwischenzeitlich als neue Entitäten akzeptiert worden sind, sollten nur ausnahmsweise (mit spezieller Begründung) verwendet werden.

Nach den Empfehlungen der WHO wird ein Tumor, auch wenn er verschiedene unterschiedliche Strukturen enthält, in der Regel mit *einer* Code-Nummer verschlüsselt. Ausnahmen hiervon gibt es derzeit nur beim Lungen-, Prostata- und Mammakarzinom; dort ist für diese Fälle ein Mehrfachfeld vorgesehen.

Bei manchen Organen kommen relativ häufig Tumoren mit unterschiedlichen histologischen Strukturen vor (z. B. Lunge, Hoden), für die aber von der WHO nur *eine* Code-Nummer vorgesehen ist. In solchen Fällen werden die verschiedenen histologischen Komponenten im Abschnitt III. C. erfaßt. Bei uniform strukturierten Tumoren (nur eine Komponente) bleiben diese Felder frei.

Tumoren ohne histologische oder zytologische Bestätigung werden mit 9990/3 (Primärtumor) oder 9990/6 (Fernmetastasen) verschlüsselt.

Konsultationen hinsichtlich der histologischen Klassifikation sollen als Maßnahme der Qualitätssicherung dokumentiert werden [7]. Als „Register" sind nicht nur die pathologischen Register der Deutschen Gesellschaft für Pathologie, sondern auch im Ausland etablierte pathologische Register [wie z. B. das am AFIP (Armed Forces Institute of Pathology) oder das Schweizer Knochentumorregister am Pathologischen Institut der Universität Basel] zu verstehen.

Die Notationen R, A oder B treffen zu, wenn der histologische Tumortyp, der unter III. A. eingetragen ist, durch eine oder mehrere andere Institutionen bestätigt wurde. „Nein" ist zu verschlüsseln, wenn Präparate nicht an eine andere Institution gesandt wurden, und in den seltenen Fällen, in denen andernorts eine abweichende Diagnose gestellt, diese aber nicht übernommen wurde.

A 24 Grading

Der Befund des histopathologischen Gradings des Tumors soll nach den Empfehlungen der WHO [64] und der UICC [46, 47] erfaßt werden. Der Differenzierungsgrad wird nicht bestimmt bei Hoden und malignem Melanom von Haut und Bindehaut.

Bei Vorliegen unterschiedlicher Differenzierungsgrade ist entsprechend den Empfehlungen von WHO und UICC der jeweils ungünstigste Differenzierungsgrad für die Einordnung maßgebend.

Bei manchen Organen ist eine Unterscheidung zwischen G3 und G4 nicht vorgesehen, in diesen Fällen ist G3–4 mit „high grade" (H) zu verschlüsseln. Bei manchen Organen ist wahlweise ein Grading in 4 Stufen (G1 bis 4) oder in 2 Stufen („low" und „high grade") vorgesehen.

A 25 pTNM-Klassifikation

Für die pTNM-Klassifikation sind folgende Stellen vorgesehen:

Parameter	Stellen	Verschlüsselungsanweisung
Vorbehandlung[a]	1	Befunderhebung nach Vorbehandlung (Radio- und/oder Chemotherapie) nein ... ./. (Feld bleibt leer) ja ... y
pT-Kategorie	1–4	Entsprechend den Definitionen der pTNM-Klassifikation (einschl. deren weiterer Ramifikation)
Multiplizität (m)[b]	1	Finden sich gleichzeitig im erkrankten Organ multiple Primärtumoren? (vgl. dazu A4) nein ... ./. (Feld bleibt leer) ja ... (m) oder Zahl der Tumoren
pN-Kategorie	1–3	Entsprechend den Definitionen der pTNM-Klassifikation (einschließlich deren weiterer Ramifikation)
pM-Kategorie	1–3	Entsprechend den Definitionen der pTNM-Klassifikation (einschl. deren weiterer Ramifikation)

[a] Das y-Symbol ist in die TNM-Formel einzutragen, wenn die Klassifikation während oder nach initialer multimodaler Therapie erfolgt. Wird die Klassifikation vor Therapiebeginn vorgenommen, wird die Stelle nicht ausgefüllt.

[b] Als *multiple simultane Primärtumoren* eines Organs gelten nur makroskopisch erkennbar voneinander getrennte Läsionen. Nur histologisch zu erkennende zusätzliche getrennte Tumorherde neben einem makroskopisch sichtbaren Tumor werden nicht als multiple Primärtumoren klassifiziert, sondern als sog. Satelliten unter sonstigen histologischen Befunden dokumentiert (außer bei Mammakarzinomen, wo dieser Befund eine fakultative Zusatzbezeichnung zu pT darstellt).

In der 4. Auflage der pTNM-Klassifikation gibt es teils 1stellige, teils 2stellige, bei der Mamma auch 3stellige [1, 2, 3, ... oder 1a, 1b, 1c, ... oder 1a(i), 1a(ii), 1a(iii), 1a(iv), ..], bei der Cervix uteri sogar 4stellige Unterteilungen. Beispiel: 1a 1(i), 1a 1(ii).

Für die pN-Klassifikation ist im TNM Supplement 1993 [50] fakultativ eine Kennzeichnung jener Fälle vorgesehen, bei denen ausschließlich Mikrometastasen (nicht größer als 2 mm) vorliegen; dabei soll der pN-Klassifikation der Zusatz (mi) zugefügt werden.

Auch bei der pM-Klassifikation ist diese fakultative Erweiterung vorgesehen. Fälle mit ausschließlichen Mikrometastasen (nicht größer als 2 mm) werden durch den Zusatz (mi), Fälle mit ausschließlich isolierten Tumorzellen in Knochenmark oder inneren Organen durch den Zusatz (i) gekennzeichnet.

Die pTNM-Kategorien sind stets *linksbündig* einzutragen. Es ist darauf zu achten, daß nur dann eine pTNM-Klassifikation vorgenommen wird, wenn die hierfür erforderlichen Voraussetzungen erfüllt sind. Diese sind für pM definiert als mikroskopische, d. h. histologische oder zytologische Untersuchung. Für pT und pN liegen bei der Mamma[3] eindeutige Formulie-

---

[3] Bei Mammatumoren ist die pathologische Klassifikation des Primärtumors nicht möglich, wenn an den Resektionsrändern *makroskopisch* Tumorgewebe erkennbar ist. Ein Fall kann aber nach pT klassifiziert werden, wenn an den Resektionsrändern Tumorgewebe nur *histologisch* nachgewiesen wird. Die pathologische Klassifikation der regionären Lymphknoten ist möglich im Falle einer pathologischen Untersuchung wenigstens der unteren axillären Lymphknoten (Level I). Eine solche Resektion schließt üblicherweise 6 oder mehr Lymphknoten ein.

rungen vor; ansonsten gelten folgende allgemeine Regeln:
- Die *pathologische Beurteilung des Primärtumors* (pT) erfordert eine Resektion des Primärtumors oder Biopsien, die zur Bestimmung der höchsten pT-Kategorie adäquat sind.
- Die *pathologische Beurteilung der regionären Lymphknoten* (pN) erfordert die Entfernung von Lymphknoten in einem Ausmaß, das die Aussage über das Fehlen regionärer Lymphknotenmetastasen (pN0) verläßlich macht und andererseits zur Bestimmung der höchsten pN-Kategorie ausreicht.

Diese Regeln erlauben eine subjektive Auslegung. Um eine solche möglichst weitgehend auszuschließen, sind in den Verschlüsselungsanweisungen für die einzelnen organspezifischen Erhebungsbögen die diesbezüglichen Empfehlungen des TNM Supplements 1993 [50] angeführt.

Ein makroskopisch erkennbares, mehr als 3 mm großes Knötchen im Bindegewebe eines Lymphabflußgebietes ohne histologischen Anhalt für Reste eines Lymphknotens wird in der N-Kategorie als regionäre Lymphknotenmetastase klassifiziert. Derartige Tumorherde, die 3 mm oder kleiner sind, werden als Satelliten bezeichnet und in der T-Kategorie als diskontinuierliche Ausbreitung berücksichtigt.

A 26 Pathologisches Stadium

Zur Erleichterung der Stadiengruppierung sind dem Textteil der einzelnen Organtumoren Schemata beigefügt, in denen in übersichtlicher Weise aus den einzelnen pT-, pN- und pM-Befunden sowie fallweise anderen Parametern das Stadium bestimmt werden kann. In diese sind die im TNM Supplement 1993 [50] vorgeschlagenen Ramifikationen (s. S. 12) aufgenommen und durch Rasterung gekennzeichnet.

A 27 L- und V-Klassifikation

In der Revision 1992 der TNM-Klassifikation [47] wurde zur Beschreibung von lokoregionärer Lymphgefäß- und Veneninvasion eine L- und eine V-Klassifikation eingeführt (Lymphgefäß- oder Veneninvasion außerhalb des Primärtumors und seines regionären Lymphabflußgebietes gilt als Fernmetastasierung). Die hierbei vorgesehenen Kategorien sind wie folgt definiert:

L-Klassifikation

L 0 Keine Lymphgefäßinvasion
L 1 Lymphgefäßinvasion
L X Lymphgefäßinvasion kann nicht beurteilt werden

Anmerkung: Die Diagnose der Invasion kleiner Lymphgefäße erfordert den Nachweis von Tumorzellen (einzeln oder in Gruppen) innerhalb von zweifelsfrei endothelausgekleideten Hohlräumen. Hohlräume um Tumorzellnester, die durch Schrumpfung bei der Einbettung verursacht sind, dürfen nicht mit Lymphgefäßinvasion verwechselt werden [13, 20].

V-Klassifikation

V 0 Keine Veneninvasion
V 1 Mikroskopische Veneninvasion
V 2 Makroskopische Veneninvasion
V X Veneninvasion kann nicht beurteilt werden

Anmerkung: Makroskopischer Befall der Venenwand ohne Tumor innerhalb der Venenlichtung wird als V 2 klassifiziert.

Diese Definitionen der V-Klassifikation werden beim malignen Melanom der Uvea *nicht* angewandt; vielmehr gilt bei diesem Tumor eine andere V-Klassifikation (s. S. 44.15). Beim Nierenkarzinom wird der makroskopische Befall von V. renalis und V. cava in der T- und pT-Klassifikation berücksichtigt. Die V-Klassifikation ist in diesem Fall nur insofern von Interesse, als sie der zusätzlichen Erfassung einer mikroskopischen Veneninvasion dient.

A 28 Tumorbiologische Spezialuntersuchungen

In den letzten Jahren wurden und werden zunehmend zur Klassifikation von Tumoren, zur Erfassung ihres biologischen Verhaltens und Ansprechens auf die Therapie und zur Beurteilung der Prognose Spezialuntersuchungen eingesetzt, die ihr Schwergewicht in der Charakterisierung der Tumorbiologie besitzen und die klassischen Parameter der histomorphologischen Tumorbeschreibung und der anatomischen Ausbreitung ergänzen sollen. So werden z. B. Tumormarker, tumorassoziierte Antigene, Ploidie, Zellkinetik und -proliferation, chromosomale Veränderungen, Molekulargenetik (Onkogene, Tumorsuppressorgene, Onkogenprodukte) u. a. untersucht. Die Bedeutung der Ergebnisse solcher Untersuchungen ist bis heute – abgesehen von Einzelfällen – für die klinische Onkologie noch ungeklärt [51]. Weitere diesbezügliche Untersuchungen sind erforderlich. Um aber jene Patienten, bei denen solche Untersuchungen vorgenommen wurden, identifizieren zu können, wird generell festgehalten, ob derartige tumorbiologische Untersuchungen vorgenommen wurden oder nicht.

A 29 Definitive R-Klassifikation

Die R-Klassifikation beschreibt den Tumorstatus nach erfolgter Therapie. Sie spiegelt das Ergebnis der Behandlung wider, beeinflußt maßgeblich das weitere therapeutische Handeln (postoperative Radio- und/oder Chemotherapie) und liefert entscheidende Aussagen zur Prognose [19, 25, 47].

Die R-Klassifikation bezieht sich sowohl auf den Primärtumor und das regionäre Lymphabflußgebiet (lokoregionäre Situation) als auch auf Fernmetastasen.

Die Klassifizierung nach chirurgischer Therapie kann nur im Zusammenwirken von Chirurg und Pathologe erfolgen. Sie wird sowohl hinsichtlich der lokoregionären Situation als auch evtl. Fernmetastasen in 2 Stufen durchgeführt. In der 1. Stufe (klinische R-

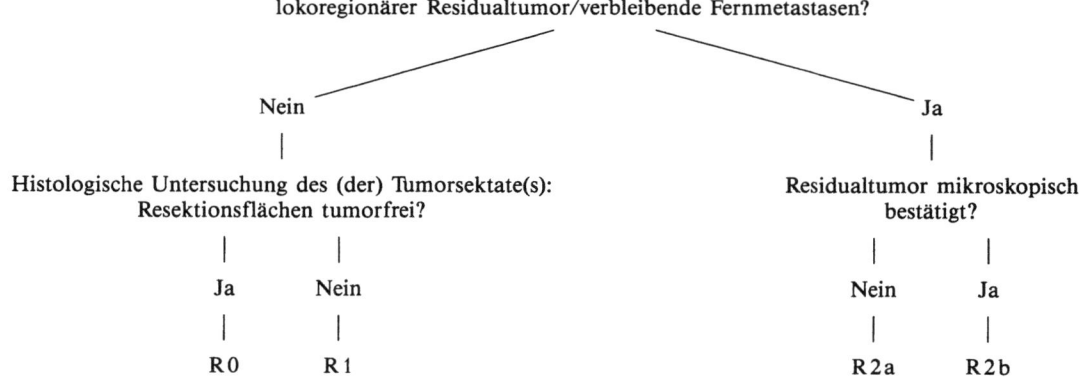

Abb. 2: Schematische Darstellung der Bestimmung der definitiven R-Klassifikation. (Diese wird in gleicher Weise für die lokoregionäre Situation wie für die Fernmetastasen vorgenommen. Die Unterteilung von R2 in R2a und R2b stellt eine Erweiterung der R-Klassifikation der UICC dar.)

Klassifikation) wird vom Kliniker festgestellt, ob nach Beendigung der Operation Residualtumor zurückgeblieben ist (A 18). Bei makroskopisch durch den Kliniker festgestelltem Residualtumor sollte – wann immer möglich – dieser durch Biopsie mikroskopisch (histologisch oder zytologisch) bestätigt werden. Wenn der Kliniker die Meinung vertritt, daß kein Residualtumor zurückgeblieben ist, muß dies in der 2. Stufe durch den Pathologen bestätigt werden (definitive R-Klassifikation). Grundlage hierfür ist die Untersuchung der Resektionsränder des (der) Operationspräparate(s). Aufgrund der histologischen Befunde an den Resektionsrändern und Resektionslinien erfolgt dann die endgültige Entscheidung, ob Residualtumor vorhanden ist oder nicht.

Die Bestimmung der R-Klassifikation ist schematisch in Abb. 2 dargestellt.

Ergeben sich bei der R-Klassifikation für die lokoregionäre Situation und für Fernmetastasen unterschiedliche Ergebnisse, so ist für die definitive R-Klassifikation die ungünstigere Situation maßgebend.

Lokoregionär	Fernmetastasen	Definitive R-Klassifikation
R0	R1	R1
R0	R2a	R2a
R0	R2b	R2b
R1	R0	R1
R1	R2a	R2a
R1	R2b	R2b
R2a	R0	R2a
R2a	R1	R2a
R2a	R2b	R2b
R2b	R0	R2b
R2b	R1	R2b
R2b	R2a	R2b

In Fällen, in denen dem Pathologen nach Abschluß seiner histologischen Untersuchungen am Tumorresektat die klinische R-Klassifikation (A 18) nicht bekannt ist, muß die definitive R-Klassifikation vom *Kliniker* unter Berücksichtigung der Ergebnisse der pathologischen Untersuchungen (insbesondere der Resektionsränder des Tumorresektates und evtl. entfernter Fernmetastasen sowie von Biopsien aus makroskopischem Residualtumor) vorgenommen werden.

A 30 Methodik der R-Klassifikation

Die Untersuchung von Resektionsrändern erfolgt konventionell durch histologische Einbettung einiger entweder durch den Chirurgen markierter auffälliger Stellen und/oder einiger bei der pathologischen Bearbeitung des Resektates verdächtiger Bezirke.

Neben diesen konventionellen Methoden sind in den letzten Jahren aufwendigere Methoden der Bestimmung von „minimal residual disease" angegeben worden, wie z. B. die zytologische Untersuchung von Abstrichpräparaten von Resektionsflächen. Spezialmethoden wurden auch zur Bestimmung von minimalem Residualtumor in Fernorganen empfohlen, z. B. Peritoneallavage und zytologische Untersuchung zum Nachweis von makroskopisch nicht erkennbaren Peritonealmetastasen oder Nachweis isolierter Tumorzellen im Knochenmark oder anderen Organen durch Immunhistologie oder durch molekularpathologische Methoden wie Polymerasekettenreaktion (PCR).

Die Ergebnisse einer R-Klassifikation, die auch solche anspruchsvollen Methoden anwendet, sind natürlich nicht mit denen einer konventionellen R-Klassifikation zu vergleichen. Daher ist die angewandte Methodik der R-Klassifikation durch die Notationen K („konventionell") oder S („sophisticated") näher zu kennzeichnen [25].

Literatur

[1] American Joint Committee (AJC) on Cancer Staging and End Results Reporting (1977, 1978) Manual for staging of cancer. 1st printing 1977, revised and reprinted 1978. AJC, Chicago

[2] American Joint Committee on Cancer (AJCC) (1983) Beahrs OH, Myers MH (eds) Manual for staging of cancer. 2nd ed. Lippincott, Philadelphia

[3] American Joint Committee on Cancer (AJCC) (1988) Beahrs OH, Henson DE, Hutter RVP, Myers MH (eds) Manual for staging of cancer. 3rd ed. Lippincott, Philadelphia

[4] American Joint Committee on Cancer (AJCC) (1992) Beahrs OH, Henson DE, Hutter RVP, Kennedy JB (eds) Manual for staging of cancer. 4th ed. Lippincott, Philadelphia

[5] Armed Forces Institute of Pathology (1957 ff) Atlas of tumor pathology. First series 1957 ff, second series 1966 ff, third series 1991 ff. AFIP, Washington DC

[6] Billroth T (1869) Chirurgische Erfahrungen. Zürich. 1860–1867. Vorwort. Langenbecks Arch Chir 10:1–13

[7] Bozzo P (1991) Implementing quality assurance. ASCP Press, Chicago

[8] Deutsches Institut für medizinische Dokumentation und Information – DIMDI (Hrsg.): Operationsschlüssel nach § 301 SGB V – Internationale Klassifikation der Prozeduren in der Medizin. Version 1.0 vom 14. Okt. 1994. Blackwell Wissenschafts-Verlag, Berlin 1994. (Enthalten in Kolodzig, Ch, Thurmayr R, Diekmann F, Raskop AM: ICPM – Internationale Klassifikation der Prozeduren in der Medizin, Deutsche Fassung Version 1.1. Blackwell Wissenschafts-Verlag, Berlin 1994)

[9] Deutschsprachiger TNM-Ausschuß (1970) Wagner G (Hrsg) Die Klassifizierung der malignen Tumoren nach dem TNM-System (Nicht im Handel erschienen.)

[10] Dudeck J, Wagner G, Grundmann E, Hermanek P (Hrsg) (1994) Basisdokumentation für Tumorkranke. 4. Aufl. Springer, Berlin Heidelberg New York Tokyo

[11] Dukes CE (1930) The spread of cancer of the rectum. Brit J Surg 17:643–644

[12] Feigl P, Breslow NE, Laszlo J, Priore RL, Taylor WF (1981) U.S. centralized cancer patient data system for uniform communication among cancer centers. J Nat Cancer Inst 67:1017–1024

[13] Fielding LP, Arsenault PA, Chapuis PH, Dent O, Gatright B, Hardcastle JD, Hermanek P, et al. (1991) Clinicopathological staging for colorectal cancer: An International Documentation System (IDS) and an International Comprehensive Anatomical Terminology (ICAT). J Gastroenterol Hepatol 6:325–344

[14] Fielding LP, Fenoglio-Preiser CM, Freedman LS (1992) The future of prognostic factors in outcome prediction for patients with cancer. Cancer 70:2367–2377

[15] FIGO (1992) Annual report on the results of treatment in gynecological cancer, vol. 21. Statements of results obtained in patients 1982 to 1986, inclusive 3- and 5-year survival up to 1990. (Pettersson F, ed). Annual report, Editorial office, Stockholm

[16] Flesch R, Hoferichter S (1986) Nachsorge nach Krebsoperationen. In: Gall FP, Hermanek P, Tonak J (Hrsg) Chirurgische Onkologie. Springer, Berlin Heidelberg New York Tokyo

[17] Grundmann E, Hermanek P, Wagner G (Hrsg) (1996) Tumor-Histologieschlüssel. International Classification of Diseases for Oncology, 2nd ed. Deutsche Ausgabe, Morphologieteil (ICD-O-DA, 2. Aufl) Springer, Berlin Heidelberg New York Tokyo (im Druck)

[18] Henson DE (1992) Future directives for the American Joint Committee on Cancer. Cancer 69:1639–1644

[19] Hermanek P (1987) Prognostic value of the TNM system. In: Lapis K, Eckhardt S (eds) Lectures and symposia of the 14th international cancer congress, vol. 3. Akadémiai Kiado, Budapest, pp 135–140

[20] Hermanek P (1990) Malignant polyps – Pathological factors governing clinical management. Curr Top Pathol 81, 277–293

[21] Hermanek P, Altendorf A (1986) Statistik der Therapieergebnisse. In: Gall FP, Hermanek P, Tonak J (Hrsg) Chirurgische Onkologie. Histologie und stadiengerechte Therapie maligner Tumoren. Springer, Berlin Heidelberg New York Tokyo

[22] Hermanek P, Gall FP (1979) Grundlagen der klinischen Onkologie. Kompendium der klinischen Tumorpathologie, Bd 1. Witzstrock, Baden-Baden Köln New York

[23] Hermanek P, Hutter RVP, Sobin LH (1990) Prognostic grouping: the next step in tumor classification. J Cancer Res Clin Oncol 116:513–516

[24] Hermanek P, Wagner G (1991) Weiterentwicklung der Tumordokumentation. GBK-Fortbildung aktuell 59:81–83

[25] Hermanek P, Wittekind Ch (1994) Seminar: The pathologist and the residual tumor (R) classification. Pathol Res Pract 190:115–123

[26] Heyman J (ed) (1938) Atlas illustrating the division of cancer of the uterine cervix into four stages. League of Nations Health Organisation, Geneva

[27] Jacob W, Scheida D, Wingert F (Hrsg) (1978) Tumor-Histologie-Schlüssel (ICD-O-DA) International classification of diseases for oncology, Deutsche Ausgabe. Springer, Berlin Heidelberg New York

[28] Jensen OM, Parkin DM, MacLennan R, Muir CS, Skeet RG (1991) Cancer registration: Principles and methods. IARC Scientific Publications No 95. International Agency for Research on Cancer, Lyon

[29] Karnofsky D, Abelman WH, Craver LF (1948) The use of nitrogen mustards in the palliative treatment of carcinoma (with particular reference to bronchogenic carcinoma). Cancer 1:634–656

[30] League of Nations Health Organisation (1937) Heyman J (ed) Annual report on the results of radiotherapy in cancer of the uterine cervix, 1st vol. Statements of results obtained in 1930 and previous years. League of Nations Publications, Geneva. Official No. C.H. 1225

[31] Lorenz W, Dick W, Junginger Th, Ohmann Ch, Doenicke A, Rothmund M (1987) Biomedizinische und klinimetrische Ansätze in der Ursachenforschung beim postoperativen Risiko: Erstellung einer deutschen ASA-Klassifikation (Kongreßbericht 1987) Langenbecks Arch Chir 372: 199–209

[32] Menke H, John KD, Klein A, Lorenz W, Junginger Th (1992) Präoperative Risikoeinschätzung mit der ASA-Klassifikation. Chirurg 63:1029–1034

[33] Mikuta JJ (1993) International Federation of Gynecology and Obstetrics staging of endometrial cancer 1988. Cancer 71:1460–1463

[34] Percy CL, Berg JW, Thomas LB (eds) (1968) Manual of tumor nomenclature and coding. American Cancer Society

[35] Percy C, Holten V van, Muir C (eds) (1990) ICD-O. International classification of diseases for oncology, 2nd edn. World Health Organization, Geneva

[36] Scott WG (ed) (1972) Conference on planning for cancer centers (National cancer act of 1971). Cancer 29:829–923

[37] Siewert JR (1992) Diskussionsforum: Beschreibung des postoperativen Verlaufs. Welche Angaben sind notwendig? Mortalität oder Letalität, während des Klinikaufenthaltes, innerhalb von 30 bzw. 90 Tagen? Langenbecks Arch Chir 377:378–384

[38] UICC (1965) Illustrated tumor nomenclature. Springer, Berlin Heidelberg New York

[39] UICC (1968, 1974) TNM classification of malignant tumours. 1st edn. 1968, 2nd edn. 1974. UICC, Geneva

[40] UICC (1970, 1976) TNM-Klassifizierung der malignen Tumoren und allgemeine Regeln zur Anwendung des TNM-Systems. 1. Aufl 1970, 2. Aufl 1976 Springer, Berlin Heidelberg New York

[41] UICC (1978, 1982) TNM classification of malignant tumours (Harmer, MH, ed) 3rd edn. 1978, enlarged and revised 1982

[42] UICC (1979) TNM-Klassifikation der malignen Tumoren. 3. Aufl. (Spiessl B, Scheibe O, Wagner G, Hrsg). Springer, Berlin Heidelberg New York
[43] UICC (1982) TNM Atlas. Illustrated guide to the classification of malignant tumours. (Spiessl B, Scheibe O, Wagner G, eds) Springer, Berlin Heidelberg New York
[44] UICC (1985) TNM Atlas. Illustrated guide to the TNM/pTNM classification of malignant tumours, 2nd edn. (Spiessl B, Hermanek P, Scheibe O, Wagner G, eds) Springer, Berlin Heidelberg New York Tokyo
[45] UICC (1985) TNM-Atlas. Illustrierter Leitfaden zur TNM/pTNM-Klassifikation maligner Tumoren (Spiessl B, Hermanek P, Scheibe O, Wagner G, Hrsg) Springer, Berlin Heidelberg New York Tokyo
[46] UICC (1987, 1992) TNM classification of malignant tumours, 4th edn. 1987, 4th edn., 2nd revision 1992 (Hermanek P, Sobin LH, eds) Springer, Berlin Heidelberg New York Tokyo
[47] UICC (1987, 1993) TNM-Klassifikation maligner Tumoren. (Hermanek P, Scheibe O, Spiessl B, Wagner G, Hrsg) 4. Aufl. 1987, 4. Aufl., 2. Revision 1992. Springer, Berlin-Heidelberg-New York-Tokyo
[48] UICC (1989, 1992) TNM Atlas. Illustrated guide to the TNM/pTNM classification of malignant tumours. 3rd edn. 1989, 3rd edn., 2nd revision 1992 (Spiessl B, Beahrs OH, Hermanek P, Hutter RVP, Scheibe O, Sobin LH, Wagner G, eds) Springer, Berlin Heidelberg New York Tokyo
[49] UICC (1990, 1993) TNM-Atlas. Illustrierter Leitfaden zur TNM/pTNM-Klassifikation maligner Tumoren. 2. Aufl. 1990, 3. Aufl. 1993 (Spiessl B, Beahrs OH, Hermanek P, Hutter RVP, Scheibe O, Sobin LH, Wagner G, Hrsg) Springer, Berlin Heidelberg New York Tokyo
[50] UICC (1993) TNM Supplement 1993. A commentary on uniform use (Hermanek P, Henson DE, Hutter RVP, Sobin LH, eds) Springer, Berlin-Heidelberg-New York-Tokyo
[51] UICC (1995) Prognostic factors in cancer (Hermanek P, Gospodarowicz MK, Henson DE, Hutter RVP, Sobin LH, eds) Springer, Berlin Heidelberg New York Tokyo
[52] UICC-CICA (1978) Guidelines for developing a comprehensive cancer centre. UICC, Geneva
[53] UICC-CICA (1977, 1978) International cancer patient data exchange project – data manual. UICC, Geneva 1977; 2nd edn., Geneva 1978
[54] Wagner G (1963) Zum Problem der Bildung einer einheitlichen deutschen Bevölkerungsnummer. ADL-Nachrichten 27:411–414
[55] Wagner G (1973) Das CIOMS-Projekt zur internationalen Standardisierung der medizinischen Terminologie. In: Lange H-J, Wagner G (Hrsg) Computerunterstützte ärztliche Diagnostik. Schattauer, Stuttgart, S 129–133
[56] Wagner G (Hrsg) (1974, 1979, 1988) Tumor-Lokalisationsschlüssel. 1. Aufl 1974, 2. Aufl 1979, 3. Aufl 1988. Springer, Berlin Heidelberg New York
[57] Wagner G (Hrsg) (1978, 1980) Basisdokumentation für Tumorkranke. 1. Aufl 1978, 2. Aufl 1980. Deutsches Krebsforschungszentrum, Heidelberg
[58] Wagner G (1979) Basic data set collection programs for cancer patients. In: Grundmann E, Cole JW (eds) Cancer centers. Interdisciplinary cancer care and cancer epidemiology. Cancer campaign, vol 3. Fischer, Stuttgart-New York, pp 45–56
[59] Wagner G (Hrsg) (1991, 1993) Tumorlokalisationsschlüssel. International classification of diseases for oncology, ICD-O, 2. Aufl, Topographischer Teil. 4. Aufl 1991, 5. Aufl 1993. Springer, Berlin Heidelberg New York Tokyo
[60] Wagner G, Grundmann E (Hrsg) (1983) Basisdokumentation für Tumorkranke. Prinzipien und Verschlüsselungsanweisungen für Klinik und Praxis, 3. Aufl Springer, Berlin Heidelberg New York
[61] Wagner G, Stutzer G (1963) Über die Selektivität der sog. I-Zahl im „Allgemeinen Krankenblattkopf" und die Brauchbarkeit ihrer einzelnen Komponenten. Meth Inform Med 2:148–155
[62] WHO (1976) Handbook for standardized cancer registries. World Health Organization, Geneva
[63] WHO (1976) ICD-O International classification of diseases for oncology, 1st edn. World Health Organization, Geneva
[64] WHO (1967 ff) International histological classification of tumours. 1st edn, vol 1–25 (1967–1981). WHO, Geneva. 2nd edn, vol 1 and 2 (1981) WHO, Geneva; further volumes (1988 ff) Springer, Berlin Heidelberg New York Tokyo

SPEZIELLER TEIL

I. Patienten-Stammblatt und Zusatzbogen für Daten an bevölkerungsbezogene Register

Patienten-Stammblatt

Das Patienten-Stammblatt enthält die Daten und Informationen, die für die Identifikation des Patienten und seines Tumors (Personalien) sowie für die Kommunikation mit den an der Behandlung des Patienten beteiligten Kliniken und Ärzten (organisatorische Daten) benötigt werden. Es soll beim ersten Kontakt mit dem Patienten im Aufnahmebüro oder – wenn das nicht möglich ist – auf der Station oder in den Ambulanzen ausgefüllt werden.

Der *Kopfteil* des Stammblatts entspricht – mit Ausnahme des zusätzlich aufgeführten Aufnahmedatums – denjenigen aller organspezifischen Dokumentationsbögen. Die bei einigen Sachverhalten in Klammern nachgesetzten Notationen [z. B. (A 1)] sind Verweise auf die entsprechenden Allgemeinen Verschlüsselungsanweisungen im Einleitungstext. Das Stammblatt trägt die bereits vorgedruckte Kenn-Nr. „01".

Die im Kopfteil vorgesehenen Identifikationsmerkmale werden im *Abschnitt A* um weitere Angaben zur Person des Patienten und seiner Anschrift ergänzt. Der *Abschnitt B* enthält aus organisatorischen Gründen interessierende Informationen wie Namen und Anschriften der mitbehandelnden Kliniken und Ärzte. Alle diese Angaben werden erfragt, aber nicht verkodet, ausgenommen die beiden halbfett herausgehobenen Sachverhalte „Nachsorgepaß-Nummer" und „„Zusätzliche Tumorregistrationsdaten". Diese Felder stehen zur fakultativen Benutzung zur Verfügung. Sie sind für jene Tumorzentren bzw. onkologischen Arbeitskreise gedacht, die neben der Identifikation der Patienten eine spezielle Identifikation der einzelnen Organtumoren durchführen (z. B. die Lokalisation bzw. Entität durch einen 2stelligen Schlüssel und den betreffenden Tumor durch eine laufende 4stellige Nummer kennzeichnen) bzw. die weitere Nachbehandlung des Patienten in einem Nachsorgepaß erfassen. Für beide Items lassen sich keine generell gültigen Codes vorgeben; die Vergabe geeigneter Notationen muß daher in das Ermessen der behandelnden Klinik gestellt werden. Beide Merkmale können auch erst im weiteren Behandlungsverlauf bzw. bei Entlassung des Patienten dokumentiert werden.

Schließlich ist auf dem Formular Platz für die Erfassung von jeweils bis zu 3 mit- bzw. nachbehandelnden Kliniken und niedergelassenen Ärzten vorgesehen.

Zur fakultativen Dokumentation der Sachverhalte, die an bevölkerungsbezogene Register weitergegeben werden, wird anschließend an das Stammblatt ein *Zusatzbogen* abgedruckt.

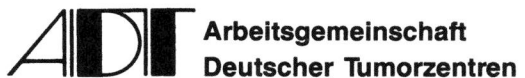 **Arbeitsgemeinschaft Deutscher Tumorzentren**

Patienten-Stammblatt

Feld	Pos.
Kenn-Nr. (A1)	0 1 — 2
Klinik-Nr. u. Fachrichtung (A2)	9
Patientenidentifikation (A3)	16
Geburtsdatum (Tag, Mon., Jahr)	22
Geschlecht (M = Männlich, W = Weiblich)	23
Tumoridentifikations-Nr. (A4)	24
Aufnahmedatum (Tag, Mon., Jahr)	30

A. Personalien des Patienten

Name/Vorname _____

Geburtsname _____

Geburtsort _____

Familienstand _____

Anschrift Straße _____

    PLZ/Wohnort |_|_|_|_|_| _____

    Telefon _____

Nächster Angehöriger (Anschrift) _____

_____

B. Organisatorische Daten

Nachsorgepaß-Nummer	36
Zusätzliche Tumorregistrationsdaten	42

Mitbehandelnde Kliniken

    Name _____

1. Straße _____

    PLZ/Ort |_|_|_|_|_| _____

    Name _____

2. Straße _____

    PLZ/Ort |_|_|_|_|_| _____

    Name _____

3. Straße _____

    PLZ/Ort |_|_|_|_|_| _____

Mitbehandelnde niedergelassene Ärzte

    Name _____

1. Straße _____

    PLZ/Ort |_|_|_|_|_| _____

    Name _____

2. Straße _____

    PLZ/Ort |_|_|_|_|_| _____

    Name _____

3. Straße _____

    PLZ/Ort |_|_|_|_|_| _____

Wagner/Hermanek: Organspezifische Tumordokumentation © Springer-Verlag 1995

Zusatzbogen für Daten an bevölkerungsbezogene Register

Der Zusatzbogen enthält eine Reihe von Merkmalen, die weder in der Basisdokumentation noch in der Organspezifischen Tumordokumentation erfaßt werden, die aber laut Krebsregistergesetz vom 4. Nov. 1994 in den bevölkerungsbezogenen Krebsregistern dokumentiert werden sollen. Diese Sachverhalte betreffen die Raucher- und Berufsanamnese, den Verdacht auf Berufsbedingtheit der vorliegenden Krebserkrankung, Art und Dauer der verdächtigten beruflichen Exposition, das Vorliegen von Krebserkrankungen bei Blutsverwandten sowie bei Frauen die Anzahl der Geburten.

Im Interesse einer guten zukünftigen Zusammenarbeit zwischen klinischen und bevölkerungsbezogenen (epidemiologischen) Krebsregistern wird empfohlen, diese Daten auf dem Zusatzbogen zu erfassen und nach Festlegung der örtlichen Regeln für die Übermittlung an das regional zuständige epidemiologische Register weiterzuleiten.

Der Kopfteil des Zusatzbogens unterscheidet sich von dem des Stammblattes nur durch die bereits vorgedruckte Kenn-Nummer „02".

Der Merkmalsteil beginnt für weibliche Patienten mit der Frage nach der *Anzahl der Geburten,* die nach Lebendgeburten, Totgeburten und Fehlgeburten differenziert erfaßt werden sollen.

Die *Raucheranamnese* differenziert nur grob nach Nichtrauchern, Exrauchern und Rauchern. Nähere Angaben zu Art, Umfang und Dauer des Rauchens werden nur im Klartext erfaßt. Das gleiche gilt für die *Berufsanamnese* und die Frage nach der *beruflichen Exposition.*

Krebserkrankungen bei Blutsverwandten werden in 5 Gruppen des Verwandtschaftsgrades vermerkt; innerhalb dieser Gruppen soll die Anzahl der an Krebs Erkrankten angegeben werden.

Die Ausfüllung des Zusatzbogens ist fakultativ.

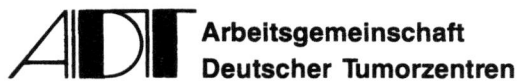 **Arbeitsgemeinschaft Deutscher Tumorzentren**

Zusatzbogen für Daten an bevölkerungsbezogene Register

Kenn-Nr. (A1)	`0 2` 2
Klinik-Nr. u. Fachrichtung (A2)	9
Patientenidentifikation (A3)	16
Geburtsdatum (Tag, Mon., Jahr)	22
Geschlecht (M = Männlich, W = Weiblich)	23
Tumoridentifikations-Nr. (A4)	24
Aufnahmedatum (Tag, Mon., Jahr)	30

Bei Frauen: Anzahl der Geburten (XX = F.A.)
(bei Männern Kästchen 31–34 streichen!)

Lebendgeburten		32
Totgeburten		33
Fehlgeburten		34

Raucheranamnese
N = Nie geraucht, E = Ex-Raucher, R = Raucher, X = Unbekannt   ☐ 35

Falls Ex-Raucher oder Raucher: Klartextangaben

Art des Rauchens _____

Umfang des Rauchens _____

Dauer des Rauchens _____

Berufsanamnese: Klartextangaben

Letzter Beruf _____

am längsten ausgeübter Beruf _____

Verdacht auf Krebserkrankung durch Berufsausübung
N = Nein, J = Ja, X = Unbekannt   ☐ 36

Falls Ja, Klartextangaben über verdächtige **berufliche Exposition**

Art _____

Zeitlicher Beginn _____

Dauer _____

Krebserkrankungen bei Blutsverwandten	N = Nein	J = Ja (Anzahl)	X = Unbekannt	
Großeltern	○	⊔	○	☐ 37
Eltern	○	⊔	○	☐ 38
Geschwister	○	⊔	○	☐ 39
Kinder	○	⊔	○	☐ 40
andere Blutsverwandte	○	⊔	○	☐ 41

Wagner/Hermanek: Organspezifische Tumordokumentation © Springer-Verlag 1995

II. Organspezifische Ersterhebungsbögen mit Speziellen Verschlüsselungsanweisungen (S-Anweisungen)

Alle die TNM-Klassifikation im speziellen Teil betreffenden Angaben beziehen sich auf:

UICC (1993) TNM-Klassifikation maligner Tumoren. 4. Aufl., 2. Revision 1992 (Hermanek P, Scheibe O, Spiessl B, Wagner G, Hrsg). Springer, Berlin Heidelberg New York Tokyo

10 – Malignome des Mundes, der Kiefer und des Gesichts

Die organspezifische Dokumentation „Malignome des Mundes, der Kiefer und des Gesichts" fußt auf den Erfahrungen des Deutsch-Österreichisch-Schweizerischen Arbeitskreises für Tumoren im Kiefer- und Gesichtsbereich (DÖSAK) [2, 3, 4], der 1988 mit einer erweiterten organspezifischen Tumordokumentation begann, die inzwischen von 58 Kliniken benutzt und in einem zentralen Tumorregister in Frankfurt (neuerdings in Gießen) bearbeitet und laufend ausgewertet wird.

Der folgende Erhebungsbogen wurde gemeinsam mit Priv.-Doz. Dr. Dr. H.-P. Howaldt erarbeitet und stellt zugleich die Version III des DÖSAK-Erhebungsbogens dar. Bei seiner Erstellung wurde stellenweise von der üblichen *formalen* Gestaltung der ADT-Bögen abgewichen (z. B. Änderungen in der Numerierung der Bögen und in der Reihenfolge der Items, Zeilen- statt Kästchennumierung, ausschließliche Verwendung numerischer Codes, reichlich Klartextangaben), um die eingelaufene Praxis der bisherigen DÖSAK-Dokumentation möglichst wenig zu verändern und damit die Weiterführung des zentralen Registers nicht zu gefährden. Gegenüber der bisherigen Fassung des DÖSAK-Bogens (II. Version) wurden aber alle inhaltlichen Änderungen berücksichtigt, die sich aus der zwischenzeitlichen Entwicklung von Klassifikation und Dokumentation ergeben. Hierdurch ist eine *inhaltliche* Übereinstimmung mit den übrigen Erhebungsbögen der „Organspezifischen Tumordokumentation" weitgehend gegeben. Nur in 2 Punkten sind inhaltliche Unterschiede zu verzeichnen:

1) Dieser Bogen ist – im Gegensatz zu den sonstigen Bögen der „Organspezifischen Tumordokumentation" – nicht nur für die Erstmanifestation eines Tumors, sondern auch für die Dokumentation von lokoregionären Rezidiven und Fernmetastasen vorgesehen.
2) Wenn dieser Bogen für andere maligne Tumoren als Karzinome von Mundhöhle (einschließlich Lippen) und Oropharynx verwendet wird, werden nur die TNM- und die pTNM-Klassifikation dokumentiert; die diesen jeweils zugrundeliegenden Befunde werden z. T. im Bogen nicht abgefragt.

Nach dem 3. Projektbericht [1] sind im zentralen Tumorregister des DÖSAK unter 4143 Primärtumoren die Plattenepithelkarzinome der Mundhöhle (einschließlich Lippen) weitaus am häufigsten (76%). Es folgen Karzinome (Plattenepithel- und Basalzellkarzinome) der Haut (7,7%), Speicheldrüsentumoren (2,2%) und maligne Melanome (2,2%). Alle anderen Tumoren wurden in Häufigkeiten unter 2% beobachtet.

Die organspezifische Dokumentation „Malignome des Mundes, der Kiefer und des Gesichts" ist primär für nichtinvasive und invasive Karzinome der Mundhöhle und Lippen sowie des Oropharynx gedacht. Darüber hinaus kann der Bogen auch für alle anderen malignen Tumoren (nicht nur Karzinome), die von Mund-, Kiefer- und Gesichtschirurgen behandelt werden, z. B. solche von Speicheldrüsen, Kieferhöhle, Haut (Karzinome, maligne Melanome), Weichteilen und Knochen, angewendet werden. Bei den Tumoren, für die eine TNM-Klassifikation bisher nicht vorliegt, wird der Bogen ebenfalls verwendet; allerdings werden dann die Angaben zur klinischen und pathologischen TNM-Klassifikation gestrichen.

Im Erhebungsbogen „Malignome des Mundes, der Kiefer und des Gesichts" sind detaillierte Angaben zur TNM- und pTNM-Klassifikation sowie Stadiengruppierung von Mundhöhle, Lippen, Oropharynx, Speicheldrüsen und Kieferhöhle enthalten. Nähere diesbezügliche Angaben über Hautkarzinome, maligne Melanome der Haut, Weichteil- und Knochentumoren sind in den entsprechenden Kapiteln (S. 28.1, 29.1, 27.1 und S. 26.1) nachzulesen. Bei diesen Tumoren wird die zusätzliche Benutzung der entsprechenden Bögen der Basisdokumentation empfohlen.

Im Bogen I (prätherapeutische Daten) ist beim Sachverhalt „Anlaß für den Arztbesuch" der Schlüssel „2 = gesetzliche Früherkennungsmaßnahme" angeführt. Die Malignome des Mundes, der Kiefer und des Gesichts gehören zwar derzeit noch nicht zum Untersuchungsprogramm der gesetzlichen Vorsorgeuntersuchungen, sollen aber in nächster Zukunft mit einbezogen werden.

ADT Arbeitsgemeinschaft Deutscher Tumorzentren

Malignome des Mundes, der Kiefer und des Gesichts
Version III (DÖSAK)

10.3

Kenn-Nr. 10

Klinik-Nr. (DÖSAK) (A2,S1)	☐☐☐☐☐☐
Patientenidentifikation (A3,S2)	☐☐☐☐☐☐
Geburtsdatum	☐☐ ☐☐ ☐☐
Geschlecht (1=M, 2=W)	☐
Tumoridentifikations-Nr. (A4,S3)	☐
Bogen-Nr.	1

I. PRÄTHERAPEUTISCHE DATEN (A)

Zeilen-Nr.

Tag Monat Jahr

Datum der Befundaufnahme (stationäre Aufnahme) (S4) ☐☐ ☐☐ ☐☐ 1

Anlaß für Arztbesuch (A6)
1 = Tumorsymptomatik, 2 = gesetzliche Früherkennungsmaßnahme, 3 = nicht-gesetzliche Vorsorgeuntersuchung, 4 = Selbstuntersuchung,
5 = Nachsorgeuntersuchung (Langzeitbetreuung), 6 = andere Untersuchung, X = unbekannt ☐ 2

Tumorart (S5) 1 = unvorbehandelter Primärtumor, 2 = vorbehandelter Primärtumor, 3 = Zweit-Tumor, 4 = Lokal-Rezidiv, 5 = LK-Metastase, 6 = Fernmetastase ☐ 3

Datum der ersten ärztlichen Tumor(verdachts)diagnose (A7) Tag Monat Jahr
bezieht sich auf die jetzige Tumorart ☐☐ ☐☐ ☐☐ 4

Größe (in cm) ☐☐☐ 5

Gewicht (in kg) ☐☐☐ 6

Allgemeiner Leistungszustand (ECOG) (A9)
0 = normale, uneingeschränkte Aktivität, 1 = Einschränkung bei körperlicher Anstrengung, gehfähig; leichte körperliche Arbeit bzw. Arbeit im Sitzen möglich,
2 = gehfähig, Selbstversorgung, nicht arbeitsfähig; kann mehr als 50% der Wachzeit aufstehen, 3 = begrenzte Selbstversorgung, 50% oder mehr der Wachzeit
an Bett oder Stuhl gebunden, 4 = völlig pflegebedürftig, keinerlei Selbstversorgung, völlig an Bett oder Stuhl gebunden, X = unbekannt ☐ 7

Risikofaktoren (S6)   0 = nein   1 = ja   X = unbekannt

vorbestehende präkanzeröse Läsionen   ○ ○ ○   ☐ 8

  Klinisches Erscheinungsbild: Dysplasiegrad ☐ Dauer in Monaten ☐☐ 9

Alkoholkonsum: Gramm pro Tag ☐☐☐ seit ☐☐ Jahren ○ ○ ○ ☐ 10
Rauchen: Jahre mit mehr als 10 Zig. pro Tag ☐☐ ○ ○ ○ ☐ 11
Schlechte Mundhygiene   ○ ○ ○ ☐ 12

Gravierende Begleiterkrankungen (A10)
Stärker eingeschränkte Lungenfunktion   ○ ○ ○ ☐ 13
Schwerwiegende Herzerkrankung   ○ ○ ○ ☐ 14
Zerebrale Durchblutungsstörung   ○ ○ ○ ☐ 15
Periphere arterielle Durchblutungsstörung (Arteriosklerose)   ○ ○ ○ ☐ 16
Hypertonus   ○ ○ ○ ☐ 17
Stärker eingeschränkte Nierenfunktion   ○ ○ ○ ☐ 18
Behandlungsbedürftiger Diabetes mellitus   ○ ○ ○ ☐ 19
Leberzirrhose   ○ ○ ○ ☐ 20
Sonstige Begleiterkrankungen   ○ ○ ○ ☐ 21
  Wenn ja, welche: _____ 22

Frühere Tumorerkrankung? (A8) 0 = nein, 1 = ja, X = unbekannt ☐ 23
  Falls ja: Lokalisation und Erkrankungsjahr (Schlüssel siehe Rückseite)   Lokalisation Jahr
       Therapie: _____ C☐☐☐☐ ☐☐ 24

Synchroner Primärtumor in anderem Organ ? (A8) Wo: _____   0 = nein, 1 = ja ☐ 25

Lokalisation
Tumorlokalisation (Zentrum) (S7) (Schlüssel siehe Rückseite)   C☐☐☐☐ 26
  Wenn enoral: Zentrum des Tumors befindet sich 1 = präcanin, 2 = postcanin, 3 = postmolar ☐ 27

Lokalisation   Lokalisation
Zusätzlich befallene Bezirke (Schlüssel siehe Rückseite) C☐☐☐☐ / C☐☐☐☐ 28

Zusatzangabe (S8) 1 = unilokulär, 2 = multilokulär (diskontinuierlich) ☐ 29
Seitenlokalisation (S9) 1 = rechts, 2 = links, 3 = Mittellinienzone, 4 = beidseitig ☐ 30
Bildgebende Verfahren zur Bestimmung der Tumorausdehnung (bis zu 4 Angaben) ☐/☐/☐/☐ 31
0 = kein Verfahren angewendet, 1 = konventionelles Röntgen, 2 = CT, 3 = NMR, 4 = Sonographie

Maximaler Tumordurchmesser (in cm) (S10) ☐☐,☐ 32

Geschätzte Tumordicke (in mm) (S11) ☐☐ 33

Wagner/Hermanek: Organspezifische Tumordokumentation   © Springer-Verlag 1995

ADT Arbeitsgemeinschaft Deutscher Tumorzentren

Malignome des Mundes, der Kiefer und des Gesichts
Version III (DÖSAK)

10.5
Kenn-Nr. 10

Klinik-Nr. (DÖSAK) (A2,S1)	
Patientenidentifikation (A3,S2)	
Geburtsdatum	
Geschlecht (1=M, 2=W)	
Tumoridentifikations-Nr. (A4,S3)	
Bogen-Nr.	2

I. PRÄTHERAPEUTISCHE DATEN (B)

Zeilen-Nr.

Infiltration benachbarter Strukturen (S12)   0 = nein   1 = ja
- Knochen (mindestens Kortikalis durchbrochen) — 34
- Weichteile / Muskel — 35
- Haut — 36

Regionärer Lymphknotenbefund (S13)   0 = unauffällig   1 = pathologisch   X = nicht durchgeführt
- Palpation — 37
- CT — 38
- NMR — 39
- Sonographie — 40

Regionäre Lymphknoten   0 = nein, 1 = rechts, 2 = links, 3 = beidseits, X = unbekannt — 41

1 = beweglich, 2 = fixiert an Umgebung, 3 = fixiert an A. carotis

Fixation (S14): rechts 1 2 3 / links 1 2 3
- Level 1 — 42
- Level 2 — 43
- Level 3 — 44
- Level 4 — 45

Zahl befallener Lymphknoten — 46

Größte Lymphknotenmetastase:
- Durchmesser der größten Lymphknotenmetastase (in cm) — 47
- in Level — 48
- Seite: 1 = rechts, 2 = links — 49

Fernmetastasen (bis zu 3 Angaben möglich)   0 = nein, 1 = Lunge, 2 = Knochen, 3 = Haut, 8 = Sonstige — 50

Zusätzliche Angabe zu M: 0 = entfällt, da Makrometastasen, 1 =(mi) Mikrometastasen (± isolierte Tumorzellen), 2 = (i) Nur isolierte Tumorzellen, X = unbekannt — 51

Bei Melanomen: Satelliten 0 = nein, 1 = ja, X = unbekannt   In-Transit-Metastasen 0 = nein, 1 = ja, X = unbekannt — 52

Klinische TNM-Klassifikation (A15,S15) (UICC 1992, siehe Rückseite)   y T (m) C / N C / M C — 53

Klinisches Stadium (A16, S16) (siehe Rückseite) — 54

Entzündliche Randreaktion (S17)   1 = gering, 2 = stark — 55

Diagnosesicherung   0 = keine, 1 = histologisch, 2 = zytologisch — 56

Falls PE: Histologischer Befund nach WHO (S34) (nach ICD-O 2. Auflage 1990)   M — 57
- 8070/3 Plattenepithelkarzinom, o.n.A.
- 8070/6 Plattenepithelkarzinom, Metastase
- 8090/3 Basaliom
- 8200/3 Adenoidzystisches Karzinom
- 8430/3 Mukoepidermoidkarzinom
- 8720/3 Malignes Melanom o.n.A.

Grading (S18) (nur beim Plattenepithelkarzinom)   1 = G1 (gut), 2 = G2 (mäßig), 3 = G3 (schlecht), 4 = G4 (undifferenziert/spindelzellig), X = unbestimmt — 58

Klartext (S19) — 59

Wagner/Hermanek: Organspezifische Tumordokumentation © Springer-Verlag 1995

Arbeitsgemeinschaft Deutscher Tumorzentren

Malignome des Mundes, der Kiefer und des Gesichts
Version III (DÖSAK)

10.7
Kenn-Nr. 10

Klinik-Nr. (DÖSAK) (A2,S1)	
Patientenidentifikation (A3,S2)	
Geburtsdatum	
Geschlecht (1=M, 2=W)	
Tumoridentifikations-Nr. (A4,S3)	
Bogen-Nr.	3

II. DATEN ZUR THERAPIE
Zeilen-Nr.

Behandlungsart (A17,S20)   0 = nein   1 = ja   2 = verweigert

Operation	1
Bestrahlung	2
Chemotherapie, systemische	3
Chemotherapie, lokale	4
Immuntherapie	5
Sonstige Therapien welche:	6
Falls keine Behandlung, Angabe des Grundes: 1 = Verweigerung, 2 = Allgemeinzustand, 3 = Verlegung, 4 = inkurabel, 8 = Sonstiges	7

Gesamt-Behandlungserfolg (A19,S21)
1 = Vollremission, 2 = Teilremission, 3 = klinische Besserung des Zustandes, Kriterien für Teilremission jedoch nicht erfüllt, 4 = keine Änderung, 5 = divergentes Geschehen, 6 = Progression, 7 = Beurteilung nicht möglich, X = unbekannt — 8

Operative Behandlung des Primärtumors bzw. Lokalrezidivs
Tag Monat Jahr

Datum der Operation	9
Operationsradikalität (Planung) (S22) 0 = radikal intendiert, 1 = nicht radikal intendiert, 2 = Exzisionsbiopsie	10
Klinisch gewählter Sicherheitsabstand (in mm) (S23)	11
Art der Operation	12
Rekonstruktion Weichteile (S24) 0 = keine, 1 = primärer Verschluß, 2 = Nahlappen, 3 = Myokutanlappen, 4 = Mikrochirurgie	13
Rekonstruktion Knochen (S24) 0 = keine, 1 = Platte, 2 = Knochen, 3 = Mikrochirurgie	14
Klartext zur Rekonstruktion	15
Falls Nachresektion: Welche (S25) Datum (Tag Monat Jahr)	16
Blutersatz (incl. postop.) Anzahl Blutkonserven ___, davon Eigenblut ___	17

Lymphknotenoperationen
rechte Seite | linke Seite

Datum der Operation	18
Art der Operation (S26) 0 = keine, 1 = selektive Exstirpation, 2 = suprahyoidale Ausräumung, 3 = klassisch-radikale Neck dissection, 4 = konservative Neck dissection	19
N.accessorius 1 = erhalten, 2 = durchtrennt, 3 = durchtrennt und rekonstruiert	20
Indikation zur LK-OP (S27) 1 = aufgrund präth. Daten, 2 = aufgrund Schnellschnitt, 3 = andere intraop. Entscheidung, 4 = nach vorangegangener begrenzter LK-OP	21

Klinische R-Klassifikation (A18,S28)
0 = kein Residualtumor (R0), 1 = nur mikroskopischer Residualtumor (R1), 2 = makroskopischer Residualtumor, mikroskopisch nicht gesichert (R2a), 3 = makroskopischer Residualtumor, auch mikroskopisch gesichert (R2b), X = unbekannt (RX) — 22

Falls Residualtumor: Lokalisation 1 = lokoregionär, 2 = Fernmetastasen, 3 = 1 + 2 — 23

1. Bestrahlung 0 = keine, 1 = Tumor, 2 = Lymphknoten, 3 = beides — 24
Beginn der Bestrahlung ___ Ende der Bestrahlung ___	25
Strahlenart 1 = Elektronen, 2 = Photonen, 3 = 1+2, 4 = Neutronen, 5 = 1+4, 6 = 2+4, 7 = 1+2+4, 8 = Kobalt 60 ___ Strahlenenergie (in MeV) ___	26
Tumor: Strahlendosis ___ Anzahl Fraktionen ___ **Hals:** Strahlendosis ___ Anzahl Fraktionen ___	27

2. Bestrahlung 0 = keine, 1 = Tumor, 2 = Lymphknoten, 3 = beides — 28
Beginn der Bestrahlung ___ Ende der Bestrahlung ___	29
Strahlenart 1 = Elektronen, 2 = Photonen, 3 = 1+2, 4 = Neutronen, 5 = 1+4, 6 = 2+4, 7 = 1+2+4, 8 = Kobalt 60 ___ Strahlenenergie (in MeV) ___	30
Tumor: Strahlendosis ___ Anzahl Fraktionen ___ **Hals:** Strahlendosis ___ Anzahl Fraktionen ___	31

Chemotherapie 0 = nein, 1 = vollständig wie geplant, 2 = unvollständig — 32
Beginn der Chemotherapie ___ Ende der Chemotherapie ___	33
Therapieregime:	34
Therapiekomplikationen	35

Wagner/Hermanek: Organspezifische Tumordokumentation   © Springer-Verlag 1995

Malignome des Mundes, der Kiefer und des Gesichts
Version III (DÖSAK)

10.9
Kenn-Nr. 10

Arbeitsgemeinschaft Deutscher Tumorzentren

Klinik-Nr. (DÖSAK) (A2,S1) ☐☐☐☐☐☐
Patientenidentifikation (A3,S2) ☐☐☐☐☐☐
Geburtsdatum ☐☐ ☐☐ ☐☐
Geschlecht (1=M, 2=W) ☐
Tumoridentifikations-Nr. (A4,S3) ☐
Bogen-Nr. 4

III. DATEN ZUR PATHOLOGIE

Zeilen-Nr.

Eingangsnummer ☐☐☐☐☐☐   **Datum der Befundaufnahme (S29)** Tag ☐☐ Monat ☐☐ Jahr ☐☐   1

Wer hat diesen Bogen ausgefüllt ? 1 = Pathologe, 2 = Arzt aufgrund des Pathologenbefundes, 8 = Sonstige ☐ 2

Tumorbefall 1 = unilokulär, 2 = multilokulär (diskontinuierlich) ☐ 3
Maximaler Tumordurchmesser des Resektates am fixierten Material (in cm) (S30) ☐☐,☐ 4
Maximale Tumordicke (in mm) (S31) ☐☐ 5
Infiltrationstiefe (in mm) (S32) ☐☐ 6
Infiltration von Nachbarstrukturen (S33) 0 = nein, 1 = ja ☐ 7
Knocheninfiltration (S32) 0 = nein, 1 = ja ☐ 8
Resektionsränder (S34) 0 = tumorfrei, 1 = mit Tumorrest, 2 = tumorfrei nach Nachresektion, 8 = nicht beurteilbar ☐ 9
Definitive R-Klassifikation (A28) 0 = kein Residualtumor (R0), 1 = nur mikroskopisch Residualtumor (R1), 2 = makroskopischer Residualtumor, mikroskopisch nicht gesichert (R2a), 3 = makroskopischer Residualtumor, auch mikroskopisch gesichert (R2b), X = unbekannt (RX) ☐ 10

Histologische Klassifikation nach WHO (S35) (nach ICD-O, 2. Auflage 1990)   M ☐☐☐☐ / ☐ 11
Bestätigung der Tumorhistologie durch andere Institution (A23) 0 = nein, 1 = DÖSAK-Knochentumorregister, 2 = Speicheldrüsenregister Hamburg, 3 = anderes Register oder Referenzpathologie einer Studie, 4 = anderes Pathologisches Institut ☐ 12

Histologische Merkmale Gesamttumor (S36)
  Grading (nur bei Plattenepithelkarzinom) 1 = G1 (gut), 2 = G2 (mäßig), 3 = G3 (schlecht), 4 = G4 (undifferenziert/spindelzellig), X = unbestimmt ☐ 13
  Desmoplastische Reaktion (geschätzter Flächenanteil in %) ☐☐ 14
  Veneninvasion (V-Klassifikation) (A27) 0 = nein (V0), 1 = mikroskop. Veneninvasion (V1), 2 = makroskop. Veneninvasion (V2), X = unbek. (VX) ☐ 15

Histologische Merkmale an der Tumorfront (S37)
  Grading (nur bei Plattenepithelkarzinom) 1 = G1 (gut), 2 = G2 (mäßig), 3 = G3 (schlecht), 4 = G4 (undifferenziert/spindelzellig), X = unbestimmt ☐ 16
  Invasionsmuster (Abbildung Rückseite) 1 = geschlossen, 2 = plumpe TU-Zapfen, 3 = verzweigte TU-Zapfen, 4 = diffus, X = unbekannt ☐ 17
  Lymphozytäre Reaktion 0 = keine, 1 = gering, 2 = mäßig / stark ☐ 18
  Lymphgefäßinvasion (L-Klassifikation) (A27) 0 = nein (L0), 1 = ja (L1), X = unbekannt (LX) ☐ 19

Regionäre Lymphknoten (S14) 0 = nicht untersucht, 1 = untersucht ☐ 20

	rechts		links	
	Anzahl untersucht	Anzahl befallen	Anzahl untersucht	Anzahl befallen
Gesamt	☐☐	☐☐	☐☐	☐☐	21
Level 1	☐☐	☐☐	☐☐	☐☐	22
Level 2	☐☐	☐☐	☐☐	☐☐	23
Level 3	☐☐	☐☐	☐☐	☐☐	24
Level 4	☐☐	☐☐	☐☐	☐☐	25

Falls Lymphknoten befallen
Kapseldurchbruch 0 = nein, 1 = rechts, 2 = links, 3 = beidseitig ☐ 26
Durchmesser der größten LK-Metastase   rechts ☐☐,☐ cm / links ☐☐,☐ cm   27
in Level ☐ / ☐   28

Zusätzliche Angabe zu pN (mi) Nur Mikrometastasen ? 0 = nein, 1 = ja, X = unbekannt ☐ 29
Zusätzliche Angabe zu pM 0 = entfällt, da Makrometastasen, 1 =(mi) Mikrometastasen (± isolierte Tumorzellen), 2 = (i) Nur isolierte Tumorzellen, X = unbekannt ☐ 30

pTNM-Klassifikation (S15) (UICC 1992, siehe Rückseite)   y ☐ pT ☐☐ (m) ☐ / pN ☐☐ / pM ☐   31
Pathologisches Stadium (A26,S16) (siehe Rückseite) ☐☐ 32

Bei Melanomen: Tumordicke nach Breslow (in mm) ☐☐,☐☐   Clark Level ☐ 33
Weitere histologische Angaben (z.B. zur Immunhistochemie): 34

Wagner/Hermanek: Organspezifische Tumordokumentation © Springer-Verlag 1995

Malignome des Mundes, der Kiefer und des Gesichts

Spezielle Verschlüsselungsanweisungen

S1 Klinik-Nr. (DÖSAK)

Die Bögen werden im wesentlichen von Kliniken ausgefüllt, die Mitglied des DÖSAK sind und somit eine DÖSAK-Nummer haben. Andere Kliniken verschlüsseln gemäß A 2 der Allgemeinen Verschlüsselungsanweisungen.

S2 Patientenidentifikation

Für Patienten, die im Zentralen Tumorregister des DÖSAK gespeichert werden, gilt folgende Regelung: Patienten, die eine schriftliche Einwilligung zur Speicherung personenbezogener Daten geben, werden im Register mit Namen gespeichert. Der Dokumentationsarzt muß diese Einwilligung durch seine Unterschrift auf dem Aufnahmeformular bestätigen. Der Name des Patienten wird in das dafür vorgesehene Rechteck im Formularkopf links eingetragen, die Patientenidentifikation kann in diesem Fall leer bleiben. Liegt die Einwilligung des Patienten bzw. die diesbezügliche Unterschrift des Arztes nicht vor, so ist von der Klinik eine Patientenidentifikation vorzugeben.

Patienten, die nicht im zentralen Tumorregister des DÖSAK gespeichert werden, sind gemäß A 3 zu verschlüsseln.

S3 Tumoridentifikationsnummer

Für jede Tumorerkrankung (Primärtumor, Zweittumor etc.), die im Kopf-Hals-Bereich auftritt und behandelt wird, wird jeweils ein neuer Bogensatz, bestehend aus den Bögen I (Prätherapeutische Daten), II (Therapie) und bei operierten Patienten III (Pathoanatomische Daten), ausgefüllt. Die Bogensätze werden für einen Patienten in der zeitlichen Reihenfolge der Diagnosen von 1 – n durchnumeriert und durch die Tumoridentifikationsnummer gekennzeichnet, d.h. der Primärtumor hat in der Regel die Nummer 1, das 1. Rezidiv die Nummer 2 etc.

S4 Datum der Befundaufnahme (stationäre Aufnahme)

Hier soll das Datum eingetragen werden, an dem der Patient stationär aufgenommen wurde. Bei ausschließlich ambulant behandelten Patienten soll hier das Datum der 1. Untersuchung (Vorstellung) eingetragen werden.

S5 Tumorart

Es werden unvorbehandelte Primärtumoren und vorbehandelte Primärtumoren unterschieden. Ein Primärtumor gilt dann als unvorbehandelt, wenn vor der Erstvorstellung des Patienten in der Klinik keinerlei tumorspezifische Therapie erfolgt ist. Als tumorspezifische Therapien gelten solche Therapien, die geeignet sind, Tumoren zu entfernen oder zu verkleinern. Wenn ein Primärtumor bereits alio loco behandelt, jedoch nicht vollständig entfernt wurde, ist er als vorbehandelter Primärtumor zu klassifizieren.

Werden Patienten im Rahmen des Therapiekonzepts vor einer Operation vorbestrahlt oder anderweitig adjuvant behandelt, so sollen alle prätherapeutischen Daten *vor* dieser adjuvanten Behandlung erhoben werden, damit der Fall als „unvorbehandelter Primärtumor" dokumentiert werden kann. Können die prätherapeutischen Daten nicht zu Behandlungsbeginn erhoben werden, ist der Fall als „vorbehandelter Primärtumor" einzustufen.

Die Bögen werden auch bei Lokalrezidiven, Zweit- und Mehrfachtumoren sowie Lymphknoten- und Fernmetastasen angewendet, wenn diese tumorspezifisch behandelt werden.

Lymphknotenmetastasen im vorbehandelten Gebiet gelten als „Lokalrezidiv", Lymphknotenmetastasen am unvorbehandelten Hals werden als „Lymphknotenmetastase" dokumentiert.

S6 Risikofaktoren

Vorbestehende *präkanzeröse Läsionen,* z.B. Erythroplakie, sollen in Klartext unter Angabe des Dysplasiegrades erfaßt werden. Der Dysplasiegrad wird in 3 Gruppen (1 – 3) eingeteilt [13]. Die Bestandsdauer einer solchen Präkanzerose soll – so gut es geht – in Monaten angegeben werden.

Das Feld *Alkoholkonsum* soll nur dann mit „Ja" angekreuzt werden, wenn ein Konsum von mehr als 40 g Alkohol pro Tag vorliegt. Obwohl es bekannt ist, daß verläßliche Angaben zum Alkoholkonsum nur schwer zu erhalten sind, soll dennoch versucht werden, den etwaigen Abusus durch die Angabe der Anamnesedauer und des durchschnittlichen Verbrauchs pro Tag zu erfassen.

Das Feld *Rauchen* soll mit „Ja" angekreuzt werden, wenn entweder der Patient jetzt regelmäßig (auch kleine Mengen) raucht oder wenn er in früherer Zeit regelmäßig mehr als 10 Zigaretten geraucht hat.

S7 Tumorlokalisation

Für die Tumorlokalisation wird die 5. Auflage des Tumorlokalisationsschlüssels [11] (auf der Grundlage der 2. Auflage der ICD-O) herangezogen. Seit dieser Ausgabe sind alle Tumorlokalisationen mit neuen, maximal 4stelligen Schlüsseln versehen. Maßgebend für die Lokalisationsangabe ist das Zentrum des Tumors. Mit 2 weiteren Angaben können zusätzlich befallene Bezirke erfaßt werden.

S8 Zusatzangabe

Die Angabe „multilokulär" soll gemacht werden, wenn ein Tumor an mehreren Stellen – z.B. bei einer Feldkanzerisierung – entstanden ist. Dabei ist ein diskontinuierliches Auftreten gemeint, nicht die Ausdehnung des Tumors über mehrere benachbarte Lokalisationen.

S 9 Seitenlokalisation

Für diese Angabe soll das Zentrum des Tumors maßgeblich sein.

S 10 Maximaler Tumordurchmesser

Der maximale Tumordurchmesser soll die Tumorausdehnung inklusive Randwall erfassen (beim Mundhöhlenkarzinom nicht nur die Größe des Ulkus).

S 11 Geschätzte Tumordicke

Obwohl allgemein bekannt ist, daß die Tumordicke klinisch nicht genau bestimmt werden kann, hat sich in vielen Untersuchungen gezeigt, daß auch die geschätzte Angabe der Tumordicke von erheblicher prognostischer Bedeutung ist. Sie soll als numerische Größe geschätzt werden. Die Schätzung soll – wenn möglich – auf Computertomographie, Sonographie oder auf andere bildgebende Verfahren gestützt werden. Es soll angegeben werden, welche bildgebenden Verfahren dabei eingesetzt wurden.

S 12 Infiltration benachbarter Strukturen

Diese Angaben sind aufgrund der TNM-Klassifikationsvorschriften der UICC notwendig. Die Angaben sollen klinisch oder unter Zuhilfenahme bildgebender Verfahren erhoben werden.

Knocheninfiltration ist nur dann anzunehmen, wenn die Kortikalis durchbrochen ist. Bei Zungenkarzinomen gilt lediglich die Infiltration der tiefen Zungenmuskulatur („extrinsic") als Muskelinfiltration.

S 13 Regionärer Lymphknotenbefund

Analog zu den Klassifikationsvorschriften der UICC im Rahmen des TNM-Systems sind alle tastbaren oder anderweitig nachweisbaren Lymphknoten, die nach Meinung des Klinikers Metastasen entsprechen, zu dokumentieren, auch wenn der Tumorbefall präoperativ nicht mikroskopisch bestätigt ist. Obwohl zur Bestimmung der derzeit gültigen TNM-Klassifikation der Fixationsgrad der Lymphknoten nicht mehr benötigt wird, ist er hier bei der Dokumentation dennoch vorgesehen, um eine etwaige Bedeutung für Therapiewahl und/oder Prognose evaluieren zu können.

Beim Einsatz mehrerer diagnostischer Verfahren mit unterschiedlichen Ergebnissen sollte der verläßlichste Befund angegeben werden. Falls die Verläßlichkeit nicht eindeutig beurteilt werden kann, ist der weniger gravierende Befund zu dokumentieren.

S 14 Regionäre Lymphknoten

Die Lymphknotenlevel werden entsprechend dem TNM-Atlas von 1982 [8] definiert. Die Lokalisation der klinisch verdächtigen Lymphknoten soll folgendermaßen dokumentiert werden:

Level 1: Lymphknoten, die in der Submandibular- und/oder Submentalregion tastbar sind;
Level 2: Lymphknoten, die unterhalb Level 1 und oberhalb der Hautfalte in oder knapp unterhalb der Höhe der Incisura thyreoidea superior tastbar sind;
Level 3: Lymphknoten, die unterhalb des Levels 2 und innerhalb des vorderen Halsdreiecks tastbar sind (einschließlich der Lymphknoten unter dem M. sternocleidomastoideus);
Level 4: Lymphknoten, die im hinteren Halsdreieck tastbar sind (akzessorische Kette).

Im neuesten TNM-Atlas von 1993 [9] werden die Lymphknoten in 12 topographische Gruppen eingeteilt. Die TNM-Level von 1982 entsprechen dabei folgenden Gruppen:

Level 1 entspricht den submentalen (1) und submandibulären (2) Lymphknoten,
Level 2 entspricht den jugular-kranialen (3) und den jugular-medialen Lymphknoten (4),
Level 3 entspricht den jugular-kaudalen (5) und supraklavikulären Lymphknoten (7),
Level 4 entspricht den zervikal-dorsalen Lymphknoten (6).

Die prälaryngealen und paratrachealen Lymphknoten werden in der Regel bei einer Neck-Dissektion nicht mitentfernt; ggf. wären sie je nach Höhe in Level 3 oder 4 einzuordnen.

S 15 Klinische TNM-Klassifikation

Schemata zur TNM/pTNM-Klassifikation sind für die Karzinome von Lippen und Mundhöhle, Oropharynx, Kieferhöhle und Speicheldrüsen anhangsweise aufgeführt. Dabei sind die Vorschläge für die sog. Ramifikation, die im TNM Supplement [10] publiziert werden, bereits berücksichtigt.

Bezüglich der TNM-Klassifikation für Karzinome und maligne Melanome der Haut, Weichteil- und Knochentumoren s. S. 28.1, 29.1, 27.1 und 26.1. Da für die T-, N- und M-Kategorien bei den verschiedenen in dieser Dokumentation erfaßten Tumoren unterschiedliche Stellenzahlen vorgesehen sind, ist in den Bögen die maximale Zahl vorgedruckt. Die Eintragungen erfolgen linksbündig.

Im TNM Supplement 1993 [10] sind für Tumoren der Schädel- und Gesichtsknochen sowie für solche der inneren Nase und der bisher nicht erfaßten Nebenhöhlen (alle außer Kieferhöhle) Vorschläge für neue TNM-Klassifikationen publiziert (s. Anhang I). Diese sollen in den nächsten Jahren an verschiedenen Institutionen und an einer größeren Zahl von Patienten getestet werden, bevor ihre allgemeine Anwendung empfohlen werden kann.

C-Faktor

Primärtumor
  Mundhöhle und Lippe
    C1: Klinische Untersuchung, Standardröntgenaufnahmen, Orthopantogramm (OPG).
    C2: Sonographie, CT, NMR, nuklearmedizinische Untersuchungen, Biopsie und Zytologie.
    C3: –
  Oropharynx
    C1: Klinische Untersuchung, Standardröntgenaufnahmen.
    C2: Direkte Pharyngoskopie, Röntgenschichtaufnahmen, Sonographie, CT, NMR, Biopsie und Zytologie.
    C3: –
  Speicheldrüsen
    C1: Klinische Untersuchung, Standardröntgenaufnahmen.
    C2: Röntgenschichtaufnahmen, Sonographie, CT, NMR, Biopsie und Zytologie.
    C3: –
  Kieferhöhle
    C1: Klinische Untersuchung, Standardröntgenaufnahmen.
    C2: Röntgenschichtaufnahmen, Sonographie, CT, NMR, nuklearmedizinische Untersuchungen, Biopsie und Zytologie.
    C3: –
  Regionäre Lymphknoten
    C1: Klinische Untersuchung.
    C2: Sonographie, CT, NMR, Feinnadelbiopsie.
    C3: Chirurgische Exploration einschließlich Biopsie und Zytologie.
  Fernmetastasen
    C1: Klinische Untersuchung, Standardröntgenaufnahmen der Lunge.
    C2: Röntgenschichtaufnahmen der Lunge, Sonographie, CT, nuklearmedizinische Untersuchungen, Endoskopie, Biopsie und Zytologie.
    C3: Chirurgische Exploration einschließlich Biopsie und Zytologie.

C-Faktoren für Karzinome der Haut s. S. 28.21, für malignes Melanom der Haut s. S. 29.23, für Weichteiltumoren s. S. 27.20, für Knochentumoren s. S. 26.21.

S16 Klinisches Stadium

Die Definitionen für die Stadiengruppierung sind für die Karzinome von Mundhöhle und Lippen, Oropharynx, Speicheldrüsen und Kieferhöhle aus den nachfolgenden Schemata ersichtlich.

Stadiengruppierungen beim Karzinom der Haut s. S. 28.25, für malignes Melanom der Haut s. S. 29.30, für Weichteiltumoren s. S. 27.28, für Knochentumoren s. S. 26.28.

S17 Entzündliche Randreaktion

Die entzündliche Randreaktion des Tumors ist hier als eine makroskopische Angabe gefragt. Sie kann klinisch als gering oder stark imponieren.

S18 Grading

Die Bestimmung des Gradings erfolgt nach WHO [5, 6, 7, 12]. Bei Vorliegen unterschiedlicher Differenzierungsgrade ist der jeweils ungünstigste für die Einordnung maßgebend.

Das histopathologische Grading soll, wenn möglich, bereits im Rahmen der Biopsie erfaßt werden.

S19 Klartext

Hier sollen Angaben gemacht werden, die bei der Auswertung der dokumentierten Fälle oder bei der Beurteilung der Operabilität von Bedeutung sind. Dazu gehört beispielsweise die Angabe, daß ein Oberkiefertumor die Schädelbasis infiltriert oder daß ein Tumor sich in beide Orbitae ausdehnt.

S20 Behandlungsart

Wenn eine nicht-chirurgische Therapie durchgeführt wurde, wird die zusätzliche Benutzung der Therapiebögen der Basisdokumentation empfohlen.

S21 Gesamtbehandlungserfolg

Nach Abschluß des gesamten Therapieblocks einschließlich prä- und postoperativer Therapien soll der Behandlungserfolg für den Patienten zusammengefaßt dokumentiert werden.

S22 Operationsradikalität (Planung)

Für die Auswertung ist es von besonderer Bedeutung, radikal geplante Eingriffe von palliativen und somit nicht radikal intendierten Operationen zu unterscheiden. Als radikal intendiert gilt eine Operation laut DÖSAK-Richtlinien dann, wenn ein Sicherheitsabstand von mindestens 1,5 cm eingeplant ist.

Die hier gefragte Angabe hat nichts mit dem tatsächlichen Behandlungsergebnis zu tun, das im Item „Klinische R-Klassifikation" und im Bogen III unter „Definitive R-Klassifikation" erfaßt wird.

S23 Klinisch gewählter Sicherheitsabstand (in mm)

Hier soll angegeben werden, mit welchem Sicherheitsabstand die Tumorresektion durchgeführt wurde. Dabei ist die Stelle mit dem geringsten Sicherheitsabstand relevant.

S 24 Rekonstruktion Weichteile/Knochen

Ergänzend zu den vorgegebenen Möglichkeiten kann in der nachfolgenden Klartextzeile die Angabe zur Rekonstruktion präzisiert werden.

S 25 Nachresektion

Wenn im gleichen Behandlungsblock, d.h. bevor der Patient in die Tumornachsorge entlassen wurde, eine Nachresektion erfolgt, soll diese hier im Klartext dokumentiert werden. Erfolgt jedoch eine erneute Operation, weil ein Rezidiv aufgetreten ist, ist ein neuer Bogensatz I-III anzulegen.

S 26 Art der Lymphknotenoperation

Entsprechend der im DÖSAK üblichen Nomenklatur wird jetzt der Begriff „konservative Neck-Dissektion" (früher: „funktionelle Neck-Dissektion") verwendet.

S 27 Indikation zur Lymphknoten-Operation

Hier soll dokumentiert werden, ob der durchgeführte Umfang der Lymphknoten-Operation von vornherein geplant war oder ob sich intraoperativ Indikationen zu einer weiterreichenden Operationsmethode ergeben haben.

Wenn in einer 2. Sitzung eine Neck-Dissektion nachgeholt wurde, weil beispielsweise im Resektat einer suprahyoidalen Ausräumung befallene Lymphknoten gefunden wurden, so ist die weiterreichende Operationsart (Neck-Dissektion) anzugeben und als Indikation „4" (nach vorangegangener LK-OP) zu dokumentieren.

S 28 Klinische R-Klassifikation

Bei der klinischen R-Klassifikation ist zu beachten, daß sowohl die Primärtumorregion als auch die Lymphknotenregion sowie etwaige Fernmetastasen ausschlaggebend sind. Konnte beispielsweise ein Tumor vollständig reseziert, nicht jedoch alle klinisch manifesten Lymphknoten entfernt werden, so ist diese Situation als „Residualtumor" zu verschlüsseln.

S 29 Datum der Befundaufnahme

Hier soll das Datum der Befundung des Resektates erfaßt werden.

S 30 Maximaler Tumordurchmesser am fixierten Resektat (in cm)

Der maximale Tumordurchmesser soll makroskopisch am fixierten Resektat gemessen werden. Dabei ist das Ulkus inklusive Randwall bzw. ein anderweitig bestimmbarer, noch größerer Tumordurchmesser anzunehmen, der sich z.B. anhand der Schnittfläche bestimmen läßt.

S 31 Maximale Tumordicke (in mm)

Der exophytische und endophytische Anteil des Tumors soll als Senkrechte zur Oberfläche makroskopisch gemessen werden (s. Abb. 10.1).

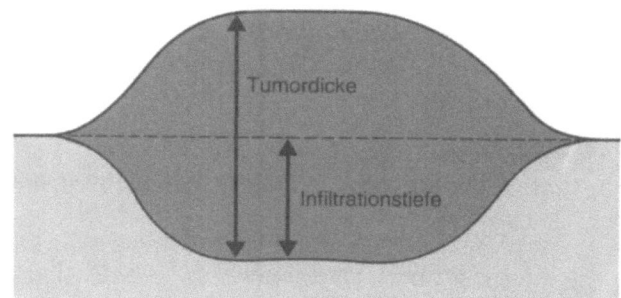

Abb. 10.1. Bestimmung der Tumordicke und der Infiltrationstiefe

S 32 Infiltrationstiefe (in mm)

Die makroskopisch bestimmte Infiltrationstiefe des Tumors soll lediglich den infiltrativen Anteil des Tumors erfassen (s. Abb. 10.1). Der exophytische Anteil wird also nicht mitgerechnet. Bei nichtexophytischen Tumoren entspricht die Tumordicke der Infiltrationstiefe. Die zusätzliche Angabe zur Infiltrationstiefe entfällt dann.

S 33 Infiltration von Nachbarstrukturen/Knochen

Als Infiltration von Nachbarstrukturen gilt beim Mundhöhlenkarzinom die Infiltration von äußerer Haut, Skelettmuskulatur oder Knochenspongiosa. Eine alleinige Arrosion der Kortikalis soll nicht als Knocheninfiltration dokumentiert werden.

Bei Zungenkarzinomen gilt lediglich die Infiltration der tiefen Zungenmuskulatur („extrinsic") als Infiltration von Nachbarstrukturen.

S 34 Resektionsränder

Die Beurteilung der Resektionsränder soll mikroskopisch erfolgen. Wurden tumorfreie Resektionsränder erst durch Nachresektion oder durch intraoperative Randschnitte erreicht, soll die Codenummer 2 („tumorfrei nach Nachresektion") verwendet werden.

S 35 Histologische Klassifikation nach WHO

Die histologische Klassifikation erfolgt nach den Vorschlägen der WHO [5, 6, 7, 12].

Die in Frage kommenden histologischen Typen (entsprechend WHO-Klassifikation) sind mit ihren Code-Nummern nebenstehend für Karzinome von Mundhöhle und Lippe, Oropharynx, Speicheldrüsen und Kieferhöhle sowie für odontogene Tumoren aufgelistet. Entsprechende Angaben zu Hautkarzinomen s. S. 28.21, malignen Melanomen der Haut s. S. 29.24, Weichteiltumoren s. S. 27.22, Knochentumoren s. S. 26.22.

Malignome des Mundes, der Kiefer und des Gesichts

Tumortyp	ICD-O-Code-Nr.
Karzinome von Lippen, Mundhöhle und Oropharynx [12]	
Plattenepithelkarzinom in situ	8070/2
Plattenepithelkarzinom, invasiv	8070/3
Varianten des Plattenepithelkarzinoms	
– Verruköses Karzinom	8051/3
– Spindelzelliges Plattenepithelkarzinom (Spindelzellkarzinom)	8074/3
– Lymphoepitheliales Karzinom (Lymphoepitheliom)	8082/3
Karzinome der großen und kleinen Speicheldrüsen [6]	
Azinuszellkarzinom	8550/3
Mukoepidermoidkarzinom	8430/3
Adenoid-zystisches Karzinom	8200/3
Polymorphes „Low-grade"-Adenokarzinom (terminales duktales Adenokarzinom)[a]	8507/3
Epithelial-myoepitheliales Karzinom	8562/3
Basalzelliges Adenokarzinom	8147/3
Talgdrüsenkarzinom	8410/3
Papilläres Zystadenokarzinom	8450/3
Muzinöses Adenokarzinom	8480/3
Onkozytäres Karzinom (oxyphiles Adenokarzinom)	8290/3
Speichelgangkarzinom	8500/3
Adenokarzinom (o. n. A.)	8140/3
Malignes Myoepitheliom (myoepitheliales Karzinom)[b]	8982/3
Karzinom in pleomorphem Adenom (maligner Mischtumor)	8941/3
Plattenepithelkarzinom	8070/3
Kleinzelliges Karzinom	8041/3
Undifferenziertes Karzinom	8020/3
Andere Karzinome	
– Karzinom in Warthintumor[b]	8561/3
– Embryonales Karzinom	9070/3
– Adenosquamöses Karzinom	8560/3
Karzinome der Kieferhöhle [7]	
Sinonasales Karzinom (Schneider-Karzinom)	8121/3
Plattenepithelkarzinom (verhornendes Plattenepithelkarzinom)	8070/3
Zylinderzellkarzinom (nichtverhornendes Karzinom, Karzinom vom Transitionaltyp))	8121/3
Verruköses Plattenepithelkarzinom (verruköses Karzinom)	8051/3
Spindelzellkarzinom (spindelzelliges Plattenepithelkarzinom)	8074/3
Adenokarzinom (o. n. A.)	8140/3
Papilläres Adenokarzinom	8260/3
Adenokarzinom vom Intestinaltyp	8144/3
Azinuszellkarzinom	8550/3
Mukoepidermoidkarzinom	8430/3
Adenoid-zystisches Karzinom	8200/3
Polymorphes „Low-grade"-Adenokarzinom[a]	8507/3
Karzinom in pleomorphem Adenom (maligner Mischtumor)	8941/3
Malignes Myoepitheliom (myoepitheliales Karzinom)[b]	8982/3
Epithelial-myoepitheliales Karzinom	8562/3
Klarzell-Karzinom	8310/3
Adenosquamöses Karzinom	8560/3
Karzinoidtumor	8240/3
Atypischer Karzinoidtumor[c]	8246/3
Kleinzelliges Karzinom	8041/3
Lymphoepitheliales Karzinom	8082/3
Odontogene Tumoren [5][d]	
Malignes Ameloblastom	9310/3
Intraossäres odontogenes Karzinom	9270/3
Odontogene Sarkome	
Ameloblastisches Fibrosarkom (ameloblastisches Sarkom)	9330/3
Ameloblastisches Fibrodentinosarkom und ameloblastisches Fibroodontosarkom	9290/3
Odontogenes Karzinosarkom	8980/3[e]

[a] In der ICD-O ist dieser Tumor nicht angeführt; daher wird vorgeschlagen, die freie Nummer 8507/3 hierfür zu verwenden.
[b] In der ICD-O nicht vorgesehen (dort ist nur der entsprechende gutartige Tumor angeführt).
[c] In der ICD-O in Verwendung für neuroendokrines Karzinom.
[d] Neben malignem Ameloblastom und intraossärem odontogenem Karzinom sind maligne Varianten anderer odontogener epithelialer Tumoren (einschl. des sog. odontogenen „ghost cell carcinom") und maligne Veränderungen in odontogenen Zysten äußerst selten und noch nicht hinreichend klar definiert, auch nicht in der ICD-O erfaßt.
[e] Diese Nummer gilt für alle Karzinosarkome.

S 36 Histologische Merkmale Gesamttumor

Die folgenden 3 Parameter sollen als Größe für den gesamten Tumor bestimmt werden, wobei bei inhomogenen Erscheinungsformen jeweils der prognostisch ungünstigere Befund dokumentiert werden soll. Dies gilt insbesondere für das Grading.

Die Bestimmung des *Gradings* erfolgt nach WHO [5, 6, 7, 12]. Bei Vorliegen unterschiedlicher Differenzierungsgrade ist der jeweils ungünstigste für die Einordnung maßgebend.

Die *desmoplastische Reaktion*, d. h. der Bindegewebsanteil im Tumor, soll als flächenhafter Anteil am Schnittbild beurteilt werden. Der Bindegewebsanteil soll als geschätzte Größe in Prozent angegeben werden. Dabei ist der Gesamteindruck des Präparates nach Durchsicht mehrerer Gesichtsfelder maßgebend.

Eine sog. *Haemangiosis carcinomatosa* wird unter der Rubrik Veneninvasion (V-Klassifikation) erfaßt.

S 37 Histologische Merkmale an der Tumorfront

Das *Grading* soll anhand der gleichen Kriterien wie bei der Beurteilung am Gesamttumor durchgeführt werden. Es soll eine Bewertung direkt an der Tumorfront erfolgen.

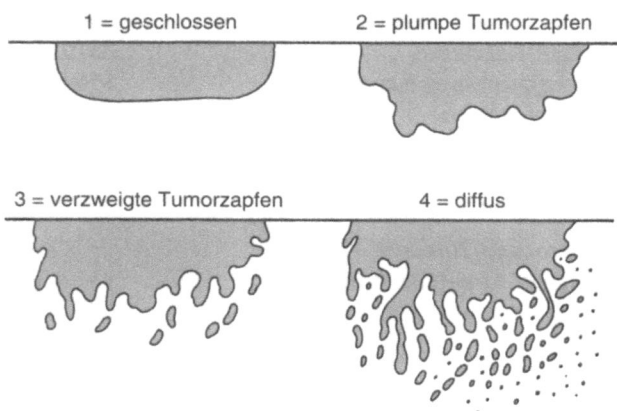

Abb. 10.2. Invasionsmuster

Das *Invasionsmuster* des Tumors wird in 4 Gruppen erfaßt (s. Abb. 10.2). Gruppe 1 ist gekennzeichnet durch eine geschlossene Tumorfront. Gruppe 2 ist gekennzeichnet durch das Vorkommen von plumpen Tumorzapfen. Zur Gruppe 3 wird der Tumor gezählt, wenn an der Tumorfront verzweigte Tumorzapfen infiltrieren. Wenn ein diffuses disseminiertes Invasionsmuster vorherrscht, ist der Tumor der Gruppe 4 zuzuordnen. In Zweifelsfällen soll die ungünstigere Ausprägung angenommen werden.

Die *lymphozytäre Reaktion* soll die peritumorale Dichte des lymphozytären Infiltrats widerspiegeln. Hierbei werden drei Qualitäten unterschieden:

0 keine lymphozytäre Reaktion
1 geringe lymphozytäre Reaktion
2 mittelgradige und starke lymphozytäre Reaktion.

Die *Lymphgefäßinvasion (L-Klassifikation)* ist dann als solche zu befunden, wenn sie entweder an der Tumorfront oder auch in der Nachbarschaft des Tumors nachweisbar ist. Eine sog. *Lymphangiosis carcinomatosa* wird unter der Rubrik Lymphgefäßinvasion erfaßt.

Literatur

[1] Frenz M, Howaldt H-P, Pitz H (1992) 3. Projektbericht des Zentralen Tumorregisters des DÖSAK. Klinikum der Johann-Wolfgang-Goethe-Universität, Frankfurt/M.
[2] Howaldt H-P, Herrmann G (1989) Standardisierte pathoanatomische Befunddokumentation auf dem ADT-Tumorbogen für Malignome des Mundes, der Kiefer und des Gesichts. Pathologe 10:364–368
[3] Howaldt H-P, Pitz H, Frenz M (1991) Aufbau und erste Ergebnisse eines Registers für Malignome im Mund-, Kiefer- und Gesichtsbereich. In: Eimeren W van, Überla K, Ulm K (Hrsg) Gesundheit und Umwelt. Springer, Berlin Heidelberg New York Tokyo
[4] Howaldt H-P, Herrmann G, Fabian T, Arnold J (1992) Prognostische histometrische Daten von Mundhöhlenkarzinomen unter Einbeziehung immunhistochemischer Zytokeratin-Darstellungen. Verh Dtsch Ges Path 76:447
[5] Kramer IRH, Pindborg JJ, Shear M (1992) Histological typing of odontogenic tumours. WHO International histological classification of tumours, 2nd edn. Springer, Berlin Heidelberg New York Tokyo
[6] Seifert G (1991) Histological typing of salivary gland tumours. WHO International histological classification of tumours, 2nd edn. Springer, Berlin Heidelberg New York Tokyo
[7] Shanmugaratnam K (1991) Histological typing of tumours of the upper respiratory tract and ear. WHO International histological classification of tumours, 2nd edn. Springer, Berlin Heidelberg New York Tokyo
[8] Spiessl B, Scheibe O, Wagner G (eds) (1982) TNM Atlas. Illustrated guide to the classification of malignant tumours. Springer, Berlin Heidelberg New York
[9] Spiessl B, Beahrs OH, Hermanek P, Hutter RVP, Scheibe O, Sobin LH, Wagner G (eds) (1993) TNM-Atlas. Illustrierter Leitfaden zur TNM/pTNM-Klassifikation maligner Tumoren. 3. Aufl. Springer, Berlin Heidelberg New York Tokyo
[10] UICC (1993) TNM Supplement 1993. A commentary on uniform use (Hermanek P, Henson DE, Hutter RVP, Sobin LH, eds). Springer, Berlin Heidelberg New York Tokyo
[11] Wagner G (1993) Tumorlokalisationsschlüssel, 5. Aufl. Springer, Berlin Heidelberg New York Tokyo
[12] Wahi PN, Cohen B, Luthra UK, Torloni H (1971) Histological typing of oral and oropharyngeal tumours. WHO International histological classification of tumours. WHO, Geneva
[13] Waldron CA, Shafer WG (1975) Leucoplacia revisited. A clinicopathologic study of 3256 oral leucoplacias. Cancer 36:1386–1392

Weiterführende Literatur

Kagan AR, Miles J (eds) (1989) Head and neck oncology: clinical management. Pergamon Press, Oxford
Million RR, Cassisi NJ (eds) (1993) Management of head and neck cancer. A multidisciplinary approach. 2nd edn. Lippincott, Philadelphia
Wenig BM (1993) Atlas of head and neck pathology. Saunders, London

Malignome des Mundes, der Kiefer und des Gesichts

Karzinome der Lippe und Mundhöhle: Schema zur TNM/pTNM-Klassifikation

		(p)TNM	Stadium
Primärtumor	☐ Primärtumor kann nicht beurteilt werden	(p)TX	–
	☐ Kein Anhalt für Primärtumor	(p)T0	–
	☐ Carcinoma in situ	(p)Tis	0
	☐ Keine Infiltration von Nachbarstrukturen[a]		
	☐ Tumorgröße ≤2 cm	(p)T1	I
	☐ Tumordicke ≤5 mm	(p)T1(i)	I
	☐ Tumordicke >5–10 mm	(p)T1(ii)	I
	☐ Tumordicke >10–20 mm	(p)T1(iii)	I
	☐ Tumordicke >20 mm	(p)T1(iv)	I
	☐ Tumorgröße >2–4 cm	(p)T2	II
	☐ Tumordicke ≤5 mm	(p)T2(i)	II
	☐ Tumordicke >5–10 mm	(p)T2(ii)	II
	☐ Tumordicke >10–20 mm	(p)T2(iii)	II
	☐ Tumordicke >20 mm	(p)T2(iv)	II
	☐ Tumorgröße >4 cm	(p)T3	III
	☐ Tumordicke ≤5 mm	(p)T3(i)	III
	☐ Tumordicke >5–20 mm	(p)T3(ii)	III
	☐ Tumordicke >20 mm	(p)T3(iii)	III
	☐ Infiltration von Nachbarstrukturen[a]	(p)T4(···)	IV

[a] Als Nachbarstrukturen gelten Knochenspongiosa (Infiltration durch Kortikalis), Haut und Weichteile (Muskulatur, Subkutis) des Halses, bei Lippentumoren auch Zunge, bei Zungentumoren lediglich Außenmuskulatur („extrinsic") der Zunge.

Anmerkung: Die Unterteilung von (p)T4 erfolgt entsprechend der nachfolgenden Tabelle. Die Kennzeichnung der Unterkategorien – (i)–(vi) – erfolgt in Klammern nach (p)T4.

Tumordicke (mm)	Maximaler Tumordurchmesser (mm)		
	≤20	>20–40	>40
≤5	(i)	(ii)	(iii)
>5–10	(ii)		
>10–20		(iii)	(iv)
>20		(v)	(vi)

Karzinome der Lippe und Mundhöhle: Schema zur TNM/pTNM-Klassifikation (Fortsetzung)

		(p)TNM	Stadium
Regionäre Lymphknoten	☐ Regionäre Lymphknoten können nicht beurteilt werden	(p)NX	–
	☐ Keine regionären Lymphknotenmetastasen	(p)N0	–
	☐ Metastase(n) in solitärem ipsilateralem LK, ≤3 cm	(p)N1	III
	☐ Metastase(n) in solitärem ipsilateralem LK, >3–6 cm	(p)N2a	IV
	☐ Metastasen in multiplen ipsilateralen LK, ≤6 cm	(p)N2b	IV
	☐ Metastasen in bilateralen oder kontralateralen LK, ≤6 cm	(p)N2c	IV
	☐ Metastase(n) >6 cm	(p)N3	IV
	☐ solitär ipsilateral, >6 cm	(p)N3a	IV
	☐ multipel ipsilateral, wenigstens eine Metastase >6 cm	(p)N3b	IV
	☐ bilateral oder kontralateral, wenigstens eine Metastase >6 cm	(p)N3c	IV
Fernmetastasen	☐ Das Vorliegen von Fernmetastasen kann nicht beurteilt werden	(p)MX	–
	☐ Keine Fernmetastasen	(p)M0	–
	☐ Fernmetastasen	(p)M1	IV

```
TNM:      T_____      N_____      M__
                                              Stadium_____
pTNM:     pT_____      pN_____     pM__
```

Erfordernisse für pTNM:

pT: Histologische Untersuchung des Primärtumors ohne makroskopisch erkennbaren Tumor an den Resektionsrändern oder mikroskopische Bestätigung der direkten Infiltration von Nachbarstrukturen (pT4) [s. Anmerkung (a) zu T-Klassifikation].

pN0, pN1: Histologische Untersuchung von 6 oder mehr Lymphknoten bei limitierter Halsdissektion oder von 10 oder mehr Lymphknoten bei radikaler Halsdissektion.

pN2: Mikroskopische Bestätigung einer mehr als 3 cm, aber nicht mehr als 6 cm großen regionären Lymphknotenmetastase oder mikroskopische Bestätigung von mindestens 2 nicht mehr als 6 cm großen regionären Lymphknotenmetastasen.

pN3: Mikroskopische Bestätigung einer mehr als 6 cm großen regionären Lymphknotenmetastase. (Wenn die Größe eines *biopsierten* Lymphknotens vom Chirurgen nicht angegeben wird, gilt dieser Lymphknoten als nicht größer als 3 cm.)

pM1: Mikroskopischer (histologischer oder zytologischer) Nachweis von Fernmetastasen.

Malignome des Mundes, der Kiefer und des Gesichts

Karzinome des Oropharynx: Schema zur TNM/pTNM-Klassifikation

		(p)TNM	Stadium
Primärtumor	☐ Primärtumor kann nicht beurteilt werden	(p)TX	–
	☐ Kein Anhalt für Primärtumor	(p)T0	–
	☐ Carcinoma in situ	(p)Tis	0
	☐ Keine Infiltration von Nachbarstrukturen[a]		
	☐ ≤2 cm	(p)T1	I
	☐ >2–4 cm	(p)T2	II
	☐ >4 cm	(p)T3	III
	☐ Infiltration von Nachbarstrukturen[a]	(p)T4	IV

[a] Als Nachbarstrukturen gelten Knochenspongiosa (Infiltration durch Kortikalis), Haut und Weichteile (Muskulatur, Subkutis) des Halses.

		(p)TNM	Stadium
Regionäre Lymphknoten	☐ Regionäre Lymphknoten können nicht beurteilt werden	(p)NX	–
	☐ Keine regionären Lymphknotenmetastasen	(p)N0	–
	☐ Metastase(n) in solitärem ipsilateralem LK, ≤3 cm	(p)N1	III
	☐ Metastase(n) in solitärem ipsilateralem LK, >3–6 cm	(p)N2a	IV
	☐ Metastasen in multiplen ipsilateralen LK, ≤6 cm	(p)N2b	IV
	☐ Metastasen in bilateralen oder kontralateralen LK, ≤6 cm	(p)N2c	IV
	☐ Metastase(n) >6 cm	(p)N3	IV
	☐ solitär ipsilateral, >6 cm	(p)N3a	IV
	☐ multipel ipsilateral, wenigstens eine Metastase >6 cm	(p)N3b	IV
	☐ bilateral oder kontralateral, wenigstens eine Metastase >6 cm	(p)N3c	IV
Fernmetastasen	☐ Das Vorliegen von Fernmetastasen kann nicht beurteilt werden	(p)MX	–
	☐ Keine Fernmetastasen	(p)M0	–
	☐ Fernmetastasen	(p)M1	IV

```
TNM:      T_____     N_____     M__
                                        Stadium_____
pTNM:     pT_____    pN_____    pM__
```

Erfordernisse für pTNM:

pT: Histologische Untersuchung des Primärtumors ohne makroskopisch erkennbaren Tumor an den Resektionsrändern oder mikroskopische Bestätigung der direkten Infiltration von Nachbarstrukturen (s. Anmerkung a zu T-Klassifikation) (pT4).

pN0, pN1: Histologische Untersuchung von 6 oder mehr Lymphknoten bei limitierter Halsdissektion oder von 10 oder mehr Lymphknoten bei radikaler Halsdissektion.

pN2: Mikroskopische Bestätigung einer mehr als 3 cm, aber nicht mehr als 6 cm großen

regionären Lymphknotenmetastase
oder
mikroskopische Bestätigung von mindestens 2 nicht mehr als 6 cm großen regionären Lymphknotenmetastasen.

pN 3: Mikroskopische Bestätigung einer mehr als 6 cm großen regionären Lymphknotenmetastase. (Wenn die Größe eines *biopsierten* Lymphknotens vom Chirurgen nicht angegeben wird, gilt dieser Lymphknoten als nicht größer als 3 cm.)

pM 1: Mikroskopischer (histologischer oder zytologischer) Nachweis von Fernmetastasen.

Karzinome der Kieferhöhle: Schema zur TNM/pTNM-Klassifikation

		(p)TNM	Stadium
Primärtumor	☐ Primärtumor kann nicht beurteilt werden	(p)TX	–
	☐ Kein Anhalt für Primärtumor	(p)T0	–
	☐ Carcinoma in situ	(p)Tis	0
	☐ Begrenzt auf Schleimhaut der Kieferhöhle, ohne Arrosion oder Destruktion des Knochens	(p)T1	I
	☐ Begrenzt auf Kieferhöhle	(p)T1a	I
	☐ Mit oberflächlicher Ausdehnung auf angrenzende(n) Bezirk(e)[a]	(p)T1b	I
	☐ Arrosion oder Destruktion der Infrastruktur[b] einschließlich des weichen Gaumens und/oder des mittleren Nasenganges (keines der nachfolgenden Kriterien unter T3 und T4)	(p)T2	II
	☐ Mit Knochenarrosion[c]	(p)T2a	II
	☐ Mit Knochendestruktion[c]	(p)T2b	II
	☐ Infiltration von Wangenhaut, Hinterwand der Kieferhöhle, Boden oder medialer Wand der Orbita und/oder vorderen Siebbeinzellen	(p)T3	III
	☐ Infiltration der Kieferhöhlenhinterwand, des Bodens und/oder der medialen Wand der Orbita	(p)T3a	III
	☐ Infiltration der Wangenhaut oder der vorderen Siebbeinzellen	(p)T3b	III
	☐ Infiltration von intraorbitalen Strukturen, Lamina cribriformis, hinteren Siebbeinzellen, Sinus sphenoidalis, Nasopharynx, weichem Gaumen, Fossa pterygopalatina, Fossa temporalis und/oder Schädelbasis	(p)T4	IV

[a] Oberflächliche Ausdehnung auf angrenzende Bezirke ist definiert als Befall ausschließlich der Schleimhaut, nicht aber Befall tieferer Strukturen wie Muskel oder Knochen.
[b] Infrastruktur ist die Knochenwand der Kieferhöhle *ohne* dorsale Knochenwand und ohne hintere Hälfte der kranialen Knochenwand.
[c] Arrosion des Knochens entspricht einer Infiltration nur der Kortikalis, Destruktion einer Infiltration durch die Kortikalis bis in die Spongiosa.

Karzinome der Kieferhöhle: Schema zur TNM/pTNM-Klassifikation (Fortsetzung)

		(p)TNM	Stadium
Regionäre Lymphknoten	☐ Regionäre Lymphknoten können nicht beurteilt werden	(p)NX	–
	☐ Keine regionären Lymphknotenmetastasen	(p)N0	–
	☐ Metastase(n) in solitärem ipsilateralem LK, ≤3 cm	(p)N1	III
	☐ Metastase(n) in solitärem ipsilateralem LK, >3–6 cm	(p)N2a	IV
	☐ Metastasen in multiplen ipsilateralen LK, ≤6 cm	(p)N2b	IV
	☐ Metastasen in bilateralen oder kontralateralen LK, ≤6 cm	(p)N2c	IV
	☐ Metastase(n) >6 cm	(p)N3	IV
	☐ solitär ipsilateral, >6 cm	(p)N3a	IV
	☐ multipel ipsilateral, wenigstens eine Metastase >6 cm	(p)N3b	IV
	☐ bilateral oder kontralateral, wenigstens eine Metastase >6 cm	(p)N3c	IV
Fernmetastasen	☐ Das Vorliegen von Fernmetastasen kann nicht beurteilt werden	(p)MX	–
	☐ Keine Fernmetastasen	(p)M0	–
	☐ Fernmetastasen	(p)M1	IV

```
TNM:     T____     N____    M__
                                        Stadium____
pTNM:    pT____    pN____   pM__
```

Erfordernisse für pTNM

pT: Histologische Untersuchung des Primärtumors ohne makroskopisch erkennbaren Tumor an den Resektionsrändern
oder
mikroskopischer Nachweis einer Infiltration von intraorbitalen Strukturen, Lamina cribriformis, hinteren Siebbeinzellen, Sinus sphenoidalis, Nasopharynx, weichem Gaumen, Fossa pterygopalatina, Fossa temporalis und/oder Schädelbasis (pT4).

pN0, pN1: Histologische Untersuchung von 6 oder mehr Lymphknoten bei limitierter Halsdissektion oder von 10 oder mehr Lymphknoten bei radikaler Halsdissektion.

pN2: Mikroskopische Bestätigung einer mehr als 3 cm, aber nicht mehr als 6 cm großen regionären Lymphknotenmetastase
oder
mikroskopische Bestätigung von mindestens 2 nicht mehr als 6 cm großen regionären Lymphknotenmetastasen.

pN3: Mikroskopische Bestätigung einer mehr als 6 cm großen regionären Lymphknotenmetastase. (Wenn die Größe eines *biopsierten* Lymphknotens vom Chirurgen nicht angegeben wird, gilt dieser Lymphknoten als nicht größer als 3 cm.)

pM1: Mikroskopischer (histologischer oder zytologischer) Nachweis von Fernmetastasen.

Karzinome der großen Speicheldrüsen: Schema zur TNM/pTNM-Klassifikation

Karzinome kleiner Speicheldrüsen der Schleimhaut des oberen Aerodigestivtraktes werden entsprechend ihrer Lokalisation klassifiziert (also z. B. bei Mundhöhle, Lippen, Pharynx oder Kieferhöhlen)

		(p)TNM	Stadium
Primärtumor	☐ Primärtumor kann nicht beurteilt werden	(p)TX	–
	☐ Kein Anhalt für Primärtumor	(p)T0	–
	☐ Carcinoma in situ	(p)Tis	–
	☐ ≤2 cm	(p)T1	–
	☐ Keine lokale Ausdehnung[a]	(p)T1a	I
	☐ Lokale Ausdehnung	(p)T1b	II
	☐ >2–4 cm	(p)T2	–
	☐ Keine lokale Ausdehnung[a]	(p)T2a	I
	☐ Lokale Ausdehnung	(p)T2b	II
	☐ >4 bis 6 cm	(p)T3	–
	☐ Keine lokale Ausdehnung[a]	(p)T3a	II
	☐ Lokale Ausdehnung	(p)T3b	III
	☐ >6 cm	(p)T4	–
	☐ Keine lokale Ausdehnung[a]	(p)T4a	III
	☐ Lokale Ausdehnung	(p)T4b	IV

[a] Lokale Ausdehnung entspricht klinischer oder makroskopischer Invasion von Haut, Weichteilen, Knochen oder Nerven (nur histologischer Nachweis einer solchen Invasion wird nicht berücksichtigt).

Karzinome der großen Speicheldrüsen: Schema zur TNM/pTNM-Klassifikation (Fortsetzung)

		(p)TNM	Stadium
Regionäre Lymphknoten	☐ Regionäre Lymphknoten können nicht beurteilt werden	(p)NX	–
	☐ Keine regionären Lymphknotenmetastasen	(p)N0	–
	☐ Metastase(n) in solitärem ipsilateralem LK, ≤3 cm	(p)N1	III
	☐ Metastase in solitärem ipsilateralem LK, >3–6 cm	(p)N2a	IV
	☐ Metastasen in multiplen ipsilateralen LK, ≤6 cm	(p)N2b	IV
	☐ Metastasen in bilateralen oder kontralateralen LK, ≤6 cm	(p)N2c	IV
	☐ Metastase(n) >6 cm	(p)N3	IV
	☐ solitär ipsilateral, >6 cm	(p)N3a	IV
	☐ multipel ipsilateral, wenigstens eine Metastase >6 cm	(p)N3b	IV
	☐ bilateral oder kontralateral, wenigstens eine Metastase >6 cm	(p)N3c	IV
Fern- metastasen	☐ Das Vorliegen von Fernmetastasen kann nicht beurteilt werden	(p)MX	–
	☐ Keine Fernmetastasen	(p)M0	–
	☐ Fernmetastasen	(p)M1	IV

```
TNM:      T _____   N _____   M __
                                         Stadium _____
pTNM:     pT _____  pN _____  pM __
```

Erfordernisse für pTNM:

pT: Histologische Untersuchung des Primärtumors ohne makroskopisch erkennbaren Tumor an den Resektionsrändern.

pN0, pN1: Histologische Untersuchung von 6 oder mehr Lymphknoten bei limitierter Halsdissektion oder von 10 oder mehr Lymphknoten bei radikaler Halsdissektion.

pN2: Mikroskopische Bestätigung einer mehr als 3 cm, aber nicht mehr als 6 cm großen regionären Lymphknotenmetastase oder mikroskopische Bestätigung von mindestens 2 nicht mehr als 6 cm großen regionären Lymphknotenmetastasen.

pN3: Mikroskopische Bestätigung einer mehr als 6 cm großen regionären Lymphknotenmetastase. (Wenn die Größe eines *biopsierten* Lymphknotens vom Chirurgen nicht nicht angegeben wird, gilt dieser Lymphknoten als nicht größer als 3 cm.)

pM1: Mikroskopischer (histologischer oder zytologischer) Nachweis von Fernmetastasen.

11 – Hypopharynxkarzinom

Die organspezifische Tumordokumentation „Hypopharynxkarzinom" findet Anwendung beim Carcinoma in situ und bei allen invasiven Karzinomen des Hypopharynx (einschließlich Karzinoidtumoren und atypischen Karzinoidtumoren).

Diese Dokumentation wird *nicht* verwendet für maligne mesenchymale Tumoren (Fibrosarkom, malignes fibröses Histiozytom, Leiomyosarkom, Angiosarkom u.a.), maligne Lymphome, malignes Melanom und maligne germinale Tumoren.

Ein Tumor, der den Hypopharynx *und* einen angrenzenden anatomischen Bezirk (Supraglottis oder Oro- bzw. Nasopharynx) befällt, wird nur dann als Hypopharynxtumor gewertet, wenn er zum größeren Teil (mehr als 50% der horizontalen Ausbreitung) im Hypopharynx gelegen ist.

Diese Dokumentation enthält die Sachverhalte des von der Deutschen Gesellschaft für Hals-, Nasen- und Ohrenheilkunde erarbeiteten Datenbanksystems zur Tumordokumentation (persönliche Mitteilung von T.P.U. Wustrow 1994), soweit sie für die hier erfaßten Hypopharynxkarzinome relevant sind.

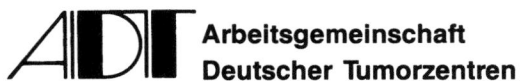

Arbeitsgemeinschaft Deutscher Tumorzentren

Hypopharynxkarzinom

11.3

Kenn-Nr. (A1)	`1 1` 2
Klinik-Nr. u. Fachrichtung (A2)	9
Patientenidentifikation (A3)	16
Geburtsdatum	Tag / Mon. / Jahr — 22
Geschlecht (M = Männlich, W = Weiblich)	23
Tumoridentifikations-Nr. (A4)	24
Bogen-Nr. (A5)	`1` 25

I. PRÄTHERAPEUTISCHE DATEN

A. Aufnahmedatum und Anlaß für Arztbesuch (A6)

Aufnahmedatum   Tag ____ Monat ____ Jahr ____   Tag / Mon. / Jahr — 31

Anlaß für Arztbesuch
T = Tumorsymptomatik führte zum Arzt, V = Nicht-gesetzliche Vorsorgeuntersuchung, S = Selbstuntersuchung,
L = Nachsorgeuntersuchung (Langzeitbetreuung), A = Andere Untersuchung, X = Unbekannt — 32

B. Anamnese, präkanzeröse Bedingungen und Läsionen (S1)

Datum der ersten ärztlichen Tumor(verdachts)diagnose (A7)   Tag ___ Monat ___ Jahr ___   Tag / Mon. / Jahr — 38

Rauchgewohnheiten
0 = Nie geraucht, F = Früher geraucht, D = Derzeit Raucher, X = F.A. — 39

Falls geraucht:

Art und Ausmaß des Rauchens:
1 = ≤5 Zigaretten/Tag, 2 = >5–10 Zig./Tag, 3 = >10–20 Zig./Tag, 4 = >20–30 Zig./Tag,
5 = >30–40 Zig./Tag, 6 = >40 Zig./Tag, 7 = nur Pfeife oder Zigarren, X = F.A. — 40

Zeitdauer des Rauchens
1 = ≤5 Jahre, 2 = >5–10 Jahre, 3 = >10–15 Jahre, 4 = >15–20 Jahre, 5 = >20 Jahre, X = F.A. — 41

Zeitdauer der Abstinenz (S2)
0 = Keine, 1 = ≤1 Monat, 2 = >1–3 Monate, 3 = >3–12 Monate, 4 = >12–24 Monate,
5 = >2–5 Jahre, 6 = >5–10 Jahre, 7 = >10 Jahre, X = F.A. — 42

Alkoholabusus
0 = Keiner, 1 = ≤20 g/Tag, 2 = >20–40 g/Tag, 3 = >40–60 g/Tag, 4 = >60–80 g/Tag,
5 = >80–100 g/Tag, 6 = >100–150 g/Tag, 7 = >150 g/Tag, 8 = Ja, Menge nicht bekannt, X = F.A. — 43

Alkoholabstinenz
0 = Keine, 1 = ≤2 Jahre, 2 = >2–5 Jahre, 3 = >5–10 Jahre, 4 = >10 Jahre, X = F.A. — 44

Mundhygiene (S3)
1 = Sehr gut, 2 = Gut, 3 = Durchschnittlich, 4 = Sehr schlecht, X = F.A. — 45

Plummer-Vinson-Syndrom
N = Nein, J = Ja, X = F.A. — 46

C. Andere Primärtumoren (frühere, synchrone) (A8)

Frühere Tumorerkrankung?   N = Nein, J = Ja, X = F.A. — 47

Falls Tumor in Anamnese: Lokalisation C ⎵⎵⎵   Erkrankungsjahr 19 ⎵⎵   Lokalisation C ⎵⎵⎵⎵   Jahr — 53

Synchroner Primärtumor in anderem Organ?   N = Nein, J = Ja — 54

Wagner/Hermanek: Organspezifische Tumordokumentation © Springer-Verlag 1995

Hypopharynxkarzinom

K-Nr. **1 1** Patienten-Id. T-Id. B-Nr. **1**

D. Allgemeine klinische Befunde

Klinische Symptomatik

	N = Nein	J = Ja	X = F.A.	
Allgemeinsymptome (Leistungsknick, Fieber, Schwäche)	O	O	O	55
Gewichtsverlust (S4)	O	O	O	56
Schluckbeschwerden	O	O	O	57
Fremdkörpergefühl	O	O	O	58
Foetor ex ore	O	O	O	59
Heiserkeit	O	O	O	60
Schmerzen	O	O	O	61
Kieferklemme	O	O	O	62
Atemnot	O	O	O	63
Schwellung am Hals (Lymphknoten)	O	O	O	64

Allgemeiner Leistungszustand (nach ECOG) (A9)

0 = Normale, uneingeschränkte Aktivität wie vor der Erkrankung,
1 = Einschränkung bei körperlicher Anstrengung, aber gehfähig; leichte körperliche Arbeit bzw. Arbeit im Sitzen möglich,
2 = Gehfähig, Selbstversorgung möglich, aber nicht arbeitsfähig; kann mehr als 50% der Wachzeit aufstehen,
3 = Nur begrenzte Selbstversorgung möglich; 50% oder mehr der Wachzeit an Bett oder Stuhl gebunden,
4 = Völlig pflegebedürftig, keinerlei Selbstversorgung möglich; völlig an Bett oder Stuhl gebunden, X = Unbekannt   65

Gravierende Begleiterkrankungen (A10)

	N = Nein	J = Ja	X = F.A.	
Stärker eingeschränkte Lungenfunktion	O	O	O	66
Schwerwiegende Herzerkrankung	O	O	O	67
Zerebrale Durchblutungsstörung	O	O	O	68
Periphere arterielle Durchblutungsstörung	O	O	O	69
Stärker eingeschränkte Nierenfunktion	O	O	O	70
Leberzirrhose	O	O	O	71
Behandlungsbedürftiger Diabetes mellitus	O	O	O	72
Andere Begleiterkrankungen	O	O	O	73

E. Diagnostik (A11)

Durchgeführte Untersuchungen

Primärtumor

	U = Unauffällig	P = Pathologisch	X = Nicht durchgeführt	
Laryngoskopie, Hypopharyngoskopie	O	O	O	74
Bronchoskopie	O	O	O	75
Oesophagoskopie	O	O	O	76
Bildgebende Verfahren: Sonographie	O	O	O	77
CT	O	O	O	78
NMR	O	O	O	79
Biopsie	O	O	O	80
Abstrichzytologie 2 = Pap II, 3 = Pap III, IIID, 4 = Pap IV, 5 = Pap V, N = Nicht durchgeführt, X = Unzureichendes Material				81

Metastasen

Punktionszytologie Hals-LK	O	O	O	82
Röntgen Thorax	O	O	O	83
Sonographie	O	O	O	84
CT	O	O	O	85
Szintigraphie	O	O	O	86

Maximale Tumorinvasion (in mm) nach CT   ⌴⌴,⌴   89
(XXX = F.A.)   nach Sonographie   ⌴⌴,⌴   92

Wagner/Hermanek: Organspezifische Tumordokumentation © Springer-Verlag 1995

Hypopharynxkarzinom

K-Nr. | Patienten-Id. | T-Id. | B-Nr.
| 1 | 1 | | | | | | | | | | 1 |

F. Tumorlokalisation

Lokalisation des Primärtumors (nach Tumorlokalisationsschlüssel) (A12, S5)   C | 1 | 3 | C | 1 | 3 | 95

Seitenlokalisation (A12)
R = Vorwiegend rechts, L = Vorwiegend links, M = Vorwiegend Mittellinienzone, B = Beidseitig   □ 96

Korrektur der Lokalisation (A12)
N = Nein, G = Ja, gleicher Bogen, A = Ja, anderer Bogen   □ 97

G. TNM-Klassifikation und klinisches Stadium

Primärtumor

Direkte Tumorausbreitung (1 = Frei von Tumor, 2 = Tumorbefall klinisch, 3 = Tumorbefall durch Schnellschnitt bestätigt, X = F.A.)

Befallene Unterbezirke (S6)

	Rechts				Links				R	L	
Sinus piriformis	1	2	3	X	1	2	3	X			
mediale Wand	○	○	○	○	○	○	○	○	□	□	99
anterior	○	○	○	○	○	○	○	○	□	□	101
laterale Wand	○	○	○	○	○	○	○	○	□	□	103
Postkrikoidgebiet	○	○	○	○	○	○	○	○	□	□	105
Hinterwand	○	○	○	○	○	○	○	○	□	□	107

Weitere Angaben zur lokalen Tumorausbreitung

Oberflächliche Invasion von Nachbarbezirken (T2) (S7)

									R	L	
Supraglottis	○	○	○	○	○	○	○	○	□	□	109
Oesophagus	○	○	○	○	○	○	○	○	□	□	111
Oropharynx	○	○	○	○	○	○	○	○	□	□	113

Infiltration des Arytenoidknorpels (T3)   ○ ○ ○ ○   ○ ○ ○ ○   □ □ 115

Befall des Perichondriums von Schild- oder Ringknorpel (T3)   ○ ○ ○ ○   ○ ○ ○ ○   □ □ 117

Infiltration von Schild- oder Ringknorpel (T4)   ○ ○ ○ ○   ○ ○ ○ ○   □ □ 119

Tiefe Invasion von Nachbarbezirken (T4) (S8)

									R	L	
Supraglottis	○	○	○	○	○	○	○	○	□	□	121
Oesophagus	○	○	○	○	○	○	○	○	□	□	123
Oropharynx	○	○	○	○	○	○	○	○	□	□	125

Infiltration von Halsweichteilen (T4)   ○ ○ ○ ○   ○ ○ ○ ○   □ □ 127

Infiltration von Wirbelkörpern (T4)   ○ ○ ○ ○   ○ ○ ○ ○   □ □ 129

Infiltration anderer Nachbarbezirke bzw. -strukturen (T4)   ○ ○ ○ ○   ○ ○ ○ ○   □ □ 131

Fixation des Hemilarynx
N = Nein, J = Ja, X = F.A.   □ 132

Tumorausdehnung (größter Tumordurchmesser in mm) (S9)   (XX = F.A.) |__|__| □ 134

Regionäre Lymphknoten (S10)

Zahl befallener Lymphknoten (XX = F.A.)   Rechts |__|__| Links |__|__| R L □ □ 138

Metastasengröße
E = Entfällt, keine LK Metastasen, 1 = bis 3 cm, 2 = >3 bis 6 cm, 3 = >6 cm, X = F.A.   □ 139

Fixation von Lymphknoten (S11)
N = Nein, J = Ja, X = F.A.   □ 140

Hypopharynxkarzinom

K-Nr. **1 1** Patienten-Id. ☐☐☐☐☐☐☐ T-Id. ☐ B-Nr. **1**

Fernmetastasen   N = Nein, J = Ja, X = F.A. ☐ 141

Wenn ja, **Lokalisation** (A14)
1._____   1. ☐☐ 144
2._____   2. ☐☐ 147
3._____   3. ☐☐ 149

Klinische TNM-Klassifikation (A15, S12 und Schema S. 11.27)

y ☐ T ☐☐ (m) ☐ C ☐   y T (m) C ☐☐☐☐ 155

N ☐☐ C ☐   N C ☐☐ 159

M ☐ C ☐   M C ☐☐ 160

Zusätzliche Angabe zu M (A15)   0 = Entfällt, da Makrometastasen, 1 = (mi) Mikrometastasen (±isolierte Tumorzellen), 2 = (i) Nur isolierte Tumorzellen, X = F.A. ☐ 161

Klinisches Stadium (A16 und Schema S. 11.27)
1 = Stadium I, 2 = Stadium II, 3 = Stadium III, 4 = Stadium IV, X = F.A. ☐ 162

H. Sonstige Tumorbefunde

Makroskopischer Wachstumstyp
F = Flach, P = Papillär, E = Exophytisch-polypös, U = Ulzerös, M = Mischtyp, X = F.A. ☐ 163

Regionäre Lymphknoten (S10)
(1 = Tumorfrei, 2 = Metastase(n) beweglich, 3 = Metastase(n) fixiert, X = F.A.)

	Rechts				Links				R	L
	1	2	3	X	1	2	3	X		
Submentale Gruppe	○	○	○	○	○	○	○	○	☐☐	165
Submandibuläre Gruppe	○	○	○	○	○	○	○	○	☐☐	167
Obere jugulare Gruppe	○	○	○	○	○	○	○	○	☐☐	169
Mittlere jugulare Gruppe	○	○	○	○	○	○	○	○	☐☐	171
Untere jugulare Gruppe	○	○	○	○	○	○	○	○	☐☐	173
Hintere trianguläre Gruppe	○	○	○	○	○	○	○	○	☐☐	175
Supraklavikuläre LK	○	○	○	○	○	○	○	○	☐☐	177
Vordere zervikale LK	○	○	○	○	○	○	○	○	☐☐	179
Präaurikuläre LK	○	○	○	○	○	○	○	○	☐☐	181
Bukkale LK	○	○	○	○	○	○	○	○	☐☐	183

Wagner/Hermanek: Organspezifische Tumordokumentation   © Springer-Verlag 1995

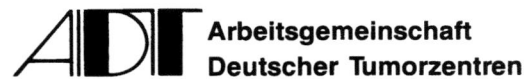

Arbeitsgemeinschaft Deutscher Tumorzentren

Hypopharynxkarzinom

Kenn-Nr. (A1)	`1` `1`	2
Klinik-Nr. u. Fachrichtung (A2)		9
Patientenidentifikation (A3)		16
Geburtsdatum	Tag Mon. Jahr	22
Geschlecht (M = Männlich, W = Weiblich)		23
Tumoridentifikations-Nr. (A4)		24
Bogen-Nr. (A5)	`2`	25

II. DATEN ZUR THERAPIE

A. Vorgesehene und durchgeführte Therapiemodalitäten (A17)

N = Nein   J = Ja*   A = Abgelehnt

Operation	○ ○ ○	26
Bestrahlung	○ ○ ○ ○	28
Chemotherapie, systemische	○ ○ ○ ○	30
Immuntherapie	○ ○ ○	31
Sonstige Therapie	○ ○ ○	32

* Bei mehr als einer durchgeführten Therapiemodalität die zeitliche Reihenfolge der Maßnahmen durch Ziffern kennzeichnen.
(Wenn nicht-chirurgische Therapie durchgeführt, zusätzliche Therapiebögen der erweiterten Basisdokumentation ausfüllen!)

B. Chirurgische Behandlung

Datum der Operation   Tag _____ Monat _____ Jahr _____   Tag Mon. Jahr   38

Primärtumor

Operationsmethode
C = Chirurgisch konventionell, L = Laserchirurgie (transoral)   39

Ausmaß der Resektion
E = Lokale Exzision(en), T = Pharynxteilresektion,
L = Pharynxteilresektion mit Laryngektomie, Z = Zirkuläre Pharyngolaryngektomie   40

Operationserweiterung   N = Nein   J = Ja

Oesophagusmitresektion	○	○	41
Resektion des Zungengrundes	○	○	42
Tracheotomie	○	○	43

Art der Tumorresektion
B = En Bloc, T = In Teilen   44

Rekonstruktion
0 = Keine, 1 = Myokutanlappen, 2 = Myofaszialer Lappen, 3 = Mikrochirurgischer freier Lappen,
4 = Mikrochirurgisches Jejunuminterponat, 5 = Sonstige   45

Regionäre Lymphknoten (S10)

Art der Lymphknotenentfernung (S13)   Rechts   46
0 = Keine LK-Entfernung, 1 = Entfernung einzelner LK, 2 = Neck-Dissection, selektiv, 3 = Neck-Dissection, modifiziert   Links   47
radikal, 4 = Neck-Dissection, radikal, 5 = Neck-Dissection, radikal erweitert,   6 = Neck-Dissection, supraradikal

Entfernte regionäre Lymphknoten	Rechts N = Nein	J = Ja	Links N = Nein	J = Ja	R	L	
Submentale Gruppe	○	○	○	○			49
Submandibulare Gruppe	○	○	○	○			51
Obere jugulare Gruppe	○	○	○	○			53
Mittlere jugulare Gruppe	○	○	○	○			55
Untere jugulare Gruppe	○	○	○	○			57
Hintere trianguläre Gruppe	○	○	○	○			59
Supraklavikuläre LK	○	○	○	○			61
Vordere zervikale LK	○	○	○	○			63
Präaurikuläre LK	○	○	○	○			65
Bukkale LK	○	○	○	○			67

Wagner/Hermanek: Organspezifische Tumordokumentation   © Springer-Verlag 1995

Hypopharynxkarzinom

K-Nr. `1 1` Patienten-Id. `[ ][ ][ ][ ][ ][ ]` T-Id. `[ ]` B-Nr. `2`

Mitentfernung nichtlymphatischer Strukturen	Rechts N=Nein	Rechts J=Ja	Links N=Nein	Links J=Ja	R	L	
N. accessorius	○	○	○	○	☐	☐	69
V. jugularis interna	○	○	○	○	☐	☐	71
M. sternocleidomastoideus	○	○	○	○	☐	☐	73
A. carotis interna/communis	○	○	○	○	☐	☐	75
Skalenusmuskulatur	○	○	○	○	☐	☐	77
Teile der Schädelbasis	○	○	○	○	☐	☐	79

Dauer der Operation (in Minuten) `[ ][ ][ ][ ]`   `[ ][ ][ ]` 82

Dauer der Intensivbehandlung (in Tagen) `[ ][ ][ ]`   `[ ][ ]` 84

Zahl der verabreichten Blutkonserven (A17) `[ ][ ][ ]`   `[ ][ ]` 86

C. Klinische R-Klassifikation und Gesamtbeurteilung des Tumorgeschehens

Klinische R-Klassifikation (A18)
0 = Kein Residualtumor (R0), 1 = Nur mikroskopischer Residualtumor (R1), 2 = Makroskopischer Residualtumor, mikroskopisch nicht bestätigt (R2a), 3 = Makroskopischer Residualtumor, auch mikroskopisch bestätigt (R2b), X = unbestimmt (RX)   ☐ 87

Lokalisation von Residualtumor   N = Nein   J = Ja

Lokoregionär   ○   ○   ☐ 88

Fernmetastase(n)   ○   ○   ☐ 89

Gesamtbeurteilung des Tumorgeschehens bei nicht-chirurgischer Therapie (A19)
V = Vollremission, T = Teilremission, B = Klinische Besserung des Zustandes, Kriterien für Teilremission jedoch nicht erfüllt, K = Keine Änderung, D = Divergentes Geschehen, P = Progression, U = Beurteilung unmöglich, X = F.A.   ☐ 90

D. Frühe Komplikationen der Therapie

Chirurgische Komplikationen   N = Nein   J = Ja

Nachblutung (S14)	○	○	☐ 91
Hautemphysem	○	○	☐ 92
Wundinfektion	○	○	☐ 93
Hypopharynxfistel	○	○	☐ 94
Hämatom	○	○	☐ 95
Ödem	○	○	☐ 96
Andere chirurgische Komplikation(en)	○	○	☐ 97

Nicht-chirurgische Komplikationen   N = Nein   J = Ja

Kardio-pulmonale Komplikationen	○	○	☐ 98
Renale Komplikationen	○	○	☐ 99
Andere nicht-chirurgische Komplikation(en)	○	○	☐ 100

Sekundäre operative Eingriffe (A20) N = Nein, J = Ja   ☐ 101

Falls ja, Art des Eingriffs nach ICPM   `5[ ][ ][ ][ ]`   `5[ ][ ][ ][ ]` 107

Postoperativer Exitus (A21)
N = Nein, I = Innerhalb von 30 Tagen nach definitiver Operation, S = Später   ☐ 108

Wagner/Hermanek: Organspezifische Tumordokumentation © Springer-Verlag 1995

ADT Arbeitsgemeinschaft Deutscher Tumorzentren

Hypopharynxkarzinom

Kenn-Nr. (A1)	1 1	2
Klinik-Nr. u. Fachrichtung (A2)		9
Patientenidentifikation (A3)		16
Geburtsdatum	Tag Mon. Jahr	22
Geschlecht (M = Männlich, W = Weiblich)		23
Tumoridentifikations-Nr. (A4)		24
Bogen-Nr. (A5)	3	25

III. DATEN ZUR PATHOLOGIE

Untersuchungsmaterial Primärtumor (A22)
K = Keine Untersuchung, Z = Nur Zytologie, B = Biopsie ohne Tumorresektion,
T = Tumorteile (bei Tumorverkleinerung), R = Resektat □ 26

A. Histologischer Typ und Grading

Histologischer Tumortyp nach ICD-O (A23, S15)   M └┴┴┴┘/└┘   M ☐☐☐☐☐ 31

Bestätigung der Tumorhistologie durch andere Institution (A23)
N = Nein, R = Register oder Referenzpathologie einer Studie, A = Anderes Pathologisches Institut, B = R+A □ 32

Grading (A24, S16) 1 = G1, 2 = G2, 3 = G3, 4 = G4, L = Low Grade (G1–2), H = High Grade (G3–4), X = F.A. (GX) □ 33

B. pTNM-Klassifikation und pathologisches Stadium

Primärtumor

Invasion
C = Carcinoma in situ, I = Invasives Karzinom □ 34

Befallene Unterbezirke (S6)
1 = Tumor begrenzt auf einen Unterbezirk, 2 = Tumor befällt mehr als einen Unterbezirk, X = F.A. □ 35

Weitere Angaben zur direkten Tumorausbreitung

	1 = Tumor-frei	2 = Tumor-befallen unilateral	3 = Tumor-befallen bilateral	X = Nicht untersucht	
Oberflächliche Invasion (Schleimhaut von Nachbarbezirken) (pT2)					
Supraglottis	○	○	○	○	□ 36
Oesophagus	○	○	○	○	□ 37
Oropharynx	○	○	○	○	□ 38
Infiltration des Arytenoidknorpels (pT3)	○	○	○	○	□ 39
Befall des Perichondriums von Schild- oder Ringknorpel (pT3)	○	○	○	○	□ 40
Infiltration von Schild- oder Ringknorpel (pT4)	○	○	○	○	□ 41
Tiefe Invasion von Nachbarbezirken (pT4) (S8)					
Supraglottis	○	○	○	○	□ 42
Oesophagus	○	○	○	○	□ 43
Oropharynx	○	○	○	○	□ 44
Infiltration von Halsweichteilen (pT4)	○	○	○	○	□ 45
Infiltration von Wirbelkörpern (pT4)	○	○	○	○	□ 46

Tumorausdehnung (größter Durchmesser in mm) (S9)   (XX = F.A.)   └┴┘   ☐☐ 48

Wagner/Hermanek: Organspezifische Tumordokumentation   © Springer-Verlag 1995

Hypopharynxkarzinom

K-Nr.	Patienten-Id.	T-Id.	B-Nr.
1 1			3

Regionäre Lymphknoten (S10)

Zahl untersuchter regionärer Lymphknoten ⊔⊔⊔ ☐☐ 50

Zahl befallener regionärer Lymphknoten ⊔⊔⊔ ☐☐ 52

Metastasengröße (größter Durchmesser der größten Metastase in cm) Rechts ⊔⊔⊔,⊔ R ☐☐☐ 55
(XX = F.A.) Links ⊔⊔⊔,⊔ L ☐☐☐ 58

Kapseldurchbruch
E = Entfällt, weil keine LK-Metastasen bzw. LK nicht untersucht, N = Nein, J = Ja, X = F.A. ☐ 59

Fernmetastasen K = Keine nachgewiesen, Z = Zytologisch bestätigt, H = Histologisch bestätigt ☐ 60

Lokalisation mikroskopisch nachgewiesener Fernmetastasen (A14)

1. _____ 1. ☐☐ 63
2. _____ 2. ☐☐ 66
3. _____ 3. ☐☐ 69

pTNM-Klassifikation (A25 und Schema S. 11.27)

y ⊔ pT ⊔⊔ (m) ⊔ pN ⊔⊔ pM ⊔

y	pT	(m)	pN	pM
☐	☐☐	☐	☐	☐	76

Zusätzliche Angabe zu pN (A25) (mi) Nur Mikrometastasen? N = Nein, J = Ja, X = F.A. ☐ 77

Zusätzliche Angabe zu pM (A25) 0 = Entfällt, da Makrometastasen, 1 = (mi) Mikrometastasen (±isolierte Tumorzellen),
2 = (i) Nur isolierte Tumorzellen, X = F.A. ☐ 78

Pathologisches Stadium (A26 und Schema S. 11.27)
0 = Stadium 0, 1 = Stadium I, 2 = Stadium II, 3 = Stadium III, 4 = Stadium IV, X = F.A. ☐ 79

C. Weitere Befunde und begleitende Veränderungen

Makroskopischer Tumortyp
F = Flach, P = Papillär, E = Exophytisch-polypös, U = Ulzerös, M = Mischtyp, X = F.A. ☐ 80

Maximale Infiltrationstiefe (in mm) (XXX = F.A.) ⊔⊔⊔,⊔ ☐☐☐ 83

Tumorrand V = Verdrängend, I = Infiltrativ, X = F.A. ☐ 84

Lymphgefäßinvasion (L-Klassifikation) (A27)
0 = Keine Lymphgefäßinvasion (L0), 1 = Lymphgefäßinvasion (L1), X = F.A. (LX) ☐ 85

Veneninvasion (V-Klassifikation) (A27)
0 = Keine Veneninvasion (V0), 1 = Mikroskopische Veneninvasion (V1), 2 = Makroskopische Veneninvasion (V2), X = F.A. (VX) ☐ 86

Perineuralinvasion N = Nein, J = Ja, X = F.A. ☐ 87

Schnitt durch Tumorgewebe N = Nein, J = Ja ☐ 88

Regionäre Lymphknoten (S10) (bei „1" Zahl untersuchter, bei „2" Zahl befallener Lymphknoten eintragen; zusätzlich bei „3" ankreuzen, falls nur Mikrometastase(n) vorhanden, bei „4", falls Kapseldurchbruch)

	Rechts				Links				Rechts	Links	
	1	2	3	4	1	2	3	4			
Submentale Gruppe	⊔⊔	⊔⊔	○	○	⊔⊔	⊔⊔	○	○	☐☐☐☐☐	☐☐☐☐☐	98
Submandibuläre Gruppe	⊔⊔	⊔⊔	○	○	⊔⊔	⊔⊔	○	○	☐☐☐☐☐	☐☐☐☐☐	108
Obere jugulare Gruppe	⊔⊔	⊔⊔	○	○	⊔⊔	⊔⊔	○	○	☐☐☐☐☐	☐☐☐☐☐	118
Mittlere jugulare Gruppe	⊔⊔	⊔⊔	○	○	⊔⊔	⊔⊔	○	○	☐☐☐☐☐	☐☐☐☐☐	128
Untere jugulare Gruppe	⊔⊔	⊔⊔	○	○	⊔⊔	⊔⊔	○	○	☐☐☐☐☐	☐☐☐☐☐	138
Hintere trianguläre Gruppe	⊔⊔	⊔⊔	○	○	⊔⊔	⊔⊔	○	○	☐☐☐☐☐	☐☐☐☐☐	148
Supraklavikuläre LK	⊔⊔	⊔⊔	○	○	⊔⊔	⊔⊔	○	○	☐☐☐☐☐	☐☐☐☐☐	158
Vordere zervikale LK	⊔⊔	⊔⊔	○	○	⊔⊔	⊔⊔	○	○	☐☐☐☐☐	☐☐☐☐☐	168
Präaurikuläre LK	⊔⊔	⊔⊔	○	○	⊔⊔	⊔⊔	○	○	☐☐☐☐☐	☐☐☐☐☐	178
Bukkale LK	⊔⊔	⊔⊔	○	○	⊔⊔	⊔⊔	○	○	☐☐☐☐☐	☐☐☐☐☐	188

Wagner/Hermanek: Organspezifische Tumordokumentation © Springer-Verlag 1995

Hypopharynxkarzinom

K-Nr. **1 1** Patienten-Id. [ ][ ][ ][ ][ ][ ] T-Id. [ ] B-Nr. **3**

Immunologische Lymphknotenreaktionen

Folliculäre Hyperplasie
N = Nein, G = Gering bis mäßiggradig (in 50% oder weniger der untersuchten LK),
S = Stark (in mehr als 50% der LK), X = F.A. ☐ 189

Parakortikale Hyperplasie
N = Nein, J = Ja (ohne Rücksicht auf Zahl der LK), X = F.A. ☐ 190

Lymphozytenverarmung
N = Nein, J = Ja, X = F.A. ☐ 191

Nachweis von begleitenden Läsionen (S17)

	N = Nein	D = Direkt angrenz.	G = Getrennt	X = F.A.	
Papillom(e)	○	○	○	○	☐ 192
Dysplasie leicht	○	○	○	○	☐ 193
Dysplasie mäßig	○	○	○	○	☐ 194
Dysplasie schwer	○	○	○	○	☐ 195
Carcinoma in situ	○	○	○	○	☐ 196
Schwere Dysplasie/Ca in situ	○	○	○	○	☐ 197

Tumorbiologische Spezialuntersuchungen (A28)
N = Nein, J = Ja ☐ 198

Zusätzliche Angaben bei Plattenepithelkarzinomen (S18)

Mikroinvasives Karzinom
N = Nein, J = Ja, E = Entfällt (kein Plattenepithelkarzinom) ☐ 199

Papilläres Plattenepithelkarzinom
N = Nein, J = Ja, E = Entfällt (kein Plattenepithelkarzinom) ☐ 200

Zusätzliche Angaben bei Spindelzellkarzinomen (S19)
0 = Kein Spindelzellkarzinom, 1 = Spindelzelliges Plattenepithelkarzinom,
2 = Plattenepithelkarzinom mit pseudosarkomatösem Stroma,
3 = Karzinosarkom, 4 = Nicht näher klassifiziert ☐ 201

D. Definitive R-Klassifikation und weitere Angaben zur Radikalität

Histologische Befunde an den definitiven Resektionsrändern (S20)
F = Tumorfrei, I = In-situ-Komponente, T = Invasiver Tumor, U = Unbestimmbar,
X = Nicht untersucht ☐ 202

Definitive R-Klassifikation (A29)
0 = Kein Residualtumor (R0), 1 = Nur mikroskopischer Residualtumor (R1), 2 = Makroskopischer Residualtumor, mikroskopisch nicht bestätigt (R2a), 3 = Makroskopischer Residualtumor, auch mikroskopisch bestätigt (R2b),
X = Unbestimmt (RX) ☐ 203

Methodik der R-Klassifikation (A30)
K = Konventionell, S = „Sophisticated" ☐ 204

Lokalisation von Residualtumor   N = Nein   J = Ja

Lokoregionär	○	○	☐ 205
Fernmetastasen	○	○	☐ 206

Minimaler Sicherheitsabstand (in mm) (S21)   Makroskopisch [ ][ ][ ]   Ma. ☐ 208
(UU = Unbestimmbar, XX = F.A.)   Histologisch [ ][ ][ ]   Hi. ☐ 210

Spezielle Verschlüsselungsanweisungen

S 1 Präkanzeröse Bedingungen und Läsionen

Eine ausführliche Darstellung der Ätiologie und Pathogenese sowie der Risikofaktoren für Hypopharynxkarzinome erfolgte durch Kleinsasser [1]. Wie beim Larynxkarzinom sind Zigarettenrauchen und Alkoholkonsum die wichtigsten ätiologischen Faktoren. Dazu kommen mangelnde Mundhygiene und in seltenen Fällen berufliche Exposition mit kanzerogenen Noxen sowie das Plummer-Vinson-Syndrom. Erhöhtes Risiko für Hypopharynxkarzinome besteht immer dann, wenn in anderen Bereichen des oberen Aerodigestivtraktes (Mundhöhle, Oro- und Nasopharynx, Larynx, Ösophagus, Trachea, Bronchien) ein Karzinom besteht oder bestand (sog. Feldkanzerisierung).

S 2 Zeitdauer der Abstinenz

Als Abstinenz wird hier nur die Zeit des Nichtrauchens unmittelbar vor Diagnose berücksichtigt, nicht jedoch eine frühere zeitweise Unterbrechung des Rauchens.

S 3 Mundhygiene

Die vorgesehenen Kategorien sind wie folgt definiert:

Sehr gut:	Von zahnärztlicher Seite makroskopisch keine Beanstandungen zu erheben.
Gut:	Von nichtzahnärztlicher Seite makroskopisch Zähne nicht zerstört.
Durchschnittlich:	Alle Situationen, die nicht unter sehr gut, gut und sehr schlecht einzuordnen sind.
Sehr schlecht:	Überwiegende Anzahl der Zähne mit Schäden bzw. Defekten.

S 4 Gewichtsverlust

Als Gewichtsverlust zählt nur die unbeabsichtigte Abnahme des Körpergewichts um mindestens 2 kg innerhalb der letzten 3 Monate.

S 5 Lokalisation des Primärtumors

Befall nur eines der 3 Unterbezirke des Hypopharynx wird wie folgt verschlüsselt:

Postkrikoidgebiet (einschließlich hypopharyngealer Seite der aryepiglottischen Falte)	C 13.0
Sinus piriformis	C 12.9
Hypopharynxhinterwand	C 13.2

Ist mehr als ein Unterbezirk befallen, wird die Lokalisation des Primärtumors mit C 13.8 verschlüsselt.

S 6 Unterbezirke

Im Sinne der TNM-Klassifikation gelten als Unterbezirke des Hypopharynx:

1) *Pharyngo-ösophageale Grenze (Postkrikoidgegend):* Erstreckt sich von der Höhe der Aryknorpel mit Verbindungsfalten bis zum Unterrand des Ringknorpels;
2) *Sinus piriformis:* Erstreckt sich von der pharyngoepiglottischen Falte bis zum oberen Ende des Ösophagus. Er wird seitlich vom Schildknorpel und medial von der hypopharyngealen Oberfläche der aryepiglottischen Falte sowie von Ary- und Ringknorpel begrenzt;
3) *Hypopharynxhinterwand:* Erstreckt sich von der Höhe des Bodens der Vallecula bis zur Höhe des unteren Randes des Ringknorpels.

S 7 Oberflächliche Invasion von Nachbarbezirken

Entsprechend dem TNM Supplement 1993 [7] wird bei der Invasion von Nachbarbezirken zwischen oberflächlicher und tiefer Invasion unterschieden. Dabei wird Befall ausschließlich der Mukosa als oberflächliche Invasion gewertet und *nicht* als T 4 klassifiziert.

S 8 Tiefe Invasion von Nachbarbezirken

Nach dem TNM Supplement [7] ist „tiefe Invasion von Nachbarbezirken" definiert als Befall nicht nur der Schleimhaut, sondern auch von Muskeln, Knochen oder anderen tiefen Strukturen. Eine solche kann sowohl durch vertikale Invasion benachbarter Strukturen entstehen als auch durch horizontale Ausbreitung des Tumors, die nicht nur auf die Schleimhaut beschränkt ist, sondern auch Muskel oder Knochen betrifft. Beide Arten der tiefen Invasion von Nachbarbezirken werden als T 4 klassifiziert.

S 9 Tumorausdehnung

Als Tumorausdehnung wird die horizontale (der Schleimhautoberfläche parallele) Ausbreitung des Tumors verstanden. Bei invasiven Karzinomen wird bei der Messung der horizontalen Ausbreitung lediglich die invasive Komponente berücksichtigt, eine angrenzende nichtinvasive Komponente jedoch außer acht gelassen.

S 10 Regionäre Lymphknoten

Die regionären Lymphknoten sind die zervikalen Lymphknoten. Die bei Hypopharynxkarzinomen in Frage kommenden Lymphknoten können entsprechend dem TNM-Atlas [6] in 8 Lymphknotengruppen und entsprechend dem Vorschlag des Committee for Head and Neck Surgery and Oncology der American Academy for Otolaryngology [3] wie folgt unterteilt werden (s. Abb. 11.1).

Gruppen-nummer	Bezeichnung (TNM-Atlas [6])	Bezeichnung (Robbins et al. [3])	Level
(1)	Submentale LK	Submentale Gruppe	I
(2)	Submandibuläre LK	Submandibuläre Gruppe	I
(3)	Kraniale jugulare LK	Obere jugulare Gruppe	II
(4)	Mittlere jugulare LK	Mittlere jugulare Gruppe	III
(5)	Kaudale jugulare LK	Untere jugulare Gruppe	IV
(6)	Dorsale zervikale LK um N. accessorius	Hintere trianguläre Gruppe	V
(7)	Supraklavikuläre LK		
(8)	Prälaryngeale und paratracheale LK (vordere zervikale LK)	Vordere Kompartiment-Gruppe	VI

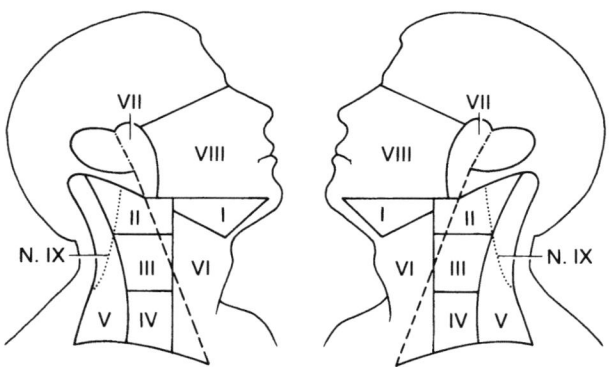

Abb. 11.1. Unterteilung der Halslymphknoten (mit freundlicher Genehmigung von T. P. U. Wustrow, München)

In Erweiterung der Nomenklatur von Robbins et al. [3] werden entsprechend dem Vorschlag von Wustrow (persönliche Mitteilung) in der Dokumentation der Deutschen Gesellschaft für Hals-, Nasen- und Ohrenheilkunde noch die Level VII und VIII angeführt:

Level VII Präaurikuläre Lymphknoten (entsprechend Parotislymphknoten = Gruppe 10 nach TNM-Atlas);
Level VIII Bukkale Lymphknoten (entsprechend Gruppe 11 nach TNM-Atlas).

In der Mittellinie gelegene (z. B. prälaryngeale) Lymphknoten gelten als ipsilaterale Lymphknoten.

S 11 Fixation von Lymphknoten

Seit der 4. Auflage der TNM-Klassifikation wird die Fixation von Lymphknoten in der klinischen N-Klassifikation nicht mehr berücksichtigt. Die Bedeutung der Fixation bzw. der extranodulären Ausbreitung von Lymphknotenmetastasen für die Indikation zur adjuvanten Therapie wurde neuerdings von Leemans et al. [2] betont. Fixation in diesem Sinne schließt sowohl die Fixation von Lymphknoten untereinander als auch die Fixation von Lymphknoten an andere Strukturen (z. B. Gefäße) ein.

Pathologisch-anatomisch entspricht dem klinischen Begriff der Fixation Kapseldurchbruch und Ausbreitung von metastatischem Tumor jenseits der Lymphknotenkapsel; dabei stimmen klinischer Befund der Fixation und pathologischer Befund einer extranodulären Ausbreitung nicht immer überein, weil Fixation z. B. auch durch entzündliche perinoduläre Veränderungen bedingt sein kann.

S 12 Klinische TNM-Klassifikation und klinisches Stadium

Die im Abschnitt I.G des Bogens angeführten Items wurden dann als fakultativ gekennzeichnet, wenn es sich um Befunde handelt, die für die derzeit gültige TNM-Klassifikation nicht erforderlich sind, wohl aber für die im TNM Supplement 1993 [7] vorgeschlagenen Ramifikationen benötigt werden.

C-Faktor

Primärtumor
- C 1: Klinische Untersuchung, Standardröntgenaufnahmen
- C 2: Laryngoskopie und Hypopharyngoskopie, Sonographie, CT, NMR, Biopsie, Zytologie
- C 3: Nicht anwendbar

Regionäre Lymphknoten
- C 1: Klinische Untersuchung
- C 2: Sonographie, CT, NMR, Feinnadelbiopsie
- C 3: Nicht anwendbar

Fernmetastasen
- C 1: Klinische Untersuchung, Standardröntgenaufnahmen
- C 2: Tomographie der Lunge, Sonographie, CT, NMR, nuklearmedizinische Untersuchungen, Endoskopie, Biopsie und Zytologie
- C 3: Chirurgische Exploration mit Biopsie

S 13 Art der Lymphknotenentfernung

Nach den Vorschlägen des Committee for Head and Neck Surgery and Oncology der American Academy for Otolaryngology [3] werden Neck-Dissektionen nach dem Ausmaß der entfernten Lymphknoten und der Mitentfernung nichtlymphatischer Strukturen wie N. accessorius, V. jugularis interna und M. sternocleidomastoideus unterteilt.

Als *radikale Neck-Dissektion* wird die Entfernung der Lymphknotengruppen 1–7 bzw. der Level I–V einer Seite sowie von N. accessorius, V. jugularis interna *und* M. sternocleidomastoideus bezeichnet.

Bei der *modifiziert-radikalen Neck-Dissektion* werden die gleichen Lymphknoten wie bei der radikalen Neck-Dissektion entfernt, aber wenigstens eine der nichtlymphatischen Strukturen erhalten.

Als *selektive Neck-Dissektion* werden alle Dissektionen bezeichnet, bei denen die Lymphknotengruppen 1–7 bzw. Level I–V einer Seite *nicht* komplett entfernt werden, vielmehr bestimmte Lymphknotengruppen bzw. Level erhalten bleiben. Die häufigsten Subtypen selektiver Neck-Dissektionen sind:

- Supraomohyoidale Neck-Dissektion:
  Entfernung der Lymphknotengruppen 1–4 bzw. der Level I–III.
- Postero-laterale Neck-Dissektion:
  Entfernung der Lymphknotengruppen 3–7 bzw. der Level II–V.
- Laterale Neck-Dissektion:
  Entfernung der Lymphknotengruppen 3–5 bzw. der Level II–V.
- Anteriore Kompartiment-Dissektion:
  Entfernung der Lymphknotengruppe 8 bzw. des Levels VI.

Nur selten wird eine *erweiterte radikale Neck-Dissektion* vorgenommen. Hierbei werden entweder weitere regionäre Lymphknotengruppen (z. B. parapharyngeale Lymphknoten) oder nichtregionäre Lymphknoten (z. B. obere mediastinale Lymphknoten) oder sonstige nichtlymphatische Strukturen (z. B. A. carotis, N. hypoglossus, N. vagus, M. paraspinalis) mitentfernt.

Entsprechend dem Dokumentationssystem der Deutschen Gesellschaft für Hals-, Nasen- und Ohrenheilkunde wird als *supraradikale Neck-Dissektion* eine radikale Neck-Dissektion mit Resektion der Aa. carotis communis und interna, ggf. auch der Skalenusmuskulatur und angrenzender Teile der Schädelbasis als besondere Form der erweiterten radikalen Neck-Dissektion hervorgehoben.

S 14 Nachblutung

Als Nachblutung werden Blutungen dokumentiert, die kreislaufwirksam sind oder eine Bluttransfusion oder eine operative Revision erforderlich machen.

S 15 Histologischer Tumortyp

Die histologische Klassifikation erfolgt nach den Vorschlägen der 2. Auflage der WHO-Klassifikation der Tumoren des oberen Respirationstraktes und des Ohres [4, 5]. In über 90% handelt es sich um Carcinomata in situ (8070/2) und invasive Plattenepithelkarzinome (8070/3), die durch Verhornung und/oder Interzellularbrücken charakterisiert sind. Die früher vielfach übliche Unterteilung in verhornende und nichtverhornende Plattenepithelkarzinome entfällt entsprechend den Empfehlungen der WHO, da das Ausmaß der Verhornung durch das Grading miterfaßt wird (s. S 16).

Die seltenen übrigen in Frage kommenden Karzinomtypen sind nachstehend mit ihren ICD-O-Code-Nummern aufgelistet; bezüglich Definition und Differentialdiagnose sei auf Shanmugaratnam [4] sowie Shanmugaratnam und Sobin [5] verwiesen.

Tumortyp	ICD-O-Code-Nr.
Papilläres Plattenepithelkarzinom	8052/3
Verruköses Plattenepithelkarzinom	8051/3
Spindelzellkarzinom	8074/3
Adenoides Plattenepithelkarzinom	8075/3
Basaloides Plattenepithelkarzinom	8094/3
Adenokarzinom	8140/3
Azinuszellkarzinom	8550/3
Mukoepidermoidkarzinom	8430/3
Adenoid-zystisches Karzinom	8200/3
Karzinom in pleomorphem Adenom	8941/3
Epithelial-myoepitheliales Karzinom	8562/3
Klarzell-Karzinom	8310/3
Adenosquamöses Karzinom	8560/3
Riesenzellkarzinom	8031/3
Speichelgangkarzinom	8500/3
Karzinoidtumor	8240/3
Atypischer Karzinoidtumor	8246/3
Kleinzelliges Karzinom	8041/3
Lymphoepitheliales Karzinom	8082/3

S 16 Grading

Plattenepithelkarzinome werden nach dem Grad der Differenzierung, der zellulären Pleomorphie und der Mitoseaktivität in die Grade 1–3 unterteilt [4]:

G 1: sehr ähnlich normalem Plattenepithel, reichliche Verhornung, spärlich Mitosen;

G 2: weder den Kriterien von G 1 noch denen von G 3 entsprechend;

G 3: nur minimale und schwer erkennbare Interzellularbrücken und Verhornung, reichlich Mitosen.

Bei unterschiedlichen Strukturen erfolgt die Zuordnung nach dem ungünstigsten Differenzierungsgrad.

Bei Adenokarzinomen, Mukoepidermoidkarzinomen und adenoid-zystischen Karzinomen wird zwischen „low grade" und „high grade" unterschieden.

Bei den nachstehenden Tumoren ergibt sich das Grading aus dem Tumortyp:

Verruköses Karzinom	G 1
Karzinoidtumor	G 1
Spindelzellkarzinom	G 3
Basaloides Plattenepithelkarzinom	G 3
Atypischer Karzinoidtumor	G 3
Riesenzellkarzinom	G 4
Kleinzelliges Karzinom	G 4

S 17 Begleitende Läsionen

Dysplasie und Carcinoma in situ sind nach der 2. Auflage der WHO-Klassifikation [4] wie folgt definiert:

Dysplasie: Präkanzeröse Läsion des Plattenepithels, gekennzeichnet durch zelluläre Atypien und Verlust der normalen Reifung und Schichtung, wobei noch nicht die Charakteristika des Carcinoma in situ erreicht werden. Die Dysplasie wird in 3 Grade unterteilt: geringgradige, mäßiggradige und schwere Dysplasie.

- Die *geringgradige Dysplasie* ist gekennzeichnet durch insgesamt geringe Kernatypien, die am stärksten im basalen Drittel des Epithels zu sehen und in den oberen Lagen des Epithels höchstens minimal sind. Hier sind Reifung und Schichtung klar erhalten; nur wenige Mitosen in den parabasalen Lagen, keine atypischen Mitosen.
- Bei der *mäßiggradigen Dysplasie* erkennt man ausgeprägte Kernabnormalitäten mit deutlichen Nukleolen, wobei die Veränderung am deutlichsten in den basalen zwei Dritteln des Epithels erkennbar ist. Im oberen Drittel des Epithels können mäßiggradige Kernabnormalitäten vorhanden sein, aber Reifung und Schichtung sind deutlich sichtbar; Mitosen in den parabasalen und intermediären Lagen, keine atypischen Mitosen.
- Die *schwere Dysplasie* zeigt ausgeprägte Kernabnormalitäten und Verlust der Reifung in mehr als zwei Dritteln des Epithels, aber in den oberen Lagen ist noch Schichtung erkennbar. Ausgeprägte Kernpolymorphie (z. T. bizarre Kerne), zumindest stellenweise sehr deutliche Nukleolen, andernorts dichte hyperchromatische Kerne, Mitosen bis in die oberen Epithellagen, auch atypische Mitosen können vorhanden sein.

Für die Unterscheidung gegenüber dem Carcinoma in situ ist das Vorhandensein einer gewissen Reifung und Schichtung in den oberflächlichsten Epithellagen wesentlich.

Carcinoma in situ: Veränderung, die in *voller Epitheldicke* die zellulären Kennzeichen des Karzinoms zeigt, aber nirgends Invasion des Stromas erkennen läßt.

An manchen Institutionen wird die von der WHO [4] empfohlene Unterscheidung zwischen schwerer Dysplasie und Carcinoma in situ nicht durchgeführt. Für diese Institutionen ist die Kategorie „Schwere Dysplasie/Ca in situ" vorgesehen.

S 18 Zusätzliche Angaben bei Plattenepithelkarzinomen

(Beim Carcinoma in situ und bei anderen invasiven Karzinomen als Plattenepithelkarzinomen wird dieses Item gestrichen.)

Die Bezeichnung *mikroinvasives Karzinom* wird verwendet für Plattenepithelkarzinome, bei denen „das invasive Wachstum in Form von vereinzelten Ausläufern oder umschriebenen Herden auf das Gebiet unmittelbar unter der Basalmembran begrenzt ist" [4]. Es entspricht der minimalen Stromainvasion bei Karzinomen der Zervix uteri, und die dort gebräuchliche klarere Definition kann auch an dieser Lokalisation angewandt werden: Infiltration am histologischen Schnitt nur mikroskopisch, nicht aber schon makroskopisch erkennbar; dementsprechend ist eine Messung von Flächenausdehnung und Tiefeninvasion am histologischen Schnitt nicht möglich.

S 19 Zusätzliche Angaben bei Spindelzellkarzinomen

(Dieses Item ist bei anderen Tumoren zu streichen.)

Spindelzellkarzinome sind bimorphe Karzinome mit einer Plattenepithelkarzinom-Komponente und einer darunterliegenden oder angrenzenden spindelzelligen oder pleomorphen Komponente. Nach immunhistologischen und ultrastrukturellen Befunden können 3 Subtypen unterschieden werden [4, 5]:

- *Spindelzelliges Plattenepithelkarzinom:* im Stroma des Plattenepithelkarzinoms maligne spindelzellige oder pleomorphe Tumorzellen epithelialer Herkunft (keratin-positiv);
- *Plattenepithelkarzinom mit pseudosarkomatösem Stroma:* Plattenepithelkarzinom-Komponente kombiniert mit atypischer, aber nichtneoplastischer fibroblastischer oder fibrohistiozytärer Proliferation;
- *Karzinosarkom:* Kombination von Plattenepithelkarzinom und Sarkom (Fibrosarkom, malignes Fibrohistiozytom u. a.).

S 20 Histologische Befunde an den definitiven Resektionsrändern

Bei Vornahme von Nachexzisionen sind jene Resektionsränder „definitiv", die bei den jeweils letzten Nachresektionen am weitesten vom Tumor entfernt liegen. Dabei ist anzugeben, ob an diesen definitiven Resektionsrändern eine In-situ-Komponente festzustellen ist oder ob auch invasiver Tumor bis an den Resektionsrand heranreicht. Falls eine entsprechende topographische Orientierung durch mangelnde Kennzeichnung der Nachresektionen nicht möglich ist, wird die Notation „U" (Unbestimmbar) verwendet.

S 21 Minimaler Sicherheitsabstand

Eine Bestimmung ist bei Entfernung des Tumors in mehreren Teilen (z. B. zuerst Tumorentfernung unradikal oder mit engem Sicherheitsabstand, anschließend Nachexzision) nur dann möglich, wenn die Nachexzisionen in ihrer Topographie vom Operateur exakt bezeichnet werden. Falls dies nicht gegeben ist, wird die Notation „UU" (Unbestimmbar) verwendet.

Literatur

[1] Kleinsasser O (1987) Tumoren des Larynx und des Hypopharynx. Thieme, Stuttgart New York
[2] Leemans ChR, Tiwari R, Nauta JJP, van der Waal I, Snow GB (1993) Regional lymph node involvement and its significance in the development of distant metastases in head and neck carcinoma. Cancer 71:452–456
[3] Robbins KT, Medina JE, Wolfe GT, Levine PA, Sessions RB, Pruet ChW (1991) Standardizing neck dissection terminology. Official report of the Academy's Committee for Head and Neck Surgery and Oncology. Arch Otolaryngol Head Neck Surgery 117:601–605
[4] Shanmugaratnam K (1991) Histological typing of tumours of the upper respiratory tract and ear. 2nd edn. WHO International Histological Classification of Tumours. Springer, Berlin Heidelberg New York Tokyo
[5] Shanmugaratnam K, Sobin LH (1993) The World Health Organization histological classification of tumours of the upper respiratory tract and ear: A commentary on the second edition. Cancer 71:2689–2697
[6] UICC (1993) TNM-Atlas. Illustrierter Leitfaden zur TNM/pTNM-Klassifikation maligner Tumoren, 3. Aufl. (Spiessl B, Beahrs OH, Hermanek P, Hutter RVP, Scheibe O, Sobin LH, Wagner G, (Hrsg). Springer, Berlin Heidelberg New York Tokyo
[7] UICC (1993) TNM Supplement 1993. A commentary on uniform use (Hermanek, P, Henson, DE, Hutter, RVP, Sobin, LH, eds). Springer, Berlin Heidelberg New York Tokyo

Weiterführende Literatur

Kagan AR, Miles J (eds) (1989) Head and neck oncology: clinical management. Pergamon Press, Oxford

Kleinsasser O (1987) Tumoren des Larynx und Hypopharynx. Thieme, Stuttgart New York

Million RR, Cassisi NJ (eds) (1993) Management of head and neck cancer. A multidisciplinary approach. 2nd edn. Lippincott, Philadelphia

Wenig BM (1993) Atlas of head and neck pathology. Saunders, London

Hypopharynxkarzinom: Schema zur TNM/pTNM-Klassifikation

		(p)TNM	Stadium
Primärtumor	☐ Primärtumor kann nicht beurteilt werden	(p)TX	–
	☐ Kein Anhalt für Primärtumor	(p)T0	–
	☐ Carcinoma in situ	(p)Tis	0
	☐ Tumor auf einen Unterbezirk des Hypopharynx[a] begrenzt	(p)T1	I
	☐ ≤2 cm	(p)T1a	I
	☐ >2 bis 4 cm	(p)T1b	I
	☐ >4 cm	(p)T1c	I
	☐ Tumor infiltriert mehr als einen Unterbezirk des Hypopharynx oder infiltriert oberflächlich (nur in der Schleimhaut) einen Nachbarbezirk		
	☐ Keine Fixation des Hemilarynx	(p)T2	II
	☐ Fixation des Hemilarynx (einschließlich Infiltration des Arytenoidknorpels oder Befall des Perichondriums von Schild- oder Ringknorpel)	(p)T3	III
	☐ Tumor infiltriert Schild- oder Ringknorpel (nicht nur Befall des Perichondriums) oder tiefe Invasion von Nachbarbezirken oder Nachbarstrukturen wie Halsweichteile oder Wirbelkörper	(p)T4	IV

[a] Als Unterbezirke des Hypopharynx gelten: 1) pharyngo-ösophageale Grenze (Postkrikoidgegend), 2) Sinus piriformis, 3) Hypopharynxhinterwand.

Regionäre Lymphknoten	☐ Regionäre Lymphknoten können nicht beurteilt werden	(p)NX	–
	☐ Keine regionären Lymphknotenmetastasen	(p)N0	–

		≤3 cm	>3–6 cm	>6 cm			
Ipsi-lateral	solitär	N1	N2a		☐ (p)N1	III	
	multipel	N2b		N3	☐ (p)N2a	IV	
Bi-/kontralateral		N2c			☐ (p)N2b	IV	
					☐ (p)N2c	IV	
					☐ (p)N3	IV	

Fernmetatasen	☐ Das Vorliegen von Fernmetastasen kann nicht beurteilt werden	(p)MX	–
	☐ Keine Fernmetastasen	(p)M0	–
	☐ Fernmetastasen	(p)M1	IV

```
TNM:     T____    N____    M__
                                       Stadium____
pTNM:    pT____   pN____   pM__
```

Erfordernisse für pTNM:

pT: Histologische Untersuchung des Primärtumors ohne makroskopisch erkennbaren Tumor an den Resektionsflächen oder mikroskopische Bestätigung der Infiltration von Schild- oder Ringknorpel oder von Nachbarstrukturen wie Halsweichteile oder Wirbelkörper (pT4).

pN0, pN1: Histologische Untersuchung von 6 oder mehr Lymphknoten bei limitierter Halsdissektion oder von 10 oder mehr Lymphknoten bei radikaler Halsdissektion.

pN2: Mikroskopische Bestätigung einer mehr als 3 cm, aber nicht mehr als 6 cm großen regionären Lymphknotenmetastase oder mikroskopische Bestätigung von mindestens 2 nicht mehr als 6 cm großen regionären Lymphknotenmetastasen.

pN3: Mikroskopische Bestätigung einer mehr als 6 cm großen regionären Lymphknotenmetastase. (Wenn die Größe eines *biopsierten* Lymphknotens vom Chirurgen nicht angegeben wird, gilt dieser Lymphknoten als nicht größer als 3 cm.)

pM1: Mikroskopischer (histologischer oder zytologischer) Nachweis von Fernmetastasen.

12 – Larynxkarzinom

Die organspezifische Tumordokumentation „Larynxkarzinom" findet Anwendung beim Carcinoma in situ des Larynx und bei allen invasiven Larnyxkarzinomen (einschließlich Karzinoidtumoren und atypischen Karzinoidtumoren).

Diese Dokumentation wird *nicht* verwendet für maligne mesenchymale Tumoren (Fibrosarkom, malignes fibröses Histiozytom, Rhabdomyosarkom u. a.), maligne Lymphome, malignes Melanom und maligne germinale Tumoren.

Ein Tumor, der die Supraglottis *und* den Hypopharynx befällt, wird nur dann als Supraglottis- (und damit Larnyx-)tumor klassifiziert, wenn er zum größeren Teil (mehr als 50% der Fläche) in der Supraglottis gelegen ist.

Diese Dokumentation enthält die Sachverhalte des von der Deutschen Gesellschaft für Hals-, Nasen- und Ohrenheilkunde erarbeiteten Datenbanksystems zur Tumordokumentation (persönliche Mitteilung von T.P.U. Wustrow 1994), soweit sie für die hier erfaßten Larynxkarzinome relevant sind.

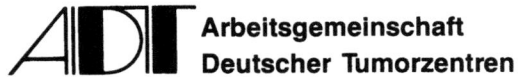

Larynxkarzinom

Kenn-Nr. (A1)	`1` `2` 2
Klinik-Nr. u. Fachrichtung (A2)	9
Patientenidentifikation (A3)	16
Geburtsdatum (Tag, Mon., Jahr)	22
Geschlecht (M = Männlich, W = Weiblich)	23
Tumoridentifikations-Nr. (A4)	24
Bogen-Nr. (A5)	`1` 25

I. PRÄTHERAPEUTISCHE DATEN

A. Aufnahmedatum und Anlaß für Arztbesuch (A6)

Aufnahmedatum Tag _____ Monat _____ Jahr _____   Tag, Mon., Jahr   31

Anlaß für Arztbesuch   32
T = Tumorsymptomatik führte zum Arzt, B = Berufliche (arbeitsmed.) Vorsorgeuntersuchung,
V = Nicht-gesetzliche Vorsorgeuntersuchung, S = Selbstuntersuchung, L = Nachuntersuchung
(Langzeitbetreuung); A = Andere Untersuchung, X = Unbekannt

B. Anamnese, präkanzeröse Bedingungen und Läsionen (S1)

Datum der ersten ärztlichen Tumor(verdachts)diagnose (A7) Tag _____ Monat _____ Jahr _____   38

Larynxkarzinom bei Blutsverwandten 1. Grades (S2)   39
N = Nein, J = Ja, X = F.A.

Andere Karzinome bei Blutsverwandten 1. Grades (S2)   40
N = Nein, J = Ja, X = F.A.

Beruflicher Kontakt mit Karzinogenen   41
0 = Kein Kontakt, 1 = Arsen, 2 = Asbest, 3 = Benzpyren, 4 = Chrom,
5 = Holz, 6 = Nickel, 8 = Sonstiges, X = F.A.

Anerkannte Berufserkrankung?   42
N = Nein, J = Ja, V = Laufendes Verfahren

Rauchgewohnheiten   43
0 = Nie geraucht, F = Früher geraucht, D = Derzeit Raucher

Falls geraucht:

Art und Ausmaß des Rauchens   44
1 = ≤5 Zigaretten/Tag, 2 = >5–10 Zig./Tag, 3 = >10–20 Zig./Tag, 4 = >20–30 Zig./Tag,
5 = >30–40 Zig./Tag, 6 = >40 Zig./Tag, 7 = nur Pfeife oder Zigarren, X = F.A.

Zeitdauer des Rauchens   45
1 = ≤5 Jahre, 2 = >5–10 Jahre, 3 = >10–15 Jahre, 4 = >15–20 Jahre, 5 = >20 Jahre, X = F.A.

Zeitdauer der Abstinenz (S3)   46
0 = Keine, 1 = ≤1 Monat, 2 = >1–3 Monate, 3 = >3–12 Monate, 4 = >12–24 Monate,
5 = >2–5 Jahre, 6 = >5–10 Jahre, 7 = >10 Jahre, X = F.A.

Alkoholabusus   47
0 = Keiner, 1 = ≤20 g/Tag, 2 = >20–40 g/Tag, 3 = >40–60 g/Tag, 4 = >60–80 g/Tag,
5 = >80–100 g/Tag, 6 = >100–150 g/Tag, 7 = >150 g/Tag, 8 = Ja, Menge nicht bekannt, X = F.A.

Alkoholabstinenz   48
0 = Keine, 1 = ≤2 Jahre, 2 = >2–5 Jahre, 3 = >5–10 Jahre, 4 = >10 Jahre, X = F.A.

C. Andere Primärtumoren (frühere, synchrone) (A8)

Frühere Tumorerkrankung?   N = Nein, J = Ja, X = F.A.   49

Falls Tumor in Anamnese: Lokalisation C ⎕⎕⎕ Erkrankungsjahr 19 ⎕⎕   C (Lokalisation) ⎕⎕⎕⎕ (Jahr) 55

Synchroner Primärtumor in anderem Organ?   N = Nein, J = Ja   56

Wagner/Hermanek: Organspezifische Tumordokumentation © Springer-Verlag 1995

Larynxkarzinom

K-Nr. **1 2** Patienten-Id. T-Id. B-Nr. **1**

D. Allgemeine klinische Befunde

Klinische Symptomatik
N = Nein J = Ja X = F.A.

Symptom		Feld
Allgemeinsymptome (Leistungsknick, Fieber, Schwäche)	○ ○ ○	57
Gewichtsverlust (S4)	○ ○ ○	58
Heiserkeit	○ ○ ○	59
Atemnot	○ ○ ○	60
Schmerzen	○ ○ ○	61
Fremdkörpergefühl	○ ○ ○	62
Schluckbeschwerden	○ ○ ○	63
Foetor ex ore	○ ○ ○	64
Blutung (S5)	○ ○ ○	65
Schwellung am Hals (Lymphknoten)	○ ○ ○	66

Allgemeiner Leistungszustand (nach ECOG) (A9)
0 = Normale, uneingeschränkte Aktivität wie vor der Erkrankung,
1 = Einschränkung bei körperlicher Anstrengung, aber gefähig; leichte körperliche Arbeit bzw. Arbeit im Sitzen möglich,
2 = Gefähig, Selbstversorgung möglich, aber nicht arbeitsfähig; kann mehr als 50% der Wachzeit aufstehen,
3 = Nur begrenzte Selbstversorgung möglich; 50% oder mehr der Wachzeit an Bett oder Stuhl gebunden,
4 = Völlig pflegebedürftig, keinerlei Selbstversorgung möglich; völlig an Bett oder Stuhl gebunden, X = Unbekannt   67

Gravierende Begleiterkrankungen (A10)
N = Nein J = Ja X = F.A.

Erkrankung		Feld
Stärker eingeschränkte Lungenfunktion	○ ○ ○	68
Schwerwiegende Herzerkrankung	○ ○ ○	69
Zerebrale Durchblutungsstörung	○ ○ ○	70
Periphere arterielle Durchblutungsstörung	○ ○ ○	71
Stärker eingeschränkte Nierenfunktion	○ ○ ○	72
Leberzirrhose	○ ○ ○	73
Behandlungsbedürftiger Diabetes mellitus	○ ○ ○	74
Andere Begleiterkrankungen	○ ○ ○	75

E. Diagnostik (A11)

Durchgeführte Untersuchungen

Primärtumor — U = Unauffällig, P = Pathologisch, X = Nicht durchgeführt

Untersuchung		Feld
Phoniatrischer Status	○ ○ ○	76
Bildgebende Verfahren: Sonographie	○ ○ ○	77
CT	○ ○ ○	78
NMR	○ ○ ○	79
Biopsie	○ ○ ○	80
Abstrichzytologie 2 = Pap II, 3 = Pap III, IIID, 4 = Pap IV, 5 = Pap V, N = Nicht durchgeführt, X = Unzureichendes Material		81

Metastasen

Untersuchung		Feld
Punktionszytologie Hals-LK	○ ○ ○	82
Röntgen Thorax	○ ○ ○	83
Sonographie	○ ○ ○	84
CT	○ ○ ○	85
Szintigraphie	○ ○ ○	86

Maximale Tumorinvasion (in mm) nach CT ⊔⊔⊔,⊔   89
(XXX = F.A.) nach Sonographie ⊔⊔⊔,⊔   92

F. Tumorlokalisation

Lokalisation des Primärtumors (nach Tumorlokalisationsschlüssel) (A12, S6)   C ⌊3⌋⌊2⌋⌊ ⌋   C ⌊3⌋⌊2⌋   95

Seitenlokalisation (A12)
R = Vorwiegend rechts, L = Vorwiegend links, M = Vorwiegend Mittellinienzone, B = Beidseitig   96

Korrektur der Lokalisation   N = Nein, G = Ja, Gleicher Tumor, A = Ja, Anderer Tumor   97

Wagner/Hermanek: Organspezifische Tumordokumentation © Springer-Verlag 1995

Larynxkarzinom

12.7

K-Nr. | Patienten-Id. | T-Id. | B-Nr.
1 2 | | | 1

G. TNM-Klassifikation und klinisches Stadium

Primärtumor

Direkte Tumorausbreitung (1 = Frei von Tumor, 2 = Tumorbefall klinisch, 3 = Tumorbefall durch Schnellschnitt bestätigt, X = F.A.)

	Rechts				Links				R	L	
	1	2	3	X	1	2	3	X			
Supraglottis											
Taschenfalte	O	O	O	O	O	O	O	O			99
Epiglottis infrahyoidal	O	O	O	O	O	O	O	O			101
Epiglottis suprahyoidal	O	O	O	O	O	O	O	O			103
Präepiglottischer Raum	O	O	O	O	O	O	O	O			105
Linguale Epiglottis	O	O	O	O	O	O	O	O			107
Ary-Schleimhaut	O	O	O	O	O	O	O	O			109
Aryepiglottische Falte	O	O	O	O	O	O	O	O			111
Glottis											
Vorderes Drittel	O	O	O	O	O	O	O	O			113
Mittleres Drittel	O	O	O	O	O	O	O	O			115
Hinteres Drittel	O	O	O	O	O	O	O	O			117
Vordere Kommissur	O	O	O	O	O	O	O	O			119
Hintere Kommissur	O	O	O	O	O	O	O	O			121
Paraglottischer Raum	O	O	O	O	O	O	O	O			123
Subglottis	O	O	O	O	O	O	O	O			125

	Rechts				Links				R	L	
	1	2	3	X	1	2	3	X			
Knorpelinvasion (ohne Durchbruch)											
Arytenoidknorpel	O	O	O	O	O	O	O	O			127
Ringknorpel	O	O	O	O	O	O	O	O			129
Schildknorpel	O	O	O	O	O	O	O	O			131

Oberflächliche Invasion (nur Schleimhaut) **von Nachbarbezirken**

	1	2	3	X	1	2	3	X	R	L	
Hypopharynx	O	O	O	O	O	O	O	O			133
Oropharynx	O	O	O	O	O	O	O	O			135
Trachea	O	O	O	O	O	O	O	O			137

Extralaryngeale Ausbreitung   N = Nein   R = Rechts   L = Links   B = Beidseitig   X = F.A.

	N	R	L	B	X	
Postkrikoidgebiet	O	O	O	O	O	138
Mediale Wand des Sinus piriformis	O	O	O	O	O	139
Präepiglottisches Gebiet	O	O	O	O	O	140
Durchbruch durch Knorpel und Halsweichteile	O	O	O	O	O	141

Tiefe Invasion (nicht nur Schleimhaut) **von Nachbarbezirken**

	N	R	L	B	X	
Hypopharynx	O	O	O	O	O	142
Oropharynx	O	O	O	O	O	143
Trachea	O	O	O	O	O	144

Stimmbandbeweglichkeit   N = Normal   E = Eingeschränkt   F = Fixiert   X = F.A.

	N	E	F	X		
Rechts	O	O	O	O	R	145
Links	O	O	O	O	L	146

Tumorausdehnung

(Größter Tumordurchmesser in mm) (S7) (XX = F.A.) |__|__| 148

Wagner/Hermanek: Organspezifische Tumordokumentation © Springer-Verlag 1995

Larynxkarzinom

K-Nr. `1|2` Patienten-Id. T-Id. B-Nr. `1`

Regionäre Lymphknoten (S8) R L
  Zahl befallener Lymphknoten (XX = F.A.) Rechts └─┘ Links └─┘ □□ □□ 152
  Metastasengröße □ 153
    E = Entfällt, keine LK Metastasen, 1 = bis 3 cm, 2 = >3 bis 6 cm, 3 = >6 cm, X = F.A.
  Befall von Lymphknoten auch im unteren Halsdrittel (S9) □ 154
    N = Nein, J = Ja, X = F.A.
  Fixation von Lymphknoten (S10) □ 155
    N = Nein, J = Ja, X = F.A.
Fernmetastasen N = Nein, J = Ja, X = F.A. □ 156
  Wenn ja, **Lokalisation** (A14) 1. _____ 1. □□ 159
    2. _____ 2. □□ 162
    3. _____ 3. □□ 165

Klinische TNM-Klassifikation (A15, S11 und Schema S. 12.29)
  y └─┘ T └─┴─┴─┘ (m) └─┘ C └─┘   y|T|(m)|C □□□□ 171
  N └─┴─┴─┘ C └─┘   N|C □□□□ 175
  M └─┘ C └─┘   M|C □□ 177

Zusätzliche Angabe zu M (A15) 0 = Entfällt, da Makrometastasen, 1 = (mi) Mikrometastasen (± isolierte Tumorzellen), □ 178
  2 = (i) Nur isolierte Tumorzellen, X = F.A.

Klinisches Stadium (A16 und Schema S. 12.29) □ 179
  1 = Stadium I, 2 = Stadium II, 3 = Stadium III, 4 = Stadium IV, X = F.A.

H. Sonstige Tumorbefunde

Makroskopischer Wachstumstyp □ 180
  F = Flach, P = Papillär, E = Exophytosch-polypös, U = Ulzerös, M = Mischtyp, X = F.A.

Regionäre Lymphknoten (S8)
(1 = Tumorfrei, 2 = Metastase(n) beweglich, 3 = Metastase(n) fixiert, X = F.A.)

	Rechts				Links				R	L	
	1	2	3	X	1	2	3	X			
Submentale Gruppe	○	○	○	○	○	○	○	○	□	□	182
Submandibuläre Gruppe	○	○	○	○	○	○	○	○	□	□	184
Obere jugulare Gruppe	○	○	○	○	○	○	○	○	□	□	186
Mittlere jugulare Gruppe	○	○	○	○	○	○	○	○	□	□	188
Untere jugulare Gruppe	○	○	○	○	○	○	○	○	□	□	190
Hintere trianguläre Gruppe	○	○	○	○	○	○	○	○	□	□	192
Supraklavikuläre LK	○	○	○	○	○	○	○	○	□	□	194
Vordere zervikale LK	○	○	○	○	○	○	○	○	□	□	196
Präaurikuläre LK	○	○	○	○	○	○	○	○	□	□	198
Bukkale LK	○	○	○	○	○	○	○	○	□	□	200

Tastbare Lymphknoten (S12) □ 201
  N = Nein, H = Homolateral, beweglich, K = Kontralateral oder bilateral, beweglich, F = Fixiert, X = F.A.

Risikogruppe nach Pradier (S13) □ 202
  A = Gruppe A, B = Gruppe B, C = Gruppe C, D = Gruppe D, X = F.A.

Wagner/Hermanek: Organspezifische Tumordokumentation © Springer-Verlag 1995

ADT Arbeitsgemeinschaft Deutscher Tumorzentren

Larynxkarzinom

Kenn-Nr. (A1)	`1 2`	2
Klinik-Nr. u. Fachrichtung (A2)		9
Patientenidentifikation (A3)		16
Geburtsdatum	Tag Mon. Jahr	22
Geschlecht (M = Männlich, W = Weiblich)		23
Tumoridentifikations-Nr. (A4)		24
Bogen-Nr. (A5)	`2`	25

II. DATEN ZUR THERAPIE

A. Vorgesehene und durchgeführte Therapiemodalitäten (A17)

N = Nein   J = Ja*   A = Abgelehnt

	N	J	A		
Operation	○	○	○		26
Bestrahlung	○	○ ○	○		28
Chemotherapie, systemische	○	○ ○	○		30
Hormontherapie	○	○	○		31
Immuntherapie	○	○	○		32
Sonstige Therapie	○	○	○		33

* Bei mehr als einer durchgeführten Therapiemodalität die zeitliche Reihenfolge der Maßnahmen durch Ziffern kennzeichnen. (Wenn nicht-chirurgische Therapie durchgeführt, zusätzliche Therapiebögen der erweiterten Basisdokumentation ausfüllen!)

B. Chirurgische Behandlung

Datum der Operation   Tag _____ Monat _____ Jahr _____   Tag Mon. Jahr 39

Primärtumor

Operationsmethode
C = Chirurgisch konventionell, L = Laserchirurgie (transoral)   40

Ausmaß der Resektion
01 = Epiglottisresektion, 02 = Stimmlippenstripping, Dekortikation, 03 = Superfizielle Chordektomie, tiefe Dekortikation, 04 = Tiefe Chordektomie, partielle Chordektomie, 05 = Thyreotomie, „Laryngofissur", 11 = Horizontale Larynxteilresektion, supraglottische Larynxteilresektion, 12 = Fronto-laterale Larynxteilresektion, 13 = Erweiterte fronto-laterale Larynxteilresektion, 14 = Fronto-anteriore Larynxteilresektion, 15 = Hemilaryngektomie, 16 = Subtotale Larynxteilresektion, 17 = Laryngektomie   42

Operationserweiterung

	N = Nein	E = En bloc	G = Getrennt		
Resektion des Zungengrundes	○	○	○		43
Resektion des paraglottischen Raumes	○	○	○		44
Resektion des Sinus piriformis	○	○	○		45
Resektion des Hypopharynx	○	○	○		46
Tracheotomie	○	○	○		47

Art der Operation   B = En Bloc, T = In Teilen   48

Bei Entfernung in Teilen:
Schnitt durch Tumorgewebe (S14)   N = Nein, J = Ja   49

Rekonstruktion
1 = Krikopharyngeale Myotomie, Durchtrennung des Schleudermuskels, 2 = Rekonstruktion mit Schleimhautlappen, 3 = Rekonstruktion einer Stimmlippe, 4 = Rekonstruktion durch Hautlappen, 5 = Rekonstruktion durch Muskelfaszienlappen, 6 = Rekonstruktion durch laryngeales Eigentransplantat   50

Chirurgische Stimmrehabilitation
1 = Primär, 2 = Sekundär, 3 = mit Jejunuminterponat   51

Regionäre Lymphknoten (S8)

Art der Lymphknotenentfernung (S15)   Rechts   52
0 = Keine LK-Entfernung, 1 = Entfernung einzelner LK, 2 = Neck-Dissection, selektiv, 3 = Neck-Dissection, modifiziert radikal, 4 = Neck-Dissection, radikal, 5 = Neck-Dissection, radikal erweitert, 6 = Neck-Dissection, supraradikal   Links   53

Larynxkarzinom

K-Nr. `1|2` Patienten-Id. `□□□□□□` T-Id. `□` B-Nr. `2`

Entfernte regionäre Lymphknoten	N = Nein	J = Ja		
Submentale Gruppe	○	○		54
Submandibuläre Gruppe	○	○		55
Obere jugulare Gruppe	○	○		56
Mittlere jugulare Gruppe	○	○		57
Untere jugulare Gruppe	○	○		58
Hintere trianguläre Gruppe	○	○		59
Supraklavikuläre LK	○	○		60
Vordere zervikale LK	○	○		61
Präaurikuläre LK	○	○		62
Bukkale LK	○	○		63

Mitentfernung nichtlymphatischer Strukturen

	Rechts		Links		R	L	
	N = Nein	J = Ja	N = Nein	J = Ja			
N. accessorius	○	○	○	○	□	□	65
V. jugularis interna	○	○	○	○	□	□	67
M. sternocleidomastoideus	○	○	○	○	□	□	69
A. carotis interna/communis	○	○	○	○	□	□	71
Skalenusmuskulatur	○	○	○	○	□	□	73
Teile der Schädelbasis	○	○	○	○	□	□	75

Dauer der Operation (in Minuten) `└─┴─┴─┴─┘` 78
Dauer der Intensivbehandlung (in Tagen) `└─┴─┘` 80
Zahl der verabreichten Blutkonserven (A17) `└─┴─┘` 82

C. Klinische R-Klassifikation und Gesamtbeurteilung des Tumorgeschehens

Klinische R-Klassifikation (A18)
0 = Kein Residualtumor (R0), 1 = Nur mikroskopischer Residualtumor (R1), 2 = Makroskopischer Residualtumor, mikroskopisch nicht bestätigt (R2a), 3 = Makroskopischer Residualtumor, auch mikroskopisch bestätigt (R2b), X = unbestimmt (RX) □ 83

Lokalisation von Residualtumor	N = Nein	J = Ja		
Lokoregionär	○	○		84
Fernmetastase(n)	○	○		85

Gesamtbeurteilung des Tumorgeschehens bei nicht-chirurgischer Therapie (A19)
V = Vollremission, T = Teilremission, B = Klinische Besserung des Zustandes, Kriterien für Teilremission jedoch nicht erfüllt, K = Keine Änderung, D = Divergentes Geschehen, P = Progression, U = Beurteilung unmöglich, X = F.A. □ 86

D. Frühe Komplikationen der Therapie

Chirurgische Komplikationen	N = Nein	J = Ja		
Nachblutung (S16)	○	○		87
Hautemphysem	○	○		88
Wundinfektion	○	○		89
Hypopharynxfistel	○	○		90
Hämatom	○	○		91
Ödem	○	○		92
Andere chirurgische Komplikation(en)	○	○		93

Nicht-chirurgische Komplikationen	N = Nein	J = Ja		
Kardio-pulmonale Komplikationen	○	○		94
Renale Komplikationen	○	○		95
Andere nicht-chirurgische Komplikation(en)	○	○		96

Sekundäre operative Eingriffe (A20) N = Nein, J = Ja □ 97
Falls ja, Art des Eingriffs nach ICPM `|5|_|_|_|_|_|`   `|5|_|_|_|_|_|` 103

Postoperativer Exitus (A21)
N = Nein, I = Innerhalb von 30 Tagen nach definitiver Operation, S = Später □ 104

ADT Arbeitsgemeinschaft Deutscher Tumorzentren

Larynxkarzinom

Kenn-Nr. (A1)	`1 2`	2
Klinik-Nr. u. Fachrichtung (A2)		9
Patientenidentifikation (A3)		16
Geburtsdatum	Tag Mon. Jahr	22
Geschlecht (M = Männlich, W = Weiblich)		23
Tumoridentifikations-Nr. (A4)		24
Bogen-Nr. (A5)	`3`	25

III. DATEN ZUR PATHOLOGIE

Untersuchungsmaterial Primärtumor (A22)
K = Keine Untersuchung, Z = Nur Zytologie, B = Biopsie ohne Tumorresektion,
T = Tumorteile (bei Tumorverkleinerung), R = Resektat ☐ 26

A. Histologischer Typ und Grading

Histologischer Tumortyp nach ICD-O (A23, S17)   M ⎣_⎦_⎣_⎦_⎣_⎦_⎣_⎦ / ⎣_⎦   M ☐☐☐☐☐ 31

Bestätigung der Tumorhistologie durch andere Institution (A23)
N = Nein, R = Register oder Referenzpathologie einer Studie, A = Anderes Pathologisches Institut, B = R+A ☐ 32

Grading (A24, S18) 1 = G1, 2 = G2, 3 = G3, 4 = G4, L = Low Grade (G1–2), H = High Grade (G3–4), X = F.A. (GX) ☐ 33

B. pTNM-Klassifikation und pathologisches Stadium

Primärtumor

Überraschend nachgewiesene nur histologische Multizentrizität
N = Nein, J = Ja ☐ 34

Direkte Tumorausbreitung
(F = Frei von Tumor, T = Tumorbefall, X = Nicht untersucht)

	Rechts F T X	Links F T X	R L	
Supraglottis				
Taschenfalte	○ ○ ○	○ ○ ○	☐☐	36
Epiglottis, infrahyoideal	○ ○ ○	○ ○ ○	☐☐	38
Epiglottis, suprahyoideal	○ ○ ○	○ ○ ○	☐☐	40
Präepiglottischer Raum	○ ○ ○	○ ○ ○	☐☐	42
Linguale Epiglottis	○ ○ ○	○ ○ ○	☐☐	44
Arytenoid-Schleimhaut	○ ○ ○	○ ○ ○	☐☐	46
Aryepiglottische Falte	○ ○ ○	○ ○ ○	☐☐	48
Glottis				
Vorderes Drittel	○ ○ ○	○ ○ ○	☐☐	50
Mittleres Drittel	○ ○ ○	○ ○ ○	☐☐	52
Hinteres Drittel	○ ○ ○	○ ○ ○	☐☐	54
Vordere Kommissur	○ ○ ○	○ ○ ○	☐☐	56
Hintere Kommissur	○ ○ ○	○ ○ ○	☐☐	58
Paraglottischer Raum	○ ○ ○	○ ○ ○	☐☐	60
Subglottis	○ ○ ○	○ ○ ○	☐☐	62

Wagner/Hermanek: Organspezifische Tumordokumentation   © Springer-Verlag 1995

Larynxkarzinom

	Rechts			Links					R	L	
	F	T	X	F	T	X					
Knorpelinfiltration (ohne Durchbruch)	○	○	○	○	○	○			☐	☐	64
Arytenoidknorpel	○	○	○	○	○	○			☐	☐	66
Schildknorpel	○	○	○	○	○	○			☐	☐	68
Ringknorpel	○	○	○	○	○	○			☐	☐	70

Oberflächliche Invasion von Nachbarbezirken (nur Schleimhaut)

	F	T	X	F	T	X			R	L	
Hypopharynx	○	○	○	○	○	○			☐	☐	72
Oropharynx	○	○	○	○	○	○			☐	☐	74
Trachea	○	○	○	○	○	○			☐	☐	76

Extralaryngeale Ausbreitung

	N = Nein	R = Rechts	L = Links	B = Beidseits	X = Nicht untersucht		
Postkrikoidbezirk	○	○	○	○	○	☐	77
Mediale Wand des Sinus piriformis	○	○	○	○	○	☐	78
Präepiglottisches Gebiet	○	○	○	○	○	☐	79
Durchbruch durch Knorpel in Halsweichteile	○	○	○	○	○	☐	80

Tiefe Invasion von Nachbarbezirken

Hypopharynx	○	○	○	○	○	☐	81
Oropharynx	○	○	○	○	○	☐	82
Trachea	○	○	○	○	○	☐	83

Maximale Infiltrationstiefe (in mm) (S19) (XXX = F.A.)

Stimmbänder	⎵⎵⎵,⎵	☐☐☐	86
Sonstige Lokalisation	⎵⎵⎵,⎵	☐☐☐	89

Tumorausdehnung (größter Durchmesser in mm) (S7) (XX = F.A.) ⎵⎵⎵   ☐☐ 91

Regionäre Lymphknoten (S8)

Zahl untersuchter regionärer Lymphknoten	⎵⎵⎵	☐☐	93
Zahl befallener regionärer Lymphknoten	⎵⎵⎵	☐☐	95

Metastasengröße (größter Durchmesser der größten Metastase in cm)   Rechts ⎵⎵⎵,⎵   R ☐☐ 98
                                                                         Links ⎵⎵⎵,⎵   L ☐☐ 101

Befall von Lymphknoten auch im unteren Halsdrittel (S9)
N = Nein, J = Ja, X = Lymphknoten nicht untersucht   ☐ 102

Kapseldurchbruch
N = Nein, J = Ja, E = Entfällt, weil keine LK-Metastasen bzw. LK nicht untersucht   ☐ 103

Fernmetastasen K = Keine nachgewiesen, Z = Zytologisch bestätigt, H = Histologisch bestätigt   ☐ 104

Lokalisation mikroskopisch nachgewiesener Fernmetastasen (A14)

1. _____   1. ☐☐ 107
2. _____   2. ☐☐ 110
3. _____   3. ☐☐ 113

Wagner/Hermanek: Organspezifische Tumordokumentation   © Springer-Verlag 1995

Larynxkarzinom

K-Nr. `1 2` Patienten-Id. T-Id. B-Nr. `3`

pTNM-Klassifikation (A25 und Schema S. 12.29)

y ⊔ pT ⊔⊔⊔⊔ (m) ⊔ pN ⊔⊔⊔⊔ pM ⊔

y | pT | (m) | pN | pM ⬜ 122

Zusätzliche Angabe zu pN (A25) (mi) Nur Mikrometastasen? N = Nein, J = Ja, X = F.A. ⬜ 123

Zusätzliche Angabe zu pM (A25)   0 = Entfällt, da Makrometastasen, 1 = (mi) Mikrometastasen (± = isolierte Tumorzellen), 2 = (i) Nur isolierte Tumorzellen, X = F.A. ⬜ 124

Pathologisches Stadium (A26 und Schema S. 12.29)
0 = Stadium 0, 1 = Stadium I, 2 = Stadium II, 3 = Stadium III, 4 = Stadium IV, X = F.A. ⬜ 125

C. Weitere Befunde und begleitende Veränderungen

Makroskopischer Tumortyp

F = Flach, P = Papillär, E = Exophytisch-polypös, U = Ulzerös, M = Mischtyp, X = F.A. ⬜ 126

Lymphgefäßinvasion (L-Klassifikation) (A27)
0 = Keine Lymphgefäßinvasion (L0), 1 = Lymphgefäßinvasion (L1), X = F.A. (LX) ⬜ 127

Veneninvasion (V-Klassifikation) (A27)
0 = Keine Veneninvasion (V0), 1 = Mikroskopische Veneninvasion (V1), 2 = Makroskopische Veneninvasion (V2), X = F.A. (VX) ⬜ 128

Perineuralinvasion   N = Nein, J = Ja, X = F.A. ⬜ 129

Schnitt durch Tumorgewebe   N = Nein, J = Ja ⬜ 130

Regionäre Lymphknoten (S8) (bei „1" Zahl untersuchter, bei „2" Zahl befallener Lymphknoten eintragen, zusätzlich bei „3" ankreuzen, falls nur Mikrometastase(n) vorhanden, bei „4", falls Kapseldurchbruch)

	Rechts 1	2	3	4	Links 1	2	3	4	Rechts	Links	
Submentale Gruppe	⊔⊔	⊔⊔	O	O	⊔⊔	⊔⊔	O	O			140
Submandibuläre Gruppe	⊔⊔	⊔⊔	O	O	⊔⊔	⊔⊔	O	O			150
Obere jugulare Gruppe	⊔⊔	⊔⊔	O	O	⊔⊔	⊔⊔	O	O			160
Mittlere jugulare Gruppe	⊔⊔	⊔⊔	O	O	⊔⊔	⊔⊔	O	O			170
Untere jugulare Gruppe	⊔⊔	⊔⊔	O	O	⊔⊔	⊔⊔	O	O			180
Hintere trianguläre Gruppe	⊔⊔	⊔⊔	O	O	⊔⊔	⊔⊔	O	O			190
Supraklavikuläre Gruppe	⊔⊔	⊔⊔	O	O	⊔⊔	⊔⊔	O	O			200
Vordere zervikale LK	⊔⊔	⊔⊔	O	O	⊔⊔	⊔⊔	O	O			210
Präaurikuläre LK	⊔⊔	⊔⊔	O	O	⊔⊔	⊔⊔	O	O			220
Bukkale LK	⊔⊔	⊔⊔	O	O	⊔⊔	⊔⊔	O	O			230

Nachweis von begleitenden Läsionen (S20)

	N = Nein	D = Direkt angrenz.	G = Getrennt	X = F.A.	
Papillom(e)	O	O	O	O	231
Dysplasie leicht	O	O	O	O	232
Dysplasie mäßig	O	O	O	O	233
Dysplasie schwer	O	O	O	O	234
Carcinoma in situ	O	O	O	O	235
Schwere Dysplasie/Ca in situ	O	O	O	O	236

Wagner/Hermanek: Organspezifische Tumordokumentation   © Springer-Verlag 1995

Larynxkarzinom

K-Nr. **1 2** Patienten-Id. T-Id. B-Nr. **3**

Immunologische Lymphknotenreaktionen

Folliküläre Hyperplasie
N = Nein, G = Gering bis mäßiggradig (in 50% oder weniger der untersuchten LK),
S = Stark (in mehr als 50% der LK), X = F.A. ☐ 237

Parakortikale Hyperplasie
N = Nein, J = Ja (ohne Rücksicht auf Zahl der LK), X = F.A. ☐ 238

Lymphozytenverarmung
N = Nein, J = Ja, X = F.A. ☐ 239

Tumorbiologische Spezialuntersuchungen (A28)
N = Nein, J = Ja ☐ 240

Zusätzliche Angaben bei Plattenepithelkarzinomen (S21)

Mikroinvasives Karzinom
N = Nein, J = Ja, E = Entfällt (kein Plattenepithelkarzinom) ☐ 241

Papilläres Plattenepithelkarzinom
N = Nein, J = Ja, E = Entfällt (kein Plattenepithelkarzinom) ☐ 242

Zusätzliche Angaben bei Spindelzellkarzinomen (S22)
0 = Kein Spindelzellkarzinom, 1 = Spindelzelliges Plattenepithelkarzinom,
2 = Plattenepithelkarzinom mit pseudosarkomatösem Stroma,
3 = Karzinosarkom, 4 = Nicht näher klassifiziert, X = F.A. ☐ 243

D. Definitive R-Klassifikation und weitere Angaben zur Radikalität

Histologische Befunde an den definitiven Resektionsrändern (S23)
F = Tumorfrei, I = In-situ-Komponente, T = Invasiver Tumor, U = Unbestimmbar, X = Nicht untersucht ☐ 244

Definitive R-Klassifikation (A29)
0 = Kein Residualtumor (R0), 1 = Nur mikroskopischer Residualtumor (R1), 2 = Makroskopischer Residualtumor,
mikroskopisch nicht bestätigt (R2a), 3 = Makroskopischer Residualtumor, auch mikroskopisch bestätigt (R2b),
X = Unbestimmt (RX) ☐ 245

Methodik der R-Klassifikation (A30)
K = Konventionell, S = „Sophisticated" ☐ 246

Lokalisation von Residualtumor   N = Nein   J = Ja

Lokoregionär   ○   ○ ☐ 247
Fernmetastasen   ○   ○ ☐ 248

Minimaler Sicherheitsabstand (in mm) (S24)   Makroskopisch ☐☐   Ma. ☐ 250
(UU = Unbestimmbar, XX = F.A.)   Histologisch ☐☐   Hi. ☐ 252

Larynxkarzinom

Spezielle Verschlüsselungsanweisungen

S 1 Präkanzeröse Bedingungen und Läsionen

Eine ausführliche Darstellung der Ätiologie und Pathogenese sowie der Risikofaktoren für Larynxkarzinome erfolgte durch Kleinsasser [7]. Weitere neuere Angaben finden sich bei [1, 2, 11, 15]. Zigarettenrauchen und Alkoholkonsum sind die wichtigsten ätiologischen Faktoren; daneben spielt die Exposition mit beruflichen Noxen nur eine geringe Rolle. Erhöhtes Risiko für Larynxkarzinome besteht immer dann, wenn in anderen Bereichen des oberen Aerodigestivtraktes (Mundhöhle, Pharynx, Ösophagus, Trachea und Bronchien) Karzinome bestehen oder bestanden (sog. Feldkanzerisierung).

S 2 Maligner Tumor bei Blutsverwandten 1. Grades

Blutsverwandte 1. Grades sind Eltern, Geschwister und Kinder. Sowohl familiäre Häufung von Larynxkarzinomen [13, 14] als auch Auftreten von Larynxkarzinomen in sog. Krebsfamilien (zusammen mit anderen malignen Tumoren) [6, 12] wurde beschrieben.

S 3 Zeitdauer der Abstinenz

Als Abstinenz wird hier nur die Zeit des Nichtrauchens unmittelbar vor Diagnose berücksichtigt, nicht jedoch eine frühere zeitweise Unterbrechung des Rauchens.

S 4 Gewichtsverlust

Als Gewichtsverlust zählt nur die unbeabsichtigte Abnahme des Körpergewichts um mindestens 2 kg innerhalb der letzten 3 Monate.

S 5 Blutung

Als Blutung werden ausschließlich makroskopisch erkennbare Blutungen erfaßt.

S 6 Lokalisation des Primärtumors

Nach den Regeln der UICC werden Karzinome des Larynx unterteilt in solche der Glottis (C 32.0), der Supraglottis (C 32.1) und der Subglottis (C 32.2). Detaillierte Angaben über die Lokalisation werden in den Abschnitten I. G und III. B erhoben, da sie die T- bzw. pT-Klassifikation bestimmen.

Die Grenze zwischen Glottis und Supraglottis wurde von Kleinsasser [7, 8] wie folgt definiert: Ebene, die horizontal durch die Öffnung des Ventrikels nach hinten über den Processus vocalis des Aryteonidknorpels verläuft und weiter ansteigend zwischen Cartilago cuneiformis und Cartilago corniculata am oberen Rand der hinteren Kommissur endet.

Als Grenze zwischen Glottis und Subglottis wird von Steiner u. Ambrosch [20] eine horizontale Ebene angegeben, die 1 cm unterhalb der Höhe der oberen Oberfläche des Stimmbandes gelegen ist.

Wiederholt wurde vorgeschlagen, aus embryologischen, klinischen, histologischen und onkologischen Gründen die traditionelle 3-Etagen-Einteilung aufzugeben und auf die Unterscheidung zwischen Glottis- und Subglottiskarzinomen zu verzichten [3, 4, 7, 8]. Da die UICC vorerst noch an dieser Trennung festhält, ist sie für die Dokumentation aus Gründen der internationalen Vergleichbarkeit auch weiterhin erforderlich.

S 7 Tumorausdehnung

Als Tumorausdehnung wird die horizontale (der Schleimhautoberfläche parallele) Ausbreitung des Tumors verstanden. Bei invasiven Karzinomen wird bei der Messung der horizontalen Ausbreitung lediglich die invasive Komponente berücksichtigt, eine angrenzende nichtinvasive Komponente jedoch außer acht gelassen.

Bei doppelseitigen Tumoren der Glottis wird der jeweils größte Durchmesser auf beiden Seiten addiert.

S 8 Regionäre Lymphknoten

Die regionären Lymphknoten sind die zervikalen Lymphknoten. Die bei Larynxkarzinomen in Frage kommenden Lymphknoten können entsprechend dem TNM-Atlas [21] in 8 Lymphknotengruppen und entsprechend dem Vorschlag des Committee for Head and Neck Surgery and Oncology of the American Academy for Otolaryngology [17] wie folgt unterteilt werden (s. Abb. 12.1):

Gruppen-nummer	Bezeichnung (TNM-Atlas [21])	Bezeichnung (Robbins et al. 1991 [17])	Level
(1)	Submentale LK	Submentale Gruppe	I
(2)	Submandibuläre LK	Submandibuläre Gruppe	I
(3)	Kraniale jugulare LK	Obere jugulare Gruppe	II
(4)	Mittlere jugulare LK	Mittlere jugulare Gruppe	III
(5)	Kaudale jugulare LK	Untere jugulare Gruppe	IV
(6)	Dorsale zervikale LK um N. accessorius	Hintere trianguläre Gruppe	V
(7)	Supraklavikuläre LK		
(8)	Prälaryngeale und paratracheale LK (vordere zervikale LK)	Vordere Kompartiment-Gruppe	VI

In Erweiterung der Nomenklatur von Robbins et al. [17] werden entsprechend dem Vorschlag von Wustrow (persönliche Mitteilung) in der Dokumentation der Deutschen Gesellschaft für Hals-, Nasen- und Ohrenheilkunde noch die Level VII und VIII angeführt:

Level VII Präaurikuläre Lymphknoten (entsprechend Parotislymphknoten = Gruppe 10 nach TNM-Atlas),
Level VIII Bukkale Lymphknoten (entsprechend Gruppe 11 nach TNM-Atlas).

In der Mittellinie gelegene (z.B. prälaryngeale) Lymphknoten gelten als ipsilaterale Lymphknoten.

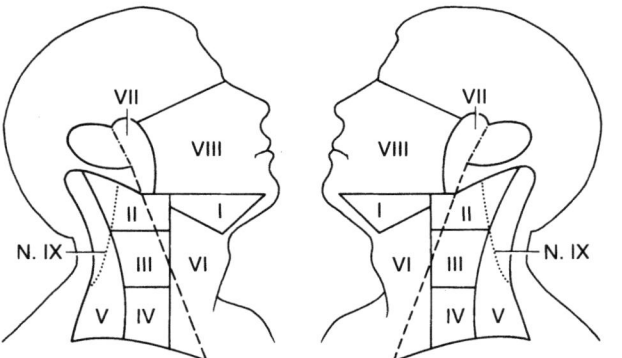

Abb. 12.1. Unterteilung der Halslymphknoten. (Mit freundlicher Genehmigung von T.P.U. Wustrow, München)

S9 Lymphknoten im unteren Halsdrittel

Für die N-Klassifikation von Glanz 1992 [5] und die zum Vergleich mit dieser notwendige Ramifikation der derzeitigen N-Kategorien [22] ist eine Unterteilung der Lymphknoten in solche der oberen 2 Halsdrittel und solche des unteren Halsdrittels erforderlich. Die Grenze liegt in der Ebene der Kreuzung von Zwischensehne des M. omohyoideus und V. jugularis.

S10 Fixation von Lymphknoten

Dieses Item wird für die N-Klassifikation von Glanz 1992 [5, 22] benötigt. Fixation in diesem Sinne schließt sowohl Fixation von Lymphknoten untereinander als auch Fixation von Lymphknoten an andere Strukturen (z.B. Gefäße) ein. Pathologisch-anatomisch entspricht dem klinischen Begriff der Fixation Kapseldurchbruch bzw. Ausbreitung von metastatischem Tumor jenseits der Lymphknotenkapsel. Die Bedeutung der extranodalen Ausbreitung für die Indikation zur adjuvanten Therapie wurde neuerdings von Leemans et al. [10] betont.

S11 Klinische TNM-Klassifikation

Die im Abschn. I.G angeführten Items sind dann als fakultativ gekennzeichnet, wenn es sich um Befunde handelt, die für die derzeit gültige TNM-Klassifikation [11, 21] nicht erforderlich sind, wohl aber für die im TNM Supplement 1993 [22] vorgeschlagenen Ramifikationen benötigt werden. Die Ramifikation der T-Kategorien dient dem prospektiven Vergleich mit dem modifizierten Vorschlag von Kleinsasser u. Glanz [9], die Ramifikation der N-Kategorien dem Vergleich mit dem Vorschlag für die N-Klassifikation von Glanz [5].

C-Faktor

Primärtumor	C1:	Klinische Untersuchung, Standardröntgenaufnahmen
	C2:	Laryngoskopie, phoniatrische Untersuchung, Sonographie, CT, NMR, Biopsie, Zytologie
	C3:	Nicht anwendbar
Regionäre Lymphknoten	C1:	Klinische Untersuchung
	C2:	Sonographie, CT, NMR, Feinnadelbiopsie
	C3:	Nicht anwendbar
Fernmetastasen	C1:	Klinische Untersuchung, Standardröntgenaufnahmen
	C2:	Sonographie, CT, NMR, nuklearmedizinische Untersuchungen, Endoskopie, Biopsie und Zytologie
	C3:	Chirurgische Exploration mit Biopsie

S12 Tastbare Lymphknoten

Diese Einteilung entspricht der klinischen N-Klassifikation von 1974. Sie ist für die Einordnung in Risikogruppen nach Pradier et al. [16] (s. S13) von Bedeutung. Es werden alle tastbaren Lymphknoten berücksichtigt, und zwar unabhängig davon, ob der Untersucher die Lymphknoten aufgrund des Tastbefundes für tumorbefallen oder nur durch entzündlich-reaktive Veränderungen für auffällig hält.

S13 Risikogruppe nach Pradier et al.

Die Einteilung in Risikogruppen nach Pradier et al. [16] berücksichtigt Lymphknotenstatus, Stimmbandbeweglichkeit und Alkoholkonsum. Die *Einteilung des Lymphknotenstatus* erfolgt nach dem klinischen Tastbefund (s. S12).

Die vorgesehenen Kategorien sind:

N0: Keine tastbaren Lymphknoten
N1: Homolaterale bewegliche Lymphknoten tastbar
N2: Kontra- oder bilaterale bewegliche Lymphknoten tastbar
N3: Fixierte Lymphknoten tastbar.

Der *Alkoholkonsum* wird durch 3 Kategorien erfaßt:

– Nichttrinker,
– mäßiger Trinker,
– schwerer Trinker (75 ml oder mehr Alkohol täglich).

Larynxkarzinom

Die Risikogruppen sind wie folgt definiert:

Lymphknoten-status	Stimmband-beweglichkeit	Alkoholkonsum	Risikogruppe (in Klammern Fünf-Jahres-Überlebensrate nach Pradier)
N0	ja	Nichttrinker Mäßiger Trinker	A (79%)
N0	ja	Schwerer Trinker	B (69%)
N0	nein	Nichttrinker	
N0	nein	Mäßiger Trinker	
N1	ja	Nichttrinker	
N1	ja	Mäßiger Trinker	
N2	ja	Nichttrinker	
N0	nein	Schwerer Trinker	C (47%)
N1	ja	Schwerer Trinker	
N1	nein	Nichttrinker	
N1	nein	Mäßiger Trinker	
N1	nein	Schwerer Trinker	
N2	ja	Schwerer Trinker	
N2	nein	Nichttrinker	
N2	nein	Mäßiger Trinker	
N3	ja	Nichttrinker	
N1	nein	Schwerer Trinker	D (14%)
N2	nein	Schwerer Trinker	
N3	nein	Mäßiger Trinker	
N3	nein	Schwerer Trinker	

S14 Schnitt durch Tumor

Bei lokalen Exzisionen aus dem Larynx können Nachresektionen erforderlich werden, weil der Sicherheitsabstand zwischen Tumor und Resektionsrand zu gering ist oder weil bei der ersten Exzision durch Tumor geschnitten wurde. Ebenso kann bei weit fortgeschrittenen Tumoren zunächst durch Tumor geschnitten werden und die komplette Tumorentfernung erst durch Mitentfernung benachbarter Strukturen (Operationserweiterung in mehreren Teilen) erzielt werden.

S15 Art der Lymphknotenentfernung

Nach den Vorschlägen des Committee for Head and Neck Surgery and Oncology der American Academy for Otolaryngology [17] werden Neck-Dissektionen nach dem Ausmaß der entfernten Lymphknoten und der Mitentfernung nichtlymphatischer Strukturen wie N. accessorius, V. jugularis interna und M. sternocleidomastoideus unterteilt.

Als *radikale Neck-Dissektion* wird die Entfernung der Lymphknotengruppen 1–7 bzw. der Level I–V einer Seite sowie von N. accessorius, V. jugularis interna *und* M. sternocleidomastoideus bezeichnet.

Bei der *modifiziert-radikalen Neck-Dissektion* werden die gleichen Lymphknoten wie bei der radikalen Neck-Dissektion entfernt, aber wenigstens eine der nichtlymphatischen Strukturen erhalten.

Als *selektive Neck-Dissektion* werden alle Dissektionen bezeichnet, bei denen die Lymphknotengruppen 1–7 bzw. Level I–V einer Seite *nicht* komplett entfernt werden, vielmehr bestimmte Lymphknotengruppen bzw. Level erhalten bleiben. Die häufigsten Subtypen selektiver Neck-Dissektionen sind:

- Supraomohyoidale Neck-Dissektion:
  Entfernung der Lymphknotengruppen 1–4 bzw. der Level I–III;
- Postero-laterale Neck-Dissektion:
  Entfernung der Lymphknotengruppen 3–7 bzw. der Level II–V;
- Laterale Neck-Dissektion:
  Entfernung der Lymphknotengruppen 3–5 bzw. der Level II–IV;
- Anteriore Kompartiment-Dissektion:
  Entfernung der Lymphknotengruppe 8 bzw. des Levels VI.

Nur selten wird eine *erweiterte radikale Neck-Dissektion* vorgenommen. Hierbei werden entweder weitere regionäre Lymphknotengruppen (z. B. parapharyngeale Lymphknoten) oder nichtregionäre Lymphknoten

(z. B. obere mediastinale Lymphknoten) oder sonstige nichtlymphatische Strukturen (z. B. A. carotis, N. hypoglossus, N. vagus, M. paraspinalis) mitentfernt.

Entsprechend dem Dokumentationssystem der Deutschen Gesellschaft für Hals-, Nasen- und Ohrenheilkunde wird als *supraradikale Neck-Dissektion* eine radikale Neck-Dissektion mit Resektion der Aa. carotis communis und interna, ggf. auch der Skalenusmuskulatur und angrenzender Teile der Schädelbasis, als besondere Form der erweiterten radikalen Neck-Dissektion besonders hervorgehoben.

S 16 Nachblutung

Als Nachblutung werden Blutungen dokumentiert, die kreislaufwirksam sind, eine Bluttransfusion oder eine operative Revision erforderlich machen.

S 17 Histologischer Tumortyp

Die histologische Klassifikation erfolgt nach den Vorschlägen der 2. Auflage der WHO-Klassifikation der Tumoren des oberen Respirationstraktes und des Ohres [18]. In über 90% handelt es sich um Carcinomata in situ (8070/2) und invasive Plattenepithelkarzinome (8070/3), die durch Verhornung und/oder Interzellularbrücken charakterisiert sind. Die früher vielfach übliche Unterteilung in verhornende und nichtverhornende Plattenepithelkarzinome entfällt entsprechend den Empfehlungen der WHO, da das Ausmaß der Verhornung durch das Grading miterfaßt wird (s. S 18).

Die seltenen übrigen in Frage kommenden Karzinomtypen sind nachstehend mit ihren ICD-O-Code-Nummern aufgelistet; bezüglich Definition und Differentialdiagnose sei auf Shanmugaratnam [18] sowie Shanmugaratnam und Sobin [19] verwiesen.

Tumortyp	ICD-O-Code-Nr.
Papilläres Plattenepithelkarzinom	8052/3
Verruköses Plattenepithelkarzinom	8051/3
Spindelzellkarzinom	8074/3
Adenoides Plattenepithelkarzinom	8075/3
Basaloides Plattenepithelkarzinom	8094/3
Adenokarzinom	8140/3
Azinuszellkarzinom	8550/3
Mukoepidermoidkarzinom	8430/3
Adenoid-zystisches Karzinom	8200/3
Karzinom in pleomorphem Adenom	8941/3
Epithelial-myoepitheliales Karzinom	8562/3
Klarzell-Karzinom	8310/3
Adenosquamöses Karzinom	8560/3
Riesenzellkarzinom	8031/3
Speichelgangkarzinom	8500/3
Karzinoidtumor	8240/3
Atypischer Karzinoidtumor	8246/3
Kleinzelliges Karzinom	8041/3
Lymphoepitheliales Karzinom	8082/3

S 18 Grading

Plattenepithelkarzinome werden nach dem Grad der Differenzierung, der zellulären Pleomorphie und der Mitoseaktivität in die Grade 1–3 unterteilt [18]:

G 1: Sehr ähnlich normalem Plattenepithel, reichliche Verhornung, spärlich Mitosen,
G 2: weder den Kriterien von G 1 noch denen von G 3 entsprechend,
G 3: nur minimale und schwer erkennbare Interzellularbrücken und Verhornung, reichlich Mitosen.

Bei unterschiedlichen Strukturen erfolgt die Zuordnung nach dem ungünstigsten Differenzierungsgrad.

Bei Adenokarzinomen, Mukoepidermoidkarzinomen und adenoid-zystischen Karzinomen wird zwischen „low grade" und „high grade" unterschieden.

Bei den nachstehenden Tumoren ergibt sich das Grading aus dem Tumortyp:

Verruköses Karzinom	G 1
Karzinoidtumor	G 1
Spindelzellkarzinom	G 3
Basaloides Plattenepithelkarzinom	G 3
Atypischer Karzinoidtumor	G 3
Riesenzellkarzinom	G 4
Kleinzelliges Karzinom	G 4

S 19 Maximale Infiltrationstiefe

Für die pT-Klassifikation gilt eine Infiltration von mehr als 5 mm als eingeschränkte Stimmbandbeweglichkeit bzw. Stimmbandfixation [22].

S 20 Begleitende Läsionen

Dysplasie und Carcinoma in situ sind nach der 2. Auflage der WHO-Klassifikation [18] wie folgt definiert:

Dysplasie: Präkanzeröse Läsion des Plattenepithels, gekennzeichnet durch zelluläre Atypien und Verlust der normalen Reifung und Schichtung, wobei noch nicht die Charakteristika des Carcinoma in situ erreicht werden. Die Dysplasie wird in 3 Grade unterteilt: geringgradige, mäßiggradige und schwere Dysplasie.

– Die *geringgradige Dysplasie* ist gekennzeichnet durch insgesamt geringe Kernatypien, die am stärksten im basalen Drittel des Epithels zu sehen und in den oberen Lagen des Epithels höchstens minimal sind. Hier sind Reifung und Schichtung klar erhalten; nur wenige Mitosen in den parabasalen Lagen, keine atypischen Mitosen.
– Bei der *mäßiggradigen Dysplasie* erkennt man ausgeprägte Kernabnormalitäten mit deutlichen Nukleolen, wobei die Veränderung am deutlichsten in den basalen 2/3 des Epithels erkennbar ist. Im oberen Drittel des Epithels können mäßiggradige Kernabnormalitäten vorhanden sein, aber Reifung und Schichtung sind deutlich sichtbar; Mitosen in

den parabasalen und intermediären Lagen, keine atypischen Mitosen.
- Die *schwere Dysplasie* zeigt ausgeprägte Kernabnormalitäten und Verlust der Reifung in mehr als 2/3 des Epithels, aber in den oberen Lagen ist noch Schichtung erkennbar. Ausgeprägte Kernpolymorphie (z.T. bizarre Kerne), zumindest stellenweise sehr deutliche Nukleolen, andernorts dichte hyperchromatische Kerne, Mitosen bis in die oberen Epithellagen, auch atypische Mitosen können vorhanden sein.

Für die Unterscheidung gegenüber dem Carcinoma in situ ist das Vorhandensein einer gewissen Reifung und Schichtung in den oberflächlichsten Epithellagen wesentlich.

Carcinoma in situ: Veränderung, die in *voller Epitheldicke* die zellulären Kennzeichen des Karzinoms zeigt, aber nirgends Invasion des Stromas erkennen läßt.

An manchen Institutionen wird die von der WHO [18] empfohlene Unterscheidung zwischen schwerer Dysplasie und Carcinoma in situ nicht durchgeführt. Für diese Institutionen ist die Kategorie „Schwere Dysplasie/Ca in situ" vorgesehen.

S 21 Zusätzliche Angaben bei Plattenepithelkarzinomen

(Beim Carcinoma in situ und bei anderen invasiven Karzinomen als Plattenepithelkarzinomen wird dieses Item gestrichen.)

Die Bezeichnung *mikroinvasives Karzinom* wird verwendet für Plattenepithelkarzinome, bei denen „das invasive Wachstum in Form von vereinzelten Ausläufern oder umschriebenen Herden auf das Gebiet unmittelbar unter der Basalmembran begrenzt ist" [18]. Es entspricht der minimalen Stromainvasion bei Karzinomen der Zervix uteri, und die dort gebräuchliche klarere Definition kann auch an dieser Lokalisation angewandt werden: Infiltration am histologischen Schnitt nur mikroskopisch, nicht aber schon makroskopisch erkennbar; dementsprechend ist eine Messung von Flächenausdehnung und Tiefeninvasion am histologischen Schnitt nicht möglich.

S 22 Zusätzliche Angaben bei Spindelzellkarzinomen

(Dieses Item ist bei anderen Tumoren zu streichen.)

Spindelzellkarzinome sind bimorphe Karzinome mit einer Plattenepithelkarzinom-Komponente und einer darunterliegenden oder angrenzenden spindelzelligen oder pleomorphen Komponente. Nach immunhistologischen und ultrastrukturellen Befunden können 3 Subtypen unterschieden werden [18, 19]:

- Spindelzelliges Plattenepithelkarzinom: Im Stroma des Plattenepithelkarzinoms maligne spindelzellige oder pleomorphe Tumorzellen epithelialer Herkunft (keratin-positiv);
- Plattenepithelkarzinom mit pseudosarkomatösem Stroma: Plattenepithelkarzinom-Komponente kombiniert mit atypischer, aber nicht neoplastischer fibroblastischer oder fibrohistiozytärer Proliferation;
- Karzinosarkom: Kombination von Plattenepithelkarzinom und Sarkom (Fibrosarkom, malignes Fibrohistiozytom, u. a.).

S 23 Histologische Befunde an den definitiven Resektionsrändern

Bei Vornahme von Nachexzisionen sind jene Resektionsränder „definitiv", die bei den jeweils letzten Nachresektionen am weitesten vom Tumor entfernt liegen. Dabei ist anzugeben, ob an diesen definitiven Resektionsrändern eine In-situ-Komponente festzustellen ist oder ob auch invasiver Tumor bis an den Resektionsrand heranreicht.

Falls eine entsprechende topographische Orientierung durch mangelnde Kennzeichnung der Nachresektionen nicht möglich ist, wird die Notation „U" (Unbestimmbar) verwendet.

S 24 Minimaler Sicherheitsabstand (in mm)

Eine Bestimmung ist bei Entfernung des Tumors in mehreren Teilen (z. B. zuerst Tumorentfernung unradikal oder mit engem Sicherheitsabstand, anschließend Nachexzision) nur dann möglich, wenn die Nachexzisionen in ihrer Topographie vom Operateur exakt bezeichnet werden. Falls dies nicht gegeben ist, wird die Notation „UU" (Unbestimmbar) verwendet.

Literatur

[1] Edelmann DE (1989) Laryngeal cancer and occupational exposure to asbestos. Int Arch Occup Environ Health 61:223–227
[2] Falk RI, Pickle LW, Brown LM (1984) Effects of smoking and alcohol consumption on laryngeal cancer risk in coastal Texas. Cancer Res 49:4024–4029
[3] Fleischer I (1977) Morphologische Untersuchungen an subglottischen Kehlkopfcarcinomen. Inaug Diss Marburg
[4] Glanz HK (1984) Carcinoma of the larynx. Growth, p-classification, and grading of squamous cell carcinoma of the vocal cords. Adv Otorhinolaryngol 32:1–123
[5] Glanz HK, Hermanek P, Kleinsasser O, Popella Ch (1993) Weiterentwicklung der TNM-Klassifikation der Larynxkarzinome. Laryngol Rhinol Otol 72:568–573
[6] Iwamoto H (1975) An epidemiological study of laryngeal cancer in Japan. Laryngoscope 85:1162–1172
[7] Kleinsasser O (1987) Tumoren des Larynx und Hypopharynx. Thieme, Stuttgart New York
[8] Kleinsasser O (1992) Revision of classification of laryngeal cancer, is it long overdue? (Proposals for an improved TN classification). J Laryngol Otol 106:197–204
[9] Kleinsasser O, Glanz HK (1992) Persönliche Mitteilung (zitiert in [22])
[10] Leemans ChR, Tiwari R, Nauta JJP, Van der Waal I, Snow GB (1993) Regional lymph node involvement and its significance in the development of distant metastases in head and neck carcinoma. Cancer 71:452–456

[11] Lippman SM, Hong WK (1989) Second malignant tumors in head and neck squamous cell carcinoma: the overshadowing threat for patients with early-stage disease. Int J Radiat Oncol Biol Phys 17:691–694
[12] Lynch HT, Mulcahy GM, Harris RE, Guirgis HA, Lynch JF (1978) Genetic and pathologic findings in a kindred with hereditary sarcoma, breast cancer, brain tumors, leukemia, lung, laryngeal and adrenal cortical carcinoma. Cancer 41:2055–2064
[13] Marlowe FI (1970) Simultaneous laryngeal tumors in sisters. Arch Otolaryngol 92:195–197
[14] Mros B, Bockmuehl F (1967) Zur Frage der familiären Dispositionsvererbung beim Kehlkopfkarzinom. HNO 15: 330–332
[15] Muscat JE, Wynder EL (1992) Tobacco, alcohol, asbestos, and occupational risk factors for laryngeal cancer. Cancer 69:2244–2251
[16] Pradier R, Gonzalez A, Matos E, Loria D, Adan R, Saco P, Califano L (1993) Prognostic factors in laryngeal carcinoma: Experience in 296 male patients. Cancer 71: 2472–2476
[17] Robbins KT, Medina JE, Wolfe GT, Levine PA, Sessions RB, Pruet ChW (1991) Standardizing neck dissection terminology. Official report of the Academy's Committee for Head and Neck Surgery and Oncology. Arch Otolaryngol Head Neck Surg 117:601–605
[18] Shanmugaratnam K (1991) Histological typing of tumours of the upper respiratory tract and ear. 2nd edn. WHO International Histological Classification of Tumours. Springer, Berlin Heidelberg New York Tokyo
[19] Shanmugaratnam K, Sobin LH (1993) The World Health Organization histological classification of tumours of the upper respiratory tract and ear: A commentary on the second edition. Cancer 71:2689–97
[20] Steiner W, Ambrosch P (1992) Persönliche Mitteilung (zitiert in [22])
[21] UICC (1993) TNM-Atlas. Illustrierter Leitfaden zur TNM/pTNM-Klassifikation maligner Tumoren, 3. Aufl. (Spiessl B, Beahrs OH, Hermanek P, Hutter RVP, Scheibe O, Sobin LH, Wagner G, Hrsg.) Springer, Berlin Heidelberg New York Tokyo
[22] UICC (1993) TNM Supplement 1993. A commentary on uniform use (Hermanek P, Henson DE, Hutter RVP, Sobin LH, eds) Springer, Berlin Heidelberg New York Tokyo

Weiterführende Literatur

Kagan AR, Miles J (eds) (1989) Head and neck oncology: clinical management. Pergamon Press, Oxford

Kleinsasser O (1987) Tumoren des Larynx und Hypopharynx. Thieme, Stuttgart New York

Million RR, Cassisi NJ (eds) (1993) Management of head and neck cancer. A multidisciplinary approach. 2nd edn. Lippincott, Philadelphia

Wenig BM (1993) Atlas of head and neck pathology. Saunders, London

Larynxkarzinom: Schema zur TNM/pTNM-Klassifikation

		(p)TNM	Stadium
Primärtumor	☐ Primärtumor kann nicht beurteilt werden	(p)TX	–
	☐ Kein Anhalt für Primärtumor	(p)T0	–
	☐ Carcinoma in situ	(p)Tis	0
	☐ ≤ 15 mm	(p)Tis(i)	0
	☐ > 15 mm	(p)Tis(ii)	0
Supraglottis	☐ Tumor mit normaler Stimmbandbeweglichkeit		
	☐ Tumor begrenzt auf einen Unterbezirk der Supraglottis	(p)T1	I
	☐ ≤ 15 mm	(p)T1(i)	I
	☐ > 15 – 25 mm	(p)T1(ii)	I
	☐ > 25 mm	(p)T1(iii)	I
	☐ Tumor begrenzt auf mehr als einen Unterbezirk der Supraglottis oder Glottis	(p)T2	II
	☐ ≤ 15 mm	(p)T2(i)	II
	☐ > 15 – 25 mm	(p)T2(ii)	II
	☐ > 25 mm	(p)T2(iii)	II
	☐ Tumor mit Stimmbandfixation, begrenzt auf den Larynx oder mit nur oberflächlicher (Schleimhaut-) Infiltration von Nachbarbezirken	(p)T3	III
	☐ Tumor infiltriert Postkrikoidgebiet, mediale Wand des Sinus piriformis oder präepiglottisches Gewebe oder infiltriert nur oberflächlich (Schleimhaut) Nachbarbezirke	(p)T3	III
	☐ Tumor infiltriert durch Schildknorpel oder breitet sich horizontal nicht nur in der Schleimhaut auf Nachbarbezirke aus (tiefe Invasion von Nachbarbezirken)	(p)T4	IV
Glottis	☐ Tumor begrenzt auf Stimmband/Stimmbänder und mit normaler Stimmbandbeweglichkeit	(p)T1	I
	☐ Tumor begrenzt auf ein Stimmband	(p)T1a	I
	☐ ≤ 15 mm	(p)T1a(i)	I
	☐ > 15 – 25 mm	(p)T1a(ii)	I
	☐ > 25 mm	(p)T1a(iii)	I
	☐ Tumor befällt beide Stimmbänder	(p)T1b	I
	☐ ≤ 15 mm	(p)T1b(i)	I
	☐ > 15 – 25 mm	(p)T1b(ii)	I
	☐ > 25 mm	(p)T1b(iii)	I
	☐ Tumor mit Ausbreitung auf Supraglottis und/oder Subglottis und/oder eingeschränkte Stimmbandbeweglichkeit	(p)T2	II

Larynxkarzinom: Schema zur TNM/pTNM-Klassifikation (Fortsetzung)

		(p)TNM	Stadium
	☐ Normale Stimmbandbeweglichkeit, Tumor ≤ 15 mm	(p)T2(i)	II
	☐ Normale Stimmbandbeweglichkeit, Tumor > 15–25 mm	(p)T2(ii)	II
	☐ Normale Stimmbandbeweglichkeit, Tumor > 25 mm	(p)T2(iii)	II
	☐ Eingeschränkte Stimmbandbeweglichkeit	(p)T2(iv)	II
	☐ Stimmbandfixation, Tumor begrenzt auf Larynx oder mit nur oberflächlicher horizontaler Invasion von Nachbarbezirken	(p)T3	III
	☐ Tumor infiltriert durch Schildknorpel in die Halsweichteile oder breitet sich horizontal nicht nur in der Schleimhaut auf Nachbarbezirke aus (tiefe Invasion von Nachbarbezirken)	(p)T4	IV
Subglottis	☐ Tumor begrenzt auf Subglottis	(p)T1	I
	☐ ≤ 15 mm	(p)T1(i)	I
	☐ > 15–25 mm	(p)T1(ii)	I
	☐ > 25 mm	(p)T1(iii)	I
	☐ Tumor breitet sich auf Stimmband/Stimmbänder aus, normale oder eingeschränkte Stimmbandbeweglichkeit	(p)T2	II
	☐ Normale Stimmbandbeweglichkeit, Tumor ≤ 15 mm	(p)T2(i)	II
	☐ Normale Stimmbandbeweglichkeit, Tumor > 15–25 mm	(p)T2(ii)	II
	☐ Normale Stimmbandbeweglichkeit, Tumor > 25 mm	(p)T2(iii)	II
	☐ Eingeschränkte Stimmbandbeweglichkeit	(p)T2(iv)	II
	☐ Stimmbandfixation, Tumor begrenzt auf Larynx oder mit nur oberflächlicher horizontaler Infiltration von Nachbarbezirken (nur in Schleimhaut)	(p)T3	III
	☐ Tumor infiltriert durch Schildknorpel in die Halsweichteile oder breitet sich horizontal nicht nur in der Schleimhaut auf Nachbarbezirke aus (tiefe Invasion von Nachbarbezirken)	(p)T4	IV
Regionäre Lymphknoten	☐ Regionäre Lymphknoten können nicht beurteilt werden	(p)NX	–
	☐ Keine regionären Lymphknotenmetastasen	(p)N0	–

		≤ 3 cm	> 3–6 cm	> 6 cm
Ipsilateral	solitär	N1	N2a	N3
	multipel	N2b	N2b	
Bi-/kontralateral		N2c	N2c	

☐ (p)N1   III
☐ (p)N2a   IV
☐ N2b
☐ (p)N2b   IV
☐ (p)N2c   IV
☐ (p)N3   IV

Larynxkarzinom

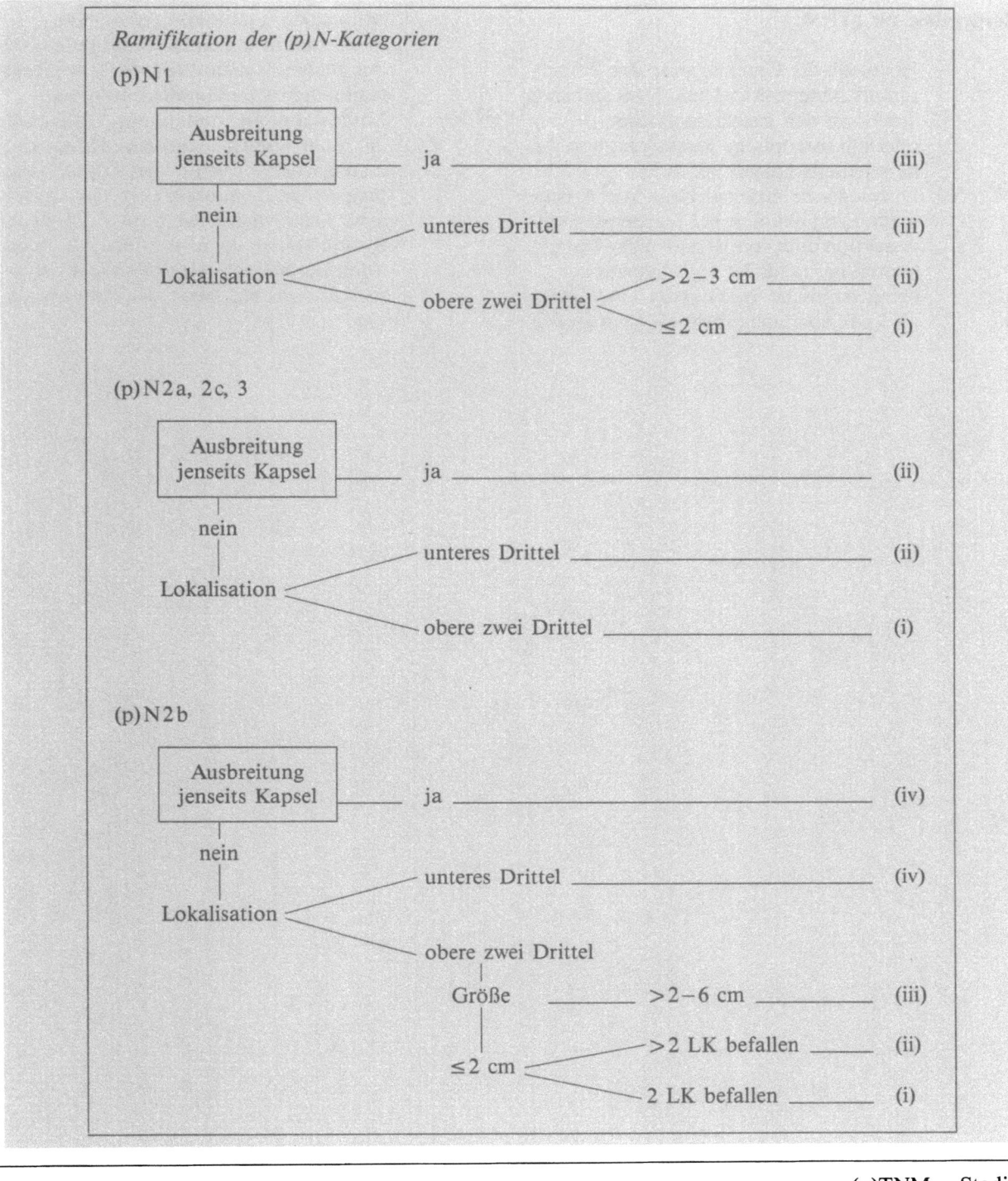

	(p)TNM	Stadium
Fernmetatasen ☐ Das Vorliegen von Fernmetastasen kann nicht beurteilt werden	(p)MX	–
☐ Keine Fernmetastasen	(p)M0	–
☐ Fernmetastasen	(p)M1	IV

TNM: T _____   N _____   M __   Stadium _____
pTNM: pT _____   pN _____   pM __

Erfordernisse für pTNM:

pT: Histologische Untersuchung des Primärtumors ohne makroskopisch erkennbaren Tumor an den Resektionsflächen oder mikroskopische Bestätigung von Tumor jenseits Larynx (pT 4).

pN 0, pN 1: Histologische Untersuchung von 6 oder mehr Lymphknoten bei limitierter Halsdissektion oder von 10 oder mehr Lymphknoten bei radikaler Halsdissektion.

pN 2: Mikroskopische Bestätigung einer mehr als 3 cm, aber nicht mehr als 6 cm großen regionären Lymphknotenmetastase oder mikroskopische Bestätigung von mindestens 2 nicht mehr als 6 cm großen regionären Lymphknotenmetastasen.

pN 3: Mikroskopische Bestätigung einer mehr als 6 cm großen regionären Lymphknotenmetastase. (Wenn die Größe eines *biopsierten* Lymphknotens vom Chirurgen nicht angegeben wird, gilt dieser Lymphknoten als nicht größer als 3 cm.)

pM 1: Mikroskopischer (histologischer oder zytologischer) Nachweis von Fernmetastasen.

Vorschlag zu neuer T/pT-Klassifikation von Kleinsasser u. Glanz 1992 [5, 9, 22]

Kategorien und Definitionen		Entsprechende Kategorien der derzeitigen UICC-Klassifikation
Glottis		
T1	Tumor 15 mm oder weniger in größter Ausdehnung, normale Stimmbandbeweglichkeit	T1(i) + T2(i)
T2a	Tumor mehr als 15 mm, aber nicht mehr als 25 mm in größter Ausdehnung, mit normaler Stimmbandbeweglichkeit	T1(ii) + T2(ii)
T2b	Tumor mehr als 25 mm in größter Ausdehnung, mit normaler Stimmbandbeweglichkeit	T1(iii) + T2(iii)
T3	Tumor mit eingeschränkter Stimmbandbeweglichkeit oder Stimmbandfixation, begrenzt auf den Larynx	T3
T4	Tumor breitet sich jenseits des Larynx auf Nachbarstrukturen aus	T4
Supraglottis und Subglottis		
T1	Tumor 15 mm oder weniger in größter Ausdehnung	T1(i) + T2(i)
T2a	Tumor mehr als 15 mm, aber nicht mehr als 25 mm in größter Ausdehnung	T1(ii) + T2(ii)
T2b	Tumor mehr als 25 mm in größter Ausdehnung	T1(iii) + T2(iii)
T3	Tumor ausgedehnter als T2b, aber auf den Larynx begrenzt	T3
T4	Tumor breitet sich jenseits des Larynx auf Nachbarstrukturen aus	T4

Anmerkung: Bei der pT-Klassifikation der Glottistumoren entspricht eine Invasionstiefe von mehr als 5 mm eingeschränkter Beweglichkeit oder Fixation des Stimmbandes (pT3). Im übrigen entsprechen die pT-Kategorien den T-Kategorien.

Vorschlag zu neuer N/pN-Klassifikation von Glanz 1992 [5, 22]

Kategorien und Definitionen		Kategorien der derzeitigen UICC-Klassifikation
N1	Metastasen in 1 oder 2 ipsilateralen regionären Lymphknoten der oberen 2 Halsdrittel, nicht mehr als 2 cm in größter Ausdehnung, ohne Ausbreitung jenseits der Lymphknotenkapsel	N1(i) + N2b(i)
N2	Regionäre Lymphknotenmetastasen in oberen 2 Halsdritteln, ohne Ausbreitung jenseits der Lymphknotenkapsel, sofern mehr als 2 Lymphknoten befallen sind oder mehr als 2 cm in größter Ausdehnung	N1(ii) + N2a(i) + N2b(ii) + N2b(iii) + N2c(ii) + N3(i)
N3	Regionäre Lymphknotenmetastasen mit Ausbreitung jenseits der Lymphknotenkapsel oder im unteren Halsdrittel	N1(iii) + N2a(ii) + N2b(iv) + N2c(ii) + N3(ii)

Anmerkung: Die pN-Kategorien entsprechen den N-Kategorien.

13 – Schilddrüsenkarzinom

Die organspezifische Dokumentation „Schilddrüsenkarzinom" findet Anwendung für alle Karzinome der Schilddrüse einschließlich der seltenen Fälle mit der Diagnose „Undifferenzierter maligner Tumor, wahrscheinlich undifferenziertes Karzinom", die nach den Vorschlägen der WHO [22] wegen der schlechten Prognose den undifferenzierten Karzinomen zugeordnet werden sollen. Der Erhebungsbogen wird auch angewandt bei Karzinomen in dystopem Schilddrüsengewebe und bei sog. „Okkulten papillären Karzinomen", d. h. Fällen, in denen zwar Metastasen eines papillären Schilddrüsenkarzinoms in Halslymphknoten nachgewiesen werden, aber der Primärtumor in der Schilddrüse nicht gefunden wird.

Die vorliegende Dokumentation wird *nicht* angewendet bei atypischen Adenomen (Abgrenzung gegenüber minimal-invasiven follikulären Karzinomen s. S 20), bei nichtepithelialen Tumoren (z. B. beim malignen Hämangioendotheliom und bei Sarkomen), bei malignen Lymphomen und den sehr seltenen innerhalb der Schilddrüse gelegenen Tumoren mit thymusähnlicher oder branchiogener Differenzierung [hierzu zählen nach Rosai et al. [37] ektopes Halsthymom, ektopes hamartomatöses Thymom, spindeliger epithelialer Tumor mit thymusähnlicher Differenzierung (SETTLE, früher Spindelzelltumor mit Schleimzysten oder Teratom) und Karzinom mit thymusähnlicher Differenzierung (CASTLE, intrathyreoidales epitheliales Thymom)].

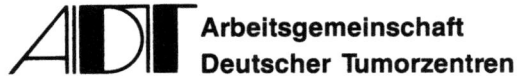

Arbeitsgemeinschaft Deutscher Tumorzentren

Schilddrüsenkarzinom

13.3

Kenn-Nr. (A1)	`1``3` 2
Klinik-Nr. u. Fachrichtung (A2)	`     ` 9
Patientenidentifikation (A3)	`     ` 16
Geburtsdatum (Tag, Mon., Jahr)	`      ` 22
Geschlecht (M = Männlich, W = Weiblich)	`  ` 23
Tumoridentifikations-Nr. (A4)	`  ` 24
Bogen-Nr. (A5)	`1` 25

I. PRÄTHERAPEUTISCHE DATEN

A. Aufnahmedatum und Anlaß für Arztbesuch (A6)

Aufnahmedatum   Tag _____ Monat _____ Jahr _____   `Tag Mon. Jahr` ☐ 31

Anlaß für Arztbesuch
T = Tumorsymptomatik führte zum Arzt, B = Berufliche (arbeitsmed.) Vorsorgeuntersuchung,
V = Nicht-gesetzliche Vorsorgeuntersuchung, S = Selbstuntersuchung, L = Nachuntersuchung
(Langzeitbetreuung), A = Andere Untersuchung, X = Unbekannt   ☐ 32

B. Anamnese, präkanzeröse Bedingungen und Läsionen (S1)

Datum der ersten ärztlichen Tumor(verdachts)diagnose (A7) Tag ___ Monat ___ Jahr ___   `Tag Mon. Jahr` ☐ 38

Vorbestehende gutartige Schilddrüsenerkrankungen (bis zu 2 Angaben möglich)
0 = Keine, 1 = Diffuse Struma, 2 = Knotenstruma, 3 = Dyshormonogenetische Struma,
4 = M. Basedow/Hyperthyreose, 5 = Autonomie, unifokal, 6 = Autonomie, multifokal,
7 = Thyreoiditis, X = F.A.

1. ☐ 39
2. ☐ 40

Vorangegangene Behandlung wegen gutartiger Schilddrüsenerkrankung

	N = Nein	J = Ja		Jahr
Operation	○	○	wenn ja, wann 19__	☐☐ 43
Radiojodtherapie	○	○	wenn ja, wann 19__	☐☐ 46
Schilddrüsenhormone	○	○		☐ 47
Jodprophylaxe	○	○		☐ 48
Betablocker	○	○		☐ 49
Antithyreoidale Substanzen	○	○		☐ 50

Lokales Wachstumsverhalten vor Aufnahme/Diagnose
0 = Ohne auffällige Schilddrüsenvergrößerung, A = Auffällige diffuse Vergrößerung,
K = Auffälliges Wachstum eines Knotens, D = Auftreten eines auffällig derben Knotens,
S = Wachstum trotz suppressiver Schilddrüsenhormongaben   ☐ 51

Schilddrüsenkarzinom in Familie
N = Nein, M = Medulläres Karzinom, A = Anderer Typ, J = Ja, o.n.A., X = F.A.   ☐ 52

	N = Nein	J = Ja	X = F.A.	
Endokrine Tumoren in Familie	○	○	○	☐ 53
Frühere Strahlenexposition	○	○	○	☐ 54

wenn ja, wann 19__   `Jahr` ☐ 56

Beruflich bedingt?
N = Nein, J = Ja   ☐ 57

Anerkannte Berufserkrankung
N = Nein, J = Ja, V = Laufendes Verfahren   ☐ 58

C. Andere Primärtumoren (frühere, synchrone) (A8)

Frühere Tumorerkrankung?   N = Nein, J = Ja, X = F.A.   ☐ 59

Falls Tumor in Anamnese: Lokalisation C ☐☐☐☐   Erkrankungsjahr 19 ☐☐   `Lokalisation` C ☐☐☐☐ `Jahr` 65

Synchroner Primärtumor in anderem Organ?   N = Nein, J = Ja   ☐ 66

Wagner/Hermanek: Organspezifische Tumordokumentation © Springer-Verlag 1995

Schilddrüsenkarzinom

	K-Nr.	Patienten-Id.	T-Id.	B-Nr.
	1 3			1

D. Allgemeine klinische Befunde

Klinische Symptomatik

Größenzunahme der Schilddrüse	0 = Keine, K = Knotig, D = Diffus, B = Beides (K+D)					67
Wenn ja, seit wann bemerkt?	Monat Jahr				Monat Jahr	71

	N = Nein	J = Ja	X = F.A.	
Atembeschwerden, Stridor	○	○	○	72
Schluckbeschwerden	○	○	○	73
Gewichtsverlust (S2)	○	○	○	74
Rezidivierende Durchfälle	○	○	○	75

Tumorkomplikationen

	N = Nein	J = Ja	
Recurrensparese	○	○	76
Horner-Syndrom	○	○	77
Obere Einflußstauung	○	○	78

Allgemeiner Leistungszustand (nach ECOG) (A9)

0 = Normale, uneingeschränkte Aktivität wie vor der Erkrankung,
1 = Einschränkung bei körperlicher Anstrengung, aber gehfähig; leichte körperliche Arbeit bzw. Arbeit im Sitzen möglich,
2 = Gehfähig, Selbstversorgung möglich, aber nicht arbeitsfähig; kann mehr als 50% der Wachzeit aufstehen,
3 = Nur begrenzte Selbstversorgung möglich; 50% oder mehr der Wachzeit an Bett oder Stuhl gebunden,
4 = Völlig pflegebedürftig, keinerlei Selbstversorgung möglich; völlig an Bett oder Stuhl gebunden, X = Unbekannt   79

Gravierende Begleiterkrankungen (A10)

	N = Nein	J = Ja	X = F.A.	
Stärker eingeschränkte Lungenfunktion	○	○	○	80
Schwerwiegende Herzerkrankung	○	○	○	81
Zerebrale Durchblutungsstörung	○	○	○	82
Periphere arterielle Durchblutungsstörung	○	○	○	83
Stärker eingeschränkte Nierenfunktion	○	○	○	84
Leberzirrhose	○	○	○	85
Behandlungsbedürftiger Diabetes mellitus	○	○	○	86
Andere Begleiterkrankungen	○	○	○	87

Einschätzung des Operationsrisikos (A10)

1 = ASA I, 2 = ASA II, 3 = ASA III, 4 = ASA IV, 5 = ASA V, X = F.A.   88

E. Diagnostik (A11)

Tastbefund Schilddrüse (S3)

Struma-Stadium	K = Keine Struma, A = Stadium 0A, B = Stadium 0B, 1 = St. I, 2 = St. II, 3 = St. III, X = F.A.	89
Strumatyp	0 = Keine Struma, 1 = Diffus, 2 = Solitärer Knoten, 3 = 1+2, 4 = Multiple Knoten, 5 = 1+4, X = F.A.	90
Konsistenz	W = Weich, M = Mittel, D = Derb, X = F.A.	91
Verschieblichkeit	N = Nicht eingeschränkt, E = Eingeschränkt, X = F.A.	92

Durchgeführte Untersuchungen

	U = Unauffällig	P = Pathologisch	X = Nicht durchgeführt	
Schilddrüsensonographie	○	○	○	93
Schilddrüsenszintigraphie	○	○	○	94
Röntgen Trachea	○	○	○	95
Röntgen Speiseröhre	○	○	○	96
Ösophagoskopie	○	○	○	97
Laryngo-/Tracheoskopie	○	○	○	98
CT	○	○	○	99
NMR	○	○	○	100
Skelettszintigraphie	○	○	○	101

Wagner/Hermanek: Organspezifische Tumordokumentation © Springer-Verlag 1995

13.7

Schilddrüsenkarzinom

K-Nr. `1|3` Patienten-Id. T-Id. B-Nr. `1`

Funktionslage ohne/vor schilddrüsenspezifischer Therapie
1 = Euthyreot, 2 = Hypothyreot, 3 = Hyperthyreot, X = F.A. □ 102

Autonomie F = Fraglich, U = Unifokal, M = Multifokal, X = F.A. □ 103

Tumormarker

	U = Unauffällig (Norm- oder Grenzbereich)	P = Pathologisch	X = Nicht durchgeführt	
Kalzitonin basal	○	○	○	□ 104
Kalzitonin nach Stimulation	○	○	○	□ 105
CEA	○	○	○	□ 106

Klinische präoperative Diagnose (S4)
M = Malignität/Malignitätsverdacht, K = Kalter Knoten, A = Autonomie, S = Euthyreote Struma, B = M. Basedow/Hyperthyreose □ 107

Multiple endokrine Neoplasie (MEN) (S5)
N = Nein, 1 = Typ I, 2 = Typ II (IIA), 3 = Typ III (IIB) □ 108

Morphologische Diagnose (S6)

	Präoperativ	Intraoperativ	
Keine	○	○	□ 109
Primärtumor Zytologie	○	○	□ 110
Histologie	○	○	□ 111
Metastasen Zytologie	○	○	□ 112
Histologie	○	○	□ 113

Tumortyp bei prä-/intraoperativer Diagnose (S7)
0 = Keine Karzinomdiagnose, 1 = Follikuläres Karzinom, 2 = Follikuläre Neoplasie, 3 = Papilläres Karzinom,
4 = Medulläres Karzinom, 5 = Undifferenziertes Karzinom, 6 = Karzinom o.n.A., 7 = Malignom o.n.A. □ 114

F. Tumorlokalisation

Lokalisation des Primärtumors (nach Tumorlokalisationsschlüssel) (A12, S8) C `7|3|_|_|_` C `7|3|_|_` 118

Befallene Schilddrüsenanteile N = Nein   J = Ja

	N	J	
Rechter Lappen (C73.91)	○	○	□ 119
Linker Lappen (C73.91)	○	○	□ 120
Isthmus (C73.92)	○	○	□ 121
Lobus pyramidalis (C73.93)	○	○	□ 122
Ductus thyreoglossus (C73.94)	○	○	□ 123
Dystopes Schilddrüsengewebe (C73.95)	○	○	□ 124

Korrektur der Lokalisation (A12)
N = Nein, G = Ja, Gleicher Bogen, A = Ja, Anderer Bogen □ 125

G. TNM-Klassifikation und klinisches Stadium

Primärtumor

Tumorgröße (größter Durchmesser in cm) `|_|_|,|_|` □□□ 128
(XXX = F.A.)

Invasion von Nachbarstrukturen   N = Nein   J = Ja   X = F.A.

	N	J	X	
Fett-, Bindegewebe, Skelettmuskulatur	○	○	○	□ 129
Haut	○	○	○	□ 130
Ösophagus	○	○	○	□ 131
Trachea	○	○	○	□ 132
Große Gefäße	○	○	○	□ 133

Zahl der Tumorherde (S9)   S = Solitär (a), M = Multifokal (b) □ 134

Makroskopische Abkapselung (S10)   J = Ja (i), N = Nein (ii), X = F.A. □ 135

Wagner/Hermanek: Organspezifische Tumordokumentation © Springer-Verlag 1995

Schilddrüsenkarzinom

K-Nr. **1 3** Patienten-Id. T-Id. B-Nr. **1**

Regionäre Lymphknoten (S11)

Halslymphknoten   F = Tumorfrei   M = Metastase(n)   X = F.A.

	F	M	X	
Zentrales Kompartiment rechts	○	○	○	136
Mittellinie	○	○	○	137
links	○	○	○	138
Laterales Kompartiment rechts	○	○	○	139
links	○	○	○	140
Obere mediastinale Lymphknoten	○	○	○	141

Fernmetastasen   N = Nein, J = Ja, X = F.A.   ☐ 142

Wenn ja, Lokalisation (A14)
1. _____   1. ☐☐ 145
2. _____   2. ☐☐ 148
3. _____   3. ☐☐ 151

Klinische TNM-Klassifikation (A15, S12 und Schema S. 13.32)

y ☐ T ☐☐☐ C ☐   y T C ☐☐☐☐☐ 156
N ☐☐☐ C ☐   N C ☐☐☐ 160
M ☐ C ☐   M C ☐☐ 162

Zusätzliche Angabe zu pM (A15)   0 = Entfällt, da Makrometastasen, 1 = (mi) Mikrometastasen (± isolierte Tumorzellen), 2 = (i) Nur isolierte Tumorzellen, X = F.A.   ☐ 163

Klinisches Stadium (A16 und Schema S. 13.33)
1 = Stadium I, 2 = Stadium II, 3 = Stadium III, 4 = Stadium IV, X = F.A.   ☐ 164

13.11

ADT Arbeitsgemeinschaft Deutscher Tumorzentren

Schilddrüsenkarzinom

Kenn-Nr. (A1)	`1 3`	2
Klinik-Nr. u. Fachrichtung (A2)		9
Patientenidentifikation (A3)		16
Geburtsdatum	Tag Mon. Jahr	22
Geschlecht (M = Männlich, W = Weiblich)		23
Tumoridentifikations-Nr. (A4)		24
Bogen-Nr. (A5)	`2`	25

II. DATEN ZUR THERAPIE

A. Vorgesehene und durchgeführte Therapiemodalitäten (A17)

N = Nein   J = Ja*   A = Abgelehnt

Operation	○ ○ ○	26
Bestrahlung	○ ○ ○ ○	28
Chemotherapie, systemische	○ ○ ○ ○	30
Hormontherapie	○ ○ ○	31
Sonstige Therapie	○ ○ ○	32

* Bei mehr als einer durchgeführten Therapiemodalität die zeitliche Reihenfolge der Maßnahmen durch Ziffern kennzeichnen.
(Wenn nicht-chirurgische Therapie durchgeführt, zusätzliche Therapiebögen der Basisdokumentation ausfüllen!)

B. Chirurgische Behandlung

Datum der definitiven chirurgischen Behandlung (S13)   Tag _____ Monat _____ Jahr _____   Tag Mon. Jahr   38

Primärtumor

Bei zweizeitiger Therapie:
Intervall zwischen Ersteingriff und definitiver Therapie (in Tagen) ⊔⊔⊔   40
(00 = Einzeitige Therapie)

Art der Operation an Schilddrüse   Rechts   Links   R L

Knotenexstirpation	○	○	42
Resektion	○	○	44
Lobektomie	○	○	46
Thyreoidektomie	○		47

Gewicht des Resektates (in g)   (XXX = F.A.)   ⊔⊔⊔⊔   50

Geschätztes Gewicht des belassenen Schilddrüsenrestes (in g)   (XX = F.A.)   R L
Rechts ⊔⊔⊔   Links ⊔⊔⊔   54

Operationserweiterung   N = Nein   E = En bloc   G = Getrennt

Ösophagus	○	○	○	55
Trachea	○	○	○	56
Larynx	○	○	○	57
Andere	○	○	○	58

Darstellung des N. recurrens   N = Nein, R = Rechts, L = Links, B = Beidseitig   59

Resektion des Nervus recurrens   N = Nein, R = Rechts, L = Links, B = Beidseitig   60

Zahl der dargestellten und in situ erhaltenen Nebenschilddrüsen   61
0 = Keine; 1 = Eine; 2 = Zwei; 3 = Drei; 4 = Vier; 5 = Mehr als vier

Autotransplantation von Nebenschilddrüsen   N = Nein, J = Ja   62

Tracheotomie   N = Nein, J = Ja   63

Wagner/Hermanek: Organspezifische Tumordokumentation   © Springer-Verlag 1995

Schilddrüsenkarzinom

13.13

K-Nr. **1 3** Patienten-Id. T-Id. B-Nr. **2**

Regionäre Lymphknoten (S11)

Halslymphknoten (S14)
(1 = Keine Entfernung, 2 = Entfernung einzelner Lymphknoten, 3 = Selektive Dissektion, 4 = Modifizierte Dissektion, 5 = Mikrochirurgische Kompartimentektomie, 6 = Radikale Dissektion)

		1	2	3	4	5	6	
Zentrales Kompartiment	Rechts	O	O	O	O	O	O	64
	Median	O	O	O	O	O	O	65
	Links	O	O	O	O	O	O	66
Laterales Kompartiment	Rechts	O	O	O	O	O	O	67
	Links	O	O	O	O	O	O	68

Obere mediastinale Lymphknoten

Zugang Z = Transzervikal, S = Transsternal — 69

Ausmaß K = Keine Entfernung, E = Einzelne Lymphknoten, D = Dissektion, M = Mikrochirurgische Kompartimentektomie — 70

Entfernung von Fernmetastasen N = Nein, J = Ja — 71

Dauer der Operation (in Minuten) — 74

Dauer der Intensivbehandlung (in Tagen) — 76

Zahl der verabreichten Blutkonserven (A17) — 78

Örtliche Tumorzelldissemination (Einriß in oder Schnitt durch Tumorgewebe) N = Nein, J = Ja — 79

C. Klinische R-Klassifikation und Gesamtbeurteilung des Tumorgeschehens

Klinische R-Klassifikation (A18)
0 = Kein Residualtumor (R0), 1 = Nur mikroskopischer Residualtumor (R1), 2 = Makroskopischer Residualtumor, mikroskopisch nicht bestätigt (R2a), 3 = Makroskopischer Residualtumor, auch mikroskopisch bestätigt (R2b), X = Unbestimmt (RX) — 80

Lokalisation von Residualtumor   N = Nein   J = Ja

Lokoregionär   O   O — 81

Fernmetastase(n)   O   O — 82

Gesamtbeurteilung des Tumorgeschehens bei nicht-chirurgischer Therapie (A19)
V = Vollremission, T = Teilremission, B = Klinische Besserung des Zustandes, Kriterien für Teilremission jedoch nicht erfüllt, K = Keine Änderung, D = Divergentes Geschehen, P = Progression, U = Beurteilung unmöglich, X = F.A. — 83

D. Frühe Komplikationen der Therapie

Chirurgische Komplikationen   N = Nein   J = Ja

Eitrige Wundinfektion	O	O	84
Reinterventionsbedürftige Nachblutung	O	O	85
Tracheotomie erforderlich	O	O	86
Behandlungsbedürftige Hypokalzämie	O	O	87
Parathyreoprive Tetanie	O	O	88
Rekurrensparese einseitig	O	O	89
beidseitig	O	O	90
Andere chirurgische Komplikation(en)	O	O	91

Nicht-chirurgische Komplikationen   N = Nein   J = Ja

Kardio-pulmonale Komplikationen	O	O	92
Renale Komplikationen	O	O	93
Andere nicht-chirurgische Komplikation(en)	O	O	94

Postoperativer Exitus (A21)
N = Nein, I = Innerhalb von 30 Tagen nach Operation, S = Später — 95

Wagner/Hermanek: Organspezifische Tumordokumentation © Springer-Verlag 1995

13.15

ADT Arbeitsgemeinschaft Deutscher Tumorzentren

Schilddrüsenkarzinom

Kenn-Nr. (A1)	`1 3`	2
Klinik-Nr. u. Fachrichtung (A2)	☐☐☐☐☐	9
Patientenidentifikation (A3)	☐☐☐☐	16
Geburtsdatum	Tag Mon. Jahr ☐☐ ☐☐ ☐☐	22
Geschlecht (M = Männlich, W = Weiblich)	☐	23
Tumoridentifikations-Nr. (A4)	☐	24
Bogen-Nr. (A5)	`3`	25

III. DATEN ZUR PATHOLOGIE

Untersuchungsmaterial Primärtumor (A22)
K = Keine Untersuchung, Z = Nur Zytologie, B = Biopsie ohne Tumorresektion,
T = Tumorteile (bei Tumorreduktion), R = Resektat ☐ 26

A. Histologischer Typ und Grading

Histologischer Typ (Haupttyp oder Sonderform) nach ICD-O (A23, S15) M |___|___|___|___| / |_3_| M ☐☐☐ `3` 31

Bestätigung der Tumorhistologie durch andere Institution (A23)
N = Nein, R = Register oder Referenzpathologie einer Studie, A = Anderes Pathologisches Institut, B = R+A ☐ 32

Grading (A24, S16) 1 = G1, 2 = G2, 3 = G3, 4 = G4, L = Low Grade (G1–2), H = High Grade (G3–4), X = GX ☐ 33

B. pTNM-Klassifikation und pathologisches Stadium

Primärtumor

Tumorgröße (größter Durchmesser des größten Tumors in cm) (XXX = F.A.) |__|__|,|__| ☐☐☐ 36

Invasion von Nachbarstrukturen N = Nein J = Ja X = Nicht untersucht

	N	J	X	
Fett-, Bindegewebe, Skelettmuskulatur	○	○	○	☐ 37
Haut	○	○	○	☐ 38
Ösophagus	○	○	○	☐ 39
Trachea	○	○	○	☐ 40
Große Gefäße	○	○	○	☐ 41

Zahl der Tumorherde (S9)
S = Solitär (a), M = Multifokal (b) ☐ 42

Makroskopische Abkapselung (S10)
J = Ja (i), N = Nein (ii), X = F.A. ☐ 43

Regionäre lymphogene Metastasierung (S11)

Halslymphknoten F = Tumorfrei M = Metastase(n) X = Nicht untersucht

		F	M	X	
Zentrales Kompartiment	Rechts	○	○	○	☐ 44
	Mittellinie	○	○	○	☐ 45
	Links	○	○	○	☐ 46
Laterales Kompartiment	Rechts	○	○	○	☐ 47
	Links	○	○	○	☐ 48

Obere mediastinale Lymphknoten ○ ○ ○ ☐ 49

Zahl untersuchter Lymphknoten |__|__| ☐☐ 51

Zahl befallener regionärer Lymphknoten |__|__| ☐☐ 53

Fernmetastasen K = Keine nachgewiesen, Z = Zytologisch bestätigt, H = Histologisch bestätigt ☐ 54

Lokalisation mikroskopisch nachgewiesener Fernmetastasen (A14)

1. _____ 1. ☐☐☐ 57
2. _____ 2. ☐☐☐ 60
3. _____ 3. ☐☐☐ 63

Wagner/Hermanek: Organspezifische Tumordokumentation © Springer-Verlag 1995

Schilddrüsenkarzinom

K-Nr. **1 3** Patienten-Id. T-Id. B-Nr. **3**

pTNM-Klassifikation (A25 und Schema S. 13.32)

y ⃞ pT ⃞⃞⃞⃞ pN ⃞⃞⃞⃞ pM ⃞

| y | pT | pN | pM |

⃞⃞⃞⃞⃞⃞⃞ 71

Zusätzliche Angabe zu pN (A25) (mi) Nur Mikrometastasen?   N = Nein, J = Ja, X = F.A.   ⃞ 72

Zusätzliche Angabe zu pM (A25)   0 = Entfällt, da Makrometastasen, 1 = (mi) Mikrometastasen (±isolierte Tumorzellen),
2 = (i) Nur isolierte Tumorzellen, X = F.A.   ⃞ 73

Pathologisches Stadium (A26 und Schema S. 13.33)
1 = Stadium I, 2 = Stadium II, 3 = Stadium III, 4 = Stadium IV, X = F.A.   ⃞ 74

C. Weitere Befunde und begleitende Veränderungen

Angaben bei allen Tumortypen

Tumorkapsel
0 = Nicht vorhanden, 1 = Vorhanden, nicht infiltriert, 2 = Vorhanden, infiltriert, 3 = Vorhanden, durchbrochen, X = F.A.   ⃞ 75

Veneninvasion (V-Klassifikation) (A27)
0 = Keine Veneninvasion (V0), 1 = Mikroskopische Veneninvasion (V1), 2 = Makroskopische Veneninvasion (V2), X = F.A. (VX)   ⃞ 76

Zahl untersuchter Blöcke des Primärtumors (S17)   ⃞⃞⃞   ⃞⃞ 78

Entzündliche Stromareaktion (S18)
K = Keine oder geringe, L = Lymphozytär, ausgeprägt, G = Granulozytär, ausgeprägt, X = F.A.   ⃞ 79

Begleitende Veränderungen in der Schilddrüse (bis zu 2 Angaben möglich)
0 = Keine, 1 = Diffuse Struma, 2 = Knotenstruma, 3 = Dyshormonogenetische Struma,
4 = M. Basedow/Hyperthyreose, 5 = Thyreoiditis, 6 = Adenom, 7 = C-Zell-Hyperplasie (S19) fokal,
8 = C-Zell-Hyperplasie (S19) nodulär, 9 = C-Zell-Hyperplasie (S19) diffus
1. ⃞ 80
2. ⃞ 81

Funktioneller Zustand
O = Ohne Zeichen gesteigerter Epithelfunktion, M = Mit Zeichen gesteigerter Epithelfunktion, X = F.A.   ⃞ 82

Örtliche Tumorzelldissemination (Einriß in oder Schnitt durch Tumorgewebe)   N = Nein, J = Ja   ⃞ 83

Epithelkörperchen   0 = Nicht untersucht, 1 = Eins, 2 = Zwei, 3 = Drei und mehr   ⃞ 84

Tumorbiologische Spezialuntersuchungen (A28)   N = Nein, J = Ja   ⃞ 85

Zusätzliche Angaben beim follikulären Karzinom (S20)

Invasives Verhalten
M = Minimal-invasiv (abgekapselt), G = Grob-invasiv   ⃞ 86

	N = Nein	J = Ja	
Varianten Oxyphilzellige Variante	○	○	⃞ 87
Klarzellvariante	○	○	⃞ 88
Insuläres Karzinom	○	○	⃞ 89

Zusätzliche Angaben beim papillären Karzinom (S21)

Zystische Degeneration (makroskopisch)
N = Nein, J = Ja, X = F.A.   ⃞ 90

Wagner/Hermanek: Organspezifische Tumordokumentation   © Springer-Verlag 1995

Schilddrüsenkarzinom

K-Nr. **1 3**   Patienten-Id.   T-Id.   B-Nr. **3**

Unterschiedliche histologische Strukturen (Anteil in %) (S22)

Papillär	⌊_⌊_⌋	92
Follikulär	⌊_⌊_⌋	94
Solid/trabekulär	⌊_⌊_⌋	96
Plattenepithelmetaplasie	⌊_⌊_⌋	98

Histologischer Tumorrand   V = Verdrängend, I = Infiltrativ, X = F.A.   99

	N = Nein	J = Ja	
Ausgeprägte Multizentrizität	○	○	100
Papilläres Mikrokarzinom	○	○	101

	N = Nein	J = Ja	
Varianten Abgekapselte Variante	○	○	102
Follikuläre Variante	○	○	103
Abgekapselte follikuläre Variante	○	○	104
Solid-trabekuläre Variante	○	○	105
Diffus-sklerosierende Variante	○	○	106
Oxyphilzellige Variante	○	○	107
Tall-cell-Karzinom	○	○	108
Columnar-cell-Karzinom	○	○	109
Tall-cell- und Columnar-cell-Karzinom	○	○	110
Papilläres Karzinom mit Klarzellen	○	○	111

Zusätzliche Angaben beim medullären Karzinom (S23)

Epidemiologie
S = Sporadische Form, F = Familiäre Form   112

Nur mikroskopisch erkennbares („early") medulläres Karzinom
N = Nein, J = Ja   113

Zelltyp
M = Mittelgroßzellig, K = Kleinzellig, X = F.A.   114

Unterschiedliche histologische Strukturen (Anteil in %) (S22)

Karzinoidähnliche Nester	⌊_⌊_⌋	116
Solid (trabekulär, lobulär, insulär)	⌊_⌊_⌋	118
Tubulär/follikulär	⌊_⌊_⌋	120
Pseudopapillen	⌊_⌊_⌋	122

Prozentualer Gehalt an kalzitoninhaltigen Zellen   (XX = F.A.)   ⌊_⌊_⌋   124

Mitosereichtum
G = Gering, A = Ausgeprägt, X = F.A.   125

Stroma	N = Nein	J = Ja	
Hyalin	○	○	126
Amyloid	○	○	127
Verkalkung	○	○	128

Varianten			
Gemischt medullär-follikuläres Karzinom	○	○	129
Gemischt medullär-papilläres Karzinom	○	○	130

Wagner/Hermanek: Organspezifische Tumordokumentation   © Springer-Verlag 1995

Schilddrüsenkarzinom

K-Nr. **1 3** Patienten-Id. T-Id. B-Nr. **3**

Zusätzliche Angaben beim undifferenzierten Karzinom (S24)

		N = Nein	J = Ja	
Zelltyp	spindelzellig	○	○	131
	riesenzellig	○	○	132
Metaplasie	plattenepithelial (squamoid)	○	○	133
	knöchern	○	○	134
	knorpelig	○	○	135

Variante

Undifferenzierter maligner Tumor, wahrscheinlich undifferenziertes Karzinom   N = Nein, J = Ja   136

Folliculäre Anteile (in %) (S22)   138
Papilläre Anteile (in %) (S22)   140

D. Definitive R-Klassifikation und weitere Angaben zur Radikalität

Histologische Befunde an den Resektionsrändern   F = Tumorfrei, T = Tumorbefallen, X = Nicht untersucht   141

Definitive R-Klassifikation (A29)
0 = Kein Residualtumor (R0), 1 = Nur mikroskopischer Residualtumor (R1), 2 = Makroskopischer Residualtumor, mikroskopisch nicht bestätigt (R2a), 3 = Makroskopischer Residualtumor, auch mikroskopisch bestätigt (R2b), X = Unbestimmt (RX)   142

Methodik der R-Klassifikation (A30)
K = Konventionell, S = „Sophisticated"   143

Lokalisation von Residualtumor   N = Nein   J = Ja

Lokoregionär   ○   ○   144
Fernmetastase(n)   ○   ○   145

Minimaler Sicherheitsabstand (in mm) (S25)   (XX = F.A.)

Makroskopisch   147
Histologisch   149

Wagner/Hermanek: Organspezifische Tumordokumentation © Springer-Verlag 1995

Spezielle Verschlüsselungsanweisungen

S 1 Anamnese, präkanzeröse Bedingungen und Läsionen

In diesem Abschnitt werden vorbestehende benigne Schilddrüsenveränderungen abgehandelt, bei denen ein erhöhtes Risiko für Schilddrüsenkarzinome bisher nicht bewiesen ist. Diese Läsionen werden z. T. als tumorähnliche Läsionen bezeichnet, da sie klinisch Karzinomen ähneln und zum Teil auch histologisch Schwierigkeiten in der Abgrenzung gegen Karzinome machen.

Für die dyshormongenetische Struma [14], den M. Basedow [18] und die Hashimoto-Thyreoiditis [31] wird ein erhöhtes Risiko für Karzinome diskutiert, das aber nicht als bewiesen gelten kann.

Familiäres Vorkommen ist in erster Linie beim medullären Karzinom zu beobachten; endokrine Tumoren in der Familienanamnese und marfanoider Habitus sprechen für ein medulläres Karzinom im Rahmen einer multiplen endokrinen Neoplasie (MEN) (s. S 5).

Vorangegangene Bestrahlung im Schilddrüsenbereich ist mit gesicherter Erhöhung des Risikos für Schilddrüsenkarzinome verbunden [9].

S 2 Gewichtsverlust

Als Gewichtsverlust zählt nur die unbeabsichtigte Abnahme des Körpergewichts um mindestens 2 kg innerhalb der letzten 3 Monate.

S 3 Tastbefund Schilddrüse

Die Stadien der Struma sind [35]:

Stadium 0 A: Kleine Struma
Stadium 0 B: Selbst bei zurückgebeugtem Kopf nicht sichtbare, aber palpatorisch zu erfassende kleine Struma.
Stadium I: Tastbare Struma, die bei zurückgebeugtem Kopf sichtbar wird, einschließlich kleiner Einzelknoten bei sonst nicht veränderter Drüse.
Stadium II: Ohne veränderte Kopfhaltung bereits sichtbare Struma, die auch ohne Palpation diagnostiziert werden kann.
Stadium III: Sehr große, aus der Entfernung bereits erkennbare Struma (einschließlich der hinter dem Brustbein oder weiter im Mediastinum versteckt liegenden Struma).

S 4 Klinische präoperative Diagnose

Nicht selten werden Patienten unter der klinischen Diagnose einer benignen Schilddrüsenerkrankung operiert, bei denen sich dann entweder intraoperativ oder postoperativ aufgrund histopathologischer Untersuchung herausstellt, daß es sich tatsächlich um ein Schilddrüsenkarzinom handelt [7]. Im allgemeinen liegt dann ein begrenztes, differenziertes (papilläres oder folllikuläres) Karzinom vor.

S 5 Multiple endokrine Neoplasie (MEN)

Die multiple endokrine Neoplasie (MEN) (bisweilen auch als multiple endokrine Adenomatose – MEA – bezeichnet) ist charakterisiert durch autosomal dominant vererbliche hyperplastische oder neoplastische Proliferationen in mehr als einem endokrinen Organ. Es werden 3 Typen unterschieden [20]:

Typ I (Wermer-Syndrom)

- Hauptzellhyperplasie der Nebenschilddrüse,
- Pankreastumoren (Gastrinome, Insulinome, Glukagonome),
- Hypophysenadenome,
- Nebennierenrindenadenome oder -karzinome.

Typ II (oder II A) (Sipple-Syndrom)

- C-Zell-Hyperplasie und medulläre Schilddrüsenkarzinome,
- Nebennierenmarkhyperplasie und Phäochromozytome (oft bilateral),
- Hauptzellhyperplasie der Nebenschilddrüsen.

Typ III (oder II B) (Gorlin-Syndrom)

- C-Zell-Hyperplasie und medulläre Schilddrüsenkarzinome,
- Nebennierenmarkhyperplasie und Phäochromozytome,
- Schleimhautneurome (-ganglioneurome bzw. -ganglioneuromatose) (Mund, Lippe, Zunge, Konjunktiva),
- Knochenanomalien,
- Marfanoider Habitus,
- Manchmal adenomatöse Polyposis coli.

S 6 Morphologische Diagnose

Hier sollen nur eindeutig maligne Befunde, nicht aber Verdachtsdiagnosen (Zytologie Klasse III) erfaßt werden.

S 7 Tumortyp bei prä-/intraoperativer Diagnose

Wenn bekannt, wird hier der sog. histologische Haupttyp (s. S 15) dokumentiert. Bei zytologischen und bioptischen Untersuchungen ist zwischen hochdifferenzierten follikulären Karzinomen und Adenomen (insbesondere atypischen Adenomen) nicht zu unterscheiden; für diese Fälle ist die Diagnose „Follikuläre Neoplasie" vorgesehen. Auch bei Schnellschnittuntersuchungen ist bisweilen nur diese Diagnose möglich (s. auch S 17).

S 8 Lokalisation des Primärtumors

Bei Tumoren, die auf einen Seitenlappen, auf den Isthmus, auf den Lobus pyramidalis oder den Ductus thyreoglossus beschränkt sind, wird die entsprechende 4stellige ICD-O-Nummer (C 73.XX) eingetragen. Bei Tumoren, die sich auf 2 oder mehrere dieser Unterbezirke ausbreiten, wird die Code-Nr. C 73.98 eingetragen. Im nachfolgenden Item wird der Befall im einzelnen festgehalten.

S 9 Zahl der Tumorherde

Die Zahl der Tumorherde ist ein Kriterium der T-Klassifikation. Bei solitären Knoten wird der durch die Größe bzw. die Infiltration jenseits der Schilddrüsenkapsel bestimmten T-Kategorie (1 – 4) der Zusatz „a" beigefügt, bei multifokalen Tumoren der Zusatz „b".

Bei der pathologischen Klassifikation werden nicht nur makroskopisch erkennbare multiple Tumorherde berücksichtigt, sondern auch lediglich histologisch erkennbare Herde. Diese dürften auf dem Wege über Lymphgefäße entstehen und zeigen Lymphgefäßinvasion an [23]. Isolierte Psammomkörper ohne umgebende vitale Tumorzellen gelten nicht als zusätzliche Tumorherde. Infolge der Erfassung dieser multifokalen Tumoren als Teil der T-Kategorie und der engen Beziehung solcher multifokaler Tumoren zum Lymphgefäßsystem wird auf eine gesonderte L-Klassifikation bei der Schilddrüse verzichtet.

S 10 Makroskopische Abkapselung

Makroskopische Abkapselung wird in erster Linie bei follikulären und papillären Karzinomen beobachtet. Die Prognose ist hierbei günstiger als bei den entsprechenden nichtabgekapselten Tumoren. Entsprechend den Vorschlägen des TNM Supplement [44] kann die Abkapselung in der T- und pT-Klassifikation durch den Zusatz von (i) (abgekapselt) bzw. (ii) (nicht abgekapselt) angezeigt werden.

S 11 Regionäre Lymphknoten

Die regionären Lymphknoten für die Schilddrüse sind die zervikalen und die oberen mediastinalen Lymphknoten.

Für die Planung und Beschreibung der Therapie werden die Halslymphknoten in ein zentrales und ein laterales Kompartiment unterteilt [16].

Das zentrale Kompartiment umfaßt die sog. anteriore zervikale Lymphknotengruppe, entsprechend der sog. anterioren Kompartimentgruppe der Standardized Neck Dissection Terminology [34] bzw. der Gruppe 8 (prälaryngeale und paratracheale Lymphknoten einschließlich perikapsuläre Lymphknoten) der Nomenklatur des TNM-Atlas (Abb. 13.1).

Das laterale zervikale Kompartiment umfaßt die kranialen (3), die mittleren (4) und die kaudalen jugularen Lymphknoten (5), die dorsalen Lymphknoten

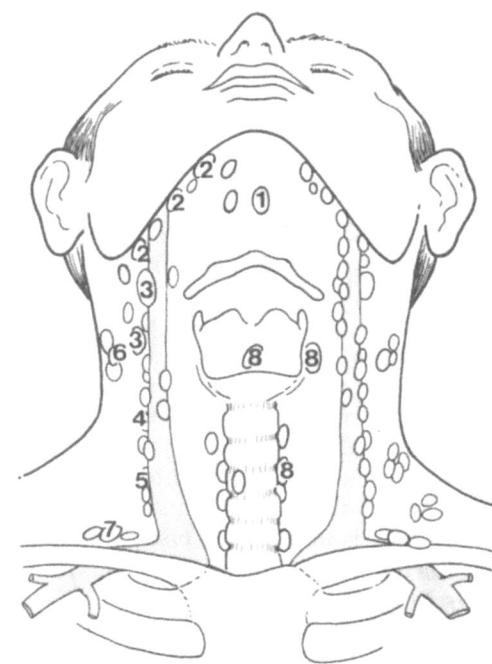

Abb. 13.1. Unterteilung der Halslymphknoten. 1 Submentale Lymphknoten; 2 Submandibuläre Lymphknoten; 3 kraniale jugulare (tiefe zervikale) Lymphknoten; 4 mediale jugulare (tiefe zervikale) Lymphknoten; 5 kaudale jugulare (tiefe zervikale) Lymphknoten; 6 dorsale zervikale (oberflächliche zervikale) Lymphknoten entlang des N. accessorius; 7 Supraklavikuläre Lymphknoten; 8 Prälaryngeale und paratracheale Lymphknoten. (Aus: TNM Supplement 1993 [44])

entlang des N. accessorius (6) und die supraklavikulären Lymphknoten (7) (hintere trianguläre Gruppe).

Die anteriore zervikale Gruppe enthält die Lymphknoten, die die median gelegenen viszeralen Halsstrukturen wie Larynx, Schilddrüse und obere Trachea umgeben. Das Gebiet dieser Lymphknoten ist kranial durch das Zungenbein, kaudal durch die Suprasternalgrube, lateral durch den medialen Rand der Karotisscheide begrenzt. Diese Gruppe umfaßt (Abb. 13.2):

a) kraniale paratracheale (suprahyoidale) Lymphknoten,

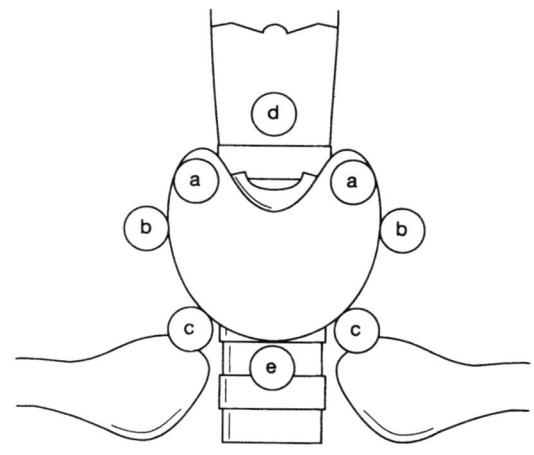

Abb. 13.2. Unterteilung des zentralen Kompartiments (Aus TNM Supplement 1993 [44])

b) thyreoidale (perithyreoidale) Lymphknoten,
c) kaudale paratracheale (infrahyoidale, laterale tracheale) Lymphknoten,
d) prälaryngeale Lymphknoten,
e) prätracheale Lymphknoten („delphian nodes").

Die Grenze zwischen den zervikalen und mediastinalen Lymphknoten wird durch die V. brachiocephalica gebildet; die oberen mediastinalen Lymphknoten können in eine vordere und eine hintere Gruppe unterteilt werden.

S 12 Klinische TNM-Klassifikation

C-Faktor

Primärtumor	C 1: Klinische Untersuchung, Standardröntgenaufnahmen
	C 2: Sonographie, Szintigraphie, Endoskopie, Tracheal-Spezialaufnahmen, CT, NMR, Feinnadel- und andere Biopsien
	C 3: Chirurgische Exploration
Regionäre Lymphknoten	C 1: Klinische Untersuchung, Standardröntgenaufnahmen
	C 2: Sonographie, Tomographie des Mediastinums, CT, NMR, Feinnadel- und andere Biopsien
	C 3: Chirurgische Exploration
Fernmetastasen	C 1: Klinische Untersuchung, Standardröntgenaufnahmen
	C 2: Tomographie der Lunge, Sonographie, CT, NMR, Skelettszintigraphie, Endoskopie, Biopsie
	C 3: Chirurgische Exploration

S 13 Datum der definitiven chirurgischen Behandlung

Bei zweizeitigem Vorgehen gilt die weiterreichende Operation am Primärtumor als definitive Therapie.

Eine im Rahmen der Ersttherapie vorgenommene regionäre Lymphknotendissektion wird hierbei nicht berücksichtigt.

S 14 Halslymphknoten

Für die Terminologie der Lymphknotendissektionen am Hals wird die Nomenklatur des Komitees für Kopf- und Halschirurgie und -onkologie der American Academy of Otolaryngology [34] verwendet. Danach ist eine *radikale Neck-Dissektion* definiert als Entfernung aller ipsilateraler Halslymphknoten (laterales und zentrales Kompartiment), des N. accessorius, der V. jugularis interna und des M. sternocleidomastoideus.

Bei der in der Chirurgie des Schilddrüsenkarzinoms üblichen *modifizierten radikalen Neck-Dissektion* werden die gleichen Lymphknoten wie bei der radikalen Neck-Dissektion entfernt, jedoch wenigstens eine der sonstigen nichtlymphatischen Strukturen, insbesondere der M. sternocleidomastoideus, erhalten.

Jede Dissektion, bei der nicht alle zervikalen Lymphknoten entfernt werden, wird als *selektiv* bezeichnet.

Als weiterer Eingriff wird vor allem beim medullären Schilddrüsenkarzinom eine mikrochirurgische „Kompartimentektomie" [8,16] vorgenommen, bei der das gesamte zentrale und laterale Kompartiment sowie das mediastinale Kompartiment in mikrochirurgischer Technik unter Schonung von Gefäßen, Nerven und Muskulatur entfernt werden.

S 15 Histologischer Typ (Haupttyp oder Sonderform)

Hier wird ausschließlich die ICD-O-Code-Nummer des histologischen Haupttyps im Sinne der WHO-Klassifikation [22] oder – falls der Tumor nicht in diese einzuordnen ist – die entsprechende Sonderform erfaßt. Varianten der Haupttypen werden unter den entsprechenden Items im Abschnitt III.C erfaßt, auch wenn es hierfür teilweise eigene ICD-O-Code-Nummern gibt.

Die vier *histologischen Haupttypen* sind:

Tumortyp	ICD-O-Code-Nr.	Anmerkung
Follikuläres Karzinom o.n.A.	8330/3	(1)
Papilläres Karzinom	8260/3	(2)
Medulläres Karzinom o.n.A. (C-Zell-Karzinom)	8510/3	(3)
Undifferenziertes (anaplastisches) Karzinom	8020/3	(4)
Als seltene *Sonderformen,* die nicht den Haupttypen zuzuordnen sind, kommen vor:		
Plattenepithelkarzinom	8070/3	(5)
Muzinöses Karzinom	8480/3	(6)
Mukoepidermoidkarzinom	8430/3	(7)

Anmerkungen

(1) Das *folliculäre Karzinom* ist definiert als maligner epithelialer Tumor mit Zeichen der Differenzierung im Sinne von Follikelzellen und ohne die Kriterien des papillären Karzinoms. Bei hochdifferenzierten follikulären Karzinomen ist der Nachweis zweifelsfreier Gefäßinvasion und/oder des Durchbruchs durch die Tumorkapsel erforderlich (Infiltration der Tumorkapsel genügt nicht!).

(2) Als *papilläres Karzinom* wird ein epithelialer maligner Tumor mit Zeichen der Differenzierung im Sinne von Follikelzellen bezeichnet, der papilläre und zum Teil auch follikuläre Strukturen und charakteristische Kernveränderungen zeigt. In vielen papillären Karzinomen sind sowohl papilläre als auch follikuläre Strukturen zu sehen; solche Tumoren verhalten sich wie die nur papillär strukturierten Karzinome.

Die charakteristischen Kernveränderungen sind:
- „Milchglaskerne" („ground glass nuclei"): relativ große, sich blaß anfärbende, oft optisch leer erscheinende, häufig überlappende Kerne ohne deutliche Nukleolen [diese Veränderung ist in erster Linie am Paraffinschnitt (und dabei unabhängig von der Fixationsart) zu sehen; in Zytologiepräparaten und am Schnellschnitt ist dieses Kernbild weniger deutlich, oder es fehlt].
- Nukleäre Pseudoeinschlüsse: scharf abgegrenzte azidophile Bildungen im Kern, die invaginiertem Zytoplasma entsprechen (dies ist auch in Zytologie- und Schnellschnittpräparaten deutlich).
- Sog. „nuclear grooves" [12]: Kerbungen an den Kernen, ebenso häufig wie die beschriebenen anderen Kernveränderungen; obwohl erst in den letzten Jahren näher beschrieben, wahrscheinlich von größerer Bedeutung [33].

Alle 3 Veränderungen können auch nur herdförmig vorkommen oder sogar fehlen. Dann ist die Diagnose allein auf Grund der papillären Strukturen möglich und erlaubt.

(3) *Medulläre Karzinome* sind maligne Tumoren mit Zeichen der C-Zelldifferenzierung. Die Tumoren sind in der Regel aus soliden Zügen, Inseln oder Trabekeln polygonaler oder spindeliger Zellen zusammengesetzt, die reichliches granuliertes Zytoplasma zeigen. In diesem ist Kalzitonin immunhistologisch nachweisbar. Es können auch drüsige, papilläre, kleinzellige und anaplastische Strukturen vorkommen. Häufig (aber nicht immer) findet sich im Stroma Amyloid, z.T. mit riesenzelliger Umgebungsreaktion.

(4) *Undifferenzierte (anaplastische) Karzinome* sind hochmaligne Tumoren, die teilweise oder vollständig aus undifferenzierten Zellen bestehen. Typischerweise finden sich unterschiedliche Anteile von spindeligen, polygonalen und Riesenzellen. Die früher beschriebenen kleinzelligen undifferenzierten Karzinome sind überwiegend maligne Lymphome. Diese Diagnose soll nur gestellt werden, wenn maligne Lymphome, medulläre oder follikuläre Karzinome mit reichlich kleinen Zellen und Metastasen immunhistologisch ausgeschlossen wurden. Viele undifferenzierte Karzinome sind Endstadien follikulärer oder papillärer Karzinome. Finden sich sowohl follikuläre oder papilläre Strukturen als auch undifferenzierte Karzinomteile, wird der Tumor als undifferenziertes Karzinom bezeichnet. Das Vorhandensein und der Anteil an follikulären oder papillären Strukturen ist aber von prognostischer Bedeutung und wird daher angegeben (s. S 23).

(5) *Plattenepithelkarzinome* [33] sollen in der Schilddrüse nur dann diagnostiziert werden, wenn die plattenepitheliale Differenzierung im Sinne von Interzellularbrücken und/oder Verhornung in allen Tumorteilen erkennbar ist. Herdförmige plattenepitheliale Metaplasien können in papillären und undifferenzierten Karzinomen vorkommen, ohne daß deshalb ein Plattenepithelkarzinom diagnostiziert werden darf.

(6) *Muzinöse Karzinome* sind ausschließlich aus schleimbildenden Zellen bestehende, in der Schilddrüse extrem seltene Tumoren [15, 38].

(7) Auch *Mukoepidermoidkarzinome* kommen in der Schilddrüse sehr selten vor. Der Tumor gleicht den entsprechenden Tumoren der Speicheldrüsen [13, 19, 24].

In der 3. Auflage des AFIP-Atlas der Tumorpathologie [37] wurde die Einteilung der Schilddrüsenkarzinome gegenüber der WHO-Klassifikation leicht abgeändert. Dies betrifft:

1) Berücksichtigung der Sonderstellung der schlechtdifferenzierten Karzinome innerhalb der follikulären und papillären Karzinome, weil dies aus prognostischer und therapeutischer Sicht ebenso wichtig oder vielleicht sogar wichtiger ist als die Zuordnung zu follikulären oder papillären Karzinomen [37, 45] und letztere bisweilen nicht sicher möglich ist.

2) Sonderstellung von Tumoren, die unbeschadet des Haupttyps (follikulär, papillär, medullär) durch zytologische Merkmale definiert werden wie onkozytäre Karzinome (Hürthle-Zell-Karzinome), Klarzellkarzinome, Tumoren mit plattenepithelialen Merkmalen und solche mit muzinösem Charakter.

In Tabelle 13.1 sind für die Tumortypen des AFIP-Atlas jeweils die entsprechenden WHO-Bezeichnungen angegeben.

S 16 Grading

Bei papillären, follikulären und medullären Karzinomen kommen die Grade 1–3 in Frage; undifferenzierte Karzinome sind immer als G4 zu klassifizieren.

Tabelle 13.1. Tumortypen des AFIP-Atlas im Vergleich zur WHO-Klassifikation

AFIP-Atlas der Tumorpathologie [37]			WHO-Klassifikation [22]	ICD-O-Code-Nr.
1. Karzinome der Follikelzellen	a) differenziert	Follikuläres Karzinom	Follikuläres Karzinom	8330/3
		Papilläres Karzinom	Papilläres Karzinom	8260/3
	b) schlecht differenziert	Insuläres Karzinom	Follikuläres Karzinom, Variante insuläres Karzinom	8330/3[a]
		Andere schlecht differenzierte Karzinome	–	
	c) undifferenziert (anaplastisch)		Undifferenziertes (anaplastisches) Karzinom	8020/3
2. Karzinome der C-Zellen (und verwandter neuroendokriner Zellen)	a) Medulläres Karzinom		Medulläres Karzinom	8510/3
	b) Andere		–	
3. Tumoren der Follikel- und C-Zellen			Medulläres Karzinom/ gemischt medullär-folliculäre oder medullär-papilläre Variante	8510/3[a]

[a] Erfaßbar und unterscheidbar von typischen Formen durch Angabe bei Item „Zusätzliche Angaben bei follikulärem bzw. medullärem Karzinom".

Beim *follikulären Karzinom* werden jene Tumoren, die in ihrer follikulären Struktur und ihrem zellulären Bild sich nicht von Adenomen unterscheiden und ihre Malignität ausschließlich durch Gefäßinvasion und/oder Durchbruch durch ihre Kapsel erkennen lassen, als G1 eingeordnet. Bei G2-Tumoren läßt sich die Malignität bereits aus der schlechteren Ausbildung von Follikeln und zusätzlichen kribriformen und/oder soliden bzw. trabekulären Strukturen erkennen. G1 und G2 korrelieren mit dem Ausmaß der Invasion: minimal-invasive (abgekapselte) follikuläre Karzinome sind durchweg G1, grob-invasive Karzinome durchweg G2-Tumoren. In der ICD-O ist für gut differenzierte follikuläre Karzinome die ICD-O-Code-Nummer 8331/3 und für mäßig differenzierte follikuläre Karzinome die Code-Nummer 8332/3 vorgesehen. Diese Nummern erübrigen sich, wenn – wie in dieser Dokumentation vorgesehen – zur ICD-O-Code-Nummer für das follikuläre Karzinom o.n.A. (8330/3) prinzipiell der Differenzierungsgrad angegeben wird.

Die Variante des sog. *insulären Karzinoms* (s. auch S 20) scheint eine schlechtere Prognose zu haben und wird als Grad 3 klassifiziert.

Beim *papillären Karzinom* wird der Wert des Gradings in herkömmlicher Form [42] als nicht eindeutig bewiesen angesehen [22]. Ein Grading, das neben der Kernatypie auch Gefäßinvasion und Tumornekrose berücksichtigt (VAN-System, „vascular invasion, marked nuclear atypia, tumor necrosis") erwies sich bei multivariater Analyse als signifikanter unabhängiger Prognosefaktor [1, 2]. Hierbei wird zwischen „low" und „high grade" unterschieden. Als „high grade" werden Tumoren klassifiziert, wenn mindestens eines der folgenden Kriterien vorliegt:

– Invasion in mittlere und große Blutgefäße,
– ausgeprägte Kernatypie, d.h. beträchtliche Polymorphie und Hyperchromasie in wenigstens einem Gesichtsfeld bei starker Vergrößerung,
– Tumornekrose.

Beim *medullären Karzinom* werden Tumoren mit hoher Mitoserate (oft vorwiegend spindelzellig gebaut) und solche mit Überwiegen kleinzelliger Elemente als G3 eingeordnet; sie zeigen eine schlechte Prognose. In diesen Tumoren ist gewöhnlich relativ wenig Kalzitonin, aber reichlich CEA nachweisbar [22].

S 17 Zahl untersuchter Blöcke des Primärtumors

Einbettung und Untersuchung vieler Gewebsblöcke ist in erster Linie für die Differentialdiagnose zwischen atypischen Adenomen und abgekapselten follikulären Karzinomen zum Nachweis von Gefäßinvasion und/oder Durchbruch durch die Tumorkapsel erforderlich [36, 37]. Für eine exakte diesbezügliche Unterscheidung ist die Einbettung von wenigstens 10 Blöcken aus den Tumorrandgebieten notwendig [25].

S 18 Entzündliche Stromareaktion

Ob einer ausgeprägten entzündlichen Stromareaktion eine prognostische Bedeutung zukommt, ist noch nicht eindeutig geklärt.

S 19 C-Zell-Hyperplasie

Es handelt sich hierbei um eine multifokale Proliferation mit vermehrter Zahl von C-Zellen innerhalb der Follikel. Die früher angesetzte Mindestzahl von mehr als 6 C-Zellen pro Follikel oder mehr als 10 C-Zellen pro Gesichtsfeld bei starker Vergrößerung hat heute keine Gültigkeit mehr [37].

Man unterscheidet fokale, diffuse und noduläre Hyperplasien [28, 37] (Abb. 13.3):

- *Fokale C-Zell-Hyperplasie (a):*
  - segmentförmige Vermehrung der C-Zellen zwischen Basalmembran und lumenseitig gelegenen Follikelepithelien;
- *diffuse C-Zell-Hyperplasie (b):*
  - zirkuläre Vermehrung von C-Zellen zwischen Basalmembran und lumenseitigen Follikelepithelien;
- *noduläre C-Zell-Hyperplasie (c):*
  - Follikelraum nicht mehr nachweisbar, komplett durch C-Zellen eingenommen, Follikelepithelien nicht mehr vorhanden.

Die Diagnose einer diffusen (nicht-nodulären) Hyperplasie soll nur gestellt werden, wenn wenigstens 50 C-Zellen pro Gesichtsfeld bei schwacher Vergrößerung erkennbar sind. Eine noduläre Hyperplasie soll nur dann diagnostiziert werden, wenn die Veränderung ausgedehnt, bilateral *und* multifokal ist. Gelegentliche C-Zell-Knötchen kommen auch in normalen Schilddrüsen vor.

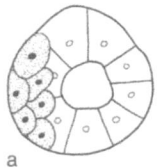 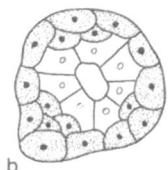 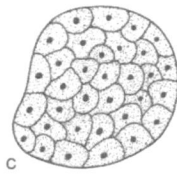

Abb. 13.3. Schematische Darstellung der C-Zellhyperplasien. (Mod. nach de Lellis et al. [28])

S 20 Zusätzliche Angaben beim follikulären Karzinom

(Dieser Abschnitt wird nur bei follikulären Karzinomen ausgefüllt, andernfalls gestrichen.)

Strukturell kann sich trabekulär-solider, mikro-, normo- oder makrofollikulärer Bau finden; z.T. beobachtet man auch zellreiche (sog. atypische) Areale mit weniger regelmäßiger Architektur und Zytologie.

Das invasive Verhalten ist von prognostischer Bedeutung [26]. Beim minimal-invasiven (abgekapselten) Typ findet sich eine makroskopische Abkapselung; die Tumoren sind durchwegs gut differenziert (G 1). Die Diagnose ist ausschließlich durch Gefäßinvasion und/oder Durchbruch durch die Tumorkapsel zu stellen. Umfängliche Untersuchung der Tumorrandgebiete ist erforderlich (s. S 17). Demgegenüber liegt beim grob-invasiven Karzinom („widely invasive type") oft keine makroskopische Abkapselung, jedoch Invasion in Gefäße und durch die Tumorkapsel in das umgebende Schilddrüsenparenchym vor.

Die Diagnose einer *oxyphilzelligen Variante* soll nur gestellt werden, wenn das folliuläre Karzinom überwiegend (>75%) oder ausschließlich aus oxyphilen (eosinophilen) Zellen besteht. Dieser Tumor wurde früher als Hürthle-Zell-Karzinom oder oxyphiles oder onkozytäres Karzinom (ICD-O-Code-Nummer 8290/3) bezeichnet. Neuerdings bevorzugen Tallini et al. [31] sowie Rosai et al. [36, 37] erneut diese Bezeichnung. Demgegenüber empfiehlt die WHO-Klassifikation [22] ausdrücklich, diese Bezeichnung *nicht* zu verwenden, weil hieraus eine Sonderstellung abzuleiten wäre, die angesichts des gleichen biologischen Verhaltens wie beim typischen follikulären Karzinom nicht berechtigt ist. In dieser Dokumentation soll den Vorschlägen der WHO-Klassifikation gefolgt werden.

Auch die *Klarzellvariante* des follikulären Karzinoms unterscheidet sich biologisch nicht vom typischen follikulären Karzinom.

Das „*insuläre Karzinom*" [10] ist nach der WHO-Klassifikation eine Variante des follikulären Karzinoms, wird aber von Rosai et al. [37] als eigener Typ eines schlecht differenzierten Karzinoms gewertet, weil es auch Übergangsformen zwischen papillärem und insulärem Karzinom gibt. Diese Variante scheint die Prognose nicht zu verschlechtern [5]. Der Tumor ist selten, schlecht differenziert (G3), solid bis mikrofollikulär gebaut, Nester stehen im Vordergrund. Die Tumorzellen sind klein, uniform und zeigen unterschiedlichen Mitosereichtum. Zur differentialdiagnostischen Abgrenzung gegen ein medulläres Karzinom empfiehlt sich Immunhistologie.

S 21 Zusätzliche Angaben beim papillären Karzinom

(Dieser Abschnitt wird nur bei papillären Karzinomen ausgefüllt, andernfalls gestrichen.)

Solide Areale treten in etwa 25% herdförmig auf. Dies darf nicht als Zeichen eines undifferenzierten Karzinoms gewertet werden, solange noch in diesen soliden Arealen die für das papilläre Karzinom typischen Kernveränderungen (s. S 15) vorliegen [37].

Ausgeprägte Multizentrizität soll verschlüsselt werden, wenn sich schon bei orientierender Untersuchung einiger Blöcke mehrfache voneinander isolierte Tumorherde finden. Dieser Befund ist prognostisch ungünstig [11]. Isolierte Psammomkörper ohne umgebende vitale Tumorzellen gelten nicht als multifokale Tumorherde.

Das *papilläre Mikrokarzinom* wird in der WHO-Klassifikation [22] als papilläres Karzinom mit einem Durchmesser bis maximal 1 cm definiert. Es entspricht somit einem pT 1-Tumor. Es wurde in der Literatur auch als sog. okkultes sklerosierendes Karzinom, okkultes papilläres Karzinom, nicht abgekapselter sklerosierender oder Graham-Tumor bezeichnet und zeigt eine ausgesprochen gute Prognose, selbst bei Vorliegen von regionären Lymphknotenmetastasen. Die Sklerose muß nicht auffallend sein, der Tumor kann, muß aber nicht, abgekapselt sein.

Auch die *abgekapselte Variante* mit kompletter oder teilweiser makroskopischer Abkapselung hat eine bessere Prognose als sonstige papilläre Karzinome.

Eine *follikuläre Variante* soll nur dann diagnostiziert werden, wenn das Karzinom ausschließlich oder fast vollständig follikulär strukturiert ist. Diese Variante – auch als Lindsay-Tumor bezeichnet – verhält sich wie das typische papilläre Karzinom. Eine Abtrennung von den anderen papillären Karzinomen ist nicht gerechtfertigt; die Bezeichnung „gemischt-papillär-follikuläres Karzinom" (ICD-O-Nummer 8340/3) soll nicht verwendet werden [22, 36]. Einige Fälle mit ausschließlich follikulärem Bau können ausgedehnt infiltrieren und sich aggressiv verhalten; sie wurden als sog. *diffuse Form der follikulären Variante* [40] bzw. *weit-invasive Form der makrofollikulären Variante des papillären Karzinoms* [4] beschrieben.

Die *abgekapselte follikuläre Variante* soll nur dann diagnostiziert werden, wenn follikuläre Struktur und Abkapselung durchgehend zu sehen sind. Die Diagnose ist auch ohne Kapsel- und/oder Gefäßinvasion zu stellen, wenn die für papilläre Karzinome charakteristischen Kernveränderungen (s. S 15) wenigstens herdförmig eindeutig zu erkennen sind [37].

Als *solid-trabekuläre Variante* werden papilläre Karzinome bezeichnet, bei denen der Tumor überall oder nahezu überall solid-trabekulär strukturiert ist. Zur Abgrenzung gegen schlecht differenzierte follikuläre, sog. insuläre oder undifferenzierte Karzinome ist der Nachweis der typischen Kerncharakteristika papillärer Karzinome (s. S 15) entscheidend [37].

Die *diffus-sklerosierende Variante* ist durch diffusen Befall eines oder beider Schilddrüsenseitenlappen mit dichtem Stroma und reichlich Psammomkörpern gekennzeichnet. Oft finden sich Areale mit Plattenepithelmetaplasie und herdförmige lymphozytäre Infiltrate. Wahrscheinlich hat diese Form eine schlechtere Prognose als andere Formen des papillären Karzinoms [30, 37]. Für diesen Tumor ist in der ICD-O eine eigene Codenummer (8350/3) angegeben; da es sich aber um eine Variante des papillären Karzinoms handelt, wird empfohlen, diese Nummer nicht zu verwenden.

Die Bezeichnung *oxyphilzellige (onkozytäre) Variante* ist nach der WHO-Klassifikation den seltenen Fällen vorbehalten, in denen ein Karzinom mit klassischem papillärem Bau vollständig aus oxyphilen (eosinophilen, onkozytären) Zellen besteht. Nach Rosai et al. [37] wird ein papilläres onkozytäres Karzinom bereits dann diagnostiziert, wenn mehr als 75% der Tumorzellen Onkozyten sind. In diesen Fällen haben die Kerne nicht das für papilläre Karzinome typische Aussehen (s. S 15). Biologisch gleichen diese Tumoren den übrigen papillären Karzinomen.

Beim „*tall cell carcinoma*" [21, 29] sind mehr als 30% der Tumorzellen schlank hochprismatisch (mindestens zweimal so hoch wie breit); dabei finden sich die typischen Kerne papillärer Karzinome und ein relativ reichliches eosinophiles Zytoplasma. Diese Tumoren treten in späterem Alter als typische papilläre Karzinome auf und sind bei Diagnose in der Regel weiter fortgeschritten, was die schlechtere Prognose erklärt. Gleiches gilt für die „*Columnar cell*"-*Karzinome* [15, 36], bei denen die Papillen von pseudogeschichteten spindeligen Zellen überkleidet werden. Das Zytoplasma ist hell, die typischen Kerncharakteristika papillärer Karzinome fehlen. Es gibt auch Fälle, die teils Bilder wie beim Tall-cell-Karzinom, teils solche der „Columnar cell"-Variante zeigen [37].

Ein *papilläres Karzinom mit klaren Zellen* soll nur dann diagnostiziert werden, wenn 75% oder mehr Tumorzellen ausgeprägt helles Zytoplasma zeigen [37].

S 22 Unterschiedliche histologische Strukturen (Anteil in %)

Bei uniform gebauten Tumoren wird bei der entsprechenden Struktur „98" eingetragen, die Kästchen für die anderen Komponenten werden freigelassen.

S 23 Zusätzliche Angaben beim medullären Karzinom

(Dieser Abschnitt wird nur bei medullären Karzinomen ausgefüllt, andernfalls gestrichen.)

Etwa 20–30% der medullären Karzinome sind genetisch bestimmt. Diese familiären medullären Karzinome entstehen auf dem Boden einer C-Zell-Hyperplasie (s. S 19) und sind häufig bilateral. Oft sind hierbei auch die Zeichen einer multiplen endokrinen Neoplasie (s. S 5) zu finden. Die sporadische (nicht-familiäre) Form wird fast immer als solitärer Tumor beobachtet.

Als „early" oder „microscopic medullary thyroid cancer" werden nur mikroskopisch erkennbare, bei C-Zell-Hyperplasie vorkommende Areale bezeichnet, in denen C-Zellen durch die Basalmembran in das Interstitium infiltrieren; in diesen Bereichen entwickelt sich eine Stromafibrose.

Medulläre Karzinome zeigen unterschiedliche Bilder hinsichtlich Struktur, Zelltyp und Stromabeschaffenheit. Der prognostische Wert dieser Einzelbefunde ist noch unklar, weshalb bisher eine Subtypisierung nicht vorgesehen ist. Daher sollte auch die für das medulläre Karzinom mit amyloidem Stroma in der ICD-O vorgesehene eigene Code-Nummer (8511/3) nicht verwendet werden.

Kleinzellige Formen haben wahrscheinlich eine schlechtere Prognose [6]. Unter „mittelgroßzellig" werden runde, polygonale und spindelzellige nicht kleinzellige Formen zusammengefaßt.

Die Variante „Gemischt medullär-follikuläres Karzinom" [32] sollte nur diagnostiziert werden, wenn zweifelsfreie Follikel- *und* C-Zell-Differenzierung immunhistologisch durch Nachweis von Kalzitonin und

Thyreoglobulin nachgewiesen wird. Thyreoglobulinnachweis in Resten präexistenter Follikel am Rand des medullären Karzinoms darf nicht berücksichtigt werden.

Nach Erscheinen der 2. Auflage der WHO-Klassifikation [22] wurde als weitere Variante ein „*Gemischt medullär-papilläres Karzinom*" beschrieben [3, 27].

S 24 Zusätzliche Angaben beim undifferenzierten Karzinom

(Dieser Abschnitt wird nur bei undifferenzierten Karzinomen ausgefüllt, andernfalls gestrichen.)

Zur Abgrenzung gegen Sarkome und maligne Lymphome, aber auch gegen schlecht differenzierte follikuläre und medulläre Karzinome ist die Immunhistologie oft wertvoll.

Bei vielen undifferenzierten Karzinomen finden sich Residuen follikulärer oder papillärer Karzinome. Tumoren mit nur umschriebenen Anteilen undifferenzierter Strukturen und starkem Überwiegen von follikulären oder papillären Strukturen sollen eine bessere Prognose haben als solche mit starkem Überwiegen der undifferenzierten Komponente [22].

Selten finden sich undifferenzierte primäre maligne Tumoren der Schilddrüse, in denen sich auch bei intensiver Untersuchung vieler Gewebsblöcke histologisch weder eindeutige epitheliale noch eindeutige sarkomatöse Differenzierungen nachweisen lassen. Diese Tumoren, für die die Bezeichnung „*Undifferenzierter maligner Tumor, wahrscheinlich undifferenziertes Karzinom*" adäquat ist [22], zeigen dieselbe Prognose wie die typischen undifferenzierten Karzinome und sollen daher diesen als Variante zugeordnet werden.

S 25 Minimaler Sicherheitsabstand (in mm)

Eine histologische Ausmessung ist nur dann erforderlich, wenn ein makroskopisch schlecht abgrenzbarer Tumor vorliegt oder nach makroskopischem Befund die Entfernung des Tumors von der Resektionsfläche (Präparatoberfläche) weniger als 10 mm beträgt.

Literatur

[1] Akslen LA (1993) Prognostic importance of histologic grading in papillary thyroid carcinoma. Cancer 72: 2680–2685

[2] Akslen LA, Myking AO, Salvesen H, Varhaug JE (1993) Prognostic importance of various clinicopathological features in papillary thyroid carcinomas. Eur J Cancer 29A:44–51

[3] Albores-Saavedra J, Gorraez de la Mora T, de la Torre-Rendon F, Gould E (1990) Mixed medullary-papillary carcinoma of the thyroid: a previously unrecognized variant of thyroid carcinoma. Hum Pathol 21:1151–1156

[4] Albores-Saavedra J, Gould E, Vardaman C, Vuitch F (1991) The macrofollicular variant of papillary thyroid carcinoma. A study of 17 cases. Hum Pathol 22: 1195–1205

[5] Ashfag R, Vuitch F, Delgado R, Albores-Saavedra J (1994) Papillary and follicular thyroid carcinomas with an insular component. Cancer 73:416–423

[6] Bergholm V, Adami H-O, Auer G, Bergström R, Bäckdahl M, Grimelius L, Hansson G, et al. (1989) Histopathologic characteristics and nuclear DNA content as prognostic factors in medullary thyroid carcinoma. Cancer 64: 135–142

[7] Bünte H (1992) Histologische Überraschungsdiagnose: Schilddrüsenkarzinom. Chir Praxis 44:607

[8] Buhr HJ, Kallinowski F, Raue F, Frank-Raue K, Herfarth Ch (1993) Microsurgical neck dissection for occultly metastasizing medullary thyroid carcinoma. Cancer 72: 3685–3693

[9] Calandra DB, Shah KH, Lawrence AM, Paloyan E (1985) Total thyroidectomy in irradiated patients. Ann Surg 202:356–360

[10] Carcangiu MI, Zampi G, Rosai J (1984) Poorly differentiated ("insular") thyroid carcinoma. A reinterpretation of Langhans' "wuchernde Struma". Am J Surg Pathol 8:655–668

[11] Carcangiu MI, Zampi G, Pupi A, Castagnoli A, Rosai J (1985) Papillary carcinoma of the thyroid. A clinicopathologic study of 241 cases treated at the University of Florence, Italy. Cancer 55:805–828

[12] Chan JKC, Saw D (1986) The grooved nucleus. A useful diagnostic criterion of papillary carcinoma of the thyroid. Am J Surg Pathol 10:672–679

[13] Chan JK, Albores-Saavedra J, Battifora H, Carcangiu ML, Rosai J (1991) Sclerosing mucoepidermoid carcinoma of the thyroid with eosinophilia: A distinctive low grade malignancy arising from the metaplastic follicles of Hashimoto's thyroiditis. Am J Surg Pathol 15:438–448

[14] Cooper DS, Axelrod L, De Groot LJ, Vickery AL jr, Maloof F (1981) Congenital goiter and the development of metastatic follicular carcinoma with evidence for a leak of nonhormonal iodide. J Clin Endocrinol Metabol 52: 294–306

[15] Cruz MC, Marques LP, Sambade CC, Sobrinho-Simoes MA (1991) Primary mucinous carcinoma of the thyroid. Surg Pathol 4:266–273

[16] Dralle H, Scheumann GFW, Hundeshagen H, Massmann J, Pichlmayr R (1992) Die transsternale zervikomediastinale Primärtumorresektion und Lymphadenektomie beim Schilddrüsenkarzinom. Langenbecks Arch Chir 377: 34–44

[17] Evans HL (1986) Columnar-cell carcinoma of the thyroid. Am J Clin Pathol 85:77–80

[18] Farbota LM, Calandra DB, Lawrence AM, Paloyan E (1985) Thyroid carcinoma in Graves' disease. Surgery 98:1148–1152

[19] Franssila KO, Harach HR, Wasenius VM (1984) Mucoepidermoid carcinoma of the thyroid. Histopathology 8:847–860

[20] Grüssner R, Rothmund M, Cordes U, Beyer J (1987) Multiple endokrine Neoplasie Typ II. Dtsch Med Wochenschr 112:914–918

[21] Hawk WA, Hazard JB (1976) The many appearances of papillary carcinoma of the thyroid. Cleve Clin Q 43: 207–216

[22] Hedinger Chr (1988) Histological typing of thyroid tumours. 2nd edn. WHO – International Histological Classification of Tumours. Springer, Berlin Heidelberg New York Tokyo

[23] Katoh R, Sasaki J, Kurihara H, Suzuki K, Iida Y, Kawaoi A (1992) Multiple thyroid involvement (intraglandular metastasis) in papillary thyroid carcinoma. Cancer 70: 1585–1590

[24] Katoh R, Sugai T, Ono S, Takayama K, Tomichi N (1990) Mucoepidermoid carcinoma of the thyroid gland. Cancer 65:2020–2027

[25] Lang W, Georgii A, Stauch G, Kienzle E (1980) The differentiation of atypical adenomas and encapsulated follicular carcinomas in the thyroid gland. Virchows Arch [A] 385:125–141

[26] Lang W, Georgii A (1982) Minimal invasive cancer in the thyroid. Clin Oncol 1:527–537

[27] Lax SF, Beham A (1992) Papillär-medulläres Schilddrüsenkarzinom: ein äußerst seltener Kombinationstumor. Ber Pathol 114:672

[28] Lellis RA de, Nunnemacher G, Wolfe HJ (1977) C-cell hyperplasia. Lab Invest 36:237–248

[29] Moreno Egea A, Rodriguez Gonzalez JM, Sola Perez J, Soria Cogollos T, Parrilla Paricio P (1993) Prognostic value of the tall cell variety of papillary cancer of the thyroid. Eur J Surg Oncol 19:517–521

[30] Moreno Egea A, Rodriguez Gonzalez JM, Sola Perez J, Soria T, Parrilla Paricio P (1994) Clinicopathological study of the diffuse sclerosing variety of papillary cancer of the thyroid. Presentation of 4 new cases and review of the literature. Eur J Surg Oncol 20:7–11

[31] Ott RA, Calandra DB, Mc Call A, Shah KH, Lawrence AM, Paloyan E (1985) The incidence of thyroid carcinoma in patients with Hashimoto's thyroiditis and solitary cold nodules. Surgery 98:1202–1206

[32] Pfalz M, Hedinger Chr, Mühlethaler JP (1983) Mixed medullary and follicular carcinoma of the thyroid. Virchows Arch [A] 400:53–59

[33] Riddle PE, Dincsoy HP (1987) Primary squamous cell carcinoma of the thyroid associated with leukocytosis and hypercalcemia. Arch Pathol Lab Med 111:373–374

[34] Robbins KT, Medina JE, Wolfe GT, Levine PA, Sessions RB, Pruet CW (1991) Standardizing neck dissection terminology. Official report of the Academy's Committee for Head and Neck Surgery and Oncology. Arch Otolaryngol Head Neck Surg 117:601–605

[35] Röher HD (1992) Schilddrüse. In: Allgöwer, M, Siewert, JR (Hrsg) Chirurgie. 5. Aufl. Springer, Berlin Heidelberg New York Tokyo

[36] Rosai J (1989) Ackerman's surgical pathology. 7th edn. Mosby, St Louis Toronto Washington

[37] Rosai J, Carcangiu ML, Lellis RA de (1992) Tumors of the thyroid gland. Atlas of Tumor Pathology, 3rd series, fasc 5. Armed Forces Institute of Pathology. Washington/DC

[38] Sobrinho-Simoes MA, Nesland JM, Johannessen JV (1985) A mucin-producing tumor in the thyroid gland. Ultrastruct Pathol 9:277–281

[39] Sobrinho-Simoes M, Nesland JM, Johannessen JV (1988) Columnar-cell carcinoma. Another variant of poorly differentiated carcinoma of the thyroid. Amer J Clin Pathol 89:264–267

[40] Sobrinho-Simoes M, Soares J, Carneiro F, Limbert E (1990) Diffuse follicular variant of papillary carcinoma of the thyroid. Surg Pathol 3:189–203

[41] Tallini G, Carcangiu ML, Rosai J (1992) Oncocytic neoplasms of the thyroid gland. Acta Pathol Jpn 42:305–315

[42] Tscholl-Ducommun J, Hedinger C (1982) Papillary thyroid carcinomas. Morphology and prognosis. Virchows Arch 396:19–39

[43] UICC (1993) TNM-Atlas. Illustrierter Leitfaden zur TNM/pTNM- Klassifikation maligner Tumoren, 3. Aufl. (Spiessl B, Beahrs OH, Hermanek P, Hutter RVP, Scheibe O, Sobin LH, Wagner G, Hrsg). Springer, Berlin Heidelberg New York Tokyo

[44] UICC (1993) TNM Supplement 1993. A commentary on uniform use (Hermanek P, Henson DE, Hutter RVP, Sobin LH, eds) Springer, Berlin Heidelberg New York Tokyo

[45] Zampi G, Bianchi S, Amorosi A (1989) Attuali criteri classificativi dei tumori della tiroide. Istocitopatologia 110: 14–18

Weiterführende Literatur

Böcker W (1984) Schilddrüse. In: Remmele W (Hrsg) Pathologie, Bd 3. Springer, Berlin Heidelberg New York Tokyo

Börner W, Reiners C (Hrsg) (1987) Schilddrüsenmalignome. Diagnostik, Therapie und Nachsorge. Schattauer, Stuttgart

Cobin RH, Sirota DK (eds) (1992) Malignant tumors of the thyroid. Clinical concepts and controversies. Springer, Berlin Heidelberg New York Tokyo

Ellis GL, Auclair P, Gnepp D (1991) Surgical pathology of the thyroid. Major problems in pathology series, vol 25. Saunders, Philadelphia London Toronto Montreal Sydney Tokyo

Falk StA (1990) Thyroid diseases. Raven Press, New York

Hohenberger W (1986) Maligne Tumoren der Schilddrüse. In: Gall FP, Hermanek P, Tonak J (Hrsg) Chirurgische Onkologie. Springer, Berlin Heidelberg New York Tokyo

LiVolsi VA (1993) Pathology of the parathyroid and thyroid glands. International Academy of Pathology Monograph No 35. Williams & Wilkins, Baltimore Hongkong London Sydney

Raue F (ed) (1992) Medullary thyroid carcinoma. Recent Results Cancer Research, vol. 125. Springer, Berlin Heidelberg New York Tokyo

Röher HD (1987) Endokrine Chirurgie. Thieme, Stuttgart New York

Schilddrüsenkarzinom: Schema zur TNM/pTNM-Klassifikation

		(p)TNM
Primärtumor	☐ Primärtumor kann nicht beurteilt werden	(p)TX
	☐ Kein Anhalt für Primärtumor	(p)T0
	☐ Tumor ≤1 cm, begrenzt auf Schilddrüse	(p)T1
	☐ solitär	(p)T1a
	☐ makroskopisch abgekapselt	(p)T1a(i)
	☐ makroskopisch nicht abgekapselt	(p)T1a(ii)
	☐ multifokal	(p)T1b
	☐ makroskopisch abgekapselt	(p)T1b(i)
	☐ makroskopisch nicht abgekapselt	(p)T1b(ii)
	☐ Tumor >1–4 cm, begrenzt auf Schilddrüse	(p)T2
	☐ solitär	(p)T2a
	☐ makroskopisch abgekapselt	(p)T2a(i)
	☐ makroskopisch nicht abgekapselt	(p)T2a(ii)
	☐ multifokal	(p)T2b
	☐ makroskopisch abgekapselt	(p)T2b(i)
	☐ makroskopisch nicht abgekapselt	(p)T2b(ii)
	☐ Tumor >4 cm, begrenzt auf Schilddrüse	(p)T3
	☐ solitär	(p)T3a
	☐ makroskopisch abgekapselt	(p)T3a(i)
	☐ makroskopisch nicht abgekapselt	(p)T3a(ii)
	☐ multifokal	(p)T3b
	☐ makroskopisch abgekapselt	(p)T3b(i)
	☐ makroskopisch nicht abgekapselt	(p)T3b(ii)
	☐ Tumor breitet sich jenseits der Schilddrüsenkapsel aus	(p)T4
	☐ solitär	(p)T4a
	☐ multifokal	(p)T4b
Regionäre Lymphknoten	☐ Regionäre Lymphknoten können nicht beurteilt werden	(p)NX
	☐ Keine regionären Lymphknotenmetastasen	(p)N0
	☐ Regionäre Lymphknotenmetastasen	(p)N1
	☐ Befall ipsilateraler Halslymphknoten	(p)N1a
	☐ nur zentrales Kompartiment befallen	(p)N1a(i)
	☐ auch laterales Kompartiment befallen	(p)N1a(ii)

Schilddrüsenkarzinom: Schema zur TNM/pTNM-Klassifikation (Fortsetzung)

	(p)TNM
☐ Befall von Halslymphknoten in Mittellinie, bilateral oder kontralateral oder Befall von mediastinalen Lymphknoten	(p)N1b
☐ nur zentrales Kompartiment befallen	(p)N1b(i)
☐ auch laterales Kompartiment befallen	(p)N1b(ii)
☐ mediastinale Lymphknoten befallen	(p)N1b(iii)

Fern-
metastasen
- ☐ Das Vorhandensein von Fernmetastasen kann nicht beurteilt werden   (p)MX
- ☐ Keine Fernmetastasen   (p)M0
- ☐ Fernmetastasen   (p)M1

Stadiengruppierung

Papillares oder follikuläres Karzinom, Alter unter 45 Jahre

M0	Stadium I
M1	Stadium II

Papilläres oder follikläres Karzinom, Alter 45 Jahre und mehr

	M0		M1
	N0	N1	
T1	I		
T2, T3	II	III	IV
T4			

Medulläres Karzinom

	M0		M1
	N0	N1	
T1	I		
T2, T3, T4	II	III	IV

Undifferenziertes Karzinom

stets Stadium IV

TNM:	T _____	N _____	M ___	Stadium _____
pTNM:	pT _____	pN _____	pM ___	

Erfordernisse für pTNM:

pT: Histologische Untersuchung des Primärtumors ohne makroskopisch erkennbaren Tumor an den Resektionsrändern oder mikroskopische Bestätigung von Tumor jenseits der Schilddrüse (pT4).

pN0: Mikroskopische Untersuchung eines Halsdissektionspräparates mit mindestens 6 Lymphknoten.

pN1a: Mikroskopische Bestätigung einer ipsilateralen Halslymphknotenmetastase.

pN1b: Mikroskopische Bestätigung einer in der Mittellinie oder kontralateral gelegenen oder von bilateralen Halslymphknotenmetastasen oder einer mediastinalen Lymphknotenmetastase.

pM: Mikroskopischer (histologischer oder zytologischer) Nachweis von Fernmetastasen.

14 – Ösophaguskarzinom

Die organspezifische Dokumentation „Ösophaguskarzinom" ist für das Carcinoma in situ und alle invasiven Karzinome der Speiseröhre anwendbar. Nichtkarzinomatöse maligne Tumoren wie Sarkome (Leiomyosarkom, Kaposi-Sarkom u. a.), Karzinosarkome, maligne Melanome, maligne Lymphome werden in der Basisdokumentation erfaßt. Für Sarkome wurde im TNM-Supplement 1993 [37] ein Klassifikationsvorschlag publiziert. Er ist in Anhang 1, S. A 1.3 wiedergegeben.

Abgrenzung zwischen Karzinomen des unteren thorakalen Ösophagusabschnittes mit Übergreifen auf den Magen und Magenkarzinomen mit Übergreifen auf den Ösophagus [37]

1) Wenn mehr als 50% der longitudinalen Ausdehnung des Tumors im Ösophagus gelegen sind, wird der Tumor als *Ösophaguskarzinom* bewertet.
2) Wenn der Tumor zu gleichen Teilen ober- und unterhalb des ösophagogastralen Übergangs oder an diesem gelegen ist, werden Plattenepithel-, kleinzellige und undifferenzierte Karzinome als *Ösophaguskarzinom,* Adenokarzinome und Siegelringzellkarzinome als *Magenkarzinome* klassifiziert.
3) Adenokarzinome an der Kardia und im unteren Ösophagus sind bei fehlendem Barrett-Syndrom in der Regel *Magenkarzinome.*

14.3

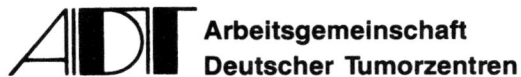

Ösophaguskarzinom

Kenn-Nr. (A1)	1 4 — 2
Klinik-Nr. u. Fachrichtung (A2)	9
Patientenidentifikation (A3)	16
Geburtsdatum (Tag Mon. Jahr)	22
Geschlecht (M = Männlich, W = Weiblich)	23
Tumoridentifikations-Nr. (A4)	24
Bogen-Nr. (A5)	1 — 25

I. PRÄTHERAPEUTISCHE DATEN

A. Aufnahmedatum und Anlaß für Arztbesuch (A6)

Aufnahmedatum Tag ____ Monat ____ Jahr ____   Tag Mon. Jahr 31

Anlaß für Arztbesuch
T = Tumorsymptomatik führte zum Arzt, V = Nicht-gesetzliche Vorsorgeuntersuchung, S = Selbstuntersuchung,
L = Nachsorgeuntersuchung (Langzeitbetreuung), A = Andere Untersuchung, X = Unbekannt   32

B. Anamnese, präkanzeröse Bedingungen und Läsionen (S1)

Datum der ersten ärztlichen Tumor(verdachts)diagnose (A7) Tag ____ Monat ____ Jahr ____   Tag Mon. Jahr 38

Alkoholabusus
0 = Keiner, 1 = ≤40 g/Tag, 2 = 41–80 g/Tag, 3 = >80 g/Tag,
4 = Ja, Menge nicht bekannt, X = F.A.   39

Raucher-Status
N = Niemals Zigarettenraucher, R = Zigarettenraucher, F = Früher Zigarettenraucher,
P = Pfeifenraucher, Z = Zigarrenraucher, X = F.A.   40

Wenn Zigarettenraucher (früher oder derzeit), Menge
0 = Entfällt (kein Zigarettenraucher), 1 = bis 20/Tag, 2 = 21–40/Tag, 3 = 41–60/Tag, 4 = >60/Tag, X = F.A.   41

N = Nein   J = Ja   X = F.A.

	N	J	X	
Laugenverätzung	○	○	○	42
Achalasie	○	○	○	43
Plummer-Vinson-Syndrom	○	○	○	44
Tylosis plantaris et palmaris	○	○	○	45
Zoeliakie	○	○	○	46
Vorangegangene Gastrektomie	○	○	○	47
Refluxösophagitis	○	○	○	48
Barrett-Syndrom	○	○	○	49

Auftreten der ersten Beschwerden (S2)   Monat ____ Jahr ____   Mon. Jahr 53

C. Andere Primärtumoren (frühere, synchrone) (A8)

Frühere Tumorerkrankung?   N = Nein, J = Ja, X = F.A.   54

Falls Tumor in Anamnese: Lokalisation C └──┴──┘   Erkrankungsjahr 19 └──┘   C Lokalisation Jahr 60

Synchroner Primärtumor in anderem Organ?   N = Nein, J = Ja   61

Wagner/Hermanek: Organspezifische Tumordokumentation   © Springer-Verlag 1995

Ösophaguskarzinom

K-Nr. `1 4` Patienten-Id. T-Id. B-Nr. `1`

D. Allgemeine klinische Befunde

N = Nein   J = Ja   X = F.A.

Klinische Symptomatik		N	J	X	
	Schluckbeschwerden	○	○	○	☐ 62
	Retrosternale Schmerzen/Druck	○	○	○	☐ 63
	Aufstoßen, Sodbrennen, Singultus	○	○	○	☐ 64
	Gesteigerter Speichelfluß	○	○	○	☐ 65
	Erbrechen	○	○	○	☐ 66
	Gewichtsverlust (S3)	○	○	○	☐ 67

Tumorkomplikationen N = Nein   J = Ja

	N	J	
Ösophagotracheal/bronchialfistel	○	○	☐ 68
Rekurrensparese	○	○	☐ 69
Pleuraerguß (zytol. negativ)	○	○	☐ 70
Pleuraerguß (zytol. positiv)	○	○	☐ 71
Bluterbrechen	○	○	☐ 72

Allgemeiner Leistungszustand (nach ECOG) (A9)

0 = Normale, uneingeschränkte Aktivität wie vor der Erkrankung,
1 = Einschränkung bei körperlicher Anstrengung, aber gehfähig; leichte körperliche Arbeit bzw. Arbeit im Sitzen möglich
2 = Gehfähig, Selbstversorgung möglich, aber nicht arbeitsfähig; kann mehr als 50% der Wachzeit aufstehen,
3 = Nur begrenzte Selbstversorgung möglich; 50% oder mehr der Wachzeit an Bett oder Stuhl gebunden,
4 = Völlig pflegebedürftig, keinerlei Selbstversorgung möglich; völlig an Bett oder Stuhl gebunden, X = Unbekannt   ☐ 73

Gravierende Begleiterkrankungen (A10)   N = Nein   J = Ja   X = F.A.

	N	J	X	
Stärker eingeschränkte Lungenfunktion	○	○	○	☐ 74
Schwerwiegende Herzerkrankung	○	○	○	☐ 75
Zerebrale Durchblutungsstörung	○	○	○	☐ 76
Periphere arterielle Durchblutungsstörung	○	○	○	☐ 77
Stärker eingeschränkte Nierenfunktion	○	○	○	☐ 78
Leberzirrhose	○	○	○	☐ 79
Behandlungsbedürftiger Diabetes mellitus	○	○	○	☐ 80
Andere Begleiterkrankungen	○	○	○	☐ 81

Einschätzung des Operationsrisikos (A10)   1 = ASA I, 2 = ASA II, 3 = ASA III, 4 = ASA IV, 5 = ASA V, X = F.A.   ☐ 82

E. Diagnostik (A11)

Körpergröße (in cm) ⎫
                        ⎬ (XXX = F.A.)   ☐☐☐ 85
Körpergewicht (in kg) ⎭   ☐☐☐ 88

Durchgeführte Untersuchungen	U = Unauffällig	P = Pathologisch	X = Nicht durchgeführt	
Ösophagogastroskopie	○	○	○	☐ 89
Chromoendoskopie (S4)	○	○	○	☐ 90
Ösophagogramm (Röntgen)	○	○	○	☐ 91
Röntgen-Thoramat-Aufnahme	○	○	○	☐ 92
Endoluminale Sonographie	○	○	○	☐ 93
Sonographie Oberbauch	○	○	○	☐ 94
Röntgen Thorax in 2 Ebenen	○	○	○	☐ 95
CT Thorax	○	○	○	☐ 96
CT Oberbauch (mit i.v. Kontrastmittel)	○	○	○	☐ 97
CT Portogramm	○	○	○	☐ 98
NMR Thorax	○	○	○	☐ 99
NMR Oberbauch	○	○	○	☐ 100
Bronchoskopie	○	○	○	☐ 101
Laparoskopie	○	○	○	☐ 102
Skelettszintigraphie	○	○	○	☐ 103

Wagner/Hermanek: Organspezifische Tumordokumentation   © Springer-Verlag 1995

Ösophaguskarzinom

Lungenfunktion (S5) (XX bzw. XXX = F.A.)

Spirometrie: Absolutes Liter-Sekundenvolumen (FEV_1) ⎵,⎵⎵⎵ ☐☐☐ 106

Ganzkörperpletysmographie (Atemwegswiderstand cm $H_2O/l/s$) ⎵,⎵⎵ ☐☐ 108

PaO_2 (in mm Hg) ⎵⎵⎵ ☐☐ 110

Laboruntersuchungen   U = Normbereich   P = Pathologisch   X = F.A.

	U	P	X	
Gesamteiweiß	○	○	○	☐ 111
Hämoglobin	○	○	○	☐ 112
Bilirubin	○	○	○	☐ 113
Aminopyrinatemtest	○	○	○	☐ 114

Quickwert (%) (98 = 98% und mehr, XX = F.A.) ⎵⎵⎵ ☐☐ 116

Tumormarker (CEA, SCC-Antigen)
U = Unauffällig (Norm- oder Grenzbereich), P = Pathologisch, X = Nicht durchgeführt ☐ 117

Prätherapeutische mikroskopische Primärtumordiagnose
K = Keine, H = Histologische Biopsiediagnose, Z = Zytologischer Befund bei Bürstenzytologie ☐ 118

Prätherapeutische histologische Typenbestimmung
K = Keine, P = Plattenepithelkarzinom, A = Adenokarzinom, S = Sonstiger Typ, U = Maligne, Typ unbekannt ☐ 119

F. Tumorlokalisation (S6)

Lokalisation des Primärtumors (nach Tumorlokalisationsschlüssel) (A12)   C ⎵1⎵5⎵⎵   C ☐1☐5☐☐ 122
(Bitte Tumor einzeichnen!)

	Befallene(r) Ösophagusabschnitt(e)	N = Nein	J = Ja	
zervikaler Abschnitt	Zervikal	○	○	☐ 123
	Intrathorakal			
oberer thorakaler Abschnitt	oberer thorakaler Abschnitt	○	○	☐ 124
	mittlerer thorakaler Abschnitt	○	○	☐ 125
mittlerer thorakaler Abschnitt	unterer thorakaler Abschnitt	○	○	☐ 126
	Kardia	○	○	☐ 127
unterer thorakaler Abschnitt	Endoskopische Messung ab Zahnreihe (in cm) (XX = F.A.)			
	Obergrenze ⎵⎵⎵			☐☐ 129
Kardia	Untergrenze ⎵⎵⎵			☐☐ 131

Korrektur der Lokalisation (A12)   N = Nein, G = Ja, Gleicher Bogen, A = Ja, Anderer Bogen ☐ 132

G. TNM-Klassifikation und klinisches Stadium

Primärtumor

Invasionstiefe
0 = Kein Tumornachweis, 1 = Carcinoma in situ (Tis),
2 = Lamina propria (T1a), 3 = Submucosa (T1b),
4 = Muscularis propria (T2), 5 = Adventitia (T3),
6 = Nachbarstrukturen (T4), X = Nicht beurteilbar (TX)

CT ⎵⎵   CT ☐ 133
Endoluminale Sonographie ⎵⎵   S ☐ 134

Befallene Nachbarstrukturen   N = Nein   J = Ja   X = F.A.

	N	J	X	
Mediastinum	○	○	○	☐ 135
Trachea/Bronchien	○	○	○	☐ 136
Zwerchfell	○	○	○	☐ 137
Perikard	○	○	○	☐ 138
Pleura, Lunge	○	○	○	☐ 139
Thoraxwand	○	○	○	☐ 140
Wirbelsäule	○	○	○	☐ 141
Große Gefäße	○	○	○	☐ 142

Wagner/Hermanek: Organspezifische Tumordokumentation   © Springer-Verlag 1995

Ösophaguskarzinom

K-Nr. **1 4** Patienten-Id. T-Id. B-Nr. **1**

Regionäre Lymphknoten (S7)   F = Tumorfrei   M = Metastase(n)   X = F.A.

    Zervikale Lymphknoten   ○   ○   ○   ☐ 143

    Mediastinale Lymphknoten   ○   ○   ○   ☐ 144

    Perigastrische Lymphknoten   ○   ○   ○   ☐ 145

Zöliakale Lymphknoten
F = Tumorfrei, M = Metastase(n), X = F.A.   ☐ 146

Andere Fernmetastasen N = Nein, J = Ja, X = F.A.   ☐ 147

    Wenn ja, **Lokalisation** (A14)   1. _____   1. ☐☐ 150

                                            2. _____   2. ☐☐ 153

                                            3. _____   3. ☐☐ 156

Klinische TNM-Klassifikation (A15, S8 und Schema S. 14.30)

     y ☐ T ☐☐ (m) ☐ C ☐   y T (m) C ☐☐☐☐ 161

          N ☐☐ C ☐   N C ☐☐ 164

          M ☐☐ C ☐   M C ☐☐ 167

Zusätzliche Angabe zu M (A15)   0 = Entfällt, da Makrometastasen, 1 = (mi) Mikrometastasen (± isolierte Tumorzellen),
2 = (i) Nur isolierte Tumorzellen, X = F.A.   ☐ 168

Klinisches Stadium (A16 und Schema S. 14.31)
0 = Stadium 0, 1 = Stadium I, 2 = Stadium IIA, 3 = Stadium IIB, 4 = Stadium III, 5 = Stadium IV, X = F.A.   ☐ 169

H. Sonstige Tumorbefunde

Longitudinale Tumorausdehnung (in cm) (XXX = F.A.)

    Endoskopisch ☐☐ , ☐   Radiologisch ☐☐ , ☐   E ☐☐ 172

                                                                               R ☐☐ 175

Zirkumferentieller Befall   1 = ≤50%, 2 = 51–67%, 3 = >67%, Z = Zirkulär, X = F.A.   ☐ 176

Tumorstenose/Endoskopischer Befund
N = Nein, P = Passierbare Stenose, K = Komplette (nicht passierbare) Stenose, X = F.A.   ☐ 177

Tumorstenose/Radiologischer Befund (S9)
0 = Nein, Z = Sägezahnartig, S = Spiralenförmig, T = Trichterförmig, X = F.A.   ☐ 178

Endoskopischer Tumortyp (S10)
01 = Oberflächlich, Typ I, 02 = Oberflächlich, Typ IIa, 03 = Oberflächlich, Typ IIb, 04 = Oberflächlich, Typ IIc,
05 = Oberflächlich, Typ III, 06 = Oberflächlich, Mischtyp, 11 = Vorgewölbt (polypoid), 12 = Ulzerös, lokalisiert
(mit scharfem Rand), 13 = Ulzerös, infiltrativ (mit unscharfem Rand), 14 = Diffus-infiltrativ (szirrhös),
15 = Fortgeschritten, nicht klassifizierbar, XX = F.A.   ☐☐ 180

Skipmetastasen (S11)   N = Nein, J = Ja   ☐ 181

Wagner/Hermanek: Organspezifische Tumordokumentation © Springer-Verlag 1995

14.11

ADT Arbeitsgemeinschaft Deutscher Tumorzentren	**Ösophaguskarzinom**

Kenn-Nr. (A1)	`1 4`	2
Klinik-Nr. u. Fachrichtung (A2)		9
Patientenidentifikation (A3)		16
Geburtsdatum	Tag Mon. Jahr	22
Geschlecht (M = Männlich, W = Weiblich)		23
Tumoridentifikations-Nr. (A4)		24
Bogen-Nr. (A5)	`2`	25

II. DATEN ZUR THERAPIE

A. Vorgesehene und durchgeführte Therapiemodalitäten (A17)

N = Nein   J = Ja*   A = Abgelehnt

Operation	26
Bestrahlung	28
Chemotherapie, systemische	30
Chemotherapie, lokale	31
Immuntherapie	32
Sonstige Therapie	33

* Bei mehr als einer durchgeführten Therapiemodalität die zeitliche Reihenfolge der Maßnahmen durch Ziffern kennzeichnen.
(Wenn nicht-chirurgische Therapie durchgeführt, zusätzliche Therapiebögen der erweiterten Basisdokumentation ausfüllen!)

B. Chirurgische Behandlung

Datum der definitiven chirurgischen Behandlung (S12)   Tag _____ Monat _____ Jahr _____   Tag Mon. Jahr   39

Primärtumor

Operationsverfahren (S13)
R = Resektion, U = Umgehungsoperation, T = Tubus, S = Ernährungssonde endoskopisch, L = Laser,
F = Laser nach Fotosensibilisierung, B = Lediglich Bougierung, G = Gastrostomie, perkutan-endoskopisch (PEG),
E = Ernährungsfistel, sonstige, P = Probeeingriff (explorative Laparothorakotomie)   40

Operationszugang (A17)
KC = Konventionell-chirurgisch, PE = Perkutan-endoskopisch, KP = KC+PE,
EE = Endoluminal-endoskopisch, KE = KC+EE, EP = EE+PE   42

Zusätzliche Angaben bei konventionell-chirurgischem Zugang
0 = Entfällt, 1 = Transhiatal (transdiaphragmal) 2 = Abdomino-thorakal rechts, 3 = Abdomino-thorakal links,
4 = Thorako-abdominal, 5 = Thorako-abdomino-zervikal, 6 = Abdomino-zervikal, 7 = Thorakal   43

Zeitliches Vorgehen   E = Einzeitig, M = Mehrzeitig   44

Angaben bei Tumorresektion

Art der Resektion (S14)
P = Polypektomie, S = Submuköse endoskopische Resektion, L = Lokale chirurgische Exzision,
D = Distale Ösophagusresektion, S = Subtotale Ösophagektomie, T = Totale Ösophagektomie   45

Höhe der oberen Anastomose   U = Unterhalb Aortenbogen, O = Oberhalb Aortenbogen, Z = Zervikal, P = Pharynx   46

Anastomosentechnik   S = Stapler, E = Einreihige Handnaht, Z = Zweireihige Handnaht   47

Mitentfernte Organe   N = Nein   J = Ja

Magen total	48
Zwerchfell	49
Milz	50
Herzbeutel	51
Pleura/Lunge	52
Larynx	53
Sonstige	54

Wagner/Hermanek: Organspezifische Tumordokumentation   © Springer-Verlag 1995

Ösophaguskarzinom

K-Nr. `1 4` Patienten-Id. T-Id. B-Nr. `2`

Rekonstruktion

Organ M = Magen, L = Kolon links, R = Kolon rechts, J = Jejunum, F = Freies Dünndarmtransplantat ⎫
                                                                                                                                             E = Entfällt ⎬ 55
Weg   I = Isoperistaltisch, A = Anisoperistaltisch   (keine Rekon-   56
Ort   O = Ösophagusbett, R = Retrosternal, A = Antesternal   struktion) ⎭ 57

Lymphknoten (S15)

	Keine LK-Entfernung	Stumpfe Dissektion	Scharfe Dissektion en bloc	Entfernung einzelner LK	
Parösophageale LK	○	○	○	○	58
Sonstige mediastinale LK	○	○	○	○	59
Perigastrische LK	○	○	○	○	60
Zöliakale LK	○	○	○	○	61
Zervikale LK	○	○	○	○	62

Dauer der Operation (in Minuten)   65

Dauer der Intensivbehandlung (in Tagen)   67

Zahl der verabreichten Blutkonserven (A 17)   69

Örtliche Tumorzelldissemination (S16)
K = Keine, I = Iatrogene Tumorperforation, S = Schnitt durch Tumorgewebe, B = Beides   70

C. Klinische R-Klassifikation und Gesamtbeurteilung des Tumorgeschehens

Klinische R-Klassifikation (A18)
0 = Kein Residualtumor (R0), 1 = Nur mikroskopischer Residualtumor (R1), 2 = Makroskopischer Residualtumor, mikroskopisch nicht bestätigt (R2a), 3 = Makroskopischer Residualtumor, auch mikroskopisch bestätigt (R2b), X = Unbestimmt (RX)   71

Lokalisation von Residualtumor   N = Nein   J = Ja

	N = Nein	J = Ja	
Lokoregionär	○	○	72
Fernmetastasen	○	○	73

Gesamtbeurteilung des Tumorgeschehens bei nicht-chirurgischer Therapie (A19)
V = Vollremission, T = Teilremission, B = Klinische Besserung des Zustandes, Kriterien für Teilremission jedoch nicht erfüllt, K = Keine Änderung, D = Divergentes Geschehen, P = Progression, X = Beurteilung nicht möglich   74

D. Frühe Komplikationen der Therapie

Chirurgische Komplikationen   N = Nein   J = Ja

	N = Nein	J = Ja	
Nur radiologische Anastomoseninsuffizienz	○	○	75
Klinisch manifeste Anastomoseninsuffizienz	○	○	76
Tracheallläsion	○	○	77
Interponatnekrose	○	○	78
Diffuse Mediastinitis	○	○	79
Nachblutung (S17)	○	○	80
Pleuraerguß/Pleuritis	○	○	81
Pleuraempyem/Pyopneumothorax	○	○	82
Wundheilungsstörung	○	○	83
Andere chirurgische Komplikation(en)	○	○	84

Nicht-chirurgische Komplikationen

	N	J	
Aspiration	○	○	85
Respiratorische Insuffizienz	○	○	86
Kardiale Komplikationen	○	○	87
Niereninsuffizienz	○	○	88
Coma hepaticum	○	○	89
Andere nicht-chirurgische Komplikation(en)	○	○	90

Sekundäre operative Eingriffe (A20)   N = Nein, J = Ja   91

Falls ja, Art des Eingriffs nach ICPM   5   5   97

Postoperativer Exitus (A21)   N = Nein, I = Innerhalb von 30 Tagen nach definitiver Operation, S = Später   98

Wagner/Hermanek: Organspezifische Tumordokumentation © Springer-Verlag 1995

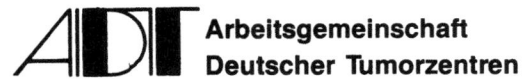

Arbeitsgemeinschaft Deutscher Tumorzentren

Ösophaguskarzinom

Kenn-Nr. (A1)	`1` `4` ☐
Klinik-Nr. u. Fachrichtung (A2)	☐☐☐☐☐
Patientenidentifikation (A3)	☐☐☐☐☐
Geburtsdatum	Tag Mon. Jahr ☐☐ ☐☐ ☐☐
Geschlecht (M = Männlich, W = Weiblich)	☐
Tumoridentifikations-Nr. (A4)	☐
Bogen-Nr. (A5)	`3`

III. DATEN ZUR PATHOLOGIE

Untersuchungsmaterial Primärtumor (A22)
K = Keine Untersuchung, Z = Nur Zytologie, B = Biopsie ohne Tumorresektion,
T = Tumorteile (bei Tumorreduktion), R = Resektat ☐ 26

A. Histologischer Typ und Grading

Histologischer Tumortyp nach ICD-O (A23, S18)   M ☐☐☐☐ / ☐   M ☐☐☐☐ 31

Bestätigung der Tumorhistologie durch andere Institution (A23)
N = Nein, R = Register oder Referenzpathologie einer Studie, A = Anderes Pathologisches Institut, B = R+A ☐ 32

Grading (A24, S19)   1 = G1, 2 = G2, 3 = G3, 4 = G4, L = Low Grade (G1–2), H = High Grade (G3–4), X = F.A. (GX) ☐ 33

B. pTNM-Klassifikation und pathologisches Stadium

Primärtumor

Invasionstiefe (S16)
0 = Kein Tumornachweis (pT0), 1 = Carcinoma in situ (pTis), 2 = Lamina propria (pT1a), 3 = Submukosa (pT1b),
4 = Musc. propria (pT2), 5 = Adventitia (pT3), 6 = Nachbarstrukturen (pT4), X = Nicht beurteilbar (pTX) ☐ 34

Befallene Nachbarstrukturen   N = Nein   J = Ja   X = F.A.

Mediastinum	○	○	○	☐ 35
Zwerchfell	○	○	○	☐ 36
Pleura	○	○	○	☐ 37
Perikard	○	○	○	☐ 38
Sonstige	○	○	○	☐ 39

Regionäre lymphogene Metastasierung

Befall regionärer Lymphknoten (S7)   F = Tumorfrei, M = Metastase(n),, X = Nicht untersucht

Zervikale Lymphknoten	○	○	○	☐ 40
Mediastinale Lymphknoten	○	○	○	☐ 41
Abdominale Lymphknoten	○	○	○	☐ 42

Zahl untersuchter regionärer Lymphknoten   ☐☐☐   ☐☐ 44

Zahl befallener regionärer Lymphknoten   ☐☐☐   ☐☐ 46

Prozentualer Anteil befallener Lymphknoten (S20)   ☐☐☐   ☐☐ 48

Zöliakale Lymphknotenmetastasen   K = Keine nachgewiesen, Z = Zytologisch bestätigt, H = Histologisch bestätigt ☐ 49

Andere Fernmetastasen   K = Keine nachgewiesen, Z = Zytologisch bestätigt, H = Histologisch bestätigt ☐ 50

Lokalisation mikroskopisch nachgewiesener Fernmetastasen (A14)

1. _____   1. ☐☐ 53
2. _____   2. ☐☐ 56
3. _____   3. ☐☐ 59

Wagner/Hermanek: Organspezifische Tumordokumentation   © Springer-Verlag 1995

14.17

Ösophaguskarzinom

K-Nr.	Patienten-Id.	T-Id.	B-Nr.
1 4			3

pTNM-Klassifikation (A25 und Schema S. 14.30)

y ⊔ pT ⊔⊔ (m) ⊔ pN ⊔⊔ pM ⊔⊔

y | pT | (m) | pN | pM ☐ 67

Zusätzliche Angabe zu pN (A25) (mi) Nur Mikrometastasen?   N = Nein, J = Ja, X = F.A. ☐ 68

Zusätzliche Angabe zu pM (A25)   0 = Entfällt, da Makrometastasen, 1 = (mi) Mikrometastasen (±isolierte Tumorzellen), 2 = (i) Nur isolierte Tumorzellen, X = F.A. ☐ 69

Pathologisches Stadium (A26 und Schema S. 14.31)
0 = Stadium 0, 1 = Stadium I, 2 = Stadium IIA, 3 = Stadium IIB, 4 = Stadium III, 5 = Stadium IV, X = F.A. ☐ 70

C. Weitere Befunde und begleitende Veränderungen

Tumorgröße   (XXX = F.A.)

Größte longitudinale Tumorausdehnung (in cm)   ⊔⊔,⊔ ☐☐☐ 73

Größte transversale Tumorausdehnung (in cm)   ⊔⊔,⊔ ☐☐☐ 76

Makroskopischer Tumortyp (S10)
01 = Oberflächlich, Typ I, 02 = Oberflächlich, Typ IIa, 03 = Oberflächlich, Typ IIb, 04 = Oberflächlich, Typ IIc, 05 = Oberflächlich, Typ III, 06 = Oberflächlich, Mischtyp, 11 = Vorgewölbt (polypoid), 12 = Ulzerös, lokalisiert (mit scharfem Rand), 13 = Ulzerös, infiltrativ (mit unscharfem Rand), 14 = Diffus-infiltrativ (szirrhös), 15 = Fortgeschritten, nicht klassifizierbar, XX = F.A. ☐☐ 78

Tumorrand (S21)
E = Expansiv, I = Infiltrativ, M = Mischform, X = F.A. ☐ 79

Nur mikroskopisch nachweisbare Multifokalität (S22)
N = Nein, J = Ja ☐ 80

Histologischer Nachweis von Skip-Metastasen (S11)
N = Nein, J = Ja ☐ 81

Ausgeprägte entzündliche Stromareaktion (S23)
N = Nein, J = Ja, X = F.A. ☐ 82

Lymphgefäßinvasion (A27)
0 = Keine Lymphgefäßinvasion (L0), 1 = Lymphgefäßinvasion (L1), X = F.A. (LX) ☐ 83

Veneninvasion (A27)
0 = Keine Veneninvasion (V0), 1 = Mikroskopische Veneninvasion (V1), 2 = Makroskopische Veneninvasion (V2), X = F.A. (VX) ☐ 84

Histologische Regression nach Vorbehandlung (S24)   (X = F.A., E = Entfällt)

	Primärtumor	Metastasen	P. M.
A) Jap. Soc. Esoph. Diseases: 1 = Ef1, 2 = Ef2, 3 = Ef3	⊔	⊔	☐☐ 86
B) Mandard et al.: Tumorregressionsgrad 1–5	⊔	⊔	☐☐ 88

Begleitende Veränderungen (S25)   A = Im Anschluß an den Tumor   I = Isoliert   X = F.A.

Plattenepithel
Hochgradige Dysplasie bzw. Ca in situ   ○ ○ ○ ☐ 89
Niedriggradige Dysplasie   ○ ○ ○ ☐ 90

Barrett-Syndrom
Hochgradige Dysplasie   ○ ○ ○ ☐ 91
Niedriggradige Dysplasie   ○ ○ ○ ☐ 92

HPV-Nachweis (S26)
0 = Keiner, 1 = Mikroskopisch (histologisch, zytologisch), 2 = Molekularpathologisch, 3 = 1+2, X = Nicht durchgeführt ☐ 93

Örtliche Tumorzelldissemination (S16)
K = Keine, I = Iatrogene Tumorperforation, S = Schnitt durch Tumorgewebe, B = Beides (I+S) ☐ 94

Tumorbiologische Spezialuntersuchungen (A28, S27)
N = Nein, J = Ja ☐ 95

Wagner/Hermanek: Organspezifische Tumordokumentation   © Springer-Verlag 1995

Ösophaguskarzinom

K-Nr. `1 4` Patienten-Id. `□□□□□□` T-Id. `□` B-Nr. `3`

14.19

D. Definitive R-Klassifikation und weitere Angaben zur Radikalität

Histologische Befunde an den Resektionsrändern (S28)

F = Tumorfrei   S = In-situ-Karzinom   I = Invasives Karzinom   X = Nicht untersucht

Oraler Resektionsrand   ○   ○   ○   ○   □ 96
Aboraler Resektionsrand   ○   ○   ○   ○   □ 97

Mediastinaler bzw. zervikaler Resektionsrand
F = Tumorfrei, T = Tumorbefallen, X = Nicht untersucht   □ 98

Definitive R-Klassifikation (A29)
0 = Kein Residualtumor (R0), 1 = Nur mikroskopischer Residualtumor (R1), 2 = Makroskopischer Residualtumor, mikroskopisch nicht bestätigt (R2a), 3 = Makroskopischer Residualtumor, auch mikroskopisch bestätigt (R2b), X = Unbestimmt (RX)   □ 99

Methodik der R-Klassifikation (A30)
K = Konventionell, S = „Sophisticated"   □ 100

Lokalisation von Residualtumor   N = Nein   J = Ja

Lokoregionär   ○   ○   □ 101
Fernmetastasen   ○   ○   □ 102

Minimaler Sicherheitsabstand (in mm) (S29)

	Oral	Aboral	Oral	Aboral	
Makroskopisch (XXX = F.A.)	└─┴─┴─┘	└─┴─┴─┘	□□□	□□□	108
Histologisch (XX = F.A.)	└─┴─┘	└─┴─┘	□□	□□	112

Meßmethode bei makroskopischer Messung
1 = am frischen Präparat ohne Zug, 2 = nach Fixation des nicht aufgespannten Präparates, 3 = nach Fixation des ohne Zug aufgespannten Präparates, 4 = nach Fixation des mit Zug aufgespannten Präparates, 5 = nach Fixation im nicht eröffneten Zustand und nachträglicher Eröffnung, X = F.A.   □ 113

Wagner/Hermanek: Organspezifische Tumordokumentation   © Springer-Verlag 1995

Ösophaguskarzinom

K-Nr. `1|4` Patienten-Id. `| | | | | | |` T-Id. `| |` B-Nr. `3`

14.21

Zusätzliche Angaben zur lymphogenen Metastasierung (S30)

Lymphknotengruppe	F = Tumorfrei	M = Metastasen	X = F.A.	
101 Parösophageale zervikale LK	○	○	○	114
102 Tiefe zervikale LK	○	○	○	115
104 Supraklavikuläre LK	○	○	○	116
100 Laterale zervikale LK	○	○	○	117
103 Retropharyngeale LK	○	○	○	118
105 Mediastinale obere parösophageale LK	○	○	○	119
108 Mediastinale mittlere parösophageale LK	○	○	○	120
110 Mediastinale untere parösophageale LK	○	○	○	121
106 Mediastinale paratracheale LK	○	○	○	122
107 Bifurkations-LK	○	○	○	123
109 LK am Lungenhilus	○	○	○	124
112 Hintere mediastinale LK	○	○	○	125
111 Diaphragmale LK	○	○	○	126
1 LK an Kardia rechts	○	○	○	127
3,5 LK an kleiner Kurvatur, suprapylorische LK	○	○	○	128
2 LK an Kardia links	○	○	○	129
4,6 LK an großer Kurvatur, subpylorische LK	○	○	○	130
7 LK an A. gastrica sinistra	○	○	○	131
Grenzlymphknoten oral	○	○	○	132
Grenzlymphknoten aboral	○	○	○	133
Nicht-regionäre abdominale Lymphknoten	○	○	○	134

Zahl untersuchter/befallener Lymphknoten (S31)

	Untersucht	Befallen	U.	B.	
Zervikale LK	|_|_|	|_|_|				138
Mediastinale	|_|_|	|_|_|				142
Regionäre abdominale	|_|_|	|_|_|				146
Nicht-regionäre abdominale	|_|_|	|_|_|				150

Wagner/Hermanek: Organspezifische Tumordokumentation © Springer-Verlag 1995

Ösophaguskarzinom

Spezielle Verschlüsselungsanweisungen

S1 Präkanzeröse Bedingungen und Läsionen

Die präkanzerösen Bedingungen im Ösophagus sind unterschiedlich für das Plattenepithel- und das Adenokarzinom.

Das Risiko für ein *Plattenepithelkarzinom* wird in den westlichen Ländern vor allem von Alkohol- und Nikotinabusus beeinflußt, wobei die Kombination beider das Risiko potenziert [36]. Von beträchtlicher Bedeutung ist auch früheres und gleichzeitiges Auftreten von malignen Tumoren des oberen Aerodigestivtraktes (Mundhöhle, Pharynx, Larynx) [1, 26, 28]. Auch nach vorangegangener Gastrektomie werden Ösophaguskarzinome in etwas erhöhter Frequenz beobachtet [14]. Alle anderen präkanzerösen Bedingungen sind nur bei einem sehr kleinen Anteil der Patienten nachzuweisen [2].

Für das *Adenokarzinom* des Ösophagus ist das Barrett-Syndrom (Endobrachyösophagus) von Bedeutung [2, 23, 32]. Das Risiko für Karzinome ist abhängig von der Länge des Abschnittes, der Schleimhaut mit Zylinderepithel zeigt [16].

S2 Auftreten der ersten Beschwerden

Berücksichtigt werden hierbei die unter I.D. angeführten, auf Speiseröhrengeschwülste hinweisenden Symptome Schluckbeschwerden, retrosternaler Schmerz bzw. Druck, Aufstoßen, Sodbrennen, Singultus, gesteigerter Speichelfluß. Ist eine Angabe des Monats nicht möglich, sollen die Kästchen dafür freigelassen werden; ist auch das Jahr unbekannt, wird das ganze Feld gestrichen.

S3 Gewichtsverlust

Als Gewichtsverlust zählt nur die unbeabsichtigte Abnahme des Körpergewichts um mindestens 2 kg innerhalb der letzten 3 Monate.

S4 Chromoendoskopie

Die Endoskopie mit Färbung mit Lugol-Lösung [5, 6, 17] wird vor allem zur Erkennung von sog. oberflächlichen Karzinomen (mit Infiltration max. bis zur Submukosa) im Rahmen von Vorsorgeuntersuchungen angewandt, z.B. bei Patienten mit malignen Tumoren der übrigen Abschnitte des oberen Aerodigestivtraktes oder anderen präkanzerösen Veränderungen eines Plattenepithelkarzinoms. Weiter können bei bereits gesichertem Ösophaguskarzinom mit Chromoendoskopie zusätzliche multiple bzw. multifokale Tumorherde nachgewiesen werden.

Für die Erkennung von Adenokarzinomen hat die Chromoendoskopie keine Bedeutung.

S5 Lungenfunktion

Die Möglichkeiten der chirurgischen Behandlung des Ösophaguskarzinoms werden z.T. durch die schlechte Lungenfunktion von älteren Patienten mit Nikotinabusus eingeschränkt. Die Beurteilung der Lungenfunktion mittels Spirometrie gehört daher bei geplanter Operation zu den Basisuntersuchungen. Bei grenzwertigem Befund der Spirometrie wird das Operationsrisiko durch Ganzkörperplethysmographie näher beurteilt. Ein arterieller O_2-Partialdruck (PaO_2) von 70 mmHg gilt als Grenzwert für erhöhtes Risiko [10].

S6 Tumorlokalisation

Zunächst wird der Tumor nach seinem Ausgangspunkt dokumentiert. Bei Tumoren, die 2 der 4 Unterbezirke betreffen, erfolgt die Zuordnung zu dem Unterbezirk, in dem der größere Tumoranteil gelegen ist. Betrifft ein Tumor 2 Unterbezirke zu gleichen Teilen, so ist C 15.8 (mehrere Teilbereiche überlappend) zu verschlüsseln. Dies gilt auch für Tumoren mit Totalbefall oder Fast-Totalbefall.

Im Abschnitt „Befallene(r) Ösophagusabschnitt(e)" werden alle befallenen Unterbezirke angezeichnet, gleichgültig, wieviel von den einzelnen Unterbezirken jeweils befallen ist. Weiterhin wird hier auch ein etwaiger Mitbefall der Kardia dokumentiert.

S7 Regionäre Lymphknoten

Regionäre Lymphknoten sind für den *zervikalen Ösophagus* die zervikalen Lymphknoten einschließlich der supraklavikulären Lymphknoten. Für den *intrathorakalen Ösophagus* gelten als regionale Lymphknoten die mediastinalen und die perigastrischen Lymphknoten. Perigastrische Lymphknoten sind die Lymphknoten rechts und links der Kardia, die Lymphknoten an der kleinen und großen Kurvatur, die Lymphknoten ober- und unterhalb des Pylorus sowie jene an der A. gastrica sinistra, nicht aber die Lymphknoten am Truncus coeliacus.

Für die zervikalen, mediastinalen und perigastrischen regionären Lymphknoten wird auch die Bezeichnung „Kompartimente" oder „Felder" verwendet (s. S 15). Bezüglich der näheren Unterteilung dieser Kompartimente s. S 30.

S8 Klinische TNM-Klassifikation

C-Faktor	
Primärtumor	C1: Klinische Untersuchung, Ösophagogastroduodenoskopie, Ösophagogramm, Bronchoskopie
	C2: Chromoendoskopie, Röntgenaufnahmen in speziellen Projektionen, endoluminale Sonographie, CT, NMR, Laparoskopie, Biopsie, Zytologie
	C3: Chirurgische Exploration incl. Biopsie und Zytologie

C-Faktor		
Regionäre Lymphknoten	C1:	Klinische Untersuchung (Halslymphknoten!)
	C2:	Endoluminale Sonographie, CT, NMR
	C3:	Chirurgische Exploration incl. Biopsie und Zytologie
Fernmetastasen	C1:	Klinische Untersuchung, Standardröntgenaufnahmen
	C2:	Röntgenschichtaufnahmen, CT, externe Sonographie, NMR, nuklearmedizinische Untersuchungen, Biopsie, Zytologie
	C3:	Chirurgische Exploration incl. Biopsie und Zytologie

S9 Tumorstenose/radiologischer Befund

Das radiologische Bild der Stenose (Abb. 14.1) korreliert mit dem zirkumferentiellen Wachstum. Sägezahnartige und spiralförmige Stenosen finden sich bei nichtzirkulären Tumoren; die prognostisch ungünstigste Form der trichterförmigen Stenose entspricht zirkulären Tumoren.

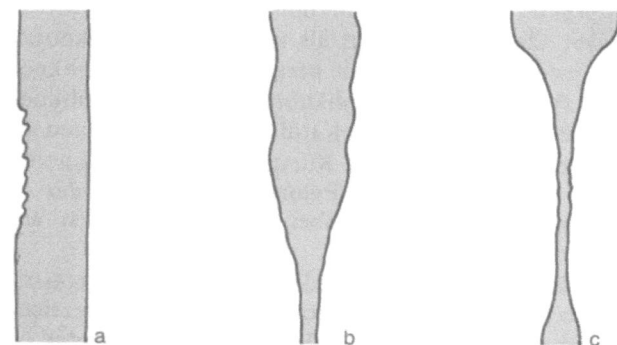

Abb. 14.1. Formen der radiologischen Stenose: *a* sägezahnartig, *b* spiralförmig, *c* trichterförmig.
(Nach Pichlmaier et al. [22])

S10 Endoskopischer Tumortyp

Bei der endoskopischen Klassifikation von Ösophaguskarzinomen wird nach den Vorschlägen der Japanese Society for Esophageal Diseases [11] zwischen 5 Haupttypen unterschieden:

1) oberflächlicher Typ,
2) vorgewölbter Typ (polypoider Tumor),
3) ulzerös-lokalisierter Typ (mit scharfem Rand),
4) ulzerös-infiltrativer Typ (mit unscharfem Rand),
5) diffus-infiltrativer Typ (szirrhöser Typ).

Bei den unter 2–4 beschriebenen Typen liegt nahezu immer ein fortgeschrittenes Karzinom (Karzinom, das zumindest in die Muscularis propria infiltriert, entsprechend pT2 und mehr) vor.

Der *endoskopisch oberflächliche Typ* entspricht in 80–90% einem oberflächlichen Karzinom. Die oberflächlichen Typen werden weiter unterteilt in die Typen I, IIa, b, c und III [5, 7] (Abb. 14.2):

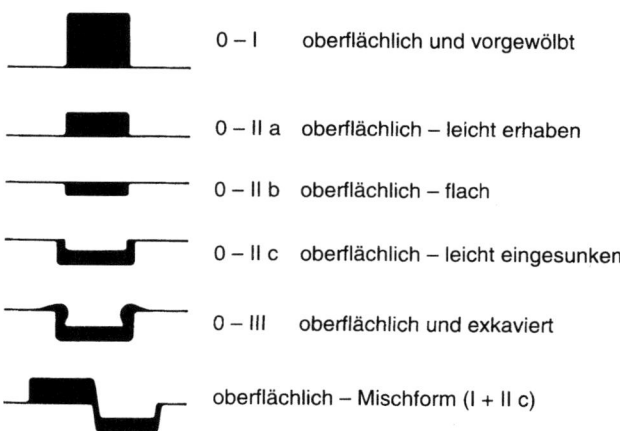

Abb. 14.2. Endoskopische Klassifikation des oberflächlichen Typs. (Aus Endo et al. [7])

0 – I   Oberflächlich und vorgewölbt
0 – IIa   Oberflächlich – leicht erhaben
0 – IIb   Oberflächlich – flach
0 – IIc   Oberflächlich – leicht eingesunken
0 – III   Oberflächlich und exkaviert
Oberflächlich – Mischform (I + IIc)

Die Unterteilung des endoskopisch oberflächlichen Typs ist für die Indikation zur limitierten Behandlung und zur Lasertherapie von Bedeutung. Sie gibt zunächst einen Hinweis auf die Wahrscheinlichkeit des Wachstums jenseits der Mukosa: bei den Typen I und III sowie den Mischformen ist fast immer die Submukosa betroffen, Mukosakarzinome finden sich fast nur im Typ II. Damit ist zugleich ein Hinweis auf die Wahrscheinlichkeit einer lymphogenen Metastasierung gegeben. So findet man bei Mukosakarzinomen in etwa 10%, bei Submukosaformen aber in etwa 40–45% Lymphknotenmetastasen [7, 33].

Der endoskopische Begriff „oberflächlicher Typ" muß von dem Begriff „oberflächliches Karzinom" und dem eines „Frühkrebses (early carcinoma)" unterschieden werden [11]:

Oberflächlicher Typ:
Endoskopisch-makroskopische Form eines Ösophaguskarzinoms.

Oberflächliches Karzinom:
Karzinom, das maximal bis in die Submukosa infiltriert (pT1) (nur zu diagnostizieren nach histologischer Untersuchung des komplett entfernten Tumors). Hierbei wird Metastasierung nicht berücksichtigt, d. h. ein oberflächliches Karzinom kann regionäre Lymphknotenmetastasen und/oder Fernmetastasen aufweisen.

Ösophaguskarzinom

Frühkrebs:
Oberflächliches Karzinom ohne Metastasen (pT 1 N 0 M 0).

S 11 Skip-Metastasen

„Skip-Metastasen" sind Metastasen in Schleimhaut oder Submukosa oral oder aboral des Primärtumors. Sie werden in der TNM-Klassifikation nicht berücksichtigt.

S 12 Datum der definitiven chirurgischen Behandlung

Wenn Tumorentfernung und Rekonstruktion zwei- oder mehrzeitig erfolgen, gilt als Datum der definitiven chirurgischen Behandlung der Tag der Tumorentfernung. Wird ein Tumor zunächst durch ein begrenztes Verfahren (Polypektomie oder lokale Exzision) entfernt und dann in einer 2. Sitzung eine Ösophagusresektion oder Ösophagektomie vorgenommen, wird das Datum des letzteren Eingriffs als Datum der definitiven chirurgischen Behandlung verschlüsselt.

S 13 Operationsverfahren

„Resektion" schließt auch die chirurgische oder endoskopische Tumorentfernung mittels Polypektomie oder lokaler Exzision ein.

„Bougierung" wird nur dann verschlüsselt, wenn diese das einzige Therapieverfahren darstellt, nicht aber, wenn etwa vor Einlage eines Tubus oder vor Laseranwendung bougiert wird.

S 14 Art der Resektion

Bei der endoskopischen submukösen Resektion werden flache oder leicht eingesenkte oberflächliche Läsionen in der Submukosa unterspritzt und dann mit elektrischem Strom reseziert.

Bei „distaler Ösophagusresektion" werden nur Teile des unteren und mittleren thorakalen Ösophagusabschnittes so reseziert, daß die Anastomose unterhalb des Aortenbogens gelegen ist.

Bei „subtotaler Ösophagektomie" (subtotaler Ösophagusresektion) werden auch thorakale Ösophagusabschnitte oberhalb der Trachealbifurkation oder der gesamte thorakale Ösophagus entfernt; bei Rekonstruktion liegt die obere Anastomose oberhalb des Aortenbogens oder zervikal.

Die „totale Ösophagektomie" (Ösophagusexstirpation) umfaßt die komplette Entfernung des thorakalen *und* zervikalen Ösophagus. Bei Rekonstruktion liegt die obere Anastomose im Bereich des Hypopharynx.

S 15 Lymphknotenchirurgie

Eine stumpfe Dissektion wird bei transhiatalem (transdiaphragmalem) Zugang und bei abdominozervikalem (transmediastinalem) Zugang vorgenommen.

Bei thorakoabdominaler (transthorakaler) subtotaler Ösophagektomie wird je nach dem Ausmaß der Lymphknotendissektion von sog. „Standard-Ösophagektomie" (Entfernung ausschließlich der unmittelbar parösophagealen Lymphknoten) und von „En-bloc-Ösophagektomie" gesprochen [30]. Bei letzterer werden die intramediastinalen Lymphknoten systematisch en bloc mit dem Ösophagus entfernt (sog. Mediastinektomie). Dieser Eingriff kann als „Zweifelder-Dissektion" oder als „Dreifelder-Dissektion" vorgenommen werden.

Die „Zweifelder-Dissektion" besteht aus der systematischen mediastinalen und abdominalen Lymphknotendissektion. Dabei werden nicht nur die parösophagealen, sondern auch die weiter entfernten mediastinalen Lymphknoten en bloc entfernt. Auch können einzelne zervikale Lymphknoten mitentfernt werden („berry picking"). Die abdominale Dissektion schließt die perigastrischen Lymphknoten und jene am Truncus coeliacus ein (s. S 27).

Die „Dreifelder-Dissektion" umfaßt die systematische Entfernung nicht nur der mediastinalen und abdominalen, sondern auch der zervikalen Lymphknotengruppen.

Entsprechend dem Ausmaß der Lymphknotenchirurgie unterscheidet sich die durchschnittliche Zahl untersuchter Lymphknoten [29]: Bei der stumpfen Dissektion werden durchschnittlich 8, bei der Zweifelder-Dissektion 21 mediastinale Lymphknoten entfernt. Die abdominale Dissektion enthält im Durchschnitt 20–30 Lymphknoten, die zervikale im Rahmen der Dreifelder-Dissektion 15 Lymphknoten.

S 16 Örtliche Tumorzelldissemination

„Iatrogene Tumorperforation" wird dann verschlüsselt, wenn es bei der Mobilisation des Ösophagus zu einem Einriß im Tumorgewebe mit Eröffnung der Ösophaguslichtung kommt. Wird bei der Mobilisation durch Tumor geschnitten, ohne daß die Ösophaguslichtung erreicht wird, ist „Schnitt durch Tumorgewebe" zu verschlüsseln. Dies betrifft in erster Linie unradikale Resektionen, trifft aber auch zu, wenn zunächst durch Tumorgewebe geschnitten wird, dann aber in gleicher Sitzung weiteres Gewebe oral oder aboral reseziert wird, und dann die Entfernung im Gesunden erfolgt.

S 17 Nachblutung

Als Nachblutung werden postoperative Blutungen erfaßt, die kreislaufwirksam sind und Bluttransfusionen oder Reintervention erfordern.

S 18 Histologischer Tumortyp

Die histologische Typisierung von Ösophaguskarzinomen erfolgt entsprechend der 2. Auflage der WHO-Klassifikation [38]. Hierbei werden die nachstehenden histologischen Typen unterschieden.

Tumortyp	ICD-O-Code-Nr.	Anmerkung
Plattenepithelkarzinom in situ	8070/2	
Plattenepithelkarzinom	8070/3	
Verruköses Karzinom (verruköses Plattenepithelkarzinom)	8051/3	(1)
Spindelzellkarzinom (spindelzelliges Plattenepithelkarzinom)	8074/3	(2)
Adenokarzinom in situ	8140/2	
Adenokarzinom	8140/3	(3)
Adenosquamöses Karzinom	8560/3	(3)
Mukoepidermoidkarzinom	8430/3	(4)
Adenoid-zystisches Karzinom	8200/3	(5)
Kleinzelliges Karzinom	8041/3	(6)
Undifferenziertes Karzinom	8020/3	(7)

Eine extreme Rarität ist das Chorionkarzinom des Ösophagus (9100/3).

Anmerkungen

(1) Das *verruköse Karzinom* ist eine seltene Variante des Plattenepithelkarzinoms, charakterisiert durch papilläres Wachstum, hohe Differenzierung (G1) und expansiven Tumorrand.

(2) Das *Spindelzellkarzinom* ist eine Variante eines schlecht differenzierten Plattenepithelkarzinoms, das auf weite Strecken oder ausschließlich aus spindeligen Zellen besteht. Es wächst makroskopisch in der Regel polypoid. Zum Teil finden sich sarkomähnliche Strukturen im Sinne eines aus atypischen Fibroblasten bestehenden Stromas. In diesem fehlen aber Differenzierungen in Richtung Knorpel, Knochen oder Muskulatur, was für die Abgrenzung gegenüber Karzinosarkomen entscheidend ist.

(3) In *Adenokarzinomen* können sich kleine Herde von Plattenepithelmetaplasien finden. Demgegenüber ist das adenosquamöse Karzinom durch Strukturen eines Adenokarzinoms und eines Plattenepithelkarzinoms – entweder durchmischt oder mit relativ scharfer Grenze – gekennzeichnet.

(4) Das seltene *Mukoepidermoidkarzinom* ist charakterisiert durch Epithelnester, in denen Zellen von plattenepithelialem Charakter, schleimproduzierende Zellen und Zellen von intermediärem Typ in wechselnden Anteilen vermischt sind. Verhornung ist selten.

(5) Das seltene *adenoid-zystische Karzinom* besteht aus Zellen vom Typ jener, die die Drüsengänge auskleiden, und myoepithelialen Zellen. Diese beiden Zelltypen bilden entweder kleine drüsenähnliche oder trabekuläre Strukturen oder größere solide Felder mit multiplen Hohlräumen (kribriforme Strukturen). Schlecht differenzierte Formen sind mehr solide gebaut und können dann stellenweise einem schlecht differenzierten Plattenepithelkarzinom oder undifferenzierten Karzinom ähneln.

(6) Das *kleinzellige Karzinom* [13] gleicht im histologischen Bild, in der Immunhistologie und Ultrastruktur und im biologischen Verhalten dem analogen Tumor der Lunge. Bei jeder Biopsiediagnose eines derartigen Tumors ist durch sorgfältige klinische Untersuchung zu klären, ob es sich nicht um die sekundäre Ausbreitung eines Lungenkarzinoms in den Ösophagus handelt. Kleinzellige Karzinome können auch herdförmig plattenepitheliale oder adenokarzinomatöse Areale enthalten; ihr Vorkommen beeinflußt die Klassifikation als kleinzelliges Karzinom nicht.

(7) Das *undifferenzierte Karzinom* zeigt weder plattenepitheliale noch adenomatöse Differenzierung und auch nicht die histologischen und immunhistologischen Charakteristika des kleinzelligen Karzinoms.

S19 Grading

Plattenepithelkarzinome werden in G1, G2 und G3 unterteilt [38]:

G1 (gut differenziert): Reichliche Verhornung, gut erkennbare Interzellularbrücken, deutliche Schichtung.

G2 (mäßig differenziert): Zwischenstellung zwischen G1 und G3.

G3 (schlecht differenziert): Verhornung, Interzellularbrücken und Schichtung fehlen oder sind nur gering ausgeprägt.

Das verruköse Karzinom entspricht per definitionem G1, das Spindelzellkarzinom G3, das kleinzellige und das undifferenzierte Karzinom G4.

Adenokarzinome, adenosquamöse und adenoid-zystische Karzinome können entweder in G1–G3 oder in „low grade" und „high grade" unterteilt werden.

S20 Prozentualer Anteil befallener Lymphknoten

Der prozentuale Anteil befallener Lymphknoten unter allen untersuchten Lymphknoten spiegelt einerseits das Ausmaß der lymphogenen Metastasierung, andererseits auch das Ausmaß der Lymphknotendissektion. Dieser Wert ist ein aussagekräftiger Hinweis auf die Prognose nach kompletter Tumorentfernung (R0). Wenn der Wert über 20% liegt, ist die Prognose sehr ungünstig [25, 29].

S21 Tumorrand

Das histologische Verhalten am Tumorrand wird ähnlich wie beim Magen- oder kolorektalen Karzinom in

Ösophaguskarzinom

"expansiv" und "infiltrativ" unterteilt. Tumoren mit diesbezüglich unterschiedlichem Verhalten sollen als „Mischform" gesondert erfaßt werden.

S22 Nur mikroskopisch nachweisbare Multifokalität

Das Vorhandensein von lediglich histologisch nachweisbaren zusätzlichen synchronen Primärkarzinomen wird als Multifokalität des Karzinoms bezeichnet und in der TNM-Formel nicht berücksichtigt [37].

Zur Abgrenzung solcher multifokaler Areale gegenüber Skip-Metastasen (s. S 11) dient neben der Anordnung und Lagerung der Tumorformationen vor allem der Nachweis angrenzender Epitheldysplasien.

S23 Ausgeprägte entzündliche Stromareaktion

Das Vorliegen einer ausgeprägten entzündlichen Stromareaktion scheint mit einer günstigen Prognose verbunden zu sein [34].

S24 Histologische Regressionszeichen nach Vorbehandlung

Nach präoperativer Radio- oder Chemotherapie zeigen Karzinome in wechselndem Ausmaß Regressionszeichen, die vom Verlust der Zellkohäsion mit degenerativen Atypien bis zum völligen Verschwinden von Tumorzellen mit Fibrose und granulomatöser Fremdkörperreaktion um Hornmaterial reichen.

Zur Graduierung dieser Regression stehen 2 Methoden zur Verfügung:

1) Bestimmung der Wirksamkeitsstufen („effectivity": Ef) nach den Vorschlägen der Japanischen Gesellschaft für Ösophaguskrankheiten [11]:
   Ef 1: Keine oder geringe Regression: vitale Tumorzellen mit fehlenden oder geringen degenerativen Erscheinungen in mehr als 1/3 des Tumors.
   Ef 2: Mäßige Regression: vitale Tumorzellen mit fehlenden oder geringen degenerativen Erscheinungen in weniger als 1/3 des Tumors, ansonsten Tumorzelldestruktion.
   Ef 3: Starke Regression: keine vitalen Tumorzellen nachzuweisen.
2) Bestimmung der Tumorregressionsgrade nach Mandard et al. [15]:
   Grad 1: Kein Tumorgewebe nachweisbar (komplette Regression), nur Fibrose mit oder ohne Granulome im früheren Tumorbereich.
   Grad 2: Fibrose mit nur einzelnen verstreuten Tumorzellen.
   Grad 3: Fibrose und namhafte Menge von Tumorzellen, letztere aber noch weniger als die Fibrose.
   Grad 4: Fibrose und Tumorgewebe, letzteres überwiegt.
   Grad 5: Keine regressiven Veränderungen.

Das Regressionsgrading soll getrennt nach Primärtumor und metastatisch befallenen Lymphknoten vorgenommen werden.

Der Grad der histologischen Regression beeinflußt die Prognose [19].

S25 Begleitende Veränderungen

Dysplasien des Plattenepithels werden heute in hochgradige und niedriggradige unterteilt [2, 3]. Hochgradige Dysplasien entsprechen dem Carcinoma in situ bzw. der intraepithelialen Neoplasie mit hochgradiger Atypie. Solche Veränderungen können im direkten Anschluß an das invasive Karzinom (als „Ausläufer") oder in isolierten Arealen an anderen Stellen des Ösophagus (als „Mitläufer") gesehen werden. Hochgradige Dysplasien zeigen unterschiedliche morphologische Manifestationen, wobei neben dem typischen Bild einer vollständigen Aufhebung der Schichtung und atypischen Zellen in ganzer Breite des Epithels auch auf die basalen Lagen begrenzte hochgradige Dysplasien (basale oder tiefe Dysplasie) und pagetoide Formen vorkommen [2, 3]. Die Kenntnis dieser Formen und ihre Differenzierung ist von beträchtlicher differentialdiagnostischer Bedeutung, hat aber bei Vorkommen neben einem invasiven Karzinom keinen Einfluß auf die Prognose.

In analoger Weise finden sich niedrig- oder hochgradige *Dysplasien des Drüsenepithels* beim Barrett-Syndrom [3]. Sie entwickeln sich vor allem im sog. spezialisierten Zylinderepithel des Barrett-Ösophagus (hohe gastrale Deckepithelien, intestinale Becherzellen mit sulfatierten sauren Muzinen und meist zottenähnliche Oberfläche). Die Dysplasien im Barrett-Ösophagus treten überwiegend in flacher Schleimhaut auf [23, 32].

S26 HPV-Nachweis

HPV-Befall des Plattenepithels des Ösophagus spielt bei der multifaktoriellen Genese des Ösophaguskarzinoms eine Rolle [4].

S27 Tumorbiologische Spezialuntersuchungen

Über Immunhistologie (Keratin, Blutgruppenantigene), DNA-Analysen, Proliferationsmarker, Wachstumsfaktoren und deren Rezeptoren, Onkogene und Tumorsuppressorgene liegen unterschiedliche Befunde vor. Ihre klinische und prognostische Bedeutung ist noch ungeklärt. Literatur siehe bei [6, 8, 12, 18–21, 24, 27, 35].

S28 Histologische Befunde an den Resektionsrändern

In Resektionspräparaten wird Tumor am häufigsten am mediastinalen Resektionsrand gefunden. Diesem ist daher besondere Aufmerksamkeit zuzuwenden.

S 29 Minimaler Sicherheitsabstand (in mm)

Am Ösophagus finden sich besonders starke Unterschiede in den Messungen je nach unterschiedlichen Meßbedingungen [31]. Dies betrifft vor allem die tumorfreie Ösophaguswand oral und aboral des Tumors, während der Tumor selbst nur unwesentliche Schrumpfungserscheinungen nach Resektion und Fixation zeigt (max. 10%).

In der tumorfreien Ösophaguswand entsprechen 8 cm in situ etwa 4 cm am frischen, nicht ausgespannten Resektat. Wird dieses dann ohne Aufspannen fixiert, mißt man schließlich etwa 3 cm. Ausspannen des Resektates kann natürlich die Länge des Ösophagus vergrößern, unterliegt aber individuellen Schwankungen und führt zu nicht vergleichbaren Meßergebnissen. Angaben über Sicherheitsabstände sind nur verwertbar, wenn auch die Meßbedingungen festgehalten sind.

Bei der histologischen Messung des Sicherheitsabstandes sollen etwaige Skip-Metastasen mitberücksichtigt werden.

S 30 Zusätzliche Angaben zur lymphogenen Metastasierung

Innerhalb der 3 Lymphknotenkompartimente (zervikal, mediastinal, perigastrisch) können verschiedene Lymphknotengruppen unterschieden werden, die von der japanischen Gesellschaft für Ösophaguskrankheiten [11] mit Nummern versehen wurden. Die Lokalisation der zervikalen und mediastinalen Lymphknoten zeigt schematisch Abb. 14.3. Bezüglich der perigastrischen Lymphknotengruppen wird auf den Abschnitt Magenkarzinom (S. 15.26) verwiesen. Die Ausfüllung dieser Angaben ist fakultativ.

S 31 Zahl untersuchter/befallener Lymphknoten

Zur Qualitätssicherung empfiehlt sich die Zählung der untersuchten und befallenen Lymphknoten nicht nur insgesamt, sondern gesondert nach Kompartimenten.

Literatur

[1] Bogolonetz WV, Molas G, Gayet B, Potet F (1989) Superficial squamous cell carcinoma of the esophagus. Am J Surg Pathol 13:535–546

[2] Borchard F (1990) Präkanzerosen der Speiseröhre: Krebsrisikoerkrankungen und Dysplasien. Verdauungskrankheiten 8:69–84

[3] Borchard F, Heilmann KL, Hermanek P, Gebbers J-O, Heitz PhU, Stolte M, Pfeifer U, et al. (1991) Definition und klinische Bedeutung der Dysplasie im Verdauungstrakt. Pathologe 12:50–56

[4] Chang F, Syrjänen S, Shen Q, Wang L, Syrjänen K (1993) Screening for human papillomavirus infections in esophageal squamous cell carcinomas by in situ hybridization. Cancer 72:2525–2530

[5] Chisholm EM, Rhys Williams S, Leung JWC, Chung SCS, van Hasselt CA, Li AKC (1992) Lugol's iodine dye-enhanced endoscopy in patients with cancer of the oesophagus and head and neck. Eur J Surg Oncol 18:550–552

[6] Doki Y, Shiozaki H, Tahara H, Kobayashi K, Miyata M, Oka H, Iihara K, et al. (1993) Prognostic value of DNA ploidy in squamous cell carcinoma of esophagus. Cancer 72:1813–1818

[7] Endo M, Takeshita K, Yoshino K (1988) Oesophagoscopy for the diagnosis of superficial oesophageal cancer. Surg Endoc 2:205–208

[8] Furihata M, Ohtsuki Y, Ogoshi S, Takahashi A, Tamiya T, Ogata T (1993) Prognostic significance of human papillomavirus genomes (type-16, -18) and aberrant expression of p53 protein in human esophageal cancer. Int J Cancer 54:226–230

[9] Iizuka T, Isono K, Kakegawa T, Watanabe H (Japanese committee for registration of esophageal carcinoma cases) (1989) Parameters linked to ten-year survival in Japan of resected esophageal carcinoma. Chest 96:1005–1011

[10] Imdahl A, Munzar T, Schulte-Mönting J, Rückauer KD, Kirchner R, Farthmann EH (1993) Perioperative Risikofaktoren beim Ösophaguskarzinom: Eine retrospektive Studie zur Analyse von unabhängigen Faktoren. Zentralbl Chir 118:190–196

[11] Japanese Society for Esophageal Diseases (1990) Guide lines for the clinical and pathologic studies on carcinoma of the esophagus, 8th edn. Kanehara & Co, Tokyo

[12] Jounes M, Lebovitz RM, Lechago LV, Lechago J (1993) p53 protein accumulation in Barrett's metaplasia, dysplasia and carcinoma: A follow-up study. Gastroenterology 105:1637–1642

[13] Law SYK, Fok M, Lam K-Y, Loke S-L, Ma LT, Wong J (1994) Small cell carcinoma of the esophagus. Cancer 73:2894–2899

[14] Maeta M, Koga S, Andachi H, Yoshioka H, Wakatsuki T (1986) Esophageal cancer developed after gastrectomy. Surgery 95:87–91

[15] Mandard A-M, Dalibard F, Mandard J-C, Marnay J, Henry-Amar M, Petiot J-F, Roussel A, et al. (1994) Pathologic assessment of tumor regression after preoperative chemoradiotherapy of esophageal carcinoma. Cancer 73: 2680–2686

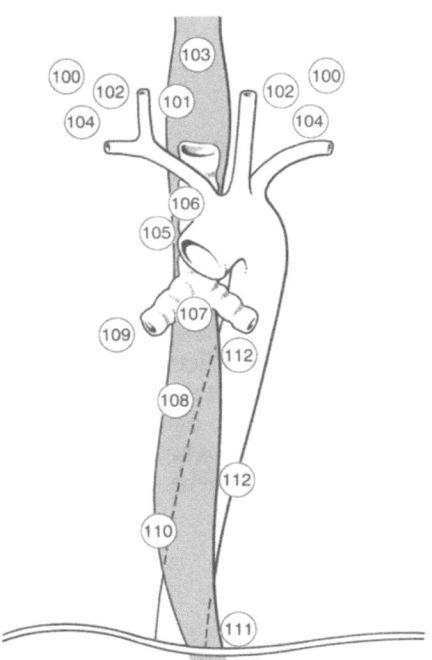

Abb. 14.3. Lymphknotengruppen entsprechend der Numerierung der Japanese Society for Oesophageal Diseases [11]

[16] Menke-Pluymers MBE, Hop WCJ, Dees J, van Blankenstein M, Tilanus HW (The Rotterdam Esophageal Tumor Study Group) (1993) Risk factors for the development of an adenocarcinoma in columnarlined (Barrett) esophagus. Cancer 72:1155–1158

[17] Misumi A, Harada K, Murakami A, Arima K, Kondo H, Akagi M, Yagi Y, et al. (1990) Role of lugol dye endoscopy in the diagnosis of early esophageal cancer. Endoscopy 22:12–16

[18] Mori M, Tokino T, Yanagisawa A, Kanamori M, Kato Y, Nakamura Y (1992) Association between chromosome 11q13 amplification and prognosis of patients with oesophageal carcinomas. Eur J Cancer 28A: 755–757

[19] Morita M, Kuwano H, Matsuda H, Moriguchi S, Sugimachi K (1991) Prognostic significance of argyrophilic nucleolar organizer regions in esophageal carcinoma. Cancer Res 51:5339–5341

[20] Nakamura T, Nekarda H, Hoelscher AH, Bollschweiler E, Harbec N, Becker K, Siewert JR (1994) Prognostic value of DNA ploidy and c-erbB-2 oncoprotein overexpression in adenocarcinoma of Barrett's esophagus. Cancer 73:1785–1794

[21] Patil P, Redkar A, Patel SG, Mistry RC, Deshpande RK, Mittra I, Desai PB (1993) Prognosis of operable squamous cell carcinoma of the esophagus. Cancer 72:20–24

[22] Pichlmaier H, Müller JM, Neumann G (1984) Ösophagus- und Kardiakarzinom. Dtsch Ärztebl 81:33–40

[23] Riddell RH (1985) Dysplasia and regression in Barrett's epithelium. In: Spechler SJ, Goyal RK (eds) Barrett's esophagus. Pathophysiology, diagnosis, and management. Elsevier, New York

[24] Robey-Cafferty SS, El-Naggar AK, Sahin AA, Bruner JM, Ro JY, Cleary KR (1991) Prognostic factors in esophageal squamous carcinoma. Am J Clin Path 95:844–849

[25] Roder JD, Busch R, Stein HJ, Fink V, Siewert JR (1993) Prognostic factors in patients with squamous cell cancer of the esophagus undergoing transthoracic en bloc resection. In: Nabeya K, Hanaoka T, Nogami H (eds) Recent advances in diseases of the esophagus. Springer, Berlin Heidelberg New York Tokyo

[26] Shapshay SM, Hong WK, Fried MP, Sismanis A, Vaughan ChW, Strong S (1980) Simultaneous carcinomas of the esophagus and upper aerodigestive tract. Otolaryngol Head Neck Surg 88:373–377

[27] Shimaya K, Shiozaki H, Inoue M, Tahara H, Monden T, Shimano T, Mori T (1993) Significance of p53 expression as a prognostic factor in oesophageal squamous cell carcinoma. Virchows Arch [A] 422:271–276

[28] Shiozaki H, Kobayashi K, Inone M, Tamura S, Oka H, Doki Y, Iihara K, et al. (1993) Endoscopic diagnosis of the early esophageal cancer of patients with head and neck cancers. In: Takahashi T (ed) Recent advances in management of digestive cancers. Springer, Berlin Heidelberg New York Tokyo

[29] Siewert JR (1992) Esophagectomy with lymphadenectomy in the treatment of esophageal cancer. International conference on biology and treatment of gastrointestinal malignancies. Frankfurt, Febr 4–7, 1992

[30] Siewert JR, Hölscher AH, Roder J, Bartels H (1988) En-bloc-Resektion der Speiseröhre beim Oesophaguscarcinom. Langenbecks Arch Chir 373:367–376

[31] Siu KF, Cheung HS, Wong J (1986) Shrinkage of the esophagus after resection for carcinoma. Ann Surg 303: 173–176

[32] Spechler SJ, Goyal RK (1986) Barrett's esophagus. N Engl J Med 315:362–371

[33] Tajiri H (1992) Current status of endoscopic ultrasonography and laser palliation on carcinoma of the esophagus. International conference on biology and treatment of gastrointestinal malignancies. Frankfurt, Febr 4–7, 1992

[34] Takahashi K (1961) Squamous cell carcinoma of the esophagus. Cancer 14:921–933

[35] Tanimura S, Higashino M, Osugi H, Kinoshita H (1993) Immunohistological evaluation of the presence of keratin in esophageal cancer. In: Takahashi T (ed) Recent advances in management of digestive cancer. Springer, Berlin Heidelberg New York Tokyo

[36] Tuyns AJ, Prequignot G, Jensen OM (1977) Le cancer en Ille-et-Vilaine en fonction des niveaux de consommation d'alcool et de tabac. Des risques qui se multiplient. Bull Cancer 64:45–60

[37] UICC (1993) TNM Supplement 1993. A commentary on uniform use (Hermanek P, Henson DE, Hutter RVP, Sobin LH, eds.) Springer, Berlin Heidelberg New York Tokyo

[38] Watanabe H, Jass JR, Sobin LH (1990) Histological typing of oesophageal and gastric tumours. 2nd edn. WHO international histological classification of tumours. Springer, Berlin Heidelberg New York Tokyo

Weiterführende Literatur

Ahlgren JD, Macdonald JS (1992) Gastrointestinal oncology. Lippincott, Philadelphia

Ming S-C, Goldman H (1992) Pathology of the gastrointestinal tract. Lippincott, Philadelphia

Nabeya K, Hanaoka T, Nogami H (eds) (1993) Recent advances in diseases of the esophagus. Springer, Berlin Heidelberg New York Tokyo

Ösophaguskarzinom: Schema zur TNM/pTNM-Klassifikation

		(p)TNM
Primärtumor	☐ Primärtumor kann nicht beurteilt werden	(p)TX
	☐ Kein Anhalt für Primärtumor	(p)T0
	☐ Carcinoma in situ	(p)Tis
	☐ Tumor infiltriert Lamina propria oder Submukosa	(p)T1
	☐ Tumor infiltriert Lamina propria	(p)T1a
	☐ Tumor infiltriert Submukosa	(p)T1b
	☐ Tumor infiltriert Muscularis propria	(p)T2
	☐ Tumor infiltriert Adventitia	(p)T3
	☐ Tumor infiltriert Nachbarstrukturen	(p)T4
Regionäre Lymphknoten	☐ Regionäre Lymphknoten können nicht beurteilt werden	(p)NX
	☐ Keine regionären Lymphknotenmetastasen	(p)N0
	☐ Regionäre Lymphknotenmetastasen	(p)N1
	☐ 1–3 regionäre Lymphknoten befallen	(p)N1a
	☐ 4–8 regionäre Lymphknoten befallen	(p)N1b
	☐ mehr als 8 regionäre Lymphknoten befallen	(p)N1c
Fern-metastasen	☐ Vorliegen von Fernmetastasen kann nicht beurteilt werden	(p)MX
	☐ Keine Fernmetastasen	(p)M0
	Zervikaler und mittlerer thorakaler Abschnitt	
	☐ Fernmetastasen	(p)M1
	Oberer thorakaler Abschnitt	
	☐ Fernmetastasen	(p)M1
	☐ Metastasen in zervikalen Lymphknoten	(p)M1a
	☐ Andere Fernmetastasen	(p)M1b
	Unterer thorakaler Abschnitt	
	☐ Fernmetastasen	(p)M1
	☐ Metastasen in zöliakalen Lymphknoten	(p)M1a
	☐ Andere Fernmetastasen	(p)M1b

Ösophaguskarzinom: Schema zur TNM/pTNM-Klassifikation (Fortsetzung)

(p)TNM

Stadiengruppierung

	(p)M0 (p)N0	(p)M0 (p)N1	(p)M1
(p)Tis	0	–	–
(p)T1	I	IIB	IV
(p)T2	IIA	IIB	IV
(p)T3	IIA	III	IV
(p)T4		III	IV

```
TNM:    T_____    N_____    M_____
                                        Stadium_____
pTNM:   pT_____   pN_____   pM_____
```

Erfordernisse für pTNM:

pT: Histologische Untersuchung des Primärtumors ohne makroskopisch erkennbaren Tumor an den Resektionsrändern oder histologische Bestätigung der Infiltration von Nachbarorganen (pT4).

pN0: Histologische Untersuchung von 6 oder mehr regionären Lymphknoten.

pN1: Mikroskopische Bestätigung einer regionären Lymphknotenmetastase.

pM1: Mikroskopischer (histologischer oder zytologischer) Nachweis von Fernmetastasen.

15 – Magenkarzinom

Die organspezifische Dokumentation „Magenkarzinom" ist für alle invasiven Karzinome des Magens anwendbar.
Mit dieser Dokumentation werden *nicht* erfaßt:

- nichtinvasive Karzinome, d.h. neoplastische Veränderungen ohne Durchbruch durch die Basalmembran in die Lamina propria mucosae,
- nicht-karzinomatöse maligne Tumoren wie endokrine Tumoren (Karzinoidtumor, gemischtes Karzinoid-Adenokarzinom), nichtepitheliale Tumoren (Leiomyosarkome, Kaposi-Sarkom, malignes Neurilemmom u.a.), maligne Lymphome sowie seltene andere Tumoren wie z.B. Kazinosarkome, maligne Melanome oder Teratome.

Für Sarkome wurde im TNM Supplement 1993 [49] ein Klassifikationsvorschlag publiziert. Er ist in Anhang 1, S. A 1.3 wiedergegeben.

Bei der Erstellung der folgenden Dokumentation für Magenkarzinome wurden die Erfahrungen der Deutschen TNM-Studie „Magenkarzinom" [17, 41, 42] und der multizentrischen Deutschen Magenkarzinom-Studie (DMKS bzw. GGSS) [4, 45] sowie die Empfehlungen der Deutschen Krebsgesellschaft [6a] berücksichtigt.

Bezüglich der Abgrenzung oral gelegener Magenkarzinome von Ösophaguskarzinomen s. S. 14.1.

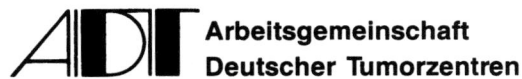

Arbeitsgemeinschaft Deutscher Tumorzentren

Magenkarzinom

15.3

Kenn-Nr. (A1)	`1 5` 2
Klinik-Nr. u. Fachrichtung (A2)	9
Patientenidentifikation (A3)	16
Geburtsdatum (Tag, Mon., Jahr)	22
Geschlecht (M = Männlich, W = Weiblich)	23
Tumoridentifikations-Nr. (A4)	24
Bogen-Nr. (A5)	`1` 25

I. PRÄTHERAPEUTISCHE DATEN

A. Aufnahmedatum und Anlaß für Arztbesuch (A6)

Aufnahmedatum Tag ____ Monat ____ Jahr ____   (Tag Mon. Jahr) 31

Anlaß für Arztbesuch
T = Tumorsymptomatik führte zum Arzt, V = Nicht-gesetzliche Vorsorgeuntersuchung, S = Selbstuntersuchung,
L = Nachsorgeuntersuchung (Langzeitbetreuung), A = Andere Untersuchung, X = Unbekannt   32

B. Anamnese, präkanzeröse Bedingungen und Läsionen (S1)

Datum der ersten ärztlichen Tumor(verdachts)diagnose (A7) Tag ____ Monat ____ Jahr ____   (Tag Mon. Jahr) 38

Magenkarzinom in Familienanamnese
1 = Mutter, 2 = Vater, 3 = 1+2, 4 = Anderer Blutsverwandter, 5 = 1+4, 6 = 2+4, 7 = 1+2+4, X = F.A.   39

N = Nein   J = Ja   X = F.A.

Lynch-Syndrom II	40
Acanthosis nigricans	41
Dermatomyositis	42
Familiäre Hypo-/Agammaglobulinämie	43
Perniziöse Anämie	44
Morbus Ménétrier	45
Früher chronische atrophische Gastritis	46
Früher intestinale Metaplasie	47
Zustand nach Entfernung von Adenom/Dysplasie	48
Zustand nach Entfernung nicht-neoplastischer Polypen (S2)	49
Früher Ulcus konservativ behandelt	50
Früher Helicobacter-Nachweis	51
Blutgruppe/AB0-System 0 = 0, 1 = A, 2 = B, 3 = AB, X = F.A.	52
Lewis-Blutgruppe A = Le a+b−, B = Le a−b+, N = Le a−b−, X = F.A.	53

Voroperation am Magen wegen benigner nicht-neoplastischer Erkrankung
K = Keine, 1 = Billroth I, 2 = Billroth II, V = Vagotomie, D = Drainage-Operation,
P = Polypektomie, M = Mukosaresektion, S = Sonstige   54

Falls ja: Wann (Monat, Jahr)   Monat ____ Jahr ____   (Mon. Jahr) 58

Voroperation am Magen wegen früherer maligner Erkrankung
K = Keine, 1 = Ulkusresektion Billroth I, 2 = Ulkusresektion Billroth II,
S = Subtotale distale Magenresektion, O = Orale Resektion, L = Lokale Exzision,
P = Polypektomie, M = Mukosaresektion   59

Falls ja: Wann (Monat, Jahr)   Monat ____ Jahr ____   (Mon. Jahr) 63

Datum des Auftretens der ersten Symptome (S3)   Monat ____ Jahr ____   (Mon. Jahr) 67

Wagner/Hermanek: Organspezifische Tumordokumentation © Springer-Verlag 1995

Magenkarzinom

K-Nr. **1 5** Patienten-Id. T-Id. B-Nr. **1**

C. Andere Primärtumoren (frühere, synchrone) (A8)

Frühere Tumorerkrankung? N = Nein, J = Ja, X = F.A. ☐ 68

Falls Tumor in Anamnese: Lokalisation C ☐☐☐☐ Erkrankungsjahr 19 ☐☐ Lokalisation C ☐☐☐☐ 74 Jahr ☐☐

Synchroner Primärtumor in anderem Organ? N = Nein, J = Ja ☐ 75

D. Allgemeine klinische Befunde

Klinische Symptomatik N = Nein   J = Ja   X = F.A.

	N	J	X	
Gewichtsverlust (S4)	○	○	○	☐ 76
Leistungsknick, Schwächegefühl	○	○	○	☐ 77
Appetitlosigkeit, Abneigung gegen Nahrungsmittel	○	○	○	☐ 78
Unbestimmte Oberbauchbeschwerden/Völlegefühl	○	○	○	☐ 79
Schmerzen Oberbauch, hinter Brustbein	○	○	○	☐ 80
Foetor ex ore	○	○	○	☐ 81
Erbrechen	○	○	○	☐ 82
Schluckbeschwerden	○	○	○	☐ 83

Tumorkomplikationen N = Nein   J = Ja

	N	J	
Blutung/Anämie (S5)	○	○	☐ 84
Aszites	○	○	☐ 85
Akutes Abdomen	○	○	☐ 86
Magenstenose	○	○	☐ 87

Allgemeiner Leistungszustand (nach ECOG) (A9)
0 = Normale, uneingeschränkte Aktivität wie vor der Erkrankung,
1 = Einschränkung bei körperlicher Anstrengung, aber gehfähig; leichte körperliche Arbeit bzw. Arbeit im Sitzen möglich,
2 = Gehfähig, Selbstversorgung möglich, aber nicht arbeitsfähig; kann mehr als 50% der Wachzeit aufstehen,
3 = Nur begrenzte Selbstversorgung möglich; 50% oder mehr der Wachzeit an Bett oder Stuhl gebunden,
4 = Völlig pflegebedürftig, keinerlei Selbstversorgung möglich; völlig an Bett oder Stuhl gebunden, X = Unbekannt ☐ 88

Gravierende Begleiterkrankungen (A10) N = Nein   J = Ja   X = F.A.

	N	J	X	
Stärker eingeschränkte Lungenfunktion	○	○	○	☐ 89
Schwerwiegende Herzerkrankung	○	○	○	☐ 90
Zerebrale Durchblutungsstörung	○	○	○	☐ 91
Periphere arterielle Durchblutungsstörung	○	○	○	☐ 92
Stärker eingeschränkte Nierenfunktion	○	○	○	☐ 93
Leberzirrhose	○	○	○	☐ 94
Behandlungsbedürftiger Diabetes mellitus	○	○	○	☐ 95
Andere Begleiterkrankungen	○	○	○	☐ 96

Einschätzung des Operationsrisikos (A10)
1 = ASA I, 2 = ASA II, 3 = ASA III, 4 = ASA IV, 5 = ASA V, X = F.A. ☐ 97

E. Diagnostik (A11)

Körpergröße (in cm) ⎫
                       ⎬ (XXX = F.A.) ☐☐☐ 100
Körpergewicht (in kg) ⎭   ☐☐☐ 103

Tastbarer Tumor Epigastrium/Oberbauch N = Nein, J = Ja, X = F.A. ☐ 104

Wagner/Hermanek: Organspezifische Tumordokumentation © Springer-Verlag 1995

Magenkarzinom

15.7

K-Nr. **1 5** | Patienten-Id. | T-Id. | B-Nr. **1**

Durchgeführte Untersuchungen	U = Unauffällig	P = Pathologisch	N = Nicht durchgeführt	
Gastroskopie	○	○	○	105
Magen-Röntgen	○	○	○	106
Sonographie, perkutan-abdominal	○	○	○	107
Endoluminale Sonographie	○	○	○	108
CT Abdomen (i.v. Kontrastmittelbolus)	○	○	○	109
CT-Portogramm	○	○	○	110
NMR, abdominal	○	○	○	111
Laparoskopie	○	○	○	112
Explorative Laparo-/Thorakotomie	○	○	○	113
Knochenmarkbiopsie	○	○	○	114

Tumormarker (z. B. CEA)
U = Unauffällig (Norm- oder Grenzbereich), P = Pathologisch, N = Nicht durchgeführt ☐ 115

Gesamteiweiß (in % des unteren Normbereichs) (98 = 98 und mehr, XX = F.A.) ☐☐☐ ☐☐ 117

Mikroskopische prätherapeutische Tumordiagnose
K = Keine, Z = Zangenbiopsie, S = Schlingenbiopsie, P = Polypektomie (endoskopisch),
M = Metastase (ohne Laparotomie/Thorakotomie), E = Explorative Laparo-/Thoraktomie ☐ 118

Zahl entnommener Partikel bei prätherapeutischer Zangenbiopsie
(00 = Keine Zangenbiopsie, XX = F.A.) ☐☐ ☐☐ 120

Präoperative Tumorklassifikation nach Laurén
I = Intestinaltyp, D = Diffuser Typ, N = Nicht klassifiziert, E = Entfällt, da keine präoperative histologische Diagnose ☐ 121

F. Tumorlokalisation (S6)

Lokalisation des Primärtumors (nach Tumorlokalisationsschlüssel) (A12) C ⎣1⎪6⎪ ⎦ C ⎣1⎪6⎦ 125

Befallene Magenunterbezirke	F = Tumorfrei	T = Tumorbefallen	
Kardia	○	○	126
Fundus	○	○	127
Korpus	○	○	128
Antrum und Pylorus	○	○	129
Zirkumferentielles Wachstum			
Vorderwand	○	○	130
Hinterwand	○	○	131
Kleine Kurvatur	○	○	132
Große Kurvatur	○	○	133

Korrektur der Lokalisation (A12)
N = Nein, G = Ja, Gleicher Bogen, A = Ja, anderer Bogen ☐ 134

G. TNM-Klassifikation und klinisches Stadium

Primärtumor

Invasionstiefe (S7)
1 = Mukosa, 2 = Submukosa, 3 = Muscularis propria, 4 = Subserosa,
5 = Ligamente, 6 = Serosa, 7 = Nachbarorgane, X = F.A. ☐ 135

	N = Nein	J = Ja	X = F.A.	
Befall von Duodenum	○	○	○	136
Befall von Ösophagus	○	○	○	137

Wagner/Hermanek: Organspezifische Tumordokumentation © Springer-Verlag 1995

Magenkarzinom

K-Nr. **1 5** Patienten-Id. T-Id. B-Nr. **1**

Befall von Nachbarorganen   N = Nein   J = Ja   X = F.A.

Milz	138
Colon transversum	139
Leber	140
Zwerchfell	141
Pankreas	142
Bauchwand	143
Nebenniere	144
Niere	145
Dünndarm (ohne Duodenum)	146
Retroperitoneum	147

Regionäre Lymphknoten (S8)   F = Tumorfrei   M = Metastase(n)   X = F.A.

Kompartiment I ≤ 3 cm von Tumorrand — 148
            > 3 cm von Tumorrand — 149
Kompartiment II — 150

Nicht-regionäre abdominale LK — 151

Andere Fernmetastasen N = Nein, J = Ja, X = F.A. — 152

Wenn ja, **Lokalisation** (A14)
1. _____ 1. ☐☐☐ 155
2. _____ 2. ☐☐☐ 158
3. _____ 3. ☐☐☐ 161

Klinische TNM-Klassifikation (A15, S9 und Schema S. 15.35)

y ☐ T ☐☐ (m) ☐ C ☐   y|T|(m)|C — 166
N ☐☐ C ☐   N|C — 169
M ☐☐ C ☐   M|C — 172

Zusätzliche Angabe zu M (A15)   0 = Entfällt, da Makrometastasen, 1 = (mi) Mikrometastasen (± isolierte Tumorzellen), 2 = (i) Nur isolierte Tumorzellen, X = F.A. — 173

Klinisches Stadium (A16 und Schema S. 15.36)
1 = Stadium IA, 2 = Stadium IB, 3 = Stadium II, 4 = Stadium IIIA, 5 = Stadium IIIB, 6 = Stadium IV, X = Stadium unbekannt — 174

H. Sonstige Tumorbefunde

Größte Tumorausdehnung (in cm) (XXX = F.A.)   ☐☐,☐ — 177

Makroskopischer Tumortyp nach Borrmann (S10)
1 = Typ I, 2 = Typ II, 3 = Typ III, 4 = Typ IV, F = Frühkarzinom, X = F.A. — 178

Falls F: Makroskopischer Frühkarzinomtyp (S11)
1 = Typ I, 2 = Typ IIa, 3 = Typ IIb, 4 = Typ IIc, 5 = Typ III, 6 = III+IIc, 7 = IIc+III, 8 = Andere Kombinationen, X = F.A. — 179

Klinischer Response nach präoperativer Chemotherapie (S12)

a) Subtyp der Primärläsion:
A = Subtyp a, B = Subtyp b, C = Subtyp c, E = Entfällt (keine Chemotherapie), X = F.A. — 180

b) Response:
C = CR (Kompletter Response), P = PR (Partieller Response), N = NC (No change), M = MR (Minor Response), F = PD (Progressive disease, Fortschreiten der Erkrankung), E = Entfällt (keine Chemotherapie), X = F.A. — 181

Wagner/Hermanek: Organspezifische Tumordokumentation © Springer-Verlag 1995

Magenkarzinom

ADT Arbeitsgemeinschaft Deutscher Tumorzentren

Kenn-Nr. (A1)	`1` `5`
Klinik-Nr. u. Fachrichtung (A2)	
Patientenidentifikation (A3)	
Geburtsdatum	Tag / Mon. / Jahr
Geschlecht (M = Männlich, W = Weiblich)	
Tumoridentifikations-Nr. (A4)	
Bogen-Nr. (A5)	`2`

II. DATEN ZUR THERAPIE

A. Vorgesehene und durchgeführte Therapiemodalitäten (A17)

N = Nein   J = Ja*   A = Abgelehnt

- Operation
- Bestrahlung
- Chemotherapie, systemische
- Chemotherapie, lokale
- Immuntherapie
- Sonstige Therapie

* Bei mehr als einer durchgeführten Therapiemodalität die zeitliche Reihenfolge der Maßnahmen durch Ziffern kennzeichnen. (Wenn nicht-chirurgische Therapie durchgeführt, zusätzliche Therapiebögen der erweiterten Basisdokumentation ausfüllen!)

B. Chirurgische Behandlung

Datum der definitiven chirurgischen Behandlung (S13) Tag ___ Monat ___ Jahr ___

Operateur (S14) (Zweistellige örtliche Code-Nr.)

Art der chirurgischen Therapie
1 = Elektro(Thermo)koagulation, 2 = Lasertherapie, 3 = Photodynamische Therapie, 4 = Tubus, endoskopisch,
5 = Tubus, konventionell, 6 = Perkutan-endoskopische Gastrostomie (PEG), 7 = Magenfistel, konventionell,
8 = Explorative Laparo-/Thorakotomie, 9 = Drainageoperation, R = Tumorresektion

Resektionsausmaß am Magen
E = Endoskop. Polypektomie, M = Mukosaresektion, endoskopisch, L = Lokale Exzision, B = Begrenzte aborale Resektion,
S = Subtotale aborale Resektion, O = Orale Resektion, G = Gastrektomie, R = Restgastrektomie (nach Resektion)

Operationszugang (A17)   KC = Konventionell-chirurgisch, PE = Perkutan-endoskopisch, KP = KC+PE,
EE = Endoluminal-endoskopisch, KE = KC+EE, EP = EE+PE

Zusätzliche Angaben bei konventionell-chirurgischem Zugang
0 = Entfällt, 1 = Abdominal, 2 = Abdomino-thorakal rechts, 3 = Abdomino-thorakal links,
4 = Thorako-abdominal rechts, 5 = Thorako-abdominal links

Splenektomie (S15)   K = Keine, I = Iatrogen bedingt, O = Onkologisch geplant

Operationserweiterung (S16)   N = Nein   E = En bloc   G = Getrennt

- Thorakaler Ösophagus
- Zwerchfell
- Pankreas links
- Pankreas rechts
- Kolon
- Leber
- Andere

Rekonstruktion (S17)
E = Entfällt, 1 = Gastroduodenostomie BI, 2 = Gastrojejunostomie BII, 3 = Gastrojejunostomie nach Roux,
4 = Ösophagojejunostomie ohne Jejunoplastik, 5 = Ösophagojejunostomie mit Jejunoplastik, 6 = Jejunumpouch,
7 = Jejuminterposition, isoperistaltisch, 8 = Jejunuminterposition, iso-anisoperistaltisch, 9 = Sonstige Verfahren

Lymphadenektomie (S8)   J = Ja   N = Nein

Kompartiment I
- Kleine Kurvatur, suprapylorisch (3,5)
- Kardia rechts (1)
- Kardia links (2)
- Große Kurvatur, infrapylorisch (4,6)

Wagner/Hermanek: Organspezifische Tumordokumentation © Springer-Verlag 1995

Magenkarzinom

K-Nr. `1 5` Patienten-Id. T-Id. B-Nr. `2`

		J = Ja	N = Nein	
Kompartiment II	A. gastrica sinistra (7)	○	○	60
	A. hepatica communis (8)	○	○	61
	Truncus coeliacus (9)	○	○	62
	Milzhilus (10)	○	○	63
	V. lienalis (11)	○	○	64
Kompartiment III	(Fernmetastasen!)			
	Lig. hepatoduodenale (A. hepatica propria) (12)	○	○	65
	Hinter Pankreasoberrand (13)	○	○	66
	Mesenterialwurzel (14)	○	○	67
	A. colica media (15)	○	○	68
	Um Aorta abdominalis (16)	○	○	69
	Andere intraabdominale Lymphknoten (17)	○	○	70

Parösophageale Lymphknoten oberhalb des Zwerchfells (intrathorakal) (110) ○ ○ 71

Entfernung von sonstigen Fernmetastasen
(außer Kompartiment III und parösophagealen Lymphknoten) ○ ○ 72

Wenn ja, Lokalisation:
1. _____ 1. ☐ 75
2. _____ 2. ☐ 78
3. _____ 3. ☐ 81

Örtliche Tumorzelldissemination (S18)   N = Nein, J = Ja (Einriß in/Schnitt durch Tumorgewebe)   ☐ 82

Dauer der Operation (in Minuten)   ⌊_⌊_⌊_⌋   ☐ 84

Dauer der Intensivbehandlung (in Tagen)   ⌊_⌊_⌋   ☐ 87

Zahl der verabreichten Blutkonserven (A17)   ⌊_⌊_⌋   ☐ 89

C. Klinische R-Klassifikation und Gesamtbeurteilung des Tumorgeschehens

Klinische R-Klassifikation (A18)
0 = Kein Residualtumor (R0), 1 = Nur mikroskopischer Residualtumor (R1), 2 = Makroskopischer Residualtumor, mikroskopisch nicht bestätigt (R2a), 3 = Makroskopischer Residualtumor, auch mikroskopisch bestätigt (R2b), X = Unbestimmt (RX)   ☐ 90

Lokalisation von Residualtumor   N = Nein   J = Ja
Lokoregionär   ○   ○   ☐ 91
Fernmetastasen   ○   ○   ☐ 92

Gesamtbeurteilung des Tumorgeschehens bei nicht-chirurgischer Therapie (A19)
V = Vollremission, T = Teilremission, B = Klinische Besserung des Zustandes, Kriterien für Teilremission jedoch nicht erfüllt, K = Keine Änderung, D = Divergentes Geschehen, P = Progression, U = Beurteilung unmöglich, X = F.A.   ☐ 93

D. Frühe Komplikationen der Therapie

		N = Nein	J = Ja	
Chirurgische Komplikationen	Anastomoseninsuffizienz	○	○	94
	Abszess	○	○	95
	Peritonitis	○	○	96
	Ileus	○	○	97
	Nachblutung intraluminal (S19)	○	○	98
	Nachblutung extramural (S19)	○	○	99
	Wundinfekt	○	○	100
	Platzbauch	○	○	101
	Andere chirurgische Komplikation(en)	○	○	102
Nicht-chirurgische Komplikationen	Kardio-pulmonale Komplikationen	○	○	103
	Renale Komplikationen	○	○	104
	Andere nicht-chirurgische Komplikation(en)	○	○	105

Sekundäre operative Eingriffe (A20)   N = Nein, J = Ja   ☐ 106

Falls ja, Art des Eingriffs nach ICPM   ⌊5⌊_⌊_⌊_⌊_⌋   `5` ☐☐☐ 112

Postoperativer Exitus (A21)   N = Nein, I = Innerhalb von 30 Tagen nach definitiver Operation, S = Später   ☐ 113

Wagner/Hermanek: Organspezifische Tumordokumentation © Springer-Verlag 1995

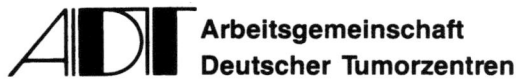

Magenkarzinom

Kenn-Nr. (A1)	`1` `5` 2
Klinik-Nr. u. Fachrichtung (A2)	9
Patientenidentifikation (A3)	16
Geburtsdatum	Tag Mon. Jahr — 22
Geschlecht (M = Männlich, W = Weiblich)	23
Tumoridentifikations-Nr. (A4)	24
Bogen-Nr. (A5)	`3` 25

III. DATEN ZUR PATHOLOGIE

Untersuchungsmaterial Primärtumor (A22)
K = Keine Untersuchung, Z = Nur Zytologie, B = Biopsie ohne Tumorresektion,
T = Tumorteile (bei Tumorreduktion), R = Resektat □ 26

A. Histologischer Typ und Grading

Histologischer Tumortyp (A23, S20)

Traditionelle Klassifikation (nach ICD-O)   M └─┴─┴─┴─┘ / └3┘   M └─┴─┴─┴3┘ 31

Laurén-Klassifikation
I = Intestinaltyp, D = Diffuser Typ, M = Mischtyp, E = Entfällt (Sondertyp), X = F.A. □ 32

Ming-Klassifikation
E = Expansiv, I = Infiltrativ, E = Entfällt (Sondertyp), X = F.A. □ 33

Bestätigung der Tumorhistologie durch andere Institution (A23)
N = Nein, R = Register oder Referenzpathologie einer Studie, A = Anderes Pathologisches Institut, B = R+A □ 34

Grading (A24, S21) 1 = G1, 2 = G2, 3 = G3, 4 = G4, L = Low Grade (G1–2), H = High Grade (G3–4), X = F.A. (GX) □ 35

B. pTNM-Klassifikation und pathologisches Stadium

Anzahl makroskopisch identifizierter primärer Karzinome └─┴─┘ □ 36

Primärtumor

Invasionstiefe (S7)
1 = Mukosa, 2 = Submukosa, 3 = Musc. propria, innere Hälfte, 4 = Musc. propria, äußere Hälfte,
5 = Musc. propria, o.n.A., 6 = Subserosa, 7 = Ligamente, 8 = Serosa, 9 = Nachbarorgane, X = F.A. □ 37

	N = Nein	J = Ja	X = F.A.	
Invasion von Duodenum	○	○	○	□ 38
Invasion von Ösophagus	○	○	○	□ 39
Invasion von Nachbarorganen				
Milz	○	○	○	□ 40
Colon transversum	○	○	○	□ 41
Leber	○	○	○	□ 42
Zwerchfell	○	○	○	□ 43
Pankreas	○	○	○	□ 44
Bauchwand	○	○	○	□ 45
Nebenniere	○	○	○	□ 46
Niere	○	○	○	□ 47
Dünndarm (außer Duodenum)	○	○	○	□ 48
Retroperitoneum	○	○	○	□ 49

Regionäre lymphogene Metastasierung (S8)

Zahl untersuchter regionärer Lymphknoten └─┴─┴─┘ □□ 51

Zahl befallener regionärer Lymphknoten └─┴─┴─┘ □□ 53

Wagner/Hermanek: Organspezifische Tumordokumentation © Springer-Verlag 1995

Magenkarzinom

K-Nr. `1 5` Patienten-Id. ☐☐☐☐☐☐ T-Id. ☐ B-Nr. `3`

Befallene Lymphknotengruppen (S22)

Kompartiment I	Entfernung vom Tumorrand	F = Tumor-frei	M = Metastase(n)	X = Nicht untersucht	Unters. LK Anzahl	Befallene LK Anzahl		U.	B.	
1 Kardia rechts	≤ 3 cm	○	○	○	_____	_____	☐	☐☐☐		58
	> 3 cm	○	○	○	_____	_____	☐	☐☐☐		63
2 Kardia links	≤ 3 cm	○	○	○	_____	_____	☐	☐☐☐		68
	> 3 cm	○	○	○	_____	_____	☐	☐☐☐		73
3 Kleine Kurvatur	≤ 3 cm	○	○	○	_____	_____	☐	☐☐☐		78
	> 3 cm	○	○	○	_____	_____	☐	☐☐☐		83
4a Große Kurvatur links	≤ 3 cm	○	○	○	_____	_____	☐	☐☐☐		88
	> 3 cm	○	○	○	_____	_____	☐	☐☐☐		93
4b Große Kurvatur rechts	≤ 3 cm	○	○	○	_____	_____	☐	☐☐☐		98
	> 3 cm	○	○	○	_____	_____	☐	☐☐☐		103
5 Oberhalb Pylorus	≤ 3 cm	○	○	○	_____	_____	☐	☐☐☐		108
	> 3 cm	○	○	○	_____	_____	☐	☐☐☐		113
6 Unterhalb Pylorus	≤ 3 cm	○	○	○	_____	_____	☐	☐☐☐		118
	> 3 cm	○	○	○	_____	_____	☐	☐☐☐		123

Kompartiment II									
7 A. gastrica sinistra	○	○	○	_____	_____	☐	☐☐☐		128
8 A. hepatica communis	○	○	○	_____	_____	☐	☐☐☐		133
9 Truncus coeliacus	○	○	○	_____	_____	☐	☐☐☐		138
10 Milzhilus	○	○	○	_____	_____	☐	☐☐☐		143
11 A. lienalis	○	○	○	_____	_____	☐	☐☐☐		148

Fernmetastasen/Abdominale Lymphknoten

12 Lig. hepatoduodenale	○	○	○	_____	_____	☐	☐☐☐	153
13 Hinter Pankreasoberrand	○	○	○	_____	_____	☐	☐☐☐	158
14 Mesenterialwurzel	○	○	○	_____	_____	☐	☐☐☐	163
15 A. colica media	○	○	○	_____	_____	☐	☐☐☐	168
16 Um Aorta abdominalis	○	○	○	_____	_____	☐	☐☐☐	173
17 Andere abdominale LK	○	○	○	_____	_____	☐	☐☐☐	178

Parösophageale Lymphknoten oberhalb Zwerchfell (110)   ○ ○ ○   _____ _____   ☐ ☐☐☐ 183

Sonstige Fernmetastasen   K = Keine nachgewiesen, Z = Zytologisch bestätigt, H = Histologisch bestätigt   ☐ 184

Lokalisation mikroskopisch nachgewiesener Fernmetastasen (A14)

1. _____   1. ☐☐ 187
2. _____   2. ☐☐ 190
3. _____   3. ☐☐ 193

pTNM-Klassifikation (A25 und Schema S. 15.35)

y ☐ pT ☐☐ (m) ☐ pN ☐☐ pM ☐☐

y	pT	(m)	pN	pM

☐☐☐☐☐☐ 201

Zusätzliche Angabe zu pN (A25) (mi) Nur Mikrometastasen? N = Nein, J = Ja, X = F.A.   ☐ 202

Zusätzliche Angabe zu pM (A25)   0 = Entfällt, da Makrometastasen, 1 = (mi) Mikrometastasen (± isolierte Tumorzellen), 2 = (i) Nur isolierte Tumorzellen, X = F.A.   ☐ 203

Pathologisches Stadium (A26 und Schema S. 15.36)

1 = Stadium IA, 2 = Stadium IB, 3 = Stadium II, 4 = Stadium IIIA, 5 = Stadium IIIB, 6 = Stadium IV, X = F.A.   ☐ 204

Magenkarzinom

K-Nr. `1|5` Patienten-Id. T-Id. B-Nr. `3`

C. Weitere Befunde und begleitende Veränderungen

Tumorausdehnung

Größte longitudinale Tumorausdehnung (in cm) ⎫
Größte transversale Tumorausdehnung (in cm) ⎬ (XXX = F.A.) ⊔⊔,⊔   ☐☐ 207
                                              ⎭   ☐☐ 210

Befallene Magenabschnitte   F = Tumorfrei   T = Tumorbefallen

- Kardia   ○   ○   ☐ 211
- Fundus   ○   ○   ☐ 212
- Korpus   ○   ○   ☐ 213
- Antrum und Pylorus ○   ○   ☐ 214

Zirkumferentielles Wachstum

- Vorderwand   ○   ○   ☐ 215
- Hinterwand   ○   ○   ☐ 216
- Kleine Kurvatur   ○   ○   ☐ 217
- Große Kurvatur   ○   ○   ☐ 218

Makroskopischer Tumortyp nach Borrmann (S10) ☐ 219
1 = Typ I, 2 = Typ II, 3 = Typ III, 4 = Typ IV, F = Frühkarzinom, X = F.A.

Falls F: Makroskopischer Frühkarzinomtyp (S11) ☐ 220
1 = Typ I, 2 = Typ IIa, 3 = Typ IIb, 4 = Typ IIc, 5 = Typ III, 6 = III+IIc, 7 = IIc+III, 8 = Andere Kombinationen, X = F.A.

Tumorstenose ☐ 221
1 = Keine, 2 = Mageneingang, 3 = Magenmitte, 4 = Magenausgang, X = F.A.

Magenperforation bzw. -penetration ☐ 222
K = Keine, F = Freie Perforation, G = Gedeckte Perforation, P = Penetration mit Fistel, X = F.A.

Nur histologisch nachweisbare Multizentrizität (S23) ☐ 223
N = Nein, J = Ja

Unterschiedliche histologische Strukturen (%-Anteil) (S24)   (XX = F.A.)

- drüsig-tubulär   ⊔⊔⊔   ☐☐ 225
- drüsig-papillär   ⊔⊔⊔   ☐☐ 227
- drüsig-muzinös   ⊔⊔⊔   ☐☐ 229
- siegelringzellig   ⊔⊔⊔   ☐☐ 231
- plattenepithelial   ⊔⊔⊔   ☐☐ 233
- undifferenziert   ⊔⊔⊔   ☐☐ 235
- intestinal   ⊔⊔⊔   ☐☐ 237
- diffus   ⊔⊔⊔   ☐☐ 239

Histopathologischer Response nach präoperativer Chemotherapie (S25) ☐ 240
0 = Grad 0, A = Grad 1a, B = Grad 1b, 2 = Grad 2, 3 = Grad 3, E = Entfällt (keine präoperative Chemotherapie), X = F.A.

L-Klassifikation (A27) ☐ 241
0 = Keine Lymphgefäßinvasion (L0), 1 = Lymphgefäßinvasion (L1), X = F.A. (LX)

V-Klassifikation (A27) ☐ 242
0 = Keine Veneninvasion (V0), 1 = Mikroskopische Veneninvasion (V1), 2 = Makroskopische Veneninvasion (V2), X = F.A. (VX)

Perineuralinvasion   N = Nein, J = Ja, X = F.A. ☐ 243

Peritumoröse Entzündung (S26)   N = Nicht ausgeprägt, J = Ausgeprägt, X = F.A. ☐ 244

Desmoplasie (S27)   N = Nicht ausgeprägt, J = Ausgeprägt, X = F.A. ☐ 245

Wagner/Hermanek: Organspezifische Tumordokumentation   © Springer-Verlag 1995

Magenkarzinom

K-Nr. **1 5** Patienten-Id. ☐☐☐☐☐☐ T-Id. ☐ B-Nr. **3**

Weitere Befunde zur lymphogenen Metastasierung

Grenzlymphknotenbefall (S28)   N = Nein   J = Ja   X = F.A.

Kardia/parösophageal	○	○	○	☐ 246
A. gastrica sinistra/Tr. coeliacus	○	○	○	☐ 247
Lienal	○	○	○	☐ 248
Lig. hepatoduodenale	○	○	○	☐ 249
Infrapylorisch	○	○	○	☐ 250

Perikapsuläres Wachstum von Lymphknotenmetastasen   ○   ○   ○   ☐ 251

Reaktive Lymphknotenveränderungen

Follikuläre Hyperplasie	○	○	○	☐ 252
Sinushistiozytose	○	○	○	☐ 253
Parakortikale Hyperplasie	○	○	○	☐ 254
„Sarcoid-like reaction"	○	○	○	☐ 255

Örtliche Tumorzelldissemination (S18)   N = Nein, J = Ja (Einriß in oder Schnitt durch Tumorgewebe)   ☐ 256

Assoziierte Magenläsionen   N = Nein   J = Ja   X = F.A.

Dysplasie direkt an Tumor anschließend (S29)	○	○	○	☐ 257
Von Tumor isolierte Dysplasie, flach (S29)	○	○	○	☐ 258
Von Tumor isolierte Dysplasie, polypoid (S29)	○	○	○	☐ 259
M. Ménétrier	○	○	○	☐ 260
Nicht neoplastische Polypen (S2)	○	○	○	☐ 261
Falls ja, Zahl ☐☐☐				☐ 263

Gastritis (S30)

Morphologie   K = Keine   G = Gering   M = Mäßig   S = Schwer   X = F.A.

Entzündung	○	○	○	○	○	☐ 264
Atrophie	○	○	○	○	○	☐ 265
Aktivität	○	○	○	○	○	☐ 266
Metaplasie	○	○	○	○	○	☐ 267
H. pylori	○	○	○	○	○	☐ 268

Typ der intestinalen Metaplasie (S30)
0 = Keine, 1 = Typ I, 2 = Typ II, 3 = Typ III, X = F.A.   ☐ 269

Lokalisation
0 = Keine, 1 = Antrumgastritis, 2 = Korpusgastritis, 3 = Pangastritis, vorw. Antrum, 4 = Pangastritis, vorw. Korpus, X = F.A.   ☐ 270

Ätiologie
A = Autoimmungastritis, H = H. pylori-assoziierte Gastritis, U = Unbekannt (idiopathisch), S = Sonderform, X = F.A.   ☐ 271

H. pylori-Nachweis   N = Nein   J = Ja   X = Nicht durchgeführt

Serologie	○	○	○	☐ 272
$^{14}C/^{13}C$ Atemtest	○	○	○	☐ 273
Biopsie – Ureasetest	○	○	○	☐ 274
Mikroskopisches Ausstrichpräparat	○	○	○	☐ 275
Kultur	○	○	○	☐ 276
Histologie	○	○	○	☐ 277

Tumorbiologische Spezialuntersuchungen (A28)   N = Nein, J = Ja   ☐ 278

Wagner/Hermanek: Organspezifische Tumordokumentation   © Springer-Verlag 1995

Magenkarzinom

K-Nr. **1 5**   Patienten-Id.   T-Id.   B-Nr. **3**

D. Definitive R-Klassifikation und weitere Angaben zur Radikalität

Histologische Befunde an den Resektionsrändern (S31)

	F = Tumorfrei	T = Tumorbefallen	X = Nicht untersucht	
Kleines Netz/Lig. hepatoduodenale	○	○	○	279
Lig. gastrocolicum/Mesocolon transversum	○	○	○	280
Adventitia	○	○	○	281
Oral	○	○	○	282
Aboral	○	○	○	283
Mitentfernte Organe	○	○	○	284

Definitive R-Klassifikation (A29)
0 = Kein Residualtumor (R0), 1 = Nur mikroskopischer Residualtumor (R1), 2 = Makroskopischer Residualtumor, mikroskopisch nicht bestätigt (R2a), 3 = Makroskopischer Residualtumor, auch mikroskopisch bestätigt (R2b), X = Unbestimmt (RX)   285

Methodik der R-Klassifikation (A30)
K = Konventionell, S = „Sophisticated"   286

Lokalisation von Residualtumor

	N = Nein	J = Ja	
Lokoregionär	○	○	287
Fernmetastase(n)	○	○	288

Minimaler Sicherheitsabstand (in mm)

	Oral	Aboral		
Makroskopisch (XXX = F.A.)	⌊_⌊_⌋	⌊_⌊_⌋	Oral	291
			Aboral	294

Meßmethode
1 = am frischen Präparat ohne Zug, 2 = nach Fixation des ausgespannten Präparates, 3 = nach Fixation des nicht ausgespannten Präparates   295

	Oral	Aboral		
Histologisch (S31) (XX = F.A.)	⌊_⌋	⌊_⌋	Oral	297
			Aboral	299

Wagner/Hermanek: Organspezifische Tumordokumentation   © Springer-Verlag 1995

Spezielle Verschlüsselungsanweisungen

S 1 Präkanzeröse Bedingungen und Läsionen

Zu den genetisch determinierten präkanzerösen Bedingungen für Magenkarzinome zählt neben Vorkommen von Magenkarzinomen in der Familienanamnese auch das sog. Lynch-Syndrom II („cancer family syndrome"). Dabei finden sich neben multiplen (syn- oder metachronen) primären kolorektalen Karzinomen (in relativ frühem Alter und bevorzugt im rechten Kolon) auch maligne Tumoren außerhalb des Kolorektums, insbesondere in Corpus uteri, Magen, Dünndarm, Nierenbecken, Ureter und Ovar [30]. Weiterhin beobachtet man bei Acanthosis nigricans, Dermatomyositis und familiärer Hypo- bzw. Agammaglobulinämie vermehrt Magenkarzinome.

Für die sonstigen, seit längerem beschriebenen präkanzerösen Bedingungen (Literatur bei [19, 38, 53] — wie insbesondere chronische atrophische Gastritis und intestinale Metaplasie — wird zunehmend eine Helicobacter-Besiedelung des Magens als wesentliche Ursache angesehen. (Literatur bei [7, 12, 13, 47]).

S 2 Nicht-neoplastische Polypen

Als nicht-neoplastische Polypen werden zusammengefaßt:

- hyperplastischer Polyp (nach Elster [8] als hyperplasiogener Polyp bezeichnet),
- Fundusdrüsenpolyp (nach Elster et al. [9] als Drüsenkörperzysten bezeichnet),
- Peutz-Jeghers-Polyp,
- juveniler Polyp,
- Pankreasheterotopie,
- Cronkhite-Canada-Polypose,
- entzündlicher fibroider Polyp.

S 3 Datum des Auftretens der ersten Symptome

Als Symptome gelten die im Abschnitt I.D des Erhebungsbogens auf S. 15.5 angeführten. Falls eine genaue Angabe des Monats nicht möglich ist, sollen die entsprechenden Kodierkästchen leergelassen werden. Bei unbekanntem Datum Kästchen streichen!

S 4 Gewichtsverlust

Als Gewichtsverlust zählt nur die unbeabsichtigte Abnahme des Körpergewichts um mindestens 2 kg innerhalb der letzten 3 Monate.

S 5 Blutung/Anämie

Hier werden sowohl Makro- als auch Mikroblutungen (sowohl Blut im Stuhl als auch Bluterbrechen) sowie auch dadurch bedingte Anämien erfaßt.

S 6 Tumorlokalisation

Zunächst wird der Ausgangspunkt des Tumors dokumentiert. Bei Tumoren, die mehr als einen der 4 Unterbezirke (Antrum und Pylorus gelten für Klassifikationszwecke als *ein* Unterbezirk) betreffen, erfolgt die Zuordnung zu dem Unterbezirk, in dem der größere Tumoranteil gelegen ist. Betrifft ein Tumor 2 Unterbezirke zu gleichen Teilen, so ist C 16.8 (mehrere Teilbereiche überlappend) zu verschlüsseln. Dies gilt auch für Tumoren mit Totalbefall oder Fast-Totalbefall des Magens.

Im Block „Befallene Magenunterbezirke" wird jeder befallene Magenabschnitt vermerkt, unabhängig von der Ausdehnung des Befalls.

Im Block „Zirkumferentielles Wachstum" wird ebenfalls für jeden Teil des Magens der Befall registriert. Bei zirkulären Tumoren sind alle 4 Teile als befallen anzukreuzen. Maßgebend ist der Tumorteil, in dem die Ausbreitung am größten ist. Wenn ein Tumor z. B. im Antrum zirkulär ist und im Korpus nur die kleine Kurvatur befällt, werden alle 4 Teile als befallen vermerkt.

S 7 Invasionstiefe

Als „Ligamente" gilt das perimuskuläre Binde- und Fettgewebe im Bereich der nicht-peritonealisierten Magenabschnitte wie kleines Netz, Lig. hepatogastricum, Lig. gastrocolicum, Mesocolon transversum oder großes Netz. Invasion dieser Strukturen ohne Perforation der Serosa gilt als T/pT 2 [49].

Duodenum und Ösophagus gelten bezüglich der Invasionstiefe nicht als Nachbarorgane. Sind Ösophagus oder Duodenum vom Primärtumor mitbefallen, so ist das Ausmaß der Tiefe der Infiltration in diesen mitbefallenen Organen für die Bestimmung der Invasionstiefe mitzuberücksichtigen. Gelegentlich kann die Invasion im Ösophagus oder im Duodenum tiefer reichen als im Magen selbst. Dann gilt das weitestreichende Eindringen, unbeschadet, ob es im Magen, Duodenum oder Ösophagus zu beobachten ist.

S 8 Regionäre Lymphknoten

Regionäre Lymphknoten für den Magen sind die perigastrischen Lymphknoten entlang der kleinen und großen Kurvatur und die Lymphknoten entlang den Aa. gastrica sinistra, hepatica communis, lienalis und coeliaca (Abb. 15.1 und 15.2). Befall von allen anderen intraabdominalen Lymphknoten (hepatoduodenale, retropankreatische, mesenteriale, paraaortale Lymphknoten) gilt als Fernmetastasierung (Ausnahme bei Karzinomen im voroperierten Magen — s. S. 15.26).

Metastasen in intrathorakalen parösophagealen Lymphknoten gelten bei Tumoren mit Übergreifen auf den Ösophagus als regionäre Lymphknotenmetastasen, bei auf den Magen beschränkten Tumoren jedoch als Fernmetastasen.

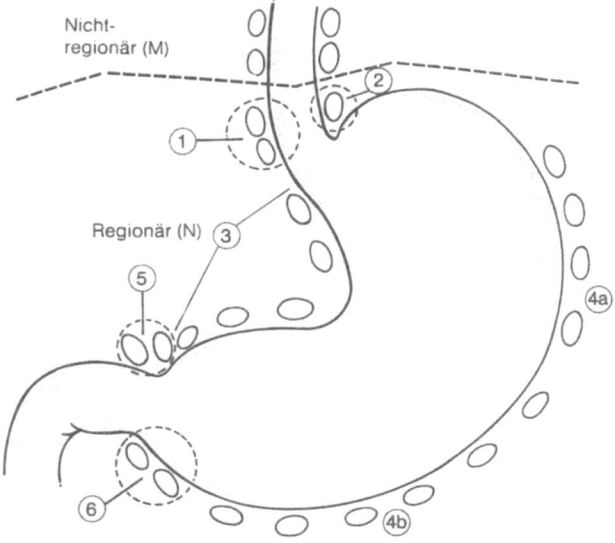

Abb. 15.1. Regionäre perigastrische Lymphknoten (Kompartiment I); 1, 3, 5: an kleiner Kurvatur; 2, 4a, b, 6: an großer Kurvatur. (Aus TNM-Atlas 1993 [48])

Gruppen-Nummer	Lymphknotengruppe	Kompartiment
1	Kardia rechts	
2	Kardia links	
3	Kleine Kurvatur	
4a	Große Kurvatur links	I
4b	Große Kurvatur rechts	
5	Oberhalb Pylorus	
6	Unterhalb Pylorus	
7	A. gastrica sinistra	
8	A. hepatica communis	
9	Truncus coeliacus	II
10	Milzhilus	
11	A. lienalis	
12	Lig. hepatoduodenale (A. hepatica propria)	
13	Hinter Pankreasoberrand	
14	Mesenterialwurzel	III
15	A. colica media	
16	Um Aorta abdominalis	
17	Andere intraabdominale Lymphknoten	
110	Parösophageale Lymphknoten oberhalb des Zwerchfells (intrathorakal)	

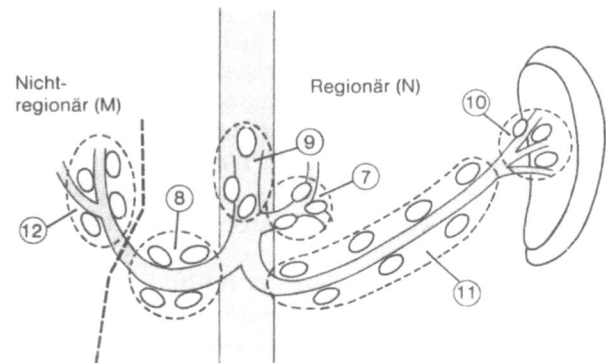

Abb. 15.2. Regionäre Lymphknoten des Kompartiment II; 7: an der A. gastrica sinistra; 8: an A. hepatica communis; 9: an A. coeliaca; 10: am Milzhilus; 11: an A. lienalis; 12: hepatoduodenale Lymphknoten. (Aus TNM-Atlas 1993 [48])

Die regionären Lymphknoten des Magens können in 2 Kompartimente (I und II) unterteilt werden. Die nichtregionären abdominalen Lymphknoten werden als Lymphknotenkompartiment III bezeichnet.

Innerhalb des Kompartiments I ist für die N- bzw. pN- Klassifikation eine Unterteilung nach der Entfernung der befallenen Lymphknoten vom makroskopisch erkennbaren Tumorrand von Bedeutung. Als Grenze gilt hier 3 cm.

Die regionären und nichtregionären abdominalen Lymphknoten werden nach den Vorschlägen der Japanese Research Society for Gastric Cancer [26] in verschiedene Gruppen unterteilt und numeriert.

Befall der Lymphknotengruppe 1–6 kann entweder (p)N1 oder (p)N2 sein.

- (p)N1 liegt vor, wenn alle befallenen Lymphknoten nicht weiter als 3 cm vom makroskopisch erkennbaren Tumorrand entfernt sind;
- (p)N2 liegt vor, wenn wenigstens ein befallener Lymphknoten weiter als 3 cm vom makroskopisch erkennbaren Tumorrand entfernt ist.

Befall wenigstens einer der Lymphknotengruppen 7–11 entspricht (p)N2.

Befall von Lymphknotengruppen 12 und höher wird stets als Fernmetastasierung klassifiziert.

Ausnahmen:
1) Bei Magenkarzinomen mit Übergreifen auf den Ösophagus gilt Befall der Gruppe 110 als regionärer Lymphknotenbefall.
2) Bei Karzinomen an der Anastomose zwischen Magenstumpf und Dünndarm gelten die Lymphknoten im Mesenterium der zur Anastomose verwendeten Dünndarmschlinge als regionär [49].

Magenkarzinom

S 9 Klinische TNM-Klassifikation

C-Faktor

Primärtumor	C1:	Klinische Untersuchung, Standardröntgenaufnahmen, Gastroskopie
	C2:	Externe Sonographie, endoluminale Sonographie, CT, NMR, Laparoskopie, Biopsie, Zytologie
	C3:	Chirurgische Exploration einschließlich Biopsie und Zytologie
Regionäre Lymphknoten	C1:	–
	C2:	Externe Sonographie, endoluminale Sonographie, CT, NMR
	C3:	Chirurgische Exploration einschließlich Biopsie und Zytologie
Fernmetastasen	C1:	Klinische Untersuchung, Standardröntgenaufnahmen
	C2:	Externe Sonographie, endoluminale Sonographie, CT, NMR, nuklearmedizinische Untersuchungen, Laparoskopie, Biopsie, Zytologie
	C3:	Chirurgische Exploration mit Biopsie und Zytologie

S 10 Makroskopischer Tumortyp nach Borrmann

Fortgeschrittene Karzinome (d.h. Karzinome, die nicht der Definition des Frühkarzinoms entsprechen, also wenigstens die Muscularis propria erreicht haben [(p)T2–(p)T4]), werden nach ihrem makroskopischen Typ entsprechend den Vorschlägen von Borrmann [5] klassifiziert. Hierbei wird unterschieden (Abb. 15.3):

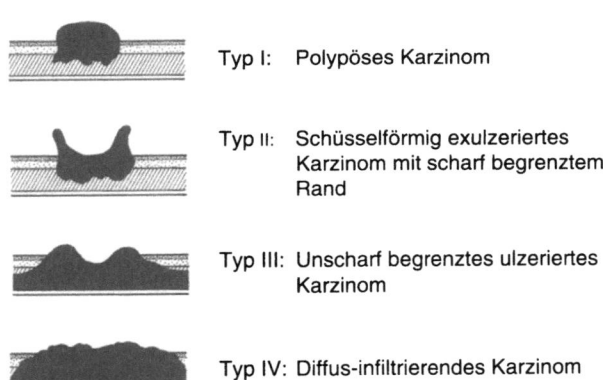

Abb. 15.3. Makroskopischer Tumortyp. (Nach Borrmann [5])

Die Bedeutung des Borrmann-Typs liegt darin, daß beim Typ III und IV die makroskopische Beurteilung des Tumorrandes schwierig, wenn nicht unmöglich ist. Ob der Borrmann-Typ ein selbständiger prognostischer Faktor ist, wird noch kontrovers beurteilt (Literatur bei [20]).

S 11 Makroskopischer Frühkarzinomtyp

Die Japanische Gesellschaft für gastroenterologische Endoskopie hat die Magenfrühkarzinome nach ihrem makroskopischen Erscheinungsbild (endoskopisch, radiologisch oder pathologisch beurteilt) in 3 Haupttypen (I–III) unterteilt und beim Typ II noch 3 Untergruppen (a, b, c) vorgeschlagen [36], (Abb. 15.4). Neben reinen Typen kommen häufig auch Kombinationsformen vor, wobei II c + III und III + II c am häufigsten sind.

Typen des Frühkarzinoms:

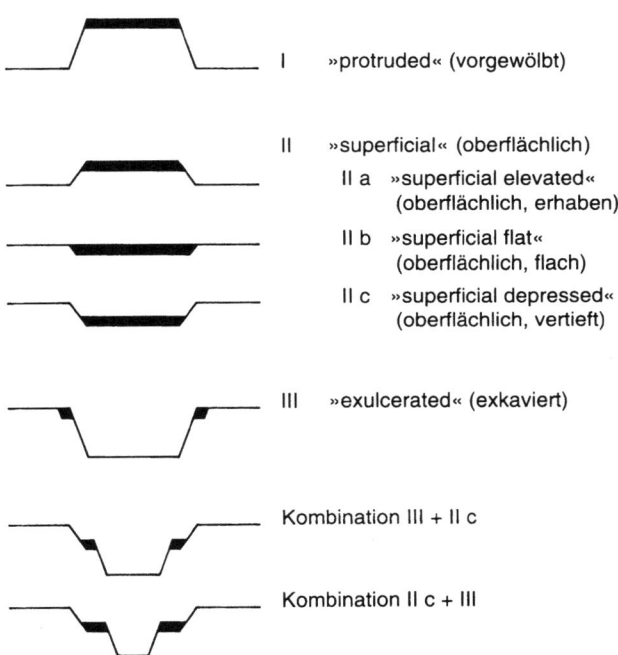

Abb. 15.4. Makroskopischer Frühkarzinomtyp. (Nach Rösch [40])

Die systematische Unterteilung der Magenfrühkarzinome nach ihrem makroskopischen Typ hat großen didaktischen Wert und hat die endoskopische und radiologische Diagnostik von Magenfrühkarzinomen entscheidend gefördert [40]. Ihre praktische Bedeutung liegt auch darin, daß hiermit die Entnahme von Biopsien mitbestimmt wird. Insbesondere ist zu beachten, daß beim Typ II c maligne Formationen am Grund, beim Typ III am Rande angetroffen werden. Die Typen I und II a sind meist Intestinalkarzinome; diffuse Karzinome finden sich vorwiegend unter den Typen II c und III. Der Frühkarzinomtyp stellt keinen selbständigen Prognosefaktor dar.

Der makroskopische Frühkarzinomtyp zeigt gewisse Beziehungen zur Häufigkeit von regionären Lymphknotenmetastasen, wobei diese am häufigsten beim Typ I beobachtet werden [46]. Andererseits gilt der Typ I als der am langsamsten wachsende Typ, der am spätesten Progredienz zum fortgeschrittenen Karzinom zeigt [52].

S 12 Klinischer Response nach präoperativer Chemotherapie

Die Beurteilung erfolgt nach den Empfehlungen der Japanese Research Society for Gastric Carcinoma [26]. Hierbei ist zunächst aufgrund von Röntgenbefund oder Endoskopie eine Unterteilung in a-, b- oder c-Läsion vorzunehmen:

a-Läsion: meßbare Läsion,
b-Läsion: nicht meßbare, aber beurteilbare Läsion,
c-Läsion: diffus-infiltrative Läsion.

Die Definitionen für die Grade des Response sind:

Kompletter Response:
Verschwinden des Tumors für mindestens 4 Wochen.

Partieller Response (PR):
- a-Läsion: mindestens 50%ige Reduktion des Produktes von größtem Tumordurchmesser und dazu senkrechtem Durchmesser bzw. mindestens 30%ige Reduktion des nur in einer Richtung meßbaren Tumordurchmessers für mindestens 4 Wochen
- b-Läsion: ausgeprägte Regression und Abflachung einer erhabenen oder ulzerösen Läsion, geschätzt auf mehr als 50%, für mindestens 4 Wochen
- c-Läsion: Vergrößerung des Magenlumens in der befallenen Region um mehr als 50% für mindestens 4 Wochen

No change (NC):
- a- und b-Läsion: Entweder keine Veränderung oder Verminderung des Tumors ohne Erfüllung der Kriterien für einen partiellen Response oder Vergrößerung des Produktes der größten Tumordurchmesser bzw. des nur in einer Richtung meßbaren größten Durchmesser um weniger als 25%
- c-Läsion: Magenlumen in der befallenen Region unverändert oder vergrößert um 50% oder weniger für mindestens 4 Wochen

Minor Response (MR):
Innerhalb der Kategorie „No change" kann zusätzlich diese Kategorie abgegrenzt werden. Sie ist wie folgt definiert:
- a-Läsion: bei zweidimensionaler Messung Verringerung des Produktes der zwei größten Durchmesser um mindestens 25% oder bei Messung nur in einer Richtung Verringerung des größten Tumordurchmessers um mindestens 15%, wobei die Dauer dieser Veränderung auch weniger als 4 Wochen betragen kann
- b-Läsion: Veränderung eines partiellen Response (siehe oben), der aber nicht mindestens 4 Wochen anhält, oder Regression und Abflachung einer erhabenen oder ulzerösen Läsion für mindestens 4 Wochen, aber geschätzt auf weniger als 50%
- c-Läsion: Veränderungen wie bei partieller Läsion für weniger als 4 Wochen

Progression (PD):
- a- und b-Läsion: Zunahme der Läsion um 25% oder mehr oder Auftreten zusätzlicher neuer Läsionen
- c-Läsion: Zunahme der Läsion (unbeschadet des Ausmaßes) oder Auftreten zusätzlicher neuer Läsionen

S 13 Datum der definitiven chirurgischen Behandlung

Als „Datum der definitiven chirurgischen Behandlung" gilt bei mehrzeitigem Vorgehen der Tag, an dem der am weitesten ausgedehnte Eingriff durchgeführt wird. Zum Beispiel ist bei zunächst vorgenommener Polypektomie und danach angeschlossener radikaler Resektion die letztere die definitive Karzinomoperation, und zwar auch dann, wenn bei der 2. Operation kein Tumorgewebe mehr erkennbar ist.

S 14 Operateur

In der Dokumentation „Magenkarzinom" wird auch der Operateur festgehalten. Dabei wird an den einzelnen Kliniken ein örtlicher Code festgelegt, der anonym bleibt. Maßgebend ist der Operateur der definitiven chirurgischen Behandlung (s. S 13). Für das Magenkarzinom wird heute auch der Operateur als wichtiger prognostischer Faktor angesehen, weshalb in einer seit 1994 laufenden prospektiven Studie zur neoadjuvanten Therapie des Magenkarzinoms in England eine Stratifikation nach Operateur erfolgt. (Anfragen an Mr. W. Allum, Secretary of the British Stomach Cancer Group, Department of Surgery, Epsom General Hospital, Dorking Road, Epsom, Surrey KT18 7EG, UK.)

S 15 Splenektomie

Eine Splenektomie ist iatrogen bedingt, wenn es während der Operation zu einem unbeabsichtigten Einriß der Milz kommt und deshalb die Milz entfernt wird. Eine onkologisch geplante Splenektomie wird durchgeführt, um eine evtl. Metastasierung am Milzhilus oder einen lokal in die Milz penetrierten Tumor zu beseitigen.

S 16 Operationserweiterung

Eine Mitentfernung des untersten, intraabdominalen Ösophagusabschnittes gilt *nicht* als Operationserweiterung.

Bei jeder Mitentfernung von Nachbarorganen ist festzuhalten, ob diese Entfernung en bloc oder in 2 oder mehreren Teilen (d.h. getrennt) erfolgte.

S 17 Rekonstruktion

Für die Rekonstruktion des Defektes nach Magenresektion oder Gastrektomie gibt es zahlreiche unterschiedliche Verfahren. Im Schlüssel zu diesem Item sind nur die in Deutschland am häufigsten verwendeten Methoden angeführt, und zwar unter 1–3 jene, die nur bei Resektionen angewendet werden, unter 4–8 jene bei Gastrektomie. Alle übrigen Verfahren sollen unter „Sonstiges" verschlüsselt werden.

S 18 Örtliche Tumorzelldissemination

Eine örtliche Tumorzelldissemination erfolgt, wenn während der Operation Tumorgewebe eingerissen oder wenn durch Tumorgewebe geschnitten wird. Letzteres kann bei der Mobilisation des Tumors erfolgen, ohne daß die Magenlichtung erreicht wird; weiterhin bei unradikalen Resektionen (Tumor an den Resektionslinien) oder wenn zunächst eine Resektion vorgenommen wird, bei der durch Tumor geschnitten, danach aber in der gleichen Sitzung weiteres Gewebe oral oder aboral oder an Nachbarorganen reseziert wird und dann die Entfernung im Gesunden erfolgt.

S 19 Nachblutung

Als Nachblutungen werden nur Blutungen erfaßt, die kreislaufwirksam sind oder Bluttransfusionen oder Reinterventionen erfordern.

S 20 Histologischer Typ

Die histologische Typisierung von Magenkrebsen ist entsprechend der 2. Auflage der WHO-Klassifikation [51] entweder nach der traditionellen Klassifikation oder nach der Laurén-Klassifikation bzw. der Ming-Klassifikation möglich (s. auch [22]).

Die traditionelle Klassifikation ist zwar vielfach in Verwendung (insbesondere auch in Japan), hat aber den Nachteil einer geringen Relevanz für die Therapiewahl, während die Laurén- und die Ming-Klassifikation das chirurgische Vorgehen maßgeblich bestimmen [11, 21, 23, 24, 25]. Laurén- und Ming-Klassifikation sind diesbezüglich gleichwertig. Üblicherweise wird an fast allen Zentren die auch vom AJCC 1988 und 1992 [1, 2] empfohlene Laurén-Klassifikation verwendet. Daher ist im vorliegenden Bogen die Verwendung der Laurén-Klassifikation obligat, die der Ming-Klassifikation fakultativ.

Nach der *traditionellen Klassifikation* der Magenkrebse wird zwischen den nachstehenden Tumortypen unterschieden.

Tumortyp	ICO-O-Code-Nr.
Papilläres Adenokarzinom	8260/3
Tubuläres Adenokarzinom	8211/3
Muzinöses Adenokarzinom	8480/3
Siegelringzellkarzinom	8490/3
Adenosquamöses Karzinom	8560/3
Plattenepithelkarzinom	8070/3
Kleinzelliges Karzinom	8041/3
Undifferenziertes Karzinom	8020/3

Bei den häufigen Magenkarzinomen, bei denen mehrere unterschiedliche Strukturen erkennbar sind, erfolgt die Einordnung nach dem überwiegenden Anteil (vgl. S 24).

Sehr selten vorkommende Formen sind:

Chorionkarzinom	9100/3
Embryonalkarzinom	9070/3
Parietalzellkarzinom[a]	8213/3
Hepatoides Karzinom[a]	8214/3
Medulläres Karzinom mit lymphoidem Stroma	8512/3[b]

[a] Für diesen Tumor ist in der ICD-O keine Code-Nummer vorgesehen. Es wird vorgeschlagen, die angegebene Notation zu verwenden.
[b] Die Code-Nummer 8512/3 ist nach der ICD-O dem entsprechenden Tumor der Mamma vorbehalten. Wegen gleicher Morphologie und gleicher Bezeichnung wird empfohlen, diese Nummer auch für den entsprechenden Tumor im Magen zu verwenden.

Das 1984 erstmals beschriebene *Parietalzellkarzinom* des Magens [6] besteht ausschließlich aus runden bis polygonalen Zellen mit reichlich eosinophil granuliertem Zytoplasma, ähnlich den Parietalzellen. (Solche Zellen kommen in etlichen Adenokarzinomen vereinzelt verstreut vor.)

Als *hepatoides Karzinome* (Literaturübersicht bei [31]) werden Magenkarzinome bezeichnet, die neben drüsiger Differenzierung auch Areale hepatoider Differenzierung aufweisen. In diesen finden sich kubische oder polygonale Zellen mit reichlich eosinophilem oder klarem Zytoplasma, die trabekulär oder solide angeordnet sind. AFP läßt sich im Serum und immunhistologisch in Tumorzellen nur in einem Teil der Fälle nachweisen. Dementsprechend kann zwischen AFP-positiven und AFP-negativen hepatoiden Karzinomen unterschieden werden, wobei aber zwischen diesen beiden Formen keine wesentlichen prognostischen Unterschiede bestehen. Das hepatoide Karzinom ist prognostisch relativ ungünstig, zeigt oft Veneninvasion und Lebermetastasen. Der Tumor ist vom AFP-positiven Magenkarzinom ohne hepatoide Differenzierung zu unterscheiden [37].

Das *medulläre Karzinom mit lymphoidem Stroma* ist gekennzeichnet durch Karzinomformationen in trabekulärer, mikroalveolärer oder unreif-drüsiger Anordnung und ein Stroma, das in allen Abschnitten mit reichlich Lymphozyten und Plasmazellen infiltriert ist [50]. Der Großteil dieser Tumoren ist mit Epstein-Barr-Virus assoziiert. Die Prognose ist günstiger als bei sonstigen Magenkarzinomen (neuere Literaturübersicht bei [39]).

Die *Laurén-Klassifikation* [29] unterscheidet zwischen Intestinal- und diffusem Typ. Die entsprechenden Code-Nummern der ICD-O sind 8144/3 für den Intestinaltyp und 8145/3 für den diffusen Typ. Die Klassifikation bei Tumoren mit intestinalen *und* diffusen Strukturen unterscheidet sich je nach der Zielsetzung der Studie. Für *klinische Zwecke* (Therapiewahl, Analyse der Therapieergebnissse) werden alle Tumoren, die irgendwo Strukturen eines diffusen Karzinoms zeigen, als diffuser Typ klassifiziert. Vom Intestinalkarzinom wird nur dann gesprochen, wenn überall intestinale Strukturen vorliegen [51]. Dieses Vorgehen ist für die Verschlüsselung in diesem Abschnitt maßgeblich. Die Diagnose eines Mischtyps ist bei dieser klinisch orientierten Klassifikation nicht vorgesehen.

Bei *epidemiologischen und histogenetischen Untersuchungen* werden histologisch nicht einheitlich strukturierte Tumoren nach dem überwiegenden Anteil klassifiziert [35]. Für solche Fragestellungen darf nicht die Verschlüsselung in diesem Abschnitt herangezogen werden, sondern sind die Daten der Rubrik „Unterschiedliche histologische Strukturen" im Abschnitt III. C. (s. S 24) zu berücksichtigen. Für epidemiologische und histogenetische Zwecke ist auch die Kategorie „Mischtyp" vorgesehen, und zwar für Tumoren, bei denen die intestinale und die diffuse Komponente zu gleichen Anteilen vorhanden ist.

Die *Ming-Klassifikation* [32] berücksichtigt ausschließlich das Verhalten am Tumorrand. Wenn das Wachstum hier in *allen* untersuchten Abschnitten expansiv ist, wird der Tumor als expansiver Typ bezeichnet. Ist das Randwachstum teils expansiv, teils infiltrativ, wird der Tumor als infiltratives Karzinom klassifiziert.

Folgende Tumortypen der traditionellen Klassifikation werden *nicht* nach Laurén und Ming klassifiziert und dort als „E = Entfällt (Sondertyp)" verschlüsselt:

- adenosquamöses Karzinom,
- Plattenepithelkarzinom,
- Chorionkarzinom,
- Embryonalkarzinom,
- Parietalzellkarzinom,
- hepatoides Karzinom,
- medulläres Karzinom mit lymphoidem Stroma.

S21 Grading

Zwischen histologischem Typ und Grading bestehen folgende Beziehungen:

Histologischer Typ	Mögliches Grading	
	vierstufig	zweistufig
Traditionelle Klassifikation		
Adenokarzinom, tubulär	G1–3	L/H
Adenokarzinom, papillär	G1–3	L/H
Adenokarzinom, muzinös	G1–3	L/H
Siegelringzellkarzinom	G3	H
Adenosquamöses Karzinom	G1–3	L/H
Plattenepithelkarzinom	G1–3	L/H
Kleinzelliges Karzinom	G4	H
Undifferenziertes Karzinom	G4	H
Chorionkarzinom	GX	GX
Embryonalkarzinom	GX	GX
Parietalzellkarzinom	GX	GX
Laurén-Klassifikation		
Intestinaltyp	G1–3	L/H
Diffuser Typ	–	H
Ming-Klassifikation		
Expansiver Typ	G1–3	L/H
Infiltrativer Typ	–	H

Ein quantitatives *Grading* wurde in der deutschen TNM-Studie nach Vorschlägen von Schmitz-Moormann [43] verwendet.

Unterschiede im Zelltyp	fehlend	0
	leicht	1
	mittel	2
	stark	3
Kernpolymorphie und -hyperchromasie	fehlend	0
	leicht	1
	mittel	2
	stark	3
Mitosen pro Gesichtsfeld (Vergr. 400×)	fehlend	0
	1	1
	2–3	2
	>3	3
Punktezahl	0–1	G1
	2–6	G2
	>6	G3

S22 Lymphknotengruppen

Obligatorisch ist die Angabe, ob die verschiedenen angeführten Lymphknotengruppen (in Kompartiment I jeweils unterteilt nach Entfernung vom Tumorrand) tumorfrei sind, ob sie Metastasen enthalten oder ob sie nicht untersucht wurden.

Fakultativ ist die Angabe der Anzahl der jeweils in den einzelnen Gruppen untersuchten und befallenen Lymphknoten. Gleiches gilt auch für die Angaben über die abdominalen nicht-regionären und die parösophagealen Lymphknoten oberhalb des Zwerchfells.

S 23 Nur histologisch nachweisbare Multizentrizität

Bisweilen finden sich neben einem (oder mehreren) makroskopisch erkennbaren Primärtumor(en) zusätzlich kleine isolierte, nur mikroskopisch erkennbare, weitere karzinomatöse Areale in der Schleimhaut, gelegentlich auch der Submukosa. Nur solche zusätzlichen Tumorareale werden hier erfaßt.

S 24 Unterschiedliche histologische Strukturen (in %)

Bei vielen Magenkarzinomen finden sich unterschiedliche histologische Strukturen. Diese werden hier in prozentualen Anteilen angegeben und zwar getrennt für die traditionelle Klassifikation und für die Laurén-Klassifikation.

Bei uniform gebauten Tumoren wird bei der entsprechenden Struktur „98" eingetragen, die Kästchen für die anderen Komponenten werden freigelassen.

S 25 Histopathologischer Response nach präoperativer Chemotherapie

Die früher vorgenommene Beurteilung nach Kiyabu et al. [28] wird seit 1993 durch eine neue Gradierung der Japanese Research Society for Gastric Cancer [26] ersetzt. Die hierbei vorgesehenen Regressionsgrade sind wie folgt definiert:

Grad 0 (keine Regression):
Keine Veränderungen; weder Nekrosen noch zelluläre oder strukturelle Veränderung zu sehen (als zelluläre Veränderungen gelten Ballonierung oder Vakuolisierung der Zellen und Kernpyknosen, als strukturelle Veränderung Verminderung und Desorganisation der drüsigen Strukturen)

Grad 1 (Geringe Regression):
Nekrose oder Verschwinden des Tumors und/oder zelluläre oder strukturelle Veränderungen

- in weniger als 1/3 des Tumors   Grad 1 a
- in 1/3 des Tumors oder mehr, aber
  in nicht mehr als 2/3 des Tumors   Grad 1 b

Grad 2 (mäßiggradige Regression):
Nekrose oder Verschwinden des Tumors in mehr als 2/3 des Tumors; aber noch vitale Tumorzellen erkennbar

Grad 3 (ausgeprägte Regression):
Tumor komplett nekrotisch und/oder komplett durch Fibrose (mit oder ohne granulomatöse Veränderungen) ersetzt; keine vitalen Tumorzellen nachweisbar

S 26 Peritumoröse Entzündung

Eine ausgeprägte entzündliche Infiltration wird dann diagnostiziert, wenn in mehr als 40% des Tumorrandes entzündliche Infiltrate mit Lymphozyten, Plasmazellen und/oder Granulozyten feststellbar sind [44].

S 27 Desmoplasie

Ausgeprägte Desmoplasie wird dann diagnostiziert, wenn sich in mehr als 40% der Gesamtfläche des Tumors ein fibröses Tumorstroma findet [44].

S 28 Grenzlymphknotenbefall

Als Grenzlymphknoten gelten jene Lymphknoten eines Lymphabflußgebietes, die am weitesten vom Tumor entfernt und am nächsten der Resektionslinie gelegen sind.

S 29 Dysplasie

Bei Dysplasien, die im wegen Karzinoms resezierten Magen gefunden werden, wird zwischen solchen unterschieden, die in direktem Zusammenhang mit dem Karzinom stehen („Ausläufer") und solchen, die vom Tumor isoliert nachzuweisen sind („Mitläufer") [16]. Flache Dysplasien liegen im Niveau der Schleimhaut oder sind zentral eingesunken oder imponieren als flache Verbreiterungen der Schleimhaut bis maximal auf das Doppelte der Schleimhautdicke. Sie werden auch als „flat adenoma" bezeichnet. Polypoide Dysplasien entsprechen den epithelialen neoplastischen Polypen oder Adenomen [19]. (Neuere Literaturübersicht bei [3].)

S 30 Gastritis

Die Klassifikation der bei Magenkrebsen vielfach vorhandenen Gastritis erfolgt nach der *Sydney-Klassifikation* [33]. Hierbei werden Morphologie, Lokalisation und Ätiologie getrennt beschrieben.

Zur Charakterisierung der *Morphologie* werden die folgenden 5 Parameter benutzt und dabei jeweils die Schwere durch die Kategorien „keine", „gering", „mäßig" oder „schwer" festgehalten:

a) Entzündung: berücksichtigt werden hier nur chronische Entzündungszellen (Lymphozyten, Plasmazellen) in der Lamina propria;
b) Atrophie: entsprechend der Reduktion der Drüsen;
c) Aktivität: beurteilt nach der Anwesenheit von neutrophilen Granulozyten in der Lamina propria und/oder intraepithelial;
d) intestinale Metaplasie: unter zusammenfassender Beurteilung aller Typen (s. unten);
e) färberischer Nachweis von Helicobacter (H.) pylori.

Aus Gründen der Histogenese empfiehlt sich die *Unterteilung der intestinalen Metaplasie* in 3 Typen, entsprechend den Vorschlägen von Filipe [10] in Anlehnung an Jass [27] und Morson et al. [34].

Merkmal	Typ I	Typ II	Typ III
Architektur	Regelmäßig angeordnete gestreckte Krypten	Krypten verlängert, leicht geschlängelt und etwas unregelmäßig angeordnet	Unterschiedlich stark gestörte Kryptenarchitektur
Vorwiegender Zelltyp	Reife Enterozyten (Saum- oder Resorptionszellen) mit gut ausgebildetem Stäbchensaum	Reife Enterozyten selten oder fehlend; im Vordergrund unterschiedlich differenzierte Zylinderzellen (Intermediärzellen) ohne voll ausgeprägten Stäbchensaum	Keine reifen Enterozyten, nur gering differenzierte Intermediärzellen
Muzinsekretion dieser Zellen	Keine	Vorwiegend neutrale Muzine und/oder geringe Mengen von Sialomuzinen	Vorwiegend Sulfomuzine
Paneth-Zellen	Regelmäßig vorhanden	Selten	Meist fehlend

Anmerkung:
Bei allen 3 Typen kommen Becherzellen vor, deren Muzintyp wechselt und für die Typenbestimmung nicht maßgeblich ist.

Typ I stellt eine komplette intestinale Metaplasie dar, Typ II und III entsprechen einer inkompletten intestinalen Metaplasie. Typ I entspricht der enteralen, Typ II einer gastroenteralen oder enterogastrischen und Typ III einer kolischen bzw. enterokolischen Form der intestinalen Metaplasie nach Heilmann [14, 15]. Nur Typ III ist ein Marker für ein erhöhtes Karzinomrisiko.

Nach der *Lokalisation* wird zwischen einer Antrumgastritis, einer Korpusgastritis (worunter Befall von Korpus und Fundus verstanden wird) und einer Pangastritis unterschieden. Letztere kann entweder im Antrum oder im Korpus/Fundus stärker ausgeprägt sein.

Für die *Ätiologie* sind der H. pylori-Nachweis, die Lokalisation und die Atrophie wesentlich. Typischerweise ist die H. pylori-assoziierte Gastritis eine Antrumgastritis, die Autoimmungastritis eine chronische, vorwiegend Korpus/Fundus befallene Gastritis mit schwerer Atrophie und häufiger intestinaler Metaplasie. Unter den verschiedenen Sonderformen ist in Zusammenhang mit Karzinomen in erster Linie die sog. reaktive Antrumgastritis in Verbindung mit Gallereflux von Bedeutung. Histologisch sind hierbei foveoläre Hyperplasie, Ödem, Hyperämie, gelegentliche Fibrose und eine relativ geringe Zahl von Entzündungszellen zu beobachten. Eine solche reaktive Gastritis wird auch im Magenstumpf nach vorangegangener Resektion beobachtet.

S31 Histologische Befunde an den Resektionsrändern

Lokoregionäre Unradikalität ist am häufigsten im Bereich des Halteapparates zu erwarten [16]. Daher kommt der histologischen Untersuchung der Resektionslinien am kleinen Netz und Lig. hepatoduodenale, am Lig. gastrocolicum und an der Adventitia in den nicht-peritonealisierten Abschnitten besondere Bedeutung zu.

Die histologische Untersuchung des oralen und aboralen Resektionsrandes ist nur erforderlich, wenn der Tumor makroskopisch hiervon weniger als 5 cm (gemessen am frischen, nicht ausgespannten Resektat) entfernt ist.

Literatur

[1] American Joint Committee on Cancer (AJCC) (1988) Manual for staging of cancer, 3rd edn. (Beahrs OH, Henson DE, Hutter RVP, Myers MH, eds). Lippincott, Philadelphia

[2] American Joint Committee on Cancer (AJCC) (1992) Manual for staging of cancer, 4th edn. (Beahrs OH, Henson DE, Hutter RVP, Kennedy JB, eds). Lippincott, Philadelphia

[3] Bearzi I, Brancorsini D, Santinelli A, Rezai B, Mannello B, Ranaldi R (1994) Gastric dysplasia: A ten-year follow-up study. Pathol Res Pract 190:61–68

[4] Böttcher K, Roder JD, Busch R, Fink U, Siewert JR, Hermanek P, Meyer HJ für die Deutsche Magenkarzinom-Studiengruppe (1993) Epidemiologie des Magenkarzinoms aus chirurgischer Sicht. Ergebnisse der Deutschen Magenkarzinomstudie 1992. Dtsch Med Wochenschr 118:729–736

[5] Borrmann R (1926) Geschwülste des Magens. In Henke FU, Lubarsch O (Hrsg) Handbuch der speziellen pathologischen Anatomie und Histologie, Bd IV/1. Springer, Berlin

[6] Capella C, Frigerio B, Cornaggia M, Solcia E, Pinzou-Trujillo Y, Chejfec G (1984) Gastric parietal cell carcinoma – a newly recognized entity; light microscopic and ultrastructural features. Histopathology 8:813–824

[6a] Deutsche Krebsgesellschaft (1995) Diagnostische Standards in der Onkologie – Lungen-, Magen-, Pankreas- und kolorektales Karzinom. (Hermanek, P, Hrsg). Zuckschwerdt, München Bern Wien San Francisco

[7] Dooley CP, Cohen H (eds) (1993) Helicobacter pylori infection. Saunders, Philadelphia

[8] Elster K (1976) Histological classification of gastric polyps. Curr Topics Pathol 63:77–93

[9] Elster K, Eidt H, Ottenjann R, Rösch W, Seifert E (1977) Drüsenkörperzysten, eine polypoide Läsion der Magenschleimhaut. Dtsch Med Wochenschr 102:183–187

[10] Filipe MI (1989) The histochemistry of intestinal mucins. Changes in disease. In: Whitehead R (ed) Gastrointestinal and oesophageal pathology. Churchill Livingstone, Edinburgh London Melbourne New York

[11] Gall FP (1986) Histologie- und stadiengerechte Chirurgie beim Magenkarzinom. In: Gall FP, Hermanek P, Hornig D (Hrsg) Magenkarzinom. Epidemiologie, Pathologie, Therapie, Nachsorge. W. Zuckschwerdt, München Bern Wien San Francisco

[12] Guarner J, Mohar A, Parsonnet J, Halperin D (1993) The association of Helicobacter pylori with gastric cancer and preneoplastic gastric lesions in Chiapas, Mexico. Cancer 71:297–301

[13] Hansson L-E, Engstrand L, Nyrén O, Evans DJO, Lindgren A, Bergström R, Andersson B, et al. (1993) Helicobacter pylori infection: independent risk indicator of gastric adenocarcinoma. Gastroenterology 105:1098–1103

[14] Heilmann K (1978) Gastritis, intestinale Metaplasie, Carcinom. Thieme, Stuttgart

[15] Heilmann KL (1990) Präkanzeröse Konditionen und Läsionen der Magenschleimhaut. Verdauungskrankheiten 8:46–54

[16] Hermanek P (1987) Dysplasia in the gastrointestinal tract: Definitions and clinical significance. Surg Endosc 1:5–10

[17] Hermanek P (1987) A pathologist's checklist for evaluation of patients with gastric carcinoma. Scand J Gastroenterol 22 [Suppl 133]:40–42

[18] Hermanek P (1989) Das Lokalrezidiv – operativ vermeidbar oder biologische Besonderheit? Dtsch Med Wochenschr 114:1380–1382

[19] Hermanek P (1989) Magenkarzinom – Präkanzerosen, Klassifikation und Prognose. In: Hotz J, Meyer H-J, Schmoll H-J (Hrsg) Magenkarzinom. Klassifikation, Diagnostik und stadiengerechte Therapie. Springer, Berlin Heidelberg New York Tokyo

[20] Hermanek P (1991) Die Bedeutung der TNM-Klassifikation für die Beurteilung operierter Magenkarzinompatienten. In: Delbrück H (Hrsg) Krebsnachsorge und Rehabilitation, Bd III: Magenkarzinom. Zuckschwerdt, München Bern Wien San Francisco

[21] Hermanek P, Gall FP (1986) Intestinal and diffuse type of gastric carcinoma. Two clinical entities. J Cancer Res Clin Oncol [Suppl 111]:82

[22] Hermanek P, Wittekind Ch (1993) Histological typing and grading of gastric carcinoma. In: Nishi M, Ichikawa H, Nakajima T, Maruyama K, Tahara E (eds) Gastric cancer. Springer, Berlin Heidelberg New York Tokyo

[23] Hornig D, Hermanek P, Gall FP (1987) The significance of the extent of proximal margins of clearance in gastric cancer surgery. Scand J Gastroenterol 22 [Suppl 133]: 69–71

[24] Husemann B, Altendorf A (1987) Magenkarzinomrezidive – eine vermeidbare Komplikation? In: Jakesz R (Hrsg) Derzeitiger Stand in Diagnose und Therapie des Magenkarzinoms. Facultas, Wien

[25] Husemann B, Altendorf-Hofmann A (1987) Hat der histologische Typ nach Laurén für die Planung des operativen Vorgehens bei kurativer Therapie des Magenkarzinoms Bedeutung? Langenbecks Arch Chir 372:867–868

[26] Japanese Research Society for Gastric Cancer (1995) Japanese classification of gastrie carcinoma. 1st English edition. (Niski M, Omori Y, Miwa K, eds) Kanehara Shuppan Co, Tokyo

[27] Jass JR (1980) The role of intestinal metaplasia in the histogenesis of gastric carcinoma. J Clin Pathol 33: 801–810

[28] Kiyabu M, Leichman L, Chandrasoma P (1992) Effects of preoperative chemotherapy on gastric adenocarcinoma. Cancer 70:2239–2245

[29] Laurén P (1965) The two histologic main types of gastric carcinoma: diffuse and so-called intestinal-type carcinoma. Acta Pathol Microbiol Immunol Scand 64:31–49

[30] Lynch HT, Smyrk TC, Watson P, Lanspa JF, Lynch JF, Lynch PM, Cavalieri RJ, et al. (1993) Genetics, natural history, tumor spectrum, and pathology of hereditary non-polyposis colorectal cancer: an updated review. Gastroenterology 104:1535–1548

[31] Matsunou H, Konishi F, Jalal REA, Yamamichi N, Mukawa A (1994) Alpha-fetoprotein-producing gastric carcinoma with enteroblastic differentiation. Cancer 73: 534–540

[32] Ming SC (1977) Gastric carcinoma. A pathobiological classification. Cancer 39:2475–2485

[33] Misiewicz JJ, Tytgat GNJ, Goodwin CS, Price AB, Sipponen P, Strickland RG, Cheli R (1990) The Sydney system: A new classification of gastritis. Working party reports of the world congresses of gastroenterology. Blackwell, Melbourne Oxford London Edinburgh Boston Paris Berlin Vienna

[34] Morson BC, Jass JR, Sobin LH (1985) Precancerous lesions of the gastrointestinal tract. A histological classification. Baillière Tindall, London Philadelphia Toronto Mexico City Rio de Janeiro Sydney Tokyo Hong Kong

[35] Muñoz N, Correa P, Cuello C, Duque E (1968) Histologic types of gastric carcinoma in high- and low-risk areas. Int J Cancer 3:809–818

[36] Murakami T (1971) Pathomorphological diagnosis. Definition and gross classification of early gastric cancer. Gann Monogr Cancer Res 11:53–55

[37] Nagai E, Ueyama T, Yao T, Tsuneyoshi M (1993) Hepatoid adenocarcinoma of the stomach. Cancer 72: 1827–1835

[38] Nagayo T (1986) Histogenesis and precursors of human gastric cancer. Research and practice. Springer, Berlin Heidelberg New York Tokyo

[39] Nakamura S, Ueki T, Yao T, Ueyama T, Tsuneyoshi M (1994) Epstein-Barr virus in gastric carcinoma with lymphoid stroma. Cancer 73:2239–2249

[40] Rösch W (1989) Endoskopische Kriterien der prämalignen Läsionen und des Magenfrühkarzinoms. In: Hotz J, Meyer H-J, Schmoll H-J (Hrsg) Magenkarzinom. Klassifikation, Diagnostik und stadiengerechte Therapie. Springer, Berlin Heidelberg New York Tokyo

[41] Rohde H, Rau E, Köster R, Gebbensleben B, Stützer H (1987) A surgeon's checklist for a standardized staging procedure in patients with cancer of the stomach. Scand J Gastroenterol 22 [Suppl 133]:36–39

[42] Rohde H, Gebbensleben B, Bauer P, Stützer H, Zieschang J (1989) Has there been any improvement in the staging of gastric cancer? Findings from the German gastric cancer TNM study group. Cancer 64:2465–2481

[43] Schmitz-Moormann P, Pohl C, Hüttich C, Himmelmann GW (1987) Prediction of prognosis in patients with gastric cancer by quantitative morphology and multivariate analysis. Scand J Gastroenterol 22 [Suppl 133]:58–62

[44] Schmitz-Moormann P, Hermanek P, Himmelmann GW (1992) Morphological predictors of survival in early and advanced gastric carcinoma. Pathol Res Pract 118: 296–302
[45] Siewert JR, Böttcher K, Roder JD, Busch R, Hermanek P, Meyer HJ and the German Gastric Carcinoma Study Group (1993) Prognostic relevance of systematic lymph node dissection in gastric carcinoma. Brit J Surg 80: 1015–1018
[46] Takagi K (1986) Surgery of early gastric cancer in Japan. In: Gall FP, Hermanek P, Hornig D (Hrsg) Magenkarzinom. Epidemiologie, Pathologie, Therapie, Nachsorge. Zuckschwerdt, München Bern Wien San Francisco
[47] Tatsuta M, Iishi H, Okuda S, Taniguchi H, Yokota Y (1993) The association of Helicobacter pylori with differentiated-type early gastric cancer. Cancer 72:1841–1845
[48] UICC (1993) TNM-Atlas. Illustrierter Leitfaden zur TNM/pTNM-Klassifikation maligner Tumoren, 3. Aufl. (Spiessl B, Beahrs OH, Hermanek P, Hutter RVP, Scheibe O, Sobin LH, Wagner G, eds). Springer, Berlin Heidelberg New York Tokyo
[49] UICC (1993) TNM Supplement 1993. A commentary on uniform use (Hermanek P, Henson DE, Hutter RVP, Sobin LH, eds). Springer, Berlin Heidelberg New York Tokyo
[50] Watanabe H, Enjoji M, Imai T (1976) Gastric carcinoma with lymphoid stroma: its morphologic characteristics and prognostic correlations. Cancer 38:232–243
[51] Watanabe H, Jass JR, Sobin LH (1990) Histological typing of oesophageal and gastric tumours, 2nd edn. WHO International histological classification of tumours. Springer, Berlin Heidelberg New York Tokyo
[52] Yoshii T, Marino T, Fujimori T (1980) Morphologischer Typ des Frühkarzinoms und seine Wachstumsgeschwindigkeit. In: Beger HG, Bergemann W, Oshima H (Hrsg) Das Magenkarzinom. Frühdiagnose und Therapie. Thieme, Stuttgart New York
[53] Zhang Y-C, Kawai K (1992) Precancerous conditions and lesions of the stomach. Springer, Berlin Heidelberg New York Tokyo

Weiterführende Literatur

Ahlgren JD, Macdonald JS (1992) Gastrointestinal oncology. Lippincott, Philadelphia

Ming SC, Goldman H (1992) Pathology of the gastrointestinal tract. Lippincott, Philadelphia

Nishi M, Ichikawa H, Nakajima T, Maruyama K, Tahara E (1993) Gastric cancer. Springer, Berlin Heidelberg New York Tokyo

Magenkarzinom: Schema zur TNM/pTNM-Klassifikation

		(p)TNM
Primärtumor	☐ Primärtumor kann nicht beurteilt werden	(p)TX
	☐ Kein Anhalt für Primärtumor	(p)T0
	☐ Infiltration von Lamina propria oder Submukosa	(p)T1
	☐ Infiltration der Lamina propria	(p)T1a
	☐ Infiltration der Submukosa	(p)T1b
	☐ Infiltration von Muscularis propria oder Subserosa [1]	(p)T2
	☐ Infiltration der Muscularis propria	(p)T2a
	☐ Infiltration der Subserosa	(p)T2b
	☐ Penetration der Serosa (viszerales Peritoneum), nicht aber benachbarter Strukturen [1,2,3]	(p)T3
	☐ Infiltration benachbarter Strukturen [2,3]	(p)T4

Anmerkungen:

[1] Ein Tumor kann sich über die Muscularis propria in das Lig. gastrocolicum oder hepatogastricum oder in das große oder kleine Netz ausbreiten, ohne das diese Strukturen bedeckende viszerale Peritoneum zu penetrieren. In diesem Fall wird der Tumor als T2 klassifiziert. Findet sich eine Perforation des viszeralen Peritoneums über den gastrischen Ligamenten oder dem großen oder kleinen Netz, ist der Tumor als T3 zu klassifizieren.
[2] Benachbarte Strukturen des Magens sind Milz, Colon transversum, Leber, Zwerchfell, Pankreas, Bauchwand, Nebennieren, Niere, Dünndarm und Retroperitoneum.
[3] Intramurale Ausbreitung in Duodenum oder Ösophagus wird nach der tiefsten Infiltration in diesen Organen oder im Magen klassifiziert.

Regionäre Lymph-knoten [4,5]	☐ Regionäre Lymphknoten können nicht beurteilt werden	(p)NX
	☐ Keine regionären Lymphknotenmetastasen	(p)N0
	☐ Metastasen in perigastrischen Lymphknoten innerhalb 3 cm vom Rand des Primärtumors	(p)N1
	☐ 1–3 Lymphknoten befallen	(p)N1a
	☐ 4–6 Lymphknoten befallen	(p)N1b
	☐ Mehr als 6 Lymphknoten befallen	(p)N1c
	☐ Metastasen in perigastrischen Lymphknoten weiter als 3 cm vom Rand des Primärtumors oder in Lymphknoten entlang der Aa. gastrica sinistra, hepatica communis, lienalis oder coeliaca	(p)N2
	☐ 1–3 Lymphknoten befallen	(p)N2a
	☐ 4–6 Lymphknoten befallen	(p)N2b
	☐ Mehr als 6 Lymphknoten befallen	(p)N2c

Anmerkungen:

[4] Metastasen in gesondert eingesandten perigastrischen Lymphknoten ohne Angabe der Entfernung vom Tumorrand werden als pN1 klassifiziert.
[5] Bei der Zählung der befallenen Lymphknoten werden alle Lymphknoten mit Metastasen berücksichtigt.

Magenkarzinom: Schema zur TNM/pTNM-Klassifikation (Fortsetzung)

		(p)TNM
Fern-metastasen	☐ Vorliegen von Fernmetastasen kann nicht beurteilt werden	(p)MX
	☐ Keine Fernmetastasen	(p)M0
	☐ Fernmetastasen	(p)M1
	☐ Fernmetastasen nur in nicht-regionären Lymphknoten	(p)M1a
	☐ Fernmetastasen an anderen Lokalisationen (ausgenommen Peritoneum und Pleura)	(p)M1b
	☐ Peritoneal- oder Pleurametastasen	(p)M1c

Stadiengruppierung

(p)T	(p)M0			(p)M1
	(p)N0	(p)N1	(p)N2	
1	IA	IB	II	IV
2	IB	II	IIIA	
3	II	IIIA	IIIB	
4	IIIA	IIIB		

TNM: T _____   N _____   M _____

pTNM: pT _____   pN _____   pM _____   Stadium _____

Erfordernisse für pTNM:

pT: Histologische Untersuchung des durch totale oder partielle Gastrektomie entfernten Primärtumors ohne makroskopisch erkennbaren Tumor an den Resektionsrändern oder histologische Untersuchung des durch endoskopische Polypektomie oder lokale Exzision entfernten Primärtumors mit histologisch tumorfreien Resektionsrändern oder mikroskopische Bestätigung der Infiltration von Nachbarorganen (pT4) (Definition siehe Anmerkung 3 zu (p)T-Klassifikation).

pN0: Histologische Untersuchung von 15 oder mehr regionären Lymphknoten.

pN1: Mikroskopische Bestätigung von Metastasen in perigastrischen Lymphknoten innerhalb von 3 cm vom Rand des Primärtumors.

pN2: Mikroskopische Bestätigung von Metastasen in perigastrischen Lymphknoten, weiter als 3 cm vom Rand des Primärtumors entfernt, oder von Metastasen in Lymphknoten entlang der Aa. gastrica sinistra, hepatica communis, lienalis oder coeliaca.

pM1: Mikroskopischer (histologischer oder zytologischer) Nachweis von Fernmetastasen.

16 – Dünndarmkarzinom

Die organspezifische Dokumentation „Dünndarmkarzinom" ist für alle invasiven Karzinome des Dünndarms anwendbar.

Mit dieser Dokumentation werden *nicht* erfaßt:

- nichtinvasive Karzinome, d. h. neoplastische Veränderungen ohne Durchbruch durch die Basalmembran in die Lamina propria mucosae,
- nicht-karzinomatöse maligne Tumoren wie endokrine Tumoren (Karzinoidtumor), nicht epitheliale Tumoren (Leiomyosarkom, Kaposi-Sarkom u. a.) und maligne Lymphome.

Für Sarkome wurde im TNM Supplement 1993 [6] ein Klassifikationsvorschlag publiziert. Er ist in Anhang 1, S. A 1.3 wiedergegeben.

Tumoren der Ampulla Vateri zählen nicht zu den Tumoren des Dünndarms, sondern werden gesondert erfaßt. Ein Tumor des Duodenums, der auch auf die Ampulle übergreift, mit seiner invasiven Komponente zum Großteil aber im Duodenum liegt, gilt als Duodenalkarzinom. Ein Tumor, der die Ampulla Vateri einnimmt und auch auf das Duodenum übergreift, wird als Ampullenkarzinom klassifiziert. Tumoren der Ileozaekalklappe gelten als kolorektale Karzinome.

Die sehr seltenen Karzinome in einem Meckel-Divertikel zählen zu den Dünndarmkarzinomen und werden nach TNM klassifiziert, obwohl bisher Daten über den Wert der TNM-Klassifikation bei dieser Lokalisation fehlen [6].

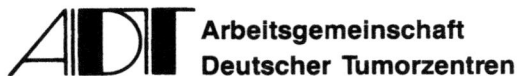

Arbeitsgemeinschaft Deutscher Tumorzentren

Dünndarmkarzinom

Kenn-Nr. (A1)	`1` `6`
Klinik-Nr. u. Fachrichtung (A2)	
Patientenidentifikation (A3)	
Geburtsdatum	Tag / Mon. / Jahr
Geschlecht (M = Männlich, W = Weiblich)	
Tumoridentifikations-Nr. (A4)	
Bogen-Nr. (A5)	`1`

I. PRÄTHERAPEUTISCHE DATEN

A. Aufnahmedatum und Anlaß für Arztbesuch (A6)

Aufnahmedatum   Tag _____ Monat _____ Jahr _____

Anlaß für Arztbesuch
T = Tumorsymptomatik führte zum Arzt, V = Nicht-gesetzliche Vorsorgeuntersuchung, S = Selbstuntersuchung,
L = Nachsorgeuntersuchung (Langzeitbetreuung), A = Andere Untersuchung, X = Unbekannt

B. Anamnese, präkanzeröse Bedingungen und Läsionen

Datum der ersten ärztlichen Tumor(verdachts)diagnose (A7)   Tag _____ Monat _____ Jahr _____

	N = Nein	J = Ja	X = F.A.	
Familiäre adenomatöse Polypose (S1)	○	○	○	39
Lynch-Syndrom (S2)	○	○	○	40
Immunsuppressive Behandlung	○	○	○	41
M. Crohn in ausgeschaltetem Dünndarm	○	○	○	42
M. Crohn in nicht ausgeschaltetem Dünndarm	○	○	○	43
Zöliakie	○	○	○	44
Peutz-Jeghers-Syndrom (S3)	○	○	○	45

C. Andere Primärtumoren (frühere, synchrone) (A8)

Frühere Tumorerkrankung?   N = Nein, J = Ja, X = F.A.

Falls Tumor in Anamnese: Lokalisation C ⌴⌴⌴⌴   Erkrankungsjahr 19 ⌴⌴   C ⌴⌴⌴⌴

Synchroner Primärtumor in anderem Organ?   N = Nein, J = Ja

D. Allgemeine klinische Befunde

Klinische Symptomatik	N = Nein	J = Ja	X = F.A.	
Gewichtsverlust (S4)	○	○	○	54
Abdominale Schmerzen	○	○	○	55
Blut im Stuhl (S5)	○	○	○	56
Palpabler Tumor	○	○	○	57

Tumorkomplikationen	N = Nein	J = Ja	
Ileus (S6)	○	○	58
Invagination	○	○	59
Perforation	○	○	60
Massive Blutung (S5)	○	○	61

Allgemeiner Leistungszustand (nach ECOG) (A9)
0 = Normale, uneingeschränkte Aktivität wie vor der Erkrankung,
1 = Einschränkung bei körperlicher Anstrengung, aber gehfähig; leichte körperliche Arbeit bzw. Arbeit im Sitzen möglich,
2 = Gehfähig, Selbstversorgung möglich, aber nicht arbeitsfähig; kann mehr als 50% der Wachzeit aufstehen,
3 = Nur begrenzte Selbstversorgung möglich; 50% oder mehr der Wachzeit an Bett oder Stuhl gebunden,
4 = Völlig pflegebedürftig, keinerlei Selbstversorgung möglich; völlig an Bett oder Stuhl gebunden, X = Unbekannt

Wagner/Hermanek: Organspezifische Tumordokumentation   © Springer-Verlag 1995

16.5

Dünndarmkarzinom

K-Nr. `1 6` Patienten-Id. `[    ]` T-Id. `[  ]` B-Nr. `1`

Gravierende Begleiterkrankungen (A10)   N = Nein   J = Ja   X = F.A.

	N	J	X	
Stärker eingeschränkte Lungenfunktion	O	O	O	63
Schwerwiegende Herzerkrankung	O	O	O	64
Zerebrale Durchblutungsstörung	O	O	O	65
Periphere arterielle Durchblutungsstörung	O	O	O	66
Stärker eingeschränkte Nierenfunktion	O	O	O	67
Leberzirrhose	O	O	O	68
Behandlungsbedürftiger Diabetes mellitus	O	O	O	69
Andere Begleiterkrankungen	O	O	O	70

Einschätzung des Operationsrisikos (A10)   1 = ASA I, 2 = ASA II, 3 = ASA III, 4 = ASA IV, 5 = ASA V, X = F.A.   `[  ]` 71

E. Diagnostik (A11)

Durchgeführte Untersuchungen   U = Unauffällig   P = Pathologisch   X = Nicht durchgeführt

	U	P	X	
Duodenoskopie	O	O	O	72
Proximale Enteroskopie	O	O	O	73
Koloileoskopie	O	O	O	74
Dünndarmkontrastuntersuchung mit Enteroklysma	O	O	O	75
Selektive Angiographie (A. mesent. sup.)	O	O	O	76
Sonographie Abdomen	O	O	O	77
CT Abdomen (mit i.v.-Kontrastmittelbolus)	O	O	O	78
CT-Portogramm	O	O	O	79
NMR Abdomen	O	O	O	80

Präoperative mikroskopische Sicherung der Diagnose
N = Nein, H = Histologisch, Z = Zytologisch   `[  ]` 81

F. Tumorlokalisation

Lokalisation des Primärtumors (nach Tumorlokalisationsschlüssel) (A12, S7)   C `1 7 . .`   C `1 7`   85

Korrektur der Lokalisation (A12)
N = Nein, G = Ja, Gleicher Bogen, A = Ja, Anderer Bogen   `[  ]` 86

G. TNM-Klassifikation und klinisches Stadium

Primärtumor

Invasionstiefe (S8)
0 = Kein Primärtumor nachweisbar (T0), 1 = Lamina propria (T1), 2 = Submukosa (T1), 3 = Musc. propria (T2),
4 = Subserosa/nichtperitonealisiertes perimuskuläres Gewebe bis 2 cm (T3), 5 = Nichtperitonealisiertes
perimuskuläres Gewebe >2 cm (T4), 6 = Nachbarorgane (T4), 7 = Viszerales Peritoneum (T4), X = F.A.   `[  ]` 87

Invasion von Nachbarorganen (S8)   N = Nein   J = Ja   X = F.A.

	N	J	X	
Pankreas	O	O	O	88
Andere Dünndarmabschnitte	O	O	O	89
Dickdarm	O	O	O	90
Andere	O	O	O	91

Regionäre Lymphknoten (S9)   F = Tumorfrei, M = Metastasen, X = F.A.   `[  ]` 92

Fernmetastasen   N = Nein, J = Ja, X = F.A.   `[  ]` 93

Wenn ja, Lokalisation (A14)
1. _____ 1. `[   ]` 96
2. _____ 2. `[   ]` 99
3. _____ 3. `[   ]` 102

Wagner/Hermanek: Organspezifische Tumordokumentation   © Springer-Verlag 1995

Dünndarmkarzinom

K-Nr. | Patienten-Id. | T-Id. | B-Nr.
1 6 | | | **1**

Klinische TNM-Klassifikation (A15, S10 und Schema S. 16.20)

y ⎵ T ⎵ (m) ⎵ C ⎵   y T (m) C 106

N ⎵ C ⎵   N C 108

M ⎵⎵ C ⎵   M C 111

Zusätzliche Angabe zu M (A15)   0 = Entfällt, da Makrometastasen, 1 = (mi) Mikrometastasen (± isolierte Tumorzellen), 2 = (i) Nur isolierte Tumorzellen, X = F.A.   112

Klinisches Stadium (A16 und Schema S. 16.20)
1 = Stadium I, 2 = Stadium II, 3 = Stadium III, 4 = Stadium IV, X = F.A.   113

H. Sonstige Tumorbefunde

Größte Tumorausdehnung (in cm) (XXX = F.A.)   ⎵⎵,⎵   116

Zirkumferentielles Wachstum (S11)
I = Insulär, Z = Zirkulär, X = F.A.   117

Makroskopischer Tumortyp
P = Polypoid, U = Ulzerös, S = Szirrhös, X = F.A.   118

Wagner/Hermanek: Organspezifische Tumordokumentation © Springer-Verlag 1995

ADT Arbeitsgemeinschaft Deutscher Tumorzentren

Dünndarmkarzinom

Kenn-Nr. (A1)	`1` `6`
Klinik-Nr. u. Fachrichtung (A2)	
Patientenidentifikation (A3)	
Geburtsdatum (Tag, Mon., Jahr)	
Geschlecht (M = Männlich, W = Weiblich)	
Tumoridentifikations-Nr. (A4)	
Bogen-Nr. (A5)	`2`

II. DATEN ZUR THERAPIE

A. Vorgesehene und durchgeführte Therapiemodalitäten (A17)

N = Nein   J = Ja*   A = Abgelehnt

Operation	○	○	○	26
Bestrahlung	○	○ ○	○	28
Chemotherapie, systemische	○	○ ○	○	30
Chemotherapie, lokale	○	○	○	31
Immuntherapie	○	○	○	32
Sonstige Therapie	○	○	○	33

* Bei mehr als einer durchgeführten Therapiemodalität die zeitliche Reihenfolge der Maßnahmen durch Ziffern kennzeichnen.
(Wenn nicht-chirurgische Therapie durchgeführt, zusätzliche Therapiebögen der erweiterten Basisdokumentation ausfüllen!)

B. Chirurgische Behandlung

Datum der Operation Tag _____ Monat _____ Jahr _____   (Tag, Mon., Jahr) 39

Dringlichkeit der Operation (S12)   E = Elektiv, D = Dringlich, N = Notfall   40

Primärtumor

Art der chirurgischen Behandlung (S13)
U = Umgehungsoperation, P = Probelaparotomie, E = Endoskopische Polypektomie,
L = Lokale Exzision, R = Dünndarmresektion limitiert, A = Dünndarmresektion ausgedehnt,
H = Dünndarmresektion mit Hemikolektomie rechts, W = Whipplesche partielle Duodeno-
pankreatektomie, S = Subtotale Duodenopankreatektomie   41

Operationszugang (A17)
KC = Konventionell-chirurgisch, PE = Perkutan-endoskopisch, KP = KC+PE,
EE = Endoluminal-endoskopisch, KE = KC+EE, EP = EE+PE   43

Regionäre Lymphknoten (S9)
K = Keine Entfernung, E = Entfernung einzelner Lymphknoten, N = En-bloc-Entfernung tumornaher Lymphknoten,
F = En-bloc-Entfernung auch tumorferner Lymphknoten   44

Fernmetastasen-Entfernung
N = Nein, J = Ja   45

Dauer der Operation (in Minuten)   48

Dauer der Intensivbehandlung (in Tagen)   50

Zahl der verabreichten Blutkonserven (A17)   52

Örtliche Tumorzelldissemination
0 = Keine, 1 = Spontane Tumorperforation, 2 = Iatrogene Tumorperforation,
4 = Schnitt durch Tumorgewebe, 5 = 1+4, 6 = 2+4   53

Wagner/Hermanek: Organspezifische Tumordokumentation © Springer-Verlag 1995

Dünndarmkarzinom

C. Klinische R-Klassifikation und Gesamtbeurteilung des Tumorgeschehens

Klinische R-Klassifikation (A18)

0 = Kein Residualtumor (R0), 1 = Nur mikroskopischer Residualtumor (R1), 2 = Makroskopischer Residualtumor, mikroskopisch nicht bestätigt (R2a), 3 = Makroskopischer Residualtumor, auch mikroskopisch bestätigt (R2b), X = Unbestimmt (RX) ☐ 54

Lokalisation von Residualtumor   N = Nein   J = Ja

Lokoregionär   ○   ○   ☐ 55

Fernmetastase(n)   ○   ○   ☐ 56

Gesamtbeurteilung des Tumorgeschehens bei nicht-chirurgischer Therapie (A19)

V = Vollremission, T = Teilremission, B = Klinische Besserung des Zustandes, Kriterien für Teilremission jedoch nicht erfüllt, K = Keine Änderung, D = Divergentes Geschehen, P = Progression, U = Beurteilung unmöglich, X = F.A. ☐ 57

D. Frühe Komplikationen der Therapie

Chirurgische Komplikationen   N = Nein   J = Ja

Anastomoseninsuffizienz   ○   ○   ☐ 58

Abszess   ○   ○   ☐ 59

Peritonitis   ○   ○   ☐ 60

Ileus   ○   ○   ☐ 61

Nachblutung (S14)   ○   ○   ☐ 62

Wundinfekt   ○   ○   ☐ 63

Andere chirurg. Komplikation(en)   ○   ○   ☐ 64

Nichtchirurgische Komplikationen   N = Nein   J = Ja

Kardiopulmonale Komplikationen   ○   ○   ☐ 65

Renale Komplikationen   ○   ○   ☐ 66

Leberversagen   ○   ○   ☐ 67

Andere nichtchirurgische Komplikation(en)   ○   ○   ☐ 68

Sekundäre operative Eingriffe (A20)   N = Nein, J = Ja   ☐ 69

Falls ja, Art des Eingriffs nach ICPM |5|_|_|_|_|_| |5|_|_|_|_| 75

Postoperativer Exitus (A21)

N = Nein, I = Innerhalb von 30 Tagen nach definitiver Operation, S = Später   ☐ 76

Wagner/Hermanek: Organspezifische Tumordokumentation © Springer-Verlag 1995

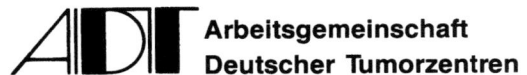 **Arbeitsgemeinschaft Deutscher Tumorzentren**

Dünndarmkarzinom

16.13

Kenn-Nr. (A1)	`1` `6` 2
Klinik-Nr. u. Fachrichtung (A2)	9
Patientenidentifikation (A3)	16
Geburtsdatum (Tag, Mon., Jahr)	22
Geschlecht (M = Männlich, W = Weiblich)	23
Tumoridentifikations-Nr. (A4)	24
Bogen-Nr. (A5)	`3` 25

III. DATEN ZUR PATHOLOGIE

Untersuchungsmaterial Primärtumor (A22)
K = Keine Untersuchung, Z = Nur Zytologie, B = Biopsie ohne Tumorresektion, T = Tumorteile (bei Tumorreduktion), R = Resektat — 26

A. Histologischer Typ und Grading

Histologischer Tumortyp nach ICD-O (A23, S15) M ⎵⎵⎵⎵ / `3`   M ⎵⎵⎵⎵ `3` — 31

Bestätigung der Tumorhistologie durch andere Institution (A23)
N = Nein, R = Register oder Referenzpathologie einer Studie, A = Anderes Pathologisches Institut, B = R+A — 32

Grading (A24) 1 = G1, 2 = G2, 3 = G3, 4 = G4, L = Low Grade (G1–2), H = High Grade (G3–4), X = GX — 33

B. pTNM-Klassifikation und pathologisches Stadium

Primärtumor

Invasionstiefe (S8)
0 = Kein Tumor, 1 = Lamina propria (T1), 2 = Submukosa (T1), 3 = Muscularis propria (T2),
4 = Subserosa/nichtperitonealisiertes perimuskuläres Gewebe bis 2 cm (T3),
5 = nichtperitonealisiertes perimuskuläres Gewebe, > 2 cm, Nachbarorgane, Nachbarstrukturen (T4),
6 = Perforation des viszeralen Peritoneums (T4), X = F.A. — 34

Invasion von Nachbarorganen (S8)   N = Nein   J = Ja   X = Nicht untersucht

	N	J	X	
Andere Dünndarmschlingen	○	○	○	35
Bauchwand	○	○	○	36
Dickdarm	○	○	○	37
Pankreas	○	○	○	38
Andere: _____	○	○	○	39

Regionäre lymphogene Metastasierung (S9)   F = Tumorfrei   M = Metastase(n)   X = Nicht untersucht

	F	M	X	
Befall tumornaher regionärer Lymphknoten	○	○	○	40
Befall tumorferner regionärer Lymphknoten	○	○	○	41
Zahl untersuchter regionärer Lymphknoten	⎵⎵⎵			43
Zahl befallener regionärer Lymphknoten	⎵⎵⎵			45

Fernmetastasen   K = Keine nachgewiesen, Z = Zytologisch bestätigt, H = Histologisch bestätigt — 46

Lokalisation mikroskopisch nachgewiesener Fernmetastasen (A14)

1. _____   1. ⎵⎵⎵ 49
2. _____   2. ⎵⎵⎵ 52
3. _____   3. ⎵⎵⎵ 55

pTNM-Klassifikation (A25 und Schema S. 16.20)   y pT (m) pN pM

y ⎵ pT ⎵⎵⎵ (m) ⎵ pN ⎵ pM ⎵⎵⎵ — 62

Zusätzliche Angabe zu pN (A25) (mi) Nur Mikrometastasen?   N = Nein, J = Ja, X = F.A. — 63

Zusätzliche Angabe zu pM (A25)   0 = Entfällt, da Makrometastasen, 1 = (mi) Mikrometastasen (±isolierte Tumorzellen), 2 = (i) Nur isolierte Tumorzellen, X = F.A. — 64

Pathologisches Stadium (A26 und Schema S. 16.20)
1 = Stadium I, 2 = Stadium II, 3 = Stadium III, 4 = Stadium IV, X = F.A. — 65

Wagner/Hermanek: Organspezifische Tumordokumentation © Springer-Verlag 1995

Dünndarmkarzinom

16.15

K-Nr. **1 6** | Patienten-Id. | T-Id. | B-Nr. **3**

C. Weitere Befunde und begleitende Veränderungen

Tumorgröße

Größte longitudinale Tumorausdehnung (in cm) (XXX = F.A.) ⟦_,_⟧ □□□ 68

Größte transversale Tumorausdehnung (in cm) (XXX = F.A.) ⟦_,_⟧ □□□ 71

Zirkumferentielles Wachstum (S11)   I = Insulär, Z = Zirkulär, X = F.A. □ 72

Makroskopischer Tumortyp   P = Polypoid, U = Ulzerös, S = Szirrhös, X = F.A. □ 73

Tumorstenose   N = Nein, J = Ja, X = F.A. □ 74

Tumorinvagination   N = Nein, J = Ja, X = F.A. □ 75

L-Klassifikation (A27)   0 = Keine Lymphgefäßinvasion (L0), 1 = Lymphgefäßinvasion (L1), X = F.A. (LX) □ 76

V-Klassifikation (A27)   0 = Keine Veneninvasion (V0), 1 = Mikroskopische Veneninvasion (V1),
2 = Makroskopische Veneninvasion (V2), X = F.A. (VX) □ 77

Residuen eines präexistenten Adenoms (S16)
0 = Keine, 1 = Flaches Adenom („flat adenoma"), 2 = Polypöses Adenom, tubulär,
3 = Polypöses Adenom, tubulovillös, 4 = Polypöses Adenom, villös, X = F.A. □ 78

Örtliche Tumorzelldissemination   N = Nein   J = Ja

Spontane Perforation   ○   ○   □ 79

Iatrogene Perforation   ○   ○   □ 80

Schnitt durch Tumorgewebe   ○   ○   □ 81

Tumorbiologische Spezialuntersuchungen (A28)
N = Nein, J = Ja □ 82

D. Definitive R-Klassifikation und weitere Angaben zur Radikalität

Histologische Befunde an den Resektionsrändern   F = Tumor-frei   T = Tumor-befallen   X = Nicht untersucht

Oraler Resektionsrand   ○   ○   ○   □ 83

Aboraler Resektionsrand   ○   ○   ○   □ 84

Mesenterialer/retroperitonealer Resektionsrand   ○   ○   ○   □ 85

Resektionsrand an Nachbarorganen   ○   ○   ○   □ 86

Definitive R-Klassifikation (A29)
0 = Kein Residualtumor (R0), 1 = Nur mikroskopischer Residualtumor (R1), 2 = Makroskopischer Residualtumor,
mikroskopisch nicht bestätigt (R2a), 3 = Makroskopischer Residualtumor, auch mikroskopisch bestätigt (R2b),
X = Unbestimmt (RX) □ 87

Methodik der R-Klassifikation (A30)
K = Konventionell, S = „Sophisticated" □ 88

Lokalisation von Residualtumor   N = Nein   J = Ja

Lokoregionär   ○   ○   □ 89

Fernmetastase(n)   ○   ○   □ 90

Minimaler Sicherheitsabstand (in mm) (S17)   (XXX bzw. XX = F.A.)

	Makroskopisch	Histologisch	M.	H.	
Oral	⟦___⟧	⟦__⟧	□□	□□	95
Aboral	⟦___⟧	⟦__⟧	□□	□□	100
Lateral (tief)	⟦___⟧	⟦__⟧	□□	□□	105
An Nachbarorganen	⟦___⟧	⟦__⟧	□□	□□	110
An Fernmetastasen	⟦___⟧	⟦__⟧	□□	□□	115

Meßmethode bei makroskopischer Messung
1 = Am frischen Resektat ohne Zug, 2 = Am fixierten, ohne Zug aufgespannten Resektat,
3 = Am fixierten nicht aufgespannten Resektat □ 116

Wagner/Hermanek: Organspezifische Tumordokumentation © Springer-Verlag 1995

Spezielle Verschlüsselungsanweisungen

S1 Adenomatose (familiäre adenomatöse Polypose)

Bei Adenomatose finden sich nicht selten multiple Adenome im Dünndarm, besonders im Duodenum und im terminalen Ileum. Auf ihrem Boden können auch Adenokarzinome entstehen. Das relative Risiko von Patienten mit familiärer adenomatöser Polypose, an einem Dünndarmkarzinom (ganz überwiegend Duodenalkarzinom) zu erkranken, ist im Vergleich zur Normalbevölkerung mehr als dreihundertfach erhöht [4].

S2 Lynch-Syndrom

Das Lynch-Syndrom („hereditary non-polyposis colorectal cancer", HNPCC) ist ein hereditäres Syndrom, bei dem sich oft multiple (syn- oder metachrone) kolorektale Karzinome finden, die in relativ frühem Alter diagnostiziert werden und das proximale Kolon bevorzugen. Daneben können ein oder mehrere (auch flache) Adenome beobachtet werden, aber keine Polypose. Bei einem Teil dieser Patienten treten vermehrt maligne Tumoren in anderen Organen (u.a. auch im Dünndarm) auf [3]. Bei Vorhandensein von kolorektalen Karzinomen und auch malignen Tumoren außerhalb des Kolorektums wird von Lynch-Syndrom II gesprochen (während Patienten mit Karzinomen ausschließlich im Kolorektum dem Lynch-Syndrom I zugeordnet werden).

S3 Peutz-Jeghers-Syndrom

Sehr selten kommen in Peutz-Jeghers-Polypen Dysplasien und sich auf ihrem Boden entwickelnde invasive Karzinome vor. Bei der Diagnose ist die Möglichkeit einer Pseudoinvasion (benigne Verlagerung von Epithel in die Submukosa, Muscularis propria und sogar Subserosa) zu berücksichtigen.

S4 Gewichtsverlust

Als Gewichtsverlust zählt nur die unbeabsichtigte Abnahme des Körpergewichts um mindestens 2 kg innerhalb der letzten 3 Monate.

S5 Blut im Stuhl

„Blut im Stuhl" wird sowohl bei makroskopischem als auch mikroskopischem Nachweis von Blut im Stuhl verschlüsselt. Sofern eine makroskopische Blutung kreislaufwirksam ist und eine Transfusion erforderlich macht, wird diese als massive Blutung (Tumorkomplikation) verschlüsselt.

S6 Ileus

Ein Ileus liegt vor, wenn in der Abdomenleeraufnahme stehende Schlingen oder Spiegel sichtbar sind.

S7 Lokalisation des Primärtumors

Für die Angabe der Lokalisation des Primärtumors stehen die folgenden ICD-O-Code-Nummern zur Verfügung:

Duodenum/Pars superior	C 17.01
Duodenum/Pars descendens	C 17.02
Duodenum/Pars horizontalis inferior	C 17.03
Duodenum/Pars ascendens	C 17.04
Jejunum	C 17.1
Ileum	C 17.2
Meckel-Divertikel	C 17.3

Karzinome, die mehrere Teilbereiche (als solche gelten Duodenum, Jejunum, Ileum) befallen, kommen nur ganz ausnahmsweise vor und werden mit C 17.8 verschlüsselt. Karzinome, die mehrere Abschnitte des Duodenums befallen, sollen mit C 17.08 verschlüsselt werden.

S8 Invasionstiefe

Das nicht-peritonealisierte perimuskuläre Gewebe ist für Jejunum und Ileum Teil des Mesenteriums, für Duodenum Teil des Retroperitoneums. Bei Befall von Mesenterium und Retroperitoneum ist das Ausmaß der karzinomatösen Invasion für die Einordnung in T3 oder T4 maßgebend: beträgt die Invasion nur 2 cm oder weniger, wird T3 klassifiziert; reicht die Invasion weiter als 2 cm, ist der Tumor als T4 zu klassifizieren. Invasion von Nachbarorganen schließt auch die direkte Invasion der Bauchwand ein.

Eine intramurale kontinuierliche Ausbreitung eines Karzinoms des Ileums auf die Wand des Jejunums wird in der T-Klassifikation nicht berücksichtigt und entspricht nicht T4. Wächst hingegen ein Karzinom des Ileums auf dem Wege über Subserosa und Serosa von außen in einen Dünndarmabschnitt ein, wird es als T4 klassifiziert [6].

S9 Regionäre Lymphknoten

Regionäre Lymphknoten sind für die einzelnen Dünndarmabschnitte unterschiedlich. Sie können in tumornahe und tumorferne Lymphknoten unterteilt werden.

	Tumornahe Lymphknoten	Tumorferne Lymphknoten
Duodenum	Pankreatikoduodenale Lymphknoten Pylorische (subpylorische) Lymphknoten	Hepatische (pericholedochale, hiläre und Cysticus-)Lymphknoten Lymphknoten an A. mesenterica superior
Jejenum	Mesenteriale Lymphknoten	Lymphknoten an A. mesenterica superior
Ileum	Mesenteriale Lymphknoten (für terminales Ileum auch ileokolische Lymphknoten einschließlich hinterer zäkaler Lymphknoten) cancel	Lymphknoten an A. mesenterica superior

S 10 Klinische TNM-Klassifikation

C-Faktor

Primärtumor	C 1: Klinische Untersuchung, Duodenoskopie
	C 2: Sonographie, proximale Enteroskopie, Koloileoskopie, Dünndarmkontrastuntersuchung mit Enteroklysma, selektive Angiographie (A. mesenterica superior), CT, NMR, Laparoskopie, Biopsie, Zytologie
	C 3: Chirurgische Exploration einschließlich Biopsie und Zytologie
Regionäre Lymphknoten	C 1: –
	C 2: Sonographie, CT, NMR
	C 3: Chirurgische Exploration einschließlich Biopsie und Zytologie
Fernmetastasen	C 1: Klinische Untersuchung, Standardröntgenaufnahme
	C 2: Externe Sonographie, CT, NMR, Laparoskopie, Biopsie, Zytologie
	C 3: Chirurgische Exploration mit Biopsie und Zytologie

S 11 Zirkumferentielles Wachstum

Als „insulär" wird ein Tumor bezeichnet, wenn er die Dünndarmwand nicht zur Gänze zirkulär befallen hat. Ein „semizirkulärer" Tumor ist als insulär zu verschlüsseln.

S 12 Dringlichkeit der Operation

Als dringlich wird eine Operation dann bezeichnet, wenn sie wegen Tumorkomplikationen innerhalb der ersten 48 h nach stationärer Aufnahme vorgenommen wird. Eine Notfalloperation liegt dann vor, wenn die Operation innerhalb von 6 h nach stationärer Aufnahme durchgeführt wird.

S 13 Art der chirurgischen Behandlung/Primärtumor

Eine Dünndarmresektion gilt dann als „limitiert", wenn die minimale Entfernung zwischen Tumor und nächstgelegenem Resektionsrand am frischen, nicht ausgespannten Resektat kleiner als 5 cm ist. Bei der partiellen Duodenopankreatektomie nach Whipple erfolgt die Durchtrennung des Pankreas knapp links der Pfortader, bei der subtotalen Duodenopankreatektomie links der Aorta.

S 14 Nachblutung

Als Nachblutung werden Blutungen dokumentiert, die kreislaufwirksam sind oder eine Bluttransfusion und/oder eine operative Revision erforderlich machen.

S 15 Histologischer Tumortyp

Nach der 2. Auflage der WHO-Klassifikation [2] werden folgende Karzinomtypen unterschieden:

	ICD-O-Code-Nr.	Anmerkung
Adenokarzinom	8140/3	(1)
Muzinöses Adenokarzinom	8480/3	(2)
Siegelringzellkarzinom	8490/3	(3)
Undifferenziertes Karzinom	8020/3	(4)

Anmerkungen:

(1) *Adenokarzinome* können Areale mit Schleimbildung aufweisen. Sofern diese weniger als 50% des Tumors einnehmen, wird hierdurch die Einordnung als Adenokarzinom nicht beeinflußt.
(2) *Muzinöse Adenokarzinome* sind Adenokarzinome, die zu mehr als 50% aus extrazellulärem Schleim bestehen.

(3) Als *Siegelringzellkarzinome* werden Tumoren bezeichnet, die zu mehr als 50% aus Siegelringzellen mit intrazellulärem Schleim bestehen.

(4) *Undifferenzierte Karzinome* werden dann diagnostiziert, wenn weder drüsige Differenzierung noch Siegelringzellen nachzuweisen sind.

S 16 Residuen eines präexistenten Adenoms

Auch bei Karzinomen des Dünndarms gilt die Adenom- bzw. Dysplasie-Karzinom-Sequenz [4, 5]. Für die Unterscheidung zwischen tubulär, tubulo-villös und villös gelten die Empfehlungen der WHO-Klassifikation [2]:

Mindestens 80% tubulär strukturiert	– tubuläres Adenom
Mindestens 80% villös strukturiert	– villöses Adenom
20% oder mehr tubulär *und* 20% oder mehr villös strukturiert	– tubulo-villöses Adenom

S 17 Minimaler Sicherheitsabstand (in mm)

Von der histologischen Untersuchung des oralen oder aboralen Resektionsrandes sowie der Resektionsränder an Nachbarorganen und Fernmetastasen kann bei großer Entfernung vom Tumor (mehr als 5 cm bei Messung am frischen nicht ausgespannten Präparat, mehr als 2 cm bei Fernmetastasen) abgesehen werden. Von besonderer Bedeutung ist die Untersuchung des lateralen (tiefen) Resektionsrandes am Dünndarmmesenterium bzw. retroperitoneal. Dieser soll immer histologisch untersucht werden, wenn die makroskopische Entfernung zum Tumor kleiner als 2 cm ist.

Literatur

[1] Fabian W, Fabian T (1991) Duodenalkarzinom und adenopapillärer Polyp. Adenomkarzinomsequenz im Duodenum. Chir praxis 43:591–596
[2] Jass JR, Sobin LH (1989) Histological typing of intestinal tumours. 2nd edn. WHO international histological classification of tumours, Springer, Berlin Heidelberg New York Tokyo
[3] Lynch HP, Smyrk TC, Lynch PM, Lanpsa SJ, Boman BM, Ens J et al. (1989) Carcinoma of the small bowel in Lynch syndrome II. Cancer 64:2175–2183
[4] Offenhaus GJA, Giardiello FM, Krush AJ, Booker SV, Tersmette AC, Kelley NC, Hamilton SR (1992) The risk of upper gastrointestinal cancer in familial adenomatous polyposis. Gastroenterology 102:1980–1982
[5] Sellner F (1988) Untersuchungen zur Bedeutung einer Adenom-Karzinom-Sequenz im Dünndarm. Acta Chir Austr 20, Suppl 78:1–28
[6] UICC (1993) TNM Supplement 1993. A commentary on uniform use (Hermanek P, Henson DE, Hutter RVP, Sobin LH, eds). Springer, Berlin Heidelberg New York Tokyo

Weiterführende Literatur

Ahlgren JD, Macdonald JS (1992) Gastrointestinal oncology. Lippincott, Philadelphia

Tonak J (1986) Maligne Dünndarmtumoren. In: Gall FP, Hermanek P, Tonak J (Hrsg) Chirurgische Onkologie. Histologie- und stadiengerechte Therapie maligner Tumoren. Springer, Berlin Heidelberg New York Tokyo

16.20 Dünndarmkarzinom

Dünndarmkarzinom: Schema zur TNM/pTNM-Klassifikation

		(p)TNM	Stadium
Primärtumor	☐ Primärtumor kann nicht beurteilt werden	(p)TX	–
	☐ Kein Hinweis für Primärtumor	(p)T0	–
	☐ Carcinoma in situ	(p)Tis	0
	☐ Infiltration der Lamina propria oder Submukosa	(p)T1	I
	☐ Infiltration der Muscularis propria	(p)T2	I
	☐ Infiltration der Subserosa oder des nicht-peritonealisierten perimuskulären Gewebes ≤ 2 cm	(p)T3	II
	☐ Infiltration von anderen Organen/Strukturen (einschließlich nicht-peritonealisiertes perimuskuläres Gewebe > 2 cm) oder Perforation des viszeralen Peritoneums	(p)T4	II
Regionäre Lymphknoten	☐ Regionäre Lymphknoten können nicht beurteilt werden	(p)NX	–
	☐ Keine regionären Lymphknotenmetastasen	(p)N0	–
	☐ Regionäre Lymphknotenmetastasen	N1	III
Fernmetastasen	☐ Vorliegen von Fernmetastasen kann nicht beurteilt werden	(p)MX	–
	☐ Keine Fernmetastasen	(p)M0	–
	☐ Fernmetastasen	(p)M1	IV
	☐ Fernmetastasen nur in nicht-regionären Lymphknoten	(p)M1a	IV
	☐ Fernmetastasen an anderen Lokalisationen (ausgenommen Peritoneum und Pleura)	(p)M1b	IV
	☐ Peritoneal- oder Pleurametastasen	(p)M1c	IV

```
TNM:      T __      N __      M __
                                           Stadium ____
pTNM:     pT __     pN __     pM __
```

Erfordernisse für pTNM:

pT: Histologische Untersuchung des durch limitierte oder ausgedehnte Dünndarmresektion oder durch Duodenopankreatektomie entfernten Primärtumors ohne makroskopisch erkennbaren Tumor an den Resektionsrändern oder histologische Untersuchung des durch endoskopische Polypektomie oder lokale Exzision entfernten Primärtumors mit histologisch tumorfreien Resektionsrändern oder mikroskopische Bestätigung einer Perforation des viszeralen Peritoneums (pT4) oder mikroskopische Bestätigung der Invasion anderer Organe oder Strukturen (schließt andere Dünndarmschlingen, Mesenterium oder Retroperitoneum mehr als 2 cm und Bauchwand auf dem Wege über die Serosa ein, bei Duodenum auch Pankreasinvasion) (pT4).

pN0: Histologische Untersuchung von 12 oder mehr regionären Lymphknoten.

pN1: Mikroskopische Bestätigung einer regionären Lymphknotenmetastase.

pM1: Mikroskopischer (histologischer oder zytologischer) Nachweis von Fernmetastasen.

17 – Kolorektales Karzinom

Die Dokumentation „Kolorektales Karzinom" ist anwendbar bei allen invasiven Karzinomen, d. h. Karzinomen, die zumindest in die Submukosa infiltrieren.

Sie wird *nicht* verwendet für

- sog. In-situ-Karzinome (intraepitheliale und intramuköse Karzinome einschl. hochgradige Dysplasie),
- nicht-karzinomatöse maligne Tumoren wie maligne Karzinoidtumoren, maligne Lymphome oder Sarkome.

Für Sarkome wurde im TNM Supplement 1993 [40] ein Klassifikationsvorschlag publiziert. Er ist in Anhang 1, S. A 1.3, wiedergegeben.

Die vorliegende Dokumentation berücksichtigt die Erfahrungen des Erlanger Registers kolorektaler Tumoren [20] sowie der Deutschen Multizenterstudie „Kolorektales Karzinom" (SGKRK) [19] und ist inhaltlich konform mit dem „Internationalen Dokumentationssystem (IDS) für kolorektale Karzinome" [8, 9] sowie dem darauf aufbauenden Protokoll der Cancer Commission of the American Pathologists [15], das als Richtlinie für die histopathologische Untersuchung und Begutachtung und Dokumentation bei kolorektalen Karzinomen gedacht ist. Weiterhin sind die Empfehlungen der Deutschen Krebsgesellschaft bezüglich Standards in der Diagnostik voll berücksichtigt [4].

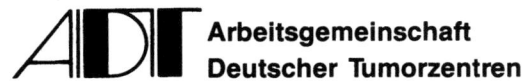
Arbeitsgemeinschaft Deutscher Tumorzentren

Kolorektales Karzinom

17.3

Kenn-Nr. (A1)	`1 7` 2
Klinik-Nr. u. Fachrichtung (A2)	9
Patientenidentifikation (A3)	16
Geburtsdatum (Tag, Mon., Jahr)	22
Geschlecht (M = Männlich, W = Weiblich)	23
Tumoridentifikations-Nr. (A4)	24
Bogen-Nr. (A5)	`1` 25

I. PRÄTHERAPEUTISCHE DATEN

A. Aufnahmedatum und Anlaß für Arztbesuch (A6)

Aufnahmedatum   Tag _____ Monat _____ Jahr _____   (Tag, Mon., Jahr)   31

Anlaß für Arztbesuch (S1)
T = Tumorsymptomatik führte zum Arzt, F = Gesetzliche Früherkennungsmaßnahme, V = Nicht-gesetzliche Vorsorgeuntersuchung,
S = Selbstuntersuchung, L = Nachsorgeuntersuchung (Langzeitbetreuung), A = Andere Untersuchung, X = Unbekannt   32

B. Anamnese, präkanzeröse Bedingungen und Läsionen

Datum der ersten ärztlichen Tumor(verdachts)diagnose (A7)   Tag ____ Monat ____ Jahr ____   (Tag, Mon., Jahr)   38

Krebserkrankungen bei Blutsverwandten (S2)   N = Nein   Ja (Lfd. Nummer(n) eintragen – s. u.)   X = F.A.

Großeltern	O	_____	O	39
Eltern	O	_____	O	40
Geschwister	O	_____	O	41
Kinder	O	_____	O	42
Andere Blutsverwandte	O	_____	O	43

Nähere Angaben über Krebserkrankungen bei Blutsverwandten

Laufende Nr.	Lokalisation (ICD-O)	Alter bei Erkrankung (Jahre)		Lokalisation	Alter	
1	C ___.___	___	1			49
2	C ___.___	___	2			55
3	C ___.___	___	3			61
4	C ___.___	___	4			67
5	C ___.___	___	5			73

Präkanzeröse Bedingungen/Hereditäre Syndrome (S3)   N = Nein   J = Ja   X = F.A.

Familiäre adenomatöse Polypose	O	O	O	74
HFAS (Hereditary flat adenoma syndrome)	O	O	O	75
Familiäre juvenile Polypose	O	O	O	76
Peutz-Jeghers-Syndrom	O	O	O	77
HNPCC (Lynch-Syndrom)	O	O	O	78
Muir-Torre-Syndrom	O	O	O	79
Turcot-Syndrom	O	O	O	80

Präkanzeröse Bedingungen für sporadische Karzinome   N = Nein   J = Ja   Wenn ja, wann (XX = F.A.)   Jahr

Chronische Colitis ulcerosa	O	O	19 ___		83
M. Crohn	O	O	19 ___		86
Chronische Strahlenkolitis	O	O	19 ___		89
Ureterosigmoidostomie	O	O	19 ___		92

Kolorektale Adenome bei Blutsverwandten 1. Grades (S4)   N = Nein, J = Ja, X = F.A.   93

Früher schon kolorektale Adenome?   N = Nein, J = Ja, X = F.A.   94

Synchrone Adenome (S5)   N = Nein, J = Ja, X = F.A.   95

Wagner/Hermanek: Organspezifische Tumordokumentation   © Springer-Verlag 1995

Kolorektales Karzinom

K-Nr. `1 7` Patienten-Id. T-Id. B-Nr. `1`

C. Andere Primärtumoren (frühere, synchrone) (A8)

Frühere Tumorerkrankung? N = Nein, J = Ja, X = F.A. ☐ 96

Falls Tumor in Anamnese: Lokalisation C └─┴─┴─┴─┘ Erkrankungsjahr 19 └─┴─┘ C ☐☐☐☐ Lokalisation ☐☐ Jahr 102

Synchroner Primärtumor in anderem Organ? N = Nein, J = Ja ☐ 103

D. Allgemeine klinische Befunde

Körpergewicht (in kg) } (XXX = F.A.) └─┴─┴─┘ ☐☐☐ 106
Körpergröße (in cm) └─┴─┴─┘ ☐☐☐ 109

Diagnose in asymptomatischem Zustand (S6)   N = Nein, J = Ja ☐ 110

Klinische Symptomatik   N = Nein   J = Ja   X = F.A.

Symptom	N	J	X	Feld
Gewichtsverlust (S7)	○	○	○	111
Leistungsknick	○	○	○	112
Makroskopisch Blut im Stuhl	○	○	○	113
Schleim im Stuhl	○	○	○	114
Änderung der Stuhlgewohnheiten (S8)	○	○	○	115
Flatulenz	○	○	○	116
Nausea, Erbrechen	○	○	○	117
Bauchschmerzen	○	○	○	118
Tastbarer Tumor im Bauch	○	○	○	119

Tumorkomplikationen   N = Nein   J = Ja

	N	J	Feld
Innere Fistel (S9)	○	○	120
Massive Blutung (S10)	○	○	121

Obstruktion (S11) N = Nein, F = Für festen Stuhl, G = Für festen Stuhl und Gas, A = Für festen Stuhl und Gas mit Allgemeinerscheinungen, J = Ja, ohne nähere Angabe ☐ 122

Perforation (mit/ohne Obstruktion) N = Nein, G = Gedeckt, F = Frei mit diffuser Peritonitis, J = Ja, o.n.A. ☐ 123

Aszites N = Nein, E = Zytologisch keine Tumorzellen (entzündlich), M = Zytologisch maligne Zellen, J = Ja, keine Zytologie ☐ 124

Allgemeiner Leistungszustand (nach ECOG) (A9)
0 = Normale, uneingeschränkte Aktivität wie vor der Erkrankung,
1 = Einschränkung bei körperlicher Anstrengung, aber gehfähig; leichte körperliche Arbeit bzw. Arbeit im Sitzen möglich,
2 = Gehfähig, Selbstversorgung möglich, aber nicht arbeitsfähig; kann mehr als 50% der Wachzeit aufstehen,
3 = Nur begrenzte Selbstversorgung möglich; 50% oder mehr der Wachzeit an Bett oder Stuhl gebunden,
4 = Völlig pflegebedürftig, keinerlei Selbstversorgung möglich; völlig an Bett oder Stuhl gebunden, X = Unbekannt ☐ 125

Gravierende Begleiterkrankungen (A10)   N = Nein   J = Ja   X = F.A.

	N	J	X	Feld
Stärker eingeschränkte Lungenfunktion	○	○	○	126
Schwerwiegende Herzerkrankung	○	○	○	127
Zerebrale Durchblutungsstörung	○	○	○	128
Periphere arterielle Durchblutungsstörung	○	○	○	129
Stärker eingeschränkte Nierenfunktion	○	○	○	130
Leberzirrhose	○	○	○	131
Behandlungsbedürftiger Diabetes mellitus	○	○	○	132
Andere Begleiterkrankungen	○	○	○	133

Einschätzung des Operationsrisikos (A10)   1 = ASA I, 2 = ASA II, 3 = ASA III, 4 = ASA IV, 5 = ASA V, X = F.A. ☐ 134

Wagner/Hermanek: Organspezifische Tumordokumentation   © Springer-Verlag 1995

Kolorektales Karzinom

K-Nr. `1 7` Patienten-Id. T-Id. B-Nr. `1`

E. Diagnostik (A11)

Tastbarer Rektumtumor (klinisches Stadium nach Mason) (S12) ☐ 135
0 = Kein tastbarer Tumor, 1 = CS I, 2 = CS II, 3 = CS III, 4 = CS IV, U = Unklarer Befund, X = F.A.

Durchgeführte Untersuchungen	U = Unauffällig	P = Pathologisch	X = Nicht durchgeführt	
Rektosigmoidoskopie mit starrem Instrument	○	○	○	136
Rektosigmoidoskopie mit flexiblem Instrument	○	○	○	137
Koloskopie, partiell	○	○	○	138
Koloskopie, total	○	○	○	139
Chromoendoskopie Rektum	○	○	○	140
Chromoendoskopie Kolon	○	○	○	141
Doppelkontrasteinlauf	○	○	○	142
Manometrische Sphinkterfunktionsprüfung	○	○	○	143
Gynäkologische Untersuchung	○	○	○	144
Harnsediment	○	○	○	145
Zystoskopie	○	○	○	146
Urographie	○	○	○	147
Röntgen Thorax in 2 Ebenen	○	○	○	148
Endosonographie Rektum	○	○	○	149
Endosonographie Kolon	○	○	○	150
Sonographie Oberbauch	○	○	○	151
Intraoperative Sonographie der Leber	○	○	○	152
CT Abdomen (mit i.v. Kontrastmittelgabe)	○	○	○	153
CT Portogramm	○	○	○	154
CT Becken	○	○	○	155
NMR Oberbauch	○	○	○	156
NMR Becken	○	○	○	157
Radioimmunoszintigraphie	○	○	○	158
Laparoskopie	○	○	○	159
Okkultbluttest	○	○	○	160
Knochenmarkbiopsie	○	○	○	161
Peritonealspülung	○	○	○	162

Laborwerte (S13) (Vielfaches der oberen Normalwertgrenze, XXXX = nicht durchgeführt)

CEA präoperativ	⎿_⎿_⎿_⎿,⎿_⎿	166
Andere Tumormarker präoperativ (CA 19-9 u.a.)	⎿_⎿_⎿_⎿,⎿_⎿	170
Alkalische Phosphatase	⎿_⎿_⎿_⎿,⎿_⎿	174
Bilirubin	⎿_⎿_⎿_⎿,⎿_⎿	178
SGOT	⎿_⎿_⎿_⎿,⎿_⎿	182
SGPT	⎿_⎿_⎿_⎿,⎿_⎿	186

Präoperative mikroskopische Diagnose ☐ 187
N = Nein, I = Inzisionsbiopsie (Zangenbiopsie), S = Schlingenbiopsie, E = Exzisionsbiopsie,
Z = Zytologische Diagnose an Metastasen, H = Histologische Diagnose an Metastasen

F. Tumorlokalisation

Lokalisation des Primärtumors (nach Tumorlokalisationsschlüssel) (A12, S14)   C ⎿_⎿_⎿_⎿   C ☐☐☐ 191

Entfernung von der Anokutanlinie (in cm) (S15)   (888 = kein Rektumtumor, XXX = F.A.)   ⎿_⎿_⎿,⎿_⎿   ☐☐ 194

Korrektur der Lokalisation (A12)   N = Nein, G = Ja, Gleicher Bogen, A = Ja, Anderer Bogen   ☐ 195

Wagner/Hermanek: Organspezifische Tumordokumentation   © Springer-Verlag 1995

Kolorektales Karzinom

K-Nr. **1 7** | Patienten-Id. | T-Id. | B-Nr. **1**

G. TNM-Klassifikation und klinisches Stadium

Primärtumor

Invasionstiefe (S16)
0 = Kein Tumor tastbar, 1 = Submukosa (T1), 2 = Muscularis propria (T2), 3 = Subserosa/perikolisch/perirektal (T3), N = Nachbarorgane (T4a), P = Viszerales Peritoneum (T4b), X = F.A. □ 196

Invasion von Nachbarorganen/-strukturen   N = Nein   J = Ja   X = F.A.

	N	J	X	
Dünndarm	○	○	○	197
Weibliches Genitale	○	○	○	198
Prostata, Samenblase	○	○	○	199
Harnblase	○	○	○	200
Kreuzbein, Steißbein (Beckenwand)	○	○	○	201
Bauchwand	○	○	○	202
Andere Abschnitte des Kolorektums (S17)	○	○	○	203
Leber	○	○	○	204
Magen	○	○	○	205
Andere Organe	○	○	○	206

Regionäre Lymphknoten (S18)
0 = Keine Lymphknotenmetastasen (L.M.) (N0), 1 = 1–3 porikolische/perirektale L.M. (N1), 2 = 4 oder mehr perikolische/perirektale L.M. (N2), 3 = L.M. an großen Gefäßstämmen (N3), X = F.A. □ 207

Fernmetastasen   N = Nein, J = Ja, X = F.A.   □ 208

Lokalisation der Fernmetastasen   N = Nein   J = Ja   X = F.A.

	N	J	X	
Nicht-regionäre abdominale Lymphknoten (S19)	○	○	○	209
Nicht-regionäre extraabdominale Lymphknoten	○	○	○	210
Peritoneum	○	○	○	211
Lunge (bei Metastasen gesonderten Bogen ausfüllen!)	○	○	○	212
Leber (bei Metastasen gesonderten Bogen ausfüllen!)	○	○	○	213
Knochen	○	○	○	214
Gehirn	○	○	○	215
Andere Organe	○	○	○	216

Klinische TNM-Klassifikation (A15, S20 und Schema S. 17.37)

y ☐ T ☐☐ (m) ☐ C ☐   → y T (m) C 221
N ☐ C ☐   → N C 223
M ☐☐ C ☐   → M C 226

Zusätzliche Angabe zu M (A15) 0 = Entfällt, da Makrometastasen, 1 = (mi) Mikrometastasen (± isolierte Tumorzellen), 2 = (i) Nur isolierte Tumorzellen, X = F.A.   □ 227

Klinisches Stadium (A16 und Schema S. 17.37)
1 = Stadium I, 2 = Stadium II, 3 = Stadium III, 4 = Stadium IV, X = F.A.   □ 228

H. Sonstige Tumorbefunde

Größte Tumorausdehnung (in cm) (XXX = F.A.) ☐☐,☐   □□ 231

Zirkumferentielles Wachstum (S21) I = Insulär, Z = Zirkulär, X = F.A.   □ 232

Makroskopischer Tumortyp (S22)
G = Exophytisch gestielt, T = Exophytisch tailliert, S = Exophytisch sessil, E = Exophytisch o.n.A., F = Flach („flat"), D = Flach mit Einsenkung („depressed"), P = Plateauartig, U = Ulzerös (endophytisch), I = Diffus infiltrativ (szirrhös), U = Unklassifizierbar, X = F.A.   □ 233

ADT Arbeitsgemeinschaft Deutscher Tumorzentren

Kolorektales Karzinom

17.11

Kenn-Nr. (A1)		1 7	2
Klinik-Nr. u. Fachrichtung (A2)			9
Patientenidentifikation (A3)			16
Geburtsdatum	Tag Mon. Jahr		22
Geschlecht (M = Männlich, W = Weiblich)			23
Tumoridentifikations-Nr. (A4)			24
Bogen-Nr. (A5)		2	25

II. DATEN ZUR THERAPIE

A. Vorgesehene und durchgeführte Therapiemodalitäten (A17)

	N = Nein	J = Ja*	A = Abgelehnt	
Operation	○	○	○	26
Bestrahlung	○	○ ○	○	28
Chemotherapie, systemische	○	○ ○	○	30
Chemotherapie, lokale	○	○	○	31
Hormontherapie	○	○	○	32
Immuntherapie	○	○	○	33
Sonstige Therapie	○	○	○	34

* Bei mehr als einer durchgeführten Therapiemodalität die zeitliche Reihenfolge der Maßnahmen durch Ziffern kennzeichnen.
(Wenn nicht-chirurgische Therapie durchgeführt, zusätzliche Therapiebögen der Basisdokumentation ausfüllen!)

B. Chirurgische Behandlung

Datum der definitiven chirurgischen Behandlung (S23)   Tag _____ Monat _____ Jahr _____   Tag Mon. Jahr   40

Operateur (S24) (Örtliche zweistellige Code-Nummer)   42

Operationszugang (A17)
KC = Konventionell-chirurgisch, PE = Perkutan-endoskopisch, KP = KC+PE,
EE = Endoluminal-endoskopisch, KE = KC+EE, EP = EE+PE   44

Dringlichkeit der Operation (S25)   E = Elektiv, D = Dringlich, N = Notfall   45

Art der chirurgischen Behandlung (S26)
1 = Lokale Therapie, 2 = Nicht-resezierende Chirurgie, 3 = Limitierte Resektion, 4 = Radikale Resektion   46

Nicht-resezierende Chirurgie
0 = Keine, 1 = Nur explorative Laparotomie, 2 = Enterostoma, 3 = Umgehungsoperation, 4 = Koagulation
durch elektrischen Strom, 5 = Laserdestruktion, 6 = Photodynamische Therapie, 7 = Kryotherapie   47

Zeitlicher Ablauf der chirurgischen Therapie (S27) 1 = Einzeitig, 2 = Zweizeitig, 3 = Dreizeitig   48

Operative Behandlungseinleitung (zwei Nennungen möglich!)   1. 49
0 = Keine, 1 = Explorative Laparotomie, 2 = Enterostoma, 3 = Präliminäre Lasertherapie,
4 = Endoskopische Polypektomie, 5 = Lokale Exzision, 6 = Limitierte Resektion   2. 50

Definitiver chirurgischer Eingriff (S28)
11 = Endoskopische Polypektomie, 12 = Submuköse peranale Exzision, 13 = Submuköse abdominale Exzision,
14 = Peranale Disc Excision, 15 = Posteriore Disc Excision, 16 = Abdominale Disc Excision,
21 = Segmentresektion, 22 = Ileozäkalresektion, 23 = Tubuläre Resektion,
31 = Hemikolektomie rechts, 32 = Transversumresektion, 33 = Hemikolektomie links, 34 = Sigmaresektion,
35 = Hohe anteriore Resektion, 36 = Tiefe anteriore Resektion, 37 = Rektumexstirpation,
38 = Tiefe anteriore Rektumresektion mit Pouchbildung, 41 = Koloanale Anastomose, 42 = Kolopouchanale Anastomose,
51 = Erweiterte Hemikolektomie rechts, 52 = Erweiterte Hemikolektomie links, 53 = Subtotale Kolektomie,
54 = Totale Kolektomie, 55 = Proktokolektomie mit endständigem Ileostoma, 56 = Restorative Proktokolektomie mit
Proktomukosektomie und ileoanaler Anastomose, 57 = wie 56, jedoch zusätzlich Pouch, 81 = Anderes   52

Lymphknotendissektion an A. iliaca interna   N = Nein, R = Rechts, L = Links, B = Beidseits   53

Operationstechnik bei endoluminal-endoskopischem Zugang   K = Konventionell, M = Mikrochirurgie   54

Technik der Tumormobilisation (S29)   K = Konventionell, N = No touch   55

Wagner/Hermanek: Organspezifische Tumordokumentation   © Springer-Verlag 1995

Kolorektales Karzinom

K-Nr. **1 7** Patienten-Id. T-Id. B-Nr. **2**

Zusätzliche Angaben bei Patienten mit Ileus/Subileus   N = Nein   J = Ja

Intraoperative initiale Darmlavage   ○ ○   □ 56

Intraluminaler Kolonbypass   ○ ○   □ 57

Kontinuitätsherstellung
K = Keine (Diskontinuitätsresektion, Rektumexstirpation), H = Handnaht, P = Peranale Handnaht,
Z = Zirkuläre Klammernahtanastomose/Klemmentechnik, D = Doppelklammernaht-Technik,
L = Anastomose ausschließlich durch lineares Klammernahtgerät, K = Kompressionsanastomose,
R = Anastomose unter Benutzung eines rektoskopischen Mikroskops   □ 58

Protektives Enterostoma (S30)
N = Nicht angelegt, P = Präliminar, G = Gleichzeitig mit Tumorresektion   □ 59

Enterostomaverschluß bzw. Wiederanschluß nach Diskontinuitätsresektion
N = Nein, V = Verschluß eines protektiven Enterostomas, W = Wiederanschluß nach Diskontinuitätsresektion, B = Beides,
E = Entfällt (weder protektives Enterostoma noch Diskontinuitätsresektion)   □ 60

Zusätzliche Angaben bei radikalen Rektumkarzinomoperationen

Mobilisierung der linken Flexur   N = Nein, J = Ja   □ 61

Art der Beckendissektion (S31)   1 = Scharf, 2 = Stumpf   □ 62

Entfernung des Mesorektums bis zum Beckenboden (S32)   N = Nein, J = Ja   □ 63

Schonung des pelvinen Nervenplexus (Plexus hypogastricus inferior)
N = Nein, E = Einseitig, B = Beidseitig, X = F.A.   □ 64

Minimaler aboraler Sicherheitsabstand (in cm) (S33) (XXX = F.A.)   1. □□ 67

1. in situ: ⌊_⌋,⌊_⌋   2. am frischen Resektat: ⌊_⌋,⌊_⌋   2. □□ 70

Spülung des Operationsgebietes   N = Nein, I = Intraluminal, E = Extraluminal, B = Beides   □ 71

Falls ja, verwendete Spülflüssigkeit
N = Nein, A = Aq. dest., J = Jodpyrrolidin-Lösung, C = Chloraminlösung, F = 5-Fluorurazil, S = Sonstige Spülflüssigkeit   □ 72

Zusätzl. Angaben bei Rektumexstirpation: Prophylaxe einer Dünndarmretention im Becken (S34)
V = Verschluß des Beckenperitoneums, N = Einnähen eines resorbierbaren Netzes, P = Gestielte Netzplombe   □ 73

Zusätzliche Angaben bei Pouch
0 = Kein Pouch, S = S-Pouch, J = J-Pouch, H = H-Pouch, W = W-Pouch   □ 74

Mitentfernung von Nachbarorganen   N = Nein, E = En bloc, G = Getrennt   □ 75

Prophylaktische Oophorektomie (S35)   N = Nein, J = Ja, E = Entfällt (Pat. männlich)   □ 76

Nicht-tumorbedingte Simultaneingriffe (S36)   N = Nein, J = Ja   □ 77

Örtliche Tumorzelldissemination (S37)
0 = Keine, 1 = Spontane Tumorperforation, 2 = Iatrogene Tumorperforation, 4 = Schnitt durch Tumorgewebe,
5 = 1+4, 6 = 2+4   □ 78

	Ersteingriff	2. Eingriff	3. Eingriff	1.	2.	3.	
Zeitdauer der Operation (in Minuten) (S38)	⌊___⌋	⌊___⌋	⌊___⌋	□□□	□□□	□□□	87
Dauer der Intensivbehandlung (in Tagen)	⌊___⌋	⌊___⌋	⌊___⌋	□□	□□	□□	93
Zahl der verabreichten Blutkonserven (A17)	⌊__⌋	⌊__⌋	⌊__⌋	□□	□□	□□	99

Leberresektion im Rahmen der Ersttherapie (S39)
N = Nein, S = Synchron, M = Metachron   (Bei Metastasen gesonderten Bogen ausfüllen!)   □ 100

Zusätzliche Angaben bei Leberresektion im Rahmen der Ersttherapie (S40)

Präliminare Biopsie
N = Nein, S = Stanzbiopsie, F = Feinnadelbiopsie, I = Inzisionsbiopsie, E = Exzisionsbiopsie   □ 101

Intervall Biopsie/Leberresektion (in Tagen)
(000 = Biopsie in gleicher Sitzung, EEE = Entfällt, keine Biopsie)   ⌊___⌋   □□□ 104

Entfernung anderer Fernmetastasen   N = Nein, J = Ja   □ 105

Wagner/Hermanek: Organspezifische Tumordokumentation   © Springer-Verlag 1995

Kolorektales Karzinom

K-Nr. **1 7** Patienten-Id. T-Id. B-Nr. **2**

C. Klinische R-Klassifikation und Gesamtbeurteilung des Tumorgeschehens

Klinische R-Klassifikation (A18)
0 = Kein Residualtumor (R0), 1 = Nur mikroskopischer Residualtumor (R1), 2 = Makroskopischer Residualtumor, mikroskopisch nicht bestätigt (R2a), 3 = Makroskopischer Residualtumor, auch mikroskopisch bestätigt (R2b), X = Unbestimmt (RX) □ 106

Lokalisation von Residualtumor   N = Nein   J = Ja

Lokoregionär (S41) ○ ○ □ 107
Leber ○ ○ □ 108
Andere abdominale Fernmetastasen ○ ○ □ 109
Extraabdominale Fernmetastasen ○ ○ □ 110

Gesamtbeurteilung des Tumorgeschehens bei nicht-chirurgischer Therapie (A19)
V = Vollremission, T = Teilremission, B = Klinische Besserung des Zustandes, Kriterien für Teilremission jedoch nicht erfüllt, K = Keine Änderung, D = Divergentes Geschehen, P = Progression, U = Beurteilung unmöglich, X = F.A. □ 111

Tumormarker nach Tumorresektion (S42) (Vielfaches der oberen Normalwertgrenze, XXXX = F.A.)

CEA ⌊⌊⌊⌊⌋,⌊⌋ □□□□ 115
Andere Tumormarker ⌊⌊⌊⌊⌋,⌊⌋ □□□□ 119

D. Frühe Komplikationen der Therapie

Klinisch manifeste Anastomoseninsuffizienz (S43)
N = Nein, S = Stuhlfistel, L = Lokaler Abszess, D = Diffuse Peritonitis, K = Keine Anastomose □ 120

Sonstige chirurgische Komplikationen (S44)   N = Nein   J = Ja

Ileus ○ ○ □ 121
Innere Fistel ○ ○ □ 122
Bauchdeckenabszess ○ ○ □ 123
Bauchwanddehiszenz ○ ○ □ 124
Nachblutung ○ ○ □ 125
Sakrale Wundheilungsstörung ○ ○ □ 126
Andere chirurgische Komplikation(en) ○ ○ □ 127

Nicht-chirurgische Komplikationen   N = Nein   J = Ja

Respiratorische Insuffizienz ○ ○ □ 128
Kardio-pulmonale Komplikationen ○ ○ □ 129
Renale Komplikationen ○ ○ □ 130
Andere nicht-chirurgische Komplikation(en) ○ ○ □ 131

Sekundäre operative Eingriffe (A20)   N = Nein, J = Ja □ 132

Falls ja, Art des Eingriffs nach ICPM ⌊5⌊⌊⌊⌊⌋ 5□□□□□ 138

Postoperativer Exitus (A21)
N = Nein, I = Innerhalb von 30 Tagen nach Operation, S = Später □ 139

Wagner/Hermanek: Organspezifische Tumordokumentation © Springer-Verlag 1995

17.17

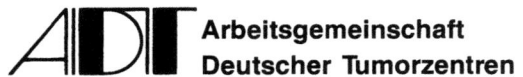
Arbeitsgemeinschaft Deutscher Tumorzentren

Kolorektales Karzinom

Kenn-Nr. (A1)	`1 7`	2
Klinik-Nr. u. Fachrichtung (A2)		9
Patientenidentifikation (A3)		16
Geburtsdatum	Tag Mon. Jahr	22
Geschlecht (M = Männlich, W = Weiblich)		23
Tumoridentifikations-Nr. (A4)		24
Bogen-Nr. (A5)	`3`	25

III. DATEN ZUR PATHOLOGIE

Untersuchungsmaterial Primärtumor (A22)
K = Keine Untersuchung, Z = Nur Zytologie, B = Biopsie ohne Tumorresektion, T = Tumorteile (bei Tumorreduktion), R = Resektat ☐ 26

A. Histologischer Typ und Grading

Histologischer Tumortyp nach ICD-O (A23, S45)   M └─┴─┴─┴─┘ / `3`   M ☐☐☐☐ `3` 31

Bestätigung der Tumorhistologie durch andere Institution (A23)
N = Nein, R = Register oder Referenzpathologie einer Studie, A = Anderes Pathologisches Institut, B = R+A ☐ 32

Grading (A24, S46) 1 = G1, 2 = G2, 3 = G3, 4 = G4, L = Low Grade (G1–2), H = High Grade (G3–4), X = GX ☐ 33

B. pTNM-Klassifikation und pathologisches Stadium

Primärtumor

Invasionstiefe (S16)
0 = Kein Tumor nachweisbar, 1 = Submukosa (pT1), 2 = Muscularis propria (pT2), 3 = Subserosa/perikolisch/perirektal (pT3),
N = Nachbarorgane (pT4a), V = Viscerales Peritoneum (pT4b), X = F.A. ☐ 34

Zusätzliche Angaben bei pT3: Ausmaß der perirektalen-perikolischen Invasion (S47)
A = pT3a: minimal (≤1 mm), B = pT3b: geringgradig (>1–5 mm), C = pT3c: mäßiggradig (>5–15 mm),
D = pT3d: ausgedehnt (>15 mm), E = Entfällt (nicht pT3), X = Fehlende Angaben ☐ 35

Invasion von Nachbarorganen/-strukturen   N = Nein   J = Ja   X = Nicht untersucht

	N	J	X	
Dünndarm	○	○	○	☐ 36
Weibliches Genitale	○	○	○	☐ 37
Prostata, Samenblase	○	○	○	☐ 38
Harnblase	○	○	○	☐ 39
Kreuzbein, Steißbein (Beckenwand)	○	○	○	☐ 40
Bauchwand	○	○	○	☐ 41
Andere Abschnitte des Kolorektums (S17)	○	○	○	☐ 42
Leber	○	○	○	☐ 43
Magen	○	○	○	☐ 44
Andere Organe	○	○	○	☐ 45

Regionäre lymphogene Metastasierung (S18)   F = Tumorfrei   M = Metastasen   X = Nicht untersucht

	F	M	X	
Perikolische/perirektale Lymphknoten	○	○	○	☐ 46
Lymphknoten an benannten Gefäßstämmen	○	○	○	☐ 47
Apikaler Lymphknoten (S48)	○	○	○	☐ 48

Durchmesser der größten regionären Lymphknotenmetastase (in mm) (S49)
(PPP = Lymphknotenpaket, XXX = F.A.) └─┴─┴─┘ ☐☐☐ 51

Zahl untersuchter regionärer Lymphknoten └─┴─┘ ☐☐ 53

Zahl befallener regionärer Lymphknoten └─┴─┘ ☐☐ 55

Wagner/Hermanek: Organspezifische Tumordokumentation   © Springer-Verlag 1995

17.19

Kolorektales Karzinom

K-Nr. **1 7** Patienten-Id. T-Id. B-Nr. **3**

Fernmetastasen   K = Keine nachgewiesen, Z = Zytologisch bestätigt, H = Histologisch bestätigt □ 56

Lokalisation mikroskopisch nachgewiesener Fernmetastasen (A14)

1. _____   1. □□□ 59
2. _____   2. □□□ 62
3. _____   3. □□□ 65

Tumorzellnachweis (S50)   N = Nein   J = Ja   X = Nicht untersucht

in Peritonealspülung   ○   ○   ○   □ 66
in Knochenmarkbiopsie   ○   ○   ○   □ 67

pTNM-Klassifikation (A25 und Schema S. 17.37)

y ⟂⟂ pT ⟂⟂⟂ (m) ⟂⟂ pN ⟂⟂ pM ⟂⟂⟂

y pT (m) pN pM
□□□□□□ 74

Zusätzliche Angabe zu pN (A25) (mi) Nur Mikrometastasen?   N = Nein, J = Ja, X = F.A.   □ 75

Zusätzliche Angabe zu pM (A25)   0 = Entfällt, da Makrometastasen, 1 = (mi) Mikrometastasen (±isolierte Tumorzellen),
2 = (i) Nur isolierte Tumorzellen, X = F.A.   □ 76

Pathologisches Stadium (A26 und Schema S. 17.37)
1 = Stadium I, 2 = Stadium II, 3 = Stadium III, 4 = Stadium IV, X = F.A.   □ 77

C. Weitere Befunde und begleitende Veränderungen

Tumorgröße

Größte longitudinale Tumorausdehnung (in cm) ⎫
Größe transversale Tumorausdehnung (in cm) ⎬ (XXX = F.A.)   ⟂⟂⟂,⟂   □□□ 80
                                              ⎭   ⟂⟂⟂,⟂   □□□ 83

Makroskopisch gemessene Tumordicke (in cm) (S51)   (XX = F.A.)   ⟂⟂,⟂   □□ 85

Transversaler Darmumfang im Bereich der größten
  transversalen Ausdehnung (in cm) (S51)   (XXX = F.A.)   ⟂⟂⟂,⟂   □□□ 88

Lage des Tumors zur Peritonealumschlagfalte (S52)   O = Oberhalb, U = Unterhalb, X = F.A.   □ 89

Makroskopischer Tumortyp (S22)
C = Exophytisch gestielt, T = Exophytisch tailliert, S = Exophytisch sessil, E = Exophytisch o.n.A., F = Flach („flat"),
D = Flach mit Einsenkung („depressed"), P = Plateauartig, U = Ulzerös (endophytisch),
I = Diffus infiltrativ (szirrhös), U = Unklassifizierbar, X = F.A.   □ 90

Makroskopischer Befall der Serosa (S53)   N = Nein, J = Ja, F = Tumor im serosafreien Darmabschnitt, X = F.A.   □ 91

Abstrichzytologie von Serosa über Primärtumor (S54)
K = Keine Tumorzellen, V = Verdächtiger Befund, T = Tumorzellen nachgewiesen, X = Nicht durchgeführt   □ 92

Zusätzliche Angaben bei pT1-Tumoren in Polypen (S55)
1 = Infiltration nur in Polypenkopf, 2 = Infiltration des Polypenstiels,
3 = Infiltration bis zu Niveau der oberen Grenze der Submukosa der nicht polypösen Darmwand,
4 = Infiltration in tiefere Teile der Submukosa, 8 = Entfällt (nicht pT1), X = F.A.   □ 93

Ausmaß der perirektal-perikolischen Invasion (in mm) (S46)   (XXX = F.A.)   ⟂⟂⟂,⟂   □□□ 96

Satelliten (S56)

Höhenlage
  K = Entfällt, keine Satelliten nachweisbar, A = Sat. aboral des Tumors, T = In Tumorhöhe, O = Oral des Tumors, X = F.A.   □ 97

Stratigraphische Lokalisation
  0 = Entfällt, keine Satelliten, 1 = Sat. nur in Mukosa, 2 = Intramural, 3 = 1+2,
  4 = Perirektal/perikolisch, 5 = 1+4, 6 = 2+4, 7 = 1+2+4, X = F.A.   □ 98

Intraoperative Tumorzelldissemination (S37, S57)   N = Nein   J = Ja

Spontane Perforation   ○   ○   □ 99
Iatrogene Perforation   ○   ○   □ 100
Schnitt durch Tumorgewebe   ○   ○   □ 101

Wagner/Hermanek: Organspezifische Tumordokumentation   © Springer-Verlag 1995

Kolorektales Karzinom

K-Nr. **1 7** Patienten-Id. [   ] T-Id. [ ] B-Nr. **3**

Unterschiedliche histologische Strukturen (%-Anteil) (S58) (XX = F.A.)

Adenokarzinomatös	⊔⊔⊔	103
Muzinös	⊔⊔⊔	105
Siegelringzellig	⊔⊔⊔	107
Plattenepithelial	⊔⊔⊔	109

	N = Nein	I = Intra-mural	E = Extra-mural	J = Ja, o.n.A.	X = F.A.	
Lymphgefäßinvasion (L-Klassifikation) (A27, S59)	○	○	○	○	○	110
Veneninvasion (V-Klassifikation) (A27, S59)						
Makroskopisch	○	○	○	○	○	111
Mikroskopisch	○	○	○	○	○	112
Invasion von nicht klassifizierbaren Gefäßen (S59)	○	○	○	○	○	113
Perineuralscheideninvasion	○	○	○	○	○	114

Histologie des Tumorrandes (S60)
E = Expansiv (gut begrenzt), D = Diffus infiltrierend, X = F.A.   [ ] 115

Peritumoröse entzündliche Infiltration (S61)
N = Nein bzw. nicht ausgeprägt, J = Ja, ausgeprägt, X = F.A.   [ ] 116

Peritumoröse Lymphozytenaggregate (S62)
N = Nein, J = Ja, X = F.A.   [ ] 117

Reaktive Veränderungen in perikolischen/perirektalen Lymphknoten (S63)
0 = Keine, 1 = Follikuläre Hyperplasie in ≤50% der Lymphknoten, 2 = Follikuläre Hyperplasie in >50% der Lymphknoten, 4 = Parakortikale Hyperplasie, 5 = 1+4, 6 = 2+4, X = F.A.   [ ] 118

Adenomresiduen im Tumor (S64) N = Nein, J = Ja, X = F.A.   [ ] 119

Begleitende Veränderungen	N = Nein	J = Ja		
Familiäre Adenomatose	○	○		120
Hereditary flat adenoma syndrome (HFAS)	○	○		121
Sonstige Polypose-Syndrome	○	○	Anzahl	122
Adenom(e) (S65) tubulär ⊔⊔⊔	○	○	[ ][ ]	125
tubulo-villös ⊔⊔⊔	○	○	[ ][ ]	128
villös ⊔⊔⊔	○	○	[ ][ ]	131
Chron. Colitis ulcerosa	○	○		132
M. Crohn	○	○		133
Chron. Strahlenkolitis	○	○		134

(Wenn vorhanden, Anzahl (00 = Keine))

Durchführung von Spezialuntersuchungen (A28, S66)	N = Nein	J = Ja	
DNA-Zytometrie	○	○	135
Muzinhistochemie	○	○	136
Immunhistologischer Nachweis von Tumormarkern bzw. tumorassoziierten Antigenen	○	○	137
Immunhistologischer Nachweis von Proliferationsmarkern	○	○	138
Molekulargenetische Untersuchungen	○	○	139
Sonstige Spezialuntersuchungen	○	○	140

Kolorektales Karzinom

K-Nr. **1 7** Patienten-Id. T-Id. B-Nr. **3**

D. Definitive R-Klassifikation und weitere Angaben zur Radikalität

Histologische Befunde an den Resektionsrändern (S67)

	F = Tumor-frei	T = Tumor-befallen	X = Nicht untersucht	
Oraler Resektionsrand	○	○	○	141
Aboraler Resektionsrand	○	○	○	142
Lateraler (tiefer) Resektionsrand	○	○	○	143
Resektionsränder an Nachbarorganen	○	○	○	144
Resektionsränder an Fernmetastasen	○	○	○	145

Definitive R-Klassifikation (A29)
0 = Kein Residualtumor (R0), 1 = Nur mikroskopischer Residualtumor (R1), 2 = Makroskopischer Residualtumor, mikroskopisch nicht bestätigt (R2a), 3 = Makroskopischer Residualtumor, auch mikroskopisch bestätigt (R2b), X = Unbestimmt (RX) □ 146

Methodik der R-Klassifikation (A30)
K = Konventionell, S = „Sophisticated" □ 147

Lokalisation von Residualtumor

	N = Nein	J = Ja	
Lokoregionär (S41)	○	○	148
Leber	○	○	149
Andere abdominale Fernmetastasen	○	○	150
Extraabdominale Fernmetastasen	○	○	151

Minimaler Sicherheitsabstand (in mm) (S68) (XXX bzw. XX = F.A.)

	Makroskopisch	Histologisch	
Oral	⎿⏌⏌⏌⏌⏌⏌⏌⏌⏌⎿	⎿⏌⏌⏌⏌⎿	156
Aboral	⎿⏌⏌⏌⏌⏌⏌⏌⏌⏌⎿	⎿⏌⏌⏌⏌⎿	161
Lateral (tief)	⎿⏌⏌⏌⏌⏌⏌⏌⏌⏌⎿	⎿⏌⏌⏌⏌⎿	166
An Nachbarorganen	⎿⏌⏌⏌⏌⏌⏌⏌⏌⏌⎿	⎿⏌⏌⏌⏌⎿	171
An Fernmetastasen	⎿⏌⏌⏌⏌⏌⏌⏌⏌⏌⎿	⎿⏌⏌⏌⏌⎿	176

Meßmethode bei makroskopischer Messung
1 = Am frischen Resektat ohne Zug, 2 = Am fixierten ohne Zug aufgespannten Resektat, 3 = Am fixierten nicht aufgespannten Resektat □ 177

Wagner/Hermanek: Organspezifische Tumordokumentation © Springer-Verlag 1995

Kolorektales Karzinom

Spezielle Verschlüsselungsanweisungen

S 1 Anlaß für Arztbesuch

„Nichtgesetzliche Vorsorgeuntersuchungen" werden in erster Linie bei entsprechender Familienanamnese, nach Entfernung gutartiger Adenome, bei chronischer Colitis ulcerosa und nach Diagnose einer familiären Adenomatose bei einem Blutsverwandten vorgenommen.

Als „Nachsorgeuntersuchung" gelten nur Untersuchungen im Rahmen der Langzeitbetreuung nach behandelter Krebserkrankung des Kolorektums, nicht solche nach Entfernung gutartiger Adenome.

S 2 Krebserkrankungen bei Blutsverwandten

Etwa 5–10% aller kolorektalen Karzinome entstehen im Rahmen hereditärer Syndrome, deren häufigstes der „hereditary non-polyposis colorectal cancer" (HNPCC) ist (s. S3). Für die Erkennung dieses Syndroms ist die Erhebung einer Familienanamnese nicht nur bezüglich kolorektaler Karzinome, sondern auch anderer maligner Tumoren von entscheidender Bedeutung. Bei Diagnose eines kolorektalen Karzinoms ist daher stets eine Familienanamnese zu erheben [4]. Hierbei ist auch die Feststellung des Alters, in dem bei den Blutsverwandten ein Karzinom aufgetreten ist, von Bedeutung.

Im Erhebungsbogen wird zunächst festgehalten, ob bei den aufgeführten Blutsverwandten Krebserkrankungen vorgekommen sind. Falls dies zutrifft, sind Lokalisation und Alter bei Erkrankung zu dokumentieren; die entsprechende laufende Nummer wird oben eingetragen.

Die Erkennung eines HNPCC ist aus 2 klinischen Gründen wichtig:

1) Der Patient hat gehäuft mit syn- und metachronen Karzinomen anderer Organe zu rechnen; daher ist die Diagnostik primär und im Laufe der Nachsorge auch auf Magen, Dünndarm, weibliches Genitale, Niere und harnableitende Wege zu richten;
2) die Familienmitglieder eines solchen Patienten sind einem Vorsorgeprogramm zu unterziehen [4, 30].

Auch beim sog. sporadischen kolorektalen Karzinom (s. S3) finden sich in der Anamnese nicht selten Blutsverwandte 1. Grades (Eltern, Geschwister, Kinder), bei denen ebenfalls kolorektale Karzinome auftraten. Eine derartige Familienanamnese zeigt ein erhöhtes Risiko zur Entwicklung kolorektaler Karzinome an.

S 3 Präkanzeröse Bedingungen/hereditäre Syndrome

Kolorektale Karzinome kommen vermehrt im Rahmen hereditärer Syndrome vor (man spricht auch von genetisch determinierten Karzinomen). Im Gegensatz hierzu werden alle anderen Karzinome als sog. sporadische kolorektale Karzinome bezeichnet.

Bei *familiärer adenomatöser Polypose (FAP) (Adenomatose)* treten unterschiedlich häufig verschiedene extrakolonische Veränderungen auf. Patienten mit solchen extrakolonischen Veränderungen wurden früher z. T. als Gardner-Syndrom eingestuft.

Das *„hereditary flat adenoma syndrome" (HFAS)* unterscheidet sich von FAP und HNPCC dadurch, daß die Polypen (gewöhnlich weniger als 100) überwiegend den Typ des „flat adenoma" zeigen, proximale Lokalisation im Kolon bevorzugen und daß die Karzinome auf ihrem Boden in späterem Lebensalter (um das 55. Lebensjahr) auftreten [29]. Genetisch handelt es sich wahrscheinlich um eine Variante der FAP [31].

Bei der *familiären juvenilen Polypose* besteht schon bei Auftreten von mehr als 5–10 juvenilen Polypen im Gastrointestinaltrakt ein erhöhtes Krebsrisiko, und zwar vor allem dann, wenn es sich um sog. atypische juvenile Polypen handelt; diese sind durch papilläre Strukturen, nur geringe zystische Dilatation und geringe Stromakomponente gekennzeichnet.

Erst in den letzten Jahren wurde klar, daß beim *Peutz-Jeghers-Syndrom* ein relativ hohes Krebsrisiko besteht. Die Karzinome entstehen aber nur relativ selten im Kolorektum und nur selten in Polypen; extrakolonische Karzinome, z. B. in Magen, Dünndarm, Pankreas und Haut überwiegen [37].

Als *HNPCC („hereditary non-polyposis colorectal cancer", Lynch-Syndrom)* werden kolorektale Karzinome auf dem Boden eines hereditären Syndroms bezeichnet [30, 32], die oft multipel (syn- oder metachron), in relativ frühem Alter auftreten und das proximale Kolon bevorzugen. Daneben können ein oder mehrere Adenome beobachtet werden, aber keine Polypose. Das Syndrom tritt in 2 klinischen Formen auf: Entweder finden sich lediglich kolorektale Karzinome (Lynch-Syndrom I), oder es treten zusätzlich auch maligne Tumoren außerhalb des Kolons auf, insbesondere in Corpus uteri, Magen, Dünndarm, Nierenbecken und Ureter sowie Ovar (Lynch-Syndrom II).

Neuerdings wird die Trennung in Lynch-Syndrom I und II in Frage gestellt [42].

Während die familiäre adenomatöse Polypose durch das Auftreten von zahlreichen (oft mehr als 100) Adenomen in Kolorektum klinisch unabhängig von einer entsprechenden Familienanamnese diagnostiziert werden kann, fehlen beim HNPCC charakteristische Krankheitszeichen, so daß die Diagnose nur aufgrund der Familienanamnese gestellt werden kann. Derzeit ist auch eine direkte molekulargenetische Diagnose (noch) nicht möglich.

Nach den Vorschlägen einer internationalen Arbeitsgruppe [41] kann ein Lynch-Syndrom nur dann diagnostiziert werden, wenn folgende Kriterien (sog. Amsterdam-Kriterien) erfüllt sind:

— In der Familie mindestens 3 Personen mit histologisch verifiziertem kolorektalen Karzinom,
— mindestens 2 dieser Personen sollen Verwandte in 2 verschiedenen Generationen sein;

— bei mindestens einem der betroffenen Familienmitglieder soll das kolorektale Karzinom schon vor dem 50. Lebensjahr aufgetreten sein.

Zusätzliche Verdachtsmomente sind Lokalisation im rechten Kolon (bis Flexura lienalis), syn- oder metachrone Multiplizität sowie Auftreten von Karzinomen in Corpus uteri, Magen, Pankreas, Ureter, Leber, Ovar, Larynx, Harnblase oder Nieren.

Als *Muir-Torre-Syndrom* wird das familiäre Auftreten einer Kombination von Talgdrüsentumoren und Karzinomen innerer Organe bezeichnet. Die Karzinome sind in etwa der Hälfte der Fälle im Kolorektum, davon 60% proximal der rechten Flexur lokalisiert [2].

Beim *Turcot-Syndrom* finden sich in jugendlichem Alter relativ wenige größere Adenome im Kolorektum und zusätzlich Medulloblastome. Das Syndrom ist nach neueren genetischen Befunden verschieden von der FAP, wenngleich auch bei letzterer vermehrt Hirntumoren (insbesondere Medulloblastome) auftreten. Im Gegensatz zu allen anderen hier aufgeführten Syndromen, die autosomal dominant sind, wird das Turcot-Syndrom rezessiv vererbt.

S4 Kolorektale Adenome bei Blutsverwandten 1. Grades

Kolorektale Adenome bei Blutsverwandten 1. Grades gelten als präkanzeröse Bedingung für sporadische kolorektale Karzinome.

S5 Synchrone Adenome

Als Adenome werden hier nur solche Tumoren gewertet, die getrennt vom Karzinom früher oder gleichzeitig mit dem Karzinom entdeckt werden. Nicht berücksichtigt werden Adenome, die am Rande des Karzinoms in unmittelbarem Zusammenhang mit diesem stehen (sog. Residuen eines präexistenten Adenoms).

S6 Diagnose in asymptomatischem Zustand

Die Prognose von Patienten, bei denen das Karzinom in asymptomatischem Zustand diagnostiziert wird, ist günstiger als bei Patienten mit karzinombedingten Symptomen. Dabei hat es keinen Einfluß, ob die Diagnose bei Vorsorge- oder Nachsorgeuntersuchungen gestellt wird oder ob das Karzinom als Zufallsbefund bei ärztlicher Untersuchung wegen Symptomen anderer Erkrankungen entdeckt wird.

S7 Gewichtsverlust

Als Gewichtsverlust zählt nur die unbeabsichtigte Abnahme des Körpergewichts um mindestens 2 kg innerhalb der letzten 3 Monate.

S8 Änderung der Stuhlgewohnheiten

Hierbei werden sowohl gehäufte Obstipationen oder zunehmende Perioden mit Durchfällen als auch ein auffälliger Wechsel zwischen Obstipation und Diarrhö erfaßt.

S9 Innere Fistel

Hierzu zählen z. B. Sigma-Dünndarm-Fisteln und Rektovaginalfisteln.

S10 Massive Blutung

Eine massive Blutung liegt vor, wenn diese kreislaufwirksam ist oder eine Transfusion erforderlich macht.

S11 Obstruktion

Für die Unterscheidung in Obstruktion für festen Stuhl und solche für festen Stuhl und Gas ist die Röntgenübersichtsaufnahme des Abdomens maßgebend. Bei Obstruktion für festen Stuhl und Gas ist der Darm aboral der Obstruktion im allgemeinen luftleer, proximal der Obstruktion dilatiert und zeigt hier evtl. Spiegelbildung. Bei der Obstruktion für festen Stuhl ist die Luftverteilung im Darm annähernd normal, proximal der Obstruktion läßt sich teilweise impaktierter Stuhl nachweisen. Als Allgemeinerscheinungen gelten Übelkeit, Erbrechen, Abdominalschmerz, palpatorischer Peritonismus (Bauchdeckenspannung) sowie schwerste Symptome im Sinne der Ileuskrankheit.

S12 Klinisches Stadium

Bei tastbaren Rektumkarzinomen wird eine klinische Stadieneinteilung nach Mason [33] vorgenommen. Die Definitionen sind der Abb. 17.1 zu entnehmen.

„U" (Unklarer Befund) soll verschlüsselt werden, wenn ein tastbarer Befund zwar vorliegt, aber nicht eindeutig den 4 Stadien zugeordnet werden kann.

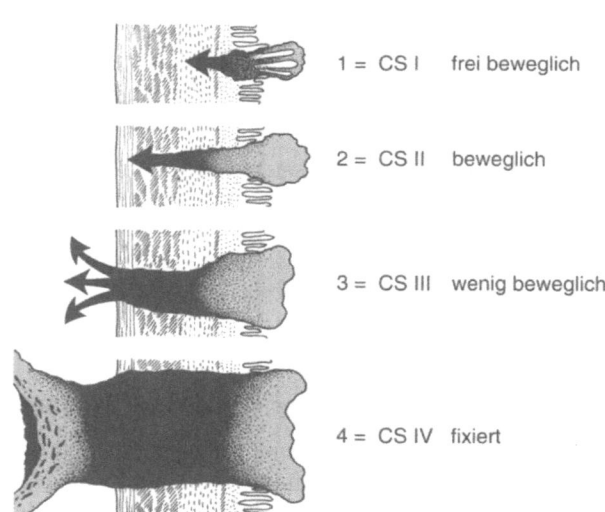

Abb. 17.1. Klinische Stadieneinteilung nach Mason. (Aus: Mason [33])

Kolorektales Karzinom

S 13 Laborwerte

Die Werte sind jeweils rechtsbündig unter Berücksichtigung der Kommastelle einzutragen.

S 14 Lokalisation des Primärtumors

Als Lokalisation ist bei *Kolontumoren* diejenige Region einzutragen, in der der größere Teil des Tumors gelegen ist. Ein Tumor der zu 2/3 im Colon ascendens und zu 1/3 im Zäkum liegt, wird als Tumor des Colon ascendens klassifiziert.

Bei Tumoren, die zu gleichen Teilen in 2 Regionen liegen, wird der jeweils oralwärts gelegene Abschnitt als Lokalisation verschlüsselt[1]. Die Grenze zwischen Colon ascendens und Zäkum ist die Höhe der Valvula Bauhini.

Als Gebiet der Flexura hepatica und Flexura lienalis gilt ein Abschnitt von je 2 cm oral und aboral der theoretischen Grenzlinie zwischen Colon ascendens und transversum bzw. Colon transversum und descendens.

Die Grenze zwischen Sigma und Colon descendens liegt in Höhe der linken Crista iliaca; hier beginnt das freibewegliche Mesosigma.

Das Rektum ist durch fehlende Appendices epiploicae und durch Fehlen der Tänien gekennzeichnet. Es ist definiert als der aborale Dickdarmabschnitt, der in Höhe des Promontoriums beginnt und bis zur oberen Grenze des Analkanals reicht. Bei Messung mit dem starren Rektosigmoidoskop liegt die obere Grenze bei 16 cm ab Anokutanlinie. Für die Einordnung eines Tumors zu Sigma bzw. Rektum ist die Höhe des unteren Tumorrandes maßgebend. Liegt dieser bei 16 cm oder tiefer, wird der Tumor als *Rektumkarzinom* klassifiziert. Tumoren des Analkanals zählen nicht zu den kolorektalen Malignomen.

Die Einordnung in die Rektumdrittel erfolgt nach der Entfernung von der Anokutanlinie (s. S 15) bzw., falls diese nicht bekannt ist, nach der Schätzung durch den Operateur. Maßgebend ist dabei der untere Tumorrand. Tumoren des oberen Rektumdrittels (C 20.93): unterer Tumorrand zwischen 12 und 16 cm; Tumoren des mittleren Rektumdrittels (C 20.92): unterer Tumorrand zwischen 7,5 und weniger als 12 cm; Tumoren des unteren Rektumdrittels (C 20.91): unterer Tumorrand weniger als 7,5 cm von der Anokutanlinie.

Die topographische Bezeichnung Rektosigmoid (C 19.9) sollte nach den Vorschlägen des IDS [8, 9] nicht verwendet werden, ist aber bei den seltenen Fällen, bei denen eine Unterscheidung zwischen Rektum- und Sigmakarzinom nach den obigen Kriterien nicht möglich ist, anwendbar.

S 15 Entfernung von der Anokutanlinie (in cm)

Die Entfernung von der Anokutanlinie bezieht sich auf die Entfernung des unteren Tumorrandes zur Anokutanlinie. Sie ist zu messen bei der Rektosigmoidoskopie mit dem starren Rektoskop und nur bei Rektumkarzinomen einzutragen.

S 16 Invasionstiefe

Nach den Vorschlägen des TNM Supplement 1993 [40] wird innerhalb von (p)T 4 zwischen Invasion von Nachbarorganen bzw. -strukturen [(p)T 4a] und Perforation des viszeralen Peritoneums [(p)T 4b] unterschieden. Eine freie Perforation eines kolorektalen Karzinoms in die Peritonealhöhle wird als T 4b klassifiziert und hier mit P verschlüsselt.

Als Invasion von Nachbarorganen/-strukturen wird jede Fixation des Tumors an die Umgebung bzw. die nicht mehr mögliche Abgrenzung zwischen Tumor und Nachbarorgan/-struktur bei bildgebenden Verfahren verstanden. Der klinischen Diagnose T 4a in diesem Sinne entspricht erfahrungsgemäß nur in etwa der Hälfte der Fälle eine tatsächliche neoplastische Infiltration der Nachbarorgane bzw. der Nachbarstrukturen [22, 24].

S 17 Andere Abschnitte des Kolorektums

Eine intramurale direkte Ausbreitung eines Karzinoms eines Unterbezirks (Segments) des Kolon in einen benachbarten Unterbezirk (Segment) − z. B. eines Karzinoms des Colon ascendens in die Flexura hepatica − wird in der T-Kategorie nicht berücksichtigt. Gleiches gilt für die direkte intramurale Ausbreitung eines Rektumkarzinoms in das Colon sigmoideum und umgekehrt, eines Rektumkarzinoms in den Analkanal und eines Zäkumkarzinoms in das Ileum. Als (p)T 4 wird ausschließlich eine direkte Ausbreitung in andere Abschnitte des Kolons klassifiziert, die am Wege über die Serosa oder das Mesokolon erfolgt, z. B. die Ausbreitung eines Sigmakarzinoms in das Zäkum [40].

S 18 Regionäre Lymphknoten

Als *perirektale Lymphknoten* zählen jene im Mesorektum (Paraproktium), die lateral-sakralen und präsakralen Lymphknoten [einschließlich jener am Promontorium [Gerota]) sowie jene an der A. rectalis media und A. rectalis inferior einschließlich deren Verzweigungen. Als *perikolische Lymphknoten* gelten auch die Lymphknoten entlang den Aa. sigmoideae (Abb. 17.2).

Mehr als 3 mm große Tumorherde im Bindegewebe des Lymphabflußgebietes ohne histologisch erkennbare Residuen von Lymphknoten werden als regionäre Lymphknotenmetastasen klassifiziert. Hingegen werden derartige Herde in der Größe von 3 mm oder kleiner, die in der Regel nur histologisch erkennbar sind, als diskontinuierliche Tumorausbreitung (sog. Satelli-

---

[1] Nach dem TNM Supplement 1993 [40] soll in diesem Fall C 18.8 verschlüsselt werden; der hier gemachte Vorschlag ist jedoch informativer.

ten) in der T-Klassifikation berücksichtigt (s. S 47 und S 56).

Als große Gefäßstämme (N 3) gelten die Stämme von A. ileocolica, A. colica dextra, A. colica media, A. colica sinistra, A. mesenterica inferior, A. rectalis superior und A. iliaca interna (Abb. 17.2).

Lymphknoten an den Verzweigungen dieser Gefäße sowie an den Aa. sigmoideae und an der A. rectalis media gelten als perikolisch bzw. perirektal.

Von Chirurgen wird oft noch die alte Einteilung der Lymphknoten in epikolische, parakolische, intermediäre und Hauptlymphknoten („principal nodes") [26] verwendet. Die epikolischen Lymphknoten (direkt am Kolon gelegen) und die parakolischen Lymphknoten (entlang der Marginalarterie und zwischen dieser und dem Kolon) entsprechen den perikolischen Lymphknoten; ihr Befall gilt je nach Zahl befallener Lymphknoten als (p)N 1 oder (p)N 2. Die intermediären Lymphknoten schließen sowohl die Lymphknoten entlang der Verzweigung der großen Gefäßstämme (nach TNM noch perikolisch) als auch jene entlang der großen Gefäßstämme ein. Die Hauptlymphknoten umfassen die Lymphknoten an der A. mesenterica inferior − Befall gilt als (p)N 3 − wie auch jene an der A. mesenterica superior − Befall gilt als Fernmetastasierung.

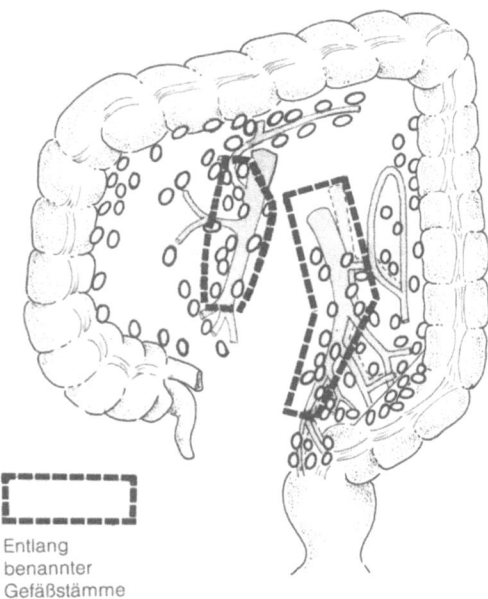

Abb. 17.2. Definition der N3-Lymphknoten. (Aus TNM-Atlas 1993 [39])

Für jeden anatomischen Unterbezirk des Kolons und des Rektums sind Lymphknoten an bestimmten Gefäßstämmen regionär [40]:

Appendix	an A. ileocolica,
Zäkum	an A. ileocolica und A. colica dextra,
Colon ascendens	an A. ileocoecalis, A. colica dextra und A. colica sinistra,
Flexura hepatica	an A. colica media und A. colica dextra,
Colon transversum	an A. colica dextra, A. colica media, A. colica sinistra und A. mesenterica inferior,
Flexura lienalis u. Colon descendens	an A. colica media, A. colica sinistra A. mesenterica inferior,
Sigma	an A. colica sinistra, A. rectalis superior und A. mesenterica inferior,
Rektum	an A. rectalis superior, A. mesenterica inferior und A. iliaca interna

Befallene Lymphknoten an anderen Gefäßstämmen als den oben angeführten gelten als Fernmetastasen. Zum Beispiel wird bei einem Rektumkarzinom eine Lymphknotenmetastase an der A. colica media als M 1 klassifiziert.

S 19 Nicht-regionäre abdominale Lymphknoten

Metastasen in anderen Lymphknoten als den perirektalen und perikolischen sowie jenen an den entsprechenden großen Gefäßstämmen (s. S 18) werden als nicht-regionäre Lymphknoten angesehen und ihr Befall als Fernmetastasierung klassifiziert. Befall von Lymphknoten an den Aa. iliacae externae und communes gilt ebenfalls als Fernmetastasierung.

S 20 Klinische TNM-Klassifikation

Als multiple simultane Tumoren gelten nur voneinander getrennte, makroskopisch erkennbare Tumoren, nicht jedoch nur histologisch festgestellte isolierte Tumorbezirke in der Nachbarschaft eines makroskopisch erkennbaren Tumors. Diese werden als Satelliten gewertet (s. S 56).

C-Faktor		
Primärtumor	C 1:	Klinische Untersuchung, Rektosigmoidoskopie
	C 2:	Koloskopie, Doppelkontrasteinlauf, Zystoskopie, Urographie, Sonographie (perkutan, endoluminal), CT, NMR, Biopsie
	C 3:	Chirurgische Exploration einschließlich Biopsie und Zytologie
Regionäre Lymphknoten	C 1:	−
	C 2:	Sonographie (perkutan, endoluminal), Urographie, CT, NMR, Biopsie, Zytologie
	C 3:	Chirurgische Exploration einschl. Biopsie und Zytologie

C-Faktor

Fernmetastasen C 1: Klinische Untersuchung, Standardröntgenaufnahmen
C 2: Sonographie, Röntgenaufnahmen in speziellen Projektionen, CT, NMR, Laparoskopie, Peritonealspülung, nuklearmedizinische Untersuchungen, Biopsie, Zytologie
C 3: Chirurgische Exploration einschließlich Biopsie und Zytologie

S 21 Zirkumferentielles Wachstum

Als „insulär" wird ein Tumor bezeichnet, wenn er die Darmwand nicht zur Grenze zirkulär befallen hat. Ein „semizirkulärer" Tumor ist als insulär zu verschlüsseln.

S 22 Makroskopischer Tumortyp

Nur *eine* Angabe ist möglich (Abb. 17.3). Geringgradig erhabene Tumoren, bei denen die Vorwölbung maximal der doppelten Höhe der Schleimhaut entspricht, werden als flach („flat") bezeichnet [6]. Sie können auch eine leichte zentrale Eindellung zeigen und heißen dann „depressed" [25]. Ulzeröse Tumoren mit erhabenen polypösen Rändern gelten als ulzerös.

„X" (F. A.) ist zu kodieren, wenn über den Tumortyp keine Angaben vorliegen, „U" (Unklassifizierbar), wenn der Tumortyp zwar untersucht wurde, aber infolge ungewöhnlicher Beschaffenheit nicht zwanglos in die vorgegebenen Kategorien einzuordnen ist.

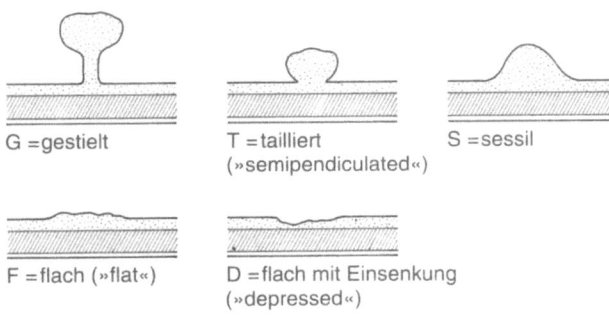

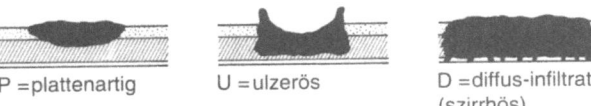

Abb. 17.3. Makroskopischer Tumortyp bei frühen und fortgeschrittenen Formen

S 23 Datum der definitiven chirurgischen Behandlung

Als „Datum der definitiven chirurgischen Behandlung" gilt bei mehrzeitigem Vorgehen der Tag, an dem der am weitesten ausgedehnte Eingriff durchgeführt wurde, z. B.

a) bei zunächst angelegtem Anus praeter und später durchgeführter Sigmaresektion ist das Datum der Sigmaresektion der Zeitpunkt der definitiven Karzinomoperation,
b) bei zunächst vorgenommener Polypektomie und danach angeschlossener radikaler Resektion ist die letztere die definitive Karzinomoperation, und zwar auch dann, wenn bei der 2. Operation kein Tumorgewebe mehr erkennbar ist.

S 24 Operateur

Entsprechend den Empfehlungen der Working Party of World Congresses of Gastroenterology [8, 9] ist in der Dokumentation kolorektaler Karzinome der Operateur festzuhalten. An den einzelnen Kliniken sollte ein örtlicher Code festgelegt werden, der anonym bleibt.

S 25 Dringlichkeit der Operation

Als dringlich wird eine Operation bezeichnet, wenn sie wegen Tumorkomplikationen innerhalb der ersten 48 h nach stationärer Aufnahme vorgenommen wird. Eine Notfalloperation liegt vor, wenn die Operation innerhalb von 6 h nach stationärer Aufnahme durchgeführt wird [9].

S 26 Art der chirurgischen Behandlung

„Lokale Therapie" umfaßt lokale Tumordestruktion durch Elektrokoagulation, Kryotherapie oder Laser, weiterhin endoskopische Polypektomie und lokale chirurgische Exzision (ohne Resektion).
„Limitierte Resektion" ist jede Darmresektion ohne systematische Dissektion der regionären Lymphknoten einschließlich jener an den Gefäßstämmen. Segmentresektion, Ileozäkalresektion und tubuläre Resektion entsprechen den limitierten Resektionen.
„Radikale Resektion" ist eine Resektion mit systematischer Dissektion der regionären Lymphknoten einschließlich jener an den Gefäßstämmen.

S 27 Zeitlicher Ablauf der chirurgischen Therapie

Zweizeitige Eingriffe liegen vor, wenn z. B. zunächst wegen einer akut-dringlichen Situation (Notfall) ein entlastendes Enterostoma angelegt wurde und erst zu einem späteren Zeitpunkt die Tumorresektion erfolgt. Als zweizeitig gilt aber auch eine Behandlung, bei der zunächst eine endoskopische oder chirurgische Polypektomie zur Klärung der Diagnose und erst später eine radikale Resektion vorgenommen wird.

Dreizeitige Eingriffe liegen dann vor, wenn nach dem vorangegangenen Eingriff die Tumorresektion ohne Wiederherstellung der Kontinuität des Darms erfolgt, diese vielmehr in einer 3. Sitzung vorgenommen wird.

S 28 Definitiver chirurgischer Eingriff

Die unter Code-Nr. 31–37 angeführten radikalen Resektionen sind konventionelle Eingriffe, die unter 51–58 angeführten sog. erweiterte radikale Resektionen.

Koloanale Anastomosen (41) können sowohl bei konventionellen Eingriffen als auch bei erweiterten radikalen Resektionen angelegt werden und sind wegen der besonderen Art der Anastomosierung besonders hervorgehoben. *Kolo-pouch-anale Anastomosen (42)* werden bei erweiterten radikalen Resektionen durchgeführt.

Als *Sigmaresektion (34)* wird eine hohe anteriore Resektion wegen eines Sigmakarzinoms verstanden. *Hohe anteriore Resektionen (35)* (oft kurz als anteriore Resektion bezeichnet) sind als Entfernung eines höhergelegenen Rektumkarzinoms mit intraabdominaler Anastomose (oberhalb der peritonealen Umschlagsfalte) definiert. Bei *tiefer anteriorer Resektion (36)* wird das Rektumkarzinom mit Anastomose unterhalb der peritonealen Umschlagsfalte entfernt. Gelegentlich kann ein solcher Eingriff mit Pouchbildung verbunden werden (38).

Unterscheidung zwischen *Sigmaresektion (34)* und *Hemikolektomie links (30):*

Die Sigmaresektion reicht maximal bis zur Mitte des Colon descendens nach oral; bei der Hemikolektomie links werden das gesamte Colon descendens, die Flexur und die linksseitige Hälfte des Colon transversum entfernt.

Erweiterte Hemikolektomie links (52): Hierbei werden das gesamte Colon transversum, das Colon descendens und das Sigma entfernt. (Erweiterung in Form von Entfernung anderer Organe – die sog. multiviszerale Resektion – wird nachfolgend unter Mitentfernung von Nachbarorganen dokumentiert.)

Transversumresektion (32): Entfernung des gesamten Colon transversum einschließlich der beiden Flexuren.

Erweiterte Hemikolektomie rechts (51): Entfernung des unteren Ileum, des Zäkum, des Colon ascendens, der rechten Flexur und des gesamten Colon transversum. (Erweiterung in Form von Entfernung anderer Organe – die sog. multiviszerale Resektion – wird nachfolgend unter Mitentfernung von Nachbarorganen dokumentiert).

Subtotale Kolektomie (53):

a) Entfernung des unteren Ileums und des Kolons vom Zäkum bis zum Sigma mit Ileosigmoidostomie oder

b) Entfernung des Kolons vom Beginn des Colon ascendens an bis zum Übergang ins Rektum mit Aszendorektostomie.

Totale Kolektomie (54): Die Entfernung des unteren Ileums und des Kolons bis zum Rektum mit Ileorektostomie.

Die vollständige Entfernung von Kolon und Rektum kann entweder als herkömmliche *Proktokolektomie mit endständigem Ileostoma (55)* oder als *sog. restorative Proktokolektomie mit ileoanaler Anastomose (56)* oder mit zusätzlicher Bildung eines *Ileumpouchs (57)* erfolgen.

S 29 Technik der Tumormobilisation

Bei der „No-touch isolation"-Technik, von Turnbull et al. [38] eingeführt, wird vor jeder Manipulation am Tumor und seiner engeren Umgebung eine Ligatur des Gefäßstieles (zuerst Vene, dann Arterie) durchgeführt und das Darmlumen oral und aboral des Tumors abgebunden. Wenngleich ein eindeutiger Beweis für den günstigen Effekt dieser Technik nicht vorliegt, so ist diese Methode heute doch zu bevorzugen [16].

S 30 Protektives Enterostoma

Hier werden nur Enterostomata dokumentiert, die protektiv sind, nicht jedoch definitive Enterostomata, etwa bei Rektumexstirpation. Bei präliminarem protektivem Enterostoma ist immer auch eine entsprechende Angabe in der Rubrik „Operative Behandlungseinleitung" erforderlich.

S 31 Art der Beckendissektion

Die früher geübte stumpfe Herauslösung des Rektums wird heute allgemein abgelehnt („there is no place for blunt pelvic dissection for rectal cancer" [1]). Da diese Methode aber an manchen Institutionen immer noch vorgenommen wird, soll die Art der Beckendissektion ausdrücklich dokumentiert werden.

S 32 Entfernung des Mesorektums bis zum Beckenboden

Die Bedeutung der vollständigen Entfernung des Mesorektums nicht nur nach lateral, sondern auch nach distal bis zum Beckenboden bei Karzinomen des mittleren und unteren Rektumdrittels wird seit den Untersuchungen von Heald [13, 14] zunehmend anerkannt [1, 23].

S 33 Minimaler aboraler Sicherheitsabstand (in cm)

Unabhängig von der durch den Pathologen vorzunehmenden Messung des aboralen Sicherheitsabstandes bei Rektumkarzinomen soll dieser auch durch den Operateur bestimmt werden, und zwar sowohl noch in situ (vor Resektion) als auch nach Durchführung der Resektion am frischen nicht ausgespannten Präparat. Die Messung entfällt bei Rektumexstirpation.

S 34 Prophylaxe einer Dünndarmretention im Becken

Bei Nachbestrahlung ist mit oft schweren Komplikationen zu rechnen, wenn sich im kleinen Becken Dünndarm befindet. Um dies zu verhindern, wird prophylaktisch das Beckenperitoneum verschlossen bzw. ein resorbierbares Netz als Beckenverschluß eingenäht oder das kleine Becken durch eine gestielte Netzplombe ausgefüllt.

S 35 Prophylaktische Oophorektomie

In 2–8% der weiblichen Patienten mit kolorektalem Karzinom finden sich synchrone Ovarialmetastasen, die zum Teil erst bei der histologischen Untersuchung der Ovarien entdeckt werden [3, 10]. Außerdem scheint das Risiko für primäre Ovarialkarzinome bei Patienten mit kolorektalem Karzinom erhöht zu sein [35].

S 36 Nicht-tumorbedingte Simultaneingriffe

Hier werden gleichzeitig mit der Karzinomoperation vorgenommene zusätzliche Eingriffe wegen nicht-neoplastischer Erkrankungen dokumentiert (z. B. Cholezystektomien, Appendektomien oder Uterusexstirpationen). Wird eine Gallenblase, eine Appendix oder ein Uterus wegen Verdachts auf Tumorinfiltration entfernt, wird dies unter dem Item „Mitentfernung von Nachbarorganen" dokumentiert. Die prophylaktische Entfernung von Eierstöcken wird ebenfalls gesondert erfaßt (s. S 35).

S 37 Örtliche Tumorzelldissemination

„Schnitt durch Tumorgewebe" wird verschlüsselt, wenn

- bei der Mobilisation in den Tumor eingeschnitten wird, ohne daß aber die Darmlichtung erreicht wird (in letzterem Fall läge eine iatrogene Perforation vor),
- bei der Resektion Tumor an den Resektionslinien durchschnitten wird,
- zunächst eine Resektion vorgenommen wird, bei der durch Tumor geschnitten wird, danach aber in der gleichen Sitzung ein weiteres Stück Darm oder ein Nachbarorgan reseziert wird und dann die Entfernung im Gesunden erfolgt [44].

S 38 Ersteingriff

Bei einzeitiger operativer Behandlung (nur ein Eingriff) werden die Angaben zur Zeitdauer der Operation, zur Dauer der Intensivbehandlung und zur Zahl der verabreichten Bluttransfusionen nur in der Spalte „Ersteingriff" eingetragen und die anderen Spalten für den Zweit- und Dritteingriff gestrichen. Analog wird bei zweizeitigem Vorgehen die Spalte für die 3. Operation gestrichen. Auch eine metachrone Leberresektion wird hier miterfaßt.

S 39 Leberresektion im Rahmen der Ersttherapie

In die Ersterfassung gehen metachrone Leberresektionen nur dann ein, wenn sie wegen bereits bei der Resektion des Primärtumors erkannter Lebermetastasen vorgenommen werden (in der Regel innerhalb der ersten 3 Monate nach Darmresektion). Werden Lebermetastasen erst im Follow-up entdeckt und dann reseziert, so ist dies im Folgeerhebungsbogen der Basisdokumentation zu verschlüsseln.

S 40 Zusätzliche Angaben bei Leberresektionen im Rahmen der Ersttherapie

Hier sollen sowohl Biopsien vor der Operation des Primärtumors (z. B. perkutane Stanz- oder Feinnadelbiopsien) als auch solche während der Operation des Primärtumors bzw. der Leberresektion erfaßt werden.

S 41 Lokoregionärer Residualtumor

Als „lokoregionärer Residualtumor" gilt belassener Tumor im Operationsgebiet als Rest des nicht komplett entfernten Primärtumors oder Resttumor in regionären Lymphknoten. Belassene Metastasen in nichtregionären abdominalen Lymphknoten sind als „andere abdominale Fernmetastasen" zu verschlüsseln.

S 42 Tumormarker nach Tumorresektion

Als postoperativer Wert von Tumormarkern (CEA u. a.) nach Tumorresektion soll der Wert eingetragen werden, der 7–14 Tage nach Tumorresektion erhoben wird.

S 43 Klinisch manifeste Anastomoseninsuffizienz

Nur radiologisch zu diagnostizierende Anastomoseninsuffizienzen ohne klinische Symptomatik bleiben unberücksichtigt.

S 44 Chirurgische Komplikationen

Ein *Ileus* liegt vor, wenn in der Abdomenleeraufnahme stehende Schlingen und/oder Spiegel sichtbar sind.

Eine *Bauchwanddehiszenz* ist auch dann einzutragen, wenn sie nur inkomplett ist.

Als *Nachblutung* werden Blutungen dokumentiert, die kreislaufwirksam sind oder eine Bluttransfusion oder eine operative Revision erforderlich machen.

S 45 Histologischer Tumortyp

Die Bestimmung des histologischen Tumortyps erfolgt nach den Empfehlungen der WHO-Klassifikation [28]. Die in Frage kommenden Tumortypen sind:

Tumortyp	ICD-O-Code-Nr.	Anmerkung
Adenokarzinom	8140/3	(1)
Muzinöses Adenokarzinom	8480/3	(2)
Siegelringzellkarzinom	8490/3	(3)
Plattenepithelkarzinom	8070/3	(4)
Adenosquamöses Karzinom	8560/3	(5)
Kleinzelliges Karzinom	8041/3	(6)
Undifferenziertes Karzinom	8020/3	(7)

Anmerkungen:

(1) *Adenokarzinome* können Areale mit Schleimbildung aufweisen; sofern diese weniger als 50% des Tumors einnehmen, wird hierdurch die Einordnung als Adenokarzinom nicht beeinflußt. Gleiches gilt für das Vorhandensein kleiner Herde von plattenepithelialer Differenzierung.

(2) Als *muzinöses Adenokarzinom* gilt ein Adenokarzinom, das zu mehr als 50% aus extrazellulärem Schleim besteht.

(3) Ein *Siegelringzellkrebs* ist ein Tumor, der mehr als 50% Siegelringzellen mit intrazellulärem Schleim enthält.

(4) Nur Tumoren, die ausschließlich aus plattenepithelial differenzierten Anteilen (Interzellularbrücken, Verhornung) bestehen, werden als *Plattenepithelkarzinome* klassifiziert. Umschriebene Areale mit plattenepithelialer Differenzierung können auch in Adenokarzinomen, ausgedehntere Areale in adenosquamösen Karzinomen beobachtet werden.

(5) Das *adenosquamöse Karzinom* ist ein Tumor mit sowohl adenokarzinomatöser als auch plattenepithelkarzinomatöser Komponente. Vorhandensein von nur umschriebenen Herden mit plattenepithelialer Differenzierung in einem Adenokarzinom berechtigt nicht zur Diagnose eines adenosquamösen Karzinoms.

(6) Ein *kleinzelliges Karzinom* ist ein maligner Tumor, der in Histologie, Histochemie, Immunhistologie und biologischem Verhalten dem kleinzelligen Karzinom der Lunge entspricht. Der Tumor wird auch als „neuroendokrines Karzinom" bezeichnet. Obwohl hierfür in der ICD-O eine eigene Code-Nummer (8246/3) vorgesehen ist, sollte dieser Tumor aber besser als kleinzelliges Karzinom (8041/3) verschlüsselt werden,

(7) Ein *undifferenziertes Karzinom* wird dann diagnostiziert, wenn der Tumor nirgends drüsige oder plattenepitheliale Differenzierung zeigt, keine Schleimbildung erkennen läßt und auch die Kriterien eines kleinzelligen Karzinoms nicht erfüllt. Der Tumor kann dabei uniform oder auch pleomorph strukturiert sein. Zur Unterscheidung gegenüber kleinzelligen Karzinomen, Lymphomen und leukämischen Infiltraten sind Schleimfärbungen und immunhistochemische Methoden wertvoll.

S 46 Grading

Das Grading berücksichtigt das Ausmaß der zytologischen und strukturellen Ähnlichkeit zum Ausgangsgewebe sowie Kernpolymorphie und mitotische Aktivität. Gut (G1) und mäßig differenzierte (G2) Tumoren können als „low grade", schlecht differenzierte (G3) und undifferenzierte (G4) als „high grade" zusammengefaßt werden. Die Dokumentation kann entweder nach dem 4stufigen oder nach dem 2stufigen Code erfolgen [12]. Beim Grading soll die Tumorrandzone nicht mitberücksichtigt werden.

Bei Vorliegen unterschiedlicher Differenzierungsgrade erfolgt die Einordnung nach dem ungünstigeren Differenzierungsgrad.

Schlecht differenzierte Adenokarzinome (G3) zeigen wenigstens stellenweise geringe drüsige Differenzierung oder Schleimproduktion.

Siegelringzellkrebse sind per definitionem als G3, undifferenzierte und kleinzellige Karzinome als G4 zu klassifizieren [40].

S 47 Ausmaß der perirektal-perikolischen Invasion

Bei der Bestimmung der Invasionstiefe des Primärtumors wird die direkte kontinuierliche Ausbreitung des Tumors und die diskontinuierliche Ausbreitung in Form sog. Satelliten berücksichtigt, nicht jedoch die Ausbreitung in Venen oder Lymphgefäßen [40]; letztere wird in der L- und V-Klassifikation gesondert erfaßt (s. S 59).

Als sog. *Satelliten* werden bis 3 mm große diskontinuierliche Tumorherde ohne Nachweis von Residuen eines Lymphknötchens bezeichnet. Sind solche Tumorherde im Bindegewebe des Lymphabflußgebietes größer als 3 mm, werden sie als regionäre Lymphknotenmetastase berücksichtigt (s. S 56).

Beispiele:

- Karzinom mit kontinuierlicher Ausbreitung in die Submukosa, Tumorzellen in kleiner Vene innerhalb der Muscularis propria: pT 1
- Karzinom mit kontinuierlicher Ausbreitung in die Muscularis propria, Satellit im perirektalen Gewebe: pT 3.

Nach den Vorschlägen des TNM Supplement 1993 [40] wird die perimuskuläre Infiltration je nach dem mikroskopisch gemessenen Ausmaß näher unterteilt:

pT 3 a ≤ 1 mm   pT 3 c > 5 – 15 mm
pT 3 b > 1 – 5 mm pT 3 d > 15 mm

Die Messung der perikolischen/perirektalen Invasion erfolgt am histologischen Schnitt. Besonders empfohlen werden hierfür Großflächenschnitte. Ansonsten sollen Blöcke von der tiefsten Invasion herangezogen werden, wobei der Tumor mit angrenzendem intaktem

Kolorektales Karzinom

Fettgewebe nach Fixation senkrecht zur Darmachse lamelliert wird und Blöcke von der Stelle entnommen werden, an der die tiefste Infiltration vorzuliegen scheint [36].

S 48 Apikaler Lymphknoten

Als apikaler Lymphknoten gilt der Lymphknoten eines Lymphabflußgebietes, der am nächsten der Resektionslinie am Mesokolon und damit am weitesten vom Tumor entfernt liegt. Bei radikaler Resektion gilt Befall eines apikalen Lymphknotens stets als pN 3.

S 49 Durchmesser der größten regionären Lymphknotenmetastase (in mm)

Die Messung erfolgt bei makroskopisch erkennbaren, über 15 mm großen Metastasen makroskopisch, sonst histologisch. „Lymphknotenpakete" wird verschlüsselt, wenn es sich um konfluierende Lymphknotenmetastasen mit perinodulärem Wachstum und gegenseitiger Fixation handelt.

S 50 Tumorzellnachweis in Peritonealspülung/ in Knochenmarkbiopsien

Zunehmend werden Methoden eingesetzt, die nicht Metastasen, sondern einzelne Tumorzellen in Fernorganen nachweisen. So werden z. B. bei Laparoskopien oder Laparotomien einleitende Peritonealspülungen vorgenommen. Die Ergebnisse der zytologischen Untersuchung der Spülflüssigkeit sind hierbei nur dann verwertbar, wenn die Spülung vor jeder sonstigen chirurgischen Manipulation vorgenommen wird [40]. Ausschließlich in diesem Fall erfolgt eine Dokumentation derartiger Befunde. Sie werden in der M-Klassifikation als M 1 gewertet, sofern nicht ein pT 4-Tumor mit Durchbruch durch die Serosa vorliegt; allerdings ist ein derartiger M 1-Befund durch den Zusatz „i" (isolierte Tumorzellen) zu kennzeichnen. In der R-Klassifikation gilt für diese Fälle die Klassifikation R 1 mit dem Zusatz „soph" („sophisticated"), um anzuzeigen, daß der Befund durch spezielle Methoden erhoben wurde (s. A 28).

Gleiches gilt für den histologischen, zytologischen oder immunzytologischen Nachweis von einzelnen Tumorzellen in Knochenmarkbiopsien. Einzelne Tumorzellen dürfen nicht als Mikrometastasen bezeichnet werden. Von Metastasen wird erst gesprochen, wenn in ein anderes Organ gelangte Tumorzellen nach Tumorzellarrest, Proliferation und Invasion durch die Gefäßwand zu einem extravaskulären Tumorzellkomplex geworden sind [7].

S 51 Tumordicke/Transversaler Darmumfang (in cm)

Die Messung erfolgt nach Fixation makroskopisch auf lamellierenden Querschnitten durch den Tumor, senkrecht zur Darmachse angelegt.

S 52 Lage des Tumors zur Peritonealumschlagfalte

Tumoren, die teils unterhalb, teils oberhalb der peritonealen Umschlagfalte liegen, werden jener Position zugeordnet, in der der größere Teil des Tumors liegt. Liegen Tumoren genau zu gleichen Teilen ober- und unterhalb des Peritoneums, sollten sie als Tumoren unterhalb der Umschlagfalte klassifiziert werden.

S 53 Makroskopischer Befall der Serosa

Dieser Sachverhalt wird in erster Linie deshalb dokumentiert, um im pathologischen Laboratorium eine Qualitätskontrolle sicherzustellen [9]. Wird makroskopisch ein Serosabefall angenommen und ein solcher aufgrund der histologischen Untersuchung nicht festgestellt, so sollten neue Gewebsblöcke zur histologischen Untersuchung eingebettet werden.

S 54 Abstrichzytologie von der Serosa über dem Primärtumor

Durch Abstrichzytologie von der Serosa über dem Primärtumor kann die Perforation des viszeralen Peritoneums nachgewiesen werden, während bei der histologischen Untersuchung u. U. diesbezüglich eindeutige Ergebnisse nicht erzielt werden [43].

S 55 Zusätzliche Angaben bei pT 1-Tumoren in Polypen

Im Begutachtungsschema der Cancer Commission of the American Pathologists [15] ist bei Karzinomen in Polypen eine nähere Unterteilung der pT 1-Tumoren vorgesehen. Dabei wurde jedoch die Unterteilung nach Haggitt et al. [11], in der zwischen Polypenkopf, Polypenhals und Polypenstiel unterschieden wird, wegen ihrer schwierigen Reproduzierbarkeit vereinfacht.

S 56 Satelliten

Als sog. *Satelliten* werden bis 3 mm große diskontinuierliche Tumorherde ohne Nachweis von Residuen eines Lymphknötchens bezeichnet. Sind solche Tumorherde im Bindegewebe des Lymphabflußgebietes größer als 3 mm, werden sie als regionäre Lymphknotenmetastase aufgefaßt (s. S 18).

Satelliten werden bei der pT-Klassifikation als diskontinuierliche Tumorausbreitung berücksichtigt, insbesondere auch bei der Ausmessung der perirektalen bzw. perikolischen Ausbreitung (s. S 47). Bezüglich der Lokalisation von Satelliten wird einerseits der Bezug zur Tumorhöhe, andererseits die Lokalisation in den Darmwandschichten berücksichtigt. Dabei werden als intramurale Satelliten jene bezeichnet, die in der Submukosa und/oder Muscularis propria liegen.

S 57 Örtliche Tumorzelldissemination

Diese Feststellung soll unabhängig vom Operateur auch vom Pathologen vorgenommen werden. Die Kriterien sind die gleichen wie für die chirurgische Bestimmung (s. Anweisung S 37).

S 58 Unterschiedliche histologische Strukturen (%-Anteil)

Bei uniform gebauten Tumoren wird bei der entsprechenden Struktur „98" eingetragen, die Kästchen für die anderen Komponenten werden freigelassen.

S 59 Invasion von Lymphgefäßen, Venen, nicht klassifizierbaren Gefäßen und Perineuralräumen

Die Diagnose von Lymphgefäßeinbrüchen muß restriktiv erfolgen. Tumorzellen in artefiziellen Gewebsspalten dürfen nicht als Lymphgefäßinvasion gewertet werden. Der Nachweis von Endothel um die Tumorzellen ist erforderlich [21].

Nach Möglichkeit soll zwischen Lymphgefäßen und Venen unterschieden werden. Vorhandensein von glatter Muskulatur und regelmäßig konzentrisch angeordneten elastischen Fasern in der Wand spricht für Venen [34]. Gelingt die Unterscheidung nicht eindeutig, wird Invasion von nicht klassifizierbaren Gefäßen verschlüsselt.

Bei der Invasion vaskulärer Strukturen wird auch die Lokalisation berücksichtigt. Dabei ist „intramural" als „nicht jenseits der Muscularis propria" definiert, „extramural" bezeichnet die Invasion der betreffenden Strukturen im Bereich des perikolischen bzw. perirektalen Gewebes.

S 60 Histologie des Tumorrandes

Als „diffus infiltrierend" (schlecht begrenzt, tentakulär) ist der Tumorrand dann zu klassifizieren, wenn sich ein dissoziierendes Wachstum zwischen präexistentem Gewebe findet. Es erfolgt in der Regel in Form von einzeln liegenden kleinen Drüsen oder einzelnen kleinen soliden Zellgruppen bzw. Einzelzellen.

Beim „expansiven Tumorrand" (gut begrenzt, „pushing") findet sich eine mehr oder minder scharfe Begrenzung zwischen Tumorgewebe und Normalgewebe. Letzteres wird nicht dissoziiert, sondern komprimiert oder verdrängt [27].

Wenn das Tumorrandgebiet unterschiedlich beschaffen ist, soll die Klassifikation nach dem überwiegenden Typ des Tumorrandes erfolgen.

S 61 Peritumoröse entzündliche Infiltration

Maßgebend ist die peritumoröse Infiltration im Gebiet der tiefsten Tumorinvasion. Ausgeprägte Entzündung soll hier dann diagnostiziert werden, wenn sich eine mantelartige entzündliche Infiltration findet. Es überwiegen Lymphozyten; aber auch Plasmazellen, neutrophile und eosinophile Granulozyten sowie Histiozyten können beigemengt sein [27].

Entzündliche Reaktionen innerhalb des Tumors werden nicht berücksichtigt.

S 62 Peritumoröse Lymphozytenaggregate

„Peritumoröse Lymphozytenaggregate" [12] sind knötchenartige Lymphozytenansammlungen in der näheren Tumorumgebung.

S 63 Reaktive Veränderungen in perikolischen/perirektalen Lymphknoten

Reaktive Veränderungen der Lymphknoten im Abflußgebiet kolorektaler Karzinome sind nicht selten [5]. Bei der follikulären Hyperplasie soll zwischen Fällen mit Vorkommen dieser Veränderungen in mehr als 50% der regionären Lymphknoten und solchen mit geringerem Auftreten unterschieden werden. Das Fehlen jeglicher reaktiver Veränderungen scheint mit schlechterer Prognose einherzugehen [6].

S 64 Adenomresiduen im Tumor

Als Adenomresiduen gelten benigne Adenomanteile in unmittelbarem Anschluß an das infiltrative Karzinom. Vom Tumor durch normale Schleimhaut gesonderte Adenome werden als begleitende Veränderungen dokumentiert.

S 65 Adenome

Für die Unterteilung in tubuläre, tubulovillöse und villöse Adenome gelten die Empfehlungen der WHO [12]:

Mindestens 80%
tubulär strukturiert — tubuläres Adenom,
mindestens 80%
villös strukturiert — villöses Adenom,
20% oder mehr tubulär
und 20% oder mehr
villös strukturiert — tubulo-villöses Adenom.

S 66 Durchführung von Spezialuntersuchungen

Die hier angeführten Spezialuntersuchungen sind bisher in ihrem klinischen Stellenwert noch nicht abgesichert. Möglicherweise ergeben sich in Zukunft hieraus Konsequenzen für die Therapiewahl und für die Schätzung der Prognose. Zur Klärung dieser Frage sollen Patienten, bei denen solche Untersuchungen vorgenommen wurden, identifizierbar sein.

S 67 Histologische Befunde an den Resektionsrändern

Von der Untersuchung des oralen oder aboralen Resektionsrandes sowie der Resektionsränder an Nachbarorganen und Fernmetastasen kann bei großer Entfernung vom Tumor (mehr als 5 cm am frischen nicht ausgespannten Resektat, bei Fernmetastasen mehr als 2 cm) abgesehen werden. Von besonderer Bedeutung ist die Untersuchung der lateralen (tiefen) Resektionslinien am Mesorektum oder Mesokolon [9, 36]. Bei Stapleranastomosen ist der histologische Befund an der Staplermanschette miteinzubeziehen. Bei Polypektomien und lokalen Exzisionen entspricht die Abtragungsfläche in der Darmwand dem lateralen Resektionsrand.

S 68 Minimaler Sicherheitsabstand (in mm)

Bei makroskopischer Messung sind vor allem für den oralen und aboralen Resektionsrand, aber auch für den Resektionsrand an Nachbarorganen die Angabe der Meßbedingungen unerläßlich [17]. Bezüglich der Notwendigkeit der histologischen Messung s. S 67.

Literatur

[1] Cohen AM (1991) Surgical considerations in patients with cancer of the colon and rectum. Sem Oncol 18:381–387

[2] Cohen PR, Kahn SR, Kurzrock R (1991) Association of sebaceous gland tumors and internal malignancy: the Muir-Torre syndrome. Am J Med 90:606–613

[3] Cutait R, Lesser ML, Enker WE (1983) Prophylactic oophorectomy in surgery for large bowel cancer. Dis Colon Rectum 26:6–11

[4] Deutsche Krebsgesellschaft (1995) Diagnostische Standards in der Onkologie – Lungen-, Magen-, Pankreas- und kolorektales Karzinom (Hermanek P, Hrsg). Zuckschwerdt, München Bern Wien San Francisco

[5] Dworak O (1991) Morphology of lymph nodes in the resected rectum of patients with rectal carcinoma. Path Res Pract 187:1020–1024

[6] Dworak O, Altendorf-Hofmann A, Mansmann U (1993) Prognostic significance of lymph node in rectal carcinoma. Cancer Detect Prevent 17:198

[7] Eder M (1986) Pathologie des Wachstums und der Differenzierung. In: Eder M, Gedigk P (Hrsg) Lehrbuch der Allgemeinen Pathologie und der Pathologischen Anatomie, 32. Aufl. Springer, Berlin Heidelberg New York Tokyo

[8] Fielding LP, Chapuis PH, Dent O, Gatright B, Hardcastle JD, Hermanek P, Jass JR, et al. (1990) Clinicopathological staging of colorectal carcinoma: An international comprehensive anatomical terminology (ICAT). In: Working party reports of the world congress of gastroenterology. Blackwell, Melbourne Oxford London, pp 57–62

[9] Fielding LP, Arsenault PA, Chapuis PH, Dent O, Gatright B, Hardcastle JD, Hermanek P, et al. (1991) Clinicopathological staging for colorectal cancer: An international documentation system (IDS) and an international comprehensive anatomical terminology (ICAT). J Gastroent Hepatol 6:325–344

[10] Graffner HOL, Alm POA, Oscarson JEA (1983) Prophylactic oophorectomy in colorectal carcinoma. Am J Surg 146:233–235

[11] Haggitt RC, Glotzbach RE, Soffer EE, Wruble LD (1985) Prognostic factors in colorectal carcinoma arising in adenomas; implications for lesions removed by endoscopic polypectomy. Gastroenterology 89:328–336

[12] Halvorsen TB, Seim E (1989) Association between invasiveness, inflammatory reaction, desmoplasia and survival in colorectal cancer. J Clin Pathol 42:162–166

[13] Heald RJ, Husband EM, Ryall RDH (1982) The mesorectum in rectal cancer surgery: The clue to pelvic recurrence. Brit J Surg 69:613–616

[14] Heald RJ, Ryall RDH (1986) Recurrence and survival after total mesorectal excision for rectal cancer. Lancet i: 1479–1482

[15] Henson DE, Hutter RVP, Sobin LH, Bowman HE for the members of the Cancer Committee, College of American Pathologists, and the Task Force for Protocols on the Examination of Specimens from Patients with Colorectal Cancer (1994) Protocol for the examination of specimens removed from patients with colorectal carcinoma. Arch Pathol Lab Med 118:122–125

[16] Herfarth Ch, Runkel N (1994) Chirurgische Standards beim primären Coloncarcinom. Chirurg 65:514–523

[17] Hermanek P (1989) Sicherheitsabstände bei anteriorer und tiefer anteriorer Resektion. Begriffsbestimmung und Methodik. In: Gall FP, Zirngibl H, Hermanek P (Hrsg) Das kolorektale Karzinom. Kontroverse Fragen, neue Ergebnisse. Zuckschwerdt, München Bern Wien San Francisco

[18] Hermanek P (1989) Dysplasie-Karzinom-Sequenz. In: Matek W (Hrsg) Früherkennung und Nachsorge des Dickdarmkrebses. Springer, Berlin Heidelberg New York Tokyo

[19] Hermanek P (1989) Multizenterstudie Kolorektales Karzinom. Einführung. In: Gall FP, Zirngibl H, Hermanek P (Hrsg) Das kolorektale Karzinom. Kontroverse Fragen, neue Ergebnisse. Zuckschwerdt, München Bern Wien San Francisco

[20] Hermanek P (1989) Colorectal carcinoma. Histopathological diagnosis and staging. Clin Gastroenterol 3:511–529

[21] Hermanek P (1990) Malignant polyps – pathological factors governing clinical management. In: Williams GT (ed) Gastrointestinal pathology. Current topics in pathology, vol 81. Springer, Berlin Heidelberg New York Tokyo

[22] Hermanek P Jr (1992) Multiviszerale Resektion beim kolorektalen Karzinom. Erfahrungen der SGKRK-Studie. Langenbecks Arch [Suppl] 95–100

[23] Hohenberger W, Hermanek P Jr, Hermanek P, Gall FP (1992) Decision-making in curative rectum carcinoma surgery. Onkologie 15:209–220

[24] Hohenberger W, Thon N, Hermanek P Sen, Gall FP (1992) Pelvine multiviszerale Resektion aus der Sicht der Chirurgie. Langenbecks Arch [Suppl] 83–88

[25] Iishi H, Tatsuta M, Tsutsui S, Imanishi K, Otani T, Okuda S, Ishiguro S, et al. (1992) Early depressed adenocarcinoma of the large intestine. Cancer 69:2406–2410

[26] Jamieson JK, Dobson JF (1989) The lymphatics of the colon. Proc Roy Soc Med 2, 149–152

[27] Jass JR, Atkin WS, Cuzick J et al. (1986) The grading of rectal cancer: Historical perspectives and a multivariate analysis of 447 cases. Histopathology 10:437–459

[28] Jass JR, Sobin LH (1989) Histological typing of intestinal tumours, 2nd edn. WHO international histological classification of tumours. Springer, Berlin Heidelberg New York Tokyo

[29] Lynch HT, Smyrk TC, Watson P, Lanspa SJ, Lynch PM, Jenkins JX, Rouse J, et al. (1992) Hereditary flat adenoma syndrome: a variant of familial adenomatous polyposis? Dis Colon Rect 35:411–421

[30] Lynch HT, Smyrk TC, Lanspa SJ, Jenkins JX, Cavalieri J, Lynch JF (1993) Cancer control problems in the Lynch syndromes. Dis Colon Rectum 36:254–260

[31] Lynch HT, Smyrk TC, Lanspa SJ, Jenkins JX, Lynch PM, Cavallieri J, Lynch JF (1993) Upper gastrointestinal manifestations in families with hereditary flat adenoma syndrome. Cancer 71:2709–2714

[32] Lynch TC, Smyrk TC, Watson P, Lanspa SJ, Lynch JF, Lynch PM, Cavalieri RJ, et al. (1993) Genetics, natural history, tumor spectrum, and pathology of hereditary nonpolyposis colorectal cancer: an updated review. Gastroenterology 104:1535–1548

[33] Mason AY (1975) Malignant tumours of the rectum. Clin Gastroent 4:582–593

[34] Minsky BD, Mies C, Rich TA, Recht A (1989) Lymphatic vessel invasion is an independent prognostic factor for survival in colorectal cancer. Int J Radiat Oncol Biol Phys 17:311–318

[35] O'Brien PH, Newton BB, Metcalf JS, Rittenbury MS (1981) Oophorectomy in woman with carcinoma of the colon and rectum. Surg Gynecol Obstet 153:827–830

[36] Quirke P, Dixon MF (1988) The prediction of local recurrence in rectal adenocarcinoma by histopathological examination. Int J Colorect Dis 3:127–131

[37] Spigelman AD, Murday V, Phillips RKS (1989) Cancer and the Peutz-Jeghers syndrome. Gut 30:1588–1590

[38] Turnbull RB, Kyle K, Watson FR, Spratt J (1967) Cancer of the colon; the influence of the „no-touch isolation" technic on survival rates. Ann Surg 166:420–427

[39] UICC (1993) TNM-Atlas, 3. Aufl (Spiessl B, Beahrs OH, Hermanek P, Hutter RVP, Scheibe O, Sobin LH, Wagner G, Hrsg). Springer, Berlin Heidelberg New York Tokyo

[40] UICC (1993) TNM Supplement 1993. A commentary on uniform use (Hermanek P, Henson DE, Hutter RVP, Sobin LH, eds). Springer, Berlin Heidelberg New York Tokyo

[41] Vasen HFA, Offerhaus GJA, den Hartog Jager FCA, Menko FH, Nagengast FM, Griffoen G, van Gigenzand RB, et al. (1990) The tumor spectrum in hereditary nonpolyposis colorectal cancer: a study of 24 kindreds in the netherlands. Br Int J Cancer 46:31–34

[42] Watson P, Lynch HT (1993) Extracolonic cancer in hereditary nonpolyposis colorectal cancer. Cancer 71:677–685

[43] Zeng Z, Cohen AM, Hajdu S, Sternberg SS, Sigurdson ER, Enker W (1992) Serosal cytologic study to determine free mesothelial penetration by intraperitoneal colon cancer. Cancer 70:737–740

[44] Zirngibl H, Husemann B, Hermanek P (1990) Intraoperative spillage of tumor cells in surgery for rectal cancer. Dis. Colon Rectum 33:610–614

Weiterführende Literatur

Ahlgren JD, Macdonald JS (1992) Gastrointestinal oncology. Lippincott, Philadelphia

Gall FP, Zirngibl H, Hermanek P (1989) Das kolorektale Karzinom. Kontroverse Fragen, neue Ergebnisse. Zuckschwerdt, München-Bern-Wien-San Francisco

Keighley MRB, Williams NS (1993) Surgery of the anus, rectum and colon. Saunders, London

Kremer K, Lierse W (Hrsg) (1992) Darm. In: Kremer K, Lierse W, Platzer W, Schreiber HW, Weller S (Hrsg) Chirurgische Operationslehre. Spezielle Anatomie, Indikationen, Technik, Komplikationen, Band 6. Thieme, Stuttgart-New York

Marti MC, Givel JC (1992) Chirurgie anorektaler Krankheiten. Springer, Berlin-Heidelberg-New York-Tokyo

Ming S-C, Goldman H (1991) Pathology of the gastrointestinal tract. W. B. Saunders, New York

Phillips SF, Pemberton JH, Shorter R (1991) The large intestine. Raven Press, New York

Kolorektales Karzinom: Schema zur TNM/pTNM-Klassifikation

		(p)TNM	Stadium
Primärtumor	☐ Primärtumor kann nicht beurteilt werden	(p)TX	–
	☐ Kein Anhalt für Primärtumor	(p)T0	–
	☐ Carcinoma in situ	(p)Tis	0
	☐ Infiltration der Submukosa	(p)T1	I
	☐ Infiltration der Muscularis propria	(p)T2	I
	☐ Infiltration von Subserosa bzw. perirektalem/perikolischem Gewebe	(p)T3	II
	☐ ≤1 mm	(p)T3a	II
	☐ >1–5 mm	(p)T3b	II
	☐ >5–15 mm	(p)T3c	II
	☐ >15 mm	(p)T3d	II
	☐ Infiltration von Nachbarorganen oder Perforation des viszeralen Peritoneums	(p)T4	II
	☐ Infiltration von Nachbarorganen, aber keine Perforation des viszeralen Peritoneums	(p)T4a	II
	☐ Perforation des viszeralen Peritoneums	(p)T4b	II
Regionäre Lymphknoten	☐ Regionäre Lymphknoten können nicht beurteilt werden	(p)NX	–
	☐ Keine regionären Lymphknotenmetastasen	(p)N0	–
	☐ Nur perirektale/perikolische Lymphknotenmetastasen		
	☐ 1–3	(p)N1	III
	☐ >3	(p)N2	III
	☐ Metastasen in Lymphknoten an größeren Gefäßstämmen/apikalem Lymphknoten	(p)N3	III
Fernmetastasen	☐ Vorliegen von Fernmetastasen kann nicht beurteilt werden	(p)MX	–
	☐ Keine Fernmetastasen	(p)M0	–
	☐ Fernmetastasen	(p)M1	IV
	☐ Fernmetastasen nur in nichtregionären Lymphknoten	(p)M1a	IV
	☐ Fernmetastasen an anderen Lokalisationen, aber keine Peritoneal- und keine Pleurametastase	(p)M1b	IV
	☐ Peritoneal- oder Pleurametastasen	(p)M1c	IV

TNM: T _____   N __   M _____   Stadium _____

pTNM: pT _____   pN __   pM _____

Erfordernisse für pTNM:

pT: Histologische Untersuchung des durch limitierte oder radikale Resektion entfernten Primärtumors ohne makroskopisch erkennbaren Tumor an den tiefen (lateralen), oralen und aboralen Resektionsrändern
oder histologische Untersuchung des durch endoskopische Polypektomie oder lokale Exzision entfernten Primärtumors mit histologisch tumorfreien Resektionsrändern
oder mikroskopische Bestätigung einer Perforation der viszeralen Serosa (pT 4b)[1] oder mikroskopische Bestätigung der Infiltration benachbarter Organe oder Strukturen (pT 4a).

pN0: Histologische Untersuchung von 12 oder mehr regionären Lymphknoten.

pN1: Histologische Bestätigung von Metastasen in nicht mehr als 3 perirektalen (perikolischen) Lymphknoten bei histologischer Untersuchung von 12 oder mehr regionären Lymphknoten.

pN2: Histologische Bestätigung von Metastasen in mehr als 3 perirektalen/perikolischen Lymphknoten.

pN3: Mikroskopischer Nachweis von Metastase(n) in einem Lymphknoten an einem großen Gefäßstamm oder im apikalen Lymphknoten.

pM1: Mikroskopischer (histologischer oder zytologischer) Nachweis von Fernmetastasen.

---

[1] Die mikroskopische Bestätigung einer Perforation des viszeralen Peritoneums durch Tumorgewebe kann durch Untersuchung von Biopsien oder durch Abstrichzytologie von der Serosa über dem Tumor erfolgen.

18 – Karzinom des Analkanals

Die organspezifische Dokumentation „Karzinom des Analkanals" ist für alle invasiven Karzinome des Analkanals anwendbar.

Mit dieser Dokumentation werden *nicht* erfaßt:

- nichtinfiltrative Karzinome, d. h. neoplastische Veränderungen ohne Durchbruch durch die Basalmembran in die Schleimhaut (Carcinoma in situ),
- nicht-karzinomatöse maligne Tumoren wie maligne Melanome, die sehr seltenen Sarkome (Leiomyosarkom, Rhabdomyosarkom, Liposarkom u. a.) und Lymphome.

Tumoren des Analkanals sind von solchen des *Analrandes* und der Perianalregion abzugrenzen, die als Tumoren der Haut (C 44.55) (Karzinome, maligne Melanome) zu klassifizieren sind.

Der Analkanal ist für die Zwecke der Tumorklassifikation nach UICC [38] und WHO [15] als Endabschnitt des Gastrointestinaltraktes definiert, der sich von der Höhe des oberen Randes bis zur Höhe des unteren Randes des M. sphincter ani internus erstreckt.

Der obere Rand ist durch die Linea anorectalis definiert. Sie liegt in Höhe des sog. Levatorringes, d. h. des Übergangs des M. sphincter ani externus in den M. levator ani bzw. den M. puborectalis und etwas oberhalb des oberen Randes der Columnae anales (Morgagni-Falten).

Der untere Rand ist durch die Linea anocutanea gegeben, die den Übergang vom Anoderm (Plattenepithel ohne Haare und ohne Anhangsdrüsen) in die äußere Haut (Epidermis mit Anhangsgebilden) darstellt und mit der der Analrand („anal verge") beginnt.

ADT Arbeitsgemeinschaft Deutscher Tumorzentren

Karzinom des Analkanals

Kenn-Nr. (A1)	`1` `8` 2
Klinik-Nr. u. Fachrichtung (A2)	9
Patientenidentifikation (A3)	16
Geburtsdatum (Tag, Mon., Jahr)	22
Geschlecht (M = Männlich, W = Weiblich)	23
Tumoridentifikations-Nr. (A4)	24
Bogen-Nr. (A5)	`1` 25

I. PRÄTHERAPEUTISCHE DATEN

A. Aufnahmedatum und Anlaß für Arztbesuch (A6)

Aufnahmedatum   Tag _____ Monat _____ Jahr _____   (Tag Mon. Jahr) 31

Anlaß für Arztbesuch (S1)
T = Tumorsymptomatik führte zum Arzt, F = Gesetzliche Früherkennungsmaßnahme, V = Nicht-gesetzliche Vorsorgeuntersuchung,
S = Selbstuntersuchung, L = Nachsorgeuntersuchung (Langzeitbetreuung), A = Andere Untersuchung, X = Unbekannt   32

B. Anamnese, präkanzeröse Bedingungen und Läsionen

Datum der ersten ärztlichen Tumor(verdachts)diagnose (A7)   Tag ____ Monat ____ Jahr ____   (Tag Mon. Jahr) 38

Präkanzeröse Bedingungen (S2)	N = Nein	J = Ja	X = F.A.	
Anale Sexualkontakte	○	○	○	39
Lymphogranuloma venereum	○	○	○	40
Bestrahlung im Analbereich	○	○	○	41
Chronische Analfistel(n) bei M. Crohn	○	○	○	42
Chronische Analfistel(n) ohne M. Crohn	○	○	○	43
Condylomata acuminata	○	○	○	44
Zervikale intraepitheliale Neoplasie	○	○	○	45

Raucher-Status (S3)
N = Niemals Zigarettenraucher, R = Zigarettenraucher, F = Früher Zigarettenraucher,
P = Pfeifenraucher, Z = Zigarrenraucher, X = F.A.   46

Wenn Zigarettenraucher (früher oder derzeit), Menge
0 = Entfällt (kein Zigarettenraucher), 1 = bis 20/Tag, 2 = 21–40/Tag, 3 = 41–60/Tag, 4 = >60/Tag, X = F.A.   47

Anzahl der Jahre, in denen geraucht wurde (XX = F.A.) |__|__| 49

Begleitende anale Erkrankungen	N = Nein	J = Ja	X = F.A.	
Hämorrhoiden	○	○	○	50
Analekzem	○	○	○	51
Analfissur	○	○	○	52

Vorangegangene Operation in Analregion
K = Keine, 0 = Ohne histologische Untersuchung, M = Mit histologischer Untersuchung,
F = Fraglich, ob histologische Untersuchung, X = F.A.   53

Immunsuppressive Therapie   N = Nein, J = Ja, X = F.A.   54

Serologischer Hinweis auf HPV-Infektion (S4)
N = Nein, J = Ja, X = Nicht untersucht   55

C. Andere Primärtumoren (frühere, synchrone) (A8)

Frühere Tumorerkrankung?   N = Nein, J = Ja, X = F.A.   56

Falls Tumor in Anamnese: Lokalisation C |__|__|__|__| Erkrankungsjahr 19 |__|__| C |__|__|__|__| (Lokalisation Jahr) 62

Synchroner Primärtumor in anderem Organ?   N = Nein, J = Ja   63

Wagner/Hermanek: Organspezifische Tumordokumentation © Springer-Verlag 1995

Karzinom des Analkanals

18.5

K-Nr. **1 8** Patienten-Id. □□□□□□ T-Id. □ B-Nr. **1**

D. Allgemeine klinische Befunde

Histologischer Zufallsbefund bei Entfernung von als benigne angesehenen Veränderungen (S5)
N = Nein, J = Ja □ 64

Symptomendauer (in Monaten) (S6) └─┴─┘ □□ 66

Klinische Symptomatik	N = Nein	J = Ja	X = F.A.	
Juckreiz, Brennen	O	O	O	□ 67
Anale Schmerzen, Druck-/Fremdkörpergefühl	O	O	O	□ 68
Schleimabgang	O	O	O	□ 69
Peranale Blutung (S7)	O	O	O	□ 70

Stuhlkontinenz
N = Normal, E = Eingeschränkt, I = Inkontinent □ 71

Allgemeiner Leistungszustand (nach ECOG) (A9)
0 = Normale, uneingeschränkte Aktivität wie vor der Erkrankung,
1 = Einschränkung bei körperlicher Anstrengung, aber gehfähig; leichte körperliche Arbeit bzw. Arbeit im Sitzen möglich,
2 = Gehfähig, Selbstversorgung möglich, aber nicht arbeitsfähig; kann mehr als 50% der Wachzeit aufstehen,
3 = Nur begrenzte Selbstversorgung möglich; 50% oder mehr der Wachzeit an Bett oder Stuhl gebunden,
4 = Völlig pflegebedürftig, keinerlei Selbstversorgung möglich; völlig an Bett oder Stuhl gebunden, X = Unbekannt □ 72

Gravierende Begleiterkrankungen (A10)	N = Nein	J = Ja	X = F.A.	
Stärker eingeschränkte Lungenfunktion	O	O	O	□ 73
Schwerwiegende Herzerkrankung	O	O	O	□ 74
Zerebrale Durchblutungsstörung	O	O	O	□ 75
Periphere arterielle Durchblutungsstörung	O	O	O	□ 76
Stärker eingeschränkte Nierenfunktion	O	O	O	□ 77
Leberzirrhose	O	O	O	□ 78
Behandlungsbedürftiger Diabetes mellitus	O	O	O	□ 79
Andere Begleiterkrankungen	O	O	O	□ 80

Einschätzung des Operationsrisikos (A10)
1 = ASA I, 2 = ASA II, 3 = ASA III, 4 = ASA IV, 5 = ASA V, X = F.A. □ 81

E. Diagnostik (A11)

Durchgeführte Untersuchungen	U = Unauffällig	P = Pathologisch	X = Nicht durchgeführt	
Inspektion/Palpation	O	O	O	□ 82
Anoskopie (Proktoskopie)	O	O	O	□ 83
Rektosigmoidoskopie mit starrem Instrument	O	O	O	□ 84
Inversionskoloskopie	O	O	O	□ 85
Endorektale Sonographie	O	O	O	□ 86
Gynäkologische Untersuchung	O	O	O	□ 87
Zystoskopie	O	O	O	□ 88
Perkutane Sonographie Abdomen	O	O	O	□ 89
CT Abdomen (mit i.v.-Kontrastmittelbolus)	O	O	O	□ 90
CT-Portogramm	O	O	O	□ 91
NMR	O	O	O	□ 92

Prätherapeutische Biopsiediagnose
K = Keine Biopsie, F = Frei von Tumor, I = In-situ-Karzinom, T = Infiltrativer Tumor □ 93

Tumormarker (S8)	U = Unauffällig bzw. Grenzbereich	P = Pathologisch	X = Nicht untersucht	
SCCAg	O	O	O	□ 94
CEA	O	O	O	□ 95

Wagner/Hermanek: Organspezifische Tumordokumentation © Springer-Verlag 1995

Karzinom des Analkanals

K-Nr. **1 8** Patienten-Id. T-Id. B-Nr. **1**

F. Tumorlokalisation (S9)

Lokalisation des Primärtumors (nach Tumorlokalisationsschlüssel) (A12)   C **2 1 1** 98

Entfernung von der Anokutanlinie (in cm)   (XX = F.A.)   ⌴,⌴   100

Lokalisation innerhalb des Analkanals
H = Hämorrhoidalzone, I = Intermediärzone, T = Totalbefall, F = Analfistel, X = F.A.   101

Korrektur der Lokalisation
N = Nein, A = Ja, Anderer Bogen   102

G. TNM-Klassifikation und klinisches Stadium

Primärtumor

Größte Tumorausdehnung (in cm) (XXX = F.A.) ⌴⌴,⌴   105

Invasion von Nachbarorganen/-strukturen   N = Nein   J = Ja   X = F.A.

	N	J	X	
Vagina	○	○	○	106
Urethra	○	○	○	107
Harnblase	○	○	○	108
Sonstige Nachbarstrukturen (S10)	○	○	○	109

Regionäre Lymphknoten (S11)   F = Tumorfrei   M = Metastase(n)   X = F.A.

	F	M	X	
Perirektale Lymphknoten	○	○	○	110
Lkn. an A. iliaca interna links	○	○	○	111
rechts	○	○	○	112
Leistenlymphknoten links	○	○	○	113
rechts	○	○	○	114

Fernmetastasen   N = Nein, J = Ja, X = F.A.   115

Wenn ja, Lokalisation (A14)   1. _____   1. 118

                              2. _____   2. 121

                              3. _____   3. 124

Klinische TNM-Klassifikation (A15, S12 u. Schema S. 18.29)

y ⌴   T ⌴ (m) ⌴   C ⌴   y T (m) C   128

N ⌴   C ⌴   N C   130

M ⌴⌴   C ⌴   M C   133

Zusätzliche Angabe zu M   0 = Entfällt, da Makrometastasen, 1 = (mi) Mikrometastasen (± isolierte Tumorzellen),
2 = (i) Nur isolierte Tumorzellen, X = F.A.   134

Klinisches Stadium (A16 und Schema S. 18.29)
1 = Stadium I, 2 = Stadium II, 3 = Stadium IIIA, 4 = Stadium IIIB, 5 = Stadium IV, X = F.A.   135

H. Sonstige Tumorbefunde

	N = Nein	J = Ja	X = F.A.	
Mitbefall perianaler Haut/Subkutis (S10)	○	○	○	136
Mitbefall von unterem Rektum	○	○	○	137
Mitbefall des Schließmuskels	○	○	○	138

ADT Arbeitsgemeinschaft Deutscher Tumorzentren

Karzinom des Analkanals

Kenn-Nr. (A1)	1 8
Klinik-Nr. u. Fachrichtung (A2)	
Patientenidentifikation (A3)	
Geburtsdatum	Tag, Mon., Jahr
Geschlecht (M = Männlich, W = Weiblich)	
Tumoridentifikations-Nr. (A4)	
Bogen-Nr. (A5)	2

II. DATEN ZUR THERAPIE

A. Vorgesehene und durchgeführte Therapiemodalitäten (A17, S13)

N = Nein   J = Ja*   A = Abgelehnt

- Operation
- Perkutane Bestrahlung
- Simultane Radiochemotherapie
- Interstitielle Radiotherapie
- Chemotherapie, systemische
- Sonstige Therapie

* Bei mehr als einer durchgeführten Therapiemodalität die zeitliche Reihenfolge der Maßnahmen durch Ziffern kennzeichnen.
(Wenn nicht-chirurgische Therapie durchgeführt, zusätzliche Therapiebögen der erweiterten Basisdokumentation ausfüllen!)

B. Chirurgische Behandlung

Datum der definitiven chirurgischen Behandlung (S14)   Tag ____ Monat ____ Jahr ____

Primärtumor

Art der chirurgischen Behandlung
K = Keine, L = Lokale Exzision, E = Rektumexstirpation

Operationszugang
KC = Konventionell-chirurgisch, EE = Endoluminal-endoskopisch,
KP = Konventionell-chirurgisch und perkutan-endoskopisch

Mitentfernung der Vaginalwand
N = Nein, E = En bloc, G = Getrennt

Regionäre Lymphknoten (S11)   K = Keine Entfernung   E = Entnahme einzelner LK   D = Dissektion

- Perirektale Lymphknoten
- LK an A. iliaca interna links
- rechts
- Leistenlymphknoten links
- rechts

Dauer der Operation (in Minuten)

Dauer der Intensivbehandlung (in Tagen)

Zahl der verabreichten Blutkonserven (A17)

Örtliche Tumorzelldissemination
N = Nein, J = Ja (Schnitt durch und/oder Einriß in Tumor)

C. Klinische R-Klassifikation und Gesamtbeurteilung des Tumorgeschehens

Klinische R-Klassifikation (A18)
0 = Kein Residualtumor (R0), 1 = Nur mikroskopischer Residualtumor (R1), 2 = Makroskopischer Residualtumor, mikroskopisch nicht bestätigt (R2a), 3 = Makroskopischer Residualtumor, auch mikroskopisch bestätigt (R2b), X = Unbestimmt (RX)

Lokalisation von Residualtumor   N = Nein   J = Ja
- Lokoregionär
- Fernmetastasen

Wagner/Hermanek: Organspezifische Tumordokumentation   © Springer-Verlag 1995

Karzinom des Analkanals

K-Nr. **1 8** Patienten-Id. T-Id. B-Nr. **2**

Gesamtbeurteilung des Tumorgeschehens bei nicht-chirurgischer Therapie (A19)
V = Vollremission, T = Teilremission, B = Klinische Besserung des Zustandes, Kriterien für Teilremission jedoch nicht erfüllt,
K = Keine Änderung, D = Divergentes Geschehen, P = Progression, U = Beurteilung unmöglich, X = F.A. ☐ 60

Makroskopische Tumorregression nach initialer Radiochemotherapie (A15)
N = Nein, G = Gering (≤50%), A = Ausgeprägt (>50%), K = Komplett,
X = F.A., E. = Entfällt (keine Radiochemotherapie) ☐ 61

Stuhlkontinenz nach Therapieabschluß (S16)
K = Komplett, E = Eingeschränkt, I = Inkontinent, R = Zustand nach Rektumexstirpation ☐ 62

D. Frühe Komplikationen der Therapie

Chirurgische Komplikationen   N = Nein   J = Ja

Nachblutung (S18)	○	○	☐ 63
Wundheilungsstörung	○	○	☐ 64
Fistel	○	○	☐ 65
Andere Komplikation(en)	○	○	☐ 66

Nebenwirkungen der Radiochemotherapie (S17)   N = Nein   J = Ja

Proktitis	○	○	☐ 67
Enteritis	○	○	☐ 68
Peranale Blutung (S18)	○	○	☐ 69
Zystitis	○	○	☐ 70
Kolpitis	○	○	☐ 71
Perianale Dermatitis	○	○	☐ 72
Ulzeration im Analbereich	○	○	☐ 73
Analstriktur/-stenose	○	○	☐ 74

Internistische Komplikationen   N = Nein   J = Ja

Kardiopulmonale Komplikationen	○	○	☐ 75
Renale Komplikationen	○	○	☐ 76
Andere Komplikation(en)	○	○	☐ 77

Sekundäre operative Eingriffe (A20)   N = Nein, J = Ja ☐ 78

Falls ja, Art des Eingriffs nach ICPM   5 ⌊_⌊_⌊_⌊_⌋   5 ☐☐☐☐ 84

Postoperativer Exitus (A21)
N = Nein, I = Innerhalb von 30 Tagen nach definitiver Operation, S = Später ☐ 85

ADT Arbeitsgemeinschaft Deutscher Tumorzentren

Karzinom des Analkanals

Kenn-Nr. (A1) **1 8**
Klinik-Nr. u. Fachrichtung (A2)
Patientenidentifikation (A3)
Geburtsdatum (Tag, Mon., Jahr)
Geschlecht (M = Männlich, W = Weiblich)
Tumoridentifikations-Nr. (A4)
Bogen-Nr. (A5) **3**

III. DATEN ZUR PATHOLOGIE

Auszufüllen, falls **nur Biopsien** zur histopathologischen Untersuchung gelangten!

A. Prätherapeutische Biopsie

Untersuchungsmaterial (S20)
K = Keilbiopsie, S = Stanzbiopsie (Grobnadelbiopsie), T = Totale Biopsie,
E = Exzision unter der Annahme einer benignen analen Läsion

Histologischer Tumortyp nach ICD-O (A23, S21) M ⊔⊔⊔⊔⊔/⊔   M

Bestätigung der Tumorhistologie durch andere Institution (A23)
N = Nein, R = Register oder Referenzpathologie einer Studie, A = Anderes Pathologisches Institut, B = R+A

Unterschiedliche histologische Strukturen in (%) (S22) (XX = F.A.)
- Großzellige verhornende Strukturen
- Großzellige nichtverhornende Strukturen
- Basaloide Strukturen
- Adenokarzinomatöse Strukturen
- Extrazellulär verschleimende Strukturen
- Anteile mit muzinösen Mikrozysten

Grading (A24, S23) 1 = G1, 2 = G2, 3 = G3, 4 = G4, L = Low Grade (G1–2), H = High Grade (G3–4), X = G.X.

B. Biopsie(n) nach Radiochemo- bzw. Radiotherapie (S24)

1. Biopsie   2. Biopsie

Intervall zwischen Biopsie und Abschluß der Vorbehandlung in Wochen

Zahl der Stanzbiopsien

Histologischer Tumortyp nach ICD-O (A23, S21)
1. M ⊔⊔⊔⊔⊔/⊔
2. M ⊔⊔⊔⊔⊔/⊔

Unterschiedliche histologische Strukturen in (%) (S22) (XX = F.A.)
- Großzellige verhornende Strukturen
- Großzellige nichtverhornende Strukturen
- Basaloide Strukturen
- Adenokarzinomatöse Strukturen
- Extrazellulär verschleimende Strukturen
- Anteile mit muzinösen Mikrozysten

Grading (A24, S23) 1 = G1, 2 = G2, 3 = G3, 4 = G4, L = Low Grade (G1–2), H = High Grade (G3–4), X = G.X.

Regressionsgrading nach Vorbehandlung (S25)   1. Biopsie   2. Biopsie
T = Totale Regression, A = Ausgeprägte Regression, K = Keine (wesentliche)
Regression, E = Entfällt (keine Vorbehandlung), X = F.A.

Wagner/Hermanek: Organspezifische Tumordokumentation © Springer-Verlag 1995

Karzinom des Analkanals

K-Nr. **1 8**   Patienten-Id.   T-Id.   B-Nr. **3**

C. pTNM-Klassifikation und pathologisches Stadium

Regionäre lymphogene Metastasierung (S11)   F = Tumorfrei   M = Metastase(n)   X = Nichtuntersucht

	F	M	X	
Perirektale Lymphknoten	○	○	○	75
LK an A. iliaca interna links	○	○	○	76
rechts	○	○	○	77
Leistenlymphknoten links	○	○	○	78
rechts	○	○	○	79

Zahl untersuchter regionärer Lymphknoten ⌴⌴⌴   81

Zahl befallener regionärer Lymphknoten ⌴⌴⌴   83

Fernmetastasen   K = Keine nachgewiesen, Z = Zytologisch bestätigt, H = Histologisch bestätigt   84

Lokalisation mikroskopisch nachgewiesener Fernmetastasen (A14)

1. _____   1.   87
2. _____   2.   90
3. _____   3.   93

pTNM-Klassifikation (A25 und Schema S. 18.29)

y ⌴ pT ⌴ (m) ⌴ pN ⌴ pM ⌴⌴⌴   y pT (m) pN pM   99

Zusätzliche Angabe zu pN (A25) (mi) Nur Mikrometastasen?   N = Nein, J = Ja, X = F.A.   100

Zusätzliche Angabe zu pM (A25)   0 = Entfällt, da Makrometastasen, 1 = (mi) Mikrometastasen (±isolierte Tumorzellen), 2 = (i) Nur isolierte Tumorzellen, X = F.A.   101

Pathologisches Stadium (A26 und Schema S. 18.29)
1 = Stadium I, 2 = Stadium II, 3 = Stadium III A, 4 = Stadium III B, 5 = Stadium IV, X = F.A.   102

D. Nachweis von Virus-DNS (S26)

	Immunhistologie			Molekularpathologie			I.	M.	
	N = Nein	J = Ja	X = Nichtuntersucht	N = Nein	J = Ja	X = Nichtuntersucht			
HPV (Human-papilloma-Virus)									
Typ 16	○	○	○	○	○	○			104
anderer Typ	○	○	○	○	○	○			106
HSV (Herpes-simplex-Virus)	○	○	○	○	○	○			108

18.17

ADT Arbeitsgemeinschaft Deutscher Tumorzentren

Karzinom des Analkanals

Kenn-Nr. (A1)	`1 8`	2
Klinik-Nr. u. Fachrichtung (A2)		9
Patientenidentifikation (A3)		16
Geburtsdatum	Tag Mon. Jahr	22
Geschlecht (M = Männlich, W = Weiblich)		23
Tumoridentifikations-Nr. (A4)		24
Bogen-Nr. (A5, S19)	`4`	25

III. DATEN ZUR PATHOLOGIE

Auszufüllen bei **Tumorresektion!**

Radiochemotherapie/Radiotherapie vor Tumorresektion   N = Nein, J = Ja   ☐ 26

A. Histologischer Typ und Grading

Histologischer Tumortyp nach ICD-O (A23, S21)   M ⎵⎵⎵⎵/⎣3⎦   M ☐☐☐☐ `3` 31

Bestätigung der Tumorhistologie durch andere Institution (A23)
N = Nein, R = Register oder Referenzpathologie einer Studie, A = Anderes Pathologisches Institut, B = R+A   ☐ 32

Grading (A24, S23) 1 = G1, 2 = G2, 3 = G3, 4 = G4, L = Low Grade (G1–2), H = High Grade (G3–4), X = G.X.   ☐ 33

B. pTNM-Klassifikation und pathologisches Stadium

Primärtumor

Größte Tumorausdehnung (in cm) (XXX = F.A.)   ⎵⎵,⎵   ☐☐ 36

Invasion von Nachbarorganen/-strukturen	N = Nein	J = Ja	X = Nicht untersucht		
Vagina	○	○	○	☐	37
Urethra	○	○	○	☐	38
Harnblase	○	○	○	☐	39
Sonstige Nachbarstrukturen (S10)	○	○	○	☐	40

Regionäre lymphogene Metastasierung (S11)	F = Tumorfrei	M = Metastase(n)	X = Nicht untersucht		
Perirektale Lymphknoten	○	○	○	☐	41
LK an A. iliaca interna links	○	○	○	☐	42
rechts	○	○	○	☐	43
Leistenlymphknoten links	○	○	○	☐	44
rechts	○	○	○	☐	45

Zahl untersuchter regionärer Lymphknoten   ⎵⎵⎵   ☐☐ 47

Zahl befallener regionärer Lymphknoten   ⎵⎵⎵   ☐☐ 49

Fernmetastasen   K = Keine nachgewiesen, Z = Zytologisch bestätigt, H = Histologisch bestätigt   ☐ 50

Lokalisation mikroskopisch nachgewiesener Fernmetastasen (A14)

1. _____   1. ☐☐☐ 53
2. _____   2. ☐☐☐ 56
3. _____   3. ☐☐☐ 59

Wagner/Hermanek: Organspezifische Tumordokumentation   © Springer-Verlag 1995

Karzinom des Analkanals

pTNM-Klassifikation (A25 und Schema S. 18.29)

y ⎵ pT ⎵ (m) ⎵ pN ⎵ pM ⎵⎵⎵

☐☐☐☐☐ 65
(y, pT, (m), pN, pM)

Zusätzliche Angabe zu pN (A25) (mi) Nur Mikrometastasen? N = Nein, J = Ja, X = F.A.   ☐ 66

Zusätzliche Angabe zu pM (A25) 0 = Entfällt, da Makrometastasen, 1 = (mi) Mikrometastasen (±isolierte Tumorzellen), 2 = (i) Nur isolierte Tumorzellen, X = F.A.   ☐ 67

Pathologisches Stadium (A26 und Schema S. 18.29)
1 = Stadium I, 2 = Stadium II, 3 = Stadium IIIA, 4 = Stadium IIIB, 5 = Stadium IV, X = F.A.   ☐ 68

C. Weitere Befunde und begleitende Veränderungen

Unterschiedliche histologische Strukturen (in %) (S22)   (XX = F.A.)

Struktur	Wert	Feld
Großzellige verhornende Strukturen	☐☐	70
Großzellige nichtverhornende Strukturen	☐☐	72
Basaloide Strukturen	☐☐	74
Adenokarzinomatöse Strukturen	☐☐	76
Extrazellulär verschleimende Strukturen	☐☐	78
Anteile mit muzinösen Mikrozysten	☐☐	80

Regressionsgrading nach Vorbehandlung (S25)
T = Totale Regression, A = Ausgeprägte Regression, K = Keine (wesentliche) Regression,
E = Entfällt (keine Vorbehandlung), X = F.A.   ☐ 81

Anale intraepitheliale Neoplasie (S27)   N = Nein   J = Ja   X = F.A.

	N	J	X	
an Tumor anschließend	○	○	○	☐ 82
isoliert	○	○	○	☐ 83
Mitbefall des Schließmuskels (S10)	○	○	○	☐ 84
Mitbefall des Rektums (S10)	○	○	○	☐ 85
Mitbefall perianaler Haut/Subkutis (S10)	○	○	○	☐ 86

Invasionstiefe bei pT1–3 (S28)
S = Submukosa bzw. Lamina propria, I = Innere Muskulatur, A = Äußere Muskulatur,
J = Jenseits Muskulatur, E = Entfällt, da pT4, X = F.A.   ☐ 87

L-Klassifikation (A27)
0 = Keine Lymphgefäßinvasion (L0), 1 = Lymphgefäßinvasion (L1), X = F.A. (LX)   ☐ 88

V-Klassifikation (A27, S17)
0 = Keine Veneninvasion (V0), 1 = Mikroskopische Veneninvasion (V1),
2 = Makroskopische Veneninvasion (V2), X = F.A. (VX)   ☐ 89

Begleitende Strukturen eines Condyloma acuminatum   N = Nein, J = Ja, X = F.A.   ☐ 90

Nachweis von Virus-DNS (S26)

	Immunhistologie			Molekularpathologie			
	N = Nein	J = Ja	X = Nicht untersucht	N = Nein	J = Ja	X = Nicht untersucht	I. M.
HPV (Human-papilloma-Virus)							
Typ 16	○	○	○	○	○	○	☐☐ 92
anderer Typ	○	○	○	○	○	○	☐☐ 94
HSV (Herpes-simplex-Virus)	○	○	○	○	○	○	☐☐ 96

Tumorbiologische Spezialuntersuchungen (A28, S29)
N = Nein, J = Ja   ☐ 97

Örtliche Tumorzelldissemination
N = Nein, J = Ja (Schnitt durch und/oder Einriß in Tumor)   ☐ 98

Karzinom des Analkanals

K-Nr. | Patienten-Id. | T-Id. | B-Nr.
1 8 | | | **4**

D. Definitive R-Klassifikation und weitere Angaben zur Radikalität

Histologische Befunde an den Resektionsrändern
F = Tumorfrei, S = In-situ-Karzinom, I = Invasiver Tumor, X = Nicht untersucht □ 99

Definitive R-Klassifikation (A29)
0 = Kein Residualtumor (R0), 1 = Nur mikroskopischer Residualtumor (R1), 2 = Makroskopischer Residualtumor, mikroskopisch nicht bestätigt (R2a), 3 = Makroskopischer Residualtumor, auch mikroskopisch bestätigt (R2b), X = Unbestimmt (RX) □ 100

Methodik der R-Klassifikation (A30)
K = Konventionell, S = „Sophisticated" □ 101

Lokalisation von Residualtumor   N = Nein   J = Ja

Lokoregionär   ○   ○ □ 102

Fernmetastasen   ○   ○ □ 103

Minimaler Sicherheitsabstand (in mm)   (XXX = F.A.)

Makroskopisch   └─┴─┴─┘ □□ 106

Meßmethode bei makroskopischer Messung
1 = Am frischen Resektat ohne Zug, 2 = Am fixierten ohne Zug aufgespannten Resektat,
3 = Am fixierten nicht aufgespannten Resektat □ 107

Histologisch   └─┴─┘ □□ 109

Spezielle Verschlüsselungsanweisungen

S 1 Gesetzliche Früherkennungsmaßnahme

Das Karzinom des Analkanals wird z. T. bei asymptomatischen Patienten im Rahmen der gesetzlichen Früherkennungsuntersuchung auf Mastdarmkrebs bzw. Prostatakrebs diagnostiziert.

S 2 Präkanzeröse Bedingungen

Übersichten mit ausführlichen Literaturangaben finden sich bei [24, 29]. Analkarzinome bei Immunsuppression nach Transplantation oder bei Chemotherapie sowie bei HIV-Infektion [27, 28] zeigen eine wesentlich ungünstigere Prognose als andere Analkarzinome.

S 3 Raucherstatus

Die Dokumentation erfolgt entsprechend den Vorschlägen der Division of Environmental Science der Columbia University, New York [20]. Diese wurden insoweit modifiziert, als auch Zigarren- und Pfeifenraucher miterfaßt werden.

S 4 Serologische Hinweise auf HPV-Infektion

Im allgemeinen kommt dem Nachweis von Antikörpern gegen HPV-Antigen im Serum keine prognostische Bedeutung zu. Heino et al. [13] berichteten allerdings über eine schlechtere Prognose bei IgA-Reaktion auf das Peptid EZ:9, das aus der EZ-Region des HPV-Typ 16 gewonnen wurde.

S 5 Histologischer Zufallsbefund bei Entfernung von als benigne angesehenen Veränderungen

Analkarzinome, die zufällig bei der Untersuchung von Gewebe gefunden werden, das unter der Diagnose benigner Analläsionen (z. B. Hämorrhoiden, Analfissur u. ä.) entfernt wurde, haben eine gute Prognose [11].

S 6 Symptomendauer

In einer Untersuchung von Stearns et al. [37] ergab sich eine bessere Prognose bei Patienten mit einer Symptomendauer von weniger als 1 Monat.

S 7 Peranale Blutung

Als peranale Blutung wird makroskopischer wie mikroskopischer Nachweis von Blut am bzw. im Stuhl erfaßt.

S 8 Tumormarker

Über den prognostischen Wert des SCC („sqamous cell carcinoma")-Antigens im Serum liegen im Schrifttum unterschiedliche Berichte vor [8, 10]. SCC-Antigen ist aber für die Rezidiverkennung in der Nachsorge von Bedeutung. CEA kommt als Marker nur für die seltenen Adenokarzinome in Frage.

S 9 Tumorlokalisation

Alle Karzinome des Analkanals sind nach dem Tumorlokalisationsschlüssel mit C21.1 zu verschlüsseln.

Innerhalb des Analkanals kann anatomisch bzw. histologisch unterschieden werden:

a) Hämorrhoidalzone (z. T. als kloakogene Zone, Transitionalzone, „junctional zone" bezeichnet):
   Sie liegt über dem Corpus cavernosum recti (Hämorrhoidalplexus) und ist im Innenrelief durch die Columnae anales (Morgagni-Falten) gekennzeichnet. Die untere Grenze entspricht in etwa der Linea dentata, die den Beginn des Anoderms markiert. Die Hämorrhoidalzone kann nach der Epithelauskleidung weiter in eine kolorektale und eine Transitionalzone unterteilt werden (letztere erstreckt sich von der Linea dentata etwa 1 cm nach oben). In der kolorektalen Zone findet sich Schleimhaut mit Zylinderepithel vom Typ des Rektums, in der Transitionalzone ein dem Urothel ähnliches Übergangsepithel.

b) Intermediärzone (Pekten):
   Über dem unteren Teil des M. sphincter ani internus unterhalb der Columnae anales gelegen. Die Auskleidung dieser Zone erfolgt durch Anoderm, d. h. Plattenepithel ohne Haare und ohne Anhangsdrüsen.

Nur kleine Tumoren können einer der beiden Zonen des Analkanals zugeordnet werden. Ausgedehnte Tumoren werden mit „T" (Totalbefall) verschlüsselt. Die seltenen in den Analfisteln entstandenen Karzinome des Analkanals werden gesondert mit „F" erfaßt.

S 10 Sonstige Nachbarstrukturen

Infiltration der perianalen Haut oder Subkutis, des unteren Rektums und des Schließmuskels werden in der T- bzw. pT-Klassifikation nicht berücksichtigt [38, 39]. Es sind aber Befunde, die das therapeutische Vorgehen mitbeeinflussen und möglicherweise auch prognostische Bedeutung besitzen. Sie werden daher unter I. H. und III. C. dokumentiert.

S 11 Regionäre Lymphknoten

Regionäre Lymphknoten sind die perirektalen Lymphknoten, die Lymphknoten an der A. iliaca interna und die Leistenlymphknoten. Die Lymphknoten an der A. iliaca interna schließen die Obturatorialymphknoten ein.

S 12 Klinische TNM-Klassifikation

C-Faktor	
Primärtumor	C1: Klinische Untersuchung, Anoskopie (Proktoskopie), Rektosigmoidoskopie, Inversionskoloskopie

C-Faktor		
	C2:	Endorektale Sonographie, Zystoskopie, CT, NMR, Biopsie
	C3:	Chirurgische Exploration einschließlich Biopsie
Regionäre Lymphknoten	C1:	Klinische Untersuchung
	C2:	Endorektale Sonographie, Sonographie der Leistenregion, CT, NMR
	C3:	Chirurgische Exploration einschließlich Biopsie und Zytologie
Fernmetastasen	C1:	Klinische Untersuchung, Standardröntgenaufnahmen
	C2:	Sonographie, CT, Szintigraphie, Biopsie und Zytologie
	C3:	Klinische Exploration einschließlich Biopsie und Zytologie

S 13 Vorgesehene und durchgeführte Therapiemodalitäten

Für eine große Zahl von Patienten wird heute das multimodale Vorgehen mit initialer simultaner Radiochemotherapie angewandt [3, 5, 12, 22, 23, 30, 41, 42]. Nach deren Abschluß wird in Abhängigkeit von der klinischen Tumorregression (s. S 15) und z. T. auch von histologischen Befunden an Stanzbiopsien fallweise eine perkutane Bestrahlung oder eine interstitielle Radiotherapie angeschlossen, ggf. auch eine Entfernung des verbliebenen Tumors.

S 14 Datum der definitiven chirurgischen Behandlung

Wenn nach einer zunächst vorgenommenen lokalen Exzision in einer 2. Sitzung, ggf. nach Radio- und/ oder Chemotherapie, eine Rektumexstirpation vorgenommen wird, gilt die letztere als definitive chirurgische Behandlung.

S 15 Makroskopische Tumorregression nach initialer Radiochemotherapie

Die Tumorregression nach initialer Radiochemotherapie wird aufgrund der Inspektion und Palpation sowie nach dem Ergebnis der endorektalen Sonographie beurteilt.

S 16 Stuhlkontinenz nach Therapieabschluß

Nach sphinktererhaltender Therapie ist die Stuhlkontinenz ein wesentlicher Gesichtspunkt für die Beurteilung des Therapieerfolges und sollte daher stets dokumentiert werden. Hierbei festzustellende Einschränkungen der Kontinenz nach Abschluß der Erstbehandlung können sich im weiteren Verlauf zurückbilden. Dies wird in den Folgeerhebungen dokumentiert.

S 17 Nebenwirkungen der Radiochemotherapie

Bei Radiochemotherapie ist die zusätzliche Dokumentation mit den Bogen der Basisdokumentation vorgesehen. Neben der dort erfolgenden detaillierten Dokumentation der Nebenwirkungen ist zur raschen Übersicht für den Chirurgen eine Dokumentation der wichtigsten Komplikationen in diesem Bogen aus praktischen Gründen wünschenswert.

S 18 Nachblutung/peranale Blutung

Eine Nachblutung bzw. peranale Blutung wird vermerkt, wenn sie kreislaufrelevant ist oder eine Bluttransfusion oder eine operative Revision erforderlich macht.

S 19 Bogen-Nummer

Da heute ein großer Teil der Patienten mit Analkanalkarzinom primär mit Radiochemotherapie behandelt wird und hiermit in einem hohen Prozentsatz örtliche Tumorkontrolle erreicht werden kann, gelangen bei vielen Patienten lediglich Biopsien zur pathohistologischen Untersuchung. Für diese Fälle ist ein verkürzter Bogen (Bogen 3) vorgesehen, während bei Tumorresektion ein ausführlicher Bogen (Bogen 4) verwendet wird.

S 20 Untersuchungsmaterial

Als totale Biopsie wird eine primäre lokale Exzision kleiner Tumoren verschlüsselt.

S 21 Histologischer Tumortyp

Die histologische Typenbestimmung der Karzinome des Analkanals hat sich seit der 2. Auflage der WHO-Klassifikation [15] wesentlich geändert. Vor allem wurde die früher empfohlene Trennung zwischen Plattenepithelkarzinomen und basaloiden Karzinomen aufgrund histogenetischer, tumorbiologischer und therapeutischer Erwägungen [1, 4, 14, 19, 32] aufgegeben.

Prognostisch sind das kleinzellige Karzinom und das Plattenepithelkarzinom mit muzinösen Mikrozysten durch eine schlechte Prognose gekennzeichnet; bei den anderen Tumoren zeigt der histologische Typ und Subtyp bei multivariater Analyse keinen unabhängigen Einfluß auf die Prognose (Literatur bei [18]).

Die in Frage kommenden Tumortypen sind nachstehend mit ihren ICD-O-Code-Nummern aufgelistet.

Tumortyp	Subtypen	ICD-O-Code-Nr.	Anmerkung
Plattenepithelkarzinom (kloakogenes Karzinom)[a]		8070/3	(1)
	Großzelliges verhornendes Plattenepithelkarzinom	8071/3	–
	Großzelliges nicht-verhornendes Plattenepithelkarzinom (Übergangszellkarzinom)	8072/3	(2)
	Basaloides Plattenepithelkarzinom (basaloides Karzinom)	8123/3	(3)
	Plattenepithelkarzinom mit muzinösen Mikrozysten[b]	8084/3	(4)
	Spindelzelliges Plattenepithelkarzinom	8074/3	(5)
Adenokarzinom		8140/3	–
	Adenokarzinom vom rektalen Typ	8140/3	(6)
	Adenokarzinom der Analdrüsen[b]	8212/3	(7)
	Muzinöses Adenokarzinom in anorektalen Fisteln	8480/3	(8)
	Klarzelliges Adenokarzinom	8310/3	(9)
Kleinzelliges („Oat Cell")Karzinom		8041/3	(10)
Undifferenziertes Karzinom		8020/3	(11)

[a] In der ICD-O wird für das kloakogene Karzinom der kloakogenen Zone eine eigene Code-Nummer (8124/3) angegeben. Da aber der Ausdruck kloakogenes Karzinom entsprechend WHO-Klassifikation [15] ein Synonym für alle Plattenepithelkarzinome des Analkanals ist, wird die Verwendung der Code-Nummer 8124/3 nicht empfohlen.

[b] Da für diesen Tumortyp bisher in der ICD-O keine Code-Nummer vorgesehen ist, wird empfohlen, hierfür die angegebene freie Nummer zu verwenden.

Anmerkungen:

(1) *Plattenepithelkarzinome* sind oft unterschiedlich strukturiert und können Komponenten von 2 oder mehreren Subtypen zeigen. In diesen Fällen erfolgt die Einordnung nach den überwiegenden Strukturen [15]. Die unterschiedlichen Strukturen werden anschließend gesondert registriert (S 22).

(2) Manche *nichtverhornenden großzelligen Plattenepithelkarzinome* können Übergangszellkarzinomen der Harnblase ähneln, weshalb zum Teil die Bezeichnung „Übergangszellkarzinom" verwendet wird, ohne daß eine Sonderstellung solcher Tumoren aus biologischer und klinischer Sicht gerechtfertigt wäre.

(3) *Basaloide Plattenepithelkarzinome* bestehen aus soliden Formationen relativ kleiner Zellen, oft mit peripherer Pallisadenstellung und zentralen eosinophilen Nekrosen. Herdförmig kann Verhornung vorhanden sein. „High-grade"-Tumoren zeigen zusätzlich unregelmäßige Inseln und Züge kleiner basophiler Zellen.

(4) *Plattenepithelkarzinome mit muzinösen Mikrozysten* [4] wurden z. T. als mukoepidermoide Karzinome beschrieben. Sie sind in der WHO-Klassifikation [15] als Variante des Plattenepithelkarzinoms zwar abgebildet, aber nicht als besonderer Subtyp oder Variante aufgelistet. Es wird empfohlen, diese Tumoren gesondert zu führen, da sie im Vergleich zu anderen Plattenepithelkarzinomen durch eine schlechtere Prognose gekennzeichnet sind [2, 36].

(5) Das *spindelzellige Plattenepithelkarzinom* (pseudosarkomatöses oder Spindelzellkarzinom) wird in der WHO-Klassifikation nicht als gesonderte Variante geführt. Es gleicht den entsprechenden Tumoren an anderen Lokalisationen, z. B. im Ösophagus. (Literatur bei [16, 17].)

(6) Das *Adenokarzinom vom Rektumtyp* ist das häufigste Adenokarzinom im Analkanal. Es ist im histologischen Bild nicht zu unterscheiden vom typischen Rektumkarzinom. Die Differentialdiagnose gegen das Rektumkarzinom erfolgt ausschließlich nach der Lokalisation: Analkanaladenokarzinome sollen nur dann diagnostiziert werden, wenn die Hauptmasse des Tumors im Analkanal liegt. Bestehen hinsichtlich der Topographie Zweifel, soll ein Rektumkarzinom diagnostiziert werden [18].

(7) Das sehr seltene *Adenokarzinom vom Analdrüsentyp* besteht aus kleinen Azini und Tubuli, die in Analdrüsen entstehen und in die Umgebung

infiltrieren. Die Azini sind von kubischen Zellen mit spärlicher Schleimbildung ausgekleidet.

(8) Das seltene, in *anorektalen Fisteln entstehende Karzinom* ist stets ein muzinöses Adenokarzinom und meist gut differenziert.

(9) Das sehr seltene *klarzellige Adenokarzinom* wurde von Watson [40] beschrieben. Es ist in der WHO-Klassifikation [15] noch nicht angeführt.

(10) Das *kleinzellige Karzinom* verhält sich in Morphologie und Biologie wie die entsprechenden Tumoren anderer Lokalisation. Es zeigt eine sehr ungünstige Prognose [2, 36].

(11) Ein *undifferenziertes Karzinom* wird dann diagnostiziert, wenn ein Karzinom keiner der angeführten Kategorien zugeordnet werden kann. Diese Diagnose erfordert eine immunhistologische Abgrenzung gegen kleinzellige Karzinome (NSE, Chromogranin), malignes Melanom (S 100, HMB-45) und maligne Lymphome (LCA u. a.) [18].

S 22 Unterschiedliche histologische Strukturen (Anteil in %)

Bei uniform gebauten Tumoren wird bei der entsprechenden Struktur „98" eingetragen; die Kästchen für die anderen Komponenten werden freigelassen.

S 23 Grading

Das *Grading bei Plattenepithelkarzinomen* bietet insofern gewisse Probleme, als die üblicherweise für das Grading verwendeten zellulären Charakteristika und die Verhornung bei der Bestimmung der Subtypen bereits Berücksichtigung finden und weil das Grading beim großzelligen nichtverhornenden und beim basaloiden Typ schwierig und subjektiv ist. Wegen dieser Schwierigkeiten empfiehlt sich ein zweistufiges Grading. „High grade" kann diagnostiziert werden aufgrund folgender Kriterien:

- Zusammensetzung des Tumors aus kleinen Haufen und schmalen Trabekeln ohne erkennbare Palisadenstellung der Kerne,
- diffuse Infiltration am Tumorrand,
- ausgeprägte Unterschiede in Größe, Form und Färbbarkeit der Kerne,
- Nachweis reichlicher Mitosen.

Das *Grading der Adenokarzinome* erfolgt nach gleichen Gesichtspunkten wie bei kolorektalen Karzinomen. Das muzinöse Adenokarzinom in anorektalen Fisteln ist durchweg hochdifferenziert (G 1).

Kleinzellige und undifferenzierte Karzinome entsprechen per definitionem G 4.

S 24 Biopsie(n) nach Radiochemo- bzw. Radiotherapie

Nach Radiochemo- bzw. Radiotherapie können zur Kontrolle des Therapieeffektes Biopsien vorgenommen werden. Dabei ist zu berücksichtigen, daß die Zeit zur kompletten Tumorregression im Median 3 Monate beträgt [3, 33]. Für die Beurteilung des Therapieergebnisses ist daher ein Intervall von mindestens 2–3 Monaten nach Abschluß der Vorbehandlung zu fordern [18, 41].

Die Biopsien erfolgen in Form von Stanzbiopsien, da Keilbiopsien die Gefahr örtlicher Wundheilungsstörungen tragen. Im allgemeinen sind mindestens 5 Stanzen erforderlich [18].

Wenn nach Radiochemotherapie noch Tumor nachweisbar ist, wird z. T. eine interstitielle Boostbestrahlung vorgenommen. In diesen Fällen werden an manchen Institutionen nach Abschluß der Nachbestrahlung erneute Biopsien entnommen. Das Ergebnis ist unter „2. Biopsie" einzutragen. Erfolgt keine neuerliche Biopsie, werden die entsprechenden Kästchen gestrichen.

S 25 Histologisches Regressionsgrading nach Vorbehandlung

Ein etabliertes international anerkanntes System für das Regressionsgrading gibt es bisher nicht. An der Chirurgischen und Radiotherapeutischen Universitätsklinik Erlangen hat sich folgende Klassifikation der histologischen Befunde an Stanzbiopsien bewährt [18]:

- Totale Regression: Kein Tumor nachweisbar.
- Ausgeprägte Regression: In 5 Stanzbiopsien nicht mehr als 3 Tumorherde, die jeweils nicht größer als 1 mm sind.
- Keine oder keine wesentliche Regression: Alle anderen Situationen.

Je nach Ausmaß der Regression wird zumindest an manchen Institutionen das weitere therapeutische Vorgehen geplant: bei ausgedehnter Regression folgt eine interstitielle Boostbestrahlung; läßt sich keine oder keine wesentliche Regression feststellen, ist die Indikation zur abdominoperinealen Rektumexstirpation gegeben [5, 34].

S 26 Nachweis von Virus-DNA

Epidemiologische Studien zeigen ein erhöhtes Risiko für Analkarzinome bei Infektion mit HPV (Human-papilloma-Virus) und HSV (Herpes-simplex-Virus) (Literaturübersicht bei [24, 27]). Ob der Verlauf je nach Nachweis oder Nichtnachweis von Virus-DNS im Tumorgewebe unterschiedlich ist, ist bisher nicht bekannt.

S 27 Anale intraepitheliale Neoplasie

Als anale intraepitheliale Neoplasie (AIN) [7, 31] werden Dysplasie und Carcinoma in situ zusammengefaßt. Sie kommen z. T. in direktem Anschluß an das invasive Karzinom, z. T. auch als hiervon getrennte isolierte Areale („Mitläufer") vor.

Bei Nachweis von AIN sind vermehrt sog. Lokalrezidive nach sphinktererhaltender Therapie zu erwarten. Dabei handelt es sich um die Manifestation zurückgelassener diskontinuierlicher Herde von AIN.

S 28 Invasionstiefe bei pT 1–3

Bei Karzinomen des Analkanals, die nicht in Nachbarorgane infiltrieren, wird in der TNM/pTNM-Klassifikation [38] die Invasionstiefe nicht berücksichtigt, vielmehr ausschließlich die Größe. Ob der Invasionstiefe bei pT 1–3-Tumoren eine unabhängige prognostische Bedeutung zukommt, ist nicht geklärt.

Eine Submukosa existiert nur im Bereich der Zona haemorrhoidalis bzw. des rektalen und Übergangsepithels. Bei Tumoren im Bereich der Intermediärzone (Pekten) wird Infiltration nur in die Lamina propria ebenfalls mit „S" verschlüsselt.

„Innere Muskulatur" schließt die Muscularis propria, den M. canalis ani und den M. sphincter ani internus ein.

„Äußere Muskulatur" umfaßt M. corrugator ani, M. praerectalis und M. sphincter ani externus.

„Infiltration jenseits der Muskulatur" ist zu verschlüsseln, wenn der Tumor sich jenseits der äußeren Muskulatur (s. oben) in das angrenzende Binde- und Fettgewebe ausbreitet, ohne aber Nachbarorgane zu infiltrieren.

S 29 Tumorbiologische Untersuchungen

Die bisherigen Berichte über den prognostischen Wert der Ploidie [6, 9, 35, 36] sind kontrovers. Weitere Untersuchungen sind erforderlich. Gleiches gilt bezüglich der Untersuchung auf p53–Protein [26], c-myc-Expression [25] und Deletionen an den Chromosomen 11q und 3p [21].

Literatur

[1] Adam YG, Efron G (1987) Current concepts and controversies concerning the etiology, pathogenesis, diagnosis and treatment of malignant tumours of the anus. Surgery 101:253–266

[2] Boman BM, Moertel CG, O'Connell MJ, Scott M, Weiland LH, Beart RW, Gunderson LL, et al. (1984) Carcinoma of the anal canal. A clinical and pathological study of 188 cases. Cancer 54:114–125

[3] Cummings BJ, Keane TJ, O'Sullivan B, Wong CS, Catton CN (1991) Epidermoid anal cancer: Treatment by radiation alone or by radiation and 5-fluorouracil with and without mitomycin C. Int J Radiation Oncol Biol Phys 21:1115–1125

[4] Dougherty BG, Evans HL (1985) Carcinoma of the anal canal. A study of 79 cases. Am J Clin Pathol 83:159–164

[5] Dunst J, Grabenbauer G, Wolf N, Gall FP, Sauer R (1991) Radiochemotherapy of anal cancer with and without interstitial implants. In: Sauer R (ed) Interventional radiation therapy. Springer, Berlin Heidelberg New York Tokyo

[6] Fenger C, Bichel P (1981) Flow cytometric DNA analysis of anal canal epithelium and anorectal tumours. Acta Pathol Microbiol Scand Sect A 89:351–355

[7] Fenger C, Nielsen VT (1986) Intraepithelial neoplasia in the anal canal. Acta Pathol Microbiol Immunol Scand 94:343–349

[8] Fontana X, Lagrange JL, François E, Bowry J, Chauvel P, Sordage M, Lapalus F, et al. (1991) Assessment of squamous cell carcinoma antigen (SCC) as a marker of epidermoid carcinoma of the anal canal. Dis Colon Rectum 34:126–131

[9] Goldman S, Auer G, Erhardt K, Seligson U (1987) Prognostic significance of clinical stage, histologic grade, and nuclear DNA content in squamous cell carcinoma of the anus. Dis Colon Rectum 30:444–448

[10] Goldman S, Svensson C, Bronnergard M, Glimelius B, Wallin G (1993) Prognostic significance of serum concentration of squamous cell carcinoma antigen in anal epidermoid carcinoma. Int J Colorectal Dis 8:98–102

[11] Grodsky L (1967) Unsuspected anal cancer discovered after minor anorectal surgery. Dis Colon Rectum 10:471–478

[12] Hager Th, Hermanek P (1986) Maligne Tumoren der Analregion. In: Gall FP, Hermanek P, Tonak J (Hrsg) Chirurgische Onkologie. Histologie- und stadiengerechte Therapie maligner Tumoren. Springer, Berlin Heidelberg New York Tokyo

[13] Heino P, Goldman S, Lagerstedt U, Dillber J (1993) Molecular and serological studies of human papillomavirus among patients with anal epidermoid carcinoma. Int J Cancer 53:377–381

[14] Hermanek P (1989) Pathologie des Analkarzinoms. In: Wolf N, Matzel K (Hrsg) Fortschritte in der Proktologie. Zuckschwerdt, München Bern Wien San Francisco

[15] Jass JR, Sobin LH (1989) Histological typing of intestinal tumours. 2nd edn. WHO international histological classification of tumours. Springer, Berlin Heidelberg New York Tokyo

[16] Kalogeropoulos NK, Antonakapoulos GN, Agapitos MB, Papacharalampous NX (1985) Spindle cell carcinoma (pseudosarcoma) of the anus. Histopathology 9:987–994

[17] Kuwano H, Iwashita A, Enjoji M (1983) Pseudosarcomatous carcinoma of the anal canal. Dis Colon Rectum 26:123–128

[18] Klimpfinger M, Hauser H, Berger A, Hermanek P (1994) Aktuell klinisch-pathologische Klassifikation von Karzinomen des Analkanals. Acta Chir Austr 26:345–351

[19] Levy R, Czernobilsky B, Geiger B (1991) Cytokeratin polypeptide expression in a cloacogenic carcinoma and in normal epithelium. Virchows Arch [A] 418:447–455

[20] Mayer JL, Boffetta P, Kuroda MM (1992) Comparison of questionnaire-derived and tumor registry-derived smoking histories. Eur J Cancer 28:116–117

[21] Muleris M, Salmon R-J, Girodet J, Zafrani B, Dutrillaux B (1987) Recurrent deletions of chromosomes 11q and 3p in anal canal carcinoma. Int J Cancer 39:595–598

[22] Nigro ND (1984) An evaluation of combined therapy for squamous cell cancer of the anal canal. Dis Colon Rectum 27:763–766

[23] Nigro ND (1991) The force of changes in the management of squamous cell cancer of the anal canal. Dis Colon Rectum 38:482–486

[24] Noffsinger A, Witte D, Fenoglio-Preiser, CM (1992) The relationship of human papillomaviruses to anorectal neoplasia. Cancer 70:1276–1287

[25] Ogunbiyi OA, Scholefield JH, Rogers K, Sharp F, Smith JHF, Polacarz SV (1993) C-myc oncogene expression in anal squamous neoplasia. J Clin Pathol 46:23–27.

[26] Ogunbiyi OA, Scholefield JH, Smith JHF, Polacarz SV, Rogers K, Sharp F (1993) Immunohistochemical analysis of p53 expression in anal squamous neoplasia. J Clin Pathol 46:507–512

[27] Palefsky JM, Gonzales J, Greenblatt RM, Ahn DK, Hollander H (1990) Anal intraepithelial neoplasia and anal papillomavirus infection among homosexual males with Group IV HIV disease. JAMA 263:2911–2916
[28] Penn I (1986) Cancer of the anogenital region in renal transplant recipients. Analysis of 65 cases. Cancer 58: 611–616
[29] Quan SHQ (1992) Anal cancers. Squamous and melanoma. Cancer 70:1384–1389
[30] Rotman M, Lange CS (1991) Anal cancer: Radiation and concomitant continuous infusion chemotherapy. Int J Radia Oncol Biol Phys 21:1385–1387
[31] Ruiter A de, Mindel A (1991) Anal intraepithelial neoplasm. Eur J Cancer 27, 1343–1345
[32] Sauer R, Dunst J (1991) Carcinomas of the anal canal: An introduction. In: Sauer R (ed) Interventional radiation therapy. Springer, Berlin Heidelberg New York Tokyo
[33] Schlienger M, Touboul E, Mauban S, Ozsahin M, Pene F, Krzisch O, Marsiglia H, et al. (1991) Resultats du traitement de 286 cas de cancers epidermoides du canal anal dont 236 par irradiation a visée conservatrice. Lyon Chirurgical 87:61–69
[34] Schneider IHF, Grabenbauer GG, Reck T, Köckerling F, Sauer R, Gall FP (1992) Combined radiation and chemotherapy for epidermoid carcinoma of the anal canal. Int J Colorect Dis 7:192–196
[35] Scott NA, Beart RW, Weiland LH, Cha SS, Lieber MM (1989) Carcinoma of the anal canal and flow cytometric DNA analysis. Br J Cancer 60:56–58
[36] Shepherd NA, Scholefield JH, Love SB, England J, Northover JMA (1990) Prognostic factors in anal squamous carcinoma: a multivariate analysis of clinical, pathological and flow cytometric parameters in 235 cases. Histopathology 16:545–555
[37] Stearns MW, Urmacher C, Sternberg SS, Woodruff J, Attiyeh F (1980) Cancer of the anal canal. Curr Probl Cancer 4:1–44
[38] UICC (1993) TNM-Klassifikation maligner Tumoren, 4. Aufl, 2. Rev 1992 (Hermanek P, Scheibe O, Spiessl B, Wagner G, Hrsg.) Springer, Berlin Heidelberg New York Tokyo
[39] UICC (1993) TNM Supplement 1993. A commentary on uniform use (Hermanek P, Henson DE, Hutter RVP, Sobin L eds). Springer, Berlin Heidelberg New York Tokyo
[40] Watson PH (1990) Clear-cell carcinoma of the anal canal. A variant of anal transitional zone carcinoma. Hum Pathol 21:350–353
[41] Witzigmann H, Sagasser J, Meyer FM, Witte J (1994) Therapie des Analcarcinoms. Chirurg 65:344–351
[42] Wolf N, Matzel K (Hrsg) Fortschritte in der Proktologie. Zuckschwerdt, München Bern Wien San Francisco

Karzinome des Analkanals: Schema zur TNM/pTNM-Klassifikation

		(p)TNM	Stadium
Primärtumor	☐ Primärtumor kann nicht beurteilt werden	(p)TX	–
	☐ Kein Anhalt für Primärtumor	(p)T0	–
	☐ Keine Infiltration benachbarter Organe		
	☐ ≤2 cm	(p)T1	I
	☐ >2–5 cm	(p)T2	II
	☐ >5 cm	(p)T3	II
	☐ Infiltration benachbarter Organe		
	☐ Vagina ☐ Urethra ☐ Harnblase ☐ Andere	(p)T4	IIIA
Regionäre Lymphknoten	☐ Regionäre Lymphknoten können nicht beurteilt werden	(p)NX	–
	☐ Keine regionären Lymphknotenmetastasen	(p)N0	–

Perirektale Lymphknoten	Lymphknoten an A. iliaca interna/ Leistenlymphknoten		
	tumorfrei	einseitig befallen	beidseitig befallen
tumorfrei	N0	N2	N3
tumorbefallen	N1		

☐ (p)N1   IIIA
☐ (p)N2   IIIB
☐ (p)N3   IIIB

		(p)TNM	Stadium
Fernmetastasen	☐ Das Vorliegen von Fernmetastasen kann nicht beurteilt werden	(p)MX	–
	☐ Keine Fernmetastasen	(p)M0	–
	☐ Fernmetastasen	(p)M1	IV
	☐ Fernmetastasen nur in nicht-regionären Lymphknoten	(p)M1a	IV
	☐ Fernmetastasen an anderen Lokalisationen (ausgenommen Peritoneum und Pleura)	(p)M1b	IV
	☐ Peritoneal- oder Pleurametastasen	(p)M1c	IV

```
TNM:     T __      N __      M __            Stadium _____
pTNM:    pT __     pN __     pM __
```

Erfordernisse für pTNM:

pT: Histologische Untersuchung des Primärtumors ohne makroskopisch erkennbaren Tumor an den Resektionsrändern
oder mikroskopische Bestätigung der Infiltration von Nachbarorganen, z. B. Vagina, Harnröhre, Harnblase (pT4) (bioptischer Nachweis von Tumor im Schließmuskel reicht nicht für pT4 aus).

pN0: Histologische Untersuchung einer perirektal-pelvinen Lymphknotendissektion mit 12 oder mehr Lymphknoten und/oder einer inguinalen Lymphknotendissektion mit 6 oder mehr Lymphknoten[1].

pN1: Mikroskopische Bestätigung von Metastasen in perirektalen Lymphknoten.

pN2: Mikroskopische Bestätigung von Metastasen in Lymphknoten an der A. iliaca interna einer Seite und/oder in unilateralen Leistenlymphknoten.

pN3: Mikroskopische Bestätigung von Metastasen in
- perirektalen *und* inguinalen Lymphknoten,
- perirektalen *und* Lymphknoten an A. iliaca interna,
- Lymphknoten an A. iliaca interna *beidseits*,
- Leistenlymphknoten *beidseits*.

pM1: Mikroskopischer (histologischer oder zytologischer) Nachweis von Fernmetastasen.

---

[1] Nach Vorbehandlung (Radiotherapie, Radiochemotherapie) kann ypN0 bereits diagnostiziert werden, wenn mehr als 2 regionäre Lymphknoten histologisch untersucht wurden.

19 – Leberkarzinom

Die organspezifische Dokumentation „Leberkarzinom" ist *anwendbar* für folgende primäre Lebertumoren:

1) hepatozelluläres Karzinom (Leberzellkarzinom, malignes Hepatom), einschließlich fibrolamelläres hepatozelluläres Karzinom,
2) intrahepatisches Cholangiokarzinom (peripheres Gallengangskarzinom),
3) Hepatocholangiokarzinom (gemischtes oder kombiniertes hepatozelluläres und Cholangiokarzinom),
4) undifferenziertes Karzinom.

Nicht erfaßt werden hier:

- intrahepatisches Zystadenokarzinom der Gallengänge (Gallengangszystadenokarzinom),
- Hepatoblastom,
- Karzinoidtumor,
- nichtepitheliale maligne Tumoren wie Angiosarkom, epitheloides Hämangioendotheliom, embryonales Sarkom (undifferenziertes Sarkom), Rhabdomyosarkom, Leiomyosarkom, Fibrosarkom, malignes fibröses Histiozytom, Teratom, Dottersacktumor, Choriokarzinom, Kaposi-Sarkom, Rhabdoidtumor,
- Karzinosarkom,
- maligne Lymphome,
- sekundäre (metastatische) Tumoren.

Für *Klatskin-Tumoren* ist die organspezifische Dokumentation „Extrahepatische Gallengänge" vorgesehen.

Die UICC schlägt vor, für primäre Leberkarzinome bei Patienten im Alter bis 16 Jahre (Hepatoblastome, hepatozelluläre Karzinome) in Zukunft eine eigene Klassifikation zu testen (s. Anhang 1, S. A 1.4).

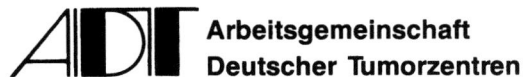

Leberkarzinom

Kenn-Nr. (A1)	1 9
Klinik-Nr. u. Fachrichtung (A2)	
Patientenidentifikation (A3)	
Geburtsdatum	Tag Mon. Jahr
Geschlecht (M = Männlich, W = Weiblich)	
Tumoridentifikations-Nr. (A4)	
Bogen-Nr. (A5)	1

I. PRÄTHERAPEUTISCHE DATEN

A. Aufnahmedatum und Anlaß für Arztbesuch (A6)

Aufnahmedatum Tag _____ Monat _____ Jahr _____

Anlaß für Arztbesuch (S1)
T = Tumorsymptomatik führt zum Arzt, B = Berufliche (arbeitsmed.) Vorsorgeuntersuchung,
V = Nicht-gesetzliche Vorsorgeuntersuchung, S = Selbstuntersuchung, Z = Zufallsbefund bei
Leberexplantation, L = Leberbefund, bei Ultraschalluntersuchung des Abdomens aus anderen Gründen,
A = Andere Untersuchung, X = Unbekannt

B. Anamnese, präkanzeröse Bedingungen und Läsionen

Datum der ersten ärztlichen Tumor(verdachts)diagnose (A7) Tag ___ Monat ___ Jahr ___

Hepatobiliäre Vorerkrankungen (S2)

Chronische Hepatitis
B = Virushepatitis B, C = Virushepatitis C, D = Virushepatitis D, A = Autoimmunhepatitis,
T = Toxische Hepatitis (alkoholische u.a.), U = Unklassifizierte Hepatitis, X = F.A.

Zirrhose
A = Alkoholisch, B = Nach Virushepatitis B, C = Nach Virushepatitis C, D = Nach Virushepatitis D,
A = Autoimmunhepatitis, T = Toxische Hepatitis, U = Unklassifiziert

	N = Nein	J = Ja	X = F.A.		
Hämochromatose	○	○	○		41
Speicherkrankheit	○	○	○		42
Parasitäre Infektion	○	○	○		43
Sklerosierende Cholangitis	○	○	○		44
Hepatolithiasis	○	○	○		45

	N = Nein	J = Ja	X = F.A.	Falls ja, wieviele Jahre?	Jahre
Gebrauch von oralen Kontrazeptiva (S3)	○	○	○		48
Gebrauch von anabolen Steroiden (S4)	○	○	○		51
Alkoholabusus (S5)	○	○	○		54
Tetrachlorkohlenstoffexposition	○	○	○		55
Vinylchloridexposition	○	○	○		56

Hepatitis als Berufserkrankung
N = Nein, V = Laufendes Verfahren, A = Anerkannt, X = F.A.

Sonstige Berufserkrankung
N = Nein, V = Laufendes Verfahren, A = Anerkannt, X = F.A.

Tumorspezifische Vorbehandlung (Bis zu 3 Nennungen; nicht benötigte Kästchen streichen!)
0 = Keine, 1 = Systemische Chemotherapie, 2 = Lokale Chemotherapie, 3 = Embolisation,
4 = Chemoembolisation, 5 = Perkutane Alkoholinjektion, 6 = Ösophagusvarizensklerosierung,
7 = Shuntoperation, 8 = Voroperation an Leber, 9 = Andere

1.
2.
3.

Wagner/Hermanek: Organspezifische Tumordokumentation © Springer-Verlag 1995

Leberkarzinom

K-Nr. | 1 9 | Patienten-Id. | T-Id. | B-Nr. | 1

C. Andere Primärtumoren (frühere, synchrone) (A8)

Frühere Tumorerkrankung? N = Nein, J = Ja, X = F.A. ☐ 62

Falls Tumor in Anamnese: Lokalisation C ☐☐☐☐ Erkrankungsjahr 19 ☐☐ C ☐☐☐☐ (Lokalisation) ☐ (Jahr) 68

Synchroner Primärtumor in anderem Organ? N = Nein, J = Ja ☐ 69

D. Allgemeine klinische Befunde

Klinische Symptomatik (S6) — N = Nein, J = Ja, X = F.A.

Symptom		Feld
Allgemeine Symptome (Leistungsknick, Fieber, Schwäche)	○ ○ ○	70
Gewichtsverlust	○ ○ ○	71
Oberbauchschmerzen	○ ○ ○	72
Hepatomegalie	○ ○ ○	73
Paraneoplastisches Syndrom	○ ○ ○	74
Ösophagusvarizen	○ ○ ○	75
Neurologische Symptome	○ ○ ○	76
Andere Symptome	○ ○ ○	77

Tumorkomplikationen

		Feld
Ikterus	○ ○	78
Aszites	○ ○	79
Portalvenenthrombose	○ ○	80
Ödeme	○ ○	81
Massive Blutung (S7)	○ ○	82
Akutes Abdomen	○ ○	83

Allgemeiner Leistungszustand (nach ECOG) (A9)

0 = Normale, uneingeschränkte Aktivität wie vor der Erkrankung,
1 = Einschränkung bei körperlicher Anstrengung, aber gehfähig; leichte körperliche Arbeit bzw. Arbeit im Sitzen möglich,
2 = Gehfähig, Selbstversorgung möglich, aber nicht arbeitsfähig; kann mehr als 50% der Wachzeit aufstehen,
3 = Nur begrenzte Selbstversorgung möglich; 50% oder mehr der Wachzeit an Bett oder Stuhl gebunden,
4 = Völlig pflegebedürftig, keinerlei Selbstversorgung möglich; völlig an Bett oder Stuhl gebunden, X = Unbekannt ☐ 84

Gravierende Begleiterkrankungen (A10) — N = Nein, J = Ja, X = F.A.

		Feld
Stärker eingeschränkte Lungenfunktion	○ ○ ○	85
Schwerwiegende Herzerkrankung	○ ○ ○	86
Zerebrale Durchblutungsstörung	○ ○ ○	87
Periphere arterielle Durchblutungsstörung	○ ○ ○	88
Stärker eingeschränkte Nierenfunktion	○ ○ ○	89
Behandlungsbedürftiger Diabetes mellitus	○ ○ ○	90
Andere Begleiterkrankungen	○ ○ ○	91

Einschätzung des Operationsrisikos (A10) 1 = ASA I, 2 = ASA II, 3 = ASA III, 4 = ASA IV, 5 = ASA V, X = F.A. ☐ 92

Child-Pugh-Klassifikation (S8) — A B C X = F.A.

	A	B	C	X	Feld
nach Wahlländer und Beuers	○	○	○	○	93
Modifikation Heinz-Kalk-Krankenhaus	○	○	○	○	94

E. Diagnostik (A11)

Durchgeführte Untersuchungen — U = Unauffällig, P = Pathologisch, U = Nicht durchgeführt

Leberfunktion (S9):	U	P	U	Feld
Bilirubin	○	○	○	95
Albumin	○	○	○	96
Quick-Wert	○	○	○	97
Quantitative Leberfunktionstests	○	○	○	98
Harnstoffsyntheserate (g/Tag) (XX = F.A.)	☐☐			100

Wagner/Hermanek: Organspezifische Tumordokumentation © Springer-Verlag 1995

Leberkarzinom

K-Nr. `1 9` Patienten-Id. `☐☐☐☐☐☐` T-Id. `☐` B-Nr. `1`

	U = Un-auffällig	P = Patho-logisch	X = Nicht durchgeführt	
Tumormarker (S10) AFP	○	○	○	☐ 101
CEA	○	○	○	☐ 102
andere	○	○	○	☐ 103
Bildgebende Verfahren:				
Sonographie	○	○	○	☐ 104
CT Oberbauch (i.v.-Kontrastmittel)	○	○	○	☐ 105
CT-Portogramm	○	○	○	☐ 106
CT mit Kontrastmittelgabe über A. hepatica	○	○	○	☐ 107
NMR	○	○	○	☐ 108
Angiographie	○	○	○	☐ 109
PET	○	○	○	☐ 110
Ösophagogastroduodenoskopie	○	○	○	☐ 111
Laparoskopie	○	○	○	☐ 112

Virushepatitis-Diagnostik	U = Un-auffällig	P = Patho-logisch	X = Nicht untersucht	
Hepatitis B Serologie	○	○	○	☐ 113
Histologie	○	○	○	☐ 114
Molekularbiologie	○	○	○	☐ 115
Hepatitis C Serologie	○	○	○	☐ 116
Molekularbiologie	○	○	○	☐ 117
Hepatitis D Serologie	○	○	○	☐ 118
Molekularbiologie	○	○	○	☐ 119

	U = Un-auffällig	P = Patho-logisch	N = Nicht durchgeführt	
Präoperative Biopsie (S11) Punktionszytologie	○	○	○	☐ 120
Punktionshistologie	○	○	○	☐ 121
Intraoperative Biopsie (S11) Punktionszytologie	○	○	○	☐ 122
Punktionshistologie	○	○	○	☐ 123
Sonstige Histologie	○	○	○	☐ 124

F. Tumorlokalisation

Lokalisation des Primärtumors (nach Tumorlokalisationsschlüssel) (A12, S12) C `|2|2| |`   C `|2|2|` 127
(Leberkarzinom im engeren Sinn = C 22.0, Ca. der intrahepat. Gallengänge = C 22.1)

Lappenbefall R = Rechter Lappen, L = Linker Lappen, B = Beide Lappen ☐ 128

Segmentbefall (nach Couinaud) (S13)
(in Schema einzeichnen!)

Segment	F = Tumor-frei	T = Tumor-befallen	X = F.A.	
I	○	○	○	☐ 129
II	○	○	○	☐ 130
III	○	○	○	☐ 131
IV a	○	○	○	☐ 132
IV b	○	○	○	☐ 133
V	○	○	○	☐ 134
VI	○	○	○	☐ 135
VII	○	○	○	☐ 136
VIII	○	○	○	☐ 137

Korrektur der Lokalisation (A12) N = Nein, G = Ja, Gleicher Bogen, A = Ja, Anderer Bogen ☐ 138

Wagner/Hermanek: Organspezifische Tumordokumentation © Springer-Verlag 1995

Leberkarzinom

K-Nr. `1 9`   Patienten-Id. `☐☐☐☐☐☐`   T-Id. `☐`   B-Nr. `1`

G. TNM-Klassifikation und klinisches Stadium

Primärtumor

Anzahl der Tumorknoten (S14)   S = Solitärknoten, M = Multiple Knoten, X = F.A.   ☐ 139

Tumorgröße (maximaler Durchmesser in cm)   (XX = F.A.)   ⊔⊔   ☐☐ 141

Tumorinvasion (S15)   N = Nein   J = Ja   X = F.A.

	N	J	X	
Segmentale/subsegmentale Gefäße	○	○	○	☐ 142
Größere intrahepatische Gefäße (Hauptäste)	○	○	○	☐ 143
Extrahepatische Gefäße: V. portae	○	○	○	☐ 144
A. hepatica propria	○	○	○	☐ 145
V. cava inferior	○	○	○	☐ 146
Serosaperforation	○	○	○	☐ 147
Gallenblase	○	○	○	☐ 148
Zwerchfell	○	○	○	☐ 149
Andere Nachbarorgane	○	○	○	☐ 150

Regionäre Lymphknoten (S16)   F = Tumorfrei   M = Metastase(n)   X = F.A.

	F	M	X	
Leberhilus	○	○	○	☐ 151
Lig. hepatoduodenale	○	○	○	☐ 152

Fernmetastasen   N = Nein, J = Ja, X = F.A.   ☐ 153

Wenn ja, Lokalisation (A 14)   1. _____   1. ☐☐☐ 156
2. _____   2. ☐☐☐ 159
3. _____   3. ☐☐☐ 162

Klinische TNM-Klassifikation (A15, S17 und Schema S. 19.29)

y ⊔ T ⊔⊔ C ⊔
N ⊔ C ⊔
M ⊔⊔ C ⊔

y T C ☐☐☐☐ 166
N C ☐☐ 168
M C ☐☐ 171

Zusätzliche Angabe zu M (A15)   0 = Entfällt, da Makrometastasen, 1 = (mi) Mikrometastasen (± isolierte Tumorzellen), 2 = (i) Nur isolierte Tumorzellen, X = F.A.   ☐ 172

Klinisches Stadium (A16 und Schema S. 19.29)
1 = Stadium I, 2 = Stadium II, 3 = Stadium III, 4 = Stadium IVA, 5 = Stadium IVB, X = F.A.   ☐ 173

H. Sonstige Tumorbefunde

Makroskopischer Tumortyp (S18)
E = Expansiv („abgekapselt"), I = Infiltrativ, G = Gestielter Typ, X = F.A.   ☐ 174

Tumorvolumen (S19) (in % des Lebervolumens)   (XX = F.A.)

Sonographie   ⊔⊔   ☐☐ 176
CT   ⊔⊔   ☐☐ 178
NMR   ⊔⊔   ☐☐ 180
Angiographie   ⊔⊔   ☐☐ 182

Klinische Stadieneinteilung nach Okuda (S20)
1 = Stadium I, 2 = Stadium II, 3 = Stadium III, X = F.A.   ☐ 183

19.11

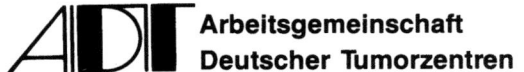
Arbeitsgemeinschaft Deutscher Tumorzentren

Leberkarzinom

Kenn-Nr. (A1)	`1 9`	2
Klinik-Nr. u. Fachrichtung (A2)		9
Patientenidentifikation (A3)		16
Geburtsdatum	Tag Mon. Jahr	22
Geschlecht (M = Männlich, W = Weiblich)		23
Tumoridentifikations-Nr. (A4)		24
Bogen-Nr. (A5)	`2`	25

II. DATEN ZUR THERAPIE

A. Vorgesehene und durchgeführte Therapiemodalitäten (A17)

	N = Nein	J = Ja*	A = Abgelehnt	
Operation	○	○	○	26
Bestrahlung	○	○ ○	○	28
Chemotherapie, systemische	○	○ ○	○	30
Chemotherapie, lokale	○	○	○	31
Hormontherapie	○	○	○	32
Immuntherapie	○	○	○	33
Chemoembolisation	○	○	○	34
Embolisation	○	○	○	35
Perkutane Alkoholinjektion	○	○	○	36
Sonstige Therapie	○	○	○	37

* Bei mehr als einer durchgeführten Therapiemodalität die zeitliche Reihenfolge der Maßnahmen durch Ziffern kennzeichnen.
(Wenn nicht-chirurgische Therapie durchgeführt, zusätzliche Therapiebögen der erweiterten Basisdokumentation ausfüllen!)

B. Chirurgische Behandlung

Datum der Operation   Tag _____ Monat _____ Jahr _____   Tag Mon. Jahr   43

Operationszugang (A17)   45
KC = Konventionell-chirurgisch, PE = Perkutan-endoskopisch, KP = KC+PE

Zusätzliche Angaben bei konventionell-chirurgischem Zugang   46
0 = Entfällt, 1 = Abdominal, 2 = Abdominothorakal

Art des operativen Vorgehens (S21)
(Resektionslinie in Schema einzeichnen!)
1 = Explorative Laparotomie, 2 = Atypische Keilresektion,
3 = Unisegmentresektion, 4 = Plurisegmentresektion,
5 = Anatomische Resektionen, 6 = Lebertransplantation   47

Entferntes Lebervolumen (in %) (S19)   (XX = F.A.) |__|__| 49
Entferntes funktionsfähiges Lebervolumen (in %)   (XX = F.A.) |__|__| 51

Operationserweiterung	N = Nein	E = En bloc	G = Getrennt	
Resektion des Zwerchfells	○	○	○	52
Resektion der V. portae	○	○	○	53
Resektion der A. hepatica	○	○	○	54
Resektion des D. hepaticus (communis, dexter, sinister)	○	○	○	55
Resektion des D. choledochus	○	○	○	56
Resektion der V. cava inferior	○	○	○	57
Resektion anderer Organe	○	○	○	58

Wagner/Hermanek: Organspezifische Tumordokumentation   © Springer-Verlag 1995

Leberkarzinom

K-Nr. 1 9 **Patienten-Id.** **T-Id.** **B-Nr.** 2

Lymphknotenentfernung (S16) 0 = Keine 1 = Partielle 2 = Radikale

Leberhilus	○	○	○	59
Lig. hepatoduodenale	○	○	○	60
Nicht-regionäre LK	○	○	○	61

Dauer der Operation (in Minuten) ⎵⎵⎵⎵ 64

Dauer der Intensivbehandlung (in Tagen) ⎵⎵⎵ 66

Zahl der verabreichten Blutkonserven (A17) ⎵⎵⎵ 68

Örtliche Tumorzelldissemination
0 = Keine, 1 = Spontane Tumorperforation, 2 = Iatrogene Tumorperforation,
4 = Schnitt durch Tumorgewebe, 5 = 1+4, 6 = 2+4   69

Minimaler Sicherheitsabstand (in mm) (S22) ⎵⎵⎵ 71
(00 = Entfällt, da keine Leberresektion, XX = F.A.)

C. Klinische R-Klassifikation und Gesamtbeurteilung des Tumorgeschehens

Klinische R-Klassifikation (A18)
0 = Kein Residualtumor (R0), 1 = Nur mikroskopischer Residualtumor (R1), 2 = Makroskopischer Residualtumor,
mikroskopisch nicht bestätigt (R2a), 3 = Makroskopischer Residualtumor, auch mikroskopisch bestätigt (R2b),
X = Unbestimmt (RX)   72

Lokalisation von Residualtumor N = Nein J = Ja

Lokoregionär (S23)	○	○	73
Abdominale Fernmetastasen	○	○	74
Extraabdominale Fernmetastasen	○	○	75

Gesamtbeurteilung des Tumorgeschehens bei nicht-chirurgischer Therapie (A19)
V = Vollremission, T = Teilremission, B = Klinische Besserung des Zustandes, Kriterien für Teilremission jedoch nicht erfüllt,
K = Keine Änderung, D = Divergentes Geschehen, P = Progression, N = Beurteilung nicht möglich   76

Erhöhte Tumormarker-Werte im Serum nach Tumorresektion (S24)
N = Nein, J = Ja, E = Entfällt, da keine Tumorresektion, X = F.A.   77

D. Frühe Komplikationen der Therapie

Chirurgische Komplikationen N = Nein J = Ja

Nachblutung (S25)	○	○	78
Abszess	○	○	79
Gallefistel	○	○	80
Leberversagen	○	○	81
Wundinfektion	○	○	82
Peritonitis	○	○	83
Ileus	○	○	84
Sepsis	○	○	85
Andere chirurgische Komplikation(en)	○	○	86

Nichtchirurgische Komplikationen N = Nein J = Ja

Kardiopulmonale Komplikationen	○	○	87
Renale Komplikationen	○	○	88
Andere nichtchirurgische Komplikation(en)	○	○	89

Sekundäre operative Eingriffe (A20) N = Nein, J = Ja   90

Falls ja, Art des Eingriffs nach ICPM 5⎵⎵⎵⎵⎵   5⎵⎵⎵⎵ 96

Postoperativer Exitus (A21)
N = Nein, I = Innerhalb von 30 Tagen nach definitiver Operation, S = Später   97

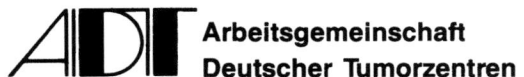
Arbeitsgemeinschaft Deutscher Tumorzentren

Leberkarzinom

Kenn-Nr. (A1)	`1 9` 2
Klinik-Nr. u. Fachrichtung (A2)	`[ ][ ][ ][ ][ ]` 9
Patientenidentifikation (A3)	`[ ][ ][ ][ ][ ][ ]` 16
Geburtsdatum	Tag Mon. Jahr `[ ][ ][ ][ ][ ][ ]` 22
Geschlecht (M = Männlich, W = Weiblich)	`[ ]` 23
Tumoridentifikations-Nr. (A4)	`[ ]` 24
Bogen-Nr. (A5)	`3` 25

III. DATEN ZUR PATHOLOGIE

Untersuchungsmaterial Primärtumor (A22)
K = Keine Untersuchung, Z = Nur Zytologie, B = Biopsie ohne Tumorresektion, T = Tumorteile (bei Tumorreduktion), R = Resektat   `[ ]` 26

A. Histologischer Typ und Grading

Histologischer Tumortyp nach ICD-O (A23, S26)   M `[ ][ ][ ][ ]` / `[3]`   M `[ ][ ][ ][3]` 31

Bestätigung der Tumorhistologie durch andere Institution (A23)
N = Nein, R = Register oder Referenzpathologie einer Studie, A = Anderes Pathologisches Institut, B = R+A   `[ ]` 32

Grading nach WHO (S27)   A = G1–3 (Anschließend näher angegeben), 4 = G4 (Undifferenziert), X = GX   `[ ]` 33

Nähere Angaben bei G1–3   N = Nein   J = Ja   E = Entfällt (G4, GX)

	N	J	E	
G1 (Gut differenziert)	○	○	○	`[ ]` 34
G2 (Mäßig differenziert)	○	○	○	`[ ]` 35
G3 (Schlecht differenziert)	○	○	○	`[ ]` 36

Grading nach Edmondson u. Steiner – (nur bei HCC!) (S27)   1 = G1, 2 = G2, 3 = G3, 4 = G4, X = GX   `[ ]` 37

B. pTNM-Klassifikation und pathologisches Stadium

Primärtumor

Anzahl der Tumorknoten   1–7 = zutreffende Zahl, 8 = 8 oder mehr, X = F.A.   `[ ]` 38

Lappenbefall (S12)   E = Ein Lappen, B = Beide Lappen, X = F.A.   `[ ]` 39

Tumorgröße (größter Durchmesser des größten Knotens in mm) (XXX = F.A.) `[ ][ ][ ]` `[ ]` 42

Gefäßinvasion (S15)   N = Nein   J = Ja   X = F.A.

		N	J	X	
Segmentale und subsegmentale Gefäße	makroskopisch	○	○	○	`[ ]` 43
	nur histologisch	○	○	○	`[ ]` 44
Größere intrahepatische Gefäße (Hauptstämme)	V. portae	○	○	○	`[ ]` 45
	V. hepatica	○	○	○	`[ ]` 46

Serosapenetration (S15)   ○ ○ ○   `[ ]` 47

Invasion von Nachbarorganen (S15)   N = Nein   J = Ja   X = F.A.

	N	J	X	
Gallenblase	○	○	○	`[ ]` 48
Zwerchfell	○	○	○	`[ ]` 49
Andere Nachbarorgane	○	○	○	`[ ]` 50

Regionäre lymphogene Metastasierung (S16)   F = Tumorfrei   M = Metastase(n)   X = Nicht untersucht

	F	M	X	
Leberhilus	○	○	○	`[ ]` 51
Lig. hepatoduodenale	○	○	○	`[ ]` 52

Zahl untersuchter regionärer Lymphknoten   `[ ][ ][ ]`   `[ ][ ]` 54

Zahl befallener regionärer Lymphknoten   `[ ][ ][ ]`   `[ ][ ]` 56

Fernmetastasen   K = Keine nachgewiesen, Z = Zytologisch bestätigt, H = Histologisch bestätigt   `[ ]` 57

Lokalisation mikroskopisch nachgewiesener Fernmetastasen (A14)

1. _____   1. `[ ][ ][ ]` 60
2. _____   2. `[ ][ ][ ]` 63
3. _____   3. `[ ][ ][ ]` 66

Wagner/Hermanek: Organspezifische Tumordokumentation © Springer-Verlag 1995

19.17

Leberkarzinom

K-Nr. | Patienten-Id. | T-Id. | B-Nr.
`1 9` `☐☐☐☐☐☐` `☐` `3`

pTNM-Klassifikation (A25 und Schema S. 19.29)

y ⌊_⌋ pT ⌊_ _⌋ pN ⌊_⌋ pM ⌊_ _⌋

y pT pN pM
☐☐☐☐ 72

Zusätzliche Angabe zu pN (A25) (mi) Nur Mikrometastasen? N = Nein, J = Ja, X = F.A. ☐ 73

Zusätzliche Angabe zu pM (A25) 0 = Entfällt, da Makrometastasen, 1 = (mi) Mikrometastasen (±isolierte Tumorzellen), 2 = (i) Nur isolierte Tumorzellen, X = F.A. ☐ 74

Pathologisches Stadium (A26 und Schema S. 19.29)
1 = Stadium I, 2 = Stadium II, 3 = Stadium III, 4 = Stadium IVA, 5 = Stadium IVB, X = F.A. ☐ 75

C. Weitere Befunde und begleitende Veränderungen

Resektatgröße (dreidimensional) (in cm) ⌊_ _⌋,⌊_⌋ | ⌊_ _⌋,⌊_⌋ | ⌊_ _⌋,⌊_⌋
(XXX = F.A.) Länge   Breite   Höhe

Länge ☐☐ 78
Breite ☐☐ 81
Höhe ☐☐ 84

Resektatgewicht (in g)   (XXXX = F.A.) ⌊_ _ _ _⌋   ☐☐☐☐ 88

Makroskopischer Tumortyp (S28)
K = Komplett abgekapselt, T = Teilweise abgekapselt, I = Infiltrativ, G = Gestielt, B = Intrabiliär, X = F.A. ☐ 89

Satelliten (S29)   N = Nein, J = Ja, X = F.A. ☐ 90

Lymphgefäßinvasion (L-Klassifikation) (A27)
0 = Keine Lymphgefäßinvasion (L0), 1 = Lymphgefäßinvasion (L1), X = F.A. (LX) ☐ 91

Veneninvasion (V-Klassifikation) (A27)
0 = Keine Veneninvasion (V0), 1 = Mikroskopische Veneninvasion (V1), 2 = Makroskopische Veneninvasion (V2), X = F.A. (VX) ☐ 92

Örtliche Tumorzelldissemination   N = Nein, J = Einriß in/Schnitt durch Tumorgewebe ☐ 93

Zusätzliche Angaben bei präoperativer Chemoembolisation

Prozentualer Anteil von Tumornekrose
(EE = Entfällt, keine Chemoembolisation, XX = F.A.) ⌊_ _⌋   ☐☐ 95

Zusätzliche Angaben bei hepatozellulärem Karzinom (S30)

Unterschiedliche histologische Wuchsformen   (in %)   (XX = F.A.)

Trabekulär o.n.A.   ⌊_ _⌋   ☐☐ 97
Azinär (pseudoglandulär)   ⌊_ _⌋   ☐☐ 99
Kompakt (solid)   ⌊_ _⌋   ☐☐ 101
Szirrhös   ⌊_ _⌋   ☐☐ 103

Zytologische Varianten   (Anteile in %)

Pleomorph-/riesenzellig   ⌊_ _⌋   ☐☐ 105
Klarzellig   ⌊_ _⌋   ☐☐ 107
Onkozytenähnlich   ⌊_ _⌋   ☐☐ 109
Kleinzellig   ⌊_ _⌋   ☐☐ 111
Spindelzellig (pseudosarkomatös)   ⌊_ _⌋   ☐☐ 113
Plattenepithelial   ⌊_ _⌋   ☐☐ 115

Galleproduktion
N = Nein, V = Vereinzelt, A = Ausgeprägt ☐ 116

Glykogengehalt
F = Fehlend oder geringfügig, A = Ausgeprägt, X = F.A. ☐ 117

Fettgehalt
F = Fehlend oder geringfügig, A = Ausgeprägt, X = F.A. ☐ 118

Einschlußkörperchen   N = Nein   J = Ja   X = F.A.

Hyaline Einschlußkörperchen   ○ ○ ○   ☐ 119
Mallory-Körperchen   ○ ○ ○   ☐ 120
Milchglaseinschlüsse   ○ ○ ○   ☐ 121

Entstehung in adenomatöser Hyperplasie   N = Nein, J = Ja, X = F.A. ☐ 122

Leberkarzinom

K-Nr. **1 9** Patienten-Id. □□□□□□ T-Id. □ B-Nr. **3**

Zusätzliche Angaben bei Cholangiokarzinom

Unterschiedliche histologische Strukturen (in %)   (XX = F.A.)

Adenokarzinomatös	└─┴─┘	□□ 124
Muzinös	└─┴─┘	□□ 126
Siegelringzellig	└─┴─┘	□□ 128
Plattenepithelial	└─┴─┘	□□ 130
Mukoepidermoid	└─┴─┘	□□ 132
Spindelzellig (pseudosarkomatös)	└─┴─┘	□□ 134

Befunde im tumorfreien Lebergewebe

Chronisch-aggressive Hepatitis   N = Nein   J = Ja   X = Nicht untersucht

	N	J	X	
Virusätiologie	○	○	○	□ 135
Toxisch (alkoholisch u.a.)	○	○	○	□ 136
Autoimmunätiologie	○	○	○	□ 137
Unklassifiziert	○	○	○	□ 138

Zirrhose

	N	J	X	
Nach Virushepatitis	○	○	○	□ 139
Toxisch (alkoholisch u.a.)	○	○	○	□ 140
Autoimmunzirrhose	○	○	○	□ 141
Sonstige	○	○	○	□ 142
Unklassifiziert	○	○	○	□ 143

Leberzelldysplasie ○ ○ ○ □ 144

Tumormarker im Gewebe   N = Nein   J = Ja   X = Nicht untersucht

	N	J	X	
AFP	○	○	○	□ 145
CEA	○	○	○	□ 146

Virusnachweis

	Im Tumor			Im tumorfreien Lebergewebe			
	N = Nein	J = Ja	X = F.A.	N = Nein	J = Ja	X = F.A.	T. L.
HBs Ag	○	○	○	○	○	○	□□ 148
HBc Ag	○	○	○	○	○	○	□□ 150
HBV-DNS	○	○	○	○	○	○	□□ 152
HCV-RNS	○	○	○	○	○	○	□□ 154

Tumorbiologische Spezialuntersuchungen (A28)   N = Nein, J = Ja   □ 155

D. Definitive R-Klassifikation und weitere Angaben zur Radikalität

Histologische Befunde an den Resektionsrändern   F = Tumorfrei, T = Tumorbefallen, X = Nicht untersucht   □ 156

Definitive R-Klassifikation (A29)
0 = Kein Residualtumor (R0), 1 = Nur mikroskopischer Residualtumor (R1), 2 = Makroskopischer Residualtumor, mikroskopisch nicht bestätigt (R2a), 3 = Makroskopischer Residualtumor, auch mikroskopisch bestätigt (R2b), X = Unbestimmt (RX)   □ 157

Methodik der R-Klassifikation (A30)
K = Konventionell, S = „Sophisticated"   □ 158

Lokalisation von Residualtumor   N = Nein   J = Ja

	N	J	
Lokoregionär	○	○	□ 159
Abdominale Fernmetastasen	○	○	□ 160
Extraabdominale Fernmetastasen	○	○	□ 161

Minimaler Sicherheitsabstand (in mm) (S22)   (XXX bzw. XX = F.A.)

Makroskopisch	└─┴─┴─┘	□□ 164
Histologisch	└─┴─┘	□□ 166

Wagner/Hermanek: Organspezifische Tumordokumentation   © Springer-Verlag 1995

Spezielle Verschlüsselungsanweisungen

S1 Anlaß für Arztbesuch

Nichtgesetzliche Vorsorgeuntersuchungen, bei denen Sonographie und AFP-Bestimmung eingesetzt werden, kommen in erster Linie bei Patienten mit chronischer Virushepatitis und Zirrhose in Frage. Zunehmend werden kleine hepatozelluläre Karzinome als Zufallsbefunde bei Lebertransplantation wegen Zirrhosen vom Pathologen am Explantat entdeckt [3, 23].

S2 Hepatobiliäre Vorerkrankungen

Wenn die serologische Klassifikation einer vorangegangenen Hepatitis nicht möglich ist, soll „unklassifiziert" verschlüsselt werden. In gleicher Weise werden auch chronische Hepatitiden unbekannter Ätiologie dokumentiert.

Als „Leberzirrhose" wird nur die gesicherte Leberzirrhose mit Störung der Architektur der Leberläppchen verschlüsselt. Leberfibrosen (Bindegewebszunahme ohne Störung der Läppchenstruktur) sollen hier nicht erfaßt werden.

Patienten mit Nachweis von anti-HCV haben ein mehr als 6fach größeres Risiko, an einem Leberzellkarzinom zu erkranken als negative Kontrollfälle. Noch mehr gesteigert ist das Risiko, wenn gleichzeitig HBs Ag positiv ist [14].

Parasitäre Erkrankungen mit Schistosomiasis (vorwiegend japonica), Clonorchiosis oder Opisthorchiasis kommen vor allem bei Patienten aus Asien in Frage.

Nach Mitteilungen aus Taiwan ist bei 5% der Patienten mit Hepatolithiasis mit einem Cholangiokarzinom der Leber zu rechnen [4].

S3 Gebrauch von oralen Kontrazeptiva

Der Zusammenhang zwischen dem langfristigen Gebrauch oraler Kontrazeptiva und dem Auftreten eines hepatozellulären Karzinoms wird für die Industrieländer anerkannt, ist aber für Entwicklungsländer noch nicht gesichert (Literaturübersicht bei [29]).

S4 Gebrauch anaboler Steroide

Im Schrifttum ist über das Auftreten hepatozellulärer Karzinome nach langjährigem Gebrauch anaboler Steroide, insbesondere in jugendlichem Alter, berichtet worden. Weitere Untersuchungen hierüber sind erforderlich (Literaturübersicht bei [29]).

S5 Alkoholabusus

Alkoholabusus wird bei täglichem Konsum von mehr als 80 g Alkohol bei Männern und mehr als 60 g bei Frauen angenommen.

S6 Klinische Symptomatik

Als „Gewichtsverlust" zählt nur die unbeabsichtigte Abnahme des Körpergewichts um mindestens 2 kg innerhalb der letzten 3 Monate.

„Hepatomegalie" liegt nach klinischer Definition vor, wenn die Leber bei Inspiration 2 Querfinger oder mehr unter dem Rippenbogen tastbar ist.

Die Lebergröße kann auch sonographisch anhand des größten kraniokaudalen Durchmessers und des größten sagittalen Durchmessers in der Medioklavikularlinie bestimmt werden. Als Normalwert der Summe dieser beiden Werte gilt 24–26 cm [10, 27].

„Paraneoplastische Syndrome" bei malignen Lebertumoren können beobachtet werden als Hypoglykämie, Hypo- oder Hyperkalzämie, Polyglobulie, Hypercholesterinämie, Gynäkomastie, kutane Porphyrie u.a.

S7 Massive Blutung

Als massive Blutung ist eine Blutung definiert, die kreislaufwirksam ist oder eine Bluttransfusion erfordert. Eine solche wird bei Leberkarzinomen in erster Linie als gastrointestinale Blutung von Ösophagusvarizen bei gleichzeitig bestehender Leberzirrhose beobachtet. Blutungen in die Bauchhöhle oder in die Gallengänge (Hämobilie) sind wesentlich seltener.

S8 Child-Pugh-Klassifikation

Von Child [5] wurde für Patienten mit Leberzirrhose eine Klassifikation angegeben, die Kriterien für die Langzeitprognose zusammenfaßt und für die Indikation zur Resektion bei Tumoren in zirrhotischer Leber von Bedeutung ist. Es sind mehrere Modifikationen in Gebrauch, von denen 2 zur wahlweisen Verwendung angeführt sind (Tabellen 19.1 und 19.2).

Tabelle 19.1. Child-Pugh-Klassifikation in der Formulierung von Wahlländer u. Beuers [28]

	1 Punkt	2 Punkte	3 Punkte
Albumin (g%)	>3,5	2,8–3,5	<2,8
Bilirubin (mg%)	<2,0	2,0–3,0	>3,0
Quick (%)	>70	40–70	<40
Aszites	0	±/++	+++
Enzephalopathie	0	I–II	III–IV

Addition der Punkte: Child-Pugh A: 5–6
Child-Pugh B: 7–9
Child-Pugh C: 10–12

S9 Leberfunktion

Maßgebend sind die im betreffenden Labor gültigen Normalwerte.

Die Harnstoffsyntheserate ist nach Paquet et al. [20] besonders bei Operation von Tumoren in zirrhoti-

Tabelle 19.2. Child-Pugh-Klassifikation in der Modifikation des Heinz-Kalk-Krankenhauses, Bad Kissingen. (Aus Paquet et al. [20])

Befunde	Punkte		
	1	2	3
1) Ernährungszustand	sehr gut	gut	schlecht
2) Aszites	keiner	leicht kontrollierbar	massiv schwer therapierbar
3) Enzephalopathie	keine	I und II	III und IV
4) Serumbilirubin (mg/100 ml)	<2,0	2,0–3,0	>3,0
5) Serumalbumin (g/100 ml)	>3,5	3,0–3,5	<3,0
6) Quickwert	>75%	50–75%	<50%

Child-Pugh A: 6–8 Punkte
Child-Pugh B: 9–11 Punkte
Child-Pugh C: 12 oder mehr Punkte

scher Leber von Bedeutung. Die Berechnung geschieht folgendermaßen:

Berechnung der Harnstoffsyntheserate. (Aus Paquet et al. [20])

$$PU = \frac{UUN \cdot 2{,}143 \cdot V + \Delta BUN \cdot 0{,}06 \cdot KG \cdot F}{2{,}8}$$

PU	Harnstoffproduktion in g pro 24 h
UUN	g Harnstoff-N pro Liter Urin
V	Urinvolumen in Liter pro 24 h
ΔBUN	Differenz des Harnstoff-N im Blut zwischen Beginn und Ende der Urinsammelperiode
KG	Körpergewicht
F	0,55 bei Frauen und 0,60 bei Männern (Faktor zur Ermittlung des Gesamtkörperwassers)
2,8	Umrechnungsfaktor von mg/dl in mmol/l

Als „quantitative Leberfunktionstests" zur Beurteilung der Resektabilität kommen heute in erster Linie der Indiocyaningrün-(ICG-)Test, die Bestimmung der Galaktoseeliminationskapazität (GEK-Test), der MEGX-Test und der Aminopyrin-Atemtest in Frage.

S 10 Tumormarker

Für die Bewertung maßgebend sind die im betreffenden Labor gültigen Normalwerte. Bei hepatozellulärem Karzinom ist AFP, bei Cholangiokarzinom CEA Marker erster Wahl.

S 11 Prä- und intraoperative Biopsie

Als Tumornachweis gilt nur die Diagnose „Tumor", nicht aber ein etwa ausgesprochener Tumorverdacht.

Unter „Sonstige Histologie" sind histologische Befunde an Keilexzisionen aus der Leber oder aus extrahepatischen Metastasen zu verschlüsseln.

S 12 Lokalisation des Primärtumors

Zunächst ist eine Unterteilung der Tumoren in solche der Leber (im eigentlichen Sinne) (C 22.0) und in solche der intrahepatischen Gallengänge (C 22.1) vorgesehen. Diese Differenzierung ist erst möglich, wenn der histologische Befund vorliegt. Hepatozelluläre Karzinome, fibrolamelläre hepatozelluläre Karzinome, Hepatocholangiokarzinome und undifferenzierte Karzinome werden mit C 22.0, Cholangiokarzinome mit C 22.1 verschlüsselt.

Für die Zuordnung zu Lappen ist die *funktionelle oder chirurgische Lappeneinteilung* maßgebend. Dabei ist der rechte und linke Leberlappen durch die sog. Cantlie-Linie („main portal scissura") getrennt; diese bildet eine Ebene zwischen der Mitte des Gallenblasenbettes und der linken Seite der V. cava inferior. (Im Gegensatz hierzu unterteilt die *anatomische Einteilung* die Leber entsprechend der Fissura umbilicalis und dem Ansatz des Lig. teres hepatis.)

S 13 Segmentbefall (nach Couinaud)

Bei der *konventionellen Einteilung* der Leber wird unterschieden zwischen rechtem Lappen mit anteriorem und posteriorem Segment und linkem Lappen mit medialem und lateralem Segment. Lobus caudatus und Lobus quadratus gehören dabei zum medialen Segment [11, 18].

Die *Segmenteinteilung* nach Couinaud [6] unterscheidet 8 Segmente.

Konventionelle Segmente der Leber	Couinaud-Segmente	
rechts anterior	medial:	Segment V
	lateral:	Segment VI
rechts posterior	medial:	Segment VIII
	lateral:	Segment VII
links medial	anterior:	Segment IV
	posterior:	Segment I
links lateral	anterior:	Segment III
	posterior:	Segment II

Der Lobus caudatus (Spigel-Lappen) entspricht dem Couinaud-Segment I.

Das Couinaud-Segment IV kann weiter in Segment IV a (apikaler Teil) und Segment IV b (kaudaler Teil) (entsprechend dem Lobus quadratus) unterteilt werden [21].

S 14 Anzahl der Tumorknoten

Als Tumorknoten gelten alle voneinander getrennten Tumorareale. Diese können entweder multiplen Primärtumoren oder Primärtumoren mit intrahepatischen Metastasen entsprechen. Eine diesbezügliche Unterscheidung ist nicht vorgesehen.

S 15 Tumorinvasion

Die klinische Klassifikation einer *Gefäßinvasion* beruht auf den Befunden bildgebender Verfahren. Bei der pathologischen Klassifikation wird sowohl makroskopische als auch nur histologisch nachweisbare Gefäßinvasion erfaßt. Dies schließt nicht nur Eindringen des Tumors in die Lichtung ein, sondern auch Invasion der äußeren Schichten der Gefäßwand, ohne daß das Endothel erreicht oder zerstört wäre.

Als „größere intrahepatische Gefäße" gelten [26]:

- rechter, linker und (nicht immer ausgebildeter) intermediärer Ast der A. hepatica propria,
- die entsprechenden Venen,
- rechter und linker Ast der V. portae.

Die Infiltration extrahepatischer Gefäße wird in der T-Klassifikation nicht gesondert erfaßt; in jedem Falle liegt dann aber auch eine Infiltration der größeren intrahepatischen Gefäße und damit T4 vor.

Die *Infiltration der Serosa* (Durchbruch durch das viszerale Peritoneum) und die Infiltration von *Nachbarorganen* ist in der TNM-Klassifikation nicht ausdrücklich erwähnt. Entsprechend dem TNM Supplement 1993 [26] ist sie aber zu erfassen und als T4 zu klassifizieren. Ausgenommen ist die Infiltration der Gallenblase, da dieser zumindest bei chirurgischer Therapie keine prognostische Bedeutung zukommt. Zwerchfellinfiltration ist als Infiltration von Nachbarorganen und damit als T4 zu klassifizieren.

S 16 Regionäre Lymphknoten

Die regionären Lymphknoten sind die Lymphknoten am Leberhilus und die im Lig. hepatoduodenale entlang der V. portae und A. hepatica propria gelegenen Lymphknoten einschließlich der Lymphknoten am Ductus cysticus.

Die an der Unterseite des Zwerchfells gelegenen Nodi lymphatici phrenici inferiores gelten als nichtregionäre Lymphknoten.

S 17 Klinische TNM-Klassifikation

C-Faktor

Primärtumor	C1:	Klinische Untersuchung
	C2:	Sonographie, CT, NMR, Angiographie, PET
	C3:	Chirurgische Exploration einschließlich intraoperativer Sonographie, Biopsie und Zytologie

C-Faktor

Regionäre Lymphknoten	C1:	–
	C2:	CT, Sonographie, NMR
	C3:	Chirurgische Exploration einschließlich Biopsie und Zytologie
Fernmetastasen	C1:	Klinische Untersuchung, Standardröntgen
	C2:	Röntgenaufnahmen in speziellen Projektionen, Schichtaufnahmen, CT, Sonographie, Angiographie, NMR, nuklearmedizinische Untersuchungen, Tumormarker, Laparoskopie, Endoskopie, Biopsie und Zytologie
	C3:	Chirurgische Exploration einschließlich Biopsie und Zytologie

S 18 Makroskopischer Tumortyp

Bei nichtoperierten Patienten werden die Befunde der bildgebenden Verfahren, bei laparotomierten Patienten der intraoperative Befund dokumentiert.

Der gestielte Typ („pedunculated type"), der vorwiegend bei älteren Erwachsenen vorkommt, weist eine günstigere Prognose auf [12].

S 19 Tumorvolumen

Die Tumormasse wird bei nicht-laparotomierten Patienten aufgrund bildgebender Verfahren, bei laparotomierten Patienten auf Grund der Befunde während der Operation als geschätzter Prozentsatz des Lebervolumens angegeben. Als Anhaltspunkt dient die Verteilung des Lebervolumens auf die Segmente [24]:

Segment V und VIII: 30%
Segment VI und VII: 35%
Segment I und IV: 20%
Segment II und III: 15%

S 20 Klinische Stadieneinteilung nach Okuda et al.

Die klinische Stadieneinteilung nach Okuda et al. [19], die Ausmaß des Leberbefalls und funktionelle Parameter berücksichtigt, ist für die Prognose und die Beeinflußbarkeit durch Therapie von Bedeutung. (Die medianen Überlebenszeiten betragen für Stadium I 11 Monate, für Stadium II 3 und für Stadium III nur 1 Monat. Die Einjahresüberlebensraten liegen bei 40–50%, 15–20% und 3%.)

Die Stadieneinteilung ist folgendermaßen definiert:

Berücksichtigte Parameter	Je 1 Punkt, wenn
Leberbefall	mehr als 50%
Aszites	vorhanden
Bilirubin	>3 mg/dl
Albumin	<3 g/dl

Punktezahl	Stadium
0	I
1–2	II
3–4	III

S21 Art des operativen Vorgehens

Die Resektionsgrenzen sollen in das linksstehende Schema auf Bogen I eingetragen werden.

Als „Atypische/Keilresektion" wird die Entfernung kleinerer peripher gelegener Leberbezirke bezeichnet, bei der auf den Segmentaufbau der Leber keine Rücksicht genommen wird.

„Plurisegmentektomien" sind Resektionen von 2 oder mehr Segmenten, sofern sie nicht entsprechend den nachstehenden Definitionen als „anatomische Resektionen" zu bezeichnen sind. Hierbei kann zwischen Bi- oder Polysegmentektomien (Resektion von zusammenhängenden Segmenten) und multiplen Segmentektomien (Resektion von räumlich getrennten Segmenten) unterschieden werden.

Für die als „anatomische Resektionen" zusammengefaßten Operationen gibt es im Schrifttum unterschiedliche Bezeichnungen, die in der unten stehenden Liste synoptisch gegenübergestellt sind.

S22 Minimaler Sicherheitsabstand (in mm)

Im Bogen II erfolgt die Angabe aufgrund des makroskopischen Befundes durch den Operateur. Die Angaben des Pathologen erfolgen im Bogen III, und zwar makroskopisch und bei knapper Resektion (makroskopischer Abstand 10 mm oder weniger) auch aufgrund histologischer Messung.

Entfernte Segmente	Angelsächsische Nomenklatur nach Kremer u. Henne-Bruns [17] (in Anlehnung an Couinaud [6] und Bismuth [2])	Deutschsprachige Nomenklatur nach Gebhardt [8]
V–VIII (±I)	Hepatektomie rechts	Hemihepatektomie rechts
II–IV (±I)	Hepatektomie links	Hemihepatektomie links
IV–VIII (±I)	Lobektomie rechts (nach Starzl et al. [22] Trisegmentektomie rechts)	Erweiterte Hemihepatektomie rechts
II+III	Lobektomie links	Linkslaterale Segmentektomie
II–V+VIII (±I)	Erweiterte Hepatektomie links	Erweiterte Hemihepatektomie links

S23 Lokoregionärer Residualtumor

Lokoregionärer Residualtumor schließt Resttumor in der Leber und Resttumor in regionären Lymphknoten ein.

S24 Tumormarker-Werte nach Tumorresektion

Maßgebend sind die Werte 4 Wochen nach Tumorresektion. Je nach der präoperativen Ausgangssituation sind α-Fetoprotein, ggf. auch andere Tumormarker (z. B. CEA) zu berücksichtigen.

S25 Nachblutung

Als Nachblutung gilt eine Blutung, wenn sie kreislaufrelevant ist oder eine Bluttransfusion oder eine operative Revision (perihepatisches Hämatom) erforderlich macht.

S26 Histologischer Tumortyp

Die histologische Klassifikation erfolgt nach den Richtlinien der WHO [13].

Die in Frage kommenden Tumortypen sind nachstehend mit ihrer ICD-O-Code-Nummer aufgelistet:

Tumortyp	ICD-O-Code-Nr.	Anmerkung
Hepatozelluläres Karzinom o.n.A. (HCC, Leberzellkarzinom)	8170/3	(1)
Varianten des HCC:		
Fibrolamelläres HCC	8171/3	(2)
Sklerosierendes (fibrosierendes) HCC[a]	8172/3	(3)
Spindelzelliges (sarkomatoides) HCC[a]	8173/3	(4)
Klarzelliges HCC („fatty" HCC)[a]	8174/3	(4)

Tumortyp	ICD-O-Code-Nr.	Anmerkung
Riesenzelliges HCC[a]	8175/3	(4)
Intrahepatisches Cholangiokarzinom (peripheres Gallengangskarzinom)	8160/3	
Hepatocholangiokarzinom (gemischtes oder kombiniertes hepatocholangiozelluläres Karzinom)	8180/3	
Undifferenziertes Karzinom	8020/3	

[a] Diese Varianten des HCC sind derzeit in der ICD-O nicht angeführt. Es wird empfohlen, hierfür die vorgeschlagenen freien Nummern zu verwenden.

Anmerkungen:

(1) Das *typische HCC* wird als hepatozelluläres Karzinom o.n.A. verschlüsselt.
(2) Das *fibrolamelläre Karzinom* wird meist bei jüngeren Patienten in nichtzirrhotischer Leber beobachtet, ist durchweg abgekapselt und besteht aus soliden Zellbalken mit bindegewebiger Septierung. Es zeigt eine bessere Prognose als die übrigen Leberzellkarzinome.
(3) Das *sklerosierende Leberzellkarzinom* ist durch reichliche Fibrose gekennzeichnet.
(4) Diese Varianten sollen nur diagnostiziert werden, wenn die entsprechenden Zelltypen mehr als 50% des Tumors ausmachen.

Unter den Karzinomen der Leber steht das HCC mit etwa 90% gegenüber dem cholangiozellulären Karzinom mit etwa 10% weit im Vordergrund. Innerhalb des HCC wird entsprechend der AFIP-Klassifikation [7] zwischen typischem HCC (etwa 90%) und verschiedenen Varianten unterschieden, unter denen die sklerosierende Variante (etwa 4–5%) am häufigsten und die fibrolamelläre Variante (etwa 2%) wegen des günstigeren Verlaufs von klinischer Relevanz ist.

Nicht angeführt sind die sehr seltenen sog. Plattenepithelkarzinome der Leber. Hierbei handelt es sich um Leberzellkarzinome mit ungewöhnlich ausgedehnter plattenepithelialer Differenzierung. Sie sollen als hepatozelluläres Karzinom o.n.A. verschlüsselt werden und können durch das Item „Unterschiedliche histologische Anteile" (III.C.) erfaßt werden.

Die Bezeichnung Hepatom oder malignes Hepatom sollte nicht verwendet werden, weil sie nicht nur als Synonym für hepatozelluläres Karzinom, sondern auch als übergeordneter Begriff sowohl für hepatozelluläre als auch Cholangiokarzinome gebraucht wird [12]. Bei derartigen Diagnosen sollte beim Pathologen eine Präzisierung erbeten werden.

Varianten des Cholangiokarzinoms (z.B. muzinöses Adenokarzinom, Siegelringzellkrebs, adenosquamöses Karzinom, Plattenepithelkarzinom oder mukoepidermoides Karzinom) sollen als Cholangiokarzinom verschlüsselt werden. Die Erfassung der Varianten erfolgt im Abschnitt C. des Bogens III.

S 27 Grading

In der WHO-Klassifikation [13] wird folgendes Grading empfohlen:

Gut differenziert (G 1): Tumor, der in seinen histologischen und zytologischen Merkmalen normalem Ausgangsgewebe sehr ähnlich sieht;

Mäßig differenziert (G 2): Tumor, der weder als G 1 noch als G 3 anzusehen ist;

Schlecht differenziert (G 3): Tumor mit histologischen und zellulären Merkmalen, die kaum mehr dem entsprechenden Normalgewebe ähneln.

Finden sich in einem Tumor unterschiedliche Differenzierungsgrade, so sollen alle vorkommenden Grade erfaßt werden.

Das undifferenzierte Karzinom wird per definitionem als undifferenziert (G 4) eingeordnet.

In Japan und manchen anderen Ländern wird für das hepatozelluläre Karzinom meist das Gradingsystem von Edmondson u. Steiner [8] verwendet:

G 1: Hochdifferenzierter Tumor, der aus Tumorzellen besteht, die schwer von denen eines hepatozellulären Adenoms zu unterscheiden sind;

G 2: Tumorzellen ähneln normalen Hepatozyten, aber die Kerne sind größer und zeigen höheren Chromatingehalt; häufig findet sich eine azinäre Anordnung;

G 3: die Kerne sind gewöhnlich größer und chromatinreicher als bei G 2, sie nehmen den größeren Teil der Zelle ein; Gallebildung selten, azinäre Anordnung seltener als bei G 2, häufiger Tumorriesenzellen;

G 4: schlecht differenzierter Tumor mit stark hyperchromatischen Kernen, die den Großteil der Zelle einnehmen; Trabekel schwer zu identifizieren, vielfach größere Zellmassen mit fehlender Kohärenz, Gallebildung extrem selten, spindelzellige und kleinzellige Areale können vorkommen.

Bei unterschiedlichen Differenzierungsgraden wird der Tumor nach dem höchsten Grad eingeordnet.

S 28 Makroskopischer Tumortyp

Das Vorhandensein einer makroskopisch inkompletten Abkapselung hat auch nach den Ergebnissen einer multivariaten Analyse einen unabhängigen Einfluß auf die Häufigkeit lokaler Rezidive nach R 0-Resektion [1].

Die hier gewählte Einteilung entspricht der in Europa üblichen Modifikation der Klassifikation von Kanai et al. [15, 16] und ergänzt sie durch die seltenen Sonderformen gestielter und intrabiliärer Karzinome.

S 29 Satelliten

Als Satelliten sind Tumorknoten definiert, die kleiner als der Haupttumor sind und maximal 2 cm von dessen Rand entfernt liegen. Sie stellen eine Sonderform von multiplen Tumoren dar.

S 30 Zusätzliche Angaben beim hepatozellulären Karzinom

Die angeführten histologischen Wuchsformen und zytologischen Varianten [13] kommen teils allein, teils kombiniert vor. Bei ausschließlichem Vorkommen eines Typs wird „98" eingetragen.

Bei trabekulärem Wachstum (sinusoidales Wachstum) sind die unterschiedlich dicken Stränge der Tumorzellen von deutlich erkennbaren Sinusoiden mit Endothel getrennt; beim kompakten Wachstum liegt ebenfalls trabekuläre Anordnung der Tumorzellen vor, aber durch Kompression sind die Sinusoide nicht deutlich erkennbar.

Als „Galleproduktion" wird das Vorhandensein von Galle im Zytoplasma der Hepatozyten (intrazytoplasmatische Tröpfchen) wie auch innerhalb erweiterter Canaliculi zusammengefaßt.

Die adenomatöse Hyperplasie ist heute als präkanzerös anzusehende knotige Veränderung in der zirrhotischen Leber, die mehr als 8–10 mm mißt und Portalfelder enthält, definiert. Dabei können auch atypische Hepatozyten bzw. Leberzelldysplasie vorkommen. Im Gegensatz zu Terada u. Nakanuma [25] sollen offenkundig maligne Bezirke in einer adenomatösen Hyperplasie nicht als atypische adenomatöse Hyperplasie bezeichnet werden; vielmehr soll dann ein hepatozelluläres Karzinom mit direkt anschließender adenomatöser Hyperplasie diagnostiziert werden.

Literatur

[1] Arii S, Tanaka J, Yamazoe Y, Minematsu S, Morino T, Fujita K, Maetani S, et al. (1992) Predictive factors for intrahepatic recurrence of hepatocellular carcinoma after partial hepatectomy. Cancer 69:913–919

[2] Bismuth H (1982) Surgical anatomy and anatomical surgery of the liver. World J Surg 6:3–9

[3] Cameron RG, Greig PD, Farber E, Wilson S, Sherman M, Levy GA, Phillips MJ (1993) Small encapsulated hepatocellular carcinoma of the liver. Cancer 72:2550–2559

[4] Chen M-F, Jan Y-Y, Wang C-S, Hwang T-L, Jeng L-B, Chen S-C, Chen T-J (1993) A reappraisal of cholangiocarcinoma in patient with hepatolithiasis. Cancer 71: 2461–2465

[5] Child CG (1954) The hepatic circulation and portal hypertension. Saunders, Philadelphia

[6] Couinaud C (1957) Le Foie. Etudes anatomiques et chirurgicales. Masson, Paris

[7] Craig JR, Peters RL, Edmondson HA (1989) Tumors of the liver and intrahepatic bile ducts. Atlas of tumor pathology, 2nd series, fasc 26. Armed Forces Institute of Pathology, Washington/DC

[8] Edmondson HA, Steiner PE (1954) Primary carcinoma of the liver. A study of 100 cases among 48,900 necropsies. Cancer 7:462–503

[9] Gebhardt Ch (1986) Maligne Tumoren der Leber. In: Gall FP, Hermanek P, Tonak J (Hrsg) Chirurgische Onkologie. Springer, Berlin Heidelberg New York Tokyo

[10] Gosink BB, Leymaster CE (1981) Ultrasonic determination of hepatomegaly. J Clin Ultrasound 9:37–41

[11] Healey JE, Schroy PC (1953) Anatomy of the biliary ducts within the human liver. Arch Surg 66:599–608

[12] Houthoff HJ (1989) Surgical pathology of hepatobiliary and pancreatic tumors. In: Lygidakis NJ, Tytgat GNT (eds) Hepatobiliary and pancreatic malignancies. Thieme, Stuttgart New York

[13] Ishak KG, Anthony PP, Sobin LK (1994) Histological typing of tumours of the liver. 2nd edn. Springer, Berlin Heidelberg New York Tokyo

[14] Kaklamani E, Trichopoulos D, Tzonou A, Zavitsanos X, Koumantaki Y, Hatzakis A, Hsieh CC, et al. (1991) Hepatitis B and C viruses and their interaction in the origin of hepatocellular carcinoma. JAMA 265:1974–1976

[15] Kanay T, Hirohashi S, Upton MP, Noguchi M, Kishi K, Makuuchi M, Yamasaki S, et al. (1987) Pathology of small hepatocellular carcinoma in Japan. A proposal for a new gross classification. Cancer 60:810–819

[16] Kemeny F, Taraglio S (1992) Pathological classification of hepatocellular carcinoma in cirrhosis. Hepatogastroenterology 39:98–102

[17] Kremer B, Henne-Bruns D (1989) Surgical techniques. In: Lygidakis NJ, Tytgat GNT (eds) Hepatobiliary and pancreatic malignancies. Thieme, Stuttgart New York

[18] Nomina Anatomica. 5th edn. (1983) Williams & Wilkins, Baltimore London

[19] Okuda K, Ohtsuki T, Obata H, Tomimatsu M, Okazaki N, Hasegawa H, Nakajima Y, et al. (1985) Natural history of hepatocellular carcinoma and prognosis in relation to treatment. Cancer 56:918–928

[20] Paquet K-J, Lazar A, Rambach W, Kuhn R (1993) Frühdiagnose und chirurgische Therapie des singulären hepatozellulären Karzinoms in der Zirrhose, größtenteils mit portaler Hypertension. Tips für die gastroenterologische Praxis 20, Heft 1, 3–10

[21] Scheele J (1989) Segment-orientated resection of the liver: Rationale and technique. In: Lygidakis NJ, Tytgat GNT (eds) Hepatobiliary and pancreatic malignancies. Thieme, Stuttgart New York

[22] Starzl TE, Bell RH, Beart RW, Putnam CW (1975) Hepatic trisegmentectomy and other liver resections. Surg Gynecol Obstet 141:429–437

[23] Steffen R, Neuhaus P, Blumhardt G, Bechstein WO (1991) Liver transplantation for liver cancer. Onkologie 14: 100–106

[24] Stone HH, Lond WD, Smith RB, Haynes CD (1969) Physiologic considerations in major hepatic resection. Am J Surg 6:78–84

[25] Terada T, Nakanuma Y (1992) Cell proliferation activity in adenomatous hyperplasia of the liver and small hepatocellular carcinoma. Cancer 70:591–598

[26] UICC (1993) TNM Supplement 1993. A commentary on uniform use (Hermanek P, Henson DE, Hutter RVP, Sobin LH, eds). Springer, Berlin Heidelberg New York Tokyo

[27] Vogel H (1986) Maße in der Sonographie und Computertomographie. Ecomed, Landsberg/Lech

[28] Wahlländer A, Beuers U (1990) Prognostischer Wert von Leberfunktionstests – Klinik, laborchemische Parameter und quantitative Funktionstests. Leber Magen Darm 20:115–128

[29] Watanabe S, Kobayashi Y (1993) Exogenous hormones and human cancer. Jpn J Clin Oncol 23:1–13

Weiterführende Literatur

Millward-Sadler GH, Wright R, Arthur M (eds) (1992) Wright's liver and biliary disease. 3rd edn. W. B. Saunders, Philadelphia

Schiff L, Schiff ER (eds) (1993) Diseases of the liver. 7th edn. Lippincott, Philadelphia

Tobe T, Kameda H, Okudaira M, Ohto M, Endo Y, Mito M, Okamoto E, et al. (eds) Primary liver cancer in Japan. Springer, Berlin Heidelberg New York Tokyo

Nach Abschluß des Manuskriptes ist erschienen:

Leevy CM, Sherlock S, Tygstrup N, Zetterman R (eds) (1994) Diseases of the liver and biliary tract. Standardisation of nomenclature, diagnostic criteria, and prognosis. Raven Press, New York

Leberkarzinom: Schema zur TNM/pTNM-Klassifikation

		(p)TNM	Stadium
Primärtumor	☐ Primärtumor kann nicht beurteilt werden	(p)TX	–
	☐ Kein Anhalt für Primärtumor	(p)T0	–
	☐ Primärtumor ohne Befall größerer Äste der V. portae oder Vv. hepaticae und von Nachbarstrukturen und Nachbarorganen (außer Gallenblase) sowie ohne Perforation des viszeralen Peritoneums		
	☐ solitärer Tumor		
	☐ ≤ 2 cm ☐ ohne Gefäßinvasion[a]	(p)T1	I
	☐ mit Gefäßinvasion	(p)T2	II
	☐ > 2 cm ☐ ohne Gefäßinvasion	(p)T2	II
	☐ mit Gefäßinvasion	(p)T3	III
	☐ multiple Tumoren[b] in einem Lappen		
	☐ ≤ 2 cm ☐ ohne Gefäßinvasion	(p)T2	II
	☐ mit Gefäßinvasion	(p)T3	III
	☐ > 2 cm	(p)T3	III
	☐ multiple Tumoren[b] in beiden Lappen	(p)T4	IVA
	☐ ≤ 2 cm	(p)T4a	IVA
	☐ > 2 cm	(p)T4b	IVA
	☐ Befall größerer Äste der V. portae oder Vv. hepaticae oder von Nachbarorganen (außer Gallenblase) oder Durchbruch durch viszerales Peritoneum	(p)T4	IVA
	☐ Befall größerer Äste der V. portae oder Vv. hepaticae	(p)T4c	IVA
	☐ Befall von Nachbarorganen (außer Gallenblase)	(p)T4d	IVA
	☐ Durchbruch durch viszerales Peritoneum	(p)T4e	IVA
Regionäre Lymphknoten[c]	☐ Regionäre Lymphknoten können nicht beurteilt werden	(p)NX	–
	☐ Keine regionären Lymphknotenmetastasen	(p)N0	–
	☐ Regionäre Lymphknotenmetastasen	(p)N1	III
Fernmetastasen	☐ Vorliegen von Fernmetastasen kann nicht beurteilt werden	(p)MX	–
	☐ Keine Fernmetastasen	(p)M0	–
	☐ Fernmetastasen nur in nichtregionären Lymphknoten	(p)M1a	IVB
	☐ Fernmetastasen an anderen Lokalisationen (ausgenommen Peritoneum und Pleura)	(p)M1b	IVB
	☐ Peritoneal- oder Pleurametastasen	(p)M1c	IVB

[a] Hier wird nur die Invasion kleiner Gefäße berücksichtigt.
[b] Bei multiplen Tumoren ist der größte Tumor zu berücksichtigen.
[c] Regionäre Lymphknoten sind die Lymphknoten am Leberhilus (d. h. jene im Lig. hepatoduodenale).

TNM:	T____	N__	M____	Stadium____
pTNM:	pT____	pN__	pM____	

Erfordernisse für pTNM:

pT: Histologische Untersuchung des Primärtumors ohne makroskopisch erkennbaren Tumor an den Resektionslinien
oder mikroskopische Bestätigung multipler Tumoren in beiden Lappen (pT 4)
oder mikroskopische Bestätigung einer Invasion eines größeren Astes der V. portae oder von Lebervenen (pT 4)
oder mikroskopische Bestätigung von Tumor in Nachbarorganen (außer Gallenblase) (pT 4)
oder mikroskopische Bestätigung einer Perforation des viszeralen Peritoneums (pT 4).

pN0: Histologische Untersuchung von 3 oder mehr regionären Lymphknoten.

pN1: Mikroskopische Bestätigung einer regionären Lymphknotenmetastase.

pM1: Mikroskopischer (histologischer oder zytologischer) Nachweis von Fernmetastasen.

20 — Gallenblasenkarzinom

Die organspezifische Dokumentation „Gallenblasenkarzinom" ist für alle invasiven Gallenblasenkarzinome anwendbar. Karzinome des Ductus cysticus werden als Karzinome der extrahepatischen Gallengänge erfaßt.

Diese Dokumentation wird *nicht* verwendet für

- sog. In-situ-Karzinome (intraepitheliales Karzinom einschließlich hochgradige Dysplasie),
- endokrine Tumoren (Karzinoidtumor, gemischtes Karzinoid-Adenokarzinom),
- nicht-epitheliale Tumoren wie Rhabdomyosarkom, Kaposi-Sarkom, Leiomyosarkom, malignes fibröses Histiozytom, Angiosarkom,
- Karzinosarkom,
- malignes Melanom,
- maligne Lymphome.

ADT Arbeitsgemeinschaft Deutscher Tumorzentren

Gallenblasenkarzinom

Kenn-Nr. (A1)	`2 0` 2
Klinik-Nr. u. Fachrichtung (A2)	9
Patientenidentifikation (A3)	16
Geburtsdatum (Tag Mon. Jahr)	22
Geschlecht (M = Männlich, W = Weiblich)	23
Tumoridentifikations-Nr. (A4)	24
Bogen-Nr. (A5)	`1` 25

I. PRÄTHERAPEUTISCHE DATEN

A. Aufnahmedatum und Anlaß für Arztbesuch (A6)

Aufnahmedatum Tag ____ Monat ____ Jahr ____   (Tag Mon. Jahr) 31

Anlaß für Arztbesuch
T = Tumorsymptomatik führte zum Arzt, V = Nicht-gesetzliche Vorsorgeuntersuchung, S = Selbstuntersuchung,
L = Nachsorgeuntersuchung (Langzeitbetreuung), A = Andere Untersuchung, X = Unbekannt   32

B. Anamnese, präkanzeröse Bedingungen und Läsionen

Datum der ersten ärztlichen Tumor(verdachts)diagnose (A7) Tag ____ Monat ____ Jahr ____   (Tag Mon. Jahr) 38

Gallensteine (Kalenderjahr des Auftretens) (00 = Keine, XX = F.A.)   19 |__|__| (Jahr) 40

Polypen (S1) N = Nein, S = Solitär, M = Multipel, X = F.A.   41

Salmonellenausscheider (S2) N = Nein, J = Ja, X = F.A.   42

C. Andere Primärtumoren (frühere, synchrone) (A8)

Frühere Tumorerkrankung?   N = Nein, J = Ja, X = F.A.   43

Falls Tumor in Anamnese: Lokalisation C |__|__|__| Erkrankungsjahr 19 |__|__| C (Lokalisation) (Jahr)   49

Synchroner Primärtumor in anderem Organ?   N = Nein, J = Ja   50

D. Allgemeine klinische Befunde

Klinische Symptomatik   N = Nein   J = Ja   X = F.A.

	N	J	X	
Chronische rechtsseitige Oberbauchbeschwerden	O	O	O	51
Übelkeit/Erbrechen	O	O	O	52
Akute rechtsseitige Oberbauchsymptomatik	O	O	O	53
Gelbsucht	O	O	O	54
Palpabler Tumor	O	O	O	55
Gewichtsverlust (S3)	O	O	O	56

Allgemeiner Leistungszustand (nach ECOG) (A9)
0 = Normale, uneingeschränkte Aktivität wie vor der Erkrankung,
1 = Einschränkung bei körperlicher Anstrengung, aber gehfähig; leichte körperliche Arbeit bzw. Arbeit im Sitzen möglich,
2 = Gehfähig, Selbstversorgung möglich, aber nicht arbeitsfähig; kann mehr als 50% der Wachzeit aufstehen,
3 = Nur begrenzte Selbstversorgung möglich; 50% oder mehr der Wachzeit an Bett oder Stuhl gebunden,
4 = Völlig pflegebedürftig, keinerlei Selbstversorgung möglich; völlig an Bett oder Stuhl gebunden, X = Unbekannt   57

Wagner/Hermanek: Organspezifische Tumordokumentation © Springer-Verlag 1995

Gallenblasenkarzinom

K-Nr. **2 0** | Patienten-Id. | T-Id. | B-Nr. **1**

Gravierende Begleiterkrankungen (A10)	N = Nein	J = Ja	X = F.A.	
Stärker eingeschränkte Lungenfunktion	O	O	O	58
Schwerwiegende Herzerkrankung	O	O	O	59
Zerebrale Durchblutungsstörung	O	O	O	60
Periphere arterielle Durchblutungsstörung	O	O	O	61
Stärker eingeschränkte Nierenfunktion	O	O	O	62
Leberzirrhose	O	O	O	63
Behandlungsbedürftiger Diabetes mellitus	O	O	O	64
Andere Begleiterkrankungen	O	O	O	65

Einschätzung des Operationsrisikos (A10)   1 = ASA I, 2 = ASA II, 3 = ASA III, 4 = ASA IV, 5 = ASA V, X = F.A.   □ 66

E. Diagnostik (A11)

Durchgeführte Untersuchungen	U = Unauffällig bzw. Grenzbereich	P = Pathologisch	X = Nicht durchgeführt	
Sonographie	O	O	O	67
Endoskopische retrograde Cholangiographie (ERC)	O	O	O	68
Perkutane transhepatische Cholangiographie (PTC)	O	O	O	69
CT Oberbauch (mit i.v.-Kontrastmittelbolus)	O	O	O	70
CT-Portogramm	O	O	O	71
NMR	O	O	O	72
Laparoskopie	O	O	O	73

Laborwerte	U = Unauffällig	P = Pathologisch	X = Nicht untersucht	
Bilirubin	O	O	O	74
Tumormarker (CA 19-9, CEA u.a.)	O	O	O	75

Mikroskopische Diagnostik (S4)	F = Frei von Tumor	T = Tumor positiv	X = Nicht durchgeführt	
Präoperative Feinnadelbiopsie	O	O	O	76
Intraoperative Feinnadelbiopsie	O	O	O	77
Intraoperative Stanzbiopsie	O	O	O	78
Schnellschnittbefund an Gallenblase	O	O	O	79
Postoperativer Befund an Gallenblase	O	O	O	80
Diagnose aus Metastasen	O	O	O	81

F. Tumorlokalisation

Lokalisation des Primärtumors (nach Tumorlokalisationsschlüssel) (A12, S5)   C |2|3| | | C |2|3| | | 85

Nähere Angaben zur Lokalisation	F = Tumorfrei	T = Tumorbefallen	X = F.A.	
Gallenblasenfundus	O	O	O	86
Gallenblasenkörper	O	O	O	87
Gallenblasenhals	O	O	O	88

Korrektur der Lokalisation (A12)
N = Nein, G = Ja, Gleicher Bogen, A = Ja, Anderer Bogen   □ 89

Wagner/Hermanek: Organspezifische Tumordokumentation   © Springer-Verlag 1995

Gallenblasenkarzinom

K-Nr. **2 0** Patienten-Id. T-Id. B-Nr. **1**

G. TNM-Klassifikation und klinisches Stadium

Primärtumor

Invasionstiefe (S6)
1 = Schleimhaut (T1a), 2 = Muskulatur (T1b), 3 = Perimuskuläres Gewebe (T2), 4 = Serosaperforation (T3),
5 = Invasion von Nachbarorganen (T3/4), X = F.A. — 90

Invasion der Leber
N = Nein, G = Gering (≤2 cm), W = Weit (>2 cm), X = F.A. — 91

Invasion anderer Nachbarorgane N = Nein   J = Ja   X = F.A.

Organ	N	J	X	Feld
Extrahepatische Gallenwege	○	○	○	92
Magen	○	○	○	93
Duodenum	○	○	○	94
Kolon	○	○	○	95
Pankreas	○	○	○	96
Großes Netz	○	○	○	97

Regionäre Lymphknoten (S7)   F = Tumorfrei   M = Metastase(n)   X = F.A.

	F	M	X	Feld
Lig. hepatoduodenale	○	○	○	98
andere regionäre LK	○	○	○	99

Fernmetastasen   N = Nein, J = Ja, X = F.A. — 100

Wenn ja, Lokalisation (A14)

1. _____ 1. ☐☐ 103
2. _____ 2. ☐☐ 106
3. _____ 3. ☐☐ 109

Klinische TNM-Klassifikation (A15, S8, Schema S. 20.23)

y ☐ T ☐☐ (m) ☐ C ☐   y T (m) C — 114
N ☐ C ☐   N C — 116
M ☐☐ C ☐   M C — 119

Zusätzliche Angabe zu M (A15)   0 = Entfällt, da Makrometastasen, 1 = (mi) Mikrometastasen (± isolierte Tumorzellen),
2 = (i) Nur isolierte Tumorzellen, X = F.A. — 120

Klinisches Stadium (A16 und Schema S. 20.23)
1 = Stadium I, 2 = Stadium II, 3 = Stadium III, 4 = Stadium IV A, 5 = Stadium IV B, X = F.A. — 121

H. Sonstige Tumorbefunde

Radiologische Einteilung (S9)   Typ 1   Typ 2   Typ 3   Typ 4   X = F.A.

	Typ 1	Typ 2	Typ 3	Typ 4	X	Feld
nach Hsu Chong Yeh	○	○	○	○	○	122
nach Ohto et al.	○	○	○	○	○	123

Ultraschalltyp nach Tsuchiya (S10)
P = Polypoid, L = Lumenfüllend, E = Leicht erhaben, F = Flach, X = F.A. — 124

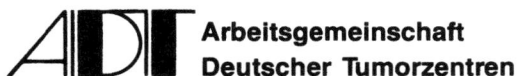

Arbeitsgemeinschaft Deutscher Tumorzentren

Gallenblasenkarzinom

20.9

Kenn-Nr. (A1)	2 0	2
Klinik-Nr. u. Fachrichtung (A2)		9
Patientenidentifikation (A3)		16
Geburtsdatum	Tag Mon. Jahr	22
Geschlecht (M = Männlich, W = Weiblich)		23
Tumoridentifikations-Nr. (A4)		24
Bogen-Nr. (A5)	2	25

II. DATEN ZUR THERAPIE

A. Vorgesehene und durchgeführte Therapiemodalitäten (A17)

N = Nein   J = Ja*   A = Abgelehnt

Operation	○	○	○	26
Bestrahlung	○	○	○	27
Chemotherapie, systemische	○	○ ○	○	29
Chemotherapie, lokale	○	○	○	30
Immuntherapie	○	○	○	31
Sonstige Therapie	○	○	○	32

* Bei mehr als einer durchgeführten Therapiemodalität die zeitliche Reihenfolge der Maßnahmen durch Ziffern kennzeichnen.
(Wenn nicht-chirurgische Therapie durchgeführt, zusätzliche Therapiebögen der Basisdokumentation ausfüllen!)

B. Chirurgische Behandlung

Datum der definitiven chirurgischen Behandlung (S11) Tag _____ Monat _____ Jahr _____   Tag Mon. Jahr   38

Zeitlicher Ablauf
E = Einzeitige definitive Therapie, Z = Zweizeitige Therapie   39

Tumorspezifische Vorbehandlung
0 = Keine, 1 = Galleableitung, 2 = Cholezystektomie, 3 = Sonstige biliäre Operation   40

Primärtumor

Art des chirurgischen Vorgehens
L = Explorative Laparotomie, B = Biliodigestive Anastomose (chirurgisch), E = Endoskopische Galleableitung,
P = Perkutane transhepatische Drainage, R = Tumorresektion   41

Operationszugang (A17)
KC = Konventionell-chirurgisch, PE = Perkutan-endoskopisch, KP = KC+PE,
EE = Endoluminal-endoskopisch, KE = KC+EE, EP = EE+PE   43

Ausmaß der Tumorresektion (S12)
1 = Cholezystektomie, 2 = Cholezystektomie mit atypischer Leberresektion
(Gallenblasenbett), 3 = Cholezystektomie mit anatomischer Leberresektion,
4 = Lebertransplantation, 5 = Sonstige   44

Entfernung von Nachbarorganen (außer Leber)
N = Nein, E = En bloc, G = Getrennt   45

Regionäre Lymphknoten (S7)

Lymphknotendissektion	K = Keine	P = Partiell	K = Radikal	
LK des Lig. hepatoduodenale	○	○	○	46
LK am Truncus coeliacus	○	○	○	47
Andere regionäre LK	○	○	○	48

Entfernung von Fernmetastasen
N = Nein, J = Ja   49

Örtliche Tumorzelldissemination
0 = Keine, 1 = Spontane Tumorperforation, 2 = Iatrogene Tumorperforation,
4 = Schnitt durch Tumorgewebe, 5 = 1+4, 6 = 2+4   50

Wagner/Hermanek: Organspezifische Tumordokumentation © Springer-Verlag 1995

20.11

Gallenblasenkarzinom

K-Nr. **2 0** Patienten-Id. T-Id. B-Nr. **2**

Dauer der Operation (in Minuten)	⌊__⌊__⌊__⌋	☐☐☐ 53
Dauer der Intensivbehandlung (in Tagen)	⌊__⌊__⌋	☐☐ 55
Zahl der verabreichten Blutkonserven (A17)	⌊__⌊__⌋	☐☐ 57

C. Klinische R-Klassifikation und Gesamtbeurteilung des Tumorgeschehens

Klinische R-Klassifikation (A18)

0 = Kein Residualtumor (R0), 1 = Nur mikroskopischer Residualtumor (R1), 2 = Makroskopischer Residualtumor, mikroskopisch nicht bestätigt (R2a), 3 = Makroskopischer Residualtumor, auch mikroskopisch bestätigt (R2b), X = Unbestimmt (RX) ☐ 58

Lokalisation von Residualtumor   N = Nein   J = Ja

Lokoregionär   ○   ○   ☐ 59

Fernmetastasen   ○   ○   ☐ 60

Gesamtbeurteilung des Tumorgeschehens bei nicht-chirurgischer Therapie (A19)

V = Vollremission, T = Teilremission, B = Klinische Besserung des Zustandes, Kriterien für Teilremission jedoch nicht erfüllt, K = Keine Änderung, D = Divergentes Geschehen, P = Progression, U = Beurteilung unmöglich, X = F.A. ☐ 61

D. Frühe Komplikationen der Therapie

Chirurgische Komplikationen   N = Nein   J = Ja

Wundheilungsstörung   ○   ○   ☐ 62

Sepsis   ○   ○   ☐ 63

Nachblutung (S13)   ○   ○   ☐ 64

Biliäre Komplikationen   ○   ○   ☐ 65

Leberversagen   ○   ○   ☐ 66

Andere chir. Komplikation(en)   ○   ○   ☐ 67

Nicht-chirurgische Komplikationen   N = Nein   J = Ja

Kardio-pulmonale Komplikationen   ○   ○   ☐ 68

Niereninsuffizienz   ○   ○   ☐ 69

Andere nicht-chir. Komplikation(en)   ○   ○   ☐ 70

Sekundäre operative Eingriffe (A20)   N = Nein, J = Ja   ☐ 71

Falls ja, Art des Eingriffs nach ICPM   ⌊5⌊__⌊__⌊__⌊__⌋   5☐☐☐☐ 77

Postoperativer Exitus (A21)

N = Nein, I = Innerhalb von 30 Tagen nach Operation, S = Später ☐ 78

Wagner/Hermanek: Organspezifische Tumordokumentation © Springer-Verlag 1995

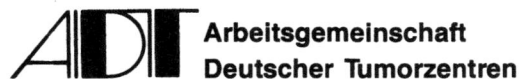

Arbeitsgemeinschaft Deutscher Tumorzentren

Gallenblasenkarzinom

20.13

Kenn-Nr. (A1)	`2 0`
Klinik-Nr. u. Fachrichtung (A2)	
Patientenidentifikation (A3)	
Geburtsdatum	Tag Mon. Jahr
Geschlecht (M = Männlich, W = Weiblich)	
Tumoridentifikations-Nr. (A4)	
Bogen-Nr. (A5)	`3`

III. DATEN ZUR PATHOLOGIE

Untersuchungsmaterial Primärtumor (A22)
K = Keine Untersuchung, Z = Nur Zytologie, B = Biopsie ohne Tumorresektion, T = Tumorteile (bei Tumorreduktion), R = Resektat

A. Histologischer Typ und Grading

Histologischer Tumortyp nach ICD-O (A23, S14)   M⎿⎿⎿⎿⎿⏌/⎿3⏌   M ⎿⎿⎿⎿3⏌

Bestätigung der Tumorhistologie durch andere Institution (A23)
N = Nein, R = Register oder Referenzpathologie einer Studie, A = Anderes Pathologisches Institut, M = R+A

Grading (A24, S15)   1 = G1, 2 = G2, 3 = G3, 4 = G4, L = Low Grade (G1–2), H = High Grade (G3–4), X = F.A.

B. pTNM-Klassifikation und pathologisches Stadium

Primärtumor

Invasionstiefe (S6)
1 = Schleimhaut (pT1a), 2 = Muskulatur (pT1b), 3 = Perimuskuläres Gewebe (pT2), 4 = Serosaperforation (pT3),
5 = Invasion von Nachbarorganen (pT3/4), X = F.A.

Leberinvasion
N = Nein, G = Gering (≤2 cm), W = Weit (>2 cm), X = F.A.

Invasion anderer Nachbarorgane   N = Nein   J = Ja   X = F.A.

	N	J	X	
Extrahepatische Gallenwege	○	○	○	36
Magen	○	○	○	37
Duodenum	○	○	○	38
Kolon	○	○	○	39
Pankreas	○	○	○	40
Großes Netz	○	○	○	41

Regionäre lymphogene Metastasierung (S7)   F = Tumorfrei   M = Metastase(n)   X = Nicht untersucht

	F	M	X	
Ductus cysticus	○	○	○	42
Choledochus	○	○	○	43
Leberhilus	○	○	○	44
Pankreaskopf/periduodenale Lymphknoten	○	○	○	45
periportale Lymphknoten	○	○	○	46
zöliakale Lymphknoten	○	○	○	47
obere mesenteriale Lymphknoten	○	○	○	48

Zahl untersuchter regionärer Lymphknoten   ⎿⎿⏌

Zahl befallener regionärer Lymphknoten   ⎿⎿⏌

Fernmetastasen   K = Keine nachgewiesen, Z = Zytologisch bestätigt, H = Histologisch bestätigt

Lokalisation mikroskopisch nachgewiesener Fernmetastasen (A1)

1. _____
2. _____
3. _____

Wagner/Hermanek: Organspezifische Tumordokumentation   © Springer-Verlag 1995

Gallenblasenkarzinom

K-Nr. **2 0** Patienten-Id. T-Id. B-Nr. **3**

pTNM-Klassifikation (A25 und Schema S. 20.23)

y ⊔ pT ⊔ (m) ⊔ pN ⊔⊔ pM ⊔⊔

y, pT, (m), pN, pM ☐ 69

Zusätzliche Angabe zu pN (A25) (mi) Nur Mikrometastasen? N = Nein, J = Ja, X = F.A. ☐ 70

Zusätzliche Angabe zu pM (A25) 0 = Entfällt, da Makrometastasen, 1 = (mi) Mikrometastasen (±isolierte Tumorzellen), 2 = (i) Nur isolierte Tumorzellen, X = F.A. ☐ 71

Pathologisches Stadium (A26 und Schema S. 20.23)
1 = Stadium I, 2 = Stadium II, 3 = Stadium III, 4 = Stadium IV A, 5 = Stadium IV B, X = F.A. ☐ 72

C. Weitere Befunde und begleitende Veränderungen

Nähere Angaben zur Tumorlokalisation F = Tumorfrei T = Tumorbefallen X = F.A.

	F	T	X	
Gallenblasenfundus	○	○	○	☐ 73
Gallenblasenkörper	○	○	○	☐ 74
Gallenblasenhals	○	○	○	☐ 75

Tumorgröße (Größte Ausdehnung in cm) (XXX = F.A.) ⊔⊔,⊔ ☐☐ 78

Makroskopischer Tumortyp (S16)
0 = Histologischer Zufallsbefund, 1 = Polypös, nicht papillär, gestielt, 2 = Polypös, nicht papillär, sessil,
3 = Papillär-polypös, gestielt, 4 = Papillär-polypös, sessil, 5 = Oberflächlich erhaben, 6 = Flach,
7 = Nodulär-ulzerös, 8 = Szirrhös, 9 = Mischtyp, X = F.A. ☐ 79

Örtliche Tumorzelldissemination N = Nein J = Ja

	N	J	
Spontane Perforation	○	○	☐ 80
Iatrogene Perforation	○	○	☐ 81
Schnitt durch Tumorgewebe	○	○	☐ 82

L-Klassifikation (A27) 0 = Keine Lymphgefäßinvasion (L0), 1 = Lymphgefäßinvasion (L1), X = F.A. (LX) ☐ 83

V-Klassifikation (A27, S17) 0 = Keine Veneninvasion (V0), 1 = Mikroskopische Veneninvasion (V1), X = F.A. (VX) ☐ 84

Gallensteine N = Nein, J = Ja, X = F.A. ☐ 85

Porzellangallenblase (S18) N = Nein, J = Ja ☐ 86

Begleitende Läsionen

	N = Nein	A = anschliessend an Tumor	G = Getrennt von Tumor	X = Nicht untersucht	
Flache schwere Dysplasie/Ca. in situ (S19)	○	○	○	○	☐ 87
Dysplasie als Adenom (S20)					
tubulär	○	○	○	○	☐ 88
tubulopapillär	○	○	○	○	☐ 89
papillär	○	○	○	○	☐ 90
Zystadenom	○	○	○	○	☐ 91
Papillomatose	○	○	○	○	☐ 92
Papilläre Hyperplasie	○	○	○	○	☐ 93
Adenomyomatose	○	○	○	○	☐ 94
Pylorische Metaplasie (S21)	○	○	○	○	☐ 95
Intestinale Metaplasie (S21)	○	○	○	○	☐ 96
Plattenepithelmetaplasie	○	○	○	○	☐ 97
Cholesterinpolyp(en)	○	○	○	○	☐ 98
Cholesterose	○	○	○	○	☐ 99

Tumorbiologische Spezialuntersuchungen (A28) N = Nein, J = Ja ☐ 100

Wagner/Hermanek: Organspezifische Tumordokumentation © Springer-Verlag 1995

Gallenblasenkarzinom

K-Nr. **2 0** Patienten-Id. T-Id. B-Nr. **3**

D. Definitive R-Klassifikation und weitere Angaben zur Radikalität

Histologische Befunde an den Resektionsrändern

F = Tumor-frei   T = Tumor-befallen   X = Nicht untersucht

Resektionsrand am Ductus cysticus ○ ○ ○ [ ] 101
Resektionsrand im Leberbett ○ ○ ○ [ ] 102

Definitive R-Klassifikation (A29)
0 = Kein Residualtumor (R0), 1 = Nur mikroskopischer Residualtumor (R1), 2 = Makroskopischer Residualtumor, mikroskopisch nicht bestätigt (R2a), 3 = Makroskopischer Residualtumor, auch mikroskopisch bestätigt (R2b), X = Unbestimmt (RX) [ ] 103

Methodik der R-Klassifikation (A30)
K = Konventionell, S = „Sophisticated" [ ] 104

Lokalisation von Residualtumor
N = Nein   J = Ja

Lokoregionär ○ ○ [ ] 105
Leber ○ ○ [ ] 106
Andere abdominale Fernmetastasen ○ ○ [ ] 107

Minimaler Sicherheitsabstand (in mm) (XX = F.A.)
Makroskopisch   Histologisch   M.   H.

am Ductus cysticus ⌊⎵⌋ ⌊⎵⌋ [ ][ ] 111
in der Leber (bei Lebermitresektion) ⌊⎵⌋ ⌊⎵⌋ [ ][ ] 115

Spezielle Verschlüsselungsanweisungen

S 1 Polypen

Polypöse Strukturen in der Gallenblase können präoperativ nicht näher differenziert werden. Ihnen können tumorähnliche Läsionen wie Cholesterinpolypen (Cholesterolpolypen, „Cholesterolose"-Polypen) oder entzündliche Polypen oder aber solitäre Adenome, Zystadenome und Papillomatosen (multiple papilläre Adenome) zugrunde liegen. Eine Entstehung von Karzinomen wird nur bei Adenomen, Zystadenomen oder Papillomatosen beobachtet.

S 2 Salmonellenausscheider

Ein stark erhöhtes Risiko für Gallenblasenkarzinome bei Salmonellenausscheidern wurde vom Schottischen Typhus-Register berichtet [4].

S 3 Gewichtsverlust

Als Gewichtsverlust zählt nur die unbeabsichtigte Abnahme des Körpergewichts um mindestens 2 kg innerhalb der letzten 3 Monate.

S 4 Mikroskopische Diagnostik

In etwa 10% der Fälle wird ein Gallenblasenkarzinom erst bei der histologischen Untersuchung zufällig entdeckt, ohne daß makroskopisch ein Anhaltspunkt für Karzinom bestünde [6, 7, 11]. Dies ist besonders bei Porzellangallenblasen häufiger der Fall.

S 5 Lokalisation des Primärtumors

Im Tumorlokalisationsschlüssel stehen zur Bezeichnung der Lokalisation zur Verfügung:

Gallenblasenhals   C 23.91
Gallenblasenkörper   C 23.92
Gallenblasenfundus   C 23.93

„Gallenblase, Befall mehrerer Unterbezirke" wird mit C 23.98, „Gallenblase ohne nähere Angaben" mit C 23.99 verschlüsselt.

Unter „Nähere Angaben zur Lokalisation" sollen die befallenen Unterbezirke im einzelnen vermerkt werden.

S 6 Invasionstiefe

Tumoren, die auf die Mukosa begrenzt sind (pT 1 a) werden in Japan zum Teil als Frühkarzinom bezeichnet [12]. Oberflächliche Ausbreitung entlang der Rokitansky-Aschoff-Sinus durch die Muskulatur in das perimuskuläre Gewebe wird in der pT-Klassifikation als Mukosainvasion gewertet.

Für die Kategorien T 3 und T 4 bzw. pT 3 und pT 4 ist nach dem TNM-Supplement 1993 [13] eine weitere Unterteilung vorgesehen:

T/pT 3 a: Penetration der Serosa (viszerales Peritoneum) oder direktes Wachstum in die Leber bis maximal 2 cm oder beides
T/pT 3 b: Perforation der Serosa *und* direkte Invasion in ein anderes Organ als die Leber
T/pT 4 a: Invasion der Leber weiter als 2 cm
T/pT 4 b: Invasion von 2 oder mehr Nachbarorganen (dabei wird bei Leberinvasion die Infiltrationstiefe nicht berücksichtigt)

S 7 Regionäre Lymphknoten

Die regionären Lymphknoten werden in 2 Untergruppen unterteilt:

a) Lymphknoten des Lig. hepatoduodenale (N 1):

- Lymphknoten am Ductus cysticus,
- Lymphknoten am Ductus choledochus,
- Lymphknoten am Leberhilus.

Die Lymphgefäße der medialen Gallenblasenwand ziehen zu den Zystikuslymphknoten, die der lateralen Gallenblasenwand direkt zu den Choledochuslymphknoten [10].

Die Lymphknoten am Leberhilus schließen jene direkt am Leberstiel und die Lymphknoten entlang der lebernahen Anteile von V. cava inferior, Art. hepatica communis und V. portae ein. Die Lymphonoduli phrenici inferiores gelten als nichtregionäre Lymphknoten.

b) Andere regionäre Lymphknoten (N 2):

- Lymphknoten um den Pankreaskopf (peripankreatische und periduodenale),
- Lymphknoten an der V. portae,
- Lymphknoten am Truncus coeliacus,
- Lymphknoten um den Stamm der A. mesenterica superior.

S 8 Klinische TNM-Klassifikation

C-Faktor

Primärtumor	C 1: Klinische Untersuchung
	C 2: Sonographie, ERC, PTC, CT, Laparoskopie, NMR, Zytologie
	C 3: Chirurgische Exploration einschließlich Biopsie und Zytologie
Regionäre Lymphknoten	C 1: –
	C 2: CT, Sonographie, Laparoskopie, NMR
	C 3: Chirurgische Exploration einschließlich Biopsie und Zytologie

C-Faktor

Fernmetastasen C1: Klinische Untersuchung, Standardröntgenaufnahmen
C2: Röntgenaufnahmen in speziellen Projektionen, Schichtaufnahmen, CT, Sonographie, Laparoskopie, Angiographie, NMR, nuklearmedizinische Untersuchungen, Endoskopie, Biopsie und Zytologie
C3: Chirurgische Exploration einschließlich Biopsie und Zytologie

S9 Radiologische Einteilung

Die radiologische Einteilung nach Yeh [14] ist in erster Linie geeignet für Sonographie und CT, jene von Ohto et al. [9] jedoch günstiger zur Beschreibung der ERC- und PTC-Befunde.

Einteilung nach Yeh [14]

Typ 1: Lumenfüllende Tumormasse in der Gallenblase mit Zystikusverschluß
Typ 2: Tumoröse Verdickung der gesamten Gallenblasenwand
Typ 3: Polypöser wandadhärenter, nicht lumenfüllender Tumor
Typ 4: Polypöser wandadhärenter Tumor auf dem Boden einer verdickten Gallenblasenwand

Einteilung nach Ohto et al. [9]

Typ 1: Wandadhärente tumoröse Kontrastmittelaussparung im Lumen der Gallenblase
Typ 2: Zystikusverschluß oder flaue Darstellung der Gallenblase bei normalen Gallengängen
Typ 3: Inkomplette Stenose und ggf. Verdrängung des Ductus choledochus, Zystikusverschluß
Typ 4: Kompletter Kontrastmittelabbruch im Niveau des Ductus hepaticus communis, negatives Cholezystogramm

S10 Ultraschalltyp nach Tsuchiya

Die Bestimmung des Ultraschalltyps nach Tsuchiya [12] ist in erster Linie für frühe Stadien des Gallenblasenkrebses geeignet.

S11 Datum der definitiven chirurgischen Behandlung

Wird nach Cholezystektomie wegen der klinischen Diagnose einer benignen Gallenblasenerkrankung durch die pathohistologische Untersuchung ein Gallenblasenkarzinom diagnostiziert und danach in einer 2. *Sitzung* eine Leberresektion (atypisch oder anatomisch) mit oder ohne regionäre Lymphknotendissektion vorgenommen, gilt der Zeitpunkt dieses Folgeeingriffs als *Datum der definitiven chirurgischen Behandlung.*

S12 Ausmaß der Tumorresektion

Als „atypische Leberresektion" wird die Entfernung von Leberabschnitten im Anschluß an das Gallenblasenbett bezeichnet, bei denen auf den Segmentaufbau der Leber keine Rücksicht genommen wird.

An anatomischen Leberresektionen kommt in erster Linie die Entfernung der Segmente IV und V (Couinaud-Einteilung der Lebersegmente, s. S. 19.22) in Frage. Selten (bei ausgiebigem Befall des rechten Leberlappens) wird auch eine erweiterte Hemihepatektomie (Trisegmentektomie) rechts (Segment IV–VIII) vorgenommen.

S13 Nachblutung

Als Nachblutung werden Blutungen dokumentiert, die kreislaufwirksam sind oder eine Bluttransfusion oder eine operative Revision erforderlich machen.

S14 Histologischer Tumortyp

Die Bestimmung des histologischen Tumortyps erfolgt nach den Empfehlungen der 2. Auflage der WHO-Klassifikation [2]. Die in Frage kommenden Tumortypen sind:

Tumortyp	ICO-O-Code-Nr.	Anmerkung
Adenokarzinom o. n. A.	8140/3	(1)
Zystadenokarzinom (Karzinom in benignem Zystadenom)	8440/3	(2)
Papilläres Adenokarzinom	8260/3	(3)
Adenokarzinom vom Intestinaltyp	8144/3	(4)
Muzinöses Adenokarzinom	8480/3	(5)
Klarzell-Adenokarzinom	8310/3	(6)
Siegelringzellkarzinom	8490/3	(7)
Adenosquamöses Karzinom	8560/3	(8)
Plattenepithelkarzinom	8070/3	(8)
Kleinzelliges Karzinom (Haferzellkarzinom, Oat-cell-Karzinom)	8041/3	(9)
Undifferenziertes Karzinom	8020/3	(10)

Anmerkungen:

(1) *Adenokarzinome o. n. A.* sind die weitaus häufigsten Karzinome (etwa 80%). In der Häufigkeit folgen das undifferenzierte Karzinom (etwa 10%), das muzinöse und das papilläre Karzinom (je etwa 5%) [8].

(2) *Zystadenokarzinome* sind Adenokarzinome, die makroskopisch ein- oder vielkammerig sind und durch maligne Umwandlung aus Zystadenomen entstehen.

(3) Ein *papilläres Adenokarzinom* wird nur dann diagnostiziert, wenn das Adenokarzinom *überwiegend* aus papillären Strukturen besteht. Es zeigt die beste Prognose von allen hier aufgeführten Karzinomen, kommt aber nur in etwa 5% der Fälle vor [8].

(4) *Adenokarzinome vom Intestinaltyp* zeigen in den tubulären oder papillären Strukturen überwiegend Zellen vom Intestinaltyp, d. h. Becherzellen oder Zylinderzellen wie im Kolon oder beides, mit oder ohne endokrine und Paneth-Zellen.

(5) *Muzinöse Adenokarzinome* sind Adenokarzinome, die zu mehr als 50% extrazellulären Schleim enthalten.

(6) *Klarzell-Adenokarzinome* bestehen vorwiegend aus glykogenreichen klaren Zellen mit deutlichen Zellgrenzen und hyperchromatischen Kernen.

(7) Ein *Siegelringzellkarzinom* soll nur dann diagnostiziert werden, wenn der Tumor überwiegend aus Siegelringzellen besteht. Siegelringzellen kommen in geringer Menge auch in muzinösen Adenokarzinomen vor.

(8) Als *Plattenepithelkarzinome* werden nur solche Karzinome bezeichnet, die ausschließlich plattenepitheliale Differenzierung zeigen. Finden sich zusätzlich auch drüsig differenzierte Areale, wird der Tumor als *adenosquamöses Karzinom* diagnostiziert.

(9) *Kleinzellige Karzinome* können auch umschriebene Anteile von adenokarzinomatösen Strukturen enthalten, ohne daß dies die Klassifikation beeinflußt. Manche kleinzellige Karzinome zeigen karzinoidähnliche Strukturen. Für ein kleinzelliges Karzinom sprechen eine diffuse Chromatinverteilung, Mitosen und Nekroseareale. Neuronspezifische Enolase ist sowohl in kleinzelligen Karzinomen als auch in Karzinoidtumoren nachweisbar: Nachweis von vielen serotoninhaltigen Zellen spricht für einen Karzinoidtumor.

(10) *Undifferenzierte Karzinome* sind maligne epitheliale Tumoren, in denen drüsige Strukturen und plattenepitheliale Differenzierung fehlen oder nur in ganz umschriebenen Arealen erkennbar sind und bei denen auch die Charakteristika kleinzelliger Karzinome nicht vorhanden sind. Diese Karzinome ähneln Sarkomen und bestehen aus unterschiedlichen Anteilen von spindeligen, polygonalen und Riesenzellen. Der immunhistologische Nachweis von Zytokeratinen ist zur Abgrenzung gegenüber Sarkomen hilfreich.

S15 Grading

Spezielle Regeln für das Grading sind bisher nicht publiziert worden.

Bei unterschiedlich strukturiertem Tumor erfolgt die Einordnung nach dem ungünstigsten Differenzierungsgrad.

Siegelringzellkrebse werden immer als G3, kleinzellige und undifferenzierte Karzinome immer als G4 klassifiziert.

S16 Makroskopischer Typ

Nach Tsuchiya [12] ist für die Einordnung als „polypös-sessil" eine Erhabenheit von mehr als 5 mm über dem Niveau der angrenzenden tumorfreien Schleimhaut erforderlich. Wird dieses Niveau um 5 mm oder weniger überragt, wird der Tumor als „oberflächlich-erhaben" klassifiziert.

S17 Veneninvasion

Die Prognose des Gallenblasenkarzinoms wird von einer Veneninvasion signifikant beeinflußt [8].

S18 Porzellangallenblase

Besonders bei Porzellangallenblasen ist mit makroskopisch nicht erkennbaren, nur bei histologischer Untersuchung zu entdeckenden Karzinomen zu rechnen [6].

S19 Dysplasie/Carcinoma in situ

Die Entstehung der Gallenblasenkarzinome erfolgt auf dem Wege der Dysplasie-Karzinom-Sequenz, wobei flache Dysplasien ganz im Vordergrund stehen (Literaturübersicht bei [3, 5, 6]).

„Dysplasie" bezeichnet ausschließlich zweifelsfreie neoplastische Epithelveränderungen mit erhöhtem Risiko zur Karzinomentstehung (präkanzeröse Läsion). Je nach dem Ausmaß der zytologischen Atypien und des Verlustes der Polarität kann die Dysplasie als gering, mäßig oder schwer bezeichnet werden. Der Übergang der schweren Dysplasie zum Carcinoma in situ, bei dem das Epithel alle Kriterien der Malignität außer der Invasion in die Lamina propria zeigt, ist fließend und die Abgrenzung schwierig, subjektiv, oft unmöglich, weshalb diese beiden Veränderungen zusammengefaßt werden.

Schwere Dysplasie und Carcinoma in situ können in erster Linie in direktem Anschluß an das infiltrative Karzinom, u. U. auch an weiter entfernten Stellen der Schleimhaut nachgewiesen werden [1, 5].

Dysplasie und Carcinoma in situ können sich in einer Schleimhaut mit pylorischer Metaplasie, mit intestinaler Metaplasie oder mit Plattenepithelmetaplasie entwickeln. Diese metaplastischen Veränderungen werden gesondert unter „Begleitende tumorähnliche Läsionen" dokumentiert.

S20 Dysplasie als Adenom

Selten tritt eine Dysplasie in der Gallenblase herdförmig und polypös auf, was einem Adenom entspricht.

Solche Dysplasien können tubulär oder papillär oder tubulo-papillär gebaut sein.

S 21 Pylorische und intestinale Metaplasie

„Pylorische Metaplasie" bezeichnet das Vorkommen von Drüsen vom Typ der Pylorusdrüsen in der Gallenblase. Sie bilden kleine Läppchen und werden ausgekleidet von Zylinderzellen mit basal gelegenen Kernen und vakuolisiertem schleimhaltigem Zytoplasma. Gelegentlich sind endokrine und Paneth-Zellen eingestreut.

Bei „intestinaler Metaplasie" ist das normale Epithel der Gallenblase herdförmig durch Becherzellen ersetzt. Zusätzlich können − zumeist in geringerem Ausmaß − auch Paneth- und endokrine Zellen, Zellen mit Mikrovilli vom intestinalen Typ und/oder Epithel vom Typ des Oberflächenepithels im Magen vorkommen. Ausnahmsweise findet man intestinale Metaplasien ohne Becherzellen, ausschließlich mit den übrigen Zelltypen.

Kombinationen von pylorischer und intestinaler Metaplasie kommen nicht selten vor. Metaplasien dieser Art finden sich meist bei Gallensteinkrankheit. In diesen Metaplasien können sich Dysplasien und Karzinome entwickeln [1, 5].

Literatur

[1] Albores-Saavedra J, Henson DE (1986) Tumors of the gallbladder and extrahepatic bile ducts. Atlas of tumor pathology. 2nd series, fasc 22. AFIP, Washington/DC
[2] Albores-Saavedra J, Henson DE, Sobin LH (1991) Histological typing of tumours of the gallbladder and extrahepatic bile ducts. WHO International histological classification of tumours, 2nd edn. Springer, Berlin Heidelberg New York Tokyo
[3] Albores-Saavedra J, Henson DE, Sobin LH (1992) The WHO histological classification of tumors of the gallbladder and extrahepatic bile ducts. A commentary on the second edition. Cancer 70:410−414
[4] Caygill CPJ, Hill MJ, Braddick M, Knowles R, Sharpe JC (1993) Excess cancer mortality in chronic typhoid and paratyphoid carriers. J Med Microbiol 39 [Suppl]:339
[5] Duarte I, Llanos O, Domke H, Harz C, Valdivieso V (1993) Metaplasia and precursor lesions of gallbladder carcinoma. Cancer 72:1878−1884
[6] Füzesi L (1992) Pathologie der Gallentumoren. Chirurg Gastoenterol 8 [Suppl 2]:68−71
[7] Hamrick RE jr, Liner FJ, Hastings PR, Cohn J Jr (1982) Primary carcinoma of the gallbladder. Ann Surg 195: 270−273
[8] Henson DE, Albores-Saavedra J, Corle D (1992) Carcinoma of the gallbladder. Histologic types, stage of disease, grade, and survival rates. Cancer 70:15−19
[9] Ohto M, Ono T, Tsuchiya Y, Saisho H (1978) Cholangiography and pancreatography. Igaku-Shoin, Tokyo
[10] Rau HG, Reuter C, Krämling HJ, Schardey HM, Miller Ch, Schildberg FW (1992) Das Gallenblasenkarzinom. Chir Praxis 45:35−43
[11] Tashiro S, Konno T, Mochinaga M, Watanabe E, Murate E, Uemara K, Yokoyama I (1981) Primary carcinoma of the gallbladder: A review of 67 cases. [Zit. bei Tarpila E, Borch K, Kullman E, Liedberg G (1988)] Gallbladder cancer: current states in clinical practice. Eur J Surg Oncol 14:51−54
[12] Tsuchiya Y (1991) Early carcinoma of the gallbladder: Macroscopic features and US findings. Radiology 133:167−173
[13] UICC (1993) TNM supplement 1993. A commentary on uniform use. (Hermanek P, Henson DE, Hutter RVP, Sobin LH, eds). Springer, Berlin Heidelberg New York Tokyo
[14] Yeh HC (1979) Ultrasonography and computed tomography of carcinoma of the gallbladder. Radiology 133: 167−173

Weiterführende Literatur

Ahlgren JD, Macdonald JS (1992) Gastrointestinal oncology. Lippincott, Philadelphia
Millward-Sadler GH, Wright R, Arthur MJP (1992) Wright's liver and biliary disease. 3rd edn. Saunders, Philadelphia London Toronto Montreal Sydney Tokyo
Sherlock S, Dooley J (1992) Diseases of the liver and biliary system, 9th edn. Blackwell, Oxford
Sugarbaker PH (ed) (1934) Hepatobiliary cancer. Kluwer, Dordrecht

Nach Abschluß des Manuskriptes ist erschienen:

Leevy CM, Sherlock S, Tygstrup N, Zetterman R (eds) (1994) Diseases of the liver and biliary tract. − Standardisation of nomenclature, diagnostic criteria, and prognosis. Raven Press, New York

Gallenblasenkarzinom: Schema zur TNM/pTNM-Klassifikation

		(p)TNM	Stadium
Primärtumor	☐ Primärtumor kann nicht beurteilt werden	(p)TX	–
	☐ Kein Anhalt für Primärtumor	(p)T0	–
	☐ Tumor infiltriert Schleimhaut	(p)T1a	I
	☐ Tumor infiltriert Muskulatur	(p)T1b	I
	☐ Tumor infiltriert perimuskuläres Bindegewebe, aber nicht jenseits der Serosa und nicht in Leber oder Nachbarorgane	(p)T2	II
	☐ Tumor perforiert Serosa (viszerales Peritoneum) und/oder infiltriert in *ein* Nachbarorgan (wenn in die Leber, ≤2 cm)	(p)T3	III
	☐ Tumor perforiert Serosa (viszerales Peritoneum) oder infiltriert direkt in die Leber (≤2 cm) oder beides	(p)T3a	III
	☐ Tumor perforiert Serosa (viszerales Peritoneum) und infiltriert direkt in ein anderes Nachbarorgan als die Leber	(p)T3b	III
	☐ Tumor infiltriert mehr als 2 cm in die Leber und/oder in 2 oder mehr Nachbarorgane	(p)T4	IVA
	☐ Tumor infiltriert nur in die Leber, aber >2 cm	(p)T4a	IVA
	☐ Tumor infiltriert in die Leber und mindestens in ein anderes Nachbarorgan oder in 2 oder mehr andere Nachbarorgane	(p)T4b	IVA
Regionäre Lymphknoten	☐ Regionäre Lymphknoten können nicht beurteilt werden	(p)NX	–
	☐ Keine regionären Lymphknotenmetastasen	(p)N0	–
	☐ Metastasen in Lymphknoten am Ductus cysticus, um den Choledochus und/oder am Leberhilus (Lig. hepatoduodenale)	(p)N1	III
	☐ Metastasen in Lymphknoten um den Pankreaskopf (periduodenal/peripankreatisch), in periportalen, zöliakalen und/oder oberen mesenterialen Lymphknoten	(p)N2	IVB
Fernmetastasen	☐ Vorliegen von Fernmetastasen kann nicht beurteilt werden	(p)MX	–
	☐ Keine Fernmetastasen	(p)M0	–
	☐ Fernmetastasen	(p)M1	IVB
	☐ Fernmetastasen nur in nicht-regionären Lymphknoten	(p)M1a	IVB
	☐ Fernmetastasen an anderen Lokalisationen (ausgenommen Peritoneum und Pleura)	(p)M1b	IVB
	☐ Peritoneal- oder Pleurametastasen	(p)M1c	IVB

```
TNM:      T____     N__     M____
                                       Stadium____
pTNM:     pT____    pN__    pM____
```

Erfordernisse für pTNM

pT: Histologische Untersuchung des Primärtumors ohne makroskopisch erkennbaren Tumor an den Resektionslinien
oder mikroskopische Bestätigung von Tumor in der Leber mehr als 2 cm von der Gallenblase entfernt (pT 4)
oder mikroskopische Bestätigung von Tumor in mehr als zwei Nachbarorganen (pT 4).

pN0: Histologische Untersuchung von 3 oder mehr regionären Lymphknoten.

pN1: Mikroskopische Bestätigung einer regionären Lymphknotenmetastase in Lymphknoten des Lig. hepato-duodenale (am Duct. cysticus, am Duct. choledochus, am Leberhilus).

pN2: Mikroskopische Bestätigung einer Lymphknotenmetastase um den Pankreaskopf (periduodenal/peripankreatisch), in periportalen, zöliakalen und/oder oberen mesenterialen Lymphknoten.

pM1: Mikroskopischer (histologischer oder zytologischer) Nachweis von Fernmetastasen.

21 – Karzinom der extrahepatischen Gallengänge

Die Dokumentation „Karzinom der extrahepatischen Gallengänge" ist anwendbar bei allen invasiven Karzinomen der extrahepatischen Gallengänge. Diese schließen ein

- rechten und linken Ductus hepaticus (Tumoren dieser Strukturen werden bisweilen als Tumoren des Leberhilus bzw. der Hepatikusgabel oder als Klatskin-Tumoren bezeichnet),
- Ductus hepaticus communis,
- Ductus cysticus,
- Ductus choledochus.

Nicht eingeschlossen sind Tumoren der Gallenblase und der Ampulla Vateri. Diese Dokumentation wird ebenfalls *nicht* verwendet für

- sog. In-situ-Karzinome (intraepitheliales Karzinom einschließlich hochgradige Dysplasie),
- endokrine Tumoren (Karzinoidtumor, gemischtes Karzinoid-Adenokarzinom),
- nicht-epitheliale Tumoren wie Rhabdomyosarkom, Kaposi-Sarkom, Leiomyosarkom, malignes fibröses Histiozytom, Angiosarkom,
- Karzinosarkom,
- malignes Melanom,
- maligne Lymphome.

ADT Arbeitsgemeinschaft Deutscher Tumorzentren

Karzinom der extrahepatischen Gallengänge

Kenn-Nr. (A1)	2 1
Klinik-Nr. u. Fachrichtung (A2)	
Patientenidentifikation (A3)	
Geburtsdatum	Tag Mon. Jahr
Geschlecht (M = Männlich, W = Weiblich)	
Tumoridentifikations-Nr. (A4)	
Bogen-Nr. (A5)	1

I. PRÄTHERAPEUTISCHE DATEN

A. Aufnahmedatum und Anlaß für Arztbesuch (A6)

Aufnahmedatum Tag ____ Monat ____ Jahr ____

Anlaß für Arztbesuch (S1)
T = Tumorsymptomatik führte zum Arzt, V = Nicht-gesetzliche Vorsorgeuntersuchung,
S = Selbstuntersuchung, L = Nachsorgeuntersuchung (Langzeitbetreuung), A = Andere Untersuchung, X = Unbekannt

B. Anamnese, präkanzeröse Bedingungen und Läsionen

Datum der ersten ärztlichen Tumor(verdachts)diagnose (A7) Tag ____ Monat ____ Jahr ____

	N = Nein	J = Ja	Seit wieviel Jahren? (EE = Entfällt, XX = F.A.)	Jahre
Sklerosierende Cholangitis	O	O		41
Colitis ulcerosa	O	O		44
Salmonellenausscheider	O	O		47
Hepatobiliäre Parasitose	O	O		50

			Vor wieviel Jahren operiert? (NN = nicht operiert, XX = Datum unbekannt)	Jahre
Cholelithiasis	O	O		53
Konnatale extrahepatische Gallengangzyste (S1)	O	O		56
Andere Anomalien in Gallengängen oder Ampulla Vateri (S1)	O	O		59

C. Andere Primärtumoren (frühere, synchrone) (A8)

Frühere Tumorerkrankung? N = Nein, J = Ja, X = F.A.

Falls Tumor in Anamnese: Lokalisation C ____ Erkrankungsjahr 19 ____ C [Lokalisation] [Jahr]

Synchroner Primärtumor in anderem Organ? N = Nein, J = Ja

D. Allgemeine klinische Befunde

Klinische Symptomatik N = Nein J = Ja X = F.A.

	N	J	X	
Ikterus	O	O	O	68
Schmerzen	O	O	O	69
Leistungsknick, Schwäche	O	O	O	70
Juckreiz	O	O	O	71
Fieber	O	O	O	72
Tastbare Gallenblase	O	O	O	73
Gewichtsverlust (S2)	O	O	O	74

Tumorkomplikationen N = Nein J = Ja

	N	J	
Cholangitis/Sepsis	O	O	75
Hämatobilie	O	O	76

Wagner/Hermanek: Organspezifische Tumordokumentation © Springer-Verlag 1995

21.5

K-Nr.	Patienten-Id.	T-Id.	B-Nr.
2 1			1

Karzinom der extrahepatischen Gallengänge

Allgemeiner Leistungszustand (nach ECOG) (A9)
0 = Normale, uneingeschränkte Aktivität wie vor der Erkrankung,
1 = Einschränkung bei körperlicher Anstrengung, aber gehfähig; leichte körperliche Arbeit bzw. Arbeit im Sitzen möglich,
2 = Gehfähig, Selbstversorgung möglich, aber nicht arbeitsfähig; kann mehr als 50% der Wachzeit aufstehen,
3 = Nur begrenzte Selbstversorgung möglich; 50% oder mehr der Wachzeit an Bett oder Stuhl gebunden,
4 = Völlig pflegebedürftig, keinerlei Selbstversorgung möglich; völlig an Bett oder Stuhl gebunden, X = Unbekannt □ 77

Gravierende Begleiterkrankungen (A10)   N = Nein   J = Ja   X = F.A.

	N	J	X	
Stärker eingeschränkte Lungenfunktion	○	○	○	□ 78
Schwerwiegende Herzerkrankung	○	○	○	□ 79
Zerebrale Durchblutungsstörung	○	○	○	□ 80
Periphere arterielle Durchblutungsstörung	○	○	○	□ 81
Stärker eingeschränkte Nierenfunktion	○	○	○	□ 82
Leberzirrhose	○	○	○	□ 83
Behandlungsbedürftiger Diabetes mellitus	○	○	○	□ 84
Andere Begleiterkrankungen	○	○	○	□ 85

Einschätzung des Operationsrisikos (A10)   1 = ASA I, 2 = ASA II, 3 = ASA III, 4 = ASA IV, 5 = ASA V, X = F.A.   □ 86

E. Diagnostik (A11)

Durchgeführte Untersuchungen   U = Unauffällig   P = Pathologisch   X = Nicht durchgeführt

	U	P	X	
Sonographie extern	○	○	○	□ 87
Endoskopische retrograde Cholangiographie (ERC)	○	○	○	□ 88
Perkutane transhepatische Cholangiographie (PTC)	○	○	○	□ 89
Cholangioskopie	○	○	○	□ 90
Sonographie endoluminal	○	○	○	□ 91
CT Oberbauch (i.v.-Kontrastmittel)	○	○	○	□ 92
CT-Portogramm	○	○	○	□ 93
NMR	○	○	○	□ 94
Angiographie	○	○	○	□ 95
Tumormarker	○	○	○	□ 96

Laborchemische Cholestase bei Diagnose   N = Nein, J = Ja, X = F.A.   □ 97

Laborwerte am Tage der definitiven Therapie (S3)
Gesamtbilirubin   1 = bis 1,5 mg/dl, 2 = >1,5–10 mg/dl, 3 = >10 mg/dl, X = F.A.   □ 98
Quick-Wert   1 = ≥80%, 2 = 70–79%, 3 = 50–69%, 4 = 40–49%, 5 = <40%, X = F.A.   □ 99

Präoperative mikroskopische Diagnostik   K = Keine, C = Cholangioskopische Biopsie,
B = Cholangioskopische Bürstenzytologie, Z = Zytologie Galle, M = Metastasendiagnose   □ 100

Intraoperative mikroskopische Diagnostik   K = Keine, M = Metastasendiagnose, S = Stanzbiopsie Histologie,
F = Feinnadelbiopsie/Zytologie, I = Inzisionsbiopsie Primärtumor   □ 101

F. Tumorlokalisation

Lokalisation des Primärtumors (nach Tumorlokalisationsschlüssel) (A12, S4)   C |2|4|_|_| C |2|4|_|_| 105

		F = Tumorfrei	T = Tumorbefallen	X = F.A.	
Unteres Drittel	(retroduodenaler D. choledochus) (24.04)	○	○	○	□ 106
Mittleres Drittel	(D. choledochus oberhalb Duodenumoberrand) (24.04)	○	○	○	□ 107
Oberes Drittel	D. cysticus (24.05)	○	○	○	□ 108
	D. hepaticus communis (24.03)	○	○	○	□ 109
	Klatskin-Tumor Typ 1 (S5)	○	○	○	□ 110
	Klatskin-Tumor Typ 2 (S5)	○	○	○	□ 111
	Klatskin-Tumor Typ 3 (S5)	○	○	○	□ 112
	Klatskin-Tumor Typ 4 (S5)	○	○	○	□ 113

Wagner/Hermanek: Organspezifische Tumordokumentation   © Springer-Verlag 1995

21.7

Karzinom der extrahepatischen Gallengänge

K-Nr. **2 1** Patienten-Id. ☐☐☐☐☐☐☐ T-Id. ☐ B-Nr. **1**

Korrektur der Lokalisation (A12)   N = Nein, G = Ja, Gleicher Bogen, A = Ja, Anderer Bogen   ☐ 114

G. TNM-Klassifikation und klinisches Stadium

Primärtumor

Invasionstiefe (S6)
S = Schleimhaut (T1a), M = Muskulatur (T1b), P = Perimuskuläres Bindegewebe (T2),
A = Angrenzende Strukturen (T3), X = F.A. (TX)   ☐ 115

Invasion von Nachbarorganen/-strukturen (S7)   N = Nein   J = Ja   X = F.A.

	N	J	X	
Gallenblase (T3a)	○	○	○	☐ 116
Leber	○	○	○	☐ 117
Pankreas	○	○	○	☐ 118
Ampulla Vateri	○	○	○	☐ 119
Duodenum	○	○	○	☐ 120
Kolon (T3b)	○	○	○	☐ 121
Magen	○	○	○	☐ 122
V. portae	○	○	○	☐ 123
A. hepatica propria	○	○	○	☐ 124

Regionäre Lymphknoten (S8)   F = Tumorfrei   M = Metastase(n)   X = F.A.

	F	M	X	
N1: Am Ductus cysticus	○	○	○	☐ 125
Leberhilus	○	○	○	☐ 126
Um Ductus choledochus	○	○	○	☐ 127
N2: Um Pankreaskopf/periduodenal	○	○	○	☐ 128
Periportal	○	○	○	☐ 129
Zöliakal	○	○	○	☐ 130
Um A. mesenterica superior	○	○	○	☐ 131

Fernmetastasen   N = Nein, J = Ja, X = F.A.   ☐ 132

Wenn ja, Lokalisation (A14)
1. _____   1. ☐☐ 135
2. _____   2. ☐☐ 138
3. _____   3. ☐☐ 141

Klinische TNM-Klassifikation (A15, S 9 und Schema S. 21.24)

y ☐ T ☐☐ (m) ☐ C ☐   y|T|(m)|C ☐☐☐☐ 146
    N ☐☐ C ☐   N|C ☐☐ 148
    M ☐☐☐ C ☐   M|C ☐☐ 151

Zusätzliche Angabe zu M (A15)   0 = Entfällt, da Makrometastasen, 1 = (mi) Mikrometastasen
(±isolierte Tumorzellen), 2 = (i) Nur isolierte Tumorzellen, X = F.A.   ☐ 152

Klinisches Stadium (A16 und Schema S. 21.24)
1 = Stadium I, 2 = Stadium II, 3 = Stadium III, 4 = Stadium IVA, 5 = Stadium IVB, X = F.A.   ☐ 153

H. Sonstige Tumorbefunde

Makroskopischer Tumortyp
F = Flach, P = Polypös-papillär, N = Nodulär, D = Diffus infiltrativ, X = F.A.   ☐ 154

Wagner/Hermanek: Organspezifische Tumordokumentation   © Springer-Verlag 1995

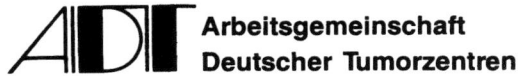

Arbeitsgemeinschaft Deutscher Tumorzentren

Karzinom der extrahepatischen Gallengänge

Kenn-Nr. (A1)	2 1	2
Klinik-Nr. u. Fachrichtung (A2)		9
Patientenidentifikation (A3)		16
Geburtsdatum	Tag Mon. Jahr	22
Geschlecht (M = Männlich, W = Weiblich)		23
Tumoridentifikations-Nr. (A4)		24
Bogen-Nr. (A5)	2	25

II. DATEN ZUR THERAPIE

A. Vorgesehene und durchgeführte Therapiemodalitäten (A17)

N = Nein   J = Ja*   A = Abgelehnt

Operation	○	○	○		26
Bestrahlung	○	○ ○	○		28
Chemotherapie, systemische	○	○ ○	○		30
Chemotherapie, lokale	○	○	○		31
Immuntherapie	○	○	○		32
Sonstige Therapie	○	○	○		33

* Bei mehr als einer durchgeführten Therapiemodalität die zeitliche Reihenfolge der Maßnahmen durch Ziffern kennzeichnen.
(Wenn nichtchirurgische Therapie durchgeführt, zusätzliche Therapiebögen der Basisdokumentation ausfüllen!)

B. Chirurgische Behandlung

Datum der definitiven chirurgischen Behandlung (S10) Tag ____ Monat ____ Jahr ____ Tag Mon. Jahr 39

Primärtumor

Zeitlicher Ablauf der operativen Therapie
12 = Einzeitig, M = Mehrzeitig   40

Art des definitiven chirurgischen Vorgehens
L = Explorative Laparotomie, E = Endoskopische bilioduodenale Drainage, P = Perkutane transhepatische externe Drainage, N = Nasobiliäre Sonde, C = Chirurgische Drainageoperation, G = Galleableitung im Rendezvousverfahren, R = Tumorresektion   41

Operationszugang bei definitiver chirurgischer Behandlung (A17)
KC = Konventionell-chirurgisch, PE = Perkutan-endoskopisch, EE = Endoluminal-endoskopisch, KP = KC+PE, KE = KC+EE, EP = EE+PE   43

Art der Tumorresektion (bis zu 2 Angaben)
K = Keine Tumorresektion, P = Partielle Duodenopankreatektomie, C = Choledochusresektion, H = Resektion des Hepatocholedochus, Z = Resektion des Ductus cysticus mit Cholezystektomie, G = Resektion der Hepatikusgabel   1. ☐ 44   2. ☐ 45

Leberresektion (S11)
N = Nein, A = Atypische Resektion, Q = Resektion des Lobus quadratus, S = Sonstige anatomische Resektion   46

Entfernung anderer Nachbarstrukturen
N = Nein, E = En bloc, G = Getrennt   47

Schnellschnittuntersuchung der Resektionsränder (Gallengänge, Leber)
F = Frei von Tumor, T = Tumor, X = Nicht untersucht   48

Art der chirurgischen Drainageoperation
0 = Keine, 1 = Hepatikojejunostomie, 2 = Hepatikojejunostomie mit bilioduodenaler Jejuminterposition, 3 = Hepatikojejunostomie mit subkutanem blindem Jejunumsegment, 4 = Hepatojejunostomie, 5 = Choledochojejunostomie, 6 = Cholezystostomie, 7 = Andere   49

Art der präliminaren Galleableitung
E = Endoskopische bilioduodenale Drainage, N = Nasobiliäre Sonde, P = Perkutane extrahepatische externe Drainage, R = Galleableitung im Rendezvousverfahren, C = Chirurgische Drainageoperation, K = Keine präliminare Galleableitung   50

Verwendete Drains (S12)
K = Kunststoff, M = Metall, E = Entfällt (kein Drain)   51

Wagner/Hermanek: Organspezifische Tumordokumentation   © Springer-Verlag 1995

21.11

Karzinom der extrahepatischen Gallengänge

K-Nr. **2 1**   Patienten-Id.   T-Id.   B-Nr. **2**

Suffizienz der präliminaren Galleableitung (S13)
K = Keine präliminare Galleableitung, N = Nein, J = Ja   ☐ 52

Entfernung regionärer Lymphknoten (S8)   K = Keine   P = Partiell   R = Radikal

Lokalisation	K	P	R	Feld
Um Ductus cysticus	○	○	○	53
Leberhilus	○	○	○	54
Um Ductus choledochus	○	○	○	55
Um Pankreaskopf/periduodenal	○	○	○	56
Periportal	○	○	○	57
Zöliakal	○	○	○	58
An A. mesenterica superior	○	○	○	59

Entfernung von Fernmetastasen   N = Nein, J = Ja   ☐ 60
Örtliche Tumorzelldissemination   N = Nein, J = Ja (Schnitt durch und/oder Einriß in Tumor)   ☐ 61
Dauer der Operation (in Minuten)   ⌊_⌋_⌋_⌋   ☐☐☐ 64
Dauer der Intensivbehandlung (in Tagen)   ⌊_⌋_⌋   ☐☐ 66
Zahl der verabreichten Blutkonserven (A17)   ⌊_⌋_⌋   ☐☐ 68

C. Klinische R-Klassifikation und Gesamtbeurteilung des Tumorgeschehens

Klinische R-Klassifikation (A18)
0 = Kein Residualtumor (R0), 1 = Nur mikroskopischer Residualtumor (R1), 2 = Makroskopischer Residualtumor, mikroskopisch nicht bestätigt (R2a), 3 = Makroskopischer Residualtumor, auch mikroskopisch bestätigt (R2b), X = Unbestimmt (RX)   ☐ 69

Lokalisation von Residualtumor   N = Nein   J = Ja

	N	J	Feld
Lokoregionär	○	○	70
Fernmetastase(n)	○	○	71

Gesamtbeurteilung des Tumorgeschehens bei nichtchirurgischer Therapie (A19)
V = Vollremission, T = Teilremission, B = Klinische Besserung des Zustandes, Kriterien für Teilremission jedoch nicht erfüllt, K = Keine Änderung, D = Divergentes Geschehen, P = Progression, U = Beurteilung unmöglich, X = F.A.   ☐ 72

D. Frühe Komplikationen der Therapie

Chirurgische Komplikationen   N = Nein   J = Ja

	N	J	Feld
Nachblutung (S14)	○	○	73
Abszess, subphrenischer	○	○	74
Abszess, intraabdominaler	○	○	75
Gallefistel	○	○	76
Cholangitis	○	○	77
Anastomoseninsuffizienz	○	○	78
Peritonitis	○	○	79
Sepsis	○	○	80
Pankreatitis	○	○	81
Leberversagen	○	○	82
Andere chirurgische Komplikation(en)	○	○	83

Nichtchirurgische Komplikationen   N = Nein   J = Ja

	N	J	Feld
Kardiopulmonale Komplikationen	○	○	84
Renale Komplikationen	○	○	85
Andere nichtchirurgische Komplikation(en)	○	○	86

Sekundäre operative Eingriffe (A20)   N = Nein, J = Ja   ☐ 87
Falls ja, Art des Eingriffs nach ICPM   ⌊5⌋_⌋_⌋_⌋_⌋   5 ☐☐☐☐ 93
Postoperativer Exitus (A21)   N = Nein, I = Innerhalb von 30 Tagen nach definitiver Operation, S = Später   ☐ 94

Wagner/Hermanek: Organspezifische Tumordokumentation © Springer-Verlag 1995

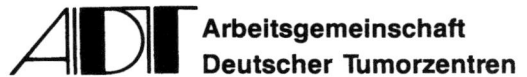

Arbeitsgemeinschaft Deutscher Tumorzentren

Karzinom der extrahepatischen Gallengänge

Kenn-Nr. (A1)	**2 1**
Klinik-Nr. u. Fachrichtung (A2)	
Patientenidentifikation (A3)	
Geburtsdatum (Tag, Mon., Jahr)	
Geschlecht (M = Männlich, W = Weiblich)	
Tumoridentifikations-Nr. (A4)	
Bogen-Nr. (A5)	**3**

III. DATEN ZUR PATHOLOGIE

Untersuchungsmaterial Primärtumor (A22)
K = Keine Untersuchung, Z = Nur Zytologie, B = Biopsie ohne Tumorresektion, T = Tumorteile (bei Tumorreduktion), R = Resektat

A. Histologischer Typ und Grading

Histologischer Tumortyp nach ICD-O (A23, S15)   M |_|_|_|_|_/ |3| M |_|_|_|_|3|

Bestätigung der Tumorhistologie durch andere Institution (A23)
N = Nein, R = Register oder Referenzpathologie einer Studie, A = Anderes Pathologisches Institut, B = R+A

Grading (A24, S16) 1 = G1, 2 = G2, 3 = G3, 4 = G4, L = Low Grade (G1–2), H = High Grade (G3–4), X = G.X.

B. pTNM-Klassifikation und pathologisches Stadium

Primärtumor

Invasionstiefe (S6)
S = Schleimhaut (pT1a), M = Muskulatur (pT1b), P = Perimuskuläres Bindegewebe (pT2),
N = Nachbarstrukturen (pT3), X = F.A. (pTX)

Invasion von Nachbarstrukturen (S17)   N = Nein   J = Ja   X = Nicht untersucht

	N	J	X	
Gallenblase (pT3a)	O	O	O	35
Leber	O	O	O	36
Pankreas	O	O	O	37
Ampulla Vateri	O	O	O	38
Duodenum	O	O	O	39
Kolon (pT3b)	O	O	O	40
Magen	O	O	O	41
V. portae	O	O	O	42
A. hepatica propria	O	O	O	43
Andere Nachbarstrukturen	O	O	O	44

Regionäre lymphogene Metastasierung (S8)   F = Tumorfrei   M = Metastase(n)   X = Nicht untersucht

	F	M	X	
pN1: Am Ductus cysticus	O	O	O	45
Leberhilus	O	O	O	46
Um Ductus choledochus	O	O	O	47
pN2: Um Pankreaskopf/periduodenal	O	O	O	48
Periportal	O	O	O	49
Zöliakal	O	O	O	50
Um A. mesenterica superior	O	O	O	51

Zahl untersuchter Lymphknoten |_|_|_| 53

Zahl befallener regionärer Lymphknoten |_|_|_| 55

Fernmetastasen   K = Keine nachgewiesen, Z = Zytologisch bestätigt, H = Histologisch bestätigt   56

Wagner/Hermanek: Organspezifische Tumordokumentation © Springer-Verlag 1995

Karzinom der extrahepatischen Gallengänge

K-Nr. **2 1** Patienten-Id. ☐☐☐☐☐☐ T-Id. ☐ B-Nr. **3**

Lokalisation mikroskopisch nachgewiesener Fernmetastasen (A14)

1. _____ 1. ☐☐ 59
2. _____ 2. ☐☐ 62
3. _____ 3. ☐☐ 65

pTNM-Klassifikation (A25 und Schema S. 21.24)

y ☐ pT ☐☐ (m) ☐ pN ☐ pM ☐☐☐

y ☐ pT ☐☐ (m),pN ☐☐ pM ☐☐ 72

Zusätzliche Angabe zu pN (A25) (mi) Nur Mikrometastasen? N = Nein, J = Ja, X = F.A. ☐ 73

Zusätzliche Angabe zu pM (A25) 0 = Entfällt, da Makrometastasen, 1 = (mi) Mikrometastasen (±isolierte Tumorzellen), 2 = (i) Nur isolierte Tumorzellen, X = F.A. ☐ 74

Pathologisches Stadium (A26 und Schema S. 21.24)
1 = Stadium I, 2 = Stadium II, 3 = Stadium III, 4 = Stadium IV A, 5 = Stadium IV B, X = F.A. ☐ 75

C. Weitere Befunde und begleitende Veränderungen

Tumorgröße (Größte Ausdehnung in mm)   (XX = F.A.)   ☐☐☐   ☐☐ 77

Makroskopischer Tumortyp
F = Flach, P = Polypös-papillär, N = Nodulär, D = Diffus-infiltrativ (szirrhös, sklerosierend), M = Mischtyp, X = F.A. ☐ 78

Lymphgefäßinvasion (L-Klassifikation) (A27)
0 = Keine Lymphgefäßinvasion (L0), 1 = Lymphgefäßinvasion (L1), X = F.A. (LX) ☐ 79

Veneninvasion (V-Klassifikation) (A27)
0 = Keine Veneninvasion (V0), 1 = Mikroskopische Veneninvasion (V1), 2 = Makroskopische Veneninvasion (V2), X = F.A. (VX) ☐ 80

Perineuralinvasion (S17)   N = Nein, J = Ja, X = F.A. ☐ 81

Ausgeprägte Desmoplasie (Sklerose)   N = Nein, J = Ja, X = F.A. ☐ 82

Peritumoröse Entzündungsreaktion   N = Nein, G = Gering, A = Ausgeprägt, X = F.A. ☐ 83

Einriß in oder Schnitt durch Tumorgewebe   N = Nein, J = Ja ☐ 84

Entstehung in Dysplasie (S18)   N = Nein   J = Ja   X = F.A.

	N	J	X	
– flache Dysplasie				
niedriggradig	○	○	○	☐ 85
hochgradig/Carcinoma in situ	○	○	○	☐ 86
– polypöse Dysplasie				
niedriggradig	○	○	○	☐ 87
hochgradig/Carcinoma in situ	○	○	○	☐ 88
– in Papillomatose				
niedriggradig	○	○	○	☐ 89
hochgradig/Carcinoma in situ	○	○	○	☐ 90

Begleitende tumorähnliche Läsionen

	N	J	X	
Papilläre Hyperplasie	○	○	○	☐ 91
Pylorische Metaplasie (S19)	○	○	○	☐ 92
Intestinale Metaplasie (S20)	○	○	○	☐ 93
Plattenepithelmetaplasie	○	○	○	☐ 94

Tumorbiologische Spezialuntersuchungen (A28)   N = Nein, J = Ja ☐ 95

Karzinom der extrahepatischen Gallengänge

K-Nr.: **2 1**   Patienten-Id.   T-Id.   B-Nr. **3**

D. Definitive R-Klassifikation und weitere Angaben zur Radikalität

Histologische Befunde an den Resektionsrändern (S21)   F = Tumor-frei   T = Tumor-befallen   X = Nicht untersucht

	F	T	X	
Leberwärts	○	○	○	96
Duodenalwärts	○	○	○	97
Lateral (einschl. Nachbarstrukturen)	○	○	○	98

Definitive R-Klassifikation (A29)
0 = Kein Residualtumor (R0), 1 = Nur mikroskopischer Residualtumor (R1), 2 = Makroskopischer Residualtumor, mikroskopisch nicht gesichert (R2a), 3 = Makroskopischer Residualtumor, auch mikroskopisch gesichert (R2b), X = Unbestimmt (RX)   99

Methodik der R-Klassifikation (A30)
K = Konventionell, S = „Sophisticated"   100

Lokalisation von Residualtumor   N = Nein   J = Ja

	N	J	
Lokoregionär	○	○	101
Fernmetastasen	○	○	102

Minimaler Sicherheitsabstand (in mm) (S22)   (XX = F.A.)   Makroskopisch   Mikroskopisch   Ma.   Mi.

	Makroskopisch	Mikroskopisch	Ma.	Mi.	
Leberwärts	⌴⌴⌴	⌴⌴⌴			106
Duodenalwärts	⌴⌴⌴	⌴⌴⌴			110
Lateral	⌴⌴⌴	⌴⌴⌴			114

Wagner/Hermanek: Organspezifische Tumordokumentation © Springer-Verlag 1995

Spezielle Verschlüsselungsanweisungen

S1 Konnatale extrahepatische Gallengangszyste

Nicht nur die konnatale extrahepatische Gallengangszyste, sondern auch verschiedene andere kongenitale Anomalien der extrahepatischen Gallengänge und der Ampulla Vateri gehen mit einem erhöhten Risiko für extrahepatische Gallengangskarzinome einher [12, 13].

S2 Gewichtsverlust

Als Gewichtsverlust zählt nur die unbeabsichtigte Abnahme des Körpergewichts um mindestens 2 kg innerhalb der letzten 3 Monate.

S3 Laborwerte am Tage der definitiven Therapie

Maßgeblich sind allein die Werte vor definitiver Therapie, nicht aber die bei präliminarer Galleableitung.

S4 Lokalisation des Primärtumors

Hier wird zunächst der vermutliche Ausgangspunkt eingetragen. Bei Tumoren, die mehrere Teilbereiche befallen und bei denen der Ausgangspunkt nicht eindeutig festzustellen ist, wird C24.80 verschlüsselt. Bei Tumoren der Hepatikusgabel, bei denen der Ausgangspunkt nicht eindeutig dem rechten oder dem linken Ductus hepaticus zuzuordnen ist, soll C24.06 verschlüsselt werden (diese Nummer ist im Lokalisationsschlüssel frei).

Da vielfach mehrere Teilbereiche der extrahepatischen Gallengänge befallen werden, wird in den anschließenden Zeilen die genaue Ausdehnung des Tumors angegeben. Dabei werden die Gallengänge in solche des unteren, mittleren und oberen Drittels unterteilt (Abb. 21.1) und innerhalb des oberen Drittels noch weiter differenziert. Befall von 2 oder 3 dieser Drittel wird als „diffus" klassifiziert.

S5 Typ des Klatskin-Tumors

Auf die Besonderheiten der Tumoren der Hepatikusgabel haben Altemeier et al. 1957 [2] und Klatskin 1965 [9] aufmerksam gemacht. Sie werden seither vielfach als sog. Klatskin-Tumoren, gelegentlich auch als Altemeier-Klatskin-Tumoren bezeichnet. Der Begriff Klatskin-Tumor ist ausschließlich durch die Lokalisation an der Hepatikusgabel am Leberhilus definiert. Histologisch ist meist eine beträchtliche Sklerose (Fibrose) des Stromas vorhanden (sklerosierendes Karzinom); dennoch gibt es kein spezifisches histologisches Substrat, und daher ist es auch nicht gerechtfertigt, daß in der 2. Auflage der ICD-O für den Klatskin-Tumor eine eigene Morphologienummer (8162/3) vorgesehen ist. Überdies ist in der ICD-O als Topographie für den Klatskin-Tumor die Notation C22.1 angegeben, die aber für Tumoren der intrahepatischen Gallengänge vorgesehen ist. Wenngleich bisweilen der Klatskin-Tumor auch als „hiläres Leberzellkarzinom" oder „Karzinom der Leberpforte" bezeichnet wird, besteht aber weitgehend Einigkeit, daß es sich um einen Tumor der extrahepatischen Gallengänge handelt [3, 12].

Klatskin-Tumoren werden nach Bismuth u. Corlette [4] in 4 Typen unterteilt (Abb. 21.2). Der Typ 1 betrifft den Ductus hepaticus communis unterhalb der Hepatikusgabel; die Kommunikation zwischen dem rechten und linken Ductus hepaticus ist nicht eingeschränkt. Beim Typ 2 ist die Verbindung zwischen dem rechten und linken Ductus hepaticus durch den Tumor unterbrochen. Beim Typ 3 ist die Hepatikusgabel verschlossen, der Tumor breitet sich in einem der beiden Ductus hepatici und ihren Seitenästen aus. Beim Typ 4 sind beide Ductus hepatici communes befallen. Strenggenommen ist der Typ 1 kein Klatskin-Tumor, weil die Hepatikusgabel offen ist; dennoch wird der Typ 1 im allgemeinen von den Endoskopikern und Chirurgen dem Klatskin-Tumor zugerechnet. Eine weitgehend ähnliche Einteilung wird auch von Lygidakis u. van

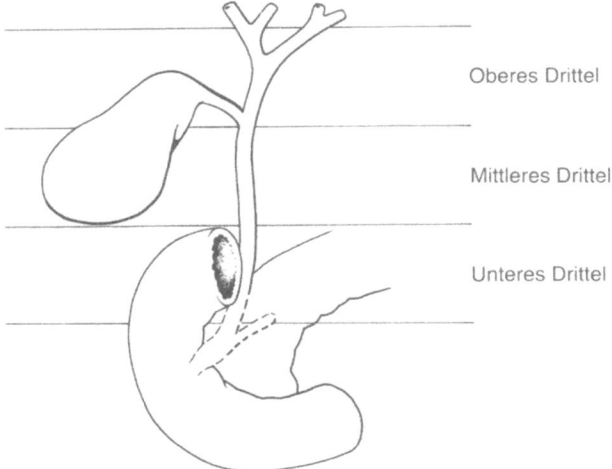

Abb. 21.1. Unterteilung der extrahepatischen Gallengänge nach der Lokalisation. (Mod. nach Gebhardt [6])

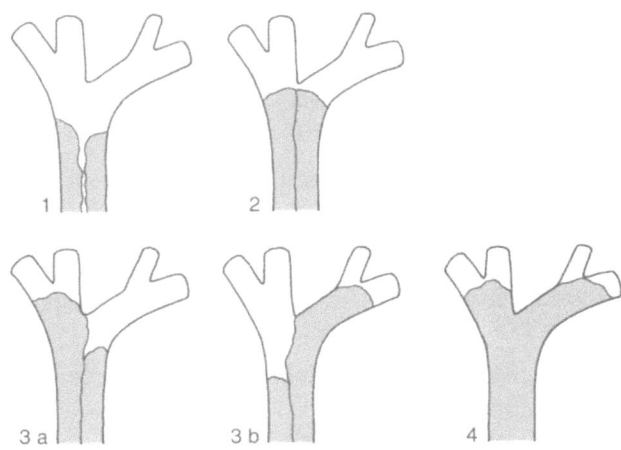

Abb. 21.2. Unterteilung der Klatskin-Tumoren. (Mod. nach Hagenmüller [7])

der Heyde [11] verwendet, ohne daß dieser Einteilung allerdings eine prognostische Bedeutung zukommt.

S6 Invasionstiefe

Die Muskulatur ist in den extrahepatischen Gallengängen im allgemeinen nur im distalen Abschnitt des Ductus choledochus klar ausgeprägt. Proximal hiervon findet sich statt dessen eine Zone dichten Bindegewebes mit eingestreuten Muskelfasern. Invasion dieser fibromuskulären Zone entspricht T1b bzw. pT1b, während die Invasion des daran nach außen anschließenden lockeren Bindegewebes als T2 bzw. pT2 klassifiziert wird [15].

S7 Invasion von Nachbarorganen/-strukturen

Entsprechend dem TNM-Supplement 1993 [15] wird die Invasion ausschließlich der Gallenblase als T3a besonders hervorgehoben. Invasion anderer Nachbarorgane wird demgegenüber als T3b klassifiziert. Auch die direkte Invasion großer Gefäße wie der V. portae oder A. hepatica propria gilt als Invasion angrenzender Strukturen und wird als T3b klassifiziert.

Tio et al. [14] weisen darauf hin, daß ein Befall der Gallenblase bei Tumoren der extrahepatischen Gallengänge auf 2 Wegen erfolgen kann:

a) kontinuierlich in der Wand des Ductus cysticus und
b) über das perimuskuläre Bindegewebe und z. T. über die hier verlaufenden Nerven von außen in die Gallenblasenwand.

Wenngleich weder in der TNM-Klassifikation noch im TNM Supplement 1993 diese beiden Typen unterschieden werden, empfiehlt sich doch, nur den Typ b) als T3a bzw. pT3a zu klassifizieren, während Typ a) noch als T2 zu werten ist.

S8 Regionäre Lymphknoten

Als N1 gilt der Befall folgender Lymphknoten des Ligamentum hepatoduodenale:

– Lymphknoten am Ductus cysticus,
– Lymphknoten am Leberhilus,
– Lymphknoten um Ductus choledochus.

Die Lymphknoten am Leberhilus schließen ein jene am Leberstiel, entlang der V. cava inferior, an der A. hepatica propria und der V. portae. Die Ln. phrenici inferiores gelten als nichtregionär.

Befall folgender weiter entfernt gelegener Lymphknoten (sog. 2. Station) gilt als N2:

– Lymphknoten um Pankreaskopf (peripankreatisch, periduodenal),
– periportale Lymphknoten,
– zöliakale Lymphknoten,
– Lymphknoten um A. mesenterica superior.

S9 Klinische TNM-Klassifikation

C-Faktor

Primärtumor	C1: Klinische Untersuchung
	C2: Sonographie, ERCP, perkutane transhepatische Cholangiographie, endoskopische Cholangioskopie, CT, NMR, Angiographie, Biopsie, Zytologie
	C3: Chirurgische Exploration einschließlich Biopsie und Zytologie
Regionäre Lymphknoten	C1: –
	C2: CT, Sonographie, NMR
	C3: Chirurgische Exploration einschließlich Biopsie und Zytologie
Fernmetastasen	C1: Klinische Untersuchung, Standardröntgenaufnahmen
	C2: Röntgenaufnahmen in speziellen Projektionen, Schichtaufnahmen, CT, Sonographie, NMR, Angiographie, nuklearmedizinische Untersuchungen, Endoskopie, Biopsie und Zytologie, Tumormarker
	C3: Chirurgische Exploration einschließlich Biopsie und Zytologie

S10 Datum der definitiven chirurgischen Behandlung

Wird nach primärer Drainage in einer 2. Sitzung eine Tumorresektion vorgenommen, gilt der Zeitpunkt der Resektion als Datum der definitiven chirurgischen Behandlung.

S11 Leberresektion

Als atypische Leberresektion wird die Entfernung von Leberabschnitten im Anschluß an den Tumor bezeichnet, bei der auf den Segmentaufbau der Leber keine Rücksicht genommen wird. Demgegenüber wird die Entfernung von einem oder mehreren Segmenten der Leber als anatomische Leberresektion verschlüsselt (s. Couinaud-Einteilung der Lebersegmente, S. 19.22).

S12 Verwendete Drains

Bei der endoskopischen bilioduodenalen Drainage (oft wenig korrekt als Prothese oder Endoprothese bezeichnet) und bei der perkutanen Galleableitung können entweder Kunststoffdrains (z. B. Mono-Pigtail, Bi-Pigtail, Spiraldrains) oder Metallstents (z. B. Wallstent) verwendet werden.

S 13 Suffizienz der präliminaren Galleableitung

Eine präliminare Galleableitung gilt als suffizient, wenn das Gesamtbilirubin zumindest auf 10 mg/dl absinkt und der Quickwert 80% oder mehr beträgt.

S 14 Nachblutung

Eine Nachblutung liegt vor, wenn sie kreislaufwirksam ist oder eine Bluttransfusion oder eine operative Revision erforderlich macht.

S 15 Histologischer Tumortyp

Die Bestimmung des histologischen Tumortyps erfolgt nach den Empfehlungen der 2. Auflage der WHO-Klassifikation [1]. Die in Frage kommenden Tumortypen sind:

Tumortyp	ICD-O-Code-Nr.	Anmerkung
Adenokarzinom o. n. A.	8140/3	(1)
Zystadenokarzinom (Karzinom in benignem Zystadenom)	8440/3	(2)
Papilläres Adenokarzinom	8260/3	(3)
Adenokarzinom vom Intestinaltyp	8144/4	(4)
Muzinöses Adenokarzinom	8480/3	(5)
Klarzell-Adenokarzinom	8310/3	(6)
Siegelringzellkarzinom	8490/3	(7)
Adenosquamöses Karzinom	8560/3	(8)
Plattenepithelkarzinom	8070/3	(8)
Kleinzelliges Karzinom (Haferzellkarzinom, Oat-cell-Karzinom)	8041/3	(9)
Undifferenziertes Karzinom	8020/3	(10)

Anmerkungen:

(1) *Adenokarzinome o. n. A.* sind die weitaus häufigsten extrahepatischen Gallengangskarzinome (etwa 85%). In der Häufigkeit folgen papilläres Adenokarzinom mit 8% und muzinöses Adenokarzinom mit 5% [8]; alle anderen Tumortypen sind selten (Häufigkeiten von jeweils unter 1%).

(2) *Zystadenokarzinome* sind Adenokarzinome, die makroskopisch ein- oder vielkammerig sind und durch maligne Umwandlung aus Zystadenomen entstehen.

(3) Ein *papilläres Adenokarzinom* wird nur dann diagnostiziert, wenn das Adenokarzinom *überwiegend* aus papillären Strukturen besteht. Es zeigt die beste Prognose von allen hier aufgeführten Karzinomen.

(4) *Adenokarzinome vom Intestinaltyp* zeigen in den tubulären oder papillären Strukturen überwiegend Zellen vom Intestinaltyp, d. h. Becherzellen oder Zylinderzellen wie im Kolon oder beides, mit oder ohne endokrine und Paneth-Zellen.

(5) *Muzinöse Adenokarzinome* sind Adenokarzinome, die zu mehr als 50% extrazellulären Schleim enthalten.

(6) *Klarzell-Adenokarzinome* bestehen vorwiegend aus glykogenreichen klaren Zellen mit deutlichen Zellgrenzen und hyperchromatischen Kernen.

(7) Ein *Siegelringzellkarzinom* soll nur dann diagnostiziert werden, wenn der Tumor überwiegend aus Siegelringzellen besteht. Siegelringzellen kommen in geringer Menge auch in muzinösen Adenokarzinomen vor.

(8) Als *Plattenepithelkarzinome* werden nur solche Karzinome bezeichnet, die ausschließlich plattenepitheliale Differenzierung zeigen. Finden sich zusätzlich auch drüsig differenzierte Areale, wird der Tumor als *adenosquamöses Karzinom* diagnostiziert.

(9) *Kleinzellige Karzinome* können auch umschriebene Anteile von adenokarzinomatösen Strukturen enthalten, ohne daß dies die Klassifikation beeinflußt. Manche kleinzelligen Karzinome zeigen karzinoidähnliche Strukturen, für ein kleinzelliges Karzinom sprechen eine diffuse Chromatinverteilung, Mitosen und Nekroseareale. Neuronspezifische Enolase ist sowohl in kleinzelligen Karzinomen als auch in Karzinoidtumoren nachweisbar; Nachweis von vielen serotoninhaltigen Zellen spricht für einen Karzinoidtumor.

(10) *Undifferenzierte Karzinome* sind maligne epitheliale Tumoren, in denen drüsige Strukturen und plattenepitheliale Differenzierung fehlen oder nur in ganz umschriebenen Arealen erkennbar sind, und bei denen auch die Charakteristika kleinzelliger Karzinome nicht vorhanden sind. Diese Karzinome ähneln Sarkomen und bestehen aus unterschiedlichen Anteilen von spindeligen, polygonalen und Riesenzellen. Der immunhistologische Nachweis von Zytokeratinen ist zur Abgrenzung gegenüber Sarkomen hilfreich.

S 16 Grading

Spezielle Regeln für das Grading sind bisher nicht publiziert worden.

Bei unterschiedlichem Differenzierungsgrad verschiedener Partien des Tumors erfolgt die Einordnung nach dem ungünstigsten Differenzierungsgrad.

Siegelringzellkrebse werden immer als G3, kleinzellige und undifferenzierte Karzinome immer als G4 klassifiziert.

S 17 Perineuralinvasion

Der Nachweis einer Perineuralinvasion spricht für eine Verschlechterung der Prognose, und zwar unabhängig von anderen Einflußfaktoren [5].

S 18 Dysplasie

„Dysplasie" bezeichnet ausschließlich zweifelsfreie neoplastische nichtinvasive Epithelveränderungen mit erhöhtem Risiko für eine Karzinomentstehung (präkanzeröse Läsion). Je nach dem Ausmaß der zytologischen Atypien und des Verlustes der Polarität kann die Dysplasie als niedriggradig (gering oder mäßig) oder hochgradig (schwer) bezeichnet werden. Dysplasien treten in den ableitenden Gallengängen am häufigsten in einer nicht oder nur flach erhabenen Schleimhaut auf, seltener als herdförmige polypöse Bildungen (Adenome) oder als Papillomatose. Als solche versteht man rezidivierende papillär-polypöse Bildungen, die ausgedehnte Areale der extrahepatischen Gallengänge befallen und sich auch in die Gallenblase oder in die intrahepatischen Gallengänge ausbreiten können.

Eine Unterscheidung zwischen hochgradiger Dysplasie und Carcinoma in situ wird nicht vorgenommen, da die Abgrenzung schwierig, subjektiv und oft unmöglich ist und keine klinische Relevanz hat.

Dysplasie und Carcinoma in situ können in erster Linie in direktem Anschluß an das infiltrative Karzinom, u. U. auch an weiter entfernten Stellen der Schleimhaut nachgewiesen werden.

Dysplasie und Carcinoma in situ können sich in einer Schleimhaut mit pylorischer Metaplasie, mit intestinaler Metaplasie oder mit Plattenepithelmetaplasie entwickeln. Diese metaplastischen Veränderungen werden gesondert unter „Begleitende tumorähnliche Läsionen" dokumentiert.

S 19 Pylorische Metaplasie

„Pylorische Metaplasie" bezeichnet das Vorkommen von Drüsen vom Typ der Pylorusdrüsen in den extrahepatischen Gallengängen. Sie bilden kleine Läppchen und werden ausgekleidet von Zylinderzellen mit basal gelegenen Kernen und vakuolisiertem schleimhaltigem Zytoplasma. Gelegentlich sind endokrine und Paneth-Zellen eingestreut.

S 20 Intestinale Metaplasie

Bei „intestinaler Metaplasie" ist das normale Epithel der Gallenblase herdförmig durch Becherzellen ersetzt. Zusätzlich können – zumeist in geringerem Ausmaß – auch Paneth- und endokrine Zellen, Zellen mit Mikrovilli vom intestinalen Typ und/oder Epithel vom Typ des Oberflächenepithels im Magen vorkommen. Ausnahmsweise findet man intestinale Metaplasien ohne Becherzellen, ausschließlich mit den übrigen Zelltypen.

Kombinationen von pylorischer und intestinaler Metaplasie kommen nicht selten vor.

Metaplasien dieser Art finden sich vorwiegend bei Gallensteinkrankheit. In diesen Metaplasien können sich Dysplasien und Karzinome entwickeln.

S 21 Histologische Befunde an den Resektionsrändern

Als „laterale" Resektionsränder werden jene bezeichnet, die von der Lichtung aus gesehen nach außen gegen die umgebenden Strukturen gerichtet sind. Es handelt sich entweder um die Resektionsflächen im Bereich des perimuskulären Bindegewebes oder jene in mitresezierten angrenzenden Organen wie Pankreas, Leber und anderen. Der duodenale Resektionsrand entfällt bei partieller Duodenopankreatektomie.

S 22 Minimaler Sicherheitsabstand (in mm)

Eine histologische Messung kann beim leber- und duodenalwärtigen Resektionsrand unterbleiben, wenn sich bei der Untersuchung der Resektionslinien ein freier Abstand von mehr als 15 mm ergibt.

Literatur

[1] Albores-Saavedra J, Henson DE, Sobin LH (1991) Histological typing of tumours of the gallbladder and extrahepatic bile ducts. 2nd edn. WHO international histological classification of tumours. Springer, Berlin Heidelberg New York Tokyo
[2] Altemeier WA, Gall EA, Zinninger MM, Howorth PI (1957) Sclerosing carcinoma of the major intrahepatic bile ducts. Ann Surg 75:450–461
[3] Beazley AM, Hadjis N, Benjamin IS, Blumgart LH (1984) Clinico-pathological aspects of high bile duct cancer. Ann Surg 199:623–636
[4] Bismuth H, Corlette MB (1975) Intrahepatic cholangioenteric anastomosis in carcinoma of the hilus of the liver. Surg Gynec Obstet 140:170–178
[5] Bhuiya MR, Nimura Y, Kamiya J, Kondo S, Nagino M, Hayakawa N (1993) Clinicopathologic factors influencing survival of the patients with bile duct carcinoma: A multivariate statistical analysis. In: Takahashi T (ed) Recent advances in management of digestive cancer. Springer, Berlin Heidelberg New York Tokyo
[6] Gebhardt C (1986) Maligne Tumoren der extrahepatischen Gallenwege. In: Gall FP, Hermanek P, Tonak J (Hrsg) Chirurgische Onkologie. Springer, Berlin Heidelberg New York Tokyo
[7] Hagenmüller F (1991) Tumoren des biliären Systems. In: Ottenjann R, Classen M (Hrsg) Gastroenterologische Endoskopie. Lehrbuch und Atlas. Enke, Stuttgart
[8] Henson DE, Albores-Saavedro J, Corle D (1992) Carcinoma of the extrahepatic bile ducts. Cancer 70:1498–1501
[9] Klatskin G (1965) Adenocarcinoma of the hepatic duct at its bifurcation within the porta hepatis. Am J Med 38:241–256
[10] Longmire WP, Mc Arthur MS, Bastounis EA, Hiatt J (1973) Carcinoma of the extrahepatic biliary tract. Ann Surg 178:333–345
[11] Lygidakis AJ, van der Heyde MN (1989) Surgery for primary cholangiocarcinoma of the porta hepatis. In: Lygidakis NJ, Tytgat GNJ (eds) Hepatobiliary and pancreatic malignancies. Thieme, Stuttgart New York
[12] Rosai J (1989) Ackerman's surgical pathology. 7th edn. Mosby, St. Louis Toronto Washington/DC
[13] Sameshima Y, Uchimura M, Muto Y, Maeda J, Tsuchiyama H (1987) Coexistent carcinoma in congenital dilation of the bile duct and anomalous arrangement of the pancreatico-bile duct. Carcinogenesis of coexistent carcinoma. Cancer 60:1883–1890

[14] Tio TL, Wijers OB, Sars PRA, Tytgat GNJ (1991) Endosonographic TNM staging of extrahepatic bile duct cancer: comparison with pathological staging. Gastroenterology 100:1351–1361

[15] UICC (1993) TNM Supplement 1993. A commentary on uniform use (Hermanek P, Henson DE, Hutter RVP, Sobin LH, eds). Springer, Berlin Heidelberg New York Tokyo

Weiterführende Literatur

Ahlgren JD, Macdonald JS (1992) Gastrointestinal oncology. Lippincott, Philadelphia

Millward-Sadler GH, Wright R, Arthur MJP (1992) Wright's liver and biliary disease. 3rd edn. W. B. Saunders, Philadelphia London Toronto Montreal Sydney Tokyo

Sherlock S, Dooley J (1992) Diseases of the liver and biliary system, 9th edn. Blackwell, Oxford

Extrahepatische Gallengänge: Schema zur TNM/pTNM-Klassifikation

		(p)TNM	Stadium
Primärtumor	☐ Primärtumor kann nicht beurteilt werden	(p)TX	–
	☐ Kein Anhalt für Primärtumor	(p)T0	–
	☐ Carcinoma in situ	(p)Tis	0
	☐ Tumor infiltriert Schleimhaut	(p)T1a	I
	☐ Tumor infiltriert Muskulatur	(p)T1b	I
	☐ Tumor infiltriert perimuskuläres Bindegewebe	(p)T2	II
	☐ Tumor infiltriert Nachbarstrukturen	(p)T3	IVA
	☐ Tumor infiltriert lediglich in Gallenblase	(p)T3a	IVA
	☐ Tumor infiltriert in andere Nachbarorgane und/oder V. portae, V. cava inferior, V. hepatica propria	(p)T3b	IVA
Regionäre Lymphknoten	☐ Regionäre Lymphknoten können nicht beurteilt werden	(p)NX	–
	☐ Keine regionären Lymphknotenmetastasen	(p)N0	–
	☐ Regionäre Lymphknotenmetastasen am Ductus cysticus, um den Ductus choledochus und/oder am Leberhilus (im Lig. hepatoduodenale)	(p)N1	III
	☐ Regionäre Lymphknotenmetastasen um Pankreaskopf/periduodenal, periportal, zöliakal und/oder an A. mesenterica superior	(p)N2	III
Fernmetastasen	☐ Vorhandensein von Fernmetastasen kann nicht beurteilt werden	(p)MX	–
	☐ Keine Fernmetastasen	(p)M0	–
	☐ Fernmetastasen nur in nichtregionären Lymphknoten	(p)M1a	IVB
	☐ Fernmetastasen an anderen Lokalisationen (ausgenommen Peritoneum und Pleura)	(p)M1b	IVB
	☐ Peritoneal- oder Pleurametastasen	(p)M1c	IVB

```
TNM:      T_____    N___    M_____
                                         Stadium_____
pTNM:     pT_____   pN___   pM_____
```

Erfordernisse für pTNM:

pT: Histologische Untersuchung des Primärtumors ohne makroskopisch erkennbaren Tumor an den Resektionsrändern oder mikroskopische Bestätigung der Infiltration von Nachbarstrukturen (pT3).

pN0: Histologische Untersuchung von 3 oder mehr regionären Lymphknoten.

pN1: Mikroskopische Bestätigung von Metastasen in Lymphknoten des Lig. hepatoduodenale (um Ductus cysticus, um Ductus choledochus, am Leberhilus).

pN2: Mikroskopische Bestätigung von Metastasen in regionären Lymphknoten um den Pankreaskopf/periduodenal, periportal, zoeliakal und/oder an A. mesenterica superior.

pM1: Mikroskopischer (histologischer oder zytologischer) Nachweis von Fernmetastasen.

22 – Karzinom der Ampulla Vateri

Die organspezifische Dokumentation „Karzinom der Ampulla Vateri" ist für invasive Karzinome der Ampulla Vateri (Ampulla hepatopancreatica) anwendbar. Eingeschlossen sind die Tumoren der Papilla Vateri (Papilla duodeni major), d. h. der Erhebung am Rande der Plica longitudinalis duodeni, an der sich die Ampulle öffnet [11].

Mit dieser Dokumentation werden *nicht* erfaßt:
- sog. In-situ-Karzinome (intraepitheliales Karzinom einschl. hochgradige Dysplasie),
- endokrine Tumoren (Karzinoidtumor, gemischtes Karzinoid-Adenokarzinom),
- nichtepitheliale Tumoren wie Rhabdomyosarkom, Kaposi-Sarkom, Leiomyosarkom, malignes fibröses Histiozytom, Angiosarkom,
- Karzinosarkom,
- malignes Melanom,
- maligne Lymphome.

Früher war der Begriff „periampulläres Karzinom" [3, 4, 8] gebräuchlich. Er umfaßte neben dem Karzinom der Ampulla Vateri Karzinome des terminalen Ductus choledochus (heute extrahepatische Gallengangskarzinome), des Endstückes des Ductus Wirsungianus (heute Pankreaskopfkarzinome) und des an die Papille angrenzenden Duodenums (heute Duodenalkarzinome). Durch die zunehmende Differenzierung wurden für diese verschiedenen Tumoren unterschiedliche TNM-Klassifikationen eingeführt, weshalb eine Zusammenfassung als periampulläres Karzinom obsolet ist. Allerdings gibt es fortgeschrittene Tumoren dieser Region, bei denen eine eindeutige Zuordnung zu Ampulle, Duodenum, extrahepatischem Gallengang oder Pankreas nicht möglich ist. Diese Tumoren, von Rosai [8] als „Karzinome der pankreatobiliären Region" bezeichnet, müssen entweder als C 24.8 (Tumor, der mehrere Teilbereiche der Gallengänge befällt) oder als C 26.8 (Tumor, dessen Ursprungsort im Verdauungstrakt nicht feststellbar ist) klassifiziert werden. Für diese Tumoren ist eine organspezifische Dokumentation nicht möglich; sie sollen in der Basisdokumentation erfaßt werden.

22.3

ADT Arbeitsgemeinschaft Deutscher Tumorzentren

Karzinom der Ampulla Vateri

Kenn-Nr. (A1)	2 2	2
Klinik-Nr. u. Fachrichtung (A2)		9
Patientenidentifikation (A3)		16
Geburtsdatum	Tag Mon. Jahr	22
Geschlecht (M = Männlich, W = Weiblich)		23
Tumoridentifikations-Nr. (A4)		24
Bogen-Nr. (A5)	1	25

I. PRÄTHERAPEUTISCHE DATEN

A. Aufnahmedatum und Anlaß für Arztbesuch (A6)

Aufnahmedatum Tag _____ Monat _____ Jahr _____ ⟶ Tag Mon. Jahr ☐ 31

Anlaß für Arztbesuch
T = Tumorsymptomatik führte zum Arzt, V = Nicht-gesetzliche Vorsorgeuntersuchung, S = Selbstuntersuchung,
L = Nachsorgeuntersuchung (Langzeitbetreuung), A = Andere Ursachen, X = Unbekannt ☐ 32

B. Anamnese, präkanzeröse Bedingungen und Läsionen

Datum der ersten ärztlichen Tumor(verdachts)diagnose (A7) Tag ___ Monat ___ Jahr ___ ⟶ Tag Mon. Jahr ☐ 38

Familiäre adenomatöse Polypose (S1) N = Nein, J = Ja, ohne vorangegangene Kolektomie,
F = Ja, früher Kolektomie ☐ 39

	N = Nein	J = Ja	X = F.A.	
Adenom(e) der Ampulla	○	○	○	☐ 40
Adenom(e) des Duodenums	○	○	○	☐ 41
Gallensteinleiden	○	○	○	☐ 42

Vorangegangene Eingriffe an Gallenblase und/oder extrahepatischen Gallengängen (S2)
K = Keine, E = Endoskopisch, L = Laparoskopisch-chirurgisch, C = Konventionell-chirurgisch ☐ 43

C. Andere Primärtumoren (frühere, synchrone) (A8)

Frühere Tumorerkrankung? N = Nein, J = Ja, X = F.A. ☐ 44

Falls Tumor in Anamnese: Lokalisation C ⌊_⌊_⌊_⌋ Erkrankungsjahr 19 ⌊_⌊_⌋ C Lokalisation ☐☐☐☐ Jahr ☐ 50

Synchroner Primärtumor in anderem Organ? N = Nein, J = Ja ☐ 51

D. Allgemeine klinische Befunde

Klinische Symptomatik	N = Nein	J = Ja	X = F.A.	
Ikterus	○	○	○	☐ 52
Oberbauchschmerzen	○	○	○	☐ 53
Leistungsknick, Schwäche	○	○	○	☐ 54
Fieber	○	○	○	☐ 55
Gewichtsverlust (S3)	○	○	○	☐ 56

Tumorkomplikationen	N = Nein	J = Ja	
Cholangitis, Sepsis	○	○	☐ 57
Blutung (S4)	○	○	☐ 58

Allgemeiner Leistungszustand (nach ECOG) (A9)
0 = Normale, uneingeschränkte Aktivität wie vor der Erkrankung,
1 = Einschränkung bei körperlicher Anstrengung, aber gehfähig; leichte körperliche Arbeit bzw. Arbeit im Sitzen möglich,
2 = Gehfähig, Selbstversorgung möglich, aber nicht arbeitsfähig; kann mehr als 50% der Wachzeit aufstehen,
3 = Nur begrenzte Selbstversorgung möglich; 50% oder mehr der Wachzeit an Bett oder Stuhl gebunden,
4 = Völlig pflegebedürftig, keinerlei Selbstversorgung möglich; völlig an Bett oder Stuhl gebunden, X = Unbekannt ☐ 59

Wagner/Hermanek: Organspezifische Tumordokumentation © Springer-Verlag 1995

22.5

Karzinom der Ampulla Vateri

K-Nr.	Patienten-Id.	T-Id.	B-Nr.
2 2			1

Gravierende Begleiterkrankungen (A10) N = Nein   J = Ja   X = F.A.

	N	J	X	
Stärker eingeschränkte Lungenfunktion	○	○	○	60
Schwerwiegende Herzerkrankung	○	○	○	61
Zerebrale Durchblutungsstörung	○	○	○	62
Periphere arterielle Durchblutungsstörung	○	○	○	63
Stärker eingeschränkte Nierenfunktion	○	○	○	64
Leberzirrhose	○	○	○	65
Behandlungsbedürftiger Diabetes mellitus	○	○	○	66
Andere Begleiterkrankungen	○	○	○	67

Einschätzung des Operationsrisikos (A10)
1 = ASA I, 2 = ASA II, 3 = ASA III, 4 = ASA IV, 5 = ASA V, X = F.A.   ☐ 68

E. Diagnostik (A11)

Durchgeführte Untersuchungen	U = Unauffällig	P = Pathologisch	N = Nicht durchgeführt	
Gastroduodenoskopie	○	○	○	69
Sonographie	○	○	○	70
CT Abdomen (i.v.-Kontrastmittelbolus)	○	○	○	71
CT-Portogramm	○	○	○	72
ERCP	○	○	○	73
Perkutane transhepatische Cholangioskopie	○	○	○	74
NMR	○	○	○	75
Angiographie	○	○	○	76

Laborchemische Cholestase bei Diagnose   N = Nein, J = Ja, X = F.A.   ☐ 77

Laborwerte am Tag der definitiven Therapie (S5)

Gesamtbilirubin   1 = bis 1,5 mg/dl, 2 = >1,5–10 mg/dl, 3 = >10 mg/dl, X = F.A.   ☐ 78

Quick-Wert   1 = ≥80%, 2 = 70–79%, 3 = 50–69%, 4 = 40–49%, 5 = <40%, X = F.A.   ☐ 79

Prätherapeutische mikroskopische Diagnose
K = Keine, I = Endoskopische Inzisionsbiopsie, S = Endoskopische Schlingenbiopsie,
Z = Zytologie, M = Metastasendiagnose   ☐ 80

Intraoperative mikroskopische Diagnose
K = Keine, M = Metastasendiagnose, I = Transduodenale Inzisionsbiopsie, S = Stanzbiopsie, histologisch
F = Feinnadelbiopsie, zytologisch, T = Totale Biopsie   ☐ 81

F. Tumorlokalisation

Lokalisation des Primärtumors (nach Tumorlokalisationsschlüssel) (A12)   C 2 4 1 84

Korrektur der Lokalisation (A12)
N = Nein, G = Ja, Gleicher Bogen, A = Ja, Anderer Bogen   ☐ 85

G. TNM-Klassifikation und klinisches Stadium

Primärtumor

Invasion jenseits Ampulla Vateri   N = Nein   J = Ja   X = F.A.

	N	J	X	
Duodenalwand	○	○	○	86
Pankreas bis 2 cm	○	○	○	87
Pankreas mehr als 2 cm	○	○	○	88
Andere Nachbarorgane	○	○	○	89

Wagner/Hermanek: Organspezifische Tumordokumentation   © Springer-Verlag 1995

Karzinom der Ampulla Vateri

K-Nr. **2 2** Patienten-Id. T-Id. B-Nr. **1**

Regionäre Lymphknoten (S6) F = Tumorfrei M = Metastase X = F.A.

	F	M	X	
LK oberhalb Pankreaskopf und -körper	○	○	○	90
LK unterhalb Pankreaskopf und -körper	○	○	○	91
Vordere pankreatikoduodenale LK	○	○	○	92
Pylorische LK	○	○	○	93
Proximale (obere) mesenteriale LK	○	○	○	94
Hintere pankreatikoduodenale LK	○	○	○	95
LK am Ductus choledochus	○	○	○	96

Fernmetastasen   N = Nein, J = Ja, X = F.A.   97

Wenn ja, Lokalisation (A14)
1. _____ 1. 100
2. _____ 2. 103
3. _____ 3. 106

Klinische TNM-Klassifikation (A15, S7 und Schema S. 22.20)

y ⊔ T ⊔ (m) ⊔ C ⊔   y T (m) C 110
N ⊔ C ⊔   N C 112
M ⊔⊔ C ⊔   M C 115

Zusätzliche Angabe zu M (A15) 0 = Entfällt, da Makrometastasen, 1 = (mi) Mikrometastasen (± isolierte Tumorzellen), 2 = (i) Nur isolierte Tumorzellen, X = F.A.   116

Klinisches Stadium (A16 und Schema S. 22.20)
1 = Stadium I, 2 = Stadium II, 3 = Stadium III, 4 = Stadium IV, X = F.A.   117

H. Sonstige Tumorbefunde

Tumorgröße (maximale Ausdehnung in mm)   (XXX = F.A.)   ⊔⊔⊔   120

Makroskopischer Tumortyp (S8)
A = Ampullentyp, D = Duodenaltyp, M = Mischtyp, X = F.A.   121

Wagner/Hermanek: Organspezifische Tumordokumentation © Springer-Verlag 1995

ADT Arbeitsgemeinschaft Deutscher Tumorzentren

Karzinom der Ampulla Vateri

Kenn-Nr. (A1)	`2 2`	2
Klinik-Nr. u. Fachrichtung (A2)		9
Patientenidentifikation (A3)		16
Geburtsdatum	Tag Mon. Jahr	22
Geschlecht (M = Männlich, W = Weiblich)		23
Tumoridentifikations-Nr. (A4)		24
Bogen-Nr. (A5)	`2`	25

II. DATEN ZUR THERAPIE

A. Vorgesehene und durchgeführte Therapiemodalitäten (A1)

	N = Nein	J = Ja*	X = F.A.	
Operation	○	○	○	26
Bestrahlung	○	○ ○	○	28
Chemotherapie, systemische	○	○	○	29
Chemotherapie, lokale	○	○	○	30
Hormontherapie	○	○	○	31
Immuntherapie	○	○	○	32
Sonstige Therapie	○	○	○	33

* Bei mehr als einer durchgeführten Therapiemodalität die zeitliche Reihenfolge der Maßnahmen durch Ziffern kennzeichnen.
(Wenn nicht-chirurgische Therapie durchgeführt, zusätzliche Therapiebögen der erweiterten Basisdokumentation ausfüllen!)

B. Chirurgische Behandlung

Datum der definitiven chirurgischen Behandlung (S9) Tag _____ Monat _____ Jahr _____ Tag Mon. Jahr   39

Primärtumor

Art des definitiven chirurgischen Vorgehens
L = Explorative Laparotomie, E = Endoskopische bilioduodenale Drainage, P = Perkutane transhepatische externe Drainage,
N = Nasobiliäre Sonde, G = Galleableitung im Rendezvous-Verfahren, B = Biliodigestive Anastomose,
G = Gastroenteroanastomose, K = Kombination von B und G, R = Tumorresektion   40

Operationszugang
KC = Konventionell-chirurgisch, PE = Perkutan-endoskopisch, KP = KC+PE,
EE = Endoluminal-endoskopisch, KE = KC+EE, EP = EE+PE   42

Zeitlicher Ablauf der operativen Therapie   E = Einzeitig, M = Mehrzeitig   43

Art des Ersteingriffs
K = Keiner, L = Explorative Laparotomie, E = Endoskopische bilioduodenale Drainage,
T = Transhepatische perkutane externe Drainage, N = Nasobiliäre Sonde, R = Galleableitung
im Rendezvous-Verfahren, P = Papillotomie, C = Chirurgische Galleableitung, S = Sonstige Verfahren   44

Suffizienz der präliminaren Galleableitung (S10)
K = Keine präliminare Galleableitung, N = Nein, J = Ja   45

Art der Tumorresektion
K = Keine Tumorresektion, L = Lokale Exzision der Papille, P = Partielle Duodenopankreatektomie, A = Andere   46

Beschaffenheit des Restpankreas
W = Weich, D = Derb, E = Entfällt (keine partielle Pankreatektomie)   47

Versorgung des Restpankreas
B = Blindverschluß, A = Anastomose, E = Entfällt (keine partielle Pankreatektomie)   48

Pankreasokklusion
N = Nein, J = Ja, E = Entfällt (keine partielle Pankreatektomie)   49

Entfernung anderer Nachbarstrukturen
N = Nein, E = En bloc, G = Getrennt   50

Wagner/Hermanek: Organspezifische Tumordokumentation © Springer-Verlag 1995

Karzinom der Ampulla Vateri

K-Nr. `2 2` Patienten-Id. `[ ]` T-Id. `[ ]` B-Nr. `2`

Operationen an regionären Lymphknoten (S6) K = Keine P = Partiell R = Radikal

	K	P	R	
LK oberhalb Pankreaskopf und -körper	○	○	○	51
LK unterhalb Pankreaskopf und -körper	○	○	○	52
Vordere pankreatikoduodenale LK	○	○	○	53
Pylorische LK	○	○	○	54
Proximale (obere) mesenteriale LK	○	○	○	55
Hintere pankreatikoduodenale LK	○	○	○	56
LK am Ductus choledochus	○	○	○	57

Entfernung von Fernmetastasen N = Nein, J = Ja   `[ ]` 58

Örtliche Tumorzelldissemination (Schnitt durch Tumorgewebe) N = Nein, J = Ja   `[ ]` 59

Dauer der Operation (in Minuten)   `[ ][ ][ ][ ]` 62

Dauer der Intensivbehandlung (in Tagen)   `[ ][ ][ ]` 64

Zahl der verabreichten Blutkonserven (A17)   `[ ][ ][ ]` 66

C. Klinische R-Klassifikation und Gesamtbeurteilung des Tumorgeschehens

Klinische R-Klassifikation (A18)
0 = Kein Residualtumor (R0), 1 = Nur mikroskopischer Residualtumor (R1), 2 = Makroskopischer Residualtumor, mikroskopisch nicht bestätigt (R2a), 3 = Makroskopischer Residualtumor, auch mikroskopisch bestätigt (R2b), X = Unbestimmt (RX)   `[ ]` 67

Lokalisation von Residualtumor N = Nein J = Ja

	N	J	
Lokoregionär	○	○	68
Fernmetastase(n)	○	○	69

Gesamtbeurteilung des Tumorgeschehens bei nicht-chirurgischer Therapie (A19)
V = Vollremission, T = Teilremission, B = Klinische Besserung des Zustandes, Kriterien für Teilremission jedoch nicht erfüllt, K = Keine Änderung, D = Divergentes Geschehen, P = Progression, U = Beurteilung unmöglich, X = F.A.   `[ ]` 70

D. Frühe Komplikationen der Therapie

Chirurgische Komplikationen N = Nein J = Ja

	N	J	
Nachblutung (S11)	○	○	71
Abszess	○	○	72
Gallefistel	○	○	73
Cholangitis	○	○	74
Sepsis	○	○	75
Pankreatitis	○	○	76
Leberversagen	○	○	77
Andere chirurgische Komplikation(en)	○	○	78

Nicht-chirurgische Komplikationen N = Nein J = Ja

	N	J	
Kardio-pulmonale Komplikationen	○	○	79
Renale Komplikationen	○	○	80
Andere nicht-chirurgische Komplikation(en)	○	○	81

Sekundäre operative Eingriffe (A20) N = Nein, J = Ja   `[ ]` 82

Falls ja, Art des Eingriffs nach ICPM   `5[ ][ ][ ][ ]`   `5[ ][ ][ ]` 88

Postoperativer Exitus (A21)
N = Nein, I = Innerhalb von 30 Tagen nach Operation, S = Später   `[ ]` 89

22.13

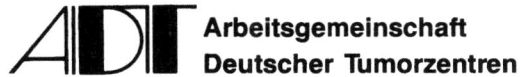
Arbeitsgemeinschaft Deutscher Tumorzentren

Karzinom der Ampulla Vateri

Kenn-Nr. (A1)	`2 2`	2
Klinik-Nr. u. Fachrichtung (A2)		9
Patientenidentifikation (A3)		16
Geburtsdatum	Tag Mon. Jahr	22
Geschlecht (M = Männlich, W = Weiblich)		23
Tumoridentifikations-Nr. (A4)		24
Bogen-Nr. (A5)	`3`	25

III. DATEN ZUR PATHOLOGIE

Untersuchungsmaterial Primärtumor (A22)
K = Keine Untersuchung, Z = Nur Zytologie, B = Biopsie ohne Tumorresektion, T = Tumorteile (bei Tumorreduktion), R = Resektat ☐ 26

A. Histologischer Typ und Grading

Histologischer Tumortyp nach ICD-O (A23, S12)   M └─┴─┴─┴─┘ / └3┘   M ☐☐☐☐ `3` 31

Bestätigung der Tumorhistologie durch andere Institution (A23)
N = Nein, R = Register oder Referenzpathologie einer Studie, A = Anderes Pathologisches Institut, B = R+A ☐ 32

Grading (A24)   1 = G1, 2 = G2, 3 = G3, 4 = G4, L = Low Grade (G1–2), H = High Grade (G3–4), X = G.X. ☐ 33

B. pTNM-Klassifikation und pathologisches Stadium

Primärtumor

Invasion jenseits Ampulla Vateri   N = Nein   J = Ja   X = F.A.

	N	J	X	
Duodenalwand	○	○	○	☐ 34
Pankreas bis 2 cm	○	○	○	☐ 35
Pankreas mehr als 2 cm	○	○	○	☐ 36
Andere Nachbarorgane	○	○	○	☐ 37

Regionäre Lymphknoten (S6)   F = Tumorfrei   M = Metastase(n)   X = Nicht untersucht

	F	M	X	
LK oberhalb Pankreaskopf und -körper	○	○	○	☐ 38
LK unterhalb Pankreaskopf und -körper	○	○	○	☐ 39
Vordere pankreatikoduodenale LK	○	○	○	☐ 40
Pylorische LK	○	○	○	☐ 41
Proximale (obere) mesenteriale LK	○	○	○	☐ 42
Hintere pankreatikoduodenale LK	○	○	○	☐ 43
LK am Ductus choledochus	○	○	○	☐ 44

Zahl untersuchter regionärer Lymphknoten   └─┴─┴─┘   ☐ 46

Zahl befallener regionärer Lymphknoten   └─┴─┴─┘   ☐ 48

Fernmetastasen   K = Keine nachgewiesen, Z = Zytologisch bestätigt, H = Histologisch bestätigt   ☐ 49

Lokalisation mikroskopisch nachgewiesener Fernmetastasen (A14)

1. _____   1. ☐☐☐ 52
2. _____   2. ☐☐☐ 55
3. _____   3. ☐☐☐ 58

pTNM-Klassifikation (A25 und Schema S. 22.20)
   y └─┘ pT └─┘ (m) └─┘ pN └─┘ pM └─┴─┴─┘   y pT (m) pN pM   ☐☐☐☐☐ 64

Zusätzliche Angabe zu pN (A15) (mi) Nur Mikrometastasen?   N = Nein, J = Ja, X = F.A.   ☐ 65

Zusätzliche Angabe zu pM (A15)   0 = Entfällt, da Makrometastasen, 1 = (mi) Mikrometastasen (±isolierte Tumorzellen), 2 = (i) Nur isolierte Tumorzellen, X = F.A.   ☐ 66

Pathologisches Stadium (A26 und Schema S. 22.20)
1 = Stadium I, 2 = Stadium II, 3 = Stadium III, 4 = Stadium IV, X = F.A.   ☐ 67

Wagner/Hermanek: Organspezifische Tumordokumentation   © Springer-Verlag 1995

Karzinom der Ampulla Vateri

K-Nr.	Patienten-Id.	T-Id.	B-Nr.
2 2			3

C. Weitere Befunde und begleitende Veränderungen

Tumorgröße (größte Ausdehnung in mm)   (XXX = F.A.) |_|_|_| ▢▢▢ 70

Makroskopischer Tumortyp (S8)
1 = Duodenaltyp, 2 = Ampullentyp, 3 = Mischtyp, X = F.A.   ▢ 71

Lymphgefäßinvasion (L-Klassifikation) (A27)
0 = Keine Lymphgefäßinvasion (L0), 1 = Lymphgefäßinvasion (L1), X = F.A. (LX)   ▢ 72

Veneninvasion (V-Klassifikation) (A27)
0 = Keine Veneninvasion (V0), 1 = Mikroskopische Veneninvasion (V1), 2 = Makroskopische Veneninvasion (V2), X = F.A. (VX)   ▢ 73

Perineuralscheideninvasion
N = Nein, J = Ja, X = F.A.   ▢ 74

Entstehung auf dem Boden eines Adenoms (S13)
N = Nein, J = Ja, X = F.A.   ▢ 75

Örtliche Tumorzelldissemination (Schnitt durch Tumorgewebe)
N = Nein, J = Ja   ▢ 76

Tumorbiologische Spezialuntersuchungen (A28)
N = Nein, J = Ja   ▢ 77

D. Definitive R-Klassifikation und weitere Angaben zur Radikalität

Histologische Befunde an den Resektionsrändern (S14)   F = Tumorfrei   T = Tumorbefallen   X = Nicht untersucht

	F	T	X	
Leberwärts	○	○	○	▢ 78
Duodenalwärts	○	○	○	▢ 79
Pankreaswärts	○	○	○	▢ 80

Definitive R-Klassifikation (A29)
0 = Kein Residualtumor (R0), 1 = Nur mikroskopischer Residualtumor (R1), 2 = Makroskopischer Residualtumor, mikroskopisch nicht bestätigt (R2a), 3 = Makroskopischer Residualtumor, auch mikroskopisch bestätigt (R2b), X = Unbestimmt (RX)   ▢ 81

Methodik der R-Klassifikation (A30)
K = Konventionell, S = „Sophisticated"   ▢ 82

Lokalisation von Residualtumor   N = Nein   J = Ja

	N	J	
Lokoregionär	○	○	▢ 83
Fernmetastasen	○	○	▢ 84

Minimaler Sicherheitsabstand (in mm) (S15)   (XX = F.A.)   Makroskopisch   Histologisch   Ma.   Hi.

	Makroskopisch	Histologisch	Ma.	Hi.	
Leberwärts	|_|_|	|_|_|	▢	▢	88
Duodenalwärts	|_|_|	|_|_|	▢	▢	92
Pankreaswärts	|_|_|	|_|_|	▢	▢	96

Wagner/Hermanek: Organspezifische Tumordokumentation © Springer-Verlag 1995

Spezielle Verschlüsselungsanweisungen

S1 Familiäre adenomatöse Polypose

Bei Patienten mit familiärer adenomatöser Polypose (FAP, Adenomatose) des Kolon finden sich häufig auch Adenome im Duodenum und an der Papille bzw. an der Ampulla Vateri [5]. Das relative Risiko zur Entwicklung von Adenokarzinomen der Ampulla beträgt im Vergleich zur Normalbevölkerung über 120 [6]. Daher werden bei Patienten mit FAP Vorsorgeuntersuchungen bezüglich Tumoren des Duodenums und der Ampulla Vateri vorgenommen.

S2 Vorangegangene Eingriffe an Gallengängen

Hier werden Eingriffe erfaßt, die wegen anderer Indikationen, z. B. unter der Diagnose Gallensteinkrankheit, an Gallenblase und/oder extrahepatischen Gallengängen vorgenommen wurden. Ausgeschlossen sind präliminare Eingriffe, die bei bereits bekannter Diagnose eines Ampullenkarzinoms im Rahmen einer mehrzeitigen chirurgischen Behandlung vorgenommen werden (s. Abschnitt II.B).

S3 Gewichtsverlust

Als Gewichtsverlust zählt nur die unbeabsichtigte Abnahme des Körpergewichts um mindestens 2 kg innerhalb der letzten 3 Monate.

S4 Blutung

Als Blutung werden sowohl Hämatemesis als auch Blut im Stuhl (makroskopisch und mikroskopisch) dokumentiert.

S5 Laborwerte am Tage der definitiven Therapie

Maßgeblich sind allein die Werte vor definitiver Therapie, nicht aber die bei präliminarer Galleableitung.

S6 Regionäre Lymphknoten

Regionäre Lymphknoten für die Ampulla Vateri sind
- Lymphknoten oberhalb des Pankreaskopfes und -körpers,
- Lymphknoten unterhalb des Pankreaskopfes und -körpers,
- vordere pankreatikoduodenale Lymphknoten,
- pylorische Lymphknoten,
- proximale mesenteriale Lymphknoten (am Stamm der A. mesenterica superior),
- hintere pankreatikoduodenale Lymphknoten,
- Lymphknoten um den Ductus choledochus.

Lymphknoten um den Pankreasschwanz und am Milzhilus gelten als nichtregionäre Lymphknoten (M 1 LYM).

S7 Klinische TNM-Klassifikation

C-Faktor

Primärtumor	C1: Klinische Untersuchung, Gastroduodenoskopie
	C2: Sonographie, ERCP, perkutane transhepatische Cholangiographie, CT, NMR, Angiographie, Biopsie, Zytologie
	C3: Chirurgische Exploration einschließlich Biopsie und Zytologie
Regionäre Lymphknoten	C1: –
	C2: CT, Sonographie, NMR
	C3: Chirurgische Exploration einschließlich Biopsie und Zytologie
Fernmetastasen	C1: Klinische Untersuchung, Standardröntgenaufnahmen
	C2: Röntgenaufnahmen in speziellen Projektionen, Schichtaufnahmen, CT, Sonographie, NMR, Angiographie, nuklearmedizinische Untersuchungen, Endoskopie, Biopsie und Zytologie
	C3: Chirurgische Exploration einschließlich Biopsie und Zytologie

S8 Makroskopischer Tumortyp

Die Unterteilung des makroskopischen Tumortyps erfolgt nach Oi [7]. Beim Ampullentyp befindet sich der Tumor in der Ampulle; bei endoskopischer Untersuchung zeigen sich oberflächlich an der Papille und der angrenzenden Duodenalschleimhaut normale Verhältnisse. Beim Duodenaltyp sind auch die Papille selbst, ihre Schleimhaut und z. T. die angrenzende Duodenalschleimhaut befallen. Während der Duodenaltyp endoskopisch leicht erkennbar ist, ist beim Ampullentyp höchstens eine stärkere Vorwölbung der Papille zu sehen. Die Einteilung nach Oi ist identisch mit jener von Cubilla u. Fitzgerald [2], in der der Ampullentyp als intraampullärer Typ und der Duodenaltyp als periampullärer Typ bezeichnet wird.

S9 Datum der definitiven chirurgischen Behandlung

Wird nach primärer Drainage in einer 2. Sitzung eine Tumorresektion vorgenommen, gilt der Zeitpunkt der Resektion als Datum der definitiven chirurgischen Behandlung.

S 10 Suffizienz der präliminaren Galleableitung

Eine präliminare Galleableitung gilt als suffizient, wenn das Gesamtbilirubin auf 10 mg/dl und weniger absinkt *und* der Quickwert 80 % oder mehr beträgt.

S 11 Nachblutung

Als Nachblutung werden Blutungen dokumentiert, die kreislaufwirksam sind oder eine Bluttransfusion oder eine operative Revision erforderlich machen.

S 12 Histologischer Tumortyp

Die Bestimmung des histologischen Tumortyps erfolgt nach den Empfehlungen der 2. Auflage der WHO-Klassifikation (1). Die in Frage kommenden Tumortypen sind:

Tumortyp	ICD-O-Code-Nr.	Anmerkung
Adenokarzinom o. n. A.	8140/3	(1)
Zystadenokarzinom	8440/3	(2)
Papilläres Adenokarzinom	8260/3	(3)
Adenokarzinom vom Intestinaltyp	8144/3	(4)
Muzinöses Adenokarzinom	8480/3	(5)
Klarzell-Adenokarzinom	8310/3	(6)
Siegelringzellkarzinom	8490/3	(7)
Adenosquamöses Karzinom	8560/3	(8)
Plattenepithelkarzinom	8070/3	(8)
Kleinzelliges Karzinom (Haferzell-, Oat-cell-Karzinom)	8041/3	(9)
Undifferenziertes Karzinom	8020/3	(10)

Anmerkungen:

(1) *Adenokarzinom o. n. A.* ist der weitaus häufigste Karzinomtyp (etwa 85 %). In der Häufigkeit folgen papilläres Adenokarzinom mit 8 % und muzinöses Adenokarzinom mit 5 % [5]; alle anderen Tumortypen sind selten (Häufigkeiten jeweils unter 1 %).

(2) *Zystadenokarzinome* sind Adenokarzinome, die makroskopisch ein- oder vielkammerig sind und durch maligne Umwandlung aus Zystadenomen entstehen.

(3) Ein *papilläres Adenokarzinom* wird nur dann diagnostiziert, wenn das Adenokarzinom *überwiegend* aus papillären Strukturen besteht. Es zeigt die beste Prognose von allen hier aufgeführten Karzinomen.

(4) *Adenokarzinome vom Intestinaltyp* zeigen in den tubulären oder papillären Strukturen überwiegend Zellen vom Intestinaltyp, d. h. Becherzellen oder Zylinderzellen wie im Kolon oder beides, mit oder ohne endokrine und Paneth-Zellen.

(5) *Muzinöse Adenokarzinome* sind Adenokarzinome, die zu mehr als 50 % extrazellulären Schleim enthalten.

(6) *Klarzell-Adenokarzinome* bestehen vorwiegend aus glykogenreichen klaren Zellen mit deutlichen Zellgrenzen und hyperchromatischen Kernen.

(7) Ein *Siegelringzellkarzinom* soll nur dann diagnostiziert werden, wenn der Tumor überwiegend aus Siegelringzellen besteht. Siegelringzellen kommen in geringer Menge auch in muzinösen Adenokarzinomen vor.

(8) Als *Plattenepithelkarzinome* werden nur solche Karzinome bezeichnet, die *ausschließlich* plattenepitheliale Differenzierung zeigen. Finden sich zusätzlich auch drüsig differenzierte Areale, wird der Tumor als *adenosquamöses Karzinom* diagnostiziert.

(9) *Kleinzellige Karzinome* können auch umschriebene Anteile von adenokarzinomatösen Strukturen enthalten, ohne daß dies die Klassifikation beeinflußt. Manche kleinzelligen Karzinome zeigen karzinoidähnliche Strukturen; für ein kleinzelliges Karzinom sprechen eine diffuse Chromatinverteilung, Mitosen und Nekroseareale. Neuronspezifische Enolase ist sowohl in kleinzelligen Karzinomen als auch in Karzinoidtumoren nachweisbar; Nachweis von vielen serotoninhaltigen Zellen spricht für einen Karzinoidtumor. Kleinzellige Karzinome verhalten sich aggressiv [10].

(10) *Undifferenzierte Karzinome* sind maligne epitheliale Tumoren, in denen drüsige Strukturen und plattenepitheliale Differenzierung fehlen oder nur in ganz umschriebenen Arealen erkennbar sind, und bei denen auch die Charakteristika kleinzelliger Karzinome nicht vorhanden sind. Diese Karzinome ähneln Sarkomen und bestehen aus unterschiedlichen Anteilen von spindeligen, polygonalen und Riesenzellen. Der immunhistologische Nachweis von Zytokeratinen ist zur Abgrenzung gegenüber Sarkomen und Lymphomen hilfreich.

S 13 Entstehung auf dem Boden eines Adenoms

Auch für Adenokarzinome der Ampulla Vateri gilt die Adenom-Karzinom-Sequenz, wie sie im Dickdarm schon lange bekannt ist. In etwa 70 % der Papillenkarzinome lassen sich Adenomreste nachweisen [9].

S 14 Histologische Befunde an den Resektionsrändern

Als „laterale" Resektionsränder werden jene bezeichnet, die von der Lichtung aus gesehen nach außen gegen die umgebenden Strukturen gerichtet sind. Es handelt sich entweder um die Resektionsflächen im Bereich des perimuskulären Bindegewebes oder jene in mitresezierten angrenzenden Organen wie Pankreas, Leber und anderen. Der duodenale Resektionsrand entfällt bei partieller Duodenopankreatektomie.

S 15 Minimaler Sicherheitsabstand (in mm)

Eine histologische Messung kann bei den Resektionsrändern unterbleiben, wenn sich bei der Untersuchung der Resektionslinien ein freier Abstand von mehr als 15 mm ergibt.

Literatur

[1] Albores-Saavedra J, Henson DE, Sobin LH (1991) Histological typing of tumours of the gallbladder and extrahepatic bile ducts. WHO International histological classification of tumours. 2nd edn. Springer, Berlin Heidelberg New York Tokyo
[2] Cubilla AL, Fitzgerald FJ (1980) Surgical pathology aspects of cancer of the ampulla-head-of-pancreas region. In: Fitzgerald PJ, Morrison AB (eds) The pancreas. Williams & Wilkins, Baltimore
[3] Hermanek P (1984) Pathologie der Pankreastumoren. In: Gebhardt C (Hrsg) Chirurgie des exokrinen Pankreas. Thieme, Stuttgart New York
[4] Moossa AR (1982) Pancreatic cancer. Approach to diagnosis, selection for surgery and choice of operation. Cancer 50:2689–2698
[5] Noda Y, Watanabe H, Iida M et al. (1992) Histologic follow-up of ampullary adenomas in patients with familial adenomatosis coli. Cancer 70:1847–1856
[6] Offerhaus GJA, Giardiello FM, Krush AJ et al. (1992) The risk of upper gastrointestinal cancer in familial adenomatous polyposis. Gastroenterology 102:1980–1982
[7] Oi I (1973) Duodenoscopy in 14 cases of papillary cancer. In: Demling L, Classen M (eds) Endoscopy of the small intestine with retrograde pancreato-cholangiography. Thieme, Stuttgart
[8] Rosai J (1989) Ackerman's surgical pathology. 7th edn. Mosby, St. Louis Toronto Washington
[9] Sellner F, Machacek E (1986) Zur Entstehung der Karzinome der Papilla Vateri über eine Adenom-Karzinom-Sequenz. Wien Klin Wochenschr 98:182–187
[10] Soon Lee C, Machet D, Rode J (1992) Small cell carcinoma of the ampulla of Vater. Cancer 70:1502–1504
[11] UICC (1993) TNM Supplement 1993. A commentary on uniform use (Hermanek P, Henson DE, Hutter RVP, Sobin LH, eds) Springer, Berlin Heidelberg New York Tokyo

Weiterführende Literatur

Ahlgren JD, Macdonald JS (1992) Gastrointestinal oncology. Lippincott, Philadelphia

Millward-Sadler GH, Wright R, Arthur MJP (1992) Wright's liver and biliary disease. 3rd edn. Saunders, Philadelphia London Toronto Montreal Sydney Tokyo

Sherlock S, Dooley J (1992) Disease of the liver and biliary system. 9th edn. Blackwell, Oxford

Karzinom der Ampulla Vateri: Schema zur TNM/pTNM-Klassifikation

		(p)TNM	Stadium
Primärtumor	☐ Primärtumor kann nicht beurteilt werden	(p)TX	–
	☐ Kein Anhalt für Primärtumor	(p)T0	–
	☐ Carcinoma in situ	(p)Tis	0
	☐ Tumor begrenzt auf Ampulla Vateri	(p)T1	I
	☐ Tumor infiltriert Duodenalwand	(p)T2	II
	☐ Tumor infiltriert 2 cm oder weniger in Pankreas	(p)T3	II
	☐ Tumor infiltriert mehr als 2 cm in Pankreas und/oder in andere Nachbarorgane	(p)T4	IV
Regionäre Lymphknoten	☐ Regionäre Lymphknoten können nicht beurteilt werden	(p)NX	–
	☐ Keine regionären Lymphknotenmetastasen	(p)N0	–
	☐ Regionäre Lymphknotenmetastasen	(p)N1	III
Fernmetastasen	☐ Vorhandensein von Fernmetastasen kann nicht beurteilt werden	(p)MX	–
	☐ Keine Fernmetastasen	(p)M0	–
	☐ Fernmetastasen	(p)M1	IV
	☐ Fernmetastasen nur in nichtregionären Lymphknoten	(p)M1a	IV
	☐ Fernmetastasen an anderen Lokalisationen (ausgenommen Peritoneum und Pleura)	(p)M1b	IV
	☐ Peritoneal- oder Pleurametastasen	(p)M1c	IV

TNM: T _____   N _____   M _____
pTNM: pT _____   pN _____   pM _____   Stadium _____

Erfordernisse für pTNM:

pT: Histologische Untersuchung des Primärtumors ohne makroskopisch erkennbaren Tumor an den Resektionsrändern oder mikroskopische Bestätigung von Tumor im Pankreas weiter als 2 cm von der Ampulle oder von Tumor in anderen Nachbarorganen (pT4).

pN0: Histologische Untersuchung von 10 oder mehr regionären Lymphknoten.

pN1: Mikroskopische Bestätigung einer regionären Lymphknotenmetastase.

pM1: Mikroskopischer (histologischer oder zytologischer) Nachweis von Fernmetastasen.

23 – Pankreaskarzinom

Die organspezifische Dokumentation „Pankreaskarzinom" ist für invasive Karzinome des exokrinen Pankreas anwendbar.

Mit dieser Dokumentation werden *nicht* erfaßt:

- Tumoren „mit unsicherem biologischem Potential" [25, 32a] wie nichtinvasive intraduktale (papillär-muzinöse) Tumoren (Adenome, schwere Dysplasie), nichtinvasive muzinöse zystische Tumoren und solid-zystische (papillär-zystische) Tumoren,
- maligne Tumoren des endokrinen Pankreas,
- gemischt endokrin-exokrine Tumoren (einschließlich muzinöser Karzinoidtumoren) [33, 36, 43],
- sehr seltene Tumoren, deren Zuordnung noch nicht definitiv ist und die wahrscheinlich den endokrinen Tumoren näher stehen als den exokrinen (z. B. onkozytäre Karzinome, klarzellige Karzinome, sog. Mikroadenokarzinome) [27],
- nicht-karzinomatöse maligne Tumoren des Pankreas (maligne Lymphome, verschiedene Sarkome),
- maligne Tumoren, ausgehend von aberrantem Pankreasgewebe,
- maligne Tumoren der Ampulla Vateri.

Die Empfehlungen der Deutschen Krebsgesellschaft über das diagnostische Vorgehen beim Pankreaskarzinom [8] sind voll berücksichtigt.

ADT Arbeitsgemeinschaft Deutscher Tumorzentren

Pankreaskarzinom

Kenn-Nr. (A1)	**2 3**
Klinik-Nr. u. Fachrichtung (A2)	
Patientenidentifikation (A3)	
Geburtsdatum	Tag / Mon. / Jahr
Geschlecht (M = Männlich, W = Weiblich)	
Tumoridentifikations-Nr. (A4)	
Bogen-Nr. (A5)	**1**

I. PRÄTHERAPEUTISCHE DATEN

A. Aufnahmedatum und Anlaß für Arztbesuch (A6)

Aufnahmedatum Tag ___ Monat ___ Jahr ___

Anlaß für Arztbesuch
T = Tumorsymptomatik führte zum Arzt, V = Nicht-gesetzliche Vorsorgeuntersuchung, S = Selbstuntersuchung, L = Nachsorgeuntersuchung (Langzeitbetreuung), A = Andere Untersuchung, X = Unbekannt

B. Anamnese, präkanzeröse Bedingungen und Läsionen

Datum der ersten ärztlichen Tumor(verdachts)diagnose (A7) Tag ___ Monat ___ Jahr ___

Pankreaskarzinom bei Blutsverwandten 1. Grades
N = Nein, J = Ja, X = F.A.

	N = Nein	J = Ja	X = F.A.	
Akute Pankreatitis	○	○	○	40
Chronische Pankreatitis	○	○	○	41
Familiäre chron. Pankreatitis	○	○	○	42
Cholelithiasis	○	○	○	43
Ulkuskrankheit	○	○	○	44
Zustand nach Magenresektion	○	○	○	45
Perniziöse Anämie	○	○	○	46

Nikotinabusus (S1)
N = Niemals, F = Früher (jetzt nicht mehr), J = Jetzt, X = F.A.

Alkoholabusus (S2)
N = Nein, J = Ja, X = F.A.

Anamnesedauer (S3)
1 = bis 3 Monate, 2 = 4–6 Monate, 3 = 7–9 Monate, 4 = 10–12 Monate, 5 = mehr als 12 Monate

Adipositas (S4)
N = Nein, J = Ja

Diabetes mellitus
N = Nein, L = Latent, D = Manifest, diätetisch behandelt, A = Manifest, Antidiabetika, I = Manifest, Insulin

Dauer des Diabetes
1 = bis 3 Monate, 2 = 4–12 Monate, 3 = >12 Monate, 0 = Kein Diabetes

C. Andere Primärtumoren (frühere, synchrone) (A8)

Frühere Tumorerkrankung? N = Nein, J = Ja, X = F.A.

Falls Tumor in Anamnese: Lokalisation C ___ Erkrankungsjahr 19 ___ C ___

Synchroner Primärtumor in anderem Organ? N = Nein, J = Ja

Wagner/Hermanek: Organspezifische Tumordokumentation © Springer-Verlag 1995

Pankreaskarzinom

K-Nr. **2 3** | Patienten-Id. | T-Id. | B-Nr. **1**

D. Allgemeine klinische Befunde

Klinische Symptomatik (S5) N = Nein J = Ja X = F.A.

Symptom	N	J	X	Feld
Gewichtsverlust	O	O	O	61
Rückenschmerzen	O	O	O	62
Tastbare Resistenz	O	O	O	63
Aszites	O	O	O	64
Uncharakteristische Oberbauchbeschwerden	O	O	O	65
Leistungsknick	O	O	O	66
Stuhlunregelmäßigkeiten, Durchfall	O	O	O	67
Oberbauchschmerzen	O	O	O	68
Gelbsucht	O	O	O	69
Gastrointestinalblutung	O	O	O	70
Rezidivierende Thrombosen	O	O	O	71

Allgemeiner Leistungszustand (nach ECOG) (A9)

0 = Normale, uneingeschränkte Aktivität wie vor der Erkrankung,
1 = Einschränkung bei körperlicher Anstrengung, aber gehfähig; leichte körperliche Arbeit bzw. Arbeit im Sitzen möglich,
2 = Gehfähig, Selbstversorgung möglich, aber nicht arbeitsfähig; kann mehr als 50% der Wachzeit aufstehen,
3 = Nur begrenzte Selbstversorgung möglich; 50% oder mehr der Wachzeit an Bett oder Stuhl gebunden,
4 = Völlig pflegebedürftig, keinerlei Selbstversorgung möglich; völlig an Bett oder Stuhl gebunden, X = Unbekannt   72

Gravierende Begleiterkrankungen (A10) N = Nein J = Ja X = F.A.

Erkrankung	N	J	X	Feld
Stärker eingeschränkte Lungenfunktion	O	O	O	73
Schwerwiegende Herzerkrankung	O	O	O	74
Zerebrale Durchblutungsstörung	O	O	O	75
Periphere arterielle Durchblutungsstörung	O	O	O	76
Stärker eingeschränkte Nierenfunktion	O	O	O	77
Leberzirrhose	O	O	O	78
Andere Begleiterkrankungen	O	O	O	79

Einschätzung des Operationsrisikos (A10)   1 = ASA I, 2 = ASA II, 3 = ASA III, 4 = ASA IV, 5 = ASA V, X = F.A.   80

E. Diagnostik (A11)

Durchgeführte Untersuchungen	U = Unauffällig	P = Pathologisch	N = Nicht durchgeführt	Feld
Perkutane Sonographie	O	O	O	81
CT Abdomen (i.v.-Kontrastmittel)	O	O	O	82
CT-Portogramm	O	O	O	83
Gastroduodenoskopie	O	O	O	84
ERCP	O	O	O	85
Perkutane transhep. Cholangiographie	O	O	O	86
Pankreatikoskopie	O	O	O	87
Endoluminale Sonographie	O	O	O	88
Dopplersonographie	O	O	O	89
NMR	O	O	O	90
Laparoskopie	O	O	O	91
Laparoskopische Sonographie	O	O	O	92
Angiographie	O	O	O	93
Röntgen Thorax in 2 Ebenen	O	O	O	94
PET	O	O	O	95
Sonstige Verfahren	O	O	O	96

Wagner/Hermanek: Organspezifische Tumordokumentation © Springer-Verlag 1995

Pankreaskarzinom

K-Nr. `2 3` Patienten-Id. `[    ]` T-Id. `[ ]` B-Nr. `1`

Laborwerte am Tage der definitiven Therapie (S6)
- Quick-Wert (in %) `[ | | ]` ⎫
- Gesamtbilirubin (in mg/dl) `[ | ],[ ]` ⎬ (XXX = F.A.) `[   ]` 99
                                         `[   ]` 102

Tumormarker (CA 19-9, CA 50, CA 72-4, CEA u.a.)
U = Unauffällig (Norm- oder Grenzbereich), P = Pathologisch, X = Nicht durchgeführt `[ ]` 103

Präoperative mikroskopische Diagnostik
0 = Keine, 1 = Perkutane Punktionszytologie, 2 = Laparoskopische Punktionszytologie, 3 = Zytologie Pankreassaft,
4 = Bürstenzytologie Ductus pancreaticus, 5 = Aszites/Peritonealspülung, 6 = Histologie, Primärtumor, 7 = Histologie, Metastasen `[ ]` 104

Intraoperative mikroskopische Diagnostik am Primärtumor
K = Keine, P = Punktionszytologie, S = Stanzbiopsie, I = Inzisionsbiopsie `[ ]` 105

Intraoperative mikroskopische Diagnostik-Metastasen
K = Keine, Z = Zytologie, H = Histologie `[ ]` 106

F. Tumorlokalisation (S7)

Lokalisation des Primärtumors (nach Tumorlokalisationsschlüssel A12)   C `[2,5, ]`   C `[2][5][ ]` 109

Befall der Unterbezirke	F = Tumorfrei	T = Tumor	
Kopf	○	○	`[ ]` 110
Körper	○	○	`[ ]` 111
Schwanz	○	○	`[ ]` 112

Korrektur der Lokalisation (A12)
N = Nein, G = Ja, Gleicher Bogen, A = Ja, Anderer Bogen `[ ]` 113

G. TNM-Klassifikation und klinisches Stadium

Primärtumor

Tumorgröße (größter Tumordurchmesser in cm) (XXX = F.A.)   `[ | ],[ ]`   `[   ]` 116

Invasion jenseits Pankreas	N = Nein	J = Ja	X = F.A.	
Peripankreatisches Gewebe (S8)	○	○	○	`[ ]` 117
Duodenum	○	○	○	`[ ]` 118
Choledochus	○	○	○	`[ ]` 119
Ampulla Vateri	○	○	○	`[ ]` 120
Magen	○	○	○	`[ ]` 121
Milz	○	○	○	`[ ]` 122
Kolon	○	○	○	`[ ]` 123
Andere Nachbarorgane	○	○	○	`[ ]` 124
V. portae	○	○	○	`[ ]` 125
Andere große Gefäße (S9)	○	○	○	`[ ]` 126

Regionäre Lymphknoten (S10)
F = Tumorfrei, M = Metastasen, X = F.A. `[ ]` 127

Fernmetastasen   N = Nein, J = Ja, X = F.A. `[ ]` 128

Wenn ja, **Lokalisation** (A14)   1. _____ `[  ]` 131
                                  2. _____ `[  ]` 134
                                  3. _____ `[  ]` 137

Wagner/Hermanek: Organspezifische Tumordokumentation   © Springer-Verlag 1995

Pankreaskarzinom

K-Nr. **2 3** Patienten-Id. T-Id. B-Nr. **1**

Klinische TNM-Klassifikation (A15, S11 und Schema S. 23.28)

y ☐ T ☐☐ (m) ☐ C ☐ ☐☐ 142

N ☐☐ C ☐ ☐☐ 145

M ☐☐ C ☐ ☐☐ 148

Zusätzliche Angabe zu M (A15) 0 = Entfällt, da Makrometastasen, 1 = (mi) Mikrometastasen (±isolierte Tumorzellen), 2 = (i) Nur isolierte Tumorzellen, X = F.A. ☐ 149

Klinisches Stadium (A16 und Schema S. 23.28)
1 = Stadium I, 2 = Stadium II, 3 = Stadium III, 4 = Stadium IV, X = F.A. ☐ 150

H. Sonstige Tumorbefunde

Direkte Infiltration und Perforation des Oberbauchperitoneums
N = Nein, J = Ja, X = F.A. ☐ 151

Befall der einzelnen Gruppen regionärer Lymphknoten (S10)

Erste Station

	F = Tumorfrei	T = Tumorbefall	X = F.A.	
Oberhalb Kopf	○	○	○	152
Oberhalb Körper	○	○	○	153
Unterhalb Kopf	○	○	○	154
Unterhalb Körper	○	○	○	155
Vordere pankreatikoduodenale LK	○	○	○	156
Pylorische LK	○	○	○	157
Hintere pankreatikoduodenale LK	○	○	○	158
Milzhilus und um Schwanz	○	○	○	159

Zweite Station

Choledochus	○	○	○	160
Proximale mesenteriale LK	○	○	○	161
Truncus coeliacus	○	○	○	162

Wagner/Hermanek: Organspezifische Tumordokumentation © Springer-Verlag 1995

23.11

ADT Arbeitsgemeinschaft Deutscher Tumorzentren

Pankreaskarzinom

Kenn-Nr. (A1)	**2 3** 2
Klinik-Nr. u. Fachrichtung (A2)	9
Patientenidentifikation (A3)	16
Geburtsdatum (Tag Mon. Jahr)	22
Geschlecht (M = Männlich, W = Weiblich)	23
Tumoridentifikations-Nr. (A4)	24
Bogen-Nr. (A5)	**2** 25

II. DATEN ZUR THERAPIE

A. Vorgesehene und durchgeführte Therapiemodalitäten (A17)

N = Nein   J = Ja*   A = Abgelehnt

Operation	26
Bestrahlung	28
Chemotherapie, systemische	30
Chemotherapie, lokale	31
Hormontherapie	32
Immuntherapie	33
Sonstige Therapie	34

* Bei mehr als einer durchgeführten Therapiemodalität die zeitliche Reihenfolge der Maßnahmen durch Ziffern kennzeichnen.
(Wenn nicht-chirurgische Therapie durchgeführt, zusätzliche Therapiebögen der erweiterten Basisdokumentation ausfüllen!)

B. Chirurgische Behandlung

Datum der definitiven chirurgischen Behandlung (S12)   Tag ____ Monat ____ Jahr ____   (Tag Mon. Jahr) 40

Art des definitiven chirurgischen Vorgehens (S13)
L = Explorative Laparotomie, E = Endoskopische bilioduodenale Drainage, P = Perkutane transhepatische externe Drainage, N = Nasobiliäre Sonde, R = Galleableitung im Rendezvousverfahren, B = Biliodigestive Anastomose, G = Gastroenteroanastomose, K = Kombination von B und G, R = Tumorresektion   41

Operationszugang (A17)   KC = Konventionell-chirurgisch, PE = Perkutan-endoskopisch, KP = KC+PE, EE = Endoluminal-endoskopisch, KE = KC+EE, EP = EE+PE   43

Schmerztherapie   K = Keine, I = Perkutane Infiltration des Plexus coeliacus, L = Infiltration des Plexus coeliacus durch Laparotomie, N = Neurochirurgische Verfahren   44

Zeitlicher Ablauf der operativen Therapie   E = Einzeitig, M = Mehrzeitig   45

Art des Ersteingriffs   K = Keiner, L = Explorative Laparotomie, E = Endoskopische bilioduodenale Drainage, T = Transhepatische perkutane externe Drainage, N = Nasobiliäre Sonde, R = Galleableitung im Rendezvousverfahren, P = Papillotomie, C = Chirurgische Galleableitung, S = Sonstige Verfahren   46

Suffizienz der präliminaren Galleableitung (S14)   K = Keine Galleableitung, N = Nein, J = Ja   47

Art der Tumorresektion (S15)   0 = Keine, 1 = Lokale Exzision, 2 = Partielle Duodenopankreatektomie (Whipple), 3 = Subtotale Duodenopankreatektomie, 4 = Partielle Duodenopankreatektomie mit Magenerhaltung, 5 = Schwanzresektion, 6 = Linksresektion, 7 = Totale Duodenopankreatektomie   48

Erweiterung der Tumorresektion (S16)   N = Nein   J = Ja

Resektion V. portae	49
Resektion anderer großer Gefäße (S9)	50
Resektion oraler Magen	51
Dickdarmresektion	52
Resektion retroperitonealer Nervenplexus	53
Mitresektion anderer Organe	54

Beschaffenheit des Restpankreas   W = Weich, D = Derb, E = Entfällt (keine partielle Pankreatektomie)   55

Versorgung des Restpankreas   B = Blindverschluß, A = Anastomose, E = Entfällt (keine partielle Pankreatektomie)   56

Pankreasokklusion   N = Nein, J = Ja, E = Entfällt (keine partielle Pankreatektomie)   57

Wagner/Hermanek: Organspezifische Tumordokumentation   © Springer-Verlag 1995

Pankreaskarzinom

K-Nr. 2 3   **Patienten-Id.**   **T-Id.**   **B-Nr.** 2

Lymphknotenchirurgie (S17)
0 = Keine, 1 = Entfernung einzelner Lymphknoten, 2 = Tumornahe (peripankreatische) Dissektion, 3 = Systematische erweiterte Dissektion regionärer Lymphknoten, 4 = Dissektion auch nichtregionärer retroperitonealer Lymphknoten □ 58

Entfernung von Fernmetastasen   N = Nein, J = Ja □ 59

Peritonealspülung (S18)   F = Tumorfrei   P = Positiv   X = Nicht durchgeführt

Am Beginn einer Laparotomie oder präoperativ   ○   ○   ○   □ 60
Am Ende einer Laparotomie   ○   ○   ○   □ 61

Örtliche Tumorzelldissemination (Einriß in oder Schnitt durch Tumorgewebe)
N = Nein, J = Ja □ 62

Dauer der Operation (in Minuten) □□□ 65
Dauer der Intensivbehandlung (in Tagen) □□ 67
Zahl der verabreichten Blutkonserven (A17) □□ 69

C. Klinische R-Klassifikation und Gesamtbeurteilung des Tumorgeschehens

Klinische R-Klassifikation (A18)
0 = Kein Residualtumor (R0), 1 = Nur mikroskopischer Residualtumor (R1), 2 = Makroskopischer Residualtumor, mikroskopisch nicht bestätigt (R2a), 3 = Makroskopischer Residualtumor, auch mikroskopisch bestätigt (R2b), X = Unbestimmt (RX) □ 70

Lokalisation von Residualtumor   N = Nein   J = Ja

Lokoregionär   ○   ○   □ 71
Fernmetastasen   ○   ○   □ 72

Gesamtbeurteilung des Tumorgeschehens bei nicht-chirurgischer Therapie (A19)
V = Vollremission, T = Teilremission, B = Klinische Besserung des Zustandes, Kriterien für Teilremission jedoch nicht erfüllt, K = Keine Änderung, D = Divergentes Geschehen, P = Progression, U = Beurteilung unmöglich, X = F.A. □ 73

D. Frühe Komplikationen der Therapie

Chirurgische Komplikationen   N = Nein   J = Ja

Wundheilungsstörung   ○   ○   □ 74
Intraabdominaler Abszeß   ○   ○   □ 75
Nachblutung (S19)   ○   ○   □ 76
Anastomoseninsuffizienz/Fistel   ○   ○   □ 77
Peritonitis   ○   ○   □ 78
Pankreatitis   ○   ○   □ 79
Sepsis   ○   ○   □ 80
Ileus   ○   ○   □ 81
Andere chirurgische Komplikation(en)   ○   ○   □ 82

Nicht-chirurgische Komplikationen   N = Nein   J = Ja

Kardiopulmonale Komplikationen   ○   ○   □ 83
Renale Komplikationen   ○   ○   □ 84
Leberinsuffizienz   ○   ○   □ 85
Andere nicht-chirurgische Komplikation(en)   ○   ○   □ 86

Sekundäre operative Eingriffe (A20)   N = Nein, J = Ja □ 87
Falls ja, Art des Eingriffs nach ICPM   5 □□□□   5 □□□□ 93

Postoperativer Exitus (A21)
N = Nein, I = Innerhalb von 30 Tagen nach definitiver Operation, S = Später □ 94

Wagner/Hermanek: Organspezifische Tumordokumentation © Springer-Verlag 1995

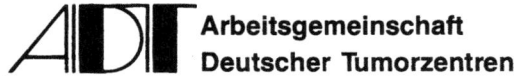

Arbeitsgemeinschaft Deutscher Tumorzentren

Pankreaskarzinom

Kenn-Nr. (A1)	**2 3**	2
Klinik-Nr. u. Fachrichtung (A2)		9
Patientenidentifikation (A3)		16
Geburtsdatum (Tag, Mon., Jahr)		22
Geschlecht (M = Männlich, W = Weiblich)		23
Tumoridentifikations-Nr. (A4)		24
Bogen-Nr. (A5)	**3**	25

III. DATEN ZUR PATHOLOGIE

Untersuchungsmaterial Primärtumor (A22, S20)
K = Keine Untersuchung, Z = Nur Zytologie, B = Biopsie ohne Tumorresektion, T = Tumorteile (bei Tumorreduktion), R = Resektat — 26

A. Histologischer Typ und Grading

Histologischer Tumortyp nach ICD-O (A23, S21)   M ⌴⌴⌴⌴/⌴3⌴   M ☐☐☐☐ 3   31

Bestätigung der Tumorhistologie durch andere Institution (A23)
N = Nein, R = Register oder Referenzpathologie einer Studie, A = Anderes Pathologisches Institut, B = R+A — 32

Grading (A24, S22)   1 = G1, 2 = G2, 3 = G3, 4 = G4, L = Low Grade (G1–2), H = High Grade (G3–4), X = F.A. — 33

B. pTNM-Klassifikation und pathologisches Stadium

Primärtumor

Größter Tumordurchmesser (in cm) ⌴⌴,⌴   ☐☐☐ 36

Invasion jenseits Pankreas   N = Nein   J = Ja   X = Nicht untersucht

	N	J	X	
Peripankreatisches Gewebe (S8)	○	○	○	37
Duodenum	○	○	○	38
Choledochus	○	○	○	39
Ampulla Vateri	○	○	○	40
Magen	○	○	○	41
Milz	○	○	○	42
Kolon	○	○	○	43
Andere Nachbarorgane	○	○	○	44
V. portae	○	○	○	45
Andere große Gefäße (S9)	○	○	○	46

Regionäre Lymphknoten (S10)   F = Tumorfrei   M = Metastase(n)   X = Nicht untersucht

Erste Station

	F	M	X	
Oberhalb Kopf	○	○	○	47
Oberhalb Körper	○	○	○	48
Unterhalb Kopf	○	○	○	49
Unterhalb Körper	○	○	○	50
Vordere pankreatikoduodenale LK	○	○	○	51
Pylorische LK	○	○	○	52
Hintere pankreatikoduodenale LK	○	○	○	53
Milzhilus und um Schwanz	○	○	○	54

Zweite Station

	F	M	X	
Choledochus	○	○	○	55
Proximale mesenteriale LK	○	○	○	56
Truncus coeliacus	○	○	○	67

Wagner/Hermanek: Organspezifische Tumordokumentation   © Springer-Verlag 1995

Pankreaskarzinom

K-Nr. **2 3**   Patienten-Id.   T-Id.   B-Nr. **3**

Zahl untersuchter regionärer Lymphknoten ⊔⊔⊔ ☐☐ 59

Zahl befallener regionärer Lymphknoten ⊔⊔⊔ ☐☐ 61

Fernmetastasen   K = Keine nachgewiesen, Z = Zytologisch bestätigt, H = Histologisch bestätigt ☐ 62

Lokalisation mikroskopisch nachgewiesener Fernmetastasen (A14)

1. _____   1. ☐☐ 65
2. _____   2. ☐☐ 68
3. _____   3. ☐☐ 71

pTNM-Klassifikation (A25 und Schema S. 23.28)

y ⊔ pT ⊔⊔⊔ (m) ⊔ pN ⊔⊔⊔ pM ⊔⊔⊔

y	pT	(m)	pN	pM

79

Zusätzliche Angabe zu pN (A25) (mi) Nur Mikrometastasen?   N = Nein, J = Ja, X = F.A.   ☐ 80

Zusätzliche Angabe zu pM (A25)   0 = Entfällt, da Makrometastasen? 1 = (mi) Mikrometastasen (±isolierte Tumorzellen),
2 = (i) Nur isolierte Tumorzellen, X = F.A.   ☐ 81

Pathologisches Stadium (A26 und Schema S. 23.28)
1 = Stadium I, 2 = Stadium II, 3 = Stadium III, 4 = Stadium IV, X = F.A.   ☐ 82

C. Weitere Befunde und begleitende Veränderungen

Prognostische histologische Klassifikation (S23)
D = Duktale Karzinome außer muzinösem Zystadenokarzinom, M = Muzinöses Zystadenokarzinom,
A = Azinuszellkarzinom, Z = Azinäres Zystadenokarzinom, P = Pankreatoblastom, K = Kleinzelliges Karzinom   ☐ 83

Nur histologisch erkennbare Multizentrizität (S24)
N = Nein, J = Ja, X = F.A.   ☐ 84

Direkte Infiltration und Perforation des Oberbauchperitoneums
N = Nein, J = Ja, X = Nicht untersucht   ☐ 85

Desmoplasie (S25)
N = Nein, J = Ja, X = F.A.   ☐ 86

	N = Nein	I = Intrapankreatisch	E = Extrapankreatisch	X = F.A.	
Lymphgefäßinvasion (S26)	○	○	○	○	☐ 87
Veneninvasion (S26)	○	○	○	○	☐ 88
Perineuralinvasion (S26)	○	○	○	○	☐ 89

Dissemination in Plexus coeliacus   N = Nein, J = Ja, X = Nicht untersucht   ☐ 90

Pathologische Befunde am Epithel des D. pancreaticus (S27)

	N = Nein	D = Direkt an Tumor angrenzend	G = Getrennt vom Tumor	X = F.A.	
Plattenepithelmetaplasie	○	○	○	○	☐ 91
Papilläre Hyperplasie	○	○	○	○	☐ 92
Geringgradige Dysplasie/ atypische Hyperplasie	○	○	○	○	☐ 93
Hochgradige Dysplasie/ Carcinoma in situ	○	○	○	○	☐ 94

Begleitende Pankreatitis (S28)
A = Akute Pankreatitis, C = Chronische Pankreatitis, K = Keine   ☐ 95

Örtliche Tumorzelldissemination (Schnitt durch Tumorgewebe)
N = Nein, J = Ja   ☐ 96

Tumorbiologische Spezialuntersuchungen (A29, S29)
N = Nein, J = Ja   ☐ 97

Wagner/Hermanek: Organspezifische Tumordokumentation © Springer-Verlag 1995

Pankreaskarzinom

K-Nr. **2 3** Patienten-Id. T-Id. B-Nr. **3**

D. Definitive R-Klassifikation und weitere Angaben zur Radikalität

Histologische Befunde an den Resektionsrändern (S30)

	F = Tumor-frei	I = In-situ-Tumor	T = Tumor-befallen	X = Nicht untersucht	
Choledochus	○	○	○	○	98
Pankreasparenchym	○	○	○	○	99
Oberflächlich (retroperitoneal)	○		○	○	100
An Nachbarorganen	○		○	○	101
An Fernmetastasen	○		○	○	102

Definitive R-Klassifikation (A29)
0 = Kein Residualtumor (R0), 1 = Nur mikroskopischer Residualtumor (R1), 2 = Makroskopischer Residualtumor (R2), mikroskopisch nicht bestätigt, 3 = Makroskopischer Residualtumor (R2), auch mikroskopisch bestätigt, X = Unbestimmt (RX) □ 103

Methodik der R-Klassifikation (A30)
K = Konventionell, S = „Sophisticated" □ 104

Lokalisation von Residualtumor

	N = Nein	J = Ja	
Lokoregionär	○	○	105
Abdominale Fernmetastasen	○	○	106
Extraabdominale Fernmetastasen	○	○	107

Minimaler Sicherheitsabstand (in mm) (S31)
(EE = Entfällt, XX = F.A.)

	Makroskopisch	Histologisch	Ma.	Hi.	
Oberflächlich (retroperitoneal)	⊔⊔	⊔⊔	□	□	111
Pankreasparenchym	⊔⊔	⊔⊔	□	□	115
Choledochus	⊔⊔	⊔⊔	□	□	119

Wagner/Hermanek: Organspezifische Tumordokumentation © Springer-Verlag 1995

Pankreaskarzinom

Spezielle Verschlüsselungsanweisungen

S 1 Nikotinabusus

Als „Nikotinabusus" gilt das Rauchen von mehr als 20 Zigaretten täglich.

S 2 Alkoholabusus

„Alkoholabusus" liegt vor bei täglichem Konsum von mehr als 80 g Alkohol bei Männern und mehr als 60 g bei Frauen.

S 3 Anamnesedauer

Die Angaben beziehen sich lediglich auf die im Abschnitt I. D. angeführten klinischen Symptome.

S 4 Adipositas

Als „Adipositas" gilt eine Überschreitung des Sollgewichts (in kg) nach Broca (Körpergröße in cm minus 100) um mehr als 20%.

S 5 Klinische Symptomatik

Als „uncharakteristische Oberbauchbeschwerden" werden Appetitlosigkeit, Druckgefühl, Völlegefühl und Blähungen zusammengefaßt.

Als „Gewichtsverlust" zählt nur die unbeabsichtigte Abnahme des Körpergewichts um mindestens 2 kg innerhalb der letzten 3 Monate.

Als „gastrointestinale Blutung" wird makroskopische Hämatemesis sowie makroskopischer oder mikroskopischer Nachweis von Blut im Stuhl erfaßt.

S 6 Laborwerte am Tage der definitiven Therapie

Maßgeblich sind allein die Werte bei definitiver Therapie, nicht aber die bei präliminarer Galleableitung.

S 7 Tumorlokalisation

Das Pankreas wird in Pankreaskopf, Pankreaskörper und Pankreasschwanz (s. Abb. 23.1) unterteilt:

Der *Pankreaskopf* (C 25.0) liegt rechts vom linken Rand der V. mesenterica superior, er schließt den Processus uncinatus ein.

Der *Pankreaskörper* (C 25.1) liegt zwischen linkem Rand der V. mesenterica superior und linkem Rand der Aorta.

Als *Pankreasschwanz* (C 25.2) wird der Teil des Pankreas bezeichnet, der zwischen linkem Rand der Aorta und dem Milzhilus liegt.

Zunächst wird der Tumor entsprechend ICD-O nach seinem Ausgangspunkt dokumentiert. Bei Tumoren, die 2 oder 3 Unterbezirke betreffen, erfolgt die Zuordnung zu dem Unterbezirk, in dem der größere Tumoranteil gelegen ist. Betrifft ein Tumor 2 Unterbezirke zu gleichen Teilen, so ist C 25.8 (mehrere Teilbereiche überlappend) zu verschlüsseln. Dies gilt auch für Tumoren mit Totalbefall oder Fast-Totalbefall.

Im Abschnitt „Befall der Unterbezirke" werden die befallenen Unterbezirke angezeichnet, gleichgültig, wieviel hiervon jeweils vom Tumor eingenommen wird.

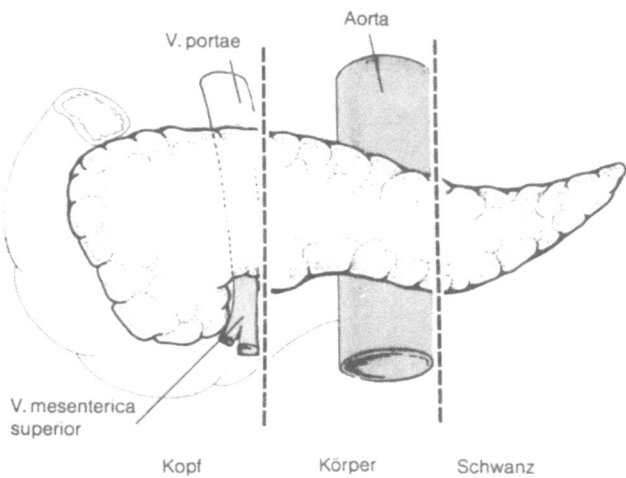

Abb. 23.1. Topographische Unterbezirke des Pankreas (Aus TNM-Atlas, 3. Aufl. 1993 [41])

S 8 Peripankreatisches Gewebe

Als „peripankreatisches Gewebe" gilt das die Bauchspeicheldrüse umgebende Binde- und Fettgewebe des Retroperitoneums einschließlich Mesenterium, Mesokolon, großes Netz, kleines Netz und Peritoneum. Definierte peripankreatische Organe werden gesondert erfaßt.

S 9 Invasion anderer großer Gefäße

Als „andere große Gefäße" gelten [42]:

- A. und V. mesenterica superior,
- A. coeliaca,
- A. hepatica communis.

A. und V. lienalis werden hier nicht einbezogen, da deren Entfernung bei Tumorresektion keine Erweiterung der Operation darstellt.

S 10 Regionäre Lymphknoten

Regionäre Lymphknoten des Pankreas können nach der Entfernung zum Pankreas in solche der 1. und der 2. Station unterteilt werden (Abb. 23.2 und 23.3) [16, 18]. Überdies ist zwischen verschiedenen Lymphabflußgebieten zu unterscheiden, und zwar oberem, unterem, vorderem, hinterem, lienalem und zöliakalem Lymphabflußgebiet.

Station	Lymphabfluß-gebiet	Lymphknotengruppe (Nummern beziehen sich auf Abb. 23.2 und 23.3)		Anmer-kung
1. Station	oberes	1	Lymphknoten an Oberseite des Pankreaskopfes	
		2	Lymphknoten an Oberseite des Pankreaskörpers	
	unteres	3	Lymphknoten an Unterseite des Pankreaskopfes	
		4	Lymphknoten an Unterseite des Pankreaskörpers	
	vorderes	5	Vordere pankreatikoduodenale Lymphknoten	
		6	Pylorische Lymphknoten	(1)
	hinteres	8	Hintere pankreatikoduodenale Lymphknoten	
	lienales	10	Lymphknoten am Milzhilus	(2)
		11	Lymphknoten um Pankreasschwanz	(2)
2. Station	vorderes	7	Proximale mesenteriale Lymphknoten	
	hinteres	7	Proximale mesenteriale Lymphknoten	
		9	Lymphknoten um Ductus choledochus	
	zöliakales	12	Lymphknoten um Truncus coeliacus	(1)

Anmerkungen:

(1) Gelten nur für Tumoren des Pankreaskopfes als regionär.
(2) Gelten nur für Tumoren des Pankreaskörpers und -schwanzes als regionär.

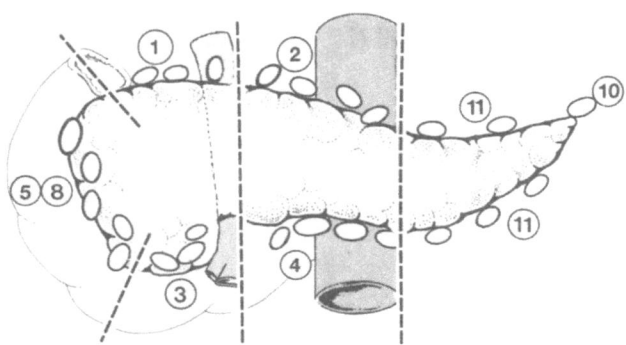

Fig. 23.2. Regionäre Lymphknoten des Pankreas I. (Aus TNM-Atlas 1993 [41])

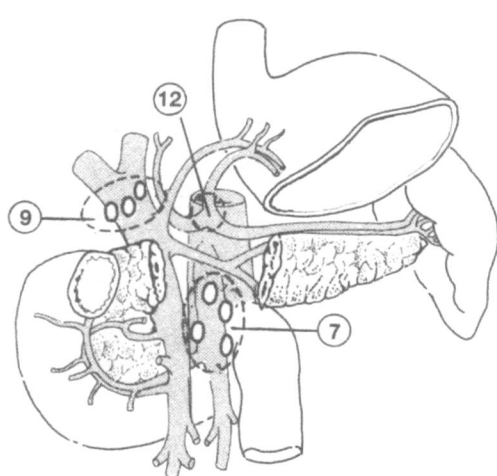

Fig. 23.3. Regionäre Lymphknoten des Pankreas II. (Aus TNM-Atlas 1993 [41])

S 11 Klinische TNM-Klassifikation

C-Faktor

Primärtumor
- C1: Klinische Untersuchung, Standardröntgenaufnahmen, Gastroduodenoskopie
- C2: Perkutane Sonographie, endoluminale Sonographie, CT, ERCP, NMR, Angiographie, PET, Laparoskopie, laparoskopische Sonographie, Biopsie, Zytologie
- C3: Chirurgische Exploration einschließlich Biopsie und Zytologie

Regionäre Lymphknoten
- C1: –
- C2: Perkutane Sonographie, endoluminale Sonographie, laparoskopische Sonographie, CT, NMR
- C3: Chirurgische Exploration einschließlich Biopsie und Zytologie

Fernmetastasen
- C1: Klinische Untersuchung, Standardröntgenaufnahmen
- C2: Perkutane Sonographie, endoluminale Sonographie, CT, NMR, nuklearmedizinische Untersuchungen, Laparoskopie, Biopsie, Zytologie
- C3: Chirurgische Exploration mit Biopsie und Zytologie

S 12 Datum der definitiven chirurgischen Behandlung

Als „Datum der definitiven chirurgischen Behandlung" gilt bei mehrzeitigem Vorgehen der Tag, an dem der am weitesten ausgedehnte Eingriff durchgeführt wird. Beispiel: präliminare Gastroenterostomie, danach in 2. Sitzung partielle Duodenopankreatektomie: das Datum der letzteren gilt als definitive chirurgische Behandlung.

S 13 Art des definitiven operativen Eingriffs

Galleableitung (E, P, N, G) und Bypassoperationen (B, R, K) dürfen hier nur verschlüsselt werden, wenn sie die definitive Therapie darstellen, nicht aber, wenn sie im Rahmen eines mehrzeitigen Vorgehens zunächst zur Galleableitung eingesetzt werden, um später eine Tumorresektion beim nicht mehr ikterischen Patienten durchzuführen.

S 14 Suffizienz der präliminaren Galleableitung

Eine präliminare Galleableitung gilt als suffizient, wenn das Gesamtbilirubin zumindest auf 10 mg/dl und weniger absinkt und der Quickwert 80% oder mehr beträgt.

S 15 Art der Tumorresektion

Bei der partiellen Duodenopankreatektomie (Whipple) wird die Bauchspeicheldrüse links lateral der V. portae durchtrennt; bei der subtotalen Duodenopankreatektomie [10, 11] werden Kopf und gesamter Körper entfernt.

Die partielle Duodenopankreatektomie mit Pyloruserhaltung [14, 37] wird vorwiegend im angelsächsischen Raum angewandt und hinsichtlich Radikalität kontrovers beurteilt.

Bei der Linksresektion wird nicht nur der Schwanz, sondern auch der Körper, ggf. mit Teilen des Kopfes (subtotale oder 4/5-Linksresektion) entfernt.

S 16 Erweiterung der Tumorresektion

Bei der partiellen, subtotalen und totalen Pankreatektomie werden Duodenum, Pylorus und aboraler Magen entfernt. Die Mitentfernung auch oraler Magenabschnitte stellt eine Erweiterung der Tumorresektion dar und ist gesondert zu vermerken. Die Entfernung der Milz bei Schwanz- und Linksresektion sowie bei totaler Duodenopankreatektomie wird *nicht* als Erweiterung gewertet. Die Resektion von retroperitonealen Nervenplexus, bisher außerhalb Japans nur selten durchgeführt, versucht, die immer wieder beobachtete nervale Ausbreitung [23] zu beseitigen.

S 17 Lymphknotenchirurgie

Bei der „tumornahen peripankreatischen Dissektion" werden ausschließlich Lymphknoten der 1. Station entfernt (s. S 10). Die „systematische erweiterte Dissektion" schließt auch die Lymphknoten der 2. Station ein. Vor allem in Japan wird eine Dissektion auch der nicht-regionären retroperitonealen Lymphknoten (paraaortal und parakaval vom Zwerchfell bis zur Aortenbifurkation) propagiert [23, 40].

S 18 Peritonealspülung

Nach Untersuchungen von Warshaw [44] ist bei Patienten mit präoperativ nach bildgebender Diagnostik als resektabel erscheinenden Pankreaskarzinomen in 30% mit positiver Peritonealspülung zu rechnen, und zwar auch dann, wenn kein Aszites besteht und makroskopisch bei der Laparotomie Peritonealmetastasen später nicht nachweisbar sind. Zytologische Befunde dieser Art anläßlich einer zum Staging vorgenommenen Laparoskopie oder unmittelbar nach Eröffnung der Bauchhöhle (vor jeder weiteren chirurgischen Maßnahme) sind anders zu bewerten als solche am Ende einer Pankreasresektion. Die prognostische Bedeutung derartiger Befunde bedarf noch der Klärung.

S 19 Nachblutung

Als Nachblutung werden Blutungen dokumentiert, die kreislaufwirksam sind oder eine Bluttransfusion oder eine operative Revision erforderlich machen.

S 20 Untersuchungsmaterial

Bei nur einem relativ kleinen Teil der Pankreaskarzinome erfolgt eine Resektion des Tumors (15 – 30%) [11]. Die Zuverlässigkeit von histologischer Typenbestimmung und Grading hängt von der Vollständigkeit der Untersuchung des Tumors und damit von der Art des zur Verfügung stehenden Untersuchungsmaterials ab.

S 21 Histologischer Tumortyp

Die derzeit vorliegende WHO-Klassifikation exokriner Pankreaskarzinome stammt aus 1978 [13]. Es wird daher empfohlen, die Weiterentwicklung durch Cubilla u. Fitzgerald [7], Klöppel [24, 25] sowie Klöppel u. Maillet [27] einzubeziehen und die darauf beruhende Klassifikation der Internationalen Pankreaskarzinom-Studiengruppe (IPCSG) [32a] anzuwenden, die auch die Grundlage der in Vorbereitung begriffenen WHO-Klassifikation ist. Die hierbei vorgesehenen Tumortypen sind entsprechend ihrem Ausgangspunkt mit den entsprechenden WHO-Bezeichnungen und den ICD-O-Codes nachstehend aufgelistet.

Ausgangs-punkt	Tumortyp (nach IPCSG [32a])	WHO-Typ [13]	ICD-O-Code-Nr.	Anmer-kung
Gang-epithel	Seröses Zystadenokarzinom	–	8441/3[a]	(1)
	Intraduktales (papillär-muzinöses) Karzinom, invasiv	–	8482/3[b]	(2)
	Duktales Adenokarzinom	Adenokarzinom	8140/3	(3)
	Muzinöses Zystadenokarzinom	Zystadenokarzinom	8470/3[a]	(4)
	Muzinöses nicht-zystisches Karzinom	Muzinöses Adenokarzinom	8480/3	(5)
	Variante: Siegelringzellkarzinom	Siegelringzellkarzinom	8490/3	(6)
	Adenosquamöses Karzinom	Adenosquamöses Karzinom	8560/3	(7)
	Plattenepithelkarzinom	Plattenepithelkarzinom	8070/3	(8)
	Anaplastisches (undifferenziertes) Karzinom	Undifferenziertes Karzinom	8020/3	(9)
Azinus-epithel	Azinuszellkarzinom	Azinuszellkarzinom	8550/3	(10)
	Variante: Azinäres Zystadenokarzinom	–	8551/3[b]	(11)
Unklar	Pankreatoblastom	Pankreatoblastom	8971/3	(12)
	Kleinzelliges Karzinom	–	8041/3	(13)

[a] Diese Code-Nummer ist in der ICD-O bis jetzt dem entsprechenden Tumortyp des Ovars vorbehalten. Es wird vorgeschlagen, diese Nummer auch für die entsprechenden Tumoren des Pankreas zu verwenden.
[b] Dieser Tumortyp ist bisher in der ICD-O nicht erwähnt. Es wird empfohlen, die angeführten freien Nummern hierfür zu verwenden.

Anmerkungen:

(1) Das sehr seltene seröse Zystadenokarzinom zeigt neben den typischen Strukturen eines serösen (mikrozystischen) Adenoms auch maligne Areale [12, 48].

(2) Beim *intraduktalen papillär-muzinösen Karzinom* handelt es sich um seltene intraduktale schleim-überproduzierende Neoplasmen [35], bei denen herdförmig eindeutig invasives Wachstum erkennbar ist. Solche Fälle wurden von Yamada et al. [46] beschrieben.

(3) Das *duktale Adenokarzinom* ist der häufigste maligne Tumor des exokrinen Pankreas (~80%) [18]. Die große histologische Unterschiedlichkeit innerhalb dieses Tumortyps wird durch das Grading näher erfaßt (s. S21). Das duktale Adenokarzinom wird entsprechend der WHO-Klassifikation als „Adenokarzinom (8140/3)" verschlüsselt, wobei mit dieser Code-Nummer die Besonderheit des Ausgangs vom Gangepithel nicht charakterisiert ist. Aus Gründen der Kontinuität wird vorgeschlagen, diese bisher an den meisten Institutionen vorgenommene Verschlüsselung beizubehalten, obwohl eine Verschlüsselung mit der Code-Nummer 8500/3 nach der ICD-O möglich wäre. Diese Code-Nummer ist anwendbar für das infiltrative duktale Karzinom der Mamma, aber auch für folgende nicht organspezifische Tumoren: duktales Adenokarzinom o.n.A., duktales Karzinom o.n.A., duktales Karzinom („duct cell carcinoma").

(4) *Muzinöse Zystadenokarzinome* zeigen neben offenkundig malignen invasiven Arealen stellenweise auch typische Strukturen eines benignen muzinösen Zystadenoms. Nur Tumoren mit nachgewiesener invasiver Komponente werden als muzinöse Zystadenokarzinome bezeichnet und in dieser Dokumentation erfaßt, nicht jedoch die sog. „muzinösen zystischen Tumoren (Neoplasmen)" [25], bei denen zwar stärkere Atypien erkennbar sind, nicht jedoch eine eindeutige Infiltration.

(5) Das *muzinöse nicht-zystische Adenokarzinom* kann gut differenziert sein und ist dann durch überreichliche extrazelluläre Schleimbildung gekennzeichnet, die sich makroskopisch auch durch schleimig-gallertige Schnittfläche manifestiert. In mehr als 50% des Tumors muß diese überreichliche Schleimbildung zu sehen sein. Siegelringzellen kommen entweder nicht oder nur in geringer Menge vor.

(6) Das *Siegelringzellkarzinom* ist durch mehr als 50% Siegelringzellen gekennzeichnet und weist eine schlechtere Prognose als das muzinöse Adenokarzinom auf.

(7) Das *adenosquamöse Karzinom* zeigt sowohl adenokarzinomatöse Strukturen als auch solche eines Plattenepithelkarzinoms.

(8) Als *Plattenepithelkarzinome* sollen nur Tumoren klassifiziert werden, die ausschließlich aus plattenepithelial differenzierten Arealen bestehen und keine duktale Komponente aufweisen.

(9) Als *anaplastisches (oder undifferenziertes) Karzinom* werden pleomorphe großzellige Karzinome mit starker Zellpolymorphie und Riesenzellen sowie reichlich Mitosen bezeichnet. Herdförmig können auch drüsige Strukturen vorkommen. Synonyme des Schrifttums sind sarkomatoides Karzinom, Riesenzellkarzinom oder pleomorphgroßzelliges Karzinom. Zur Abgrenzung mancher vorwiegend spindelzelliger Formen gegenüber Sarkomen ist der immunhistologische Nachweis von Keratin nützlich. Für diesen Tumortyp stehen in der ICD-O folgende unterschiedliche Code-Nummern zur Verfügung:

8012/3: großzelliges Karzinom,
8020/3: undifferenziertes Karzinom,
8021/3: anaplastisches Karzinom o. n. A.,
8022/3: pleomorphes Karzinom,
8031/3: Riesenzellkarzinom,
8033/3: pseudosarkomatöses Karzinom.

Aus Gründen der Kontinuität der bisherigen Verschlüsselung dieser Tumoren nach WHO wird die Verschlüsselung mit 8020/3 vorgeschlagen.

In manchen der anaplastischen Karzinome zeigen die Riesenzellen den Typ von Osteoklasten, weshalb diese Variante auch als Epulistyp, Osteoklastom oder *osteoklastenähnlicher Riesenzelltumor (Riesenzellkarzinom mit osteoklastenähnlichen Riesenzellen)* bezeichnet wird. Bisweilen wird dieser Typ als Sondervariante des duktalen Karzinoms vom anaplastischen Karzinom abgetrennt. Es wurde angenommen, daß dieser Typ sich weniger aggressiv verhält, was sich aber nicht bestätigt hat [27, 39].

(10) *Azinuszellkarzinome* zeigen durch ihre azinäre und trabekuläre Struktur gewisse Ähnlichkeit zu endokrinen Tumoren und sind von diesen durch Immunhistologie oder Elektronenmikroskopie (Trypsin, Zymogengranula) abzugrenzen.

(11) Das „*azinäre Zystadenokarzinom*" ist ein sehr seltener Sondertyp [4, 38].

(12) Das *Pankreatoblastom* kommt ausschließlich bei Kindern unter 10 Jahren vor. Der Tumor besteht aus epithelialen azinären, plattenepithelial differenzierten und undifferenzierten epithelialen Anteilen sowie mesenchymalen Strukturen.

(13) Das *kleinzellige Karzinom* ist bisher nur selten beschrieben worden [34] und entspricht in Morphologie und Verhalten dem kleinzelligen Karzinom der Lunge.

S 22 Grading

Über den Wert des Gradings liegen im Schrifttum kontroverse Meinungen vor, was z. T. sicherlich durch die Subjektivität bzw. mangelnde Reproduzierbarkeit bedingt ist. Es wird daher die Verwendung einer semiquantitativen Methode empfohlen, wie sie von Klöppel u. Maillet [27] für duktale Adenokarzinome angegeben wurde. Dabei erfolgt die Einordnung nach dem ungünstigsten Merkmal.

Grad	Drüsige Differenzierung	Schleim- bildung	Mitosen[a]	Kernanaplasie
G 1	Gut differenzierte gangähnliche Drüsen	Ausgeprägt	1–5	Geringe Polymorphie, polare Kernanordnung
G 2	Mäßiggradig differenzierte gangähnliche und tubuläre Drüsen	Unregelmäßig	6–10	Mäßiggrade Polymorphie
G 3	Niedrig differenzierte Drüsen und pleomorphe Strukturen	Abortiv	>10	Ausgeprägte Polymorphie, vermehrte Kerngröße

[a] Pro 10 Gesichtsfelder bei starker Vergrößerung.

S 23 Prognostische histologische Klassifikation

Die histologische Unterteilung der Karzinome nach dem Ausgangspunkt in solche des Gangepithels (duktale) und solche des Azinusepithels ist im Hinblick auf biologisches Verhalten und Aggressivität unzureichend. Daher wurde eine prognostische Klassifikation vorgeschlagen [1, 16]: Muzinöses Zystadenokarzinom, azinäres Zystadenokarzinom und Pankreatoblastom sind durch eine günstigere Prognose gekennzeichnet, die übrigen Karzinome verhalten sich prognostisch wesentlich ungünstiger.

S 24 Nur histologisch erkennbare Multizentrizität

Hier sollen nur multizentrische *invasive* Karzinomanteile erfaßt werden, während multizentrische In-situ-Karzinome unter „Pathologische Befunde am Epithel des Ductus pancreaticus" (S 27) registriert werden.

S 25 Desmoplasie

Desmoplasie findet sich meist bei gut differenzierten duktalen Adenokarzinomen.

S 26 Lymphgefäß-, Venen-, Perineuralinvasion

Bei der Invasion von Lymphgefäßen, Venen und Perineuralräumen soll zwischen intra- und extrapankreatischer Lokalisation unterschieden werden. Diese Differenzierung dürfte prognostische Bedeutung haben [31].

Karzinomatöse Invasion von Perineuralräumen muß von benignen epithelialen Strukturen in Perineuralräumen unterschieden werden [5] (weitere Literatur bei [9]).

S 27 Pathologische Befunde am Epithel des Ductus pancreaticus

Bei Feststellung metaplastischer, hyperplastischer und dysplastischer Veränderungen sowie beim Befund eines Carcinoma in situ ist die topographische Beziehung zum invasiven Tumor mitzuberücksichtigen. Dementsprechend wird zwischen direkt an den invasiven Tumor anschließenden oder von diesem isolierten Veränderungen unterschieden [6, 26, 30, 32].

Dysplasien sind auch im Pankreas entsprechend der heutigen allgemeinen Nomenklatur für den Gastrointestinaltrakt [17] als zweifelsfrei neoplastische Veränderungen definiert. Nach dem Ausmaß der Abweichung vom normalen Epithel werden sie in geringgradige und hochgradige unterteilt. Geringgradige Dysplasien wurden früher auch als atypische Hyperplasie bezeichnet. Hochgradige Dysplasien entsprechen dem Carcinoma in situ.

S 28 Begleitende Pankreatitis

Als chronische Pankreatitis soll hier ausschließlich die primäre chronische Pankreatitis (Typ II der Marseille-Klassifikation 1984 [15]) erfaßt werden, nicht aber die sekundäre Obstruktionspankreatitis (Typ III), die sich als Folge einer Stenose großer Gänge durch ein Karzinom oder – selten – durch benigne Tumoren, Steine oder Strukturen des Pankreasganges entwickelt (Literatur bei [28]). Die Beziehungen zwischen chronischer Pankreatitis Typ II und Karzinomen sind immer noch unklar (Literatur bei [22, 29]).

S 29 Tumorbiologische Untersuchungen

In Diskussion stehen DNS-Messungen und Ploidie [2, 3, 47], Wachstumsfaktoren und Onkogene [20, 21].

S 30 Histologische Befunde an den Resektionsrändern

Bei Tumor an den Resektionsrändern von Choledochus und im Pankreasparenchym muß zwischen In-situ-Karzinomen und invasiven Karzinomen unterschieden werden. Tumorgewebe ist bei lokal nicht im Gesunden resezierten Karzinomen weitaus am häufigsten an den oberflächlichen (retroperitonealen) Resektionsrändern zu erwarten (86% [19] bzw. 60% [45]).

S 31 Minimaler Sicherheitsabstand (in mm)

Der minimale Sicherheitsabstand sollte immer dann histologisch gemessen werden, wenn makroskopisch die Entfernung weniger als 20 mm beträgt. Berücksichtigt wird ausschließlich die Entfernung der invasiven Tumorkomponente zu den Resektionsrändern. „E" (Enfällt) wird eingetragen unter Pankreasparenchym bei totaler Pankreatektomie, unter Choledochus bei Schwanz- und Linksresektion sowie lokaler Exzision.

Literatur

[1] Bodner E, Glaser K, Weger AR (1991) Rare exocrine pancreatic cancer – operative treatment. Eur J Surg Oncol 17:183–189

[2] Bose KK, Allison DC, Hruban RH, Piantadosi S, Zahurak M, Dooley WC, Lin P, et al. (1993) A comparison of flow cytometric and absorption cytometric DNA values as prognostic indicators for pancreatic carcinoma. Cancer 71:891–900

[3] Boettger TC, Störkel S, Wellek S, Stöckle M, Junginger T (1994) Factors influencing survival after resection of pancreatic cancer. A DNA analysis and a histomorphologic study. Cancer 73:63–73

[4] Cantrell BB, Cubilla AL, Erlandson RA, Fortner J, Fitzgerald PJ (1981) Acinar cell cystadenocarcinoma of human pancreas. Cancer 47:410–416

[5] Costa J (1977) Benign epithelial inclusions in pancreatic nervs. Amer J Clin Pathol 67:306–307

[6] Cubilla AL, Fitzgerald PJ (1976) Morphological lesions associated with human primary invasive non-endocrine pancreas cancer. Cancer Res 36:2690–2698

[7] Cubilla AL, Fitzgerald PJ (1984) Tumors of exocrine pancreas. Atlas of tumor pathology, Second series, Fasc 19. Armed Forces Institute of Pathology, Washington/DC

[8] Deutsche Krebsgesellschaft (1995) Diagnostische Standards in der Onkologie – Lungen-, Magen-, Pankreas- und kolorektales Karzinom. (Hermanek P, Hrsg). Zuckschwerdt, München Bern Wien San Francisco

[9] Friess H, Büchler M (1992) Nervenscheideninfiltration beim Pankreaskarzinom. Klinische Konsequenzen. Z Gastroenterol 30:163–164

[10] Gall FP (1986) Chirurgie des duktalen Karzinoms. In: Gall FP, Groitl H (Hrsg) Fortschritte in der Pankreaschirurgie. Zuckschwerdt, München Bern Wien

[11] Gall FP, Zirngibl H (1986) Maligne Tumoren des Pankreas und der periampullären Region. In: Gall FP, Hermanek P, Tonak J (Hrsg) Chirurgische Onkologie. Springer, Berlin Heidelberg New York Tokyo

[12] George DH, Murphy F, Michalski R, Ulmer BG (1989) Serous cystadenocarcinom of the pancreas. A new entity? Amer J Pathol 13:61–66

[13] Gibson JB, Sobin LH (1978) Histological typing of tumours of the liver, biliary tract and pancreas. International histological classification of tumours, No. 20. WHO, Geneva

[14] Grace PA, Pitt HA, Longmire WP (1990) Pylorus preserving pancreatoduodenectomy: an overview. Brit J Surg 77:968–974

[15] Gyr K, Singer MV, Sarles H (eds) (1984) Pancreatitis. Concepts and classification. Proceedings of the Second International Symposium on the Classification of Pancreatitis. Excerpta Medica, Amsterdam

[16] Hermanek P (1983) Pathohistologische Begutachtung von Tumoren. Perimed, Erlangen

[17] Hermanek P (1987) Dysplasia in the gastrointestinal tract; definition and clinical significance. Surg Endocr 1:5–10

[18] Hermanek P (1990) Chirurgische Pathologie des Pankreaskarzinoms. In: Trede M, Saeger HD (Hrsg) Aktuelle Pankreaschirurgie. Springer, Berlin Heidelberg New York Tokyo

[19] Hermanek P (1991) Staging of exocrine pancreatic carcinoma. Eur J Surg Oncol 17:167–172

[20] Herzig K-H, Schäffer M, Rosewicz S, Fölsch UR (1992) Nachweis des mutierten ras-Onkogens in Pankreaskarzinomen: Verbesserung der diagnostischen Möglichkeiten mit Hilfe molekularbiologischer Techniken? Z Gastroenterol 30:436–439

[21] Hoorens A, Lemoine NR, McLellan E, Morohoshi T, Kamisawa T, Heitz PhU, Stamm B, et al. (1993) Pancreatic acinar cell carcinoma. An analysis of cell lineage markers, p53 expression, and Ki-ras mutation. Am J Surg Path 143:685–698

[22] Horn J, Kern T, Meister P (1994) Ist die chronische Pankreatitis eine Krebsrisikoerkrankung? In: Häring R (Hrsg) Krebsrisikoerkrankungen des Verdauungstraktes – Diagnostik und Therapie. Blackwell, Berlin

[23] Kayahara M, Nagakawa T, Ueno K, Ohta T, Takeda T, Miyazaki I (1993) An evaluation of radical resection for pancreatic cancer based on the mode of recurrence as determined by autopsy and diagnostic imaging. Cancer 72:2118–2123

[24] Klöppel G (1984) Pancreatic, non-endocrine tumors. In: Klöppel G, Heitz PU (eds) Pancreatic pathology. Churchill Livingstone, Edinburgh London Melbourne New York

[25] Klöppel G (1993) Pathology of nonendocrine pancreas tumors. In: Go LW, DiMagno EP, Gardner HD, Lebenthal E, Reber HA, Scheele GA (eds) The pancreas. Biology, pathobiology and disease, 2nd edn. Raven Press, New York

[26] Klöppel G, Bommer G, Rückert K, Seifert G (1980) Intraductal proliferation in the pancreas and its relationship to human and experimental carcinogenesis. Virchows Arch [A] 387:221–233

[27] Klöppel G, Maillet B (1991) Histological typing of pancreatic and periampullary carcinoma. Eur J Surg Oncol 17:139–152

[28] Klöppel G, Maillet B (1993) Pathology of acute and chronic pancreatitis Pancreas 8:659–670

[29] Loewenfels AB, Maisonneuve P, Cavallini G, Ammann RW, Lankisch PG, Andersen JR, Dimogio EP, et al. and the International Pancreatitis Study Group (1993): Pancreatitis and the risk of pancreatic cancer. N Engl J Med 328:1433–1437

[30] Mukada T, Yamada S (1982) Dysplasia and carcinoma in situ of the exocrine pancreas. Tohoku J Exp Med 137: 115–124

[31] Nagakawa T, Kayahara M, Ueno K, Ohta T, Konishi I, Ueda N, Miyazaki I (1992) A clinicopathologic study on neural invasion in cancer of the pancreatic head. Cancer 69:930–935

[32] Pour PM, Sayed S, Sayed G (1982) Hyperplastic preneoplastic and neoplastic lesions found in 83 human pancreases. Am J Clin Path 77:137–152

[32a] Pour PM, Konishi, Y, Klöppel G, Longnecker DS (eds) (1994) Atlas of exocrine pancreatic tumors. Morphology, biology, and diagnosis with an international guide for tumor classification. A publication of the International Pancreatic Cancer Study Group (IPCSG). Springer, Berlin Heidelberg New York Tokyo

[33] Reid JD, Yuh S-L, Petrelli M, Jaffe R (1982) Ductuloinsular tumors of of the pancreas. Cancer 49, 908–915

[34] Reyes CV, Wang T (1981) Undifferentiated small cell carcinoma of the pancreas. Cancer 47:2500–2502

[35] Rickaert F, Cremer M, Devière J, Tavares L, Lambilliotte JP, Schröder S, Wurbs D, et al. (1991) Intraductal mucin-hypersecreting neoplasms of the pancreas. Gastroenterology 101:512–519

[36] Schron DS, Mendelsohn G (1984) Pancreatic carcinoma with duct, endocrine, and acinar differentiation. Cancer 54:1766–1770

[37] Sharp KW, Ross CB, Halter SA, Morrison JG, Richards WO, Williams LF, Sawyers JL (1989) Pancreatoduodenectomy with pyloric preservation for carcinoma of the pancreas: a cautionary note. Surgery 105:645–653

[38] Stamm B, Burger H, Hollinger A (1987) Acinar cell cystadenocarcinoma of the pancreas. Cancer 60:2542–2547

[39] Trepeta RW, Mathur B, Lagin S, LiVolsi VA (1981) Giant cell tumor („osteoclastoma") of the pancreas. Cancer 48:2022–2025

[40] Tsuchiya R, Tsunoda T, Yamaguchi T (1990) Operation of choice for resectable carcinoma of the head of the pancreas. Int J Pancreatol 6:295–306

[41] UICC (1993) TNM-Atlas. Illustrierter Leitfaden zur TNM/pTNM-Klassifikation maligner Tumoren, 3. Aufl (Spiessl B, Beahrs OH, Hermanek P, Hutter RVP, Scheibe O, Sobin LH, Wagner G, eds). Springer, Berlin Heidelberg New York Tokyo

[42] UICC (1993) TNM Supplement 1993. A commentary on uniform use (Hermanek P, Henson DE, Hutter RVP, Sobin LH, eds) Springer, Berlin Heidelberg New York Tokyo

[43] Ulich T, Cheng L, Lewin KJ (1982) Acinar-endocrine cell tumor of the pancreas. Cancer 50:2099–2105

[44] Warshaw AL (1991) Implication of peritoneal cytology for staging of early pancreatic cancer. Am J Surg 161:26–30

[45] Willet CG, Lewandrowski K, Warshaw AL, Efird J, Compton CC (1993) Resection margins in carcinoma of the head of the pancreas. Implications for radiation therapy. Ann Surg 217:144–148

[46] Yamada M, Kozuka S, Yamao K, Nakazawa S, Naitch Y, Tsukamoto Y (1991) Mucin-producing tumor of the pancreas. Cancer 68:159–168

[47] Yasuda H, Takada T, Uchiyana K, Hasegawa H (1993) Longterm prognosis and DNA ploidy pattern after pancreatoduodenectomy for cancer of the head of the pancreas. In: Takahashi T (ed) Recent advances in Management of digestive cancers. Springer, Tokyo Berlin Heidelberg New York

[48] Yoshimi N, Sugie S, Tanaka T, Aijin W, Bunai Y, Tatematsu A, Okada T, et al. (1992) A rare case of serous cystadenocarcinoma of the pancreas. Cancer 69: 2449–2453

Weiterführende Literatur

Ahlgren JD, Macdonald JS (1992) Gastrointestinal oncology. Lippincott, Philadelphia

Beger HG, Büchler M (eds) (1995) Cancer of the pancreas. Molecular biology, progress in diagnosis and treatment. Springer, Berlin Heidelberg New York Tokyo (in press)

Go VLW, DiMagno E, Gardner JD, Lebenthal E, Reber HA, Scheele GA (eds) (1993) The pancreas. Biology, pathobiology and disease, 2nd edn. Raven Press, New York

Trede M, Saeger H (Hrsg) (1990) Aktuelle Pankreas-Chirurgie. Springer, Berlin Heidelberg New York Tokyo

Pankreaskarzinom: Schema zur TNM/pTNM-Klassifikation

		(p)TNM	Stadium
Primärtumor	☐ Primärtumor kann nicht beurteilt werden	(p)TX	–
	☐ Kein Hinweis für Primärtumor	(p)T0	–
	☐ Tumor begrenzt auf Pankreas	(p)T1	I
	☐ Tumor ≤ 2 cm	(p)T1a	I
	☐ Tumor > 2 cm	(p)T1b	I
	☐ Tumor infiltriert Duodenum, Choledochus und/oder peripankreatisches Gewebe	(p)T2	I
	☐ Tumor infiltriert Magen, Milz, Kolon und/oder große Gefäße	(p)T3	II
	☐ Tumor infiltriert Magen, Milz und/oder Kolon	(p)T3a	II
	☐ Tumor infiltriert große Gefäße	(p)T3b	II
Regionäre Lymphknoten	☐ Regionäre Lymphknoten können nicht beurteilt werden	(p)NX	–
	☐ Keine regionären Lymphknotenmetastasen	(p)N0	–
	☐ Solitärer Lymphknoten befallen	(p)N1a	III
	☐ Multiple Lymphknoten befallen	(p)N1b	III
Fernmetastasen	☐ Das Vorliegen von Fernmetastasen kann nicht beurteilt werden	(p)MX	–
	☐ Keine Fernmetastasen	(p)M0	–
	☐ Fernmetastasen	(p)M1	IV
	☐ Fernmetastasen nur in nicht-regionären Lymphknoten	(p)M1a	IV
	☐ Fernmetastasen an anderen Lokalisationen (ausgenommen Peritoneum und Pleura)	(p)M1b	IV
	☐ Peritoneal- oder Pleurametastasen	(p)M1c	IV

```
TNM:      T _____    N _____    M _____
                                           Stadium _____
pTNM:     pT _____   pN _____   pM _____
```

Erfordernisse für pTNM:

pT: Histologische Untersuchung des resezierten Primärtumors ohne makroskopisch erkennbaren Tumor an den Resektionslinien oder mikroskopische Bestätigung der Infiltration von Magen, Milz, Kolon und/oder benachbarter großer Gefäße (pT3)

pN0: Histologische Untersuchung von 10 oder mehr regionären Lymphknoten.
pN1: Mikroskopische Bestätigung einer regionären Lymphknotenmetastase.
pM1 Mikroskopischer (histologischer oder zytologischer) Nachweis von Fernmetastasen.

24 – Lungenkarzinom

Die organspezifische Dokumentation „Lungenkarzinom" ist für alle Karzinome der Lunge einschließlich nicht-invasiver Karzinome und Karzinoidtumoren (neuroendokrine Karzinome) anwendbar.

Die nachstehenden malignen Lungentumoren werden mit dieser Dokumentation *nicht* erfaßt:

- mesenchymale maligne Tumoren wie Fibrosarkom, Neurofibrosarkom, Hämangiosarkom, Leiomyosarkom oder malignes Hämangioperizytom,
- Karzinosarkom,
- pulmonales Blastom,
- malignes Melanom,
- maligne Lymphome.

Maligne Mesotheliome der Pleura werden in einer eigenen organspezifischen Dokumentation erfaßt. Die Empfehlungen der Deutschen Krebsgesellschaft zur Diagnostik bei Lungenkarzinomen [7] sind voll berücksichtigt.

24.3

ADT Arbeitsgemeinschaft Deutscher Tumorzentren	**Lungenkarzinom**	

Kenn-Nr. (A1)	**2 4**	2
Klinik-Nr. u. Fachrichtung (A2)		9
Patientenidentifikation (A3)		16
Geburtsdatum	Tag Mon. Jahr	22
Geschlecht (M = Männlich, W = Weiblich)		23
Tumoridentifikations-Nr. (A4)		24
Bogen-Nr. (A5)	**1**	25

I. PRÄTHERAPEUTISCHE DATEN

A. Aufnahmedatum und Anlaß für Arztbesuch (A6)

Aufnahmedatum   Tag _____ Monat _____ Jahr _____   Tag Mon. Jahr   31

Anlaß für Arztbesuch
T = Tumorsymptomatik führte zum Arzt, B = Berufliche (arbeitsmed.) Vorsorgeuntersuchung,
V = Nichtgesetzliche Vorsorgeuntersuchung, S = Selbstuntersuchung, L = Nachsorgeuntersuchung (Langzeitbetreuung), A = Andere Untersuchung, X = Unbekannt   32

B. Anamnese, präkanzeröse Bedingungen und Läsionen

Datum der ersten ärztlichen Tumor(verdachts)diagnose (A7) Tag ____ Monat ____ Jahr ____   Tag Mon. Jahr   38

Lungenkarzinom bei Blutsverwandten 1. Grades (S1)   N = Nein, J = Ja, X = F.A.   39

Pulmonale Vorerkrankungen

Chronisch-obstruktive Lungenerkrankung   N = Nein, J = Ja, X = F.A.   40

Tuberkulose (S2)   N = Nein, J = Ja, X = F.A.   41

Sarkoidose   N = Nein, J = Ja, X = F.A.   42

Beruflicher Kontakt mit Karzinogenen (S3)
0 = Keiner, 1 = Asbest, 2 = Beryllium, 3 = Chlormethyläther, 4 = Vinylchlorid, 5 = Chromate,
6 = Ionisierende Strahlen, 7 = Kokereigase, 8 = Nickel, 9 = Sonstiges, X = F.A.   43

Anerkannte Berufserkrankung   N = Nein, J = Ja, V = Laufendes Verfahren   44

Raucherstatus (S4)   N = Niemals Zigarettenraucher, R = Zigarettenraucher, F = Früher Zigarettenraucher,
P = Pfeifenraucher, Z = Zigarrenraucher, X = F.A.   45

Wenn Zigarettenraucher (früher oder derzeit), Menge
0 = Entfällt (kein Zigarettenraucher), 1 = bis 20/Tag, 2 = 21–40/Tag, 3 = 41–60/Tag, 4 = >60/Tag, X = F.A.   46

Anzahl der Jahre, in denen geraucht wurde   (00 = Entfällt (kein Raucher), XX = F.A.)   48

C. Andere Primärtumoren (frühere, synchrone) (A8)

Frühere Tumorerkrankung?   N = Nein, J = Ja, X = F.A.   49

Falls Tumor in Anamnese: Lokalisation C |__|__|__| Erkrankungsjahr 19 |__|__| C   Lokalisation Jahr   55

Synchroner Primärtumor in anderem Organ?   N = Nein, J = Ja   56

D. Allgemeine klinische Befunde

Klinische Symptomatik	N = Nein	J = Ja	X = F.A.	
Allgemeine Symptome (Leistungsknick, Fieber, Schwäche)	O	O	O	57
Husten	O	O	O	58
Heiserkeit	O	O	O	59
Hämoptoe (S6)	O	O	O	60
Dyspnoe	O	O	O	61
Thoraxschmerzen	O	O	O	62
Pancoast-Syndrom	O	O	O	63
Paraneoplastische Syndrome	O	O	O	64
Gewichtsverlust (S5)	O	O	O	65

Wagner/Hermanek: Organspezifische Tumordokumentation   © Springer-Verlag 1995

Lungenkarzinom

K-Nr. `2 4` Patienten-Id. T-Id. B-Nr. `1`

Tumorkomplikationen N = Nein J = Ja

Rekurrensparese – Stimmbandlähmung	○	○	66
Phrenikusparese	○	○	67
Vena-cava-Syndrom	○	○	68
Horner-Syndrom	○	○	69
Trachealkompression	○	○	70
Ösophaguskompression	○	○	71
Massive Blutung (S7)	○	○	72

Allgemeiner Leistungszustand (nach ECOG) (A9)

0 = Normale, uneingeschränkte Aktivität wie vor der Erkrankung,
1 = Einschränkung bei körperlicher Anstrengung, aber gehfähig; leichte körperliche Arbeit bzw. Arbeit im Sitzen möglich,
2 = Gehfähig, Selbstversorgung möglich, aber nicht arbeitsfähig; kann mehr als 50% der Wachzeit aufstehen,
3 = Nur begrenzte Selbstversorgung möglich; 50% oder mehr der Wachzeit an Bett oder Stuhl gebunden,
4 = Völlig pflegebedürftig, keinerlei Selbstversorgung möglich; völlig an Bett oder Stuhl gebunden, X = Unbekannt   73

Gravierende Begleiterkrankungen (A10) N = Nein J = Ja X = F.A.

Schwerwiegende Herzerkrankung	○	○	○	74
Zerebrale Durchblutungsstörung	○	○	○	75
Periphere arterielle Durchblutungsstörung	○	○	○	76
Stärker eingeschränkte Nierenfunktion	○	○	○	77
Leberzirrhose	○	○	○	78
Behandlungsbedürftiger Diabetes mellitus	○	○	○	79
Andere Begleiterkrankungen	○	○	○	80

Einschätzung des Operationsrisikos (A10) 1 = ASA I, 2 = ASA II, 3 = ASA III, 4 = ASA IV, 5 = ASA V, X = F.A.   81

E. Diagnostik (A11) Diagnose bei asymptomatischem Patienten N = Nein, J = Ja   82

Durchgeführte Untersuchungen

Bildgebende Verfahren U = Unauffällig P = Pathologisch N = Nicht durchgeführt

Lokoregionär

Thoraxröntgenaufnahmen in 2 Ebenen	○	○	○	83
Thoraxdurchleuchtung	○	○	○	84
CT (mit i.v.-Kontrastmittelbolus)	○	○	○	85
NMR	○	○	○	86
Sonographie Mediastinum	○	○	○	87
Lungenperfusionsszintigraphie	○	○	○	88
Pulmonalisangiographie	○	○	○	89
PET	○	○	○	90

Fernmetastasen

Sonographie Abdomen	○	○	○	91
CT Oberbauch (Leber, Nebennieren) (i.v.-Kontrastmittelbolus)	○	○	○	92
CT-Portogramm	○	○	○	93
Skelettröntgen	○	○	○	94
Skelettszintigraphie	○	○	○	95
CT Gehirn	○	○	○	96
NMR Gehirn	○	○	○	97
Elektroenzephalogramm	○	○	○	98
Myelographie	○	○	○	99

Lungenkarzinom

K-Nr.	Patienten-Id.	T-Id.	B-Nr.
2 4			1

Endoskopie/Biopsie/Zytologie (S8)	U = Un- auffällig	Z = Zytolog. Karzinom	H = Histol. Karzinom	X = Nicht durchgeführt	
Bronchoskopie	O	O	O	O	100
Bürstenabstrich	O	O		O	101
Bronchoskopische Biopsie	O	O	O	O	102
Transbronchiale Biopsie	O	O	O	O	103
Bronchiallavage	O	O		O	104
Mediastinoskopische Biopsie(n)	O	O	O	O	105
Thorakoskopie	O	O	O	O	106
Thorakoskopische Biopsie	O	O	O	O	107
Pleuralavage	O	O		O	108
Pleuraergußzytologie	O	O		O	109
Sputumzytologie	O	O		O	110

Lungenfunktion (S9)   (XXX = F.A.) $FEV_{1,0}$ **gemessen**   ⌊_⌋,⌊_ _ _⌋   ☐☐☐ 113

$FEV_{1,0}$ **prognostiziert**   ⌊_⌋,⌊_ _ _⌋   ☐☐☐ 116

Weiterführende Diagnostik   O = Operabel, H = Hohes Risiko, I = Inoperabel, X = Nicht durchgeführt   ☐ 117

LDH (S10)   1 = ≤420 U/l, 2 = >420 U/l, X = F.A.   ☐ 118

GOT (S10)   1 = ≤240 U/l, 2 = >240 U/l, X = F.A.   ☐ 119

Thrombozyten (S10)   1 = ≤160000/mm^3, 2 = >160000/mm^3, X = F.A.   ☐ 120

Tumormarker präoperativ	N = Normal oder Grenzbereich	P = Patho- logisch	X = Nicht durchgeführt	
CEA	O	O	O	121
NSE	O	O	O	122
Andere	O	O	O	123

Mikroskopische Fernmetastasendiagnose
0 = Keine, 1 = Feinnadelbiopsie zytologisch, 2 = Lumbalpunktion, 3 = Feinnadelbiopsie histologisch,
4 = Stanzbiopsie, 5 = Laparoskopische Biopsie, 6 = Biopsie peripherer Lymphknoten,
7 = Knochenmarksaspiration/-biopsie, 8 = Sonstige Zytologie, 9 = Sonstige Histologie   ☐ 124

F. Tumorlokalisation (S11)

Lokalisation des Primärtumors (nach Tumorlokalisationsschlüssel) (A12)   C ⌊_ _._ _⌋   C ☐☐☐☐ 128

Segmentlokalisation (in Schema einzeichnen)

Seitenlokalisation   R = Rechts, L = Links   ☐ 129

Nr. des Ausgangssegments   ⌊_ _⌋   ☐☐ 131
(LL = Lappenbronchus oder weiter proximal, XX = F.A.)

Korrektur der Lokalisation (A12)
N = Nein, G = Ja, Gleicher Bogen, A = Ja, Anderer Bogen   ☐ 132

Lungenkarzinom

24.9

K-Nr.: **2 4** Patienten-Id.: ☐☐☐☐☐☐ T-Id.: ☐ B-Nr.: **1**

G. TNM-Klassifikation und klinisches Stadium

Primärtumor

Tumorgröße (größter Tumordurchmesser in cm) (XXX = F.A.) ⊔⊔⊔,⊔ ☐☐☐ 135

Hauptbronchusbefall
N = Nein, P = Peripher: >2 cm distal Carina, Z = Zentral: ≤2 cm distal Carina, B = Hauptbronchusbefall o.n.A., C = Carinabefall, X = F.A. ☐ 136

Atelektase/obstruktive Pneumonie N = Nein, P = Partiell bis Hilus, K = Komplett (ganze Lunge), X = F.A. ☐ 137

Diskontinuierliche Tumorherde in ipsilateraler Lunge (S12)
N = Nein, G = Gleicher Lappen, A = Andere Lappen, X = F.A. ☐ 138

Kontinuierlicher Pleurabefall
N = Nein, V = Viszerale Pleura, P = Parietale Pleura, M = Mediastinale Pleura, X = F.A. ☐ 139

Diskontinuierliche Tumorherde in ipsilateraler Pleura (S13)
N = Nein, J = Ja, X = F.A. ☐ 140

Pleuraerguß
N = Nein, O = Ohne Nachweis maligner Zellen, M = Mit Nachweis maligner Zellen, J = Ja, ohne zytologische Untersuchung, X = F.A. ☐ 141

Extrapulmonale Ausbreitung   N = Nein   J = Ja   X = F.A.

	N	J	X	
Brustwand (S14)	○	○	○	☐ 142
Zwerchfell	○	○	○	☐ 143
Mediastinum (S15)	○	○	○	☐ 144
Parietales Perikard	○	○	○	☐ 145
Viszerales Perikard	○	○	○	☐ 146
Herz	○	○	○	☐ 147
Große Gefäße (S16) – Aorta	○	○	○	☐ 148
– V. cava superior	○	○	○	☐ 149
– V. cava inferior	○	○	○	☐ 150
– A. pulmonalis, Truncus	○	○	○	☐ 151
– A. pulmonalis, intraperikardiale Teile	○	○	○	☐ 152
– Vv. pulmonales, intraperikardiale Teile	○	○	○	☐ 153
Trachea	○	○	○	☐ 154
Ösophagus	○	○	○	☐ 155
Wirbelsäule	○	○	○	☐ 156
Andere	○	○	○	☐ 157

Regionäre Lymphknoten (S17)

	Rechts F = Tumorfrei	Rechts M = Metastase(n)	Rechts X = F.A.	Links F = Tumorfrei	Links M = Metastase(n)	Links X = F.A.	R	L	
Peribronchiale Lymphknoten	○	○	○	○	○	○	☐	☐	159
Hiläre Lymphknoten	○	○	○	○	○	○	☐	☐	161
Mediastinale Lymphknoten									
Tracheobronchial	○	○	○	○	○	○	☐	☐	163
Subkarinal F = Tumorfrei, M = Metastasen, X = F.A.								☐	164
Paratracheal (einschl. prätracheal)	○	○	○	○	○	○	☐	☐	166
Sub- und paraaortal	○	○	○	○	○	○	☐	☐	168
Lig. pulmonale	○	○	○	○	○	○	☐	☐	170
Parösophageal	○	○	○	○	○	○	☐	☐	172
Skalenuslymphknoten	○	○	○	○	○	○	☐	☐	174
Supraklavikuläre Lymphknoten	○	○	○	○	○	○	☐	☐	176

Wagner/Hermanek: Organspezifische Tumordokumentation © Springer-Verlag 1995

Lungenkarzinom

	K-Nr.	Patienten-Id.	T-Id.	B-Nr.
	2 4			1

Fernmetastasen (S18)   N = Nein, J = Ja, X = F.A. ☐ 177

   Wenn ja, **Lokalisation** (A14) 1. _____   1. ☐☐ 180

                                               2. _____   2. ☐☐ 183

                                               3. _____   3. ☐☐ 186

Klinische TNM-Klassifikation (A15, S19 und Schema S. 24.35)

    y ☐ T ☐☐ C ☐   y T C ☐☐☐ 190

         N ☐☐ C ☐   N C ☐☐ 193

         M ☐☐ C ☐   M C ☐☐ 196

Zusätzliche Angabe zu M (A15)   0 = Entfällt, da Makrometastasen, 1 = (mi) Mikrometastasen (±isolierte Tumorzellen), 2 = (i) Nur isolierte Tumorzellen, X = F.A. ☐ 197

Klinisches Stadium (A16, S20 und Schema S. 24.37)
0 = Stadium 0, 1 = Stadium I, 2 = Stadium II, 3 = Stadium IIIA, 4 = Stadium IIIB, 5 = Stadium IV, X = F.A. ☐ 198

H. Sonstige Tumorbefunde

Lage im Bronchialbaum
P = Peripher von Segmentbronchien, S = Segmentbronchus, L = Lappenbronchus, I = Intermediärbronchus, X = F.A. ☐ 199

Bronchoskopischer Tumortyp
O = Ohne Bronchoskopie, P = Polypoid (intraluminal), U = Ulzeriert, S = Szirrhös-stenosierend, X = F.A. ☐ 200

Radiologischer Tumortyp
Z = Zentral-hilusnahe, P = Peripher, Rundherd, D = Diffus-infiltrierend („pneumonie-ähnlich"), X = F.A. ☐ 201

Kapseldurchbruch von regionären Lymphknotenmetastasen (S21)
N = Nein, J = Ja, X = F.A. ☐ 202

ADT Arbeitsgemeinschaft Deutscher Tumorzentren

Lungenkarzinom

24.13

Kenn-Nr. (A1)	`2 4`	2
Klinik-Nr. u. Fachrichtung (A2)		9
Patientenidentifikation (A3)		16
Geburtsdatum	Tag Mon. Jahr	22
Geschlecht (M = Männlich, W = Weiblich)		23
Tumoridentifikations-Nr. (A4)		24
Bogen-Nr. (A5)	`2`	25

II. DATEN ZUR THERAPIE

A. Vorgesehene und durchgeführte Therapiemodalitäten (A17)

	N = Nein	J = Ja*	A = Abgelehnt	
Operation	○	○	○	26
Bestrahlung	○	○ ○	○	28
Chemotherapie	○	○ ○	○	30
Hormontherapie	○	○	○	31
Immuntherapie	○	○	○	32
Präoperative Physiotherapie	○	○	○	33
Sonstige Therapie	○	○	○	34

* Bei mehr als einer durchgeführten Therapiemodalität die zeitliche Reihenfolge der Maßnahmen durch Ziffern kennzeichnen.
(Wenn nicht-chirurgische Therapie durchgeführt, zusätzliche Therapiebögen der Basisdokumentation ausfüllen!)

B. Chirurgische Behandlung

Datum der Operation   Tag _____ Monat _____ Jahr _____   Tag Mon. Jahr □□□□□□ 40

Operationszugang (A17)
KC = Konventionell-chirurgisch, PE = Perkutan-endoskopisch, KP = KC+PE,
EE = Endoluminal-endoskopisch, KE = KC+EE, EP = EE+PE   □□ 42

Zugangsweg bei konventioneller Chirurgie
R = Rechts, L = Links, M = Median, T = Transversal   □ 43

Bronchoskopie durch Operateur (S22)
N = Nein, J = Ja   □ 44

Bronchiallavage am Beginn der Thorakotomie (S23)
0 = Nein, 1 = Ja, negative Zytologie, 2 = Ja, positive Zytologie   □ 45

Art des chirurgischen Eingriffs am Primärtumor (S24) (bis zu 3 Angaben!)   1. □ 46
0 = Keine Operation, 1 = Probethorakotomie, 2 = Laserchirurgie, 3 = Keilexzision/atypische Segmentresektion,   2. □ 47
4 = Anatomische Segmentresektion, 5 = Lobektomie, 6 = Bilobektomie, 7 = Pneumonektomie, 8 = Pleuropneumonektomie   3. □ 48

Bei Lungenresektionen: zusätzliche Angaben zur Lokalisation

a) Keil-, Segmentresektion, Lobektomie   N = Nein   J = Ja

	N	J	
Oberlappen rechts	○	○	49
Mittellappen rechts	○	○	50
Unterlappen rechts	○	○	51
Oberlappen links	○	○	52
Unterlappen links	○	○	53

b) Pneumonektomie, Pleuropneumonektomie   R = Rechts, L = Links   □ 54

Wagner/Hermanek: Organspezifische Tumordokumentation   © Springer-Verlag 1995

Lungenkarzinom

K-Nr. **2 4** Patienten-Id. T-Id. B-Nr. **2**

Operationserweiterungen

a) **Bronchialbaum** 0 = Keine, 1 = Vollmanschette, 2 = Teilmanschette, 3 = Bifurkationsresektion,
4 = Trachealresektion, 5 = Y-Manschette, 6 = 1+3, 7 = 1+4, 8 = 3+4, 9 = Sonstiges □ 55

b) **Gefäßbaum**   K = Keine   T = Tangential   K = Klassisch   X = Ja, o.n.A.

	K = Keine	T = Tangential	K = Klassisch	X = Ja, o.n.A.	
A. pulmonalis	○	○	○	○	56
V. pulmonalis	○	○	○	○	57
V. azygos	○	○	○	○	58
V. cava superior	○	○	○	○	59

Intraperikardiale Absetzung   N = Nein, J = Ja   □ 60
Gefäßprothese   N = Nein, J = Ja   □ 61

c) **Nachbarorgane**   N = Nein   J = Ja

	N = Nein	J = Ja	
Vorhof	○	○	62
Perikard	○	○	63
Zwerchfell	○	○	64
Pleura parietalis	○	○	65
Brustwand (S14)	○	○	66
Ösophagus	○	○	67
Andere	○	○	68
Laparotomie (S25)	○	○	69

Deckung von Bronchialstumpf bzw. -anastomose
0 = Keine Deckung, 1 = Mit Pleura, 2 = Mit Perikard, 3 = Mit Ic-Muskelflap,
4 = Mit Mediastinalgewebe, 5 = Mit Omentum, 6 = Mit sonstigem Material   □ 70

Entfernung regionärer Lymphknoten (S17)

	Rechts		Links		R	L
	N = Nein	J = Ja	N = Nein	J = Ja		
Peribronchiale Lymphknoten						
Lobär/segmental	○	○	○	○	□ □	72
Interlobär	○	○	○	○	□ □	74
Hiläre Lymphknoten	○	○	○	○	□ □	76
Mediastinale Lymphknoten						
Tracheobronchial	○	○	○	○	□ □	78
Subkarinal N = Nein, J = Ja					□	79
Paratracheal (einschl. prätracheal)	○	○	○	○	□ □	81
Subaortal (einschl. paraaortal)	○	○	○	○	□ □	83
Lig. pulmonale	○	○	○	○	□ □	85
Parösophageal	○	○	○	○	□ □	87
Skalenuslymphknoten	○	○	○	○	□ □	89
Supraklavikuläre Lymphknoten	○	○	○	○	□ □	91

Entfernung nichtregionärer Lymphknoten   N = Nein, J = Ja   □ 92

Örtliche Tumorzelldissemination
N = Nein, J = Ja (Schnitt durch und/oder Einriß in Tumor)   □ 93

Minimaler Sicherheitsabstand (in mm) (S26)   (XXX = F.A.)   □□□ 96

Dauer der Operation (in Minuten)   □□□□ 99

Dauer der Intensivbehandlung (in Tagen)   □□□ 101

Zahl der verabreichten Blutkonserven (A17)   □□□ 103

Wagner/Hermanek: Organspezifische Tumordokumentation   © Springer-Verlag 1995

Lungenkarzinom

24.17

K-Nr.: **2 4** Patienten-Id.: T-Id.: B-Nr.: **2**

C. Klinische R-Klassifikation und Gesamtbeurteilung des Tumorgeschehens

Klinische R-Klassifikation (A18)
0 = Kein Residualtumor (R0), 1 = Nur mikroskopischer Residualtumor (R1), 2 = Makroskopischer Residualtumor, mikroskopisch nicht bestätigt (R2a), 3 = Makroskopischer Residualtumor, auch mikroskopisch bestätigt (R2b), X = Unbestimmt (RX) □ 104

Lokalisation von Residualtumor   N = Nein   J = Ja

Lokoregionär (S27)   ○   ○   □ 105

Fernmetastase(n) in kontralateraler Lunge/Pleura   ○   ○   □ 106

Sonstige Fernmetastase(n)   ○   ○   □ 107

Gesamtbeurteilung des Tumorgeschehens bei nichtchirurgischer Therapie (A19)
V = Vollremission, T = Teilremission, B = Klinische Besserung des Zustands, Kriterien für Teilremission jedoch nicht erfüllt, K = Keine Änderung, D = Divergentes Geschehen, P = Progression, U = Beurteilung unmöglich, X = F.A. □ 108

Erhöhte Tumormarker-Werte im Serum nach Tumorresektion (S28)
N = Nein, J = Ja, E = Entfällt, da keine Tumorresektion, X = F.A. □ 109

D. Frühe Komplikationen der Therapie

Chirurgische Komplikationen   N = Nein   J = Ja

Nachblutung (S29)   ○   ○   □ 110

Sero-/Pneumothorax   ○   ○   □ 111

Chylothorax   ○   ○   □ 112

Rekurrensparese   ○   ○   □ 113

Phrenikusparese   ○   ○   □ 114

Wundinfekt   ○   ○   □ 115

Parenchymfistel   ○   ○   □ 116

Pleuraempyem   ○   ○   □ 117

Bronchusfistel   ○   ○   □ 118

Andere chirurgische Komplikation(en)   ○   ○   □ 119

Nichtchirurgische Komplikationen   N = Nein   J = Ja

Respiratorische Insuffizienz   ○   ○   □ 120

Kardiopulmonale Komplikationen   ○   ○   □ 121

Renale Komplikationen   ○   ○   □ 122

Andere nichtchirurgische Komplikation(en)   ○   ○   □ 123

Sekundäre operative Eingriffe (A20)   N = Nein, J = Ja   □ 124

Falls ja, Art des Eingriffs nach ICPM |5|_|_|_|_| |5|_|_|_|_| □ 130

Postoperativer Exitus (A21)
N = Nein, I = Innerhalb von 30 Tagen nach Operation, S = Später   □ 131

Wagner/Hermanek: Organspezifische Tumordokumentation © Springer-Verlag 1995

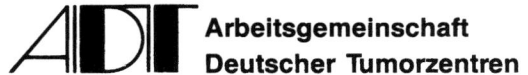

Arbeitsgemeinschaft Deutscher Tumorzentren

Lungenkarzinom

Kenn-Nr. (A1)	**2 4**	2
Klinik-Nr. u. Fachrichtung (A2)		9
Patientenidentifikation (A3)		16
Geburtsdatum	Tag Mon. Jahr	22
Geschlecht (M = Männlich, W = Weiblich)		23
Tumoridentifikations-Nr. (A4)		24
Bogen-Nr. (A5)	**3**	25

III. DATEN ZUR PATHOLOGIE

Untersuchungsmaterial Primärtumor (A22)
K = Keine Untersuchung, Z = Nur Zytologie, B = Biopsie ohne Tumorresektion, T = Tumorteile (bei Tumorreduktion), R = Resektat   26

A. Histologischer Typ und Grading

Histologischer Tumortyp nach ICD-O (A28, S30) (jeweils 2 Angaben möglich, nicht benötigte Kästchen streichen!)

1. nach prätherapeutischer Zytologie   1. M ____ M ____   36
2. nach prätherapeutischer Histologie   2. M ____ M ____   46
3. nach Befund am Tumorresektat   3. M ____ M ____   56

Bestätigung der Tumorhistologie durch andere Institution (A23)
N = Nein, R = Register oder Referenzpathologie einer Studie, A = Anderes Pathologisches Institut, B = R+A   57

Grading (A24, S31) (1 = G1, 2 = G2, 3 = G3, 4 = G4, L = Low Grade (G1–2), H = High Grade (G3–4), X = F.A.)

1. nach prätherapeutischer Zytologie   1.   58
2. nach prätherapeutischer Histologie   2.   59
3. nach Befund am Tumorresektat   3.   60

B. pTNM-Klassifikation und pathologisches Stadium

Primärtumor

Tumorgröße (größter Tumordurchmesser in cm)   (XXX = F.A.)   ___,_   63

Hauptbronchusbefall   N = Nein, P = Peripher: ≤2 cm distal Carina, Z = Zentral: >2 cm distal Carina, B = Hauptbronchus-Befall o.n.A., C = Carinabefall, X = F.A.   64

Atelektase/obstruktive Pneumonie   N = Nein, P = Partiell bis Hilus, K = Komplett (ganze Lunge), X = F.A.   65

Diskontinuierliche Tumorherde in ipsilateraler Lunge (S12)
N = Nein, G = Gleicher Lappen, A = Andere Lappen, X = F.A.   66

Kontinuierlicher Pleurabefall
N = Nein, V = Viszerale Pleura, P = Parietale Pleura, M = Mediastinale Pleura, X = F.A.   67

Diskontinuierliche Tumorherde in ipsilateraler Pleura (S13)   N = Nein, J = Ja, X = F.A.   68

Pleuraerguß   O = Ohne maligne Zellen, M = Mit malignen Zellen, X = Nicht untersucht   69

Extrapulmonale Ausbreitung   N = Nein   J = Ja   X = Nicht untersucht

	N	J	X		
Brustwand (S14)	○	○	○		70
Zwerchfell	○	○	○		71
Parietales Perikard	○	○	○		72
Mediastinum (S15)	○	○	○		73
Große Gefäße (S16)					
A. pulmonalis (intraperikardial)	○	○	○		74
V. pulmonalis	○	○	○		75
V. cava superior	○	○	○		76
Trachea	○	○	○		77
Andere Organe	○	○	○		78

Wagner/Hermanek: Organspezifische Tumordokumentation   © Springer-Verlag 1995

Lungenkarzinom

K-Nr. **2 4** Patienten-Id. T-Id. B-Nr. **3**

Regionäre lymphogene Metastasierung
Befallene Lymphknotengruppen (S17)

	Rechts			Links			R	L	
	F = Tumor-frei	M = Meta-stase(n)	X = Nicht untersucht	F = Tumor-frei	M = Meta-stase(n)	X = Nicht untersucht			
Peribronchiale Lymphknoten									
Segmentale	○	○	○	○	○	○	☐	☐	80
Lobäre	○	○	○	○	○	○	☐	☐	82
Interlobäre	○	○	○	○	○	○	☐	☐	84
Hiläre Lymphknoten	○	○	○	○	○	○	☐	☐	86
Mediastinale Lymphknoten									
Tracheobronchial	○	○	○	○	○	○	☐	☐	88
Subkarinal F = Tumorfrei, M = Metastase(n), X = Nicht untersucht								☐	89
Paratracheal (einschl. prätracheal)	○	○	○	○	○	○	☐	☐	91
Subaortal (einschl. aortal)	○	○	○	○	○	○	☐	☐	93
Lig. pulmonale	○	○	○	○	○	○	☐	☐	95
Parösophageal	○	○	○	○	○	○	☐	☐	97
Skalenuslymphknoten	○	○	○	○	○	○	☐	☐	99
Supraklavikuläre Lymphknoten	○	○	○	○	○	○	☐	☐	101
Grenzlymphknoten	○	○	○	○	○	○	☐	☐	103

Zahl untersuchter regionärer Lymphknoten ⊔⊔⊔   105

Zahl befallener regionärer Lymphknoten ⊔⊔⊔   107

Fernmetastasen (S18) K = Keine nachgewiesen, Z = Zytologisch bestätigt, H = Histologisch bestätigt   ☐ 108

Lokalisation mikroskopisch nachgewiesener Fernmetastasen (A14)

1. _____ 1. ☐☐ 111
2. _____ 2. ☐☐ 114
3. _____ 3. ☐☐ 117

pTNM-Klassifikation (A25 und Schema S. 24.35)

y ⊔ pT ⊔⊔ (m) ⊔ pN ⊔⊔ pM ⊔⊔

                    y   pT   (m)   pN   pM
                    ☐ ☐☐ ☐ ☐☐ ☐☐ 125

Zusätzliche Angabe zu pN (A25) (mi) Nur Mikrometastasen?   N = Nein, J = Ja, X = F.A.   ☐ 126

Zusätzliche Angabe zu pM (A25)   0 = Entfällt, da Makrometastasen? 1 = (mi) Mikrometastasen (±isolierte Tumorzellen), 2 = (i) Nur isolierte Tumorzellen, X = F.A.   ☐ 127

Pathologisches Stadium (A26 und Schema S. 24.37)
0 = Stadium 0, 1 = Stadium I, 2 = Stadium II, 3 = Stadium III A, 4 = Stadium III B, 5 = Stadium IV, X = F.A.   ☐ 128

C. Weitere Befunde und begleitende Veränderungen

Zerfallshöhle im Tumor   N = Nein, J = Ja, X = F.A.   ☐ 129

Frühkrebs (Early carcinoma) (S32)   N = Nein, Z = Zentral, P = Peripher   ☐ 130

Kapseldurchbruch bei reg. Lymphknotenmetastase(n) (S21)
N = Nein, P = Peribronchial-hilär, M = Mediastinal, S = Supraklavikulär oder Skalenuslymphknoten, X = F.A.   ☐ 131

Unterschiedliche histologische Strukturen (in %) (S33)

Plattenepithelial	⊔⊔⊔	☐☐ 133
Spindelzellig	⊔⊔⊔	☐☐ 135
Haferkornzellig	⊔⊔⊔	☐☐ 137
Intermediärzellig	⊔⊔⊔	☐☐ 139
Großzellig	⊔⊔⊔	☐☐ 141
Azinär	⊔⊔⊔	☐☐ 143
Papillär	⊔⊔⊔	☐☐ 145
Bronchioloalveolär	⊔⊔⊔	☐☐ 147
Solid mit Verschleimung	⊔⊔⊔	☐☐ 149

Lungenkarzinom

K-Nr. **2 4** Patienten-Id. ☐☐☐☐☐☐ T-Id. ☐ B-Nr. **3**

Ausgeprägte entzündliche Stromainfiltration (S34)
N = Nein, P = Ja, vorwiegend plasmazellulär, L = Ja, vorwiegend lymphozytär, X = F.A. ☐ 150

Narbenkarzinom (S35)   N = Nein, J = Ja, X = F.A. ☐ 151

L-Klassifikation (A27, S36)
0 = Keine Lymphgefäßinvasion (L0), 1 = Lymphgefäßinvasion (L1), X = F.A. (LX) ☐ 152

V-Klassifikation (A27, S37)
0 = Keine Veneninvasion (V0), 1 = Mikroskopische Veneninvasion (V1), 2 = Makroskopische Veneninvasion (V2), X = F.A. (VX) ☐ 153

Histologische Regression nach präoperativer Chemo-/Radiotherapie (S38)
1 = Regressionsgrad I (keine oder nur geringe Regression), 2 = Regressionsgrad II (inkomplete Regression),
3 = Regressionsgrad III (komplette Regression), E = Entfällt, keine präoperative Chemo-/Radiotherapie, X = F.A. ☐ 154

Bronchialepithelveränderungen (S39)	N = Nein	J = Ja	X = Nicht untersucht	
Hyperplasien	○	○	○	☐ 155
Plattenepithelmetaplasien	○	○	○	☐ 156
Mikropapillomatose	○	○	○	☐ 157
Carcinoma in situ, anschließend an Primärtumor	○	○	○	☐ 158
Carcinoma in situ, getrennt vom Primärtumor	○	○	○	☐ 159
Tumorlets (S40) N = Nein, J = Ja, K = Tumorlets vom Karzinoidtyp, X = F.A.				☐ 160

Sonstige Lungenveränderungen

	N	J	X	
Silikose	○	○	○	☐ 161
Tuberkulose	○	○	○	☐ 162
Asbestose	○	○	○	☐ 163
Fibrose	○	○	○	☐ 164
Sonstige	○	○	○	☐ 165

Örtliche Tumorzelldissemination (Einriß in oder Schnitt durch Tumorgewebe)
N = Nein, J = Ja ☐ 166

Tumorbiologische Spezialuntersuchungen (A28)
N = Nein, J = Ja ☐ 167

D. Definitive R-Klassifikation und weitere Angaben zur Radikalität

Histologische Befunde an den Resektionsrändern
F = Tumorfrei, S = In-situ-Karzinom, I = Invasiver Tumor, X = Nicht untersucht ☐ 168

Definitive R-Klassifikation (A29)
0 = Kein Residualtumor (R0), 1 = Nur mikroskopischer Residualtumor (R1), 2 = Makroskopischer Residualtumor,
mikroskopisch nicht bestätigt (R2a), 3 = Makroskopischer Residualtumor, auch mikroskopisch bestätigt (R2b),
X = Unbestimmt (RX) ☐ 169

Methodik der R-Klassifikation (A30)
K = Konventionell, S = „Sophisticated" ☐ 170

Lokalisation von Residualtumor   N = Nein   J = Ja

	N	J	
Lokoregionär	○	○	☐ 171
Fernmetastase(n)	○	○	☐ 172

Minimaler Sicherheitsabstand (in mm) (S41)   (XX = F.A.)

Makroskopisch ⌞⌞⌟   Ma. ☐☐ 174
Histologisch   ⌞⌞⌟   Hi. ☐☐ 176

Wagner/Hermanek: Organspezifische Tumordokumentation   © Springer-Verlag 1995

Lungenkarzinom

Spezielle Verschlüsselungsanweisungen

S1 Lungenkarzinom bei Blutsverwandten 1. Grades

Als Blutsverwandte 1. Grades gelten Eltern, Kinder und Geschwister. Mehrere Berichte weisen auf familiär gehäuftes Vorkommen von Lungenkarzinomen hin. Solche Beziehungen kommen insbesondere bei Frauen mit Plattenepithelkarzinomen vor (Literaturübersicht bei [2]). Weitere diesbezügliche Untersuchungen scheinen erforderlich.

S2 Tuberkulose

Hier sollen auch Rest- und Narbenzustände erfaßt werden.

S3 Beruflicher Kontakt mit Karzinogenen

Nach der Übersicht über die Geschäfts- und Rechnungsergebnisse der gewerblichen Berufsgenossenschaften [15] steht heute in Deutschland der Krebs in Verbindung mit Asbestose an erster Stelle der beruflich verursachten Lungenkarzinome. Sehr selten werden der Chromatlungenkrebs und Karzinome durch ionisierende Strahlen (Uranbergwerksarbeiter) beobachtet. Lungenkrebse durch Einwirkung von Nickel, Kadmium, Beryllium, Arsen und seine Verbindungen, aliphatische Halogenwasserstoffe sowie durch Kokereiabgase sind heute ausgesprochene Raritäten.

S4 Raucherstatus

Die Dokumentation erfolgt entsprechend den Vorschlägen der Division of Environmental Science der Columbia University, New York [27]. Diese wurden nur insofern modifiziert, als auch Zigarren- und Pfeifenraucher miterfaßt werden.

S5 Gewichtsverlust

Als Gewichtsverlust gilt nur die unbeabsichtigte Abnahme des Körpergewichts um mindestens 2 kg innerhalb der letzten 3 Monate.

S6 Hämoptoe

Sowohl Makro- als auch Mikrohämoptoen werden erfaßt.

S7 Massive Blutung

Als massive Blutung gilt eine Blutung dann, wenn sie kreislaufwirksam ist oder eine Bluttransfusion erforderlich macht.

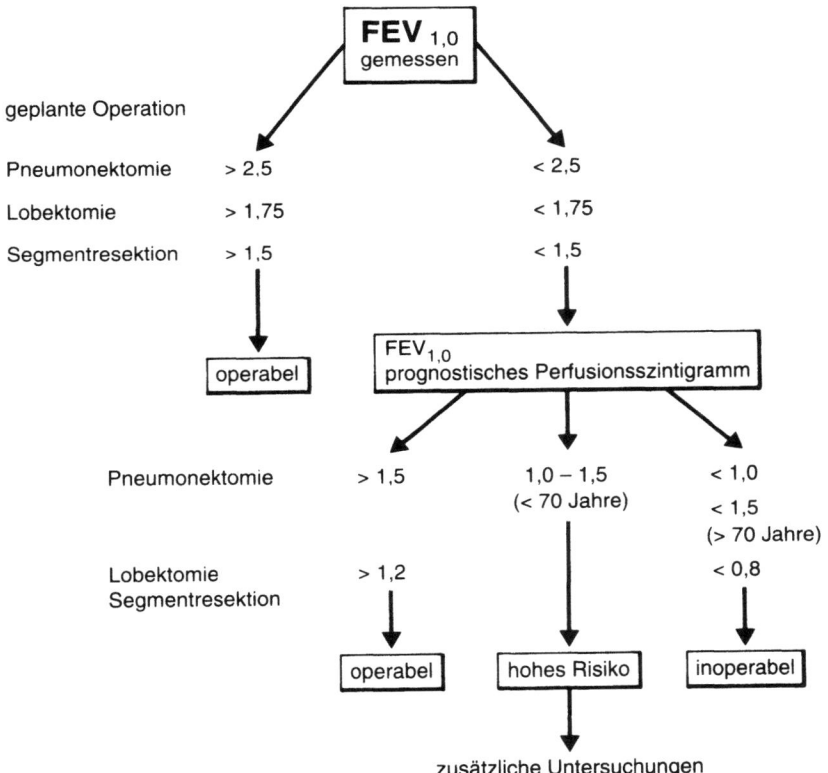

Abb. 24.1. Lungenfunktionsprüfung. (Nach Schulz [38])

S8 Endoskopie/Biopsie/Zytologie – Primärtumor

Hier werden nur eindeutig positive Befunde erfaßt; Verdachtsdiagnosen werden nicht berücksichtigt.

S9 Lungenfunktion

Primäre Untersuchung ist die spirometrische Bestimmung des absoluten Liter-Sekunden-Volumens „$FEV_{1,0}$ gemessen". Je nach geplanter Operation sind Patienten operabel, bei denen das absolute Liter-Sekunden-Volumen >2,5 (für eine Pneumonektomie), >1,75 (für eine Lobektomie) bzw. >1,5 (für Segmentresektionen) beträgt.

Werden diese Werte unterschritten, wird aus Werten der quantifizierten Perfusionsszintigraphie der Lunge die sog. „$FEV_{1,0}$ prognostiziert" berechnet. Daraus ergeben sich dann – wiederum in Abhängigkeit von der geplanten Operation – die Kategorien operabel (5–10% Letalität), hohes Risiko und inoperabel. Abb. 24.1 zeigt das entsprechende Flußdiagramm gemäß den Richtlinien der Deutschen Gesellschaft für Pneumonologie und der Deutschen Gesellschaft für Thorax-, Herz- und Gefäßchirurgie [38]. Darin sind auch zusätzliche Untersuchungsverfahren angeführt, die fallweise zur weiteren Beurteilung des operativen Risikos eingesetzt werden können.

S10 LDH, GOT, Thrombozyten

Stark pathologische Werte bei diesen Laboruntersuchungen stellen einen prognostisch ungünstigen Faktor für kleinzellige Lungenkarzinome dar [16].

Die Nummer des Ausgangssegments wird nur dann verschlüsselt, wenn ein bestimmtes Segment identifiziert werden kann. Bei Tumoren, die im Lappenbronchus oder noch weiter proximal lokalisiert sind, wird „LL" verschlüsselt.

S11 Tumorlokalisation

Nach dem Tumorlokalisationsschlüssel wird die Lage des Tumors im Lappen verschlüsselt:

Oberlappen (einschl. Lingula)	C34.10
Mittellappen	C34.20
Unterlappen	C34.30
Zwischenbronchus	C34.02

Sind 2 oder mehrere Lappen befallen, erfolgt die Verschlüsselung mit C34.80.

Das Übergreifen des Tumors auf Hauptbronchus oder Carina wird in der T/pT-Klassifikation erfaßt.

Zusätzlich wird auch die Segmentlokalisation angegeben, wobei die Unterteilung der Bronchialsegmente nach der Nomenklatur der Nomina Anatomica (4. Aufl., Tokyo 1975) verwendet wird. Diese und 2 weitere häufig verwendete Nomenklaturen sind in der nachstehenden Tabelle zusammengestellt.

Bronchialsegmente – Nomina Anatomica, andere Nomenklaturen

Lappen	Nomina Anatomica [33]		Thoracic Society [5]	Jackson u. Huber [22]
Rechts	Bronchus segmentalis			
Oberlappen	I.	apicalis	dto.	dto.
	II.	posterior	dto.	dto.
	III.	anterior	dto.	dto.
Mittellappen	IV.	lateralis	dto.	dto.
	V.	medialis	dto.	dto.
Unterlappen	VI.	apicalis (superior)	apical	superior
	VII.	basalis medialis (cardiacus)	medial basal	medial basal
	VIII.	basalis anterior	dto.	dto.
	IX.	basalis lateralis	dto.	dto.
	X.	basalis posterior	dto.	dto.
Links				
Oberlappen	I.+II.	apicoposterior	I. apical II. posterior	I.+II. apicalposterior
	III.	anterior	dto.	dto.
Lingula	IV.	lingularis superior	dto.	dto.
	V.	lingularis inferior	dto.	dto.
Unterlappen	VI.	apicalis (superior)	apical	superior
	VII.	basalis medialis (cardiacus)	–	VII.+VIII. anteromedial basal
	VIII.	basalis anterior	dto.	–
	IX.	basalis lateralis	dto.	dto.
	X.	basalis posterior	dto.	dto

Lungenkarzinom

S 12 Diskontinuierliche Tumorherde in ipsilateraler Lunge

Vom Primärtumor getrennt gelegene weitere Tumorherde in der ipsilateralen Lunge werden in der T-Klassifikation (und nicht etwa als Fernmetastasen) erfaßt [41].

Wenn solche diskontinuierlichen Herde in Nachbarschaft (bis 2 cm entfernt) von einem größeren Herd liegen, werden sie auch als Satelliten bezeichnet.

Findet sich neben einem Lungenkarzinom ein hiervon getrennter Tumorherd in der gleichen Lunge, wird dieser als diskontinuierlicher Tumorherd klassifiziert, es sei denn, daß durch histologische und/oder zytologische Untersuchung ein anderer histologischer Typ bewiesen wird und gleichzeitig die Metastase eines extrapulmonalen Tumors ausgeschlossen werden kann. Nur in diesem Fall kann ein synchroner 2. primärer Lungentumor diagnostiziert werden [28].

S 13 Diskontinuierliche Tumorherde in ipsilateraler Pleura

Tumorherde in der parietalen oder viszeralen ipsilateralen Pleura, die nicht als direkte Pleurainvasion durch den Primärtumor anzusehen sind, gelten nicht als Fernmetastasen, sondern werden in der T-Klassifikation erfaßt [41].

S 14 Extrapulmonale Ausbreitung: Brustwand

Kontinuierliche Tumorausbreitung lediglich in der parietalen Pleura gilt nicht als Brustwandbefall und wird unter „kontinuierlicher Pleurabefall" erfaßt. Brustwandbefall liegt erst vor, wenn Faszien, Muskulatur und/oder Knochen der Brustwand vom Tumor infiltriert sind.

S 15 Extrapulmonale Ausbreitung: Mediastinum

Kontinuierliche Tumorausbreitung lediglich in der mediastinalen Pleura gilt nicht als Brustwandbefall und wird unter „kontinuierlicher Pleurabefall" erfaßt. Als Ausbreitung in das Mediastinum gilt nur eine tieferreichende Infiltration in das unter der Pleura mediastinalis gelegene mediastinale Binde- und Fettgewebe.

S 16 Extrapulmonale Ausbreitung: große Gefäße

Als „große Gefäße" im Sinne der T-Klassifikation gelten

- Aorta,
- V. cava superior,
- V. cava inferior,
- Hauptstamm (Trunkus) der A. pulmonalis,
- intraperikardiale Anteile der rechten und linken A. pulmonalis,
- intraperikardiale Anteile der beidseitigen oberen und unteren Pulmonalvenen.

Invasion lediglich weiter distal gelegener Gefäßäste gilt nicht als Invasion großer Gefäße und wird in der T-Klassifikation nicht gesondert bewertet.

S 17 Regionäre Lymphknoten

Die regionären Lymphknoten für Lungentumoren sind die intrathorakalen Lymphknoten sowie die Skalenus- und die supraklavikulären Lymphknoten.

Die Unterteilung der *intrathorakalen Lymphknoten* erfolgt entsprechend dem TNM-Atlas [40] (s. auch Abb. 24.2) wie folgt:

Mediastinale Lymphknoten
(1) höchste (oberste) mediastinale
(2) paratracheale (obere paratracheale)
(3) prätracheale
  (3a) vordere (anteriore) mediastinale
  (3b) retrotracheale (hintere) mediastinale
(4) tracheobronchiale (untere paratracheale) (incl. sog. Azygoslymphknoten)
(5) subaortale (Lymphknoten im Aortenfenster)
(6) paraaortale (Lymphknoten an Aorta ascendens oder phrenische Lymphknoten)
(7) subcarinale
(8) parösophageale (unter Carina)
(9) Lymphknoten im Lig. pulmonale

Peribronchiale und hiläre Lymphknoten
(10) hiläre (am Stammbronchus)
(11) interlobäre
(12) lobäre
(13) segmentäre

Mehr als 3 mm große Tumorherde im Binde- und Fettgewebe des Lymphabflußgebietes ohne histologisch erkennbare Residuen von Lymphknoten werden als regionäre Lymphknotenmetastasen klassifiziert. Dasselbe gilt für die direkte Infiltration eines Lymphknotens durch den Primärtumor.

Für die klinische Klassifikation wird nicht zwischen interlobären, lobären und segmentalen Lymphknoten unterschieden. In der Regel wird der höchste (oberste) mediastinale Lymphknoten nicht gesondert erfaßt; er ist daher im Erhebungsbogen nicht angeführt.

S 18 Fernmetastasen

Beim Lungenkarzinom gelten als Fernmetastasen [41]:

a) diskontinuierliche Tumorherde in der ipsilateralen Brustwand und im ipsilateralen Zwerchfell,
b) diskontinuierliche Tumorareale außerhalb des ipsilateralen Hemithorax, ausgenommen Lymphknotenmetastasen in den ipsi- und kontralateralen Skalenus- und supraklavikulären Lymphknoten (diese werden als N 3 klassifiziert).

Dementsprechend gelten Tumorknoten in der ipsilateralen Lunge und/oder Pleura nicht als Fernmetastasen (s. S 12), wohl aber solche in der kontralateralen Lunge und/oder Pleura.

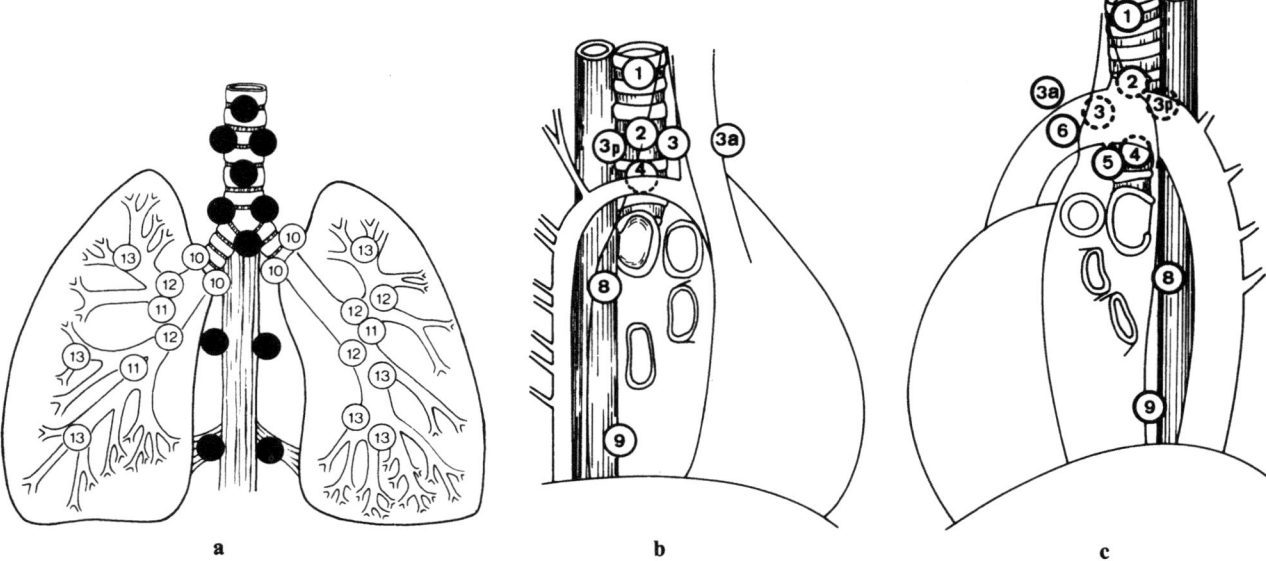

Fig. 24.2. Intrathorakale Lymphknoten. **a** peribronchiale und hiläre Lymphknoten (schwarz eingezeichnete ausgefüllte Kreise entsprechen mediastinalen Lymphknoten). **b** und **c** mediastinale Lymphknoten. (Aus TNM-Atlas [40])

S19 Klinische TNM-Klassifikation

C-Faktor

Primärtumor	C1:	Klinische Untersuchung, Thoraxröntgenaufnahmen, Thoraxdurchleuchtung, Sputumzytologie
	C2:	Bronchoskopie (einschließlich Bronchialbiopsie, -bürstenzytologie und -lavage), Thorakoskopie (einschließlich Biopsie und Pleuralavage), Sonographie, CT, NMR, Szintigraphie, Angiographie, Feinnadelbiopsie, PET
	C3:	Chirurgische Exploration (Thorakotomie)
Regionäre Lymphknoten	C1:	Klinische Untersuchung
	C2:	Sonographie, CT, Mediastinoskopie (einschließlich Biopsie), Ösophaguskontrastbreipassage, Angiographie, PET
	C3:	Chirurgische Exploration (Thorakotomie, Mediastinotomie)
Fernmetastasen	C1:	Klinische Untersuchung, Thoraxröntgenaufnahmen
	C2:	Elektroenzephalogramm, Sonographie, CT, NMR, Szintigraphie, Myelographie, Thorakoskopie, Laparoskopie
	C3:	Chirurgische Exploration

S20 Klinisches Stadium

Die auf der TNM-Klassifikation beruhende Stadiengruppierung soll allgemein – auch für kleinzellige Karzinome – verwendet werden [41]. Sie ist auch für die Prognose kleinzelliger Karzinome von Bedeutung [29] und hat den Vorteil einer uniformen detaillierten Klassifikation der Tumorausbreitung. Vor allem für die Indikation zur primär operativen Therapie (mit nachfolgender Chemotherapie) ist die Stadienbestimmung nach TNM erforderlich, da innerhalb des früher gebräuchlichen Stadiums „limited disease" zunehmend die Tendenz zu differenziertem Vorgehen besteht: Während in den klinischen Stadien I und II primär chirurgisch behandelt wird, erfolgt im Stadium III A primär Chemotherapie und dann ggf. sekundäre Operation [42].

Die früher gebräuchlichen Kategorien „limited disease" und „extensive disease" für kleinzellige Karzinome wurden unterschiedlich definiert und verwendet. Am gebräuchlichsten war die Einteilung der VALCSG (Veterans Administration Lung Cancer Study Group) [20]. Hierbei entsprach „limited disease" den Stadien I–III A, „extensive disease" den Stadien III B und IV. „Extensive disease" wurde auch weiter unterteilt in „extensive disease I" (entsprechend Stadium III B) und „extensive disease II" (entsprechend Stadium IV) [16].

S21 Kapseldurchbruch von regionären Lymphknotenmetastasen

Vor allem im älteren Schrifttum wurde der ungünstige Verlauf bei Kapseldurchbruch von regionären Lymphknotenmetastasen betont [25]. Ein solcher kann prätherapeutisch durch Mediastinoskopie festgestellt werden.

S 22 Bronchoskopie durch Operateur

Entsprechend den Empfehlungen der Deutschen Krebsgesellschaft [7] soll der Operateur vor einem operativen Eingriff an der Lunge sich selbst durch Bronchoskopie von der Topographie des Tumors überzeugen.

S 23 Bronchiallavage am Beginn der Thorakotomie

Der zytologische Nachweis von Tumorzellen in einer am Beginn der Thorakotomie vorgenommenen Bronchiallavage scheint prognostischen Wert zu besitzen [6].

S 24 Art des chirurgischen Eingriffs am Primärtumor

In seltenen Fällen können mehrere der im Schlüssel angeführten Eingriffe vorgenommen werden (z. B. die Entfernung eines Unterlappens und eine Segmentresektion eines Oberlappens). Daher sind bis zu 3 Angaben möglich.

Als „Keilexzision/atypische Segmentresektion" wird die Entfernung kleinerer Teile der Lunge bezeichnet, bei der auf den Segmentaufbau der Lunge keine Rücksicht genommen wird.

S 25 Operationserweiterungen: Laparotomie

Laparotomien können gleichzeitig neben dem Eingriff am Lungentumor vorgenommen werden, z. B. aus Gründen des Staging oder um Netz zur Deckung des Bronchialstumpfes zu entnehmen.

S 26 Minimaler Sicherheitsabstand (in mm)

Die Angabe erfolgt aufgrund des makroskopischen Befundes durch den Operateur. Befunde des Pathologen werden im Bogen III dokumentiert.

S 27 Lokoregionärer Residualtumor

Lokoregionärer Residualtumor schließt Resttumor in der ipsilateralen Lunge, in der ipsilateralen Pleura, in etwaigen kontinuierlich mitbetroffenen Nachbarstrukturen sowie in den regionären Lymphknoten ein.

S 28 Erhöhte Tumormarker-Werte im Serum nach Tumorresektion

Dokumentiert werden hier nur mindestens 4 Wochen nach Tumorresektion festgestellte Werte. Früher beobachtete Erhöhungen werden nicht berücksichtigt.

S 29 Nachblutung

Als Nachblutung werden Blutungen dokumentiert, die kreislaufwirksam sind oder eine Bluttransfusion und/oder eine operative Revision erforderlich machen.

S 30 Histologischer Tumortyp

Eine jeweils gesonderte Erfassung des histologischen Tumortyps, der bei der prätherapeutischen Zytologie, der prätherapeutischen Histologie und am Tumorresektat diagnostiziert wird, ist vorgesehen. Die Einteilung der Tumoren erfolgt nach der 2. Auflage der WHO-Klassifikation [44]. Grundlage sind konventionelle histologische Methoden einschließlich Muzin- und Keratinfärbungen. Sehr frühe Differenzierungszeichen, die nur durch Elektronenmikroskopie oder Immunhistologie erkennbar sind, werden für die Bestimmung des Tumortyps nicht berücksichtigt.

Nachstehend sind die in der WHO-Klassifikation vorgesehenen Tumortypen mit den entsprechenden ICD-O-Code-Nummern aufgelistet.

Haupttyp	Variante/Subtyp	ICD-O-Code-Nr.	Anmerkung
Plattenepithelkarzinom		8070/3	(1)
	Spindelzellkarzinom (spindelzelliges Plattenepithelkarzinom)	8074/3	(2)
Kleinzelliges Karzinom o. n. A.		8041/3	(3)
	Haferzellkarzinom (Oat-cell-Karzinom, kleinzelliges Karzinom vom Haferzell-Typ)	8042/3	(4)
	Kleinzelliges Karzinom vom intermediärzelligen Typ	8044/3	(5)
	Klein- und großzelliges Karzinom[a]	8045/3	(6)
	Kombiniertes Haferzell- und Plattenepithelkarzinom	8042/3 + 8070/3	(7)
	Kombiniertes Haferzell- und Adenokarzinom	8042/3 + 8140/3	(7)

Haupttyp	Variante/Subtyp	ICD-O-Code-Nr.	Anmerkung
Adenokarzinom o. n. A.		8140/3	(8)
	Azinäres Adenokarzinom	8550/3	(9)
	Papilläres Adenokarzinom	8260/3	(10)
	Bronchiolo-alveoläres Karzinom	8250/3	(11)
	Solides Karzinom mit Schleimbildung	8481/3	(12)
Großzelliges Karzinom		8012/3	(13)
	Riesenzellkarzinom	8031/3	(14)
	Klarzellkarzinom	8310/3	(15)
Adenosquamöses Karzinom		8560/3	(16)
Karzinoidtumor		8240/3	(17)
	Atypischer Karzinoidtumor (gut differenziertes neuroendokrines Karzinom)	8246/3	(18)
Bronchialdrüsenkarzinome	Adenoid-zystisches Karzinom	8200/3	(19)
	Mukoepidermoidkarzinom	8430/3	(20)
	Maligner Mischtumor vom Speicheldrüsentyp	8940/3	(21)
Andere	Transitionalkarzinom	8120/3	(22)

ᵃ Wird in der WHO-Klassifikation zum kleinzelligen Karzinom vom intermediärzelligen Typ (8044/3) gerechnet (s. Anm. 6).

Anmerkungen:

(1) *Plattenepithelkarzinome* sind maligne epitheliale Tumoren mit Verhornung und/oder Interzellularbrücken.

(2) Das *Spindelzellkarzinom* ist eine Variante des Plattenepithelkarzinoms, bei dem neben den Strukturen des Plattenepithelkarzinoms zusätzlich eine spindelzellige sarkomähnliche Komponente vorhanden ist. Der Tumor wird auch als sarkomatoides Lungenkarzinom beschrieben [34].

(3) Bei *kleinzelligen Karzinomen* sollte, wann immer möglich, der entsprechende Subtyp angegeben werden. Die Diagnose „kleinzelliges Karzinom" ohne nähere Angabe sollte nur dann gestellt werden, wenn eine Klassifikation nach Subtyp nicht möglich ist, was in erster Linie bei zytologischen Diagnosen zutrifft.

(4) Als *Haferzellkarzinom* wird ein maligner Tumor bezeichnet, der aus uniformen kleinen Zellen besteht, die im allgemeinen größer als Lymphozyten sind (7–9 µm). Sie enthalten dichte runde oder leicht ovale Kerne mit diffus angeordnetem Chromatin. Die Nukleoli sind kaum zu erkennen, Zytoplasma ist nur sehr spärlich vorhanden. Von Gould et al. [14, 43] wird das Haferzellkarzinom als kleinzelliges neuroendokrines Karzinom („small cell neuroendocrine carcinoma", SCNEC) bezeichnet. Die Diagnose Haferzellkarzinom wird auch gestellt, wenn einige wenige größere Zellen oder Tubuli oder geringfügige Schleimmengen gesehen werden, und weiterhin auch dann, wenn neben den typischen Haferzellen zusätzlich kleinzellige Elemente vom Aussehen der Intermediärzellen (s. Anm. 5) vorhanden sind.

(5) Das *kleinzellige Karzinom vom intermediärzelligen Typ* ist ein maligner Tumor, der aus kleinen Zellen besteht, die zwar Kerne ähnlich jenen des Haferzellkarzinoms aufweisen, aber reichlicher Zytoplasma besitzen. Die Zellen können polygonal oder fusiform sein und sind weniger gleichmäßig gestaltet als beim Haferzellkarzinom.

(6) Ein „*klein- und großzelliges Karzinom*" ist ein Karzinom, das neben kleinzelligen Arealen vom intermediärzelligen Typ auch Areale vom Aussehen eines großzelligen Karzinoms (s. Anm. 13) zeigt. Dieser Subtyp wird nach der WHO-Klassifikation als kleinzelliges Karzinom vom intermediärzelligen Typ klassifiziert, wurde aber von der International Association for the Study of Lung Cancer (IASLC) [19] wegen schlechterer Prognose und unterschiedlichen Ansprechens auf die Behandlung von den rein kleinzelligen Karzinomen als gesonderter Subtyp abgetrennt. Dieses Vorgehen wird bisher noch unterschiedlich beurteilt [1, 4, 12]. Möglicherweise gehört in diese Gruppe auch das seltene „intermediate cell neuroendocrine carcinoma" (ICNEC) von Gould et al. [14, 43].

(7) Als *kombinierte Haferzellkarzinome* werden jene Tumoren bezeichnet, die neben Arealen eines

Haferzellkarzinoms auch eindeutig erkennbare Komponenten eines Plattenepithel- oder eines Adenokarzinoms erkennen lassen. *Für diesen Fall ist eine Codierung mit 2 Codenummern vorgesehen!*

(8) Die Hauptgruppe der *Adenokarzinome* umfaßt maligne epitheliale Tumoren mit tubulären, azinären oder papillären Strukturen und/oder Schleimproduktion in den Tumorzellen. Wann immer möglich, soll der Subtyp angegeben und kodiert werden.

(9) Als *azinäres Adenokarzinom* wird ein Adenokarzinom bezeichnet, das *überwiegend* glanduläre Strukturen (Azini und/oder Tubuli) zeigt, wobei papilläre oder solide Strukturen zusätzlich vorkommen können.

(10) *Papilläre Adenokarzinome* sind Adenokarzinome mit *Überwiegen* von papillären Strukturen.

(11) *Bronchiolo-alveoläre Karzinome* (Alveolarzellkarzinome) sind Adenokarzinome, in denen Zylinderzellen die erhaltenen Alveolarwände tapetenartig auskleiden. Dieses typische Wachstumsmuster muß dabei *überwiegend* vorhanden sein. Ähnliche Strukturen können in geringem Ausmaß auch in anderen Adenokarzinomen vorkommen.

(12) Als „*solide Karzinome mit Schleimbildung*" werden schlecht differenzierte Adenokarzinome ohne Azini, Tubuli und Papillen bezeichnet, die in *vielen* der solid angeordneten Tumorzellen muzinhaltige Vakuolen zeigen (Zellen mit Schleim finden sich gelegentlich auch in anderen Tumoren und berechtigen nicht zur Diagnose dieses Tumortyps). Die Kerne sind groß und zeigen auffällige Nukleoli, das Zytoplasma ist reichlich. Für die Differentialdiagnose gegen großzellige Karzinome sind Schleimfärbungen wesentlich. Für diesen Tumor ist in der WHO-Klassifikation die Code-Nummer 8230/3 (d.h. solides Karzinom o.n.A.) angeführt. Es wird aber vorgeschlagen, zur besseren Charakterisierung für diesen Tumortyp die Code-Nummer 8481/3 zu verwenden, welche in der ICD-O (2. Auflage) vorgesehen ist für „schleimbildendes Adenokarzinom, schleimbildendes Karzinom".

(13) Als *großzelliges Karzinom* werden maligne epitheliale Tumoren bezeichnet, die große Kerne, auffallende Nukleoli, reichlich Zytoplasma und gewöhnlich gut erkennbare Zellgrenzen zeigen und dabei nicht die Charakteristika von Plattenepithel-, kleinzelligen oder Adenokarzinomen besitzen (Ausschlußdiagnose!).

(14) Das *Riesenzellkarzinom* ist eine Variante des großzelligen Karzinoms mit auffälliger Komponente von sehr polymorphen vielkernigen Zellen. Dieser Tumor scheint häufiger als andere Tumorarten zu Metastasen im Gastrointestinaltrakt (insbesondere Dünndarm) zu führen [13].

(15) Das *Klarzellkarzinom* stellt eine seltene Variante des großzelligen Karzinoms dar, bei der Zellen dominieren, deren Zytoplasma wasserklar oder feinvakuolig ist und dabei keinen Schleim enthält. Hierdurch entsteht ein Bild, das Nierenzellkrebsen ähnelt.

(16) *Adenosquamöse Karzinome* enthalten sowohl eine Komponente eines Plattenepithelkarzinoms als auch einen adenokarzinomatösen Anteil.

(17) *Karzinoidtumoren* sind Tumoren des diffusen endokrinen Systems (neuroendokrine Tumoren oder Apud-Tumoren) mit mosaikartiger oder trabekulärer Anordnung polygonaler Zellen. Diese zeigen ein granuliertes eosinophiles oder klares Zytoplasma und reguläre ovale Kerne, meist auffällige Nukleolen und nur selten Mitosen. Teilweise finden sich auch azinäre Strukturen sowie Schleimbildung, z.T. vorwiegend peripher-spindelige Zellen in palisadenartiger Anordnung.

(18) *Atypische Karzinoidtumoren* sind Karzinoidtumoren mit deutlichen Zeichen der Verwilderung (wie insbesondere Kernunregelmäßigkeiten) und vermehrten Mitosen. Sie verhalten sich aggressiver als die typischen Karzinoidtumoren. Nach Gould et al. [14, 43] können sie als gut differenzierte neuroendokrine Karzinome („well differentiated neuroendocrine carcinoma, WDNEC) bezeichnet werden. Da für diese atypischen Karzinoidtumoren bisher in der ICD-O keine gesonderte Code-Nummer vorgesehen ist, wird vorgeschlagen", die Code-Nummer 8246/3 (neuroendokrines Karzinom) zu verwenden und beim Grading G1 (gut differenziert) zu verschlüsseln.

(19) Das *adenoid-zystische Karzinom* (früher Zylindrom oder zylindromatöses Adenokarzinom) entspricht dem analogen Tumor der Speicheldrüsen und ist durch seine kribriformen Strukturen charakterisiert.

(20) Das *Mukoepidermoidkarzinom* ist ein seltener Tumor, der aus plattenepithelialen Elementen, schleimproduzierenden Zellen und Zellen vom intermediären Typ besteht. Er gleicht dem entsprechenden Tumor der Speicheldrüsen.

(21) *Maligne Mischtumoren* vom Speicheldrüsentyp können sehr selten auch von Bronchialdrüsen ausgehen.

(22) Das *Transitionalkarzinom* ist ein sehr seltener maligner Tumor, der sich in Transitionalpapillomen entwickelt. In diesen Papillomen dominiert respiratorisches Epithel.

Gelegentlich wird bei zytologischen Präparaten oder an sehr kleinen und schlecht erhaltenen Biopsien lediglich die Diagnose „*nicht-kleinzelliges Karzinom*" gestellt. Hierfür gibt es in der ICD-O keine eigene Codenummer. Es wird vorgeschlagen, für solche Fälle die freie Codenummer 8046/3 zu verwenden.

S31 Grading

Für die Plattenepithelkarzinome, das azinäre und das papilläre Adenokarzinom sowie die adenosquamösen

Karzinome ist ein dreistufiges Grading (G 1 – G 3) vorgesehen.

Beim *Plattenepithelkarzinom* gibt die WHO-Klassifikation hierzu folgende Richtlinien:

G 1: Tumoren mit geordneter Schichtung, deutlichen Interzellularbrücken *und* Verhornung mit Bildung von Hornperlen.

G 2: Tumor mit Zwischenstellung zwischen G 1 – G 3

G 3: Kennzeichnung des Plattenepithelkarzinoms (Verhornung und/oder Interzellularbrücken) nur an umschriebenen Stellen bzw. nur mit Schwierigkeiten erkennbar

Für die nachstehenden Tumortypen ist der Differenzierungsgrad per definitionem gegeben:

Bronchioloalveoläres Karzinom	G 1
Solides Karzinom mit Schleimbildung	G 3
Karzinoidtumor	G 1
Atypischer Karzinoidtumor	G 1

Für *kleinzellige und großzellige Karzinome* gibt es in der WHO-Klassifikation keine ausdrücklichen Angaben zum Grading, doch entspricht ihr klinisches Verhalten wie auch das Fehlen einer lichtmikroskopisch erkennbaren Differenzierung dafür, G 4 zu verwenden.

S 32 Frühkrebs („early carcinoma")

In Japan wurde das „early carcinoma" seit langem besonders herausgestellt. Es ist eine prognostisch günstige Form der T 1 N 0-Tumoren, die im TNM-System nicht gesondert erfaßt ist.

Der Frühkrebs wird wie folgt definiert [21]:

a) bei zentraler Lage
- Ausgang im Segmentbronchus oder weiter zentral,
- kontinuierliches Tumorwachstum begrenzt auf die Bronchialwand (angrenzendes Lungenparenchym tumorfrei),
- regionäre Lymphknoten histologisch tumorfrei.

b) bei peripherer Lage
- Ausgang im Subsegmentbronchus oder weiter peripher,
- größter Durchmesser (gemessen am Resektat) kleiner als 2 cm,
- keine Infiltration der Pleura visceralis,
- regionäre Lymphknoten histologisch tumorfrei.

Nach dieser Definition kann ein Frühkrebs ausschließlich nach Tumorresektion diagnostiziert werden.

Bei zentralen Frühkrebsen kann man zwischen polypoiden, intraluminal wachsenden und oberflächlich ulzerierten Formen unterscheiden; nach Müller [31] handelt es sich hierbei ausschließlich um Plattenepithelkarzinome.

Vom Frühkrebs abzugrenzen ist das *okkulte Karzinom*, d. h. ein Karzinom, das durch bildgebende Verfahren und bronchoskopisch nicht erkennbar, aber durch zytologischen Tumornachweis in Sputum oder Bronchialspülungen nachgewiesen ist (T X).

Der Frühkrebs ist auch abzugrenzen vom sog. „*Mikrokarzinom*" [31]. Dieser Begriff wird verwendet für klinisch nicht aufgedeckte, erst bei der Obduktion entdeckte Primärtumoren der Lunge mit einem Durchmesser von meist nur 3 – 10 mm, die klinisch durch ausgedehnte Metastasierung manifest werden und meist kleinzelligen Karzinomen entsprechen.

S 33 Unterschiedliche histologische Strukturen: Anteil (in %)

Viele Lungenkarzinome zeigen schon bei konventioneller lichtmikroskopischer Untersuchung unterschiedliche Strukturen [8, 17, 30, 32]. Gerade diese große, lange bekannte morphologische Heterogenität hat viel zu der Problematik der histologischen Klassifikation mit ihren unterschiedlichen Ergebnissen beigetragen [11, 36, 37]. Es ist das große Verdienst der WHO-Klassifikation, gerade für diese häufigen Situationen klare Richtlinien zur Klassifikation erarbeitet zu haben [17, 45]. Nachstehend sind einige dieser *Regeln für häufigere Kombinationen* zusammengestellt:

Unterschiedliche histologische Strukturen	Klassifikation
Plattenepithelial + spindelzellig	Spindelzelliges Karzinom
Haferzellig + intermediärzellig	Haferzellkarzinom
Haferzellig + plattenepithelial	Kombiniertes Haferzell- u. Plattenepithelkarzinom
Haferzellig + adenokarzinomatös	Kombiniertes Haferzell- und Adenokarzinom
Intermediärzellig + großzellig	Klein- und großzelliges Karzinom
Großzellig + plattenepithelial	Plattenepithelkarzinom
Großzellig + adenokarzinomatös	Adenokarzinom
Plattenepithelial + adenokarzinomatös	Adenosquamöses Karzinom

Innerhalb der Adenokarzinome können sich 4 unterschiedliche Strukturmuster finden:

- azinär,
- papillär,
- bronchiolo-alveolär,
- solid mit Verschleimung.

Die Zuordnung zu den Typen azinäres Adenokarzinom, papilläres Adenokarzinom, bronchiolo-alveoläres Karzinom und solides Karzinom mit Schleimbildung erfolgt nach der überwiegenden Struktur.

Bei uniform gebauten Tumoren wird bei der entsprechenden Struktur „98" eingetragen, die Kästchen für die anderen Komponenten werden freigelassen.

S 34 Ausgeprägte entzündliche Stromainfiltration

Der entzündlichen Stromareaktion scheint besonders bei nicht-kleinzelligen Karzinomen des Stadiums I und II eine prognostische Bedeutung zuzukommen, wobei vor allem das Fehlen einer ausgeprägten, vorwiegend plasmazellulären Reaktion ungünstig ist [26].

S 35 Narbenkarzinom

Narbenkarzinome sind zu etwa 2/3 Adenokarzinome, wobei zentral oft nur solide oder tubuläre, in der Peripherie vielfach papilläre Strukturen erkennbar sind. Eingehend wurde darüber diskutiert, ob die Narbe der Karzinomentwicklung vorangeht oder eine desmoplastische Reaktion auf das Karzinom ist. Die letztere Ansicht wird heute – auch aufgrund der immunologischen Charakterisierung des Kollagens – bevorzugt [3, 24, 35]. Nach Shimosato et al. [39] soll die Prognose schlechter sein als bei Karzinomen ohne Narbe.

S 36 Lymphgefäßinvasion

Zur Erfassung einer Lymphgefäßinvasion wird seit 1992 die sog. L-Klassifikation angewandt [40]:

L 0: keine Lymphgefäßinvasion,
L 1: Lymphgefäßinvasion.

Extrapulmonale Lymphgefäßinvasion kann im peribronchialen Gewebe und im perinodulären Gewebe gesehen werden.

S 37 Veneninvasion

Jeder Befall großer Gefäße (V. cava inferior, V. cava superior, intraperikardiale Anteile der beidseitigen oberen und unteren Vv. pulmonales) kann als V 1 oder V 2 erfaßt werden; er ist für die Einstufung in der T-Klassifikation maßgebend. Befall intrapulmonaler Venen wird ebenfalls durch die V-Klassifikation erfaßt, hat aber auf die T-Klassifikation keinen Einfluß.

S 38 Histologische Regression nach präoperativer Chemo-/Radiotherapie

Kleinzellige Karzinome werden heute in bestimmten Stadien zum Teil primär mittels Chemotherapie behandelt und dann reseziert. In diesen Fällen hat der Pathologe eine Bewertung der Tumorregression vorzunehmen. Die Beurteilung der verschiedenen histologischen Veränderungen [30] ist bis heute noch nicht international standardisiert. Es wird daher empfohlen, die einfache Bewertung von Junker et al. [23] anzuwenden.

S 39 Bronchialepithelveränderungen

Hyperplasien können entweder als Basalzellhyperplasie oder als Becherzellhyperplasie imponieren; sie sind Zeichen regeneratorischer Vorgänge bei chronischen Reizzuständen. Normalerweise findet sich im respiratorischen Epithel *eine* Reihe von Basalzellen; bei *Basalzellhyperplasie* findet man bis zu 10 Reihen.

Bei *Becherzellhyperplasie* ist das Verhältnis Flimmerzellen zu Becherzellen stark zugunsten der letzteren verschoben.

Bei *Plattenepithelmetaplasie* ist das Epithel epidermisähnlich geschichtet und zeigt weitgehenden Verlust der oberflächlichen Flimmer- und Becherzellen.

Mikropapillomatose tritt fast ausschließlich im Zusammenhang mit Plattenepithelmetaplasie auf [32].

Im Gegensatz zu den bisher erwähnten Epithelveränderungen, die als präkanzeröse Bedingungen angesehen werden können, sind *Epitheldysplasien* nichtinvasive, echte neoplastische Veränderungen und als Vorstufen des Carcinoma in situ zu bewerten.

S 40 Tumorlets

Tumorlets sind nur mikroskopisch erkennbare (bis 4 mm große), gelegentlich multiple Zellproliferationen in der Lungenperipherie. Die Tumorlets vom Karzinoidtyp [9, 10] bestehen aus neuroendokrinen Zellen (Apud-System) und werden als mögliche Vorläufer peripherer kleinzelliger Karzinome diskutiert. Gelegentlich werden auch atypische Epithelproliferate im Bereich der bronchiolo-alveolären Endstrecke als Tumorlets bezeichnet [31, 32]. Sie kommen bei Lungenfibrosen (insbesondere bei Asbestose), aber auch nach zytostatischer Therapie vor.

S 41 Minimaler Sicherheitsabstand (in mm)

Eine histologische Messung der minimalen Entfernung des Tumors zur Resektionslinie ist nur bei knappen Resektionen erforderlich, in der Regel nur dann, wenn der makroskopische Abstand 10 mm oder weniger beträgt.

Literatur

[1] Aisner SC, Finkelstein DM, Ettinger DS, Abeloff MD, Ruckdeschel JC, Eggleston JC (1990) The clinical significance of variant-morphology small-cell carcinoma of the lung. J Clin Oncol 8:402–408

[2] Ambrosone CB, Rao U, Michalek AM, Cummings KM, Mettlin CJ (1993) Lung cancer histologic types and family history of cancer. Analysis of histologic subtypes of 872 patients with primary lung cancer. Cancer 72:1192–1198

[3] Barsky SH, Huang SJ, Bhuta S (1986) The extracellular matrix of pulmonary scar carcinomas is suggestive of a desmoplastic origin. Am J Pathol 124:412–419

[4] Bepler G, Neumann K, Holle R, Havemann K, Kalbfleisch H (1989) Clinical relevance of histologic subtyping in small cell lung cancer. Cancer 64:74–79

[5] Brock RC (1950) The nomenclature of bronchopulmonary anatomy. An international nomenclature accepted by the Thoracic Society. Thorax 5:222–228

[6] Buhr J, Berhäuser K-H, Morr H, Dobroschke J (1989) Prognosebestimmung beim Bronchialkarzinom durch die intraoperative Pleuralavage. Dtsch Med Wochenschr 114:1597–1601

[7] Deutsche Krebsgesellschaft (1995) Diagnostische Standards in der Onkologie – Lungen-, Magen-, Pankreas- und kolorektales Karzinom. (Hermanek P, Hrsg). Zuckschwerdt, München Bern Wien San Francisco

[8] Dunnill MS, Gatter KC (1986) Cellular heterogeneity in lung cancer. Histopathology 10:461–475
[9] Carter D, Eggleston JC (1980) Tumors of the lower respiratory tract. Atlas of tumor pathology, 2nd series, fasc 17. AFIP, Washington/DC
[10] Churg A, Warnock ML (1976) Pulmonary tumorlet: A form of peripheral carcinoid? Cancer 37:1469–1477
[11] Feinstein AR, Gelfmann NA, Yesner R, Auerbach O, Hackel DB, Pratt PC (1970) Observer variability in the histopathologic diagnosis of lung cancer. Am Rev Respir Dis 101:671–684
[12] Fushimi H, Kikui M, Morino H, Hosono Y, Fukuoka M, Kusunoki Y, Aozasa K, et al. (1992) Detection of large cell component in small cell lung carcinoma by combined cytologic and histologic examination and its clinical implication. Cancer 70:599–605
[13] Ginsberg StS, Buzaid AC, Stern H, Carter D (1992) Giant cell carcinoma of the lung. Cancer 70:606–610
[14] Gould VE, Lee I, Warren WH (1988) Immunohistochemical evaluation of neuroendocrine cells and neoplasms of the lung. Pathol Res Pract 183:200–213
[15] Hauptverband der gewerblichen Berufsgenossenschaften (1992) Übersicht über die Geschäfts- und Rechnungsergebnisse der gewerblichen Berufsgenossenschaften im Jahre 1991
[16] Havemann K, Wolf M (1991) Prognostische Faktoren beim kleinzelligen Bronchialkarzinom. In: Drings P, Vogt-Moykopf I (Hrsg) Thoraxtumoren. Diagnostik – Staging – Gegenwärtiges Therapiekonzept. Springer, Berlin Heidelberg New York Tokyo
[17] Hermanek P (1989) Klassifikation des Lungenkarzinoms. In: Hartel W, Weidringer JW (Hrsg) Bronchialkarzinom – Interdisziplinäre Aspekte zu Diagnose und Therapie. Demeter, Gräfelfing
[18] Hermanek P (1990) Kommentar zur Publikation „Die histologische Klassifizierung des Bronchuskarzinoms aus klinischer Sicht weiterhin ein Fiasko?" von G. Salzer u. W. Kutschera. Dtsch Z Onkol 22:65
[19] Hirsch FR, Matthews MJ, Aisner S, Campobasso O, Elema JD, Gazdar AF, Mackay B, et al. (1988) Histopathologic classification of small cell lung cancer: changing concepts and terminology. Cancer 62:973–977
[20] Hyde L, Yee J, Wilson R, Patno ME (1965) Cell type and the natural history of lung cancer. JAMA 193:52–54
[21] Ikeda S (1981) Die Effizienz der Fiberbronchoskopie bei der Früherkennung des Bronchialkarzinoms. In: Hamelmann H, Troidl H (Hrsg) Die Behandlung des Bronchialkarzinoms: Resignation oder neue Ansätze? Thieme, Stuttgart
[22] Jackson CL, Huber JF (1943) Correlated applied anatomy of the bronchial tree and lungs with a system of nomenclature. Dis Chest 9:319–326
[23] Junker K, Müller K-M, Becker HD (1992) Therapieinduzierte Tumorregression beim kleinzelligen Bronchialkarzinom. Verh Dtsch Ges Pathol 76:267
[24] Kung ITM, Lui IOL, Loke SL, Khin MA, Mok CK, Lam WK, So SY (1985) Pulmonary scar cancer. A pathological reappraisal. Am J Surg Pathol 9:391–400
[25] Larsson St (1973) Pretreatment classification and staging of bronchogenic carcinoma. Scand J Thorac Cardiovasc Surg [Suppl 10]
[26] Lipford EH, Sears DL, Eggleston JC, Moore GW, Lillemore KD, Baker RR (1984) Prognostic factors in surgically resected limited-stage, non-small-cell carcinoma of the lung. Am J Surg Pathol 8:357–365
[27] Mayer JL, Boffetta P, Kuroda MM (1992) Comparison of questionnaire-derived and tumor registry-derived smoking histories. Eur J Cancer 28:116–117
[28] Miller RR, Nelems B, Evans KG, Mueller NL, Ostrow DN (1988) Glandular neoplasia of the lung: a proposed analogy to colonic tumors. Cancer 61:1009–1014
[29] Mountain CF (1988) Prognostic implications of the international staging system for lung. Sem Oncol 15:236–245
[30] Müller K-M (1987) Pathologische Anatomie der Lungentumoren. In: Frommhold W, Gerhardt P (Hrsg) Tumoren der Lunge. Thieme, Stuttgart New York
[31] Müller K-M (1988) Early cancer of the lung. Recent Results Cancer Res 106:119–130
[32] Müller K-M (1991) Pathologie der Lungentumoren. In: Drings P, Vogt-Moykopf I (Hrsg) Thoraxtumoren. Diagnostik – Staging – Gegenwärtiges Therapiekonzept. Springer, Berlin Heidelberg New York Tokyo
[33] Nomina Anatomica (1983) 4th ed. Williams&Wilkins, Baltimore London
[34] Ro JY, Chen JL, Lee JS, Sahin AA, Ordônez NG, Ayala AG (1992) Sarcomatoid carcinoma of the lung. Cancer 69:376–386
[35] Rosai, J (1989) Ackerman's surgical pathology. 7th edn. Mosby, St. Louis Toronto Washington
[36] Salzer G (1967) Klinische Überlegungen zur Histologie des Bronchuskarzinoms. Das Fiasko der Klassifizierung. Thoraxchirurgie 15:121–124
[37] Salzer G, Kutschera W (1989) Die histologische Klassifizierung des Bronchuskarzinoms aus klinischer Sicht weiterhin ein Fiasko. Dtsch Z Onkol 22:127–131
[38] Schulz V (1991) Präoperative Funktionsdiagnostik. In: Drings P, Vogt-Moykopf I (Hrsg) Thoraxtumoren. Diagnostik – Staging – Gegenwärtiges Therapiekonzept. Springer, Berlin Heidelberg New York Tokyo
[39] Shimosato Y, Hashimoto T, Kodama T, Kameya T, Suzuki A, Nishiwaki Y, Yoneyama T (1980) Prognostic implications of fibrotic focus (scar) in small peripheral lung cancers. Am J Surg Pathol 4:365–373
[40] UICC (1992) TNM-Klassifikation maligner Tumoren, 4. Aufl, 2. Rev 1992 (Hermanek P, Scheibe O, Spiessl B, Wagner G, Hrsg). Springer, Berlin Heidelberg New York Tokyo
[41] UICC (1993) TNM Supplement 1993. A commentary on uniform use. (Hermanek P, Henson DE, Hutter RVP, Sobin LH, eds) Springer, Berlin Heidelberg New York Tokyo
[42] Vogt-Moykopf I, Krysa S, Probst G, Bülzebruck H, Schirren J, Branscheid D, Anyanwa E, et al. (1991) Die chirurgische Therapie des Bronchialkarzinoms. In: Drings P, Vogt-Moykopf I (Hrsg) Thoraxtumoren. Diagnostik – Staging – Gegenwärtiges Therapiekonzept. Springer, Berlin Heidelberg New York Tokyo
[43] Warren WH, Faber LP, Gould VE (1989) Neuroendocrine neoplasms of the lung. A clinico-pathologic update. J Thorac Cardiovas Surg 98:321–332
[44] WHO (1981) Histological typing of lung tumours. International histological classification of tumours, 2nd edn. WHO, Geneva
[45] Wuketich St, Müller KM, Salzer G (1984) Gemeinschaftsstudie zur histologischen Klassifikation des Bronchuskarzinoms. Verh Dtsch Ges Pathol 68:558

Weiterführende Literatur

Bann PA Jr (ed) (1991) Current topics in lung cancer. ESO Monograph. Springer, Berlin Heidelberg New York Tokyo

Drings P, Vogt-Moykopf I (Hrsg) (1991) Thoraxtumoren. Diagnostik – Staging – Gegenwärtiges Therapiekonzept. Springer, Berlin Heidelberg New York Tokyo

MacKay B, Lukeman JM, Ordonéz NG (1990) Tumors of the lung. Saunders, Philadelphia London Toronto Mexico

Nach Abschluß des Manuskripts sind erschienen:

Colby TV, Koss NN, Travis WD (1995) Tumors of the lower respiratory tract. Atlas of tumor pathology, 3rd series, fasc 13. Armed Forces Institute of Pathology, Washington DC

Tumorzentrum München (Hrsg) (1995) Empfehlungen zur Diagnostik, Therapie und Nachsorge: Tumoren der Lunge und des Mediastinums. 3. Aufl. Tumorzentrum München

Lungenkarzinom: Schema zur TNM/pTNM-Klassifikation

		(p)TNM
Primärtumor	☐ Primärtumor kann nicht beurteilt werden oder Nachweis von malignen Zellen im Sputum oder bei Bronchialspülung, jedoch Tumor weder radiologisch noch bronchoskopisch nachweisbar	(p)TX
	☐ Kein Anhalt für Primärtumor	(p)T0
	☐ Carcinoma in situ	(p)Tis
Tumorgröße		
	☐ ≤3 cm	(p)T1
	☐ >3 cm	(p)T2
Atelektase/obstruktive Entzündung		
	☐ Keine	–
	☐ Bis Hilus, aber nicht ganze Lunge	(p)T2
	☐ Ganze Lunge	(p)T3
Hauptbronchusbefall		
	☐ Keiner	–
	☐ ≥2 cm distal Carina	(p)T2
	☐ <2 cm distal Carina	(p)T3
	☐ Carinabefall	(p)T4b
Pleurabefall		
	☐ Keiner	–
	☐ Direkte Invasion der Pleura visceralis	(p)T2
	☐ Direkte Invasion der Pleura parietalis oder Pleura mediastinalis	(p)T3
	☐ Maligner Pleuraerguß	(p)T4b
	☐ Diskontinuierlicher Befall ipsilateraler Pleura visceralis, parietalis und/oder mediastinalis	(p)T4
Diskontinuierliche Tumorherde/Satelliten in einem anderen ipsilateralen Lungenlappen		
	☐ Nein	–
	☐ Ja	(p)T4a
Direkte Ausbreitung jenseits Pleura parietalis und mediastinalis		
	☐ Keine	–
	☐ Brustwand	(p)T3
	☐ Zwerchfell	(p)T3
	☐ N. phrenicus	(p)T3
	☐ Parietales Perikard	(p)T3
	☐ Viszerales Perikard	(p)T4b
	☐ Maligner Perikarderguß	(p)T4b

Wagner/Hermanek: Organspezifische Tumordokumentation © Springer-Verlag 1995

Lungenkarzinom: Schema zur TNM/pTNM-Klassifikation (Fortsetzung)

	(p)TNM
☐ N. recurrens (Stimmbandlähmung)	(p)T4a
☐ Mediastinum	(p)T4a
☐ Herz	(p)T4a
☐ Große Gefäße	(p)T4a
☐ Trachea	(p)T4a
☐ Ösophagus	(p)T4a
☐ Wirbelkörper	(p)T4a
T/pT-Klassifikation nach obigen Befunden	(p)T ⊔⊔
Diskontinuierliche Tumorherde (Satelliten) im gleichen Lappen: Upstaging auf nächsthöhere Kategorie	(p)T ⊔⊔

Wenn (p)T3:

☐ ausschließlich Atelektase/obstruktive Entzündung der ganzen Lunge, keine anderen Kriterien	(p)T3a
☐ auch andere Kriterien	(p)T3b

Regionäre Lymphknoten

☐ Regionäre Lymphknoten können nicht beurteilt werden	(p)NX
☐ Keine regionären Lymphknotenmetastasen	(p)N0
☐ Metastasen in ipsilateralen peribronchialen oder hilären Lymphknoten	(p)N1
☐ Metastasen in ipsilateralen mediastinalen und/oder subcarinalen Lymphknoten	(p)N2
☐ Paratracheale und paraösophageale Lymphknoten tumorfrei	(p)N2a
☐ Paratracheale und parösophageale Lymphknoten befallen	(p)N2b
☐ Metastasen in kontralateralen hilären oder mediastinalen oder in (ipsi- oder kontralateralen) Skalenus- oder supraklavikulären Lymphknoten	(p)N3
☐ Metastasen in kontralateralen hilären oder mediastinalen Lymphknoten	(p)N3a
☐ Metastasen in (ipsi- oder kontralateralen) Skalenus- oder supraklavikulären Lymphknoten	(p)N3b

Fernmetastasen

☐ Vorliegen von Fernmetastasen kann nicht beurteilt werden	(p)MX
☐ Keine Fernmetastasen	(p)M0
☐ Fernmetastasen	(p)M1
☐ Fernmetastasen ausschließlich in kontralateraler Lunge und/oder Pleura	(p)M1a
☐ Andere Fernmetastasen	(p)M1b

TNM: T____   N____   M____

pTNM: pT____   pN____   pM____   Stadium____

Lungenkarzinom

Stadiengruppierung

T \ NM	M0 N0	M0 N1	M0 N2	M0 N3	M1
1	I	II			IV
2	I	II			IV
3		IIIA	IIIA	IIIA	IV
4	IIIB	IIIB	IIIB	IIIB	IV

Erfordernisse für pTNM:

pT: Histologische Untersuchung des Primärtumors ohne makroskopisch erkennbaren Tumor an den Resektionsrändern
oder mikroskopische Bestätigung der direkten Infiltration von Mediastinum, Herz, großen Gefäßen, Trachea, Carina, Ösophagus, Wirbelkörper (pT4)
oder zytologische Bestätigung maligner Zellen in Pleura- oder Perikarderguß (pT4).

pN0: Histologische Untersuchung von 6 oder mehr regionären Lymphknoten.

pN1: Mikroskopische Bestätigung von Metastasen in ipsilateralen peribronchialen oder hilären Lymphknoten.

pN2: Mikroskopische Bestätigung von Metastasen in ipsilateralen mediastinalen oder subcarinalen Lymphknoten.

pN3: Mikroskopische Bestätigung von Metastasen in kontralateralen hilären oder mediastinalen oder (ipsi- oder kontralateralen) Skalenus- oder supraklavikulären Lymphknoten.

pM1: Mikroskopischer (histologischer oder zytologischer) Nachweis von Fernmetastasen.

25 – Malignes Pleuramesotheliom

Die nachfolgende organspezifische Dokumentation ist bei malignen Pleuramesotheliomen anzuwenden, auch bei Patienten, bei denen die Diagnose mikroskopisch nicht gesichert ist. Dies kann bisweilen bei Untersuchung lediglich kleiner Biopsiepartikel der Fall sein [7]. Die „Sicherheit der Diagnose" wird im Bogen I unter E festgehalten.

ADT Arbeitsgemeinschaft Deutscher Tumorzentren

Malignes Pleuramesotheliom

Kenn-Nr. (A1)	**2 5**
Klinik-Nr. u. Fachrichtung (A2)	
Patientenidentifikation (A3)	
Geburtsdatum (Tag, Mon., Jahr)	
Geschlecht (M = Männlich, W = Weiblich)	
Tumoridentifikations-Nr. (A4)	
Bogen-Nr. (A5)	**1**

I. PRÄTHERAPEUTISCHE DATEN

A. Aufnahmedatum und Anlaß für Arztbesuch (A6)

Aufnahmedatum Tag ____ Monat ____ Jahr ____

Anlaß für Arztbesuch
T = Tumorsymptomatik führte zum Arzt, B = Berufliche (arbeitsmedizinische) Vorsorgeuntersuchung,
V = Nicht-gesetzliche Vorsorgeuntersuchung, S = Selbstuntersuchung, L = Nachuntersuchung (Langzeitbetreuung),
A = Andere Untersuchung, X = Unbekannt

B. Anamnese, präneoplastische Bedingungen und Läsionen

Datum der ersten ärztlichen Tumor(verdachts)diagnose (A7) Tag ____ Monat ____ Jahr ____

Berufliche Asbestbelastung (S1)
N = Nein, J = Ja, X = Fehlende Angabe (F.A.)

Wenn ja, **Anzahl der Jahre der Asbestbelastung** (XX = F.A.)

Berufserkrankung anerkannt?
N = Nein, J = Ja, V = Laufendes Verfahren, X = F.A.

Familiäres Auftreten (S2)
N = Nein, J = Ja, X = F.A.

Raucherstatus (S3)

Art des Tabakkonsums
N = Niemals Zigarettenraucher, F = Früher Zigarettenraucher, R = Derzeit Zigarettenraucher,
P = Pfeifenraucher, Z = Zigarrenraucher, X = F.A.

Wenn Zigarettenraucher (früher oder derzeit), Menge
0 = Entfällt (kein Zigarettenraucher), 1 = bis 20/Tag, 2 = 21–40/Tag, 3 = 41–60/Tag, 4 = >60/Tag, X = F.A.

Anzahl der Jahre, in denen geraucht wurde (00 = Entfällt, kein Raucher, XX = F.A.)

C. Andere Primärtumoren (frühere, synchrone) (A8)

Frühere Tumorerkrankung? N = Nein, J = Ja, X = F.A.

Falls Tumor in Anamnese: Lokalisation C ____ Erkrankungsjahr 19 ____ C ____ (Lokalisation, Jahr)

Synchroner Primärtumor in anderem Organ? N = Nein, J = Ja

D. Allgemeine klinische Befunde

Datum der ersten Symptome (S4) Monat ____ Jahr ____
(wenn Zufallsbefund bei Röntgenuntersuchung aus anderer Ursache wird 0000 eingetragen, XXXX = F.A.)

Klinische Symptomatik

	N = Nein	J = Ja	X = F.A.	
Thoraxschmerzen	○	○	○	
Dyspnoe	○	○	○	
Husten	○	○	○	
Fieber	○	○	○	
Brustwandinduration	○	○	○	
Pulmonale Osteoarthropathie	○	○	○	
Gewichtsverlust (S5)	○	○	○	

Wagner/Hermanek: Organspezifische Tumordokumentation © Springer-Verlag 1995

Malignes Pleuramesotheliom

Pleuraerguß
N = Nein, S = Serös, H = Hämorrhagisch, J = Ja, o.n.A. 67

Querschnittssymptomatik   N = Nein, J = Ja 68

Allgemeiner Leistungszustand (nach ECOG) (A9)
0 = Normale, uneingeschränkte Aktivität wie vor der Erkrankung,
1 = Einschränkung bei körperlicher Anstrengung, aber gehfähig; leichte körperliche Arbeit bzw. Arbeit im Sitzen möglich,
2 = Gehfähig, Selbstversorgung möglich, aber nicht arbeitsfähig; kann mehr als 50% der Wachzeit aufstehen,
3 = Nur begrenzte Selbstversorgung möglich; 50% oder mehr der Wachzeit an Bett oder Stuhl gebunden,
4 = Völlig pflegebedürftig, keinerlei Selbstversorgung möglich; völlig an Bett oder Stuhl gebunden, X = Unbekannt 69

Gravierende Begleiterkrankungen (A10)   N = Nein   J = Ja   X = F.A.

	N	J	X	
Stärker eingeschränkte Lungenfunktion	O	O	O	70
Schwerwiegende Herzerkrankung	O	O	O	71
Zerebrale Durchblutungsstörung	O	O	O	72
Periphere arterielle Durchblutungsstörung	O	O	O	73
Stärker eingeschränkte Nierenfunktion	O	O	O	74
Leberzirrhose	O	O	O	75
Behandlungsbedürftiger Diabetes mellitus	O	O	O	76
Andere Begleiterkrankungen	O	O	O	77

Einschätzung des Operationsrisikos (A10)   1 = ASA I, 2 = ASA II, 3 = ASA III, 4 = ASA IV, 5 = ASA V, X = F.A. 78

E. Diagnostik (A11)

Lungenfunktion (S6)   (XXX = F.A.) $FEV_{1,0}$ gemessen 81
$FEV_{1,0}$ prognostiziert 84

Weiterführende Diagnostik   O = Operabel, H = Hohes Risiko, I = Inoperabel, X = Nicht durchgeführt 85

Durchgeführte Untersuchungen	U = Unauffällig	P = Pathologisch	X = Nicht durchgeführt	
Thoraxröntgenaufnahme	O	O	O	86
CT Thorax	O	O	O	87
CT Abdomen	O	O	O	88
NMR	O	O	O	89
Pleurapunktion/Zytologie	O	O	O	90
Pleurastanzbiopsie	O	O	O	91
Thorakoskopie	O	O	O	92
Thorakoskopische Biopsie	O	O	O	93

Sicherung der Diagnose (S7)
Typen A, B, C, D 94

F. Tumorlokalisation

Lokalisation des Primärtumors (nach Tumorlokalisationsschlüssel) (A12, S8)   C |3|8|_|_| C |3|8|_| 98

Seitenlokalisation (A13)
R = Rechts, L = Links, U = Unbestimmbar 99

Korrektur der Lokalisation (A12)
N = Nein, G = Ja, Gleicher Bogen, A = Ja, Anderer Bogen 100

Malignes Pleuramesotheliom

K-Nr. **2 5** Patienten-Id. T-Id. B-Nr. **1**

G. TNM-Klassifikation und klinisches Stadium

Primärtumor		N = Nein	J = Ja	X = F.A.	
Ausbreitung jenseits ipsilateraler Pleura		○	○	○	101
Befall ipsilateral	Lunge	○	○	○	102
	Fascia endothoracalis	○	○	○	103
	Zwerchfell	○	○	○	104
	Perikard	○	○	○	105
	Brustwandmuskulatur	○	○	○	106
	Rippen	○	○	○	107
	Mediastinum	○	○	○	108
Befall kontralateral	Pleura	○	○	○	109
	Lunge	○	○	○	110
Befall extrathorakal	Peritoneum	○	○	○	111
	Intraabdominale Organe	○	○	○	112
	Halsgewebe	○	○	○	113

Regionäre Lymphknoten (S9)	F = Tumorfrei	M = Metastase(n)	X = F.A.	
Ipsilaterale peribronchiale Lymphknoten	○	○	○	114
hiläre Lymphknoten	○	○	○	115
mediastinale Lymphknoten	○	○	○	116
Subkarinale Lymphknoten	○	○	○	117
Kontralaterale mediastinale Lymphknoten	○	○	○	118
Skalenus- oder supraklavikuläre Lymphknoten	○	○	○	119

Fernmetastasen   N = Nein, J = Ja, X = F.A.   □ 120

Wenn ja, Lokalisation (A14)
1. _____ 1. □□ 123
2. _____ 2. □□ 126
3. _____ 3. □□ 129

Klinische TNM-Klassifikation (A15, S10 und Schema S. 25.22)

y □ T □ C □   y T C □□ 132
N □ C □   N C □□ 134
M □ C □   M C □□ 136

Zusätzliche Angabe zu M (A15) 0 = Entfällt, da Makrometastasen, 1 = (mi) Mikrometastasen (±isolierte Tumorzellen), 2 = (i) Nur isolierte Tumorzellen, X = F.A.   □ 137

Klinisches Stadium (A16 und Schema S. 25.22)
1 = Stadium I, 2 = Stadium II, 3 = Stadium III, 4 = Stadium IV, X = F.A.   □ 138

H. Sonstige Tumorbefunde

Nähere Angaben zum Befall der ipsilateralen Pleura
P = Parietal (einschl. diaphragmal), V = Auch viszeral, X = F.A.   □ 139

Stadieneinteilung nach Butchart et al. in der Modifikation von Boutin et al. (S11)
11 = Stadium IA, 12 = Stadium IB, 20 = Stadium II, 30 = Stadium III, 40 = Stadium IV, XX = F.A.   □□ 141

ADT Arbeitsgemeinschaft Deutscher Tumorzentren

Malignes Pleuramesotheliom

Kenn-Nr. (A1)	`2` `5`
Klinik-Nr. u. Fachrichtung (A2)	
Patientenidentifikation (A3)	
Geburtsdatum (Tag, Mon., Jahr)	
Geschlecht (M = Männlich, W = Weiblich)	
Tumoridentifikations-Nr. (A4)	
Bogen-Nr. (A5)	`2`

II. DATEN ZUR THERAPIE

A. Vorgesehene und durchgeführte Therapiemodalitäten (A17)

N = Nein   J = Ja*   A = Abgelehnt

- Operation
- Bestrahlung
- Chemotherapie, systemische
- Chemotherapie, lokale
- Präoperative Physiotherapie
- Sonstige Therapie

* Bei mehr als einer durchgeführten Therapiemodalität die zeitliche Reihenfolge der Maßnahmen durch Ziffern kennzeichnen. (Wenn nicht-chirurgische Therapie durchgeführt, zusätzliche Therapiebögen der Basisdokumentation ausfüllen!)

B. Chirurgische Behandlung

Datum der Operation   Tag _____ Monat _____ Jahr _____

Art des chirurgischen Eingriffs (S12)
E = Explorative Thorakotomie, D = Dekortikation und partielle Pleurektomie, L = Partielle Pleurektomie mit Lungenresektion, P = PPPD, A = Andere

Operationszugang
E = Einfachthorakotomie, D = Doppelthorakotomie, T = Thorakotomie und Thorakolaparotomie, S = Transsternale Thorakotomie

Zusätzliche Brustwandresektion   N = Nein, J = Ja

Entfernung regionärer Lymphknoten   Rechts (N = Nein, J = Ja)   Links (N = Nein, J = Ja)

- Peribronchiale Lymphknoten
- Hiläre Lymphknoten
- Subkarinale Lymphknoten   N = Nein, J = Ja
- Mediastinale Lymphknoten
- Skalenus-/supraklavikuläre Lymphknoten

Örtliche Tumorzelldissemination (Einriß in oder Schnitt durch Tumorgewebe)   N = Nein, J = Ja

Dauer der Operation (in Minuten)

Dauer der Intensivbehandlung (in Tagen)

Zahl der verabreichten Blutkonserven (A17)

C. Klinische R-Klassifikation und Gesamtbeurteilung des Tumorgeschehens

Klinische R-Klassifikation (A18)
0 = Kein Residualtumor (R0), 1 = Nur mikroskopischer Residualtumor (R1), 2 = Makroskopischer Residualtumor (R2), mikroskopisch nicht bestätigt (R2a), 3 = Makroskopischer Residualtumor, auch mikroskopisch bestätigt (R2b), X = Unbestimmt (RX)

Lokalisation von Residualtumor   N = Nein   J = Ja   X = F.A.

- Lokoregionär (S13)
- Fernmetastasen

Gesamtbeurteilung des Tumorgeschehens bei nicht-chirurgischer Therapie (A19)
V = Vollremission, T = Teilremission, B = Klinische Besserung des Zustandes, Kriterien für Teilremission jedoch nicht erfüllt, K = Keine Änderung, D = Divergentes Geschehen, P = Progression, U = Beurteilung unmöglich, X = F.A.

Wagner/Hermanek: Organspezifische Tumordokumentation © Springer-Verlag 1995

Malignes Pleuramesotheliom

K-Nr. | 2 5
B-Nr. | 2

D. Frühe Komplikationen der Therapie

Chirurgische Komplikationen   N = Nein   J = Ja

Nachblutung (S14)	○ ○	64
Sero-/Pneumothorax	○ ○	65
Chylothorax	○ ○	66
Rekurrensparese	○ ○	67
Phrenikusparese	○ ○	68
Wundinfekt	○ ○	69
Parenchymfistel	○ ○	70
Pleuraempyem	○ ○	71
Bronchusfistel	○ ○	72
Andere chirurgische Komplikation(en)	○ ○	73

Nichtchirurgische Komplikationen   N = Nein   J = Ja

Respiratorische Insuffizienz	○ ○	74
Kardiopulmonale Komplikationen	○ ○	75
Renale Komplikationen	○ ○	76
Andere nichtchirurgische Komplikation(en)	○ ○	77

Sekundäre operative Eingriffe (A20)   N = Nein, J = Ja   78

Falls ja, Art des Eingriffs nach ICPM   5 | | | | | 5   84

Postoperativer Exitus (A21)
N = Nein, I = Innerhalb von 30 Tagen nach Operation, S = Später   85

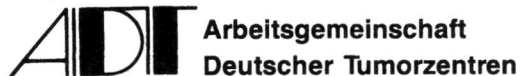 **Arbeitsgemeinschaft Deutscher Tumorzentren**

Malignes Pleuramesotheliom

Kenn-Nr. (A1)	**2 5**
Klinik-Nr. u. Fachrichtung (A2)	
Patientenidentifikation (A3)	
Geburtsdatum	Tag . Mon. . Jahr
Geschlecht (M = Männlich, W = Weiblich)	
Tumoridentifikations-Nr. (A4)	
Bogen-Nr. (A5)	**3**

III. DATEN ZUR PATHOLOGIE

Untersuchungsmaterial Primärtumor (A22)
K = Keine Untersuchung, Z = Nur Zytologie, B = Biopsie ohne Tumorresektion, T = Tumorteile (bei Tumorreduktion), R = Resektat

A. Histologischer Typ und Grading

Histologischer Tumortyp nach ICD-O (A23, S15)   M ⎕⎕⎕⎕ / |3| M ⎕⎕⎕ **3**

Bestätigung der Tumorhistologie durch andere Institution (A23)
N = Nein, R = Register oder Referenzpathologie einer Studie, A = Anderes Pathologisches Institut, B = R+A

Grading (A24, S16) 1 = G1, 2 = G2, 3 = G3, 4 = G4, L = Low Grade (G1–2), H = High Grade (G3–4), X = GX

B. pTNM-Klassifikation und pathologisches Stadium

Primärtumor	N = Nein	J = Ja	X = Nicht untersucht	
Befall ipsilateraler Pleura parietalis (inkl. diaphragmatischer Pleura)	○	○	○	34
Befall ipsilateraler Pleura visceralis	○	○	○	35
Ausbreitung jenseits Pleura:				
ipsilateral: Lunge	○	○	○	36
Fascia endothoracalis	○	○	○	37
Brustwandmuskulatur	○	○	○	38
Rippen	○	○	○	39
Zwerchfell	○	○	○	40
Perikard	○	○	○	41
Mediastinum	○	○	○	42
kontralateral: Pleura/Lunge	○	○	○	43
Lunge	○	○	○	44
Peritoneum	○	○	○	45
Intraabdominale Organe	○	○	○	46

Regionäre lymphogene Metastasierung (S9)

Befall regionärer Lymphknoten	F = Tumorfrei	M = Metastase(n)	X = Nicht untersucht	
Ipsilaterale peribronchiale Lymphknoten	○	○	○	47
hiläre Lymphknoten	○	○	○	48
mediastinale Lymphknoten	○	○	○	49
Subkarinale Lymphknoten	○	○	○	50
Kontralaterale mediastinale Lymphknoten	○	○	○	51
Skalenus- oder supraklavikuläre Lymphknoten	○	○	○	52

Zahl untersuchter regionärer Lymphknoten ⎕⎕⎕   54

Zahl befallener regionärer Lymphknoten ⎕⎕⎕   56

Wagner/Hermanek: Organspezifische Tumordokumentation © Springer-Verlag 1995

Malignes Pleuramesotheliom

K-Nr. **2 5** Patienten-Id. T-Id. B-Nr. **3**

Fernmetastasen   K = Keine nachgewiesen, Z = Zytologisch bestätigt, H = Histologisch bestätigt   □ 57

Lokalisation mikroskopisch nachgewiesener Fernmetastasen (A14)

1. _____   1. □□□ 60
2. _____   2. □□□ 63
3. _____   3. □□□ 66

pTNM-Klassifikation (A25 und Schema S. 25.22)

y ⊔ pT ⊔ pN ⊔ pM ⊔   y pT pN pM □□□□ 70

Zusätzliche Angabe zu pN (A25) (mi) Nur Mikrometastasen?   N = Nein, J = Ja, X = F.A.   □ 71

Zusätzliche Angabe zu pM (A25)   0 = Entfällt, da Makrometastase(n), 1 = (mi) Mikrometastasen (±isolierte Tumorzellen), 2 = (i) Nur isolierte Tumorzellen, X = F.A.   □ 72

Pathologisches Stadium (A26 und Schema S. 25.22)
0 = Stadium 0, 1 = Stadium I, 2 = Stadium II, 3 = Stadium III, 4 = Stadium IV, X = F.A.   □ 73

C. Weitere Befunde und begleitende Veränderungen

Lymphgefäßinvasion (L-Klassifikation) (A27)
0 = Keine (L0), I = Intrapulmonal (L1), E = Extrapulmonal (L1), X = F.A. (LX)   □ 74

Veneninvasion (V-Klassifikation) (A27)
0 = Keine Veneninvasion (V0), 1 = Mikroskopische Veneninvasion (V1),
2 = Makroskopische Veneninvasion (V2), X = F.A. (VX)   □ 75

Makroskopischer Tumortyp (S17)   L = Lokalisiert, D = Diffus, X = F.A.   □ 76

Desmoplasie (S18)   N = Nein bzw. gering bis mäßig, J = Ja, stark, X = F.A.   □ 77

Nähere Angaben zum Grading (S19)

Strukturelles Grading bei epithelialem und Mischtyp
G = Gut differenziert, M = Mäßig differenziert, S = Schlecht differenziert, X = F.A.   □ 78

Zytologisches Grading
G = Gut differenziert, M = Mäßig differenziert, S = Schlecht differenziert, X = F.A.   □ 79

Stadieneinteilung nach Butchart et al. in der Modifikation von Boutin et al. (S11)
11 = Stadium IA, 12 = Stadium IB, 20 = Stadium II, 30 = Stadium III, 40 = Stadium IV, XX = F.A.   □□ 81

Asbestnachweis (Lungenhistologie/-zytologie) (S20)

	N = Nein	J = Ja	X = Nicht untersucht	
Asbestkörper	○	○	○	□ 82
Lungenstaubanalyse	○	○	○	□ 83

Örtliche Tumorzelldissemination   N = Nein, J = Ja (Schnitt durch und/oder Einriß in Tumor)   □ 84

Tumorbiologische Spezialuntersuchungen (A28)   N = Nein, J = Ja   □ 85

D. Definitive R-Klassifikation und weitere Angaben zur Radikalität

Histologische Befunde an den Resektionsrändern
F = Tumorfrei, T = Tumorbefallen, X = Nicht untersucht   □ 86

Definitive R-Klassifikation (A29)
0 = Kein Residualtumor (R0), 1 = Nur mikroskopischer Residualtumor (R1), 2 = Makroskopischer Residualtumor, mikroskopisch nicht bestätigt (R2a), 3 = Makroskopischer Residualtumor, auch mikroskopisch bestätigt (R2b), X = Unbestimmt (RX)   □ 87

Methodik der R-Klassifikation (A30)
K = Konventionell, S = „Sophisticated"   □ 88

Lokalisation von Residualtumor

	N = Nein	J = Ja	
Lokoregionär (S13)	○	○	□ 89
Fernmetastase(n)	○	○	□ 90

Wagner/Hermanek: Organspezifische Tumordokumentation © Springer-Verlag 1995

Spezielle Verschlüsselungsanweisungen

S 1 Berufliche Asbestbelastung

Der Anteil der Pleuramesotheliom-Patienten mit beruflicher Asbestexposition schwankt in der Literatur zwischen 20% und 90% [7]. Die Latenzzeit liegt zwischen 20 und 40 Jahren. Das durch Asbestexposition verursachte maligne Pleuramesotheliom ist seit 1977 als Berufserkrankung anerkannt.

S 2 Familiäres Auftreten

Familiäres Auftreten wurde mehrfach beobachtet (Literaturübersicht bei Dawson et al. [10]). Dabei scheint nicht nur eine genetische Disposition maßgebend zu sein, sondern auch eine Asbestbelastung durch die nach Hause gebrachte Berufskleidung, die z. B. zur Erkrankung der Ehefrau führen kann.

S 3 Raucherstatus

Die Dokumentation erfolgt entsprechend den Vorschlägen der Division of Environmental Science der Columbia University, New York [13]. Diese wurden nur insofern modifiziert, als auch Zigarren- und Pfeifenraucher miterfaßt werden.

S 4 Datum der ersten Symptome

Die Dauer der Symptome ist ein auch in multivariater Analyse bestätigter Prognosefaktor [1, 17]. Patienten mit längerer Symptomendauer haben eine günstigere Prognose.

S 5 Gewichtsverlust

Als Gewichtsverlust gilt nur die unbeabsichtigte Abnahme des Körpergewichts um mindestens 2 kg innerhalb der letzten 3 Monate.

S 6 Lungenfunktion

Primäre Untersuchung ist die spirometrische Bestimmung des absoluten Liter-Sekunden-Volumens „$FEV_{1,0}$ gemessen". Je nach geplanter Operation sind Patienten operabel, bei denen das absolute Liter-Sekunden-Volumen >2,5 (für eine Pneumonektomie), >1,75 (für eine Lobektomie) bzw. >1,5 (für Segmentresektionen) beträgt.

Werden diese Werte unterschritten, wird aus Werten der quantifizierten Perfusionsszintigraphie der Lunge die sog. „$FEV_{1,0}$ prognostiziert" berechnet. Daraus ergeben sich dann – wiederum in Abhängigkeit von der geplanten Operation – die Kategorien operabel (5–10% Letalität), hohes Risiko und inoperabel. Abb. 25.1 zeigt das entsprechende Flußdiagramm ge-

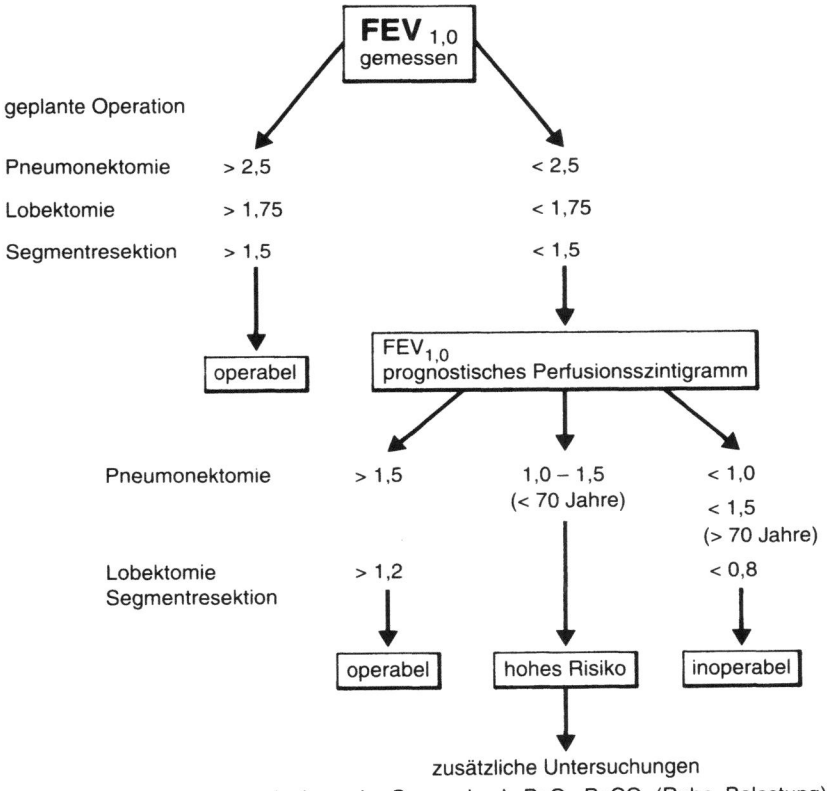

Fig. 25.1. Lungenfunktionsprüfung. (Nach Schulz [16])

mäß den Richtlinien der Deutschen Gesellschaft für Pneumologie und der Deutschen Gesellschaft für Thorax-, Herz- und Gefäßchirurgie [16]. Darin sind auch zusätzliche Untersuchungsverfahren angeführt, die fallweise zur weiteren Beurteilung des operativen Risikos eingesetzt werden können.

S7 Sicherung der Diagnose

Nach dem Vorschlag des Europäischen Mesotheliom-Panels [12] werden hinsichtlich der mikroskopischen Sicherung 4 Gruppen A–D unterschieden:

Mesotheliom A – Sicheres Mesotheliom: kein Zweifel an der histologischen Diagnose.

Mesotheliom B – Wahrscheinliches Mesotheliom: Die Zurückhaltung kann ihre Begründung in der mangelnden Gewebsgröße, der schlechten Qualität oder der mangelnden Differenzierung finden, oder das Fehlen gewisser histologischer Details kann zu leichten Zweifeln Anlaß geben.

Mesotheliom C – Mögliches Mesotheliom: Die Diagnose kann nicht abgelehnt werden, aber es fehlen ausreichende Hinweise für eine positive Diagnose.

Mesotheliom D – Wahrscheinlich kein Mesotheliom: Die Diagnose ist zwar unwahrscheinlich, kann jedoch nicht absolut von der Hand gewiesen werden.

S8 Lokalisation des Primärtumors

Frühfälle sind auf die Pleura parietalis beschränkt [2, 3]. In diesen Fällen soll C38.41 verschlüsselt werden. Bei Befall von Pleura parietalis *und* Pleura visceralis wird C38.40 verschlüsselt.

Bei beidseitigem Befall wird als *Seitenlokalisation* jene Seite angegeben, die stärker (ausgedehnter) befallen ist (Ausgangspunkt). Sind beide Seiten gleich ausgedehnt befallen, wird „U" (Unbestimmbar) verschlüsselt.

S9 Regionäre Lymphknoten

Die regionären Lymphknoten sind die intrathorakalen Lymphknoten sowie die Skalenus- und die supraklavikulären Lymphknoten.

Die Unterteilung der *intrathorakalen Lymphknoten* erfolgt entsprechend dem TNM-Atlas [18] (s. auch Abb. 25.2) wie folgt:

Mediastinale Lymphknoten

(1) höchste (oberste) mediastinale
(2) paratracheale (obere paratracheale)
(3) prätracheale
   (3a) vordere (anteriore) mediastinale
   (3b) retrotracheale (hintere) mediastinale
(4) tracheobronchiale (untere paratracheale) (incl. sog. Azygoslymphknoten)
(5) subaortale (Lymphknoten im Aortenfenster)
(6) paraaortale (Lymphknoten an Aorta ascendens oder phrenische Lymphknoten)
(7) subcarinale
(8) parösophageale (unter Carina)
(9) Lymphknoten im Lig. pulmonale

Peribronchiale und hiläre Lymphknoten

(10) hiläre (am Stammbronchus)
(11) interlobäre
(12) lobäre
(13) segmentäre

Mehr als 3 mm große Tumorherde im Binde- und Fettgewebe des Lymphabflußgebietes ohne histologisch erkennbare Residuen von Lymphknoten werden als regionäre Lymphknotenmetastasen klassifiziert. Dasselbe gilt für die direkte Infiltration eines Lymphknotens durch den Primärtumor.

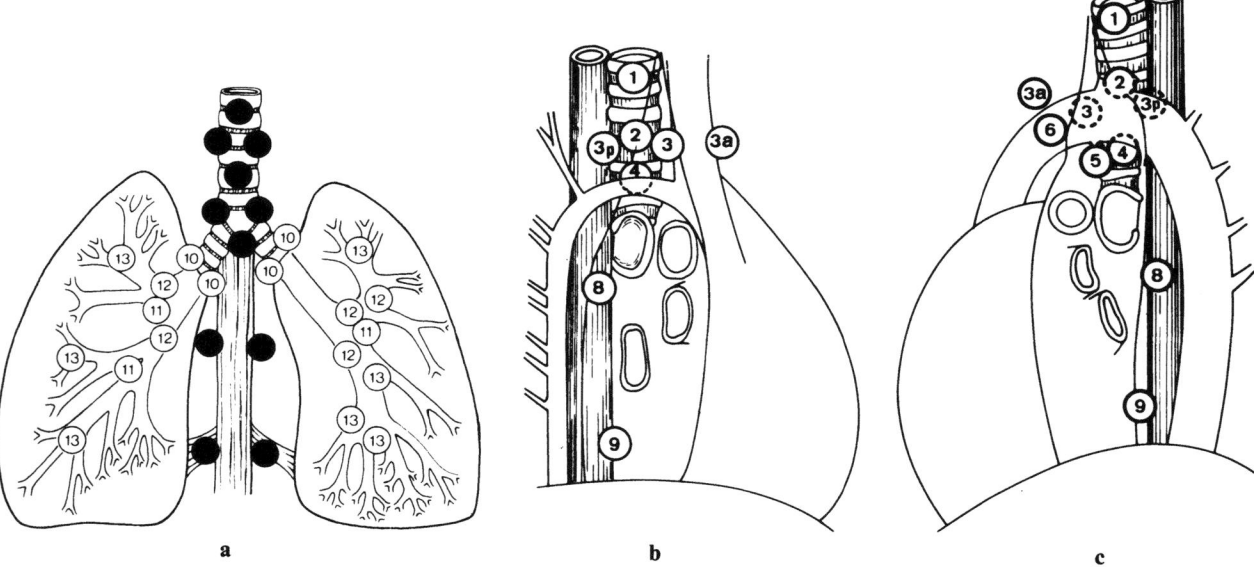

Fig. 25.2. Intrathorakale Lymphknoten. **a** peribronchiale und hiläre Lymphknoten (schwarz eingezeichnete Lymphknoten entsprechen mediastinalen Lymphknoten), **b** und **c** mediastinale Lymphknoten. (Aus TNM-Atlas 1993 [18])

S 10 Klinische TNM-Klassifikation

Der 1991 von Branscheid u. Bischoff [5] publizierte Vorschlag zu einer TNM-Klassifikation und Stadiengruppierung stimmt nicht mit der 1992 veröffentlichten TNM-Klassifikation überein. Eine Konversion ist nur teilweise möglich, wie aus der nachfolgenden Zusammenstellung ersichtlich.

Branscheid u. Bischoff (1991)	UICC (1992)
T1 } T2	T1
T3	{ T2 / T3
N1	N1
N2	{ N2 / N3 (teilweise)
M0	M0
M1 Pleura } M1 Peritoneum	T4
M1 Lymphknoten	N3 (teilweise)
M1 sonst	M1
Stadium I } Stadium II	Stadium I
Stadium III	Stadium I–IV
Stadium IV	Stadium IV (teilweise)

C-Faktor

Primärtumor	C1:	Klinische Untersuchung, Standardröntgenaufnahmen (Thorax)
	C2:	Thorakoskopie, CT, NMR, Pleurabiopsie
	C3:	Chirurgische Exploration (Thorakotomie)
Regionäre Lymphknoten	C1:	Klinische Untersuchung, Standardröntgenaufnahmen (Thorax)
	C2:	Tomographie, CT, MMR, Mediastinoskopie, Ösophaguskontrastbreipassage, Angiographie
	C3:	Chirurgische Exploration (Thorakotomie, Mediastinotomie)
Fernmetastasen	C1:	Klinische Untersuchung, Standardröntgenaufnahmen
	C2:	Sonstige Röntgenuntersuchungen, Sonographie, CT, NMR, Szintigraphie, Thorakoskopie, Laparoskopie
	C3:	Chirurgische Exploration

S 11 Stadieneinteilung nach Butchart et al. in der Modifikation von Boutin et al.

Bis zur Einführung einer TNM-Klassifikation durch die UICC 1992 wurde im Schrifttum vor allem die Stadieneinteilung nach Butchart et al. [8] gebraucht, neuerdings in der Modifikation von Boutin et al. [4]. Die letztere unterteilt das Stadium I und begründet sich in der auch in multivariater Analyse signifikanten Unterschiedlichkeit in der Prognose je nach Lokalisation des Pleurabefalls. Die Stadieneinteilung nach Butchart et al. ist nicht direkt in die TNM-Klassifikation und UICC-Stadieneinteilung übertragbar, wie aus der nachfolgenden Zusammenstellung ersichtlich ist.

Stadieneinteilung nach Butchart et al. [8] in der Modifikation von Boutin et al. [4]	TNM	UICC-Stadien
Stadium I: begrenzt auf ipsilaterale Pleura, Lunge und Perikard		
St. IA: Viszerale Pleura frei	T1 oder T2 N0 M0	St. I
St. IB: Befall auch der viszeralen Pleura		
Stadium II: Invasion der Brustwand oder Befall mediastinaler Strukturen (z. B. Ösophagus, Herz, kontralaterale Pleura) oder intrathorakaler Lymphknotenbefall	T3 oder T4 oder N1–3 M0	St. II–IV
Stadium III: Penetration durch Zwerchfell und direkter Befall des Peritoneums oder extrathorakaler Lymphknotenbefall	T4 oder N3 oder M1	St. IV
Stadium IV: Hämatogene Metastasen	M1	St. IV

S 12 Art des chirurgischen Eingriffs

Mit „PPPD" (z. T. auch als „P 3 D" bezeichnet) wird die extrapleurale *P*leuro-*P*neumonektomie mit *P*erikard- und *D*iaphragmaresektion bezeichnet. Die Dekortikation mit partieller Pleurektomie ist als nichtkurativer Eingriff zur Tumorreduktion anzusehen.

S 13 Lokoregionärer Residualtumor

Lokoregionärer Residualtumor schließt Resttumor in der ipsilateralen Lunge, in der ipsilateralen Brustwand, in kontinuierlich mitbetroffenen Nachbarstrukturen sowie in den regionären Lymphknoten mit ein.

S 14 Nachblutung

Eine Nachblutung liegt vor, wenn sie kreislaufrelevant ist oder eine Bluttransfusion oder eine operative Revision erforderlich macht.

S 15 Histologischer Tumortyp

Nach der histologischen Struktur wird das maligne Mesotheliom in 3 Typen unterteilt [11, 19]:

	ICD-O-Code-Nr.
Epitheloides (epitheliales) malignes Mesotheliom	9052/3
Fibröses (spindelzelliges, sarkomatöses) malignes Mesotheliom	9051/3
Biphasisches malignes Mesotheliom	9053/3

Bei kleinen Biopsien ist eine Unterteilung in diese Typen nicht immer möglich; in solchen Fällen wird der Schlüssel 9050/3 (malignes Mesotheliom o. n. A.) verwendet.

Die Prognose ist bei fibrösen und biphasischen malignen Mesotheliomen ungünstiger als beim epithelialen Mesotheliom [4, 5, 15].

S 16 Grading

Das Grading berücksichtigt beim fibrösen Typ zytologische Kriterien, beim epithelialen und biphasischen Typ auch die Tumorstruktur. Die diesbezüglichen Einzelbefunde werden in Abschnitt III. C festgehalten (s. S 19).

S 17 Makroskopischer Tumortyp

Der Großteil der malignen Mesotheliome entspricht dem diffusen Typ. Lokalisierte maligne Mesotheliome sind selten, in der Regel breitbasig der Pleura aufsitzend. Sie zeigen histologisch den fibrösen Typ und wurden daher z. T. auch als „Riesenfibrosarkome der Pleura" bezeichnet. Die Abgrenzung gegenüber den wesentlich häufigeren lokalisierten benignen Mesotheliomen erfolgt in erster Linie durch den Nachweis infiltrierenden und destruierenden Wachstums sowie fehlender Abkapselung [14].

S 18 Desmoplasie

Epitheloide und biphasische Mesotheliome mit starker Desmoplasie scheinen eine schlechtere Prognose zu haben [9].

S 19 Nähere Angaben zum Grading

Epitheloide Mesotheliome können in sehr unterschiedlichem Grade tubuläre und tubulär-papilläre Differenzierung zeigen, z.T. auch vorwiegend in soliden Nestern und Zügen wachsen [11]. Gleiches gilt für die epitheloide Komponente in biphasischen Mesotheliomen. Des weiteren soll gesondert das Ausmaß der zellulären Atypien (Pleomorphie und Mitosereichtum) festgehalten werden. Diese sind auch für das Grading bei fibrösen Mesotheliomen entscheidend.

S 20 Asbestnachweis

Die sog. Asbestkörper entsprechen Asbestfasern mit umgebender, vom Organismus gebildeter eisenhaltiger Proteinhülle. Sie können histologisch im Lungengewebe oder in Abstrichen von der Lungenschnittfläche nachgewiesen werden. Mittels Lungenstaubanalyse sind geringere Mengen von Asbest nachweisbar; dieser Nachweis ist zu quantifizieren [6].

Literatur

[1] Antman K, Shemin R, Ryan L, Klegar K, Osteen R, Herman T (1988) Malignant mesothelioma: prognostic variables in a registry of 180 patients. J Clin Oncol 6:147–153
[2] Boutin C (1989) Thoracoscopy in malignant mesothelioma. Pneumologie 43:61–65
[3] Boutin C, Viallat JR, Rey F (1986) Thoracoscopy in diagnosis, prognosis and treatment of mesothelioma. In: Antman K, Aisner J (eds) Asbestos related neo-plasms. Grune & Stratton, Boston
[4] Boutin C, Rey F, Gouvernet J, Viallat JR, Astoul Ph, Ledoray V (1993) Thoracoscopy in pleural malignant mesothelioma: A prospective study of 188 consecutive patients. Part 2: Prognosis and staging. Cancer 72: 394–404
[5] Branscheid D, Bischoff H (1991) Chirurgische Therapie der primären und sekundären Pleuraerkrankungen. In: Drings P, Vogt-Moykopf I (Hrsg) Thoraxtumoren. Diagnostik – Staging – Gegenwärtiges Therapiekonzept. Springer, Berlin Heidelberg New York Tokyo
[6] Brockman M, Fischer M, Müller K-M (1989) Lungenstaubanalyse bei Bronchialkarzinomen und Mesotheliomen. Atemweg Lungenkrankht 15:263–265
[7] Brockmann M, Müller K-M (1991) Die pathologische Anatomie der primären und sekundären Pleuratumoren. In Drings P, Vogt-Moykopf I (Hrsg) Thoraxtumoren. Diagnostik – Staging – Gegenwärtiges Therapiekonzept. Springer, Berlin Heidelberg New York Tokyo
[8] Butchart EG, Ashcroft T, Barnsley WC, Holden MP (1976) Pleuropneumonectomy in the management of diffuse malignant mesothelioma of the pleura (experience with 29 patients). Thorax 31:15–24
[9] Cantin R, Al-Jabi M, Mc Caughey WTE (1982) Desmoplastic diffuse mesothelioma. Am J Surg Pathol 6:215–222
[10] Dawson A, Gibbs A, Browne K, Pooley F, Griffiths M (1992) Familial mesothelioma. Cancer 70:1183–1187
[11] Enzinger FM, Weiss SW (1988) Soft tissue tumors, 2nd edn. Mosby, St. Louis Washington DC Toronto
[12] Jones JSP, Lund C, Planteydt HT (1985) Color atlas of mesothelioma. MTP Press, London
[13] Mayer JL, Boffetta P, Kuroda MM (1992) Comparison of questionnaire-derived and tumor registry-derived smoking histories. Eur J Cancer 28:116–117

[14] Müller K-M (1983) Pleura. In: Doerr W, Seifert G (Hrsg) Spezielle pathologische Anatomie, Bd 16/II. Springer, Berlin Heidelberg New York Tokyo

[15] Oels HC, Harrison EG jr, Carr DT, Bernatz PE (1971) Diffuse malignant mesothelioma of the pleura. Chest 60:564–570

[16] Schulz V (1991) Präoperative Funktionsdiagnostik. In: Drings P, Vogt-Moykopf I (Hrsg) Thoraxtumoren. Diagnostik – Staging – Gegenwärtiges Therapiekonzept. Springer, Berlin Heidelberg New York Tokyo

[17] Stridhar KS, Doria R, Raub WA jr, Thurer RJ, Saldana M (1992) New strategies are needed in diffuse malignant mesothelioma. Cancer 70:2969–2979

[18] UICC (1993) TNM-Atlas. Illustrierter Leitfaden zur TNM/pTNM-Klassifikation maligner Tumoren, 3. Aufl (Spiessl B, Beahrs OH, Hermanek P, Hutter RVP, Scheibe O, Sobin LH, Wagner G, Hrsg). Springer, Berlin Heidelberg New York Tokyo

[19] WHO (1981) Histological typing of lung tumours. International histological classification of tumours. 2nd edn. WHO, Geneva

Nach Abschluß des Manuskriptes erschien:

Tumorzentrum München (Hrsg) (1995) Empfehlungen zur Diagnostik, Therapie und Nachsorge: Tumoren der Lunge und des Meadistinums. 3. Aufl. Tumorzentrum München

Malignes Pleuramesotheliom: Schema zur TNM/pTNM-Klassifikation

		(p)TNM	Stadium
Primärtumor	☐ Primärtumor kann nicht beurteilt werden	(p)TX	–
	☐ Kein Anhalt für Primärtumor	(p)T0	–
	☐ Tumor begrenzt auf ipsilaterale Pleura	(p)T1	I
	☐ Tumor infiltriert ipsilaterale Lunge, endothorakale Faszie, Diaphragma und/oder Perikard	(p)T2	I
	☐ Tumor infiltriert ipsilaterale Brustwandmuskulatur, Rippen und/oder Mediastinum (Organe oder Gewebe)	(p)T3	III
	☐ Tumor infiltriert kontralaterale Pleura, kontralaterale Lunge, Peritoneum, intraabdominale Organe und/oder Halsgewebe	(p)T4	IV
Regionäre Lymphknoten	☐ Regionäre Lymphknoten können nicht beurteilt werden	(p)NX	–
	☐ Keine regionären Lymphknotenmetastasen	(p)N0	–
	☐ Metastasen in ipsilateralen peribronchialen oder hilären Lymphknoten	(p)N1	II
	☐ Metastasen in ipsilateralen mediastinalen und/oder subcarinalen Lymphknoten	(p)N2	III
	☐ Metastasen in kontralateralen Hilus- oder mediastinalen, (ipsi- oder kontralateralen) Skalenus- und/oder supraklavikulären Lymphknoten	(p)N3	IV
Fernmetastasen	☐ Vorliegen von Fernmetastasen kann nicht beurteilt werden	(p)MX	–
	☐ Keine Fernmetastasen	(p)M0	–
	☐ Fernmetastasen	(p)M1	IV

```
TNM:       T __      N __      M __
                                         Stadium _____
pTNM:      pT __     pN __     pM __
```

Erfordernisse für pTNM:

pT: Histologische Untersuchung des Primärtumors ohne makroskopisch erkennbaren Tumor an den Resektionsrändern oder mikroskopische Bestätigung der Invasion von kontralateraler Pleura, kontralateraler Lunge, Peritoneum, intraabdominalen Organen oder Halsgewebe (pT4).

pN0: Histologische Untersuchung von 6 oder mehr regionären Lymphknoten.

pN1: Mikroskopische Bestätigung von Metastasen in ipsilateralen peribronchialen oder hilären Lymphknoten.

pN2: Mikroskopische Bestätigung von Metastasen in ipsilateralen mediastinalen oder subcarinalen Lymphknoten.

pN3: Mikroskopische Bestätigung von Metastasen in kontralateralen hilären oder mediastinalen oder (ipsi- oder kontralateralen) Skalenus- oder supraklavikulären Lymphknoten.

pM1: Mikroskopischer (histologischer oder zytologischer) Nachweis von Fernmetastasen.

26 – Maligne Knochentumoren

Die Dokumentation „Maligne Knochentumoren" wird angewandt bei allen malignen Knochentumoren, ausgenommen maligne Lymphome des Knochens und Myelome (solitär und multipel).

Knochentumoren von „intermediärem" oder unbestimmtem (indeterminate) biologischem Verhalten (Tumoren fraglicher Dignität [3]) werden in dieser Dokumentation *nicht* erfaßt. Hierzu gehören:

- aggressives (malignes) Osteoblastom,
- Hämangioendotheliom,
- Hämangioperizytom,
- desmoplastisches Fibrom des Knochens,
- Riesenzelltumoren des Knochens (sofern sie nicht sarkomatös umgewandelt sind oder Lungenmetastasen ohne histologische Zeichen maligner Veränderung gesetzt haben).

Für Tumoren der Schädel- und Gesichtsknochen wurde im TNM-Supplement 1993 [24] ein spezieller Klassifikationsvorschlag zur Testung in den kommenden Jahren publiziert. Dieser Vorschlag ist in Anhang 1, S. A1.2 wiedergegeben.

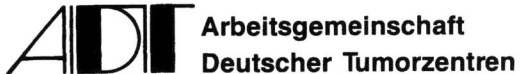 **Arbeitsgemeinschaft Deutscher Tumorzentren**

Maligne Knochentumoren

26.3

Kenn-Nr. (A1)	**2 6**	2
Klinik-Nr. u. Fachrichtung (A2)	☐☐☐☐☐	9
Patientenidentifikation (A3)	☐☐☐☐☐☐	16
	Tag Mon. Jahr	
Geburtsdatum	☐☐☐☐☐☐	22
Geschlecht (M = Männlich, W = Weiblich)	☐	23
Tumoridentifikations-Nr. (A4)	☐	24
Bogen-Nr. (A5)	**1**	25

I. PRÄTHERAPEUTISCHE DATEN

A. Aufnahmedatum und Anlaß für Arztbesuch (A6)

Aufnahmedatum Tag ____ Monat ____ Jahr ____   Tag Mon. Jahr ☐☐☐☐☐☐ 31

Anlaß für Arztbesuch
T = Tumorsymptomatik führte zum Arzt, V = Nicht-gesetzliche Vorsorgeuntersuchung, S = Selbstuntersuchung,
L = Nachsorgeuntersuchung (Langzeitbetreuung), A = Andere Untersuchung, X = Unbekannt   ☐ 32

B. Anamnese, präneoplastische Bedingungen und Läsionen (S1)

Datum der ersten ärztlichen Tumor(verdachts)diagnose (A7) Tag ___ Monat ___ Jahr ___   Tag Mon. Jahr ☐☐☐☐☐☐ 38

Vorbestehende Erkrankungen im Tumorbereich	N = Nein	J = Ja	X = F.A.		
M. Paget	○	○	○	☐	39
Knocheninfarkt	○	○	○	☐	40
Fibröse Dysplasie	○	○	○	☐	41
Chronische Osteomyelitis	○	○	○	☐	42
Einfache Knochenzyste	○	○	○	☐	43
Aneurysmatische Knochenzyste	○	○	○	☐	44
Riesenzelltumor	○	○	○	☐	45
Multiple hereditäre Exostosen	○	○	○	☐	46
Enchondromatose (Ollier)	○	○	○	☐	47
Bestrahlung im Tumorbereich	○	○	○	☐	48
Prothese im Tumorbereich	○	○	○	☐	49
Osteogenesis imperfecta	○	○	○	☐	50
Familiäres Retinoblastom	○	○	○	☐	51
Neurofibromatose (v. Recklinghausen)	○	○	○	☐	52

Vorangegangene neoadjuvante Therapie
N = Nein, J = Ja, X = F.A.   ☐ 53

C. Andere Primärtumoren (frühere, synchrone) (A8)

Frühere Tumorerkrankung? N = Nein, J = Ja, X = F.A.   ☐ 54

Falls Tumor in Anamnese: Lokalisation C ☐☐☐☐ Erkrankungsjahr 19 ☐☐   Lokalisation C ☐☐☐☐ Jahr ☐☐ 60

Synchroner Primärtumor in anderem Organ? N = Nein, J = Ja   ☐ 61

D. Allgemeine klinische Befunde

Klinische Symptomatik   N = Nein   J = Ja   X = F.A.

Schmerzen	○	○	○	☐	62
Tastbare Schwellung	○	○	○	☐	63
Entzündungszeichen (S2)	○	○	○	☐	64
Pathologische Fraktur	○	○	○	☐	65

Zufallsbefund bei Röntgen wegen Trauma N = Nein, J = Ja   ☐ 66

Wagner/Hermanek: Organspezifische Tumordokumentation   © Springer-Verlag 1995

Maligne Knochentumoren

K-Nr. **2 6** Patienten-Id. T-Id. B-Nr. **1**

Zeitintervall zwischen ersten Symptomen und Diagnose (in Wochen) ⌷⌷ ⌷⌷ 68
(00 = Keine Symptome, XX = F.A.)

Allgemeiner Leistungszustand (nach ECOG) (A9)
0 = Normale, uneingeschränkte Aktivität wie vor der Erkrankung,
1 = Einschränkung bei körperlicher Anstrengung, aber gehfähig; leichte körperliche Arbeit bzw. Arbeit im Sitzen möglich,
2 = Gehfähig, Selbstversorgung möglich, aber nicht arbeitsfähig; kann mehr als 50% der Wachzeit aufstehen,
3 = Nur begrenzte Selbstversorgung möglich; 50% oder mehr der Wachzeit an Bett oder Stuhl gebunden,
4 = Völlig pflegebedürftig, keinerlei Selbstversorgung möglich; völlig an Bett oder Stuhl gebunden, X = Unbekannt   ⌷ 69

E. Diagnostik (A11)

Durchgeführte Untersuchungen

Primärtumor	U = Unauffällig	P = Pathologisch	X = Nicht durchgeführt	
Konventionelles Röntgen	○	○	○	70
CT	○	○	○	71
NMR	○	○	○	72
Angiographie	○	○	○	73
Fernmetastasen				
Knochenszintigraphie	○	○	○	74
Rö Thorax	○	○	○	75
CT Thorax	○	○	○	76

Laboruntersuchungen (S3) (Vielfaches der oberen Grenze des Normalwertes) (XXX = F.A.)

Alkalische Phosphatase ⌷⌷⌷,⌷   79
LDH ⌷⌷⌷,⌷   82

Mikroskopische Diagnose	B = Benigne Veränderung	M = Maligner Tumor	X = Nicht durchgeführt	
Feinnadelbiopsie, Zytologie	○	○	○	83
Feinnadelbiopsie, Histologie	○	○	○	84
Grobnadel-(Drill-)Biopsie	○	○	○	85
Offene Biopsie, Schnellschnitt	○	○	○	86
Offene Biopsie, Paraffinschnitt	○	○	○	87

F. Tumorlokalisation

Lokalisation des Primärtumors (nach Tumorlokalisationsschlüssel) (A12, S4) C ⌷⌷⌷,⌷ C ⌷⌷⌷⌷ 91

Seitenlokalisation (A13)
R = Rechts, L = Links, M = Mittellinienzone   ⌷ 92

Topik (S5)   Z = Zentral, P = Peripher   ⌷ 93

Weitere Angaben zur Topik (S6)
1 = Epiphysär, 2 = Metaphysär, 3 = Epi- und Metaphysär, 4 = Diaphysär, 5 = Ausgedehnte Tumorlokalisation, X = F.A.   ⌷ 94

G. TNM-Klassifikation und klinisches Stadium

Primärtumor

Invasionstiefe jenseits Kortikalis (S7)	N = Nein	J = Ja	X = F.A.	
Periost	○	○	○	95
Weichteile (Periost durchbrochen)	○	○	○	96
Große Gefäße	○	○	○	97
Große Nerven	○	○	○	98

Tumorgröße (S8)   (XXX = F.A.)

Größter Durchmesser gemessen im a.-p.-Röntgenbild
mit Meßplatte in Körperlängs-/Querachse (in cm)   ⌷⌷⌷,⌷   101

Größter Durchmesser gemessen durch CT (in cm)   ⌷⌷⌷,⌷   104

Wagner/Hermanek: Organspezifische Tumordokumentation © Springer-Verlag 1995

… … …   26.7

Maligne Knochentumoren

K-Nr. **2 6**   Patienten-Id. [ ][ ][ ][ ][ ][ ]   T-Id. [ ]   B-Nr. **1**

Regionäre Lymphknoten (S9)   F = Tumorfrei, M = Metastase(n), X = F.A.   □ 105

Nachweis von Skip-Lesions im Knochen (S10)
N = Nein, G = Im gleichen Knochen, A = In anderem Knochen   □ 106

Fernmetastasen   N = Nein, J = Ja, X = F.A.   □ 107
  Wenn ja, Lokalisation (A14)   1. _____   1. □□ 110
                                    2. _____   2. □□ 113
                                    3. _____   3. □□ 116

Klinische TNM-Klassifikation (A15, S11 und Schema S. 26.28)
  y ⊔ T ⊔⊔⊔⊔ (m) ⊔ C ⊔   y T (m) C □□□□□ 122
  N ⊔ C ⊔   N C   □□ 124
  M ⊔ C ⊔   M C   □□ 126

Zusätzliche Angabe zu M (A15)   0 = Entfällt, da Makrometastasen, 1 = (mi) Mikrometastasen (±isolierte Tumorzellen),
2 = (i) Nur isolierte Tumorzellen, X = F.A.   □ 127

Klinisches Stadium (A16, S11 und Schema S. 26.28)
11 = Stadium I A, 12 = Stadium I B, 21 = Stadium II A, 22 = Stadium II B, 41 = Stadium IV A, 42 = Stadium IV B, XX = F.A.   □□ 129

H. Sonstige Tumorbefunde

Gelenkbefall
N = Nein, J = Ja, X = F.A.   □ 130

Stadium nach Musculoskeletal Tumor Society (S12)
11 = Stadium I A, 12 = Stadium I B, 21 = Stadium II A, 22 = Stadium II B, 30 = Stadium III, XX = F.A.   □□ 132

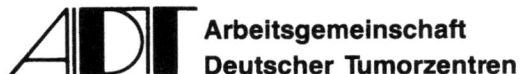
Arbeitsgemeinschaft Deutscher Tumorzentren

Maligne Knochentumoren

Kenn-Nr. (A1)	`2 6`	2
Klinik-Nr. u. Fachrichtung (A2)		9
Patientenidentifikation (A3)		16
Geburtsdatum	Tag Mon. Jahr	22
Geschlecht (M = Männlich, W = Weiblich)		23
Tumoridentifikations-Nr. (A4)		24
Bogen-Nr. (A5)	`2`	25

II. DATEN ZUR THERAPIE

A. Vorgesehene und durchgeführte Therapiemodalitäten (A17)

	N = Nein	J = Ja*	A = Abgelehnt		
Operation	O	O	O		26
Bestrahlung	O	O O	O		28
Chemotherapie, systemische	O	O O	O		30
Chemotherapie, lokale	O	O	O		31
Immuntherapie	O	O	O		32
Sonstige Therapie	O	O	O		33

* Bei mehr als einer durchgeführten Therapiemodalität die zeitliche Reihenfolge der Maßnahmen durch Ziffern kennzeichnen.
(Wenn nicht-chirurgische Therapie durchgeführt, zusätzliche Therapiebögen der Basisdokumentation ausfüllen!)

B. Chirurgische Behandlung

Datum der definitiven chirurgischen Behandlung Tag _____ Monat _____ Jahr _____   Tag Mon. Jahr 39

Primärtumor

Art der Behandlung (S13)
0 = Keine, 1 = Kürettage, 2 = Lokale Resektion, 3 = Amputation im befallenen Knochen, 4 = Amputation oberhalb des proximalen Gelenkes, 5 = Exartikulation, 6 = Hemipelvektomie, 7 = Schultergürtelresektion   40

Komplette Kompartimententfernung (S14)
N = Nein, J = Ja, X = F.A.   41

Beurteilung der Operationsradikalität nach Enneking et al. (S15)
R = Radikal, W = Weit, M = Marginal, I = Intraläsional, X = F.A.   42

Rekonstruktion
K = Keine, E = Endoprothese, T = Transplantat (körpereigen), L = Leichenknochentransplantat, P = Platte, R = Rotationsplastik   43

Regionäre Lymphknoten (S9)
K = Keine Entfernung, E = Entfernung einzelner LK, P = Prophylaktische (elektive) Dissektion, T = Therapeutische Dissektion   44

Entfernung von Fernmetastasen
N = Nein, J = Ja   45

Dauer der Operation (in Minuten)   48
Dauer der Intensivbehandlung (in Tagen)   50
Zahl der verabreichten Blutkonserven (A17)   52

Wagner/Hermanek: Organspezifische Tumordokumentation © Springer-Verlag 1995

Maligne Knochentumoren

26.11

K-Nr. | Patienten-Id. | T-Id. | B-Nr.
| 2 | 6 | | | | | | | | | | 2 |

C. Klinische R-Klassifikation und Gesamtbeurteilung des Tumorgeschehens

Klinische R-Klassifikation (A18)

0 = Kein Residualtumor (R0), 1 = Nur mikroskopischer Residualtumor (R1), 2 = Makroskopischer Residualtumor, mikroskopisch nicht bestätigt (R2a), 3 = Makroskopischer Residualtumor, auch mikroskopisch bestätigt (R2b), X = Unbestimmt (RX) 53

Lokalisation von Residualtumor   N = Nein   J = Ja

Lokoregionär   ○ ○   54

Fernmetastasen   ○ ○   55

Gesamtbeurteilung des Tumorgeschehens bei nicht-chirurgischer Therapie (A19)

V = Vollremission, T = Teilremission, B = Klinische Besserung des Zustandes, Kriterien für Teilremission jedoch nicht erfüllt, K = Keine Änderung, D = Divergentes Geschehen, P = Progression, U = Beurteilung unmöglich, X = F.A.   56

D. Frühe Komplikationen der Therapie

N = Nein   J = Ja   X = F.A.

Wundinfektion   ○ ○ ○   57

Nachblutung (S16)   ○ ○ ○   58

Sonstige   ○ ○ ○   59

Wagner/Hermanek: Organspezifische Tumordokumentation © Springer-Verlag 1995

ADT Arbeitsgemeinschaft Deutscher Tumorzentren

Maligne Knochentumoren

26.13

Kenn-Nr. (A1)	**2 6**
Klinik-Nr. u. Fachrichtung (A2)	
Patientenidentifikation (A3)	
Geburtsdatum	Tag Mon. Jahr
Geschlecht (M = Männlich, W = Weiblich)	
Tumoridentifikations-Nr. (A4)	
Bogen-Nr. (A5)	**3**

III. DATEN ZUR PATHOLOGIE

Untersuchungsmaterial Primärtumor (A22)
K = Keine Untersuchung, Z = Nur Zytologie, B = Biopsie ohne Tumorresektion, T = Tumorteile (bei Tumorreduktion), R = Resektat

A. Histologischer Typ und Grading

Histologischer Tumortyp nach ICD-O (A23, S17) M ⊔⊔⊔⊔/ 3 ⊔   M ⬜⬜⬜⬜ 3

Bestätigung der Tumorhistologie durch andere Institution (A23)
N = Nein, R = Register oder Referenzpathologie einer Studie, A = Anderes Pathologisches Institut, B = R+A

Grading (A24, S18)   Überwiegender Grad
(1 = G1, 2 = G2, 3 = G3, 4 = G4,
L = Low Grade (G1, 2), H = High Grade (G3, 4), X = F.A.)   Ungünstigster Grad

B. pTNM-Klassifikation und pathologisches Stadium

Primärtumor

Invasion jenseits Kortikalis (S7)   N = Nein   J = Ja   X = Nicht untersucht

	N	J	X	
Periost	○	○	○	36
Weichteile (Periost durchbrochen)	○	○	○	37
Große Gefäße	○	○	○	38
Große Nerven	○	○	○	39

Größter Tumordurchmesser (in cm) (S8)   (XXX = F.A.)   ⊔⊔⊔,⊔

Regionäre lymphogene Metastasierung (S9)
N = Nein, J = Ja, X = Nicht untersucht

Zahl untersuchter regionärer Lymphknoten ⊔⊔⊔

Zahl befallener regionärer Lymphknoten ⊔⊔⊔

Histologisch nachweisbare Skip-Lesions in Knochen (S10)
N = Nein, G = Im gleichen Knochen, A = In anderen Knochen

Fernmetastasen   K = Keine nachgewiesen, Z = Zytologisch bestätigt, H = Histologisch bestätigt

Lokalisation mikroskopisch nachgewiesener Fernmetastasen (A14)

1. _____
2. _____
3. _____

pTNM-Klassifikation (A25, S19 und Schema S. 26.28)

y ⊔ pT ⊔⊔⊔⊔ (m) ⊔ pN ⊔ pM ⊔

Zusätzliche Angabe zu pN (A25) (mi) Nur Mikrometastasen?   N = Nein, J = Ja, X = F.A.

Zusätzliche Angabe zu pM (A25)   0 = Entfällt, da Makrometastasen, 1 = (mi) Mikrometastasen (±isolierte Tumorzellen),
2 = (i) Nur isolierte Tumorzellen, X = F.A.

Pathologisches Stadium (A26, S19 und Schema S. 26.28)
11 = Stadium IA, 12 = Stadium IB, 21 = Stadium IIA, 22 = Stadium IIB, 41 = Stadium IVA, 42 = Stadium IVB, XX = F.A.

Wagner/Hermanek: Organspezifische Tumordokumentation   © Springer-Verlag 1995

Maligne Knochentumoren

26.15

K-Nr. **2 6** Patienten-Id. T-Id. B-Nr. **3**

C. Weitere Befunde und begleitende Veränderungen

L-Klassifikation (A27)
0 = Keine Lymphgefäßinvasion (L0), 1 = Lymphgefäßinvasion (L1), X = F.A. (LX) ☐ 70

V-Klassifikation (A27)
0 = Keine Veneninvasion (V0), 1 = Mikroskopische Veneninvasion (V1), 2 = Makroskopische Veneninvasion (V2), X = F.A. (VX) ☐ 71

Gelenkbefall
N = Nein, J = Ja, X = F.A. ☐ 72

Stadium nach Musculoskeletal Tumor Society (S12)
11 = Stadium IA, 12 = Stadium IB, 21 = Stadium IIA, 22 = Stadium IIB, 30 = Stadium III, XX = F.A. ☐☐ 74

Zusätzliche Angaben bei konventionellem zentralem Osteosarkom (S20)

  Unterschiedliche histologische Strukturen (Anteil in %)

   Osteoidbildung ☐☐☐ ☐☐ 76
   Knochenbildung ☐☐☐ ☐☐ 78
   Fibroblastische Areale ☐☐☐ ☐☐ 80
   Fibrohistiozytäre Anteile ☐☐☐ ☐☐ 82
   Knorpelige Areale ☐☐☐ ☐☐ 84
   Undifferenzierte spindelzellige Areale ☐☐☐ ☐☐ 86

  Zusätzliche Angaben bei Chondrosarkom (S21)
  D = De-novo-Chondrosarkom (primäres Chondrosarkom), H = Sekundär bei multiplen hereditären Exostosen,
  O = Ollier-Syndrom (multiple Chondromatose) ☐ 87

  Zusätzliche Angaben bei Ewing-Sarkom (S22)
  T = Typische Form, A = Atypische Form, X = F.A. ☐ 88

  Histologischer Nachweis von Vorerkrankungen
  K = Keine, P = M. Paget, K = Knocheninfarkt, D = Fibröse Dysplasie, E = Einfache Knochenzyste,
  A = Aneurysmatische Knochenzyste, O = Chron. Osteomyelitis, R = Riesenzelltumor, X = F.A. ☐ 89

  Desmoplasie (S23)
  F = Fehlend oder gering (<10%), M = Mäßig (10–50%), A = Ausgedehnt (>50%), X = F.A. ☐ 90

  Chronische Entzündung (S24)
  G = Gering, nur um Gefäße oder an Tumorperipherie, M = Mäßig (diffus verstreut im Tumor),
  A = Ausgedehnt (dichte Infiltration oder Lymphozytenaggregate), X = F.A. ☐ 91

  Mitosezahl (pro Gesichtsfeld bei starker Vergrößerung) (S25)   (XX bzw. XXX = F.A.)

   Maximal ☐☐☐   M. ☐☐ 93
   Durchschnittlich ☐☐☐,☐   D. ☐☐☐ 96

Ausmaß der Tumornekrose nach präoperativer Vorbehandlung (in %) (S26)
(EE = Keine Vorbehandlung, XX = F.A.) ☐☐☐   ☐☐ 98

Regressionserscheinungen (nach Salzer-Kuntschik et al.) (S27)
(nur nach vorangegangener Chemo-/Radiotherapie)
0 = Keine Vorbehandlung, 1 = I: Keine vitalen Tumorzellen, 2 = II: Einzelne vitale Tumorzellen oder eine
vitale Tumorinsel <5 mm, 3 = III: <10% vitales Tumorgewebe, 4 = IV: 10–50% vitales Tumorgewebe,
5 = V: >50% vitales Tumorgewebe, 6 = VI: Kein Effekt der Therapie, X = F.A. ☐ 99

Schnitt durch Tumorgewebe   N = Nein, J = Ja, X = F.A. ☐ 100

Tumorbiologische Spezialuntersuchungen (S28)   N = Nein, J = Ja ☐ 101

Wagner/Hermanek: Organspezifische Tumordokumentation   © Springer-Verlag 1995

Maligne Knochentumoren

K-Nr. **2|6** Patienten-Id. ☐☐☐☐☐☐ T-Id. ☐ B-Nr. **3**

D. Definitive R-Klassifikation und weitere Angaben zur Radikalität

Histologische Befunde an den Resektionsrändern F = Tumorfrei, T = Tumorbefallen, X = Nicht untersucht ☐ 102

Definitive R-Klassifikation (A29)
0 = Kein Residualtumor (R0), 1 = Nur mikroskopischer Residualtumor (R1), 2 = Makroskopischer Residualtumor, mikroskopisch nicht bestätigt (R2a), 3 = Makroskopischer Residualtumor, auch mikroskopisch bestätigt (R2b), X = Unbestimmt (RX) ☐ 103

Methodik der R-Klassifikation (A30)
K = Konventionell, S = „Sophisticated" ☐ 104

Lokalisation von Residualtumor   N = Nein   J = Ja

Lokoregionär   ○   ○   ☐ 105
Fernmetastasen   ○   ○   ☐ 106

Minimaler Sicherheitsabstand (in mm)   (XXX = F.A.)

Makroskopisch   └─┴─┴─┘   ☐☐☐ 109
Histologisch   └─┴─┴─┘   ☐☐☐ 112

Wagner/Hermanek: Organspezifische Tumordokumentation © Springer-Verlag 1995

Spezielle Verschlüsselungsanweisungen

S1 Präneoplastische Bedingungen

Ein Teil maligner Knochengeschwülste entwickelt sich auf dem Boden vorbestehender Erkrankungen oder Fehlbildungen (Literaturübersicht bei [7]). In einem *M. Paget des Knochens* entstehen vor allem Osteosarkome und maligne fibröse Histiozytome; dieselben Tumortypen werden auch in *Knocheninfarkten* oder *fibrösen Dysplasien* beobachtet. Bei *chronischer Osteomyelitis* werden Angiosarkome, Myelome, Lymphome, Osteosarkome und Fibrosarkome beobachtet. In *einfachen oder aneurysmatischen Knochenzysten* entwickeln sich Osteosarkome und maligne fibröse Histiozytome. Aus *multiplen hereditären Exostosen (Osteochondromen)* und *multiplen Enchondromen (Enchondromatose, Ollier-Syndrom)* können sog. sekundäre Chondrosarkome entstehen. In der *Umgebung von Prothesen* wurden Ewing-Sarkome, maligne fibröse Histiozytome, Osteosarkome, Angiosarkome und Lymphome beschrieben.

Bei *Osteogenesis imperfecta* scheint ein erhöhtes Risiko für das Auftreten von Osteosarkomen, bei *Neurofibromatose* (v. Recklinghausen) für maligne fibröse Histiozytome und Fibrosarkome zu bestehen.

Bei Kindern mit *familiärem bilateralem Retinoblastom* ist die Inzidenz von Osteosarkomen auf weit mehr als das 100fache erhöht [4].

Die Prognose der Knochentumoren auf dem Boden von Vorerkrankungen ist die gleiche wie bei den entsprechenden primären (de novo) Sarkomen.

Riesenzelltumoren rezidivieren nach Kurettage in 20–50% der Fälle und zeigen bei 5–10% der Patienten maligne (sarkomatöse) Umwandlung, dies fast immer nur, wenn die Primärbehandlung auch eine Strahlentherapie umfaßte, und nur ausnahmsweise nach alleiniger Kurettage. Diese auch als „sekundär maligne Riesenzelltumoren" bezeichneten Sarkome sind gewöhnlich Fibro- oder Osteosarkome oder maligne fibröse Histiozytome und werden als solche dokumentiert. „Primär maligne Riesenzelltumoren" sind extrem selten; histologische Kriterien für ihre Diagnose sind bisher nicht etabliert [23]. In seltenen Fällen setzen Riesenzelltumoren Lungenmetastasen, ohne daß im Primärtumor oder in den Metastasen histologisch Zeichen der Malignität erkennbar sind.

S2 Entzündungszeichen

Als Entzündungszeichen gelten subfebrile Temperaturen, Leukozytose und erhöhte Blutsenkungsgeschwindigkeit. Schwellung allein soll hier nicht erfaßt werden.

S3 Laboratoriumsuntersuchungen

Erhöhte Serumspiegel von *alkalischer Phosphatase* vor der Behandlung haben Einfluß auf die Prognose und müssen bei der Analyse von Therapieresultaten mitberücksichtigt werden [1, 8, 17]. Besonders ungünstig ist eine Erhöhung auf mehr als das 10fache der oberen Grenze des Normalwertes [8].

Die alkalische Phosphatase ist vor allem bei Tumoren mit reichlicher Knochenbildung erhöht. Alkalische Phosphatase ist auch als Tumormarker im weiteren Verlauf von Interesse, da ein Wiederanstieg nach Resektion im allgemeinen ein Rezidiv oder Fernmetastasen anzeigt, sofern nicht andere Knochenläsionen vorliegen.

Erhöhte *LDH im Serum* scheint ebenfalls eine ungünstige Prognose anzuzeigen [16, 17].

S4 Lokalisation des Primärtumors

Befällt ein Tumor mehr als einen Knochen, so wird jener Knochen erfaßt, in dem der größte Teil des Tumors lokalisiert ist. Sind 2 Knochen zu gleichen Teilen befallen, so wird „überlappend" verschlüsselt; z. B. wird für einen Tumor, der den untersten Hals- und den obersten Brustwirbel zu gleichen Teilen befällt, C41.28 (Wirbelsäule überlappend) kodiert.

S5 Topik

In diesem Sachverhalt wird die Lage innerhalb des befallenen Knochens im bezug zur Oberfläche erfaßt. Die Unterscheidung zwischen zentralen und peripheren Tumoren ist vor allem beim Osteosarkom und beim Chondrosarkom von Bedeutung. Die meisten Osteo- und Chondrosarkome entstehen zentral im Knochen.

S6 Weitere Angaben zur Topik

Wenn Epiphyse, Metaphyse und Diaphyse befallen sind, soll „ausgedehnte Tumorlokalisation" verschlüsselt werden.

S7 Invasion jenseits Kortikalis (klinische Beurteilung)

Zwiebelschalenartige Periostreaktionen (reaktiv neugebildetes Knochengewebe in parallel zur Kortikalis angeordneten Schichten) und sog. Spiculae (senkrecht zur Kortikalis verlaufende strahlige subperiostale Knochenneubildung) sind kein hinreichender Hinweis auf Weichteilinfiltration.

Der sog. „Strahlenkranz" (Sonnenstrahlenbild – feinwolkige schleierartige Verschattung in den Weichteilen, die zur Peripherie hin an Intensität zunimmt) sowie das sog. Codman-Dreieck (periostaler Sporn am Rande des extraossären Tumoranteils) werden als Weichteilinfiltration nach Durchbruch durch das Periost gewertet.

Die bisherige Kategorie T2 wird entsprechend dem TNM Supplement 1993 [24] weiter unterteilt in:

T2a: Tumor befällt Periost (aber nicht weiter),
T2b: Tumor infiltriert durch das Periost in die umgebenden Weichteile,
T2c: Tumor befällt größere Gefäße oder Nerven.

S 8 Tumorgröße

Die Tumorgröße hat Einfluß auf die Prognose. Nach Petrilli et al. [18] und Fukuma [8] ist insbesondere bei Tumoren, die größer als 15 cm sind, die Prognose wesentlich schlechter.

S 9 Regionäre Lymphknoten

Die regionären Lymphknoten für die verschiedenen Knochen sind nachstehend aufgelistet:

S 10 Nachweis von „skip lesions" im Knochen

Als „skip lesions" werden vom Primärtumor getrennte kleinere Tumorherde innerhalb des Knochens bezeichnet. Liegen sie im gleichen Knochen wie der Primärtumor, werden sie in der TNM-Klassifikation nicht berücksichtigt; finden sie sich aber in anderen Knochen, sind sie als Fernmetastasen zu klassifizieren [24].

S 11 Klinische TNM-Klassifikation

Bei Oberflächen-Osteosarkomen und beim juxtakortikalen (periossalen) Chondrosarkom ist die TNM-Klas-

Teilbereich	Einzelknochen	Regionäre Lymphknoten
Lange Knochen von Arm und Schulter	Scapula, Humerus	Axilla
	Radius, Ulna	Cubita, Axilla
Kurze Knochen der oberen Extremität	Carpalia Metacarpalia Fingerphalangen	Cubita, Axilla
Lange Knochen der der unteren Extremität	Femur	Leiste
	Tibia, Fibula	Kniekehle, Leiste
Kurze Knochen der unteren Extremität	Calcaneus andere Tarsalia (Tarsus) Metatarsalia (Metatarsus) Zehenphalangen, Patella	Kniekehle, Leiste
Hirn- und Gesichtsschädel	Alle Knochen	Präaurikuläre und submandibuläre Lymphknoten, Halslymphknoten (einschl. supraklavikuläre Lymphknoten; bei Lokalisation in Mittellinienzone bilateral)
Wirbelsäule	Halswirbel	Halslymphknoten bilateral
	Brustwirbel	Mediastinale Lymphknoten
	Lendenwirbel	Abdominale und pelvine Lymphknoten, Leistenlymphknoten bilateral
Thoraxskelett	Rippen	Axilla, Halslymphknoten, mediastinale Lymphknoten
	Sternum, Clavicula	Axilla und Halslymphknoten beidseits, mediastinale Lymphknoten
Beckenknochen	Os pubis, Os sacrum	Pelvine und abdominale Lymphknoten,
	Os coccygeum	Leistenlymphknoten beidseitig
	Os ileum	Abdominale und pelvine Lymphknoten,
	Os ischii	Leistenlymphknoten

Anmerkung: Wenn nicht ausdrücklich „bilateral" vermerkt, gelten nur die ipsilateralen Lymphknoten als regionär.

sifikation nicht anwendbar und damit auch eine Stadienbestimmung nicht möglich. Die entsprechenden Abschnitte der Dokumentation sind in solchen Fällen zu streichen.

C-Faktor

Primärtumor	C1:	Klinische Untersuchung, Standardröntgenaufnahmen
	C2:	Röntgenaufnahmen in speziellen Projektionen, konventionelle Schichtaufnahmen, CT, nuklear-medizinische Untersuchungen, NMR, Angiographie, Biopsie aus den Weichteilen
	C3:	Chirurgische Exploration einschließlich Biopsie
Regionäre Lymphknoten	C1:	Klinische Untersuchung
	C2:	Sonographie, CT, Biopsie und Zytologie
	C3:	Chirurgische Exploration einschließlich Biopsie und Zytologie
Fernmetastasen	C1:	Klinische Untersuchung, Standardröntgenaufnahmen
	C2:	Röntgenaufnahmen in speziellen Projektionen, konventionelle Schichtaufnahmen, CT, Sonographie, Angiographie, NMR, nuklearmedizinische Untersuchungen, Zytologie, Biopsie
	C3:	Chirurgische Exploration einschließlich Biopsie und Zytologie

Die sehr selten synchron auftretenden multiplen Osteosarkome werden auch als multifokale Osteosarkome bezeichnet. Dabei findet sich z.T. symmetrischer Befall langer Röhrenknochen. Diese Fälle werden durch das Symbol (m) gekennzeichnet.

S12 Stadium nach dem Vorschlag der Musculoskeletal Tumor Society

Im Stagingsystem der Musculoskeletal Tumor Society [5, 6] werden histologischer Differenzierungsgrad, intra- bzw. extrakompartimentale Lage und Metastasierung berücksichtigt (Tabelle 26.1).

Intrakompartimental ist ein Tumor, der weder Periost noch Gelenkkapsel durchbrochen hat. Beim Oberflächenosteosarkom und beim juxtakortikalen Chondrosarkom darf der Tumor weder in den Markraum noch in die umgebende Muskulatur eingebrochen sein.

Befall größerer Nerven oder Gefäße bedeutet immer extrakompartimentale Ausbreitung.

Tabelle 26.1. Stadiengruppierung nach dem Vorschlag der Musculoskeletal Tumor Society [6]

	Keine Fernmetastasen		Fernmetastasen oder regionäre Lymphknotenmetastasen
	„low grade"	„high grade"	
Intrakompartimentaler Tumor	I A	II A	III
Extrakompartimentaler Tumor	I B	II B	

S13 Art der Behandlung: Primärtumor/Rezidiv

Wenn eine Kurettage durch Kauterisierung oder Kryotherapie ergänzt wird, soll dies im Abschnitt II.A. als „Sonstige Therapie" dokumentiert werden.

Als lokale Resektion wird jede extremitätenerhaltende Therapie verschlüsselt. Die nähere Beschreibung erfolgt in den folgenden Items.

S14 Komplette Kompartimententfernung

Das Kompartiment für einen Knochentumor ist der betreffende Knochen und das ihn umhüllende Periost bzw. der Gelenkknorpel [5, 6]. Durchbruch durch das Periost in die Weichteile bedeutet extrakompartimentale Ausbreitung, ebenso Durchbruch in den Gelenkbinnenraum. Oberflächen-Osteosarkome und juxtakortikale Chondrosarkome sind dann intrakompartimental, wenn sie weder in den Markraum noch in die umgebende Muskulatur eingebrochen sind.

Eine komplette Kompartimententfernung bedeutet im Falle eines intrakompartimentalen Tumors die Entfernung des gesamten Knochens entweder im Sinne einer Exartikulation oder einer Amputation im proximal anschließenden Knochen.

Bei Tumoren mit Durchbruch in die Weichteile (extrakompartimentale Ausbreitung des Tumors) würde eine komplette Kompartimententfernung die zusätzliche komplette Entfernung des befallenen Weichteilkompartimentes bedeuten.

S15 Beurteilung der Operationsradikalität nach dem Vorschlag der Musculoskeletal Tumor Society

Die vorgesehenen Kategorien sind wie folgt definiert [5, 6]:

Radikal:	Entfernung des gesamten befallenen Kompartiments.
Weit:	Resektionslinien tumorfrei, Entfernung innerhalb des befallenen Kompartiments, oberflächlich überall normales Gewebe.
Marginal:	Resektionsränder tumorfrei, Entfernung innerhalb des befallenen Kompartiments in reaktiver Raumzone.
Intraläsional:	Resektionsränder mit Tumorgewebe.

S 16 Nachblutung

Als Nachblutung werden Blutungen verschlüsselt, die kreislaufwirksam sind und eine Bluttransfusion oder eine Reoperation erfordern.

S 17 Histologischer Tumortyp

Die histologische Klassifikation maligner Knochentumoren erfolgt nach den Empfehlungen der 2. Auflage der WHO-Klassifikation [23]. Die für diese Dokumentation in Frage kommenden Tumortypen und -subtypen sind nachstehend mit ihren ICD-O-Code-Nummern aufgelistet.

Anmerkungen:

(1) *Osteosarkome* (früher osteogene Sarkome) sind durch die direkte Bildung von Knochen oder Osteoid durch Tumorzellen charakterisiert. Bei den Osteosarkomen ist stets zwischen zentralen (medullären) Osteosarkomen und Oberflächen-Osteosarkomen (peripheren Osteosarkomen) zu unterscheiden. Innerhalb der zentralen Osteosarkome sollte stets zwischen den 4 Subtypen differenziert werden. Beim intraossären gut differenzierten („Low-grade"-)Osteosarkom ist die Prognose wesentlich günstiger als bei den 3 anderen Subtypen, die durchweg sehr aggressiv sind. De-

Tumor-gruppe	Tumortyp bzw. -subtyp	ICD-O-Code-Nr.	Anmerkung
Knochenbildende Tumoren	Zentrales (medulläres) Osteosarkom o. n. A.	9180/3	(1)
	Konventionelles zentrales Osteosarkom	9186/3[c]	(2)
	Teleangiektatisches Osteosarkom	9183/3	(3)
	Intraossäres gut differenziertes („Low-grade"-) Osteosarkom	9187/3[c]	(4)
	Rundzell-Osteosarkom	9185/3[a]	(5)
	Oberflächen-Osteosarkom o. n. A.	9190/3[b]	(6)
	Parossales (juxtakortikales) Osteosarkom	9192/3[c]	(6)
	Periossales Osteosarkom	9193/3[c]	(6)
	„High-grade"-Oberflächen-Osteosarkom	9194/3[c]	(6)
	Intrakortikales Osteosarkom	9195/3[c]	(7)
Knorpelbildende Tumoren	Chondrosarkom	9220/3	(8)
	Juxtakortikales (periossales) Chondrosarkom	9221/3	(9)
	Mesenchymales Chondrosarkom	9240/3	(10)
	Entdifferenziertes Chondrosarkom	9242/3[c]	(11)
	Klarzell-Chondrosarkom	9243/3[c]	(12)
	Malignes Chondroblastom	9230/3	(13)
Knochenmarktumoren (rundzellige Tumoren)	Ewing-Sarkom	9260/3	(14)
	Primitiver neuroektodermaler Tumor (PNET)	9473/3	(15)
Gefäßtumoren	Angiosarkom	9120/3	(16)
	Malignes Hämangioperizytom	9150/3	(17)
Andere Bindegewebstumoren	Fibrosarkom	8810/3	(18)
	Malignes fibröses Histiozytom	8830/3	(18)
	Liposarkom	8850/3	(18)
	Malignes Mesenchymom	8990/3	(18)
	Leiomyosarkom	8890/3	(18)
	Undifferenziertes Sarkom	8805/3[c]	(19)
Sonstige	Chordom o. n. A. (klassisches Chordom)	9370/3	(20)
	Chondroides Chordom	9371/3[c]	(20)
	Entdifferenziertes Chordom	9372/3[c]	(20)
	Adamantinom langer Knochen	9261/3	(21)

[a] In der ICD-O ist unter der Code-Nummer 9185/3 nur das Synonym „kleinzelliges Osteosarkom" angeführt.
[b] In der ICD-O wird für 9190/3 noch die heute nicht mehr zu empfehlende [23] Bezeichnung „juxtakortikales Osteosarkom" als Sammelbezeichnung für alle Oberflächen-Osteosarkome angegeben.
[c] Für diesen Tumortyp ist in der ICD-O derzeit noch keine eigene Code-Nummer vorgesehen. Es wird vorgeschlagen, die angegebene freie Nummer hierfür zu verwenden.

ren Unterscheidung ist wegen ihres unterschiedlichen Ansprechens auf Chemotherapie von Bedeutung.

(2) Das *konventionelle zentrale (medulläre) Osteosarkom* ist mit über 90% der weitaus häufigste Subtyp. Er wird per exclusionem diagnostiziert, d.h. dann, wenn ein zentrales Osteosarkom weder die Charakteristika des teleangiektatischen oder des Rundzell-Osteosarkoms noch jene des intraossären gut differenzierten („Low-grade") Osteosarkoms aufweist. Das konventionelle zentrale Osteosarkom kann unterschiedliche Anteile von Knochen- und Knorpelbildung und unterschiedliche Beschaffenheit des nicht-knochen- und knorpelbildenden Anteils (fibrös, fibrohistiozytär) aufweisen. Dies wird gesondert im Abschnitt III.C als zusätzliche Angabe festgehalten.

Die 2. Auflage der WHO-Klassifikation sieht die früher gebräuchlichen Bezeichnungen des vorwiegend osteoblastischen, vorwiegend chondroplastischen, vorwiegend fibroblastischen Osteosarkoms, für die in der ICD-O noch eigene Codenummern verfügbar sind, nicht mehr vor.

Für das Osteosarkom, das im M. Paget des Knochens entsteht, ist in der ICD-O eine eigene Codenummer vorgesehen; es wird empfohlen, diese Nummer (9184/3) nicht anzuwenden, weil sie keine Unterteilung nach dem histologischen Subtyp beinhaltet.

(3) Das *teleangiektatische Osteosarkom* ist gekennzeichnet durch zahlreiche große blutgefüllte Hohlräume, die von fibrösen Septen getrennt sind. Die zellreichen Areale zeigen starke Anaplasie, oft Riesenzellen von Osteoklastentyp, aber oft nur geringe und schwer aufzufindende Osteoid- oder Knochenbildung. Etwa 1% aller Osteosarkome zeigt diesen histologischen Subtyp.

(4) Das *interossäre gut differenzierte („Low-grade") Osteosarkom* zeigt vorwiegend fibröses und ossäres Gewebe, wenig Zellanaplasie und nur spärlich Mitosen. Dieser Subtyp ist erst in den letzten Jahren identifiziert worden (Literatur bei [14]) und zeichnet sich durch eine im Vergleich zu allen anderen Subtypen geringere Aggressivität aus. Auch dieser Subtyp findet sich nur in etwa 1% aller Osteosarkome.

(5) Das seltene *Rundzellsarkom* (kleinzelliges Osteosarkom) (etwa 1%) zeigt die histologischen Charakteristika eines Osteosarkoms und eines Ewing-Sarkoms. Der Tumor wurde auch als „round-cell osteosarcoma simulating Ewing sarcoma" beschrieben.

(6) Als *Oberflächen-Osteosarkom* werden jene Osteosarkome bezeichnet, die an der Knochenoberfläche entstehen. Diese Tumoren sind wesentlich seltener als die zentralen Osteosarkome. Sie sind meist an den langen Knochen (vornehmlich Femur und Humerus) lokalisiert. Aufgrund des histologischen Bildes, des biologischen Verhaltens und der Prognose sind 3 Subtypen zu unterscheiden

a) *Parossales (juxtakortikales) Osteosarkom:* Hochdifferenzierter Tumor mit reichlicher Knochenbildung (auch Bildung von reifem und lamellärem Knochen) und minimaler Polymorphie; Mitosen finden sich im spindelzelligen fibrösen Gewebe nur spärlich; gelegentlich zeigen sich an der Tumorperipherie auch kleine Anteile von knorpeligen Strukturen mit dem Bild eines hochdifferenzierten Chondrosarkoms. Etwa 10% aller Osteosarkome entfallen auf diesen Typ. Die Bezeichnung „juxtakortikales Osteosarkom" sollte heute vermieden werden, da sie in unterschiedlichem Sinne verwendet wurde, und zwar einerseits für die hochdifferenzierten parossalen Osteosarkome, andererseits auch für die gesamte Gruppe der Oberflächen-Osteosarkome.

b) *Periossales Osteosarkom:* Dieser Tumor von mittlerem Differenzierungsgrad zeigt vorwiegend Knorpelbildung, z.T. mit Verkalkung und/oder enchondraler Ossifikation, umschrieben aber auch Osteoidbildung.

c) *„High-grade"Oberflächen-Osteosarkom:* Tumor mit histologisch hochmalignen Arealen, der in der Prognose fast so ungünstig ist wie das konventionelle zentrale Osteosarkom.

(7) Das *intrakortikale Osteosarkom* ist eine extrem seltene Variante eines Osteosarkoms, die in der Kortikalis entsteht und üblicherweise darauf beschränkt ist. Die Veränderung manifestiert sich als herdförmige Verdickung der Kortikalis langer Röhrenknochen. Der Tumor darf nur diagnostiziert werden, wenn keine wesentliche Ausdehnung in den Markraum oder in das periossale Gewebe vorliegt. Histologisch zeigt sich starke osteoblastische Aktivität und Sklerosierung. Der Tumor wird von manchen Autoren dem periossalen Osteosarkom zugeordnet. Für die Abtrennung spricht, daß im Gegensatz zum periossalen Oberflächen-Osteosarkom osteoblastische, aber nicht chondroblastische Areale zu sehen sind [15]. In der WHO-Klassifikation ist diese Variante zwar im Text erwähnt, wegen ihrer Seltenheit aber nicht gesondert aufgelistet; im AFIP-Atlas [7] wird der Tumor als eigene Variante geführt.

(8) Beim *Chondrosarkom* bilden die Tumorzellen Knorpel, nicht aber Osteoid oder Knochen. Je nach histologischem Differenzierungsgrad ist die Prognose unterschiedlich; daher kommt bei diesem Tumor dem Grading große Bedeutung zu (s. S 18).

(9) Das *juxtakortikale (periossale) Chondrosarkom* ist ein knorpelbildender maligner Tumor, der an der Knochenoberfläche entsteht und gewöhnlich aus gut differenziertem knorpeligem Gewebe besteht. In diesem finden sich vielfach fleckige Ver-

kalkung und enchondrale Ossifikation, aber weder Osteoid noch Knochen wird von den Tumorzellen gebildet. Ähnlich wie das periossale Osteosarkom tritt dieser Tumor an langen Knochen, meist am Femur, auf.

(10) Beim seltenen *mesenchymalen Chondrosarkom* finden sich neben Arealen eines mehr oder weniger differenzierten knorpeligen Gewebes auch stark vaskularisiertes, spindel- oder rundzelliges „mesenchymales" Gewebe, oft ähnlich einem Hämangioperizytom. Der Tumor ist hochmaligne und wird in etwa einem Drittel der Fälle an der Knochenoberfläche gefunden.

(11) Als *entdifferenziertes Chondrosarkom* (Synonym: Chondrosarkom mit zusätzlicher mesenchymaler Komponente) wird ein Tumor bezeichnet, bei dem sich neben Strukturen eines gut differenzierten Chondrosarkoms auch stark anaplastische Sarkomanteile finden, wobei letztere typischerweise ohne Übergang unmittelbar nebeneinander liegen. Etwa 10% aller Chondrosarkome entsprechen diesem Tumortyp, überwiegend bei zentraler Lage in großen Röhrenknochen oder Beckenknochen. Der Tumor ist prognostisch ungünstiger als das Chondrosarkom.

(12) Das *Klarzell-Chondrosarkom* zeigt neben mehr oder weniger reichlicher chondroider Matrix auffällige runde Zellen mit klarem oder vakuolisiertem Zytoplasma. Weiterhin können herdförmig osteoklastenähnliche Riesenzellen, gelegentlich auch Knochentrabekel und Areale ähnlich einer aneurysmatischen Knochenzyste vorhanden sein. Der Tumor metastiert selten. Er wird bisweilen als atypisches aggressives Chondroblastom oder malignes Chondroblastom bezeichnet.

(13) Ob es ein *malignes Chondroblastom* tatsächlich gibt, wird unterschiedlich beurteilt. Die Diagnose sollte – wenn überhaupt – nur mit äußerster Zurückhaltung gestellt werden.

(14) Das *Ewing-Sarkom* zeigt ein ziemlich uniformes Aussehen und besteht aus dicht liegenden, glykogenreichen kleinen Zellen mit rundlichen Kernen ohne deutliche Nukleoli und ohne deutliche Zytoplasmagrenzen. Die Zellen sind in kleineren oder größeren Feldern oder Lobuli angeordnet, die durch fibröse Septen unterteilt sind. Im Gegensatz zu malignen Lymphomen fehlt ein interzelluläres Netzwerk von Retikulinfasern. Mitosen sind im allgemeinen selten; häufig sieht man Blutungen und ausgedehnte Nekrosen.

(15) Der *primitive neuroektodermale Tumor der Knochen (PNET)* ist ein seltener hochmaligner Tumor, der dem peripheren Neuroepitheliom der Weichteile ähnelt. Die Abgrenzung gegenüber dem Ewing-Sarkom, insbesondere der atypischen Form, ist schwierig. Entscheidend ist der Nachweis einer eindeutigen neuroektodermalen Differenzierung, insbesondere von Rosetten oder Pseudorosetten sowie von neuralen Markern wie neuronspezifischer Enolase (NSE), Synaptophysin, Chromogranin, HNK-1, HBA-71 u. a. Ob der immunhistochemische Nachweis neuraler Marker allein zur Diagnose ausreicht, wird noch kontrovers diskutiert [7, 13]. (Bezüglich des atypischen Ewing-Sarkoms siehe S 22.)

(16) Das seltene hochmaligne *Angiosarkom* (Synonyme: Hämangiosarkom, malignes Hämangioendotheliom) ist charakterisiert durch die Bildung irregulärer anastomosierender Gefäßräume, die von einem oder mehreren Lappen oft unreif aussehender endothelialer Zellen ausgekleidet sind. Daneben finden sich solide, schlecht differenzierte oder anaplastische Strukturen. Differentialdiagnostisch ist stets das viel häufigere teleangiektatische Osteosarkom in Betracht zu ziehen. Positive immunhistologische Reaktion für Faktor VIII oder Ulex-Lektin spricht für Angiosarkom.

(17) Das sehr seltene *maligne Hämangioperizytom* unterscheidet sich von den als intermediär klassifizierten Hämangioperizytomen durch auffällige Anaplasie, Zellreichtum, reichliche Mitosen und Metastasierung. Im AFIP-Tumoratlas [7] wird dieser Tumor als „Hämangioperizytom Grad 3" bezeichnet.

(18) Diese Tumoren entsprechen in ihrem histologischen Bild den entsprechenden Geschwülsten der Weichteile. Das maligne fibröse Histiozytom des Knochens wird von manchen Autoren als Variante des Osteosarkoms angesehen (Literatur bei [25]).

(19) Als *undifferenziertes Sarkom* werden maligne Tumoren mit pleomorpher spindelzelliger Struktur bezeichnet, die histologisch keine Zeichen irgendeiner Differenzierung aufweisen. Die Diagnose wird nicht selten an kleinen Biopsien gestellt, wobei bei einem Teil der Fälle dann am Resektat eine Einordnung etwa als schlecht differenziertes Fibrosarkom oder Osteosarkom mit geringer Osteoidbildung, aber auch als Lymphom oder undifferenzierte Karzinommetastase erfolgen kann. Aber auch am Resektat und nach ausgiebiger histologischer Untersuchung (einschließlich Immunhistologie) bleiben Fälle, in denen eine nähere Klassifikation nicht möglich ist.

(20) Das *Chordom* ist ein lokal aggressiver maligner Tumor, der durch eine lappige Struktur gekennzeichnet ist und gewöhnlich aus Strängen und Zügen von stark vakuolisierten Zellen (physaliforme Zellen) und mukoider Interzellularsubstanz besteht. Das Chordom findet sich fast immer im axialen Skelett, vor allem sakral und spheno-okzipital. Metastasen entwickeln sich selten und dann meist in späteren Stadien nach mehreren Lokalrezidiven.

Vom *konventionellen (klassischen) Chordom* können 2 Varianten abgetrennt werden, die in der WHO-Klassifikation [23] nicht, wohl aber im AFIP-Tumoratlas [7] als eigene Subtypen aufge-

Maligne Knochentumoren

führt sind. Das *chondroide Chordom,* das fast ausschließlich spheno-okzipital gefunden wird, zeigt neben den Strukturen des konventionellen Chordoms in wechselndem Ausmaß (z. T. auch überwiegend) typisch chondroid differenzierte Areale. Die Diagnose soll auch gestellt werden, wenn nur ein kleiner Bezirk eindeutig chondroid differenziert ist. Das chondroide Chordom hat eine wesentlich bessere Prognose als die konventionelle Form: Nach Heffelfinger et al. [11] beträgt die mittlere Überlebenszeit 15,8 gegenüber 4,1 Jahren beim konventionellen Chordom.

Das *entdifferenzierte Chordom* ist ein biphasischer Tumor, der aus konventionellem Chordom oder seltener aus chondroidem Chondrom und einem „High-grade"-Sarkom, meist vom Aussehen eines malignen fibrösen Histiozytoms, besteht. Der Tumor kann primär oder in einem Lokalrezidiv nach konventionellem Chordom auftreten. Sorgfältige Untersuchung aller Chordome ist erforderlich, um einen solchen Tumor ausschließen zu können. Das entdifferenzierte Chordom hat infolge häufiger Metastasierung eine beträchtlich schlechtere Prognose als das chondroide Chordom.

(21) Das *Adamantinom langer Knochen* (extragnathisches Adamantinom) ist ein maligner oder wenigstens lokal aggressiver Tumor mit unterschiedlichen histologischen Bildern. Am häufigsten finden sich umschriebene Haufen oder tubuläre Formationen offenkundig epithelialer Zellen, umgeben von spindelzelligem fibrösem Gewebe. In den Tumorzellhaufen sind die peripheren Zellen zylindrisch und pallisadenartig angeordnet, während die zentralen Zellen sternförmig sind und oft Hohlräume bilden. Dadurch entsteht ein Bild, das einem Ameloblastom (Adamantinom) der Kiefer und anderen basalzelligen Tumoren ähnelt. Die Tumorzellen sind zytokeratinpositiv und Faktor-VIII-negativ. Der Tumor befällt fast immer den Schaft der Tibia. Nicht selten ist eine Assoziation mit fibröser Dysplasie.

S 18 Grading

Für die nachfolgend angeführten Tumortypen ist das Grading aufgrund des histologischen Typs vorgegeben. In diesen Fällen ist sowohl bei „überwiegend" als auch bei „ungünstigst" der gleiche Grad einzutragen.

Konventionelles zentrales Osteosarkom	G2
Teleangiektatisches Osteosarkom	G3
Intraossäres gut differenziertes („Low-grade")-Osteosarkom	G1
Rundzell-Osteosarkom	G3
Parossales (juxtakortikales) Osteosarkom	G1
Periossales Osteosarkom	G2
„High-grade"-Oberflächen-Osteosarkom	G3
Juxtakortikales (periossales) Chondrosarkom	G1
Mesenchymales Chondrosarkom	G3
Entdifferenziertes Chondrosarkom	G3
Ewing-Sarkom	G4
Primitiver neuroektodermaler Tumor (PNET)	G3
Angiosarkom	G3
Undifferenziertes Sarkom	G4

Das Grading ist vor allem beim Chondrosarkom in Hinblick auf die Therapiewahl von Bedeutung [3]. Für das Grading werden die Kriterien empfohlen, die im AFIP-Tumoratlas [7] formuliert sind. Sie sind nachfolgend zusammengestellt.

Chondrosarkome zeigen oft neben einem überwiegenden Differenzierungsgrad umschriebene Areale mit ungünstigerem Grad, z. B. neben G2 auch G3. Bisher ist die Meinung darüber, ob die Graduierung nach

	G1	G2	G3
Zellreichtum	Nein	Mäßig (vorwiegend in Läppchenperipherie)	Ausgeprägt
Unterschiede in Kerngröße	Nur vereinzelt Kerne > 8 µm	Mäßig	Ausgeprägt
Unterschiede in Kernform	Minimal	Gering bis mäßig	Ausgeprägt
Mehrkernigkeit	Vereinzelt (meist zweikernig)	Oft (meist zweikernig)	Häufig (auch vielkernig)
Mitosen	Keine	Selten	Meist reichlich
Stroma	Überwiegend chondroid, nicht oder nur spärlich myxoid	Neben chondroiden Arealen häufig auch myxoide Areale	Überwiegend myxoid, chondroide Areale fehlend oder nur spärlich
Nekrosen	Nein	Relativ umschrieben	Fast immer und oft ausgedehnt

dem überwiegenden oder nach dem ungünstigsten Grad erfolgen soll, noch nicht einheitlich. Daher empfiehlt es sich, sowohl den überwiegenden als auch den ungünstigsten Differenzierungsgrad anzugeben [7].

S 19 pTNM-Klassifikation

Beim Oberflächen-Osteosarkom und beim juxtakortikalen Chondrosarkom ist eine pTNM-Klassifikation nicht anwendbar und damit auch eine Stadiengruppierung nicht möglich. Die entsprechenden Abschnitte der Dokumentation sind in diesen Fällen zu streichen.

S 20 Zusätzliche Angaben beim konventionellen zentralen Osteosarkom

Tumoren mit überwiegend chondroblastischen Strukturen scheinen im Vergleich zu anderen Formen gegenüber präoperativer Chemotherapie weniger anzusprechen [2]. Im allgemeinen wird aber die Prognose durch unterschiedliche Anteile der einzelnen Komponenten nicht beeinflußt [7, 23].

S 21 Zusätzliche Angaben beim Chondrosarkom

Manche Chondrosarkome entstehen sekundär in präexistenten benignen Knorpeltumoren, meist in multiplen hereditären Exostosen (sog. periphere oder exostotische sekundäre Chondrosarkome) oder bei multiplen Enchondromen (Enchondromatose, Ollier-Syndrom).

S 22 Zusätzliche Angaben beim Ewing-Sarkom

Von Hartman et al. [10] wurden Kriterien für eine Unterscheidung zwischen typischen und atypischen Ewing-Sarkomen aufgestellt, die aber in der WHO-Klassifikation [23] nicht aufgenommen wurden. Als atypisches Ewing-Sarkom werden Tumoren bezeichnet, bei denen folgende Kriterien vorliegen:

- Fehlender Glykogennachweis bei PAS-Färbung,
- spindelige Zellen am Tumorrand,
- Differenzierung einzelner Zellen in Richtung Myoblasten oder Ganglienzellen,
- vaskuläre Differenzierung,
- ausgeprägte Zellpolymorphie,
- vermehrt Mitosen (mehr als 2 pro Gesichtsfeld bei starker Vergrößerung).

Die Prognose atypischer Ewing-Sarkome soll schlechter sein als jene der typischen Formen. Das atypische Ewing-Sarkom scheint morphologisch eine Zwischenstellung zwischen typischem Ewing-Sarkom und primitivem neuroektodermalem Tumor einzunehmen. Wenn es auch in gleicher Weise wie das typische Ewing-Sarkom behandelt wird, ist doch eine Trennung vor allem in Hinblick auf die weitere Klärung von Unterschieden im Verlauf und im Ansprechen auf die Therapie zu empfehlen [7].

S 23 Desmoplasie

Eine ausgeprägte Desmoplasie ist zumindest bei malignen fibrösen Histiozytomen mit schlechterer Prognose verbunden [25].

S 24 Chronische Entzündung

Mäßige oder ausgedehnte chronische lymphozytäre Entzündung weist auf eine günstigere Prognose bezüglich tumorfreien Überlebens bei Osteosarkomen [9] und beim malignen fibrösen Histiozytom [25] hin.

S 25 Mitosezahl

Der Mitosegehalt ist nach Untersuchungen in Japan ein unabhängiger Prognosefaktor, wobei vor allem Patienten mit einer maximalen Mitosezahl von mehr als 10 Mitosen pro Gesichtsfeld (bei starker Vergrößerung) eine schlechtere Prognose aufweisen [8].

S 26 Ausmaß der Tumornekrose

Das Ausmaß der Tumornekrose wird nach Picci et al. [19] an einem Großflächenschnitt durch den Tumor bestimmt. Vitale Tumorareale finden sich typischerweise in der Tumorperipherie. Von „gutem Response" wird gesprochen, wenn ≥ 90% des Tumorgewebes nekrotisch sind; „schlechter Response" liegt vor, wenn weniger als 90% des Tumorgewebes Nekrose zeigen [2]. Patienten mit gutem Response haben eine größere Überlebenschance (Literaturübersicht bei [2, 7, 20, 21]). Möglicherweise trifft dies aber bei Wechsel in der postoperativen Chemotherapie nicht zu [7].

S 27 Regressionserscheinungen

Die in Deutschland übliche Regressionsbestimmung nach Salzer-Kuntschik et al. [22] ist eine genauere Klassifikation als die Bestimmung des Ausmaßes der Tumornekrose (s. S 26). International wird vor allem die Klassifikation nach Huvos [12] angewandt. Nachstehend wird gezeigt, wie sich diese beiden Klassifikationen zueinander und zur Grobunterteilung in „good response" und „bad response" bzw. „response" und „non-response" verhalten.

Salzer-Kuntschik [22]	Huvos [12]	
I	IV	} „response" – „good response"
II, III	III	
IV	II	} „no response" – „bad response"
V, VI	I	

Literatur

[1] Bacci G, Picci P, Ferrari S, Orlandi M, Ruggieri P, Casadei R, Ferraro A, et al. (1993) Prognostic significance of serum alkaline phosphatase measurements in patients with osteosarcoma treated with adjuvant or neoadjuvant chemotherapy. Cancer 71:1224–1230

[2] Bacci G, Picci P, Ferrari S, Ruggieri P, Casadei R, Tienghi A, Brach del Prever A, et al. (1993) Primary chemotherapy and delayed surgery for non-metastatic osteosarcoma of the extremities. Cancer 72:3227–3238

[3] Beck H, Hennig F, Schmid HJ, Hermanek P (1986) Maligne Knochentumoren. In: Gall FP, Hermanek P, Tonak J (Hrsg) Chirurgische Onkologie. Histologie- und stadiengerechte Therapie maligner Tumoren. Springer, Berlin Heidelberg New York Tokyo

[4] Draper GJ, Sanders BM, Kingston JE (1986) Second primary neoplasms in patients with retinoblastoma. Brit J Cancer 53:661–671

[5] Enneking WF, Spanier SS, Goodman MA (1980) A system for the surgical staging of musculo-skeletal sarcoma. Clin Orthop 153:106–120

[6] Enneking WF (1986) A system of staging musculo-skeletal neoplasms. Clin Orthop 204:9–24

[7] Fechner RE, Mills SE (1993) Tumors of the bones and joints. Atlas of tumor pathology, 3rd series, fasc 8. Armed Forces Institute of Pathology, Washington/DC

[8] Fukuma H (1993) Report of the Japanese Joint Committee on TNM to the UICC TNM Project Committee (unpubl)

[9] Goorin AM, Perez-Atayde A, Gebhardt M, Andersen JW, Wilkinson RH, Delorey MJ, Watts H, et al. Weekly high-dose methotrexate and doxorubicin for osteosarcoma: The Dana-Farber Cancer Institute/The Children's Hospital Study III. J Clin Oncol 5:1178–1184

[10] Hartman KR, Triche TJ, Kinsella TJ, Miser JS (1991) Prognostic value of histopathology in Ewing's sarcoma. Long-term follow-up of distal extremity primary tumors. Cancer 67:163–171

[11] Heffelfinger MJ, Dahlin DC, Mac Carty CS, Beabout JW (1973) Chordomas and cartilaginous tumors at the skull base. Cancer 32:410–420

[12] Huvos AG (1991) Bone tumors. Diagnosis, treatment and prognosis. 2nd edn. Saunders, Philadelphia London Toronto

[13] Jürgens H, Bier V, Harms D, Beck J, Brandeis W, Etspüler G, Gadner H, et al. (1988) Malignant peripheral neuroektodermal tumors. A retrospective analysis of 42 patients. Cancer 61:349–357

[14] Kurt AM, Unni KK, McLeod RA, Pritchard DJ (1990) Low-grade intraosseous osteosarcoma. Cancer 65:1418–1428

[15] Kyriakos M (1980) Intracortical osteosarcoma. Cancer 46:2525–2533

[16] Link MP, Goorin AM, Horowitz M, Meyer WH, Belasco J, Baker A, Ayala A, et al. (1991) Adjuvant chemotherapy of high-grade osteosarcoma of the extremity. Updated results of the multi-institutional osteosarcoma study. Clin Orthop 270:8–14

[17] Meyers PA, Heller G, Healey J, Huvos A, Lane J, Marcove R, Applewhite A, et al. (1992) Chemotherapy for nonmetastatic osteogenic sarcoma: the Memorial Sloan-Kettering experience. J Clin Oncol 10:5–15

[18] Petrilli S, Penna V, Lopes A, de Assis Figueiredo MT, Gentil FC (1991) IIB osteosarcoma. Current management, local control, and survival statistics. Clin Orthop 270:60–68

[19] Picci P, Bacci G, Campanacci M, Gasparini M, Pilotti S, Cerasoli S, Bertoni F, et al. (1985) Histological evaluation of necrosis in osteosarcoma induced by chemotherapy. Cancer 56:1515–1521

[20] Raymond AK, Chawla SP, Carrasco CH, Ayala AG, Fanning CV, Grice B, Armen T, et al. (1987) Osteosarcoma chemotherapy effect. A prognostic factor. Sem Diagn Pathol 4:212–236

[21] Rosen G, Caparros B, Huvos A, Kosloff C, Nirenberg A, Cacavio A, Morcove RC, et al. (1982) Preoperative chemotherapy for osteogenic sarcoma: selection of postoperative adjuvant chemotherapy based on the response of the urinary tumor to preoperative chemotherapy. Cancer 49:1221–1230

[22] Salzer-Kuntschik M, Delling G, Beron G, Sigmund R (1983) Morphological grades of regression in osteosarcoma after polychemotherapy – Study COSS 80. J Cancer Res Clin Pract 106 [Suppl]:21–24

[23] Schajowicz F in collaboration with pathologists in 9 countries (1993) Histological typing of bone tumours. 2nd edn. Springer, Berlin Heidelberg New York Tokyo

[24] UICC (1993) TNM Supplement 1993. A commentary on uniform use (Hermanek P, Henson DE, Hutter PVP, Sobin LM, eds). Springer, Berlin Heidelberg New York Tokyo

[25] Yokoyama R, Tsuneyoshi M, Enjoji M, Shinohara N, Masuda S (1993) Prognostic factors of malignant fibrous histiocytoma of bone. Cancer 78:1902–1908

Weiterführende Literatur

Bullough PG (1991) Bullough and Vigorita's atlas of orthopedic pathology with clinical and radiologic correlation. 2nd edn. Gower, New York London

Humphrey GB, Schraffordt Koops H, Molenaar WM, Postma A (eds) (1993) Osteosarcoma in adolescents and young adults: New developments and controversies. Kluwer, Dordrecht

Marcove RC, Arlen M (1992) Atlas of bone pathology. With clinical and radiographic correlations. Lippincott, Philadelphia

Schajowicz P (1994) Tumors and tumorlike lesions of bone. 2nd edn. Springer, Berlin Heidelberg New York Tokyo

Maligne Knochentumoren: Schema zur TNM/pTNM-Klassifikation[a]

		(p)TNM	Stadium G1, 2	Stadium G3, 4
Primärtumor	☐ Primärtumor kann nicht beurteilt werden	(p)TX	–	–
	☐ Kein Anhalt für Primärtumor	(p)T0	–	–
	☐ Tumor überschreitet Kortikalis nicht	(p)T1	IA	IIA
	☐ ≤ 15 cm	(p)T1a	IA	IIA
	☐ > 15 cm	(p)T1b	IA	IIA
	☐ Tumor infiltriert jenseits Kortikalis	(p)T2	IB	IIB
	☐ ≤ 15 cm	(p)T2a	IB	IIB
	☐ Tumor infiltriert Periost	(p)T2a(i)	IB	IIB
	☐ Tumor infiltriert durch Periost in umgebende Weichteile	(p)T2a(ii)	IB	IIB
	☐ Tumor befällt größere Gefäße oder Nerven	(p)T2a(iii)	IB	IIB
	☐ > 15 cm	(p)T2b	IB	IIB
	☐ Tumor infiltriert Periost	(p)T2b(i)	IB	IIB
	☐ Tumor infiltriert durch Periost in umgebende Weichteile	(p)T2b(ii)	IB	IIB
	☐ Tumor befällt größere Gefäße oder Nerven	(p)T2b(iii)	IB	IIB
Regionäre Lymphknoten	☐ Regionäre Lymphknoten können nicht beurteilt werden	(p)NX	–	–
	☐ Keine regionären Lymphknotenmetastasen	(p)N0	–	–
	☐ Regionäre Lymphknotenmetastasen	(p)N1	IVA	IVA
Fernmetastasen	☐ Vorliegen von Fernmetastasen kann nicht beurteilt werden	(p)MX	–	–
	☐ Keine Fernmetastasen	(p)M0	–	–
	☐ Fernmetastasen	(p)M1	IVB	IVB

```
TNM:    T_____    N__    M__
                                      Stadium_____
pTNM:   pT_____    pN__   pM__
```

[a] Bei Oberflächen-Osteosarkomen und juxtakortikalen (periossalen) Chondrosarkomen ist die TNM-Klassifikation nicht anwendbar; eine Stadiengruppierung entfällt. Für Tumoren der Schädel- und Gesichtsknochen wurde im TNM Supplement 1993 [24] ein spezieller Klassifikationsvorschlag publiziert. Dieser Vorschlag ist im Anhang 1, S. A1.2 wiedergegeben.

Erfordernisse für pTNM:

pT: Histologische Untersuchung des Primärtumors ohne makroskopisch erkennbaren Tumor an den Resektionslinien oder bioptischer Nachweis von Tumor jenseits der Kortikalis in den angrenzenden Weichteilen (pT2).

pN0: Histologische Untersuchung von 6 oder mehr regionären Lymphknoten.

pN1: Mikroskopische Bestätigung einer regionären Lymphknotenmetastase.

pM1: Mikroskopischer (histologischer oder zytologischer) Nachweis von Fernmetastasen.

27 – Maligne Weichteiltumoren

Die organspezifische Dokumentation „Maligne Weichteiltumoren" ist anwendbar für maligne Weichteiltumoren,

1) die im Erwachsenenalter auftreten und
2) die in den peripheren Weichteilen, im Mediastinum oder im Retroperitoneum lokalisiert sind.

Zu 1: „Erwachsenenalter" ist in Übereinstimmung mit dem Kindertumorregister des Institutes für Medizinische Statistik und Dokumentation der Universität Mainz als „15 Jahre und älter" definiert [21].

Zu 2: Ausgeschlossen von den peripheren malignen Weichteiltumoren sind jene, die von parenchymatösen oder Hohlorganen, von der Dura mater und vom Gehirn ausgehen, sowie die Sarkome der Orbita, für die eine eigene TNM-Klassifikation gilt.

Die organspezifische Dokumentation wird *nicht* angewandt für die nachstehenden, nicht im TNM-System erfaßten malignen Weichteiltumoren des Erwachsenenalters. Diese Tumoren sind daher in der *Basisdokumentation* zu erfassen:

– Kaposi-Sarkom,
– maligne mesotheliale Tumoren,
– Neuroblastom, Gangioneuroblastom, Neuroepitheliom.[1]

Nicht zu den malignen Weichteiltumoren gerechnet und daher ebenfalls nicht erfaßt werden die Fibromatosen (z. B. der manchmal noch immer als Fibrosarkom Grad 1 bezeichnete Desmoidtumor, der kein maligner Tumor ist), intermediäre fibrohistiozytäre Tumoren [atypisches Fibroxanthom, Dermatofibrosarcoma protuberans, pigmentiertes Dermatofibrosarcoma protuberans (Bednar-Tumor), Riesenzellfibroblastom, plexiformer fibrohistiozytärer Tumor, angiomatoides fibröses Histiozytom]) und das intermediäre Hämangioendotheliom [einschließlich endovaskuläres papilläres Angioendotheliom (Dabska-Tumor)].

Für maligne Weichteiltumoren der gastrointestinalen Hohlorgane wurde im TNM-Supplement 1993 [20] ein Klassifikationsvorschlag publiziert. Er ist im Anhang 1, S. A 1.3 wiedergegeben.

---

[1] In der letzten Ausgabe der TNM-Klassifikation [1, 19] sind die malignen Weichteiltumoren aufgelistet, für die die TNM-Klassifikation anwendbar ist. Diese Liste ist durch die Herausgabe der 2. Auflage der WHO-Klassifikation [22] überholt.

ADT Arbeitsgemeinschaft Deutscher Tumorzentren

Maligne Weichteiltumoren

27.3

Kenn-Nr. (A1)	**2 7**	2
Klinik-Nr. u. Fachrichtung (A2)		9
Patientenidentifikation (A3)		16
Geburtsdatum	Tag Mon. Jahr	22
Geschlecht (M = Männlich, W = Weiblich)		23
Tumoridentifikations-Nr. (A4)		24
Bogen-Nr. (A5)	1	25

I. PRÄTHERAPEUTISCHE DATEN

A. Aufnahmedatum und Anlaß für Arztbesuch (A6)

Aufnahmedatum   Tag ____ Monat ____ Jahr ____   Tag Mon. Jahr   31

Anlaß für Arztbesuch
T = Tumorsymptomatik führte zum Arzt, V = Nicht-gesetzliche Vorsorgeuntersuchung,
S = Selbstuntersuchung, L = Nachsorgeuntersuchung (Langzeitbetreuung), A = Andere Untersuchung, X = Unbekannt   32

B. Anamnese, präneoplastische Bedingungen und Läsionen

Datum der ersten ärztlichen Tumor(verdachts)diagnose (A7)   Tag ____ Monat ____ Jahr ____   Tag Mon. Jahr   38

	N = Nein	J = Ja	X = F.A.	
Familiäres Vorkommen (S1)	○	○	○	39
Neurofibromatose (Recklinghausen)	○	○	○	40
Chronisches Lymphödem	○	○	○	41
Vorbestrahlung im Tumorgebiet	○	○	○	42
Immunmangelsyndrom (S2)	○	○	○	43

Vorbehandlung

Chirurgische Vorbehandlung des Primärtumors (S3)
0 = Keine, 1 = Teilexzision, inkomplette Exzision, 2 = Exzision mit marginalem Sicherheitsabstand,
3 = Exzision mit engem Sicherheitsabstand, 4 = Exzision mit weitem Sicherheitsabstand   44

	N = Nein	J = Ja	
Diagnostische Entfernung regionärer Lymphknoten	○	○	45
Bestrahlung, Primärtumor	○	○	46
Bestrahlung, Lymphknoten	○	○	47
Chemotherapie, systemisch	○	○	48
Chemotherapie, lokal, ohne Hyperthermie	○	○	49
Chemotherapie, lokal, mit Hyperthermie	○	○	50

Klinische Response bei präoperativer Radio-/Chemotherapie (S4)
E = Entfällt, da keine präoperative Therapie, F = Fehlend, S = Schlecht, G = Gut, K = Komplett, X = F.A.   51

C. Andere Primärtumoren (frühere, synchrone) (A8)

Frühere Tumorerkrankung?   N = Nein, J = Ja, X = F.A.   52

Falls Tumor in Anamnese: Lokalisation C ⊔⊔⊔   Erkrankungsjahr 19 ⊔⊔   C   Lokalisation   Jahr   58

Synchroner Primärtumor in anderem Organ?   N = Nein, J = Ja   59

Wagner/Hermanek: Organspezifische Tumordokumentation   © Springer-Verlag 1995

Maligne Weichteiltumoren

K-Nr. **2 7** Patienten-Id. T-Id. B-Nr. **1**

D. Allgemeine klinische Befunde

Klinische Symptomatik (S5)

N = Nein J = Ja X = F.A.

	N	J	X	
Tastbarer Tumor, rasch aufgetreten	○	○	○	60
Tastbarer Tumor, langsam gewachsen	○	○	○	61
Schmerzen	○	○	○	62
Entzündungszeichen	○	○	○	63
Neurologische Erscheinungen	○	○	○	64
Durchblutungsstörungen	○	○	○	65
Verdrängungssymptome (bei zentralen Tumoren)	○	○	○	66

Allgemeiner Leistungszustand (nach ECOG) (A9)

0 = Normale, uneingeschränkte Aktivität wie vor der Erkrankung,
1 = Einschränkung bei körperlicher Anstrengung, aber gehfähig; leichte körperliche Arbeit bzw. Arbeit im Sitzen möglich,
2 = Gehfähig, Selbstversorgung möglich, aber nicht arbeitsfähig; kann mehr als 50% der Wachzeit aufstehen,
3 = Nur begrenzte Selbstversorgung möglich; 50% oder mehr der Wachzeit an Bett oder Stuhl gebunden,
4 = Völlig pflegebedürftig, keinerlei Selbstversorgung möglich; völlig an Bett oder Stuhl gebunden, X = Unbekannt

☐ 67

Gravierende Begleiterkrankungen (A10)

N = Nein J = Ja X = F.A.

	N	J	X	
Stärker eingeschränkte Lungenfunktion	○	○	○	68
Schwerwiegende Herzerkrankung	○	○	○	69
Zerebrale Durchblutungsstörung	○	○	○	70
Periphere arterielle Durchblutungsstörung	○	○	○	71
Stärker eingeschränkte Nierenfunktion	○	○	○	72
Leberzirrhose	○	○	○	73
Behandlungsbedürftiger Diabetes mellitus	○	○	○	74
Andere Begleiterkrankungen	○	○	○	75

Einschätzung des Operationsrisikos (A10) 1 = ASA I, 2 = ASA II, 3 = ASA III, 4 = ASA IV, 5 = ASA V, X = F.A. ☐ 76

E. Diagnostik (A11)

Durchgeführte Untersuchungen U = Unauffällig P = Pathologisch X = Nicht durchgeführt

Primärtumor

	U	P	X	
Sonographie	○	○	○	77
CT	○	○	○	78
NMR	○	○	○	79
MR-Spektroskopie	○	○	○	80
Angiographie	○	○	○	81

Regionäre Lymphknoten

	U	P	X	
Sonographie	○	○	○	82

Fernmetastasen

	U	P	X	
Thoraxröntgen	○	○	○	83
CT Thorax (mit Kontrastmittel)	○	○	○	84
Knochenszintigraphie	○	○	○	85
Knochenmarksbiopsie	○	○	○	86

Präoperative morphologische Diagnostik (S6)

N = Nicht maligne M = Maligne o.n.A. A = Maligne mit Artdiagnose X = Nicht durchgeführt

	N	M	A	X	
Feinnadelaspirationsbiopsie	○	○	○	○	87
Stanzbiopsie	○	○	○	○	88
Inzisionsbiopsie	○	○	○	○	89
Ausschälungspräparat	○	○	○	○	90
Lokales In-toto-Exzidat	○	○	○	○	91

Maligne Weichteiltumoren

K-Nr. **2 7** | Patienten-Id. | T-Id. | B-Nr. **1**

Grading an präoperativer Biopsie (S7) (1 = G1, 2 = G2, H = G3,4, X = F.A.)

- nach French Federation of Cancer Centres ☐ 92
- nach NCI (USA) ☐ 93
- nach Dänischem Zentrum für Knochen- und Weichteilsarkome ☐ 94
- nach EORTC (modifiziert) ☐ 95

Intraoperative morphologische Diagnostik

Methode   I = Inzisionsbiopsie, S = Stanzbiopsie, A = Ausschälung, L = Lokale Exzision, X = Nicht durchgeführt ☐ 96

Ergebnis   B = Benigne, U = Unklar, M = Maligne, o.n.A., A = Maligne, Artdiagnose, X = Nicht durchgeführt ☐ 97

F. Tumorlokalisation

Lokalisation des Primärtumors (nach Tumorlokalisationsschlüssel) (A12)   C |4|9| | | C |4|9| | | 101

Seitenlokalisation (A13)
R = Rechts, L = Links, M = Mittellinienzone ☐ 102

Topik (S8)
O = Oberflächlich, T = Tief, Z = Zentral (Mediastinum und Retroperitoneum), X = F.A. ☐ 103

Kompartiment (S9) (nur bei Extremitätentumoren)
0 = Nicht anwendbar (kein Tumor der Extremitäten), I = Intrakompartimental, E = Extrakompartimental, X = F.A. ☐ 104

Korrektur der Lokalisation (A12)
N = Nein, G = Ja, Gleicher Bogen, A = Ja, Anderer Bogen ☐ 105

G. TNM-Klassifikation und klinisches Stadium

Primärtumor

Tumorgröße   Maximaler Durchmesser (in cm) |_|_|,|_| ⎫   ☐☐☐ 108

Dazu senkrechte Durchmesser (in cm)   1. |_|_|,|_| ⎬ (XXX = F.A.)   1. ☐☐☐ 111

2. |_|_|,|_| ⎭   2. ☐☐☐ 114

Invasion in Umgebung	N = Nein	J = Ja	X = F.A.	
Knochen	○	○	○	☐ 115
Größere Blutgefäße	○	○	○	☐ 116
Größere Nerven	○	○	○	☐ 117
Benachbartes Kompartiment (S9)	○	○	○	☐ 118
Nachbarorgane (nur bei Tumoren des Mediastinums und Peritoneums)	○	○	○	☐ 119

Befall regionärer Lymphknoten (S10)
F = Tumorfrei, M = Metastase(n), X = F.A. ☐ 120

Fernmetastasen   N = Nein, J = Ja, X = F.A. ☐ 121

Wenn ja, **Lokalisation** (A14)   1. _____   1. ☐☐☐ 124

2. _____   2. ☐☐☐ 127

3. _____   3. ☐☐☐ 130

Klinische TNM-Klassifikation (A15, S11 und Schema S. 27.29)

y |_| T |_|_|_| (m) |_| C |_|

N |_| C |_| M |_| C |_|

y | T | (m) | C
☐☐☐☐☐ 136
N | C | M | C
☐☐☐☐ 140

Zusätzliche Angabe zu M (A15)   0 = Entfällt, da Makrometastasen, 1 = (mi) Mikrometastasen (±isolierte Tumorzellen),
2 = (i) Nur isolierte Tumorzellen, X = F.A. ☐ 141

Klinisches Stadium (A16 und Schema S. 27.29)
1A = Stadium IA, 1B = Stadium IB, 2A = Stadium IIA, 2B = Stadium IIB,
3A = Stadium IIIA, 3B = Stadium IIIB, 4A = Stadium IVA, 4B = Stadium IVB, X = F.A. ☐☐ 143

Wagner/Hermanek: Organspezifische Tumordokumentation   © Springer-Verlag 1995

Maligne Weichteiltumoren

K-Nr. **2 7** Patienten-Id. T-Id. B-Nr. **1**

H. Sonstige Tumorbefunde

Multilokulärer Tumor (S12)
N = Nein, J = Ja, X = F.A. ☐ 144

Tumorvolumen (in cm³) (S13) (XXX = F.A.)
 Bestimmung im CT ☐☐☐ 147
 Bestimmung im NMR ☐☐☐ 150

Modifizierte Stadiengruppierung nach AJCC 1993 (S14)
1 = Stadium I, 2 = Stadium II, 3 = Stadium III, 4 = Stadium IV, X = F.A. ☐ 151

Klinisches Stagingsystem des Memorial Sloan-Kettering Cancer Center (MSKCC) (S15)
0 = Stadium 0, 1 = Stadium I, 2 = Stadium II, 3 = Stadium III, 4 = Stadium IV, X = F.A. ☐ 152

Klinische Einteilung der Deutschen Cooperativen Weichteilsarkomstudie (S16)
10 = Gruppe I, 2A = Gruppe IIA, 2B = Gruppe IIB, 30 = Gruppe III, 40 = Gruppe IV, X = F.A. ☐☐ 154

Staging von Extremitätensarkomen nach Enneking et al. (S17)
1A = Stadium IA, 1B = Stadium IB, 2A = Stadium IIA, 2B = Stadium IIB, 30 = Stadium III, XX = F.A. ☐☐ 156

ADT Arbeitsgemeinschaft Deutscher Tumorzentren

Maligne Weichteiltumoren

Kenn-Nr. (A1)	2 7	2
Klinik-Nr. u. Fachrichtung (A2)		9
Patientenidentifikation (A3)		16
Geburtsdatum	Tag Mon. Jahr	22
Geschlecht (M = Männlich, W = Weiblich)		23
Tumoridentifikations-Nr. (A4)		24
Bogen-Nr. (A5)	2	25

II. DATEN ZUR THERAPIE

A. Vorgesehene und durchgeführte Therapiemodalitäten (A17)

N = Nein   J = Ja*   A = Abgelehnt

	N	J	A	
Operation	○	○	○	26
Bestrahlung	○	○ ○	○	28
Chemotherapie, systemische	○	○ ○	○	30
Chemotherapie, lokale	○	○ ○	○	32
Immuntherapie	○	○	○	33
Sonstige Therapie	○	○	○	34

* Bei mehr als einer durchgeführten Therapiemodalität die zeitliche Reihenfolge der Maßnahmen durch Ziffern kennzeichnen.
(Wenn nicht-chirurgische Therapie durchgeführt, zusätzliche Therapiebögen der Basisdokumentation ausfüllen!)

B. Chirurgische Behandlung

Datum der definitiven chirurgischen Behandlung (S18) Tag _____ Monat _____ Jahr _____   Tag Mon. Jahr 40

Primärtumor

Definitive Operationsmethode (S19)
0 = Ausschälung (Excochleation), 1 = Exzision, 2 = Weichteilresektion (sog. radikale Exzision),
3 = „kleine" Amputation, 4 = Amputation unterhalb Knie/Ellenbogen, 5 = Amputation proximal Knie/Ellenbogen,
6 = Exartikulation, 7 = Hemipelvektomie/Schultergürtelresektion   41

Zusätzliche Angaben bei Exzision: Radikalität (S20)
N = Nicht im Gesunden (intraläsional), M = Marginaler Sicherheitsabstand, E = Exzision (intrakompartimental)
mit engem Sicherheitsabstand, W = Exzision (intrakompartimental) mit weitem Sicherheitsabstand,
0 = Keine Exzision (Weichteilresektion)   42

Entfernung von Nachbarstrukturen   N = Nein   J = Ja

	N	J	
Große Gefäße	○	○	43
Große Nerven	○	○	44
Knochen (außer Rippen)	○	○	45
Rippen	○	○	46
Zwerchfell	○	○	47
Nachbarorgane (bei zentralen Tumoren)	○	○	48

Rekonstruktive Chirurgie

	N	J	
Myokutane Plastik	○	○	49
Gefäßersatz	○	○	50
Sehnentransfer	○	○	51
Nerventransfer	○	○	52

Regionäre Lymphknoten (S10)

Operationsmethode
0 = Keine, 1 = Diagnostische Lymphknotenentfernung, 2 = Elektive Dissektion en bloc,
3 = Elektive Dissektion, diskontinuierlich, 4 = Therapeutische Dissektion, en bloc,
5 = Therapeutische Dissektion, diskontinuierlich   53

Fernmetastasenentfernung   N = Nein, J = Ja   54

Wagner/Hermanek: Organspezifische Tumordokumentation   © Springer-Verlag 1995

Maligne Weichteiltumoren

K-Nr. | Patienten-Id. | T-Id. | B-Nr.
2 7 | | | **2**

Örtliche Tumorzelldissemination □ 55
N = Nein, J = Ja (Schnitt durch Tumor)

Dauer der Operation (in Minuten) ⊔⊔⊔⊔ □ 58

Dauer der Intensivbehandlung (in Tagen) ⊔⊔⊔ □ 60

Zahl der verabreichten Blutkonserven (A17) ⊔⊔⊔ □ 62

C. Klinische R-Klassifikation und Gesamtbeurteilung des Tumorgeschehens

Klinische R-Klassifikation (A18)
0 = Kein Residualtumor (R0), 1 = Nur mikroskopischer Residualtumor (R1), 2 = Makroskopischer Residualtumor, mikroskopisch nicht bestätigt (R2a), 3 = Makroskopischer Residualtumor, auch mikroskopisch bestätigt (R2b), X = Unbestimmt (RX) □ 63

Lokalisation von Residualtumor   N = Nein   J = Ja

Lokoregionär   ○   ○   □ 64

Fernmetastase(n)   ○   ○   □ 65

Gesamtbeurteilung des Tumorgeschehens bei nicht-chirurgischer Therapie (A19)
V = Vollremission, T = Teilremission, B = Klinische Besserung des Zustandes, Kriterien für Teilremission jedoch nicht erfüllt, K = Keine Änderung, D = Divergentes Geschehen, P = Progression, U = Beurteilung unmöglich, X = F.A. □ 66

D. Frühe Komplikationen der Therapie

Chirurgische Komplikationen   N = Nein   J = Ja

Wundinfekt   ○   ○   □ 67

Nachblutung (S21)   ○   ○   □ 68

Andere chirurgische Komplikation(en)   ○   ○   □ 69

Nichtchirurgische Komplikation(en)   ○   ○   □ 70

27.15

ADT Arbeitsgemeinschaft Deutscher Tumorzentren

Maligne Weichteiltumoren

Kenn-Nr. (A1)	`2 7`	2
Klinik-Nr. u. Fachrichtung (A2)		9
Patientenidentifikation (A3)		16
Geburtsdatum	Tag Mon. Jahr	22
Geschlecht (M = Männlich, W = Weiblich)		23
Tumoridentifikations-Nr. (A4)		24
Bogen-Nr. (A5)	`3`	25

III. DATEN ZUR PATHOLOGIE

Untersuchungsmaterial Primärtumor (A22)
K = Keine Untersuchung, Z = Nur Zytologie, B = Biopsie ohne Tumorresektion, T = Tumorteile (bei Tumorreduktion), R = Resektat ☐ 26

A. Histologischer Typ und Grading

Histologischer Tumortyp (nach ICD-O) (A23, S22)   M ⎵⎵⎵⎵/⎿3⏌   M ☐☐☐☐ 3   31

Bestätigung der Tumorhistologie durch andere Institution (A23)
N = Nein, R = Register oder Referenzpathologie einer Studie, A = Anderes Pathologisches Institut, M = R+A   ☐ 32

Grading (A24, S7) (1 = G1, 2 = G2, H = G3,4 X = F.A.)
– nach French Federation of Cancer Centres   ⎵⎵   ☐ 33
– nach NCI (USA)   ⎵⎵   ☐ 34
– nach Dänischem Zentrum für Knochen- und Weichteilsarkome   ⎵⎵   ☐ 35
– nach EORTC (modifiziert)   ⎵⎵   ☐ 36

B. pTNM-Klassifikation und pathologisches Stadium

Primärtumor

Größe des resezierten Tumors (in cm)   (XXX = F.A.)

Größter Durchmesser   ⎵⎵⎵,⎵   ☐☐☐ 39

dazu senkrechte Durchmesser
1. ⎵⎵⎵,⎵   ☐☐☐ 42
2. ⎵⎵⎵,⎵   ☐☐☐ 45

Infiltration in Umgebung   N = Nein   J = Ja   X = F.A.

	N	J	X	
Knochen	○	○	○	☐ 46
Größere Blutgefäße	○	○	○	☐ 47
Größere Nerven	○	○	○	☐ 48
Benachbartes Kompartiment	○	○	○	☐ 49
Nachbarorgane (nur bei Tumoren des Mediastinums und Peritoneums)	○	○	○	☐ 50

Regionäre lymphogene Metastasierung (S10)   N = Nein, J = Ja, X = Nicht untersucht   ☐ 51

Zahl untersuchter regionärer Lymphknoten   ⎵⎵⎵   ☐☐ 53

Zahl befallener regionärer Lymphknoten   ⎵⎵⎵   ☐☐ 55

Fernmetastasen   K = Keine nachgewiesen, Z = Zytologisch bestätigt, H = Histologisch bestätigt   ☐ 56

Lokalisation mikroskopisch nachgewiesener Fernmetastasen (A14)

1. _____   1. ☐☐☐ 59
2. _____   2. ☐☐☐ 62
3. _____   3. ☐☐☐ 65

pTNM-Klassifikation (A25 und Schema S. 27.29)   y pT (m) pN pM
y ⎵ pT ⎵⎵⎵⎵ (m) ⎵ pN ⎵ pM ⎵   ☐☐☐☐☐☐ 72

Zusätzliche Angabe zu pN (A15) (mi) Nur Mikrometastasen?   N = Nein, J = Ja, X = F.A.   ☐ 73

Zusätzliche Angabe zu pM (A15)   0 = Entfällt, da Makrometastasen, 1 = (mi) Mikrometastasen (±isolierte Tumorzellen),
2 = (i) Nur isolierte Tumorzellen, X = F.A.   ☐ 74

Wagner/Hermanek: Organspezifische Tumordokumentation   © Springer-Verlag 1995

27.17

Maligne Weichteiltumoren

K-Nr. **2 7**   Patienten-Id.   T-Id.   B-Nr. **3**

Pathologisches Stadium (A25 und Schema S. 27.29)
1 A = Stadium I A, 1 B = Stadium I B, 2 A = Stadium II A, 2 B = Stadium II B, 3 A = Stadium III A,
3 B = Stadium III B, 4 A = Stadium IV A, 4 B = Stadium IV B, X = F. A.   □ 76

C. Weitere Befunde und begleitende Veränderungen

Multilokulärer Tumor (S12)   N = Nein, J = Ja, X = F. A.   □ 77

Abgrenzung   K = Abgekapselt, U = Unscharf, X = F. A.   □ 78

Tumorvolumen (in cm³) (S13)   (XXX = F. A.)   □□□ 81

Subtypen des malignen fibrösen Histiozytoms (S23)
S = Storiform-pleomorph, M = Myxoid, R = Riesenzellig, X = Xanthomatös (inflammatorisch),
E = Entfällt (kein malignes fibröses Histiozytom), X = F. A.   □ 82

Subtypen des gutdifferenzierten Liposarkoms (S24)
L = Lipomähnlich, S = Sklerosierend, I = Inflammatorisch, E = Entfällt (kein gut differenziertes Liposarkom), X = F. A.   □ 83

Mastzellinfiltration (S25)   N = Nein, J = Ja, X = F. A.   □ 84

Lymphgefäßinvasion (L-Klassifikation) (A27)
0 = Keine Lymphgefäßinvasion (L0), L = Lymphgefäßinvasion (L1), X = F. A. (LX)   □ 85

Veneninvasion (V-Klassifikation) (S26)
0 = Keine Veneninvasion (V), 1 = Mikroskopische Veneninvasion (V1), X = F. A.   □ 86

Histologische Tumorregression nach präoperativer Chemotherapie (S27)

   Anteil vitalen Tumorgewebes (in %)   □□□   □□ 88
   (EE = Entfällt, keine Vorbehandlung, XX = F. A.)

Modifizierte Stadiengruppierung nach AJCC 1993 (S14)
1 = Stadium I, 2 = Stadium II, 3 = Stadium III, 4 = Stadium IV, X = F. A.   □ 89

Örtliche Tumorzelldissemination (S28)
N = Nein, J = Ja (Schnitt durch Tumor)   □ 90

Tumorbiologische Spezialuntersuchungen (A28)
N = Nein, J = Ja   □ 91

D. Definitive R-Klassifikation und weitere Angaben zur Radikalität

Histologische Befunde an den Resektionsrändern (S29)
(0 = Tumorfrei, 1 = Nahe an Tumor, 2 = Histologisch Tumor, 3 = Makroskopisch Tumor, X = Nicht untersucht)

   Tumorumgebung   □   □ 92

   Nachbarorgane   □   □ 93

Definitive R-Klassifikation (A29)
0 = Kein Residualtumor (R0), 1 = Nur mikroskopischer Residualtumor (R1), 2 = Makroskopischer Residualtumor,
mikroskopisch nicht bestätigt (R2a), 3 = Makroskopischer Residualtumor, auch mikroskopisch bestätigt (R2b),
X = Unbestimmt (RX)   □ 94

Lokalisation von Residualtumor   N = Nein   J = Ja

   Lokoregionär   ○   ○   □ 95

   Fernmetastasen   ○   ○   □ 96

Methodik der R-Klassifikation (A30)
K = Konventionell, S = „Sophisticated"   □ 97

Minimaler Sicherheitsabstand (in mm) (S30)   (XXX = F. A.)

   Makroskopisch   □□□□   □□□ 100

   Mikroskopisch   □□□□   □□□ 103

Maligne Weichteiltumoren

Spezielle Verschlüsselungsanweisungen

S1 Familiäres Vorkommen

Zunehmende Beobachtungen über familiäres Vorkommen sollten Anlaß sein, diesbezügliche weitere Daten zu sammeln [27].

S2 Immunmangelsyndrom

Immunmangelsyndrome einschließlich solcher durch therapeutische Immunsuppression nach Nieren- und Lebertransplantation sind mit Weichteilsarkomen verschiedenen Typs assoziiert [2]. Das vor allem bei AIDS beobachtete Kaposi-Sarkom wird in dieser Dokumentation nicht erfaßt.

S3 Vorbehandlung

Als *marginaler Sicherheitsabstand* gilt 1 cm oder weniger, als *enger Sicherheitsabstand* seitlich mehr als 1 cm bis 4 cm, nach der Tiefe mehr als 1 cm bis 2 cm, als *weiter Sicherheitsabstand* seitlich mehr als 4 cm, nach der Tiefe mehr als 2 cm.

S4 Klinischer Response bei präoperativer Radio-/Chemotherapie

Kompletter Response liegt dann vor, wenn alle Tumorzeichen, auch in bildgebenden Verfahren, verschwunden sind. Bei Reduktion des Tumorvolumens um mehr als 2/3 wird von *gutem Response*, bei Reduktion um mehr als 1/3, aber nicht mehr als 2/3, von *schlechtem Response* gesprochen. Eine Reduktion um 1/3 oder weniger gilt als *fehlender Response* [14].

S5 Klinische Symptomatik

Wird das Auftreten eines tastbaren Tumors über mehr als 3 Monate beobachtet, wird „langsames Wachstum" angegeben, andernfalls „rasch aufgetreten".

S6 Präoperative morphologische Diagnostik

Als Feinnadelaspirationsbiopsie gilt nur die zytologische Untersuchung von mit einer Feinnadel (Außendurchmesser <1 mm) gewonnenem Material. Bei Stanzbiopsien wird das durch Feinnadel oder Grobnadel (Außendurchmesser 1 mm oder mehr) gewonnene Material histologisch untersucht. Immer noch werden Ausschälungen (Exkochleationen) von vermeintlich gutartigen Tumoren unter Belassung der umgebenden Pseudokapsel vorgenommen; sie zwingen zur Nachresektion. Bei einer lokalen In-toto-Biopsie wird der Tumor zur Gänze, allseits umgeben von einem Saum von Normalgewebe, entfernt, was natürlich nur bei kleinen Tumoren möglich ist.

S7 Grading

Es gibt derzeit kein Gradingsystem, das weltweit akzeptiert ist. Im allgemeinen werden Zellreichtum, Zellpolymorphie, mitotische Aktivität, Nekrose sowie Menge der Interzellularsubstanzen berücksichtigt. Die meisten Systeme verwenden 3 Grade, einige auch 4 Grade [15]. Entsprechend der Stadiengruppierung der UICC erfolgt eine Unterteilung in G1, G2 und G3, 4 (hoher Malignitätsgrad) [1, 19].

Die WHO-Klassifikation empfiehlt in ihrer 2. Auflage [22], eines der folgenden 3 Systeme zu verwenden:

1) Grading der French Federation of Cancer Centres (FNCLCC) [3];
2) Grading des National Cancer Institute der USA [5];
3) Grading des Dänischen Zentrums für Knochen- und Weichteiltumoren in Aarhus [16].

Zusätzlich ist in dieser Dokumentation auch die Möglichkeit des Gradingsystems entsprechend den Vorschlägen der deutschen Studie zur adjuvanten Therapie bei Weichteilsarkomen des Erwachsenenalters (CWS-E) (in Anlehnung an das System der EORTC [21]) vorgesehen. Das Grading ist mindestens nach einer dieser 4 Methoden vorzunehmen. Die Definitionen sind in Tabellen 27.1–27.4 dargestellt.

Tabelle 27.1. Grading nach der French Federation of Cancer Centres [3]

Berücksichtigte Parameter	Punkte
1. Tumordifferenzierung	
Sarkom sehr ähnlich normalem reifem Gewebe (z. B. gut differenziertes Liposarkom)	1
Sarkom mit wohl-definiertem histologischem Typ (z. B. biphasisches Synovialsarkom)	2
Embryonale Sarkome, undifferenzierte Sarkome und solche mit zweifelhaftem Tumortyp	3
2. Mitosezahl (pro 10 Gesichtsfelder in der Größe von je 0,1734 mm^2)	
0–9	1
10–19	2
≥20	3
3. Tumornekrosen	
keine	0
<50%	1
≥50%	2

Summe der Punkte	Grad
2–3	1
4–5	2
6–8	3

Tabelle 27.2. Grading nach NCI (USA) [5]

Grad 1:	Gut differenziertes Liposarkom
	Myxoides Liposarkom
Grad 3:	Ewing-Sarkom
	Rhabdomyosarkom
	Osteosarkom
	Alveoläres Weichteilsarkom
	Synovialsarkom

Grad 2 oder 3:	Rundzelliges Liposarkom Malignes fibröses Histiozytom Klarzellsarkom Angiosarkom Epitheloides Sarkom Maligner Granularzelltumor Fibrosarkom	Keine oder minimale Nekrose (<15%): Grad 2 Mäßige oder ausgedehnte Nekrose (≥15%): Grad 3
Grad 1 bis Grad 3:	Leiomyosarkom Chondrosarkom Maligner peripherer Nervenscheidentumor Hämangioperizytom	Unterteilung in G1–G3 nach allgemeinen Kriterien, ohne quantitative Angaben

Tabelle 27.3. Grading nach Dänischem Zentrum für Knochen- und Weichteiltumoren Aarhus [16]

Berücksichtigte Parameter:
A: Zahl der Mitosen pro 10 Gesichtsfelder bei starker Vergrößerung (entsprechend insgesamt 2,5 mm^2)
B: Semiquantitative Beurteilung von Zellreichtum (im Vergleich zum Stroma), Anaplasie und Nekrobiose: Unterteilung in mittleren Score 1, 2 oder 3

Mitoszahl A	Mittlerer Punktwert B	Grad
<1	1	1
<1	2 oder 3	2
1–5	1 oder 2	2
1–5	3	3
>5	1, 2 oder 3	3

Tabelle 27.4. Grading nach van Unnik et al. [21] (EORTC, deutsche Studie zur adjuvanten Therapie bei Weichteilsarkomen im Erwachsenenalter CWS-E)

Berücksichtigte Parameter:
Mitotische Aktivität (Zahl der Mitosen pro 10 Gesichtsfelder bei 400facher Vergrößerung):
  1–2 Mitosen 0
  3–20 Mitosen 1
  mehr als 20 Mitosen 2
Nekrose:
  im Tumor fehlend 0
  vorhanden 1

Mitotische Aktivität	Nekrose	Wenn Rhabdomyosarkom	Malignitätsgrad, wenn gut differenziertes oder myxoides Liposarkom	Bei allen anderen Tumortypen
0	0	G2	G1	G1
0	1			
1	0	G3, 4	G1	G2
1	1			
2	0			
2	1	G3, 4	G2	G3, 4

S8 Topik

Als „oberflächlich" werden Tumoren bezeichnet, die epifaszial ausschließlich oberhalb der oberflächlichsten Faszie liegen und diese nicht infiltrieren. Tiefe (subfasziale) Tumoren liegen entweder ausschließlich unterhalb der oberflächlichsten Faszie oder oberhalb dieser mit gleichzeitiger Faszieninfiltration oder sowohl ober- als auch unterhalb der oberflächlichsten Faszie [2]. Tiefe Tumoren haben eine schlechtere Prognose als oberflächliche [6, 22].

S9 Kompartiment (bei Extremitätentumoren)

Kompartimente sind anatomische Strukturen oder Räume, die durch natürliche Barrieren gegen die Tumorausbreitung abgegrenzt sind (z. B. Muskelgruppen, die von Faszien und Aponeurosen umgeben sind). Ein Tumor, der in einer solchen Muskelgruppe liegt und die umhüllenden Faszien und Aponeurosen nicht durchbrochen hat, wird als intrakompartimentaler Tumor bezeichnet. Bei oberflächlicher Lage ist ein Tumor dann intrakompartimental, wenn er in Haut oder Subkutis liegt und die tiefe Faszie nicht durchbrochen hat.

Der Kompartimentbegriff ist nur bei Weichteiltumoren der Extremitäten vorgesehen, nicht aber bei Tumoren des Mediastinums und Retroperitoneums. Er wurde zwar auch bei diesen Tumoren vorgeschlagen [18]; der Vorschlag fand aber keine allgemeine Anerkennung.

S10 Befall regionärer Lymphknoten

Regionäre Lymphknoten für Tumoren des Mediastinums sind die intrathorakalen Lymphknoten, für Tumoren des Retroperitoneums die abdominalen Lymphknoten und jene des kleinen Beckens.

Für periphere Weichteiltumoren gelten bezüglich der regionären Lymphknoten die gleichen Regeln wie für maligne Melanome und Karzinome der Haut (s. S. 29.22 bzw. 28.20).

S11 Klinische TNM-Klassifikation

C-Faktor

Primärtumor	C1: Klinische Untersuchung, Standardröntgenaufnahmen
	C2: Sonographie, CT, NMR, MR-Spektroskopie, Arteriographie, Feinnadelbiopsie
	C3: Chirurgische Exploration einschließlich Biopsie
Regionäre Lymphknoten	C1: Klinische Untersuchung
	C2: Sonographie, CT, Biopsie, Zytologie
	C3: Chirurgische Exploration einschließlich Zytologie und Biopsie
Fernmetastasen	C1: Klinische Untersuchung, Standardröntgenaufnahmen
	C2: Sonographie, CT, NMR, nuklearmedizinische Untersuchungen, Biopsie, Zytologie
	C3: Chirurgische Exploration, einschließlich Biopsie und Zytologie

S 12 Multilokulärer Tumor

Als multilokulär wird ein Tumor dann bezeichnet, wenn getrennt vom Haupttumor im gleichen Unterbezirk zusätzlich makroskopisch erkennbare kleinere Tumorareale oder nur histologisch nachweisbare Tumorherde nachgewiesen werden. Im Gegensatz hierzu sind multiple synchrone Weichteilsarkome an verschiedenen Bezirken und Unterbezirken der Weichteile lokalisiert, z. B. in peripheren Weichteilen und im Mediastinum oder Retroperitoneum oder an den unteren Extremitäten und im Kopf-Hals-Gebiet oder in Retroperitoneum und Mediastinum. Multiple synchrone Tumoren werden unter I.C dokumentiert.

S 13 Tumorvolumen

Es ist anzunehmen, daß das Tumorvolumen besser als der maximale Tumordurchmesser mit dem Krankheitsverlauf korreliert [2]. Diese Hypothese soll in den nächsten Jahren durch entsprechende Daten überprüft werden.

S 14 Modifizierte Stadiengruppierung nach AJCC 1993

1993 hat das AJCC [2] vorgeschlagen, die Stadieneinteilung zu ändern; dabei wird auch eine Unterteilung der Tumoren nach ihrer Topik (oberflächlich oder tief) berücksichtigt (Tabelle 27.5).

Tabelle 27.5. Modifizierte Stadieneinteilung nach AJCC 1993 [2]

	N0 M0		N1 und/oder M1
	G1, 2	G3, 4	
T1 oberflächlich	I		IV
tief			
T2 oberflächlich			
tief	II	III	

S 15 Stagingsystem des Memorial Sloan-Kettering Cancer Center (MSKCC) [9]

Dieses klinische Stagingsystem berücksichtigt neben Differenzierungsgrad und Größe auch die Topik (oberflächlich und tief). Es hat gegenüber dem Stagingsystem der UICC den Vorteil, daß die Prognose bei kleinen Tumoren (<5 cm) besser beschrieben wird. Dies erklärt sich dadurch, daß bei kleinen Tumoren die Bedeutung des Differenzierungsgrades bei der Stadiengruppierung der UICC überschätzt wird [4, 8]. Die Definitionen sind nachstehend wiedergegeben:

	Günstig	Ungünstig	
Größe	<5 cm	≥5 cm	
Topik	oberflächlich	tief	(Definition s. S4)
Grad	„low grade"	„high grade"	

Stadium (bestimmt sich nach der Zahl günstiger Zeichen und der Metastasierung)
- 3 Stadium 0
- 2 Stadium I
- 1 Stadium II
- 0 Stadium III

Metastasen: stets Stadium IV

S 16 Klinische Einteilung der deutschen Cooperativen Weichteilsarkomstudie (CWS) [14]

Dieses Stagingsystem wurde primär für kindliche Weichteilsarkome angewandt, ist aber auch einzusetzen für Patienten zwischen 16 und 19 Jahren. Es entspricht im wesentlichen dem Stagingsystem der UICC für kindliche Weichteilsarkome. Die Definitionen sind:

Gruppe I: Lokalisierte Erkrankung, komplette Resektion (regionäre Lymphknoten nicht befallen).

Gruppe II: Makroskopisch im Gesunden resezierter Tumor mit mikroskopischem Residualtumor;
A: kein regionärer Lymphknotenbefall,
B: regionärer Lymphknotenbefall, Lymphknoten reseziert, mit oder ohne mikroskopischen Residualtumor.

Gruppe III: Makroskopisch inkomplette Resektion oder Biopsie (makroskopischer Resttumor).

Gruppe IV: Fernmetastasen.

S 17 Staging von Extremitätensarkomen nach Enneking et al.

Für Extremitätensarkome haben Enneking et al. 1980 [6] ein Stagingsystem angegeben, das statt Tumorgröße intra- oder extrakompartimentale Lage des Tumors berücksichtigt. Das System ist in den USA weitgehend verlassen worden [7, 22], wird aber in Deutschland von einzelnen Autoren noch verwendet. Die Definitionen sind nachstehend angeführt:

Stadium IA: „low grade", intrakompartimental,
Stadium IB: „low grade", extrakompartimental,
Stadium IIA: „high grade", intrakompartimental,
Stadium IIB: „high grade", extrakompartimental,
Stadium III: (p)N1 und/oder (p)M1.

S 18 Datum der definitiven chirurgischen Behandlung

Als Datum der definitiven chirurgischen Behandlung wird der Tag verschlüsselt, an dem die komplette Tumorentfernung mit etwaigem regionären Lymphknotengebiet und/oder Nachbarorganen durchgeführt wurde. Wenn z.B. primär eine lokale Tumorexzision nicht im Gesunden erfolgte und zu einem späteren Zeitpunkt eine Nachexzision vorgenommen wird, ist der Tag der Nachexzision das Datum der definitiven chirurgischen Behandlung. Analoges gilt bei zweizeitigem Vorgehen mit zunächst lokaler Exzision mit engem Sicherheitsabstand und späterer radikaler Weichteilresektion.

S 19 Primärtumor – Operationsmethode

Ausschälungen (Exkochleationen) sind für maligne Weichteiltumoren ungeeignete Verfahren; sie werden gelegentlich noch unter der fälschlichen Annahme einer benignen Geschwulst vorgenommen. Die so behandelten Patienten sollten aber immer einer Nachoperation zugeführt werden.

Als *Exzision* wird jede operative Entfernung eines Weichteiltumors bezeichnet, die intrakompartimental erfolgt, die Kriterien der Weichteilresektion nicht erfüllt und nicht ablativ ist.

Bei *Weichteilresektionen* (Muskelgruppen-, Kompartimentresektionen) wird der Tumor mit der gesamten Muskelgruppe vom Ursprung bis zum Ansatz mit allen hüllenden Faszien und Aponeurosen (also das komplette Kompartiment) entfernt. Eingeschlossen ist dabei auch das subkutan-kutane Gebiet der Biopsieregion.

„*Kleine*" Amputationen sind Amputationen von Fingern, Zehen, Fuß oder Hand.

S 20 Radikalität bei Exzisionen

Für das Ausmaß der Exzision in diesem Sinn gilt die makroskopische Beurteilung durch den Operateur.

Marginale Sicherheitsabstände liegen vor, wenn die minimale Distanz zwischen Tumor und Resektionsflächen minimal 1 cm oder weniger beträgt und die Entfernung in der Pseudokapsel oder in der reaktiven Zone erfolgt. Als enger Sicherheitsabstand gilt seitlich mehr als 1 cm bis 4 cm, nach der Tiefe mehr als 1 cm bis 2 cm, als weiter Sicherheitsabstand seitlich nach allen Seiten mehr als 4 cm und nach der Tiefe mehr als 2 cm.

S 21 Nachblutung

Hier werden Nachblutungen dokumentiert, die kreislaufwirksam sind oder eine Bluttransfusion oder eine operative Revision erforderlich machen.

S 22 Histologischer Tumortyp

Die Bestimmung des histologischen Tumortyps erfolgt nach den Vorschlägen der 2. Auflage der WHO-Klassifikation [22], die eine Fortentwicklung der Klassifikation von Enzinger und Weiss [7] darstellt. Die in Frage kommenden Tumortypen, Subtypen und Varianten sind nachstehend mit ihren ICD-O-Code-Nummern aufgelistet. (Dabei sind die ausschließlich bei Kindern bzw. in inneren Organen vorkommenden Tumortypen nicht mit einbezogen.)

Tumorgruppe	Tumortyp	Subtyp/Variante	ICD-O-Code-Nr.	Anmerkung
Tumoren des fibrösen Gewebes	Fibrosarkom		8810/3	(1)
		Myxofibrosarkom (Fibromyxosarkom)	8811/3	(2)
Fibrohistiozytäre Tumoren	Malignes fibröses Histiozytom		8830/3	(3)
Lipomatöse Tumoren	Gut differenziertes Liposarkom		8851/3	(4)
	Myxoides Liposarkom		8852/3	(5)
	Rundzelliges (schlecht differenziertes myxoides) Liposarkom		8853/3	(6)
	Pleomorphes Liposarkom		8854/3	(7)
	Entdifferenziertes Liposarkom		8858/3	(8)
Tumoren der glatten Muskulatur	Leiomyosarkom		8890/3	(9)
	Epitheloidzelliges (epitheloides) Leiomyosarkom (malignes Leiomyoblastom)		8891/3	(10)
Tumoren der quergestreiften Muskulatur	Rhabdomyosarkom	o. n. A.	8900/3	(11)
		Alveoläres Rhabdomyosarkom	8920/3	(12)
		Pleomorphes Rhabdomyosarkom	8901/3	(13)

Tumor-gruppe	Tumortyp	Subtyp/Variante	ICD-O-Code-Nr.	Anmer-kung
Tumoren der Blut- und Lymphgefäße	Angiosarkom		9120/3	(14)
	Lymphangiosarkom		9170/3	(14)
Tumoren des perivaskulären Gewebes	Malignes Hämangio-perizytom		9150/3	(15)
	Maligner Glomustumor		8711/3	(16)
Tumoren der Synovia	Maligner Riesenzelltumor der Sehnenscheiden[a]		9252/3	(17)
Neurale Tumoren	Maligner peripherer (Nervenscheidentumor (MPNST) (malignes Schwannom, Neurofibrosarkom)	o. n. A.	9540/3	(18)
		MPNST mit Rhabdo-myosarkom (maligner Tritontumor)	9561/3	(19)
		MPNST mit glandulärer Differenzierung[a]	9544/3	(20)
		Epitheloider MPNST[a]	9542/3	(21)
	Maligner Granularzelltumor		9580/3	(22)
	Klarzellsarkom (malignes Melanom der Weichteile)		9044/3	(23)
	Malignes melanozytisches Schwannom		9560/3	(24)
	Neuroepitheliom (peripherer neuroektodermaler Tumor peripheres Neuroblastom)		9503/3	(25)
Paraganglionäre Tumoren	Malignes Paragangliom		8680/3	(26)
Knorpel- und Knochentumoren	Extraskelettales Chondrosarkom	o. n. A.	9220/3	(27)
		gut differenziert[a]	9222/3	(27)
		myxoid	9231/3	(27)
		mesenchymal	9240/3	(27)
		entdifferenziert[a]	9242/3	(27)
	Extraskelettales Osteosarkom		9180/3	(27)
Tumoren des pluripotenten Mesenchyms	Malignes Mesenchymom		8990/3	(28)
Sonstige Tumoren	Alveoläres Weichteilsarkom		9581/3	(29)
	Epitheloidzelliges (epitheloides) Sarkom		8804/3	(30)
	Extraskelettales Ewing-Sarkom		9260/3	(27)
	Synovialsarkom („Synovial"-Sarkom)	o. n. A.	9040/3	(31)
		monophasischer (fibröser Typ)	9041/3	(32)
	Maligner (extrarenaler) Rhabdoidtumor		8963/3	(33)
	Desmoplastischer klein-zelliger Tumor der Kinder und jungen Erwachsenen[a]		8806/3	(34)
Unklassifizierte Tumoren	Unklassifiziertes Sarkom (Sarkom o. n. A.)		8800/3	(35)

[a] Bei diesem Tumortyp gibt es derzeit in der ICD-O keine eigene Code-Nummer. Es wird empfohlen, die angegebene freie Code-Nummer zu verwenden.

Anmerkungen:

(1) Als *Fibrosarkom* werden maligne Tumoren bezeichnet, die aus Zügen spindeliger fibroblastärer Zellen zusammengesetzt sind. Oft findet sich Anordnung in einem Fischgrätenmuster. Kernatypien und mitotische Aktivität wechseln. Ähnliche Bilder finden sich auch in anderen Sarkomen, insbesondere malignen Schwannomen und monophasischen Synovialsarkomen. Ein Fibrosarkom darf nur dann diagnostiziert werden, wenn weder bei konventioneller Histologie noch bei Immunhistochemie andere spezifische Formen der zellulären Differenzierung nachweisbar sind.

(2) Fibrosarkome mit ausgeprägter myxoider Matrix werden als *Myxofibrosarkome* bezeichnet.

(3) *Maligne fibröse Histiozytome* sind pleomorphe spindelzellige Sarkome ohne Differenzierung. Typischerweise findet sich eine ungeordnete Mischung von pleomorphen Spindelzellen, Riesenzellen, Xanthomzellen und Entzündungszellen. Herdförmig kann ein storiformes Wachstumsmuster vorhanden sein.

(4) *Gut differenzierte Liposarkome* bestehen aus reifen Fettzellen, vereinzelten atypischen hyperchromatischen Zellen und Lipoblasten. Die Diagnose soll nur bei tiefergelegenen peripheren Tumoren oder zentralen Weichteiltumoren gestellt werden; gleich aussehende Tumoren der Subkutis werden nach der 2. Auflage der WHO-Klassifikation [22] als „atypische Lipome" bezeichnet. Diese Tumoren zeigen eine hohe Lokalrezidivrate, aber praktisch niemals Metastasen. Allerdings geht ein Teil davon in Rezidiven schließlich in „High-grade"-Tumoren (entdifferenzierte Liposarkome) über.

(5) Das *myxoide Liposarkom* ist durch runde bis fusiforme Zellen in einer stark vaskularisierten myxoiden Matrix und Lipoblasten charakterisiert. Vereinzelt können auch primitive Rundzellen vorhanden sein; stellen diese jedoch einen deutlichen Tumoranteil, soll ein rundzelliges Liposarkom diagnostiziert werden.

(6) Ein *rundzelliges Liposarkom* wird dann diagnostiziert, wenn sich das Bild eines myxoiden Liposarkoms zeigt, in dem sich auch auffallende Areale primitiver Rundzellen mit geringer lipoblastischer Differenzierung und geringerem Gefäßgehalt finden.

(7) Ein *pleomorphes Liposarkom* enthält neben wechselnd reichlich pleomorphen Lipoblasten pleomorphe spindelige und runde Zellen.

(8) *Entdifferenzierte Liposarkome* enthalten 2 getrennte unterschiedliche Komponenten, und zwar eine vom Typ des gut differenzierten Liposarkoms und eine vom Aussehen eines anderen malignen Weichteilsarkoms (malignes fibröses Histiozytom oder pleomorphes Fibrosarkom).

(9) Das *Leiomyosarkom* besteht aus länglichen eosinophilen Zellen, die in sich durchflechtenden Zügen angeordnet sind und eine wechselnde Zahl von nicht quergestreiften Myofibrillen enthalten. Gelegentlich findet sich eine auffällige perinukleäre optisch leere Zone. Der Tumor unterscheidet sich vom Leiomyom durch Kernatypien und Mitosen und ist auch durchwegs größer als der benigne Tumor.

(10) Das *epithelioidzellige (epitheloide) Leiomyosarkom* ist durch runde oder polygonale Zellen mit amphophilem oder klarem Zytoplasma und gelegentlicher perinukleärer Aufhellungszone gekennzeichnet. Es unterscheidet sich vom epitheloidzelligen Leiomyom durch Atypien und mitotische Aktivität und ist durchweg größer als die benigne Variante.

(11) Das *Rhabdomyosarkom* zeigt Zellen mit unterschiedlicher Differenzierung in Richtung quergestreifte Muskulatur. Zum Teil ist diese nur durch immunhistologischen Nachweis von muskelspezifischen Proteinen (z. B. Desmin) oder mittels Elektronenmikroskopie nachzuweisen.

(12) Das *alveoläre Rhabdomyosarkom* kommt vorwiegend zwischen dem 10. und 25. Lebensjahr vor. Es ist durch alveoläre Räume gekennzeichnet, die von primitiven Rundzellen und vereinzelten eosinophilen Riesenzellen ausgekleidet werden. Dieses Bild entsteht durch zelluläre Degeneration solider Tumorzellnester. Zum Teil überwiegen nicht degenerierte solide Formationen.

(13) Das *pleomorphe Rhabdomyosarkom* kommt überwiegend beim Erwachsenen vor und besteht fast ausschließlich aus großen pleomorphen Rhabdomyoblasten. Einzelne dieser Zellen kommen auch in anderen Formen des Rhabdomyosarkoms vor und berechtigen nicht zur Diagnose eines pleomorphen Rhabdomyosarkoms.

(14) Als *Angiosarkom* werden Sarkome bezeichnet, bei denen irreguläre anastomosierende Gefäßräume gebildet werden, die von atypischen Endothelzellen ausgekleidet werden. Eine Unterscheidung zwischen Hämangio- und Lymphangiosarkomen ist nicht verläßlich möglich. Daher wird die Bezeichnung Angiosarkom bevorzugt. Ein Teil dieser Tumoren kommt an Extremitäten mit lange bestehendem Lymphödem vor und wird dann traditionellerweise als *Lymphangiosarkom oder Stewart-Treves-Syndrom* bezeichnet.

(15) Beim *malignen Hämangioperizytom* findet sich die allgemeine Struktur eines benignen Hämangioperizytoms ohne Differenzierung in eine andere Richtung; zusätzlich sind aber auch Atypien, hoher Mitosegehalt, Blutung und Nekrose nachweisbar.

(16) Der extrem seltene *maligne Glomustumor* ist aus stark pleomorphen und spindeligen Zellen aufgebaut und zeigt mitotische Aktivität.

(17) Der *maligne Riesenzelltumor der Sehnenscheiden* ist ein extrem seltener Tumor, der neben

Strukturen eines benignen Riesenzelltumors auch sarkomatöse Areale zeigt, die dem riesenzelligen malignen fibrösen Histiozytom ähneln.

(18) Der *maligne periphere Nervenscheidentumor (MPNST)* ähnelt gewöhnlich einem Fibrosarkom und besteht aus in Bündeln angeordneten Spindelzellen. Diese zeigen in wechselndem Ausmaß Differenzierung in Richtung von Schwann-Zellen, d. h. asymmetrische Zellgestalt, unregelmäßig gekrümmte Kerne, Pallisadenstellung oder tastkörperähnliche Strukturen. Auch Tumoren, die wie Fibrosarkome oder maligne fibröse Histiozytome aussehen, aber von einem Nerven oder einem Neurofibrom ausgehen, werden als MPNST klassifiziert, ebenso Tumoren, die S100-Protein oder andere neurale Marker exprimieren.

(19) Der *MPNST mit Rhabdomyosarkom* wird diagnostiziert, wenn ein MPNST zusätzlich Rhabdomyoblasten enthält.

(20) Beim *MPNST mit glandulärer Differenzierung* finden sich zusätzlich benigne oder maligne drüsige Strukturen.

(21) Ein *epitheloider MPNST* wird diagnostiziert, wenn zusätzlich zu den Kriterien des MPNST schlecht begrenzte Knötchen aus dichtliegenden Nestern von runden oder polygonalen Schwann-Zellen mit deutlichen Kernen und Nukleolen im Vordergrund stehen.

(22) Der *maligne Granularzelltumor* zeigt das Bild eines benignen Granularzelltumors, aber ausgeprägte Kernatypien und Mitoseaktivität. Spindelige Zellen stehen im Vordergrund.

(23) Das *Klarzellsarkom* besteht aus spindeligen Zellen mit klarem oder amphophilen Zytoplasma und deutlichen Nukleolen. Die Zellen sind in Zügen oder Haufen angeordnet. In der Regel sind vielkernige Riesenzellen und Melanin nachweisbar.

(24) Das *maligne melanozytische Schwannom* unterscheidet sich vom entsprechenden benignen Tumor durch ausgeprägte Kernpolymorphie und Mitosereichtum.

(25) Das *Neuroepitheliom* ist ein von peripheren (nicht-autonomen) Nerven ausgehender Tumor, der aus primitiven neuroektodermalen Zellen besteht, die in Zügen, Strängen und gelegentlich Rosetten angeordnet sind.

(26) Das *maligne Paragangliom* unterscheidet sich von seinem benignen Gegenstück durch ausgeprägte zelluläre Malignitätszeichen oder durch Nachweis von Metastasen.

(27) Die *extraskelettalen Chondro-, Osteo- und Ewing-Sarkome* gleichen in ihrem histologischen Bild den entsprechenden Tumoren des Skeletts (s. Knochentumoren, S. 26.23 bzw. 26.24)

(28) Beim *malignen Mesenchymom* finden sich 2 oder mehrere Differenzierungsrichtungen, wobei fibroblastische Differenzierung nicht mitberücksichtigt wird und auch das maligne Schwannom mit rhabdomyoblastischer Differenzierung ausgenommen ist.

(29) Das *alveoläre Weichteilsarkom* ist durch Nester großer polygonaler eosinophiler Zellen charakterisiert, zwischen denen sich ein kapillares Netzwerk findet. Die Tumorzellen enthalten im Zytoplasma PAS-positives diastaseresistentes kristallines Material.

(30) Das *epitheloidzellige (epitheloide) Sarkom* besteht aus Knötchen und Girlanden runder glasiger eosinophiler Zellen mit umschriebenen Arealen zentraler Hyalinisierung und Nekrose. Die Zellen enthalten Zytokeratine.

(31) Das *Synovialsarkom* wurde bis vor kurzem als Tumor der Synovia angesehen [7]. In der neuen Auflage der WHO-Klassifikation [22] wird es jedoch bei den sonstigen Tumoren eingeordnet und als „Synovial"Sarkom bezeichnet. Es handelt sich um einen malignen tiefsitzenden Tumor, der durch epitheliale Drüsen in einem spindelzelligen fibrosarkomatösen Stroma gekennzeichnet ist. Häufig findet man im Stroma Hyalinose und Verkalkung. Die Drüsen und gelegentlich auch Stromazellen exprimieren Zytokeratine und epitheliales Membranantigen.

(32) Der *monophasische (fibröse) Typ des Synovialsarkoms* ist ein Tumor, der ausschließlich fibrosarkomatöses Stroma ohne Drüsen enthält, in dem aber eine epitheliale Differenzierung durch Inseln runder Zellen mit blassem Zytoplasma und/oder durch Nachweis von Zytokeratinen in den Tumorzellen erkennbar ist. Der Tumor kann gegenüber spindelzelligen Karzinomen nicht zuverlässig abgegrenzt werden.

(33) Der *Rhabdoidtumor* zeigt Züge und Stränge uniformer polygonaler Zellen mit bläschenförmigen Kernen, deutlichen Nukleolen und reichlich Zytoplasma (sog. rhabdoide Zellen). Letzteres enthält PAS-positives hyalines Material. Immunhistologisch lassen sich Keratin und Vimetin, nicht aber Desmin nachweisen, was die Abgrenzung dieses Tumors gegenüber dem Rhabdomyosarkom erlaubt. Rhabdoide Zellen finden sich gelegentlich in anderen Sarkomen; ein Rhabdoidtumor darf nur dann diagnostiziert werden, wenn überwiegend rhabdoide Zellen erkennbar sind.

(34) Der *desmoplastische kleinzellige Tumor* besteht aus epithelähnlichen Nestern kleiner runder Zellen, die von reichlich desmoplastischem Stroma umgeben werden. In den Zellen lassen sich immunhistologisch Keratin, neuron-spezifische Enolase und Desmin nachweisen.

(35) Auch bei Anwendung immunhistologischer Methoden gibt es einen kleinen Teil von Weichteilsarkomen, der sich in keine der beschriebenen Kategorien einordnen läßt.

S 23 Subtypen des malignen fibrösen Histiozytoms

Beim malignen fibrösen Histiozytom können 4 Subtypen unterschieden werden [22] (für die es in der ICD-O keine eigenen Code-Nummern gibt):

- Der *storiform-pleomorphe Subtyp* ist der häufigste Subtyp und zeigt wechselndes Aussehen. Teils überwiegen plumpe Spindelzellen in storiformer Anordnung, teils finden sich reichlich pleomorphe Zellen. Die meisten dieser Tumoren zeigen hohen Malignitätsgrad.
- Ein *myxoider Subtyp* liegt vor, wenn mindestens die Hälfte des Tumors ein reich vaskularisiertes myxoides Stroma aufweist.
- Der *riesenzellige Subtyp* wird diagnostiziert, wenn sich reichlich Riesenzellen vom Osteoklastentyp finden. Gelegentlich sieht man auch herdförmig Osteoid. Diese Tumoren wurden z. T. als maligne Riesenzelltumoren der Weichteile bezeichnet.
- Als *xanthomatöser (inflammatorischer) Subtyp* werden jene malignen fibrösen Histiozytome bezeichnet, bei denen ein gewisser Teil der Zellen das Aussehen benigner und maligner Xanthomzellen zeigt. Auch akute oder chronische Entzündungszellen kommen oft reichlich vor.

S 24 Subtypen des gut differenzierten Liposarkoms

Beim gut differenzierten Liposarkom können 3 Subtypen unterschieden werden [22] (für die es in der ICD-O keine eigenen Code-Nummern gibt):

- Der *lipomähnliche Subtyp* liegt vor, wenn reichlich reife Fettzellen und Lipoblasten vorhanden sind.
- Der *sklerosierende Subtyp* liegt vor, wenn reifes Fettgewebe durch dichte fibröse Züge mit atypischen Zellen durchzogen sind. Lipoblasten sind hierbei schwer zu finden.
- Der *inflammatorische Subtyp* ist durch auffallende lymphoplasmazelluläre Infiltrate gekennzeichnet.

S 25 Mastzellinfiltration

Als Mastzellinfiltration wird der Nachweis von wenigstens 1 Mastzelle in 10 Gesichtsfeldern bei starker Vergrößerung (Obj. 40x) verstanden. Die prognostische Bedeutung eines solchen Befundes wurde von Katenkamp u. Hünerbein [13] nachgewiesen.

S 26 Veneninvasion

Im Gegensatz zu anderen Lokalisationen entfällt hier die Kategorie V2 (makroskopische Veneninvasion), weil diese in der T-Klassifikation erfaßt wird.

S 27 Histologische Tumorregression nach präoperativer Chemotherapie

Die Beurteilung des Effekts einer präoperativen Chemotherapie ist von Bedeutung für die Art der anzuwendenden postoperativen Chemotherapie. Nach dem Vorschlag von Schmidt et al. [17] entspricht das Vorkommen von 15% oder weniger vitaler Tumorzellen einem pathologischen Response.

S 28 Örtliche Tumorzelldissemination

Die Feststellung eines Tumoreinrisses bzw. Schnitts durch Tumorgewebe erfolgt durch den Pathologen nach sorgfältiger Inspektion des Tumorresektates und histologischer Untersuchung entsprechend ausgewählter Stellen von der Oberfläche des Resektates.

S 29 Histologische Befunde an den Resektionsrändern

Bei lokalen Exzisionen ist die Unterscheidung zwischen „tumorfrei" und „nahe am Tumor" sowohl für die Wahrscheinlichkeit von Lokalrezidiven als auch für das Überleben von Bedeutung, und zwar auch bei multivariater Analyse [10]. „Nahe am Tumor" ist dann zu verschlüsseln, wenn ein Sicherheitsabstand von nur 5 mm oder weniger besteht.

S 30 Minimaler Sicherheitsabstand (in mm)

Die minimale Distanz des Tumors zur Oberfläche wird nach Lamellierung des Tumors entweder makroskopisch am fixierten Präparat oder – falls eine einwandfreie makroskopische Bestimmung nicht möglich ist – am histologischen Schnitt gemessen. Die Meßmethode ist anzugeben.

Literatur

[1] AJCC (1992) Manual for Staging of cancer, 4th edn. (Beahrs OH, Henson DE, Hutter RVP Kennedy BJ, eds). Lippincott, Philadelphia
[2] AJCC (1993) Mitteilung des AJCC Task Force on Soft Tissue Sarcoma an das UICC TNM Project Committee
[3] Coindre JM, Trojani M, Contesso G et al. (1986) Reproducibility of a histopathological grading system for adult tissue sarcoma. Cancer 58:306–309
[4] Collin C, Godbold J, Hajdu S, Brennan MF (1987) Localized extremity soft tissue sarcoma: an analysis of factors affecting survival. J Clin Oncol 5:601–612
[5] Costa J, Wesley RA, Glatstein E, Rosenberg SA (1982) The grading of soft tissue sarcomas: Results of a clinicopathologic correlation in a series of 103 cases. Cancer 53: 530–541
[6] Enneking WF, Spanier SS, Goodman MA (1980) A system for the surgical staging of musculoskeletal sarcoma. Clin Orthop 153:106–120
[7] Enzinger FM, Weiss SW (1988) Soft tissue tumors, 2nd edn. Mosby, St. Louis Washington Toronto 1988
[8] Geer RJ, Woodruff J, Casper ES, Brennan MF (1992) Management of adult primary small (5 cm or less) soft tissue sarcoma of the extremity. Vortrag 45th Annual Meeting of the Society of Surgical Oncology, New York 16.3.1992
[9] Hajdu S (1985) Differential diagnosis of soft tissue and bone tumors. Lea & Febiger, Philadelphia
[10] Herbert SC, Corn BW, Sobin LJ, Lanciano RM, Schultze DJ, Mc Kenna WG, Coia LR (1993) Limb-preserving treatment for soft tissue sarcomas of the extremities. Cancer 72:1230–1238

[11] Hermanek P (1977) Klinische Pathologie der Weichteiltumoren. Chirurg 48:685–691
[12] Hermanek P, Beck H, Sauer R, Karrer K (1985) Weichteilsarkome. In: Gross R, Schmidt CG (Hrsg) Klinische Onkologie. Thieme, Stuttgart New York
[13] Katenkamp D, Hünerbein R (1992) Untersuchungen zur prognostischen Bedeutung von Entzündungszellen in malignen Weichgewebstumoren der Menschen. Zentralbl Pathol Path 138:21–25
[14] Koscielniak E, Jürgens H, Winkler K, Bürger D, Herbst M, Keim M, Bernhard G, et al. (1992) Treatment of soft tissue sarcoma in childhood and adolescence. A report of the German Cooperative Soft Tissue Sarcoma Study. Cancer 70:2557–2567
[15] Markhede G, Angervall L, Stener B (1982) A multivariate analysis of the prognosis after surgical treatment of malignant soft-tissue tumors. Cancer 49:1721–1733
[16] Myhre-Jensen KS, Madsen EH, Sneppen O (1983) Histopathological grading in soft-tissue tumours: Relation to survival in 261 surgically treated patients. Acta Pathol Microbiol Immun Scand [Sect A] 91:145–150
[17] Schmidt RA, Conrad EU, Collins C, Rabinovitch P, Finney A (1993) Measurement and prediction of the short-term response of soft tissue sarcomas to chemotherapy. Cancer 72:2593–2601
[18] Siewert JR, Roder TD (1990) Die chirurgische Therapie retroperitonealer Sarkome. In: Gall FP, Göhl J, Hohenberger W (Hrsg) Weichteilsarkome. Zuckschwerdt München Bern Wien San Francisco
[19] UICC (1993) TNM Klassifikation maligner Tumoren. 4. Aufl, 2. Rev 1992 (Hermanek P, Scheibe O, Spiessl B, Wagner G, Hrsg). Springer, Berlin Heidelberg New York Tokyo
[20] UICC (1993) TNM supplement 1993. A commentary on uniform use. (Hermanek P, Henson DE, Hutter RVP, Sobin LH, eds). Springer, Berlin Heidelberg New York Tokyo
[21] Unnik JAM van, Coindre JM, Contesso G et al. (1988) Grading of soft tissue sarcomas. In: Ryan JR, Baker LO (eds) Recent concepts in sarcoma treatment. Kluwer, Dordrecht
[22] Weiss SW in collaboration with LH Sobin and pathologists in 9 countries (1994) Histological typing of soft tissue tumours. 2nd edn. Springer, Berlin Heidelberg New York Tokyo
[23] Winkler K, Treuner J (1990) Therapie von Weichteilsarkomen im Kindesalter. In: Gall FP, Göhl J, Hohenberger W. (Hrsg) Weichteilsarkome. Zuckschwerdt, München Bern Wien San Francisco

Weiterführende Literatur

Enzinger FM, Weiss SW (1995) Soft tissue tumors, 3rd ed. Mosby, St. Louis Baltimore

Gall FP, Göhl J, Hohenberger W (Hrsg) (1990) Weichteilsarkome. Aktueller Stand in Diagnostik und Therapie. Zuckschwerdt, München–Bern–Wien–San Francisco

Schlag P, Winkler K (Hrsg) (1992) Weichteilsarkome. Springer, Berlin Heidelberg New York Tokyo

Sugarbaker PH, Malawer MM (1992) Musculoskeletal surgery for cancer. Thieme, Stuttgart New York

Uohida A, Ono K (eds) (1992) Recent advances in musculoskeletal oncology. Springer, Berlin Heidelberg New York Tokyo

Maligne Weichteiltumoren: Schema zur TNM/pTNM-Klassifikation
(nur gültig für Weichteiltumoren der Erwachsenen!)

			Stadium		
		(p)TNM	G1	G2	G3, 4
Primärtumor	☐ Primärtumor kann nicht beurteilt werden	(p)TX	–	–	–
	☐ Kein Anhalt für Primärtumor	(p)T0	–	–	–
	☐ Tumor 5 cm oder weniger in größter Ausdehnung	(p)T1	IA	IIA	IIIA
	Periphere Tumoren				
	☐ Keine Infiltration von größeren Blutgefäßen, Nerven oder Knochen	(p)T1a	IA	IIA	IIIA
	☐ Intrakompartimental[a]	(p)T1a (i)	IA	IIA	IIIA
	☐ Extrakompartimental	(p)T1a (ii)	IA	IIA	IIIA
	☐ Infiltration von größeren Blutgefäßen oder Nerven	(p)T1b	IA	IIA	IIIA
	☐ Infiltration von Knochen	(p)T1c	IA	IIA	IIIA
	Mediastinale und retroperitoneale Tumoren				
	☐ Keine Infiltration von größeren Blutgefäßen, Nerven, Knochen oder Nachbarorganen	(p)T1a	IA	IIA	IIIA
	☐ Infiltration von größeren Blutgefäßen oder Nerven	(p)T1b	IA	IIA	IIIA
	☐ Infiltration von Knochen oder Nachbarorganen	(p)T1c	IA	IIA	IIIA
	☐ Tumor mehr als 5 cm in größter Ausdehnung	(p)T2	IB	IIB	IIIB
	Periphere Tumoren				
	☐ Keine Infiltration von größeren Blutgefäßen, Nerven oder Knochen	(p)T2a	IB	IIB	IIIB
	☐ Intrakompartimental[a]	(p)T2a(i)	IB	IIB	IIIB
	☐ Extrakompartimental	(p)T2a (ii)	IB	IIB	IIIB
	☐ Infiltration von größeren Blutgefäßen oder Nerven	(p)T2b	IB	IIB	IIIB
	☐ Infiltration von Knochen	(p)T2c	IB	IIB	IIIB
	Mediastinale und retroperitoneale Tumoren				
	☐ Keine Infiltration von größeren Blutgefäßen, Nerven, Knochen oder Nachbarorganen	(p)T2a	IB	IIB	IIIB
	☐ Infiltration von größeren Blutgefäßen oder Nerven	(p)T2b	IB	IIB	IIIB
	☐ Infiltration von Knochen oder Nachbarorganen	(p)T2c	IB	IIB	IIIB

[a] Intrakompartimental ist ein Tumor, der in einer Muskelgruppe liegt und die umhüllenden Faszien und Aponeurosen nicht durchbrochen hat

Maligne Weichteiltumoren: Schema zur TNM/pTNM-Klassifikation (Fortsetzung)

		(p)TNM	Stadium		
			G1	G2	G3,4
Regionäre Lymphknoten	☐ Regionäre Lymphknoten können nicht beurteilt werden	(p)NX	–	–	–
	☐ Keine regionären Lymphknotenmetastasen	(p)N0	–	–	–
	☐ Regionäre Lymphknotenmetastasen	(p)N1	IVA	IVA	IVA
Fernmetastasen	☐ Vorliegen von Fernmetastasen kann nicht beurteilt werden	(p)MX	–	–	–
	☐ Keine Fernmetastasen	(p)M0	–	–	–
	☐ Fernmetastasen	(p)M1	IVB	IVB	IVB

```
TNM:     T____    N__    M__
                                   G____    Stadium____
pTNM:    pT____   pN__   pM__
```

Erfordernisse für pTNM:

pT: Histologische Untersuchung des Primärtumors ohne makroskopisch erkennbaren Tumor an den Resektionsflächen.

pN0: Histologische Untersuchung von 6 oder mehr regionären Lymphknoten.

pN1: Mikroskopische Bestätigung einer regionären Lymphknotenmetastase.

pM1: Mikroskopischer (histologischer oder zytologischer) Nachweis von Fernmetastasen.

28 – Karzinom der Haut

Die organspezifische Dokumentation „Karzinom der Haut" ist für alle Karzinome der Haut einschließlich nichtinvasiver Karzinome (Carcinoma in situ), M. Bowen und extramammärem M. Paget anwendbar. Ausgenommen sind jedoch Karzinome von Vulva und Penis, die nach anderen Regeln dokumentiert werden (s. S. 31.1 ff. und 36.1 ff.).

Karzinome der Augenlider werden hier nur dann dokumentiert, wenn es sich um Tumoren der Epidermis und ihrer Anhänge handelt, also um Karzinome der vorderen Oberfläche der Lider und des Lidrandes. Karzinome der hinteren Oberfläche der Lider (Conjunctiva palpebralis) werden als „Tumoren der Konjunktiva" dokumentiert.

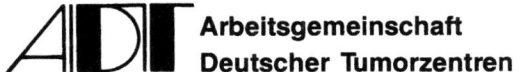
Arbeitsgemeinschaft Deutscher Tumorzentren

Karzinom der Haut

Kenn-Nr. (A1)	2 8	2
Klinik-Nr. u. Fachrichtung (A2)		9
Patientenidentifikation (A3)		16
Geburtsdatum	Tag Mon. Jahr	22
Geschlecht (M = Männlich, W = Weiblich)		23
Tumoridentifikations-Nr. (A4)		24
Bogen-Nr. (A5)	1	25

I. PRÄTHERAPEUTISCHE DATEN

A. Aufnahmedatum und Anlaß für Arztbesuch (A6)

Aufnahmedatum   Tag ____ Monat ____ Jahr ____   [Tag Mon. Jahr] 31

Anlaß für Arztbesuch
T = Tumorsymptomatik führte zum Arzt, B = Berufliche (arbeitsmed.) Vorsorgeuntersuchung,
V = Nicht-gesetzliche Vorsorgeuntersuchung, S = Selbstuntersuchung, L = Nachuntersuchung
(Langzeitbetreuung), A = Andere Untersuchung, X = Unbekannt   32

B. Anamnese, präkanzeröse Bedingungen und Läsionen

Datum der ersten ärztlichen Tumor(verdachts)diagnose (A7)   Tag ___ Monat ___ Jahr ___   [Tag Mon. Jahr] 38

N = Nein   J = Ja   X = F.A.

Hautkarzinom bei Blutsverwandten	○ ○ ○	39
Albinismus	○ ○ ○	40
Xeroderma pigmentosum	○ ○ ○	41
Hohe Sonnenempfindlichkeit (leicht Sonnenbrand)	○ ○ ○	42
Sonnengeschädigte Haut (Elastose, solare Keratose)	○ ○ ○	43
Röntgenhaut	○ ○ ○	44
Arsenaufnahme (z.B. Psoriasis vulgaris)	○ ○ ○	45
Arsenhaut	○ ○ ○	46
Basalzellnävussyndrom (S1)	○ ○ ○	47
Narben, chronische Fisteln	○ ○ ○	48
Früher Chalazion	○ ○ ○	49
Chronische Blepharokonjunktivitis	○ ○ ○	50
Immunsuppression (z.B. Zytostatika, Dialyse)	○ ○ ○	51

Beruflicher Kontakt mit Karzinogenen
0 = Keiner, 1 = Anthracen, 2 = Arsen, 3 = Paraffin, 4 = Pech, 5 = Ruß, 6 = Teer,
7 = Mineralöle, 8 = Ionisierende Strahlen, 9 = Sonstiges, X = F.A.   52

Anerkannte Berufserkrankung?   N = Nein, J = Ja, V = Laufendes Verfahren   53

Vorbestehende Hautveränderungen an der Stelle des Primärtumors
0 = Keine, 1 = Rauhe Stellen, 2 = Klinisch und histologisch gesicherte solare Keratose,
3 = Chronische Fistel, 4 = Sonstiges, X = F.A.   54

Nichtchirurgische Vorbehandlung   K = Keine, B = Bestrahlung, S = Sonstige   55

Zeitpunkt des Beginns der Vorbehandlung   Tag ___ Monat ___ Jahr ___   [Tag Mon. Jahr] 61

Traumatisierung des Primärtumors (S2)   N = Nein, J = Ja, X = F.A.   62

Wagner/Hermanek: Organspezifische Tumordokumentation © Springer-Verlag 1995

Karzinom der Haut

28.5

K-Nr. **2 8** Patienten-Id. T-Id. B-Nr. **1**

C. Andere Primärtumoren (frühere, synchrone) (A8)

Frühere Tumorerkrankung?   N = Nein, J = Ja, X = F.A.   ☐ 63

Falls Tumor in Anamnese: Lokalisation C ☐☐☐☐   Erkrankungsjahr 19 ☐☐   C ☐☐☐☐ ☐☐ 69
                                                                             Lokalisation Jahr

Synchroner Primärtumor in anderem Organ?   N = Nein, J = Ja   ☐ 70

D. Allgemeine klinische Befunde

Klinische Symptome   N = Nein   J = Ja   X = F.A.

	N = Nein	J = Ja	X = F.A.	
Erstmaliges Auftreten einer Hautveränderung am Ort des Primärtumors	○	○	○	☐ 71
Veränderung einer vorbestehenden Hautläsion am Ort des Primärtumors				
Flächenzunahme	○	○	○	☐ 72
Dickenwachstum	○	○	○	☐ 73
Ulzeration	○	○	○	☐ 74
Sonstiges	○	○	○	☐ 75

Erstmalige Beobachtung dieser Veränderung
0 = Nicht zutreffend, 1 = Vor Wochen, 2 = Vor Monaten, 3 = Vor Jahren, X = F.A.   ☐ 76

Symptome durch regionäre Lymphknotenmetastasen   N = Nein, J = Ja, X = F.A.   ☐ 77

Allgemeiner Leistungszustand (nach ECOG) (A9)
0 = Normale, uneingeschränkte Aktivität wie vor der Erkrankung,
1 = Einschränkung bei körperlicher Anstrengung, aber gehfähig; leichte körperliche Arbeit bzw. Arbeit im Sitzen möglich,
2 = Gehfähig, Selbstversorgung möglich, aber nicht arbeitsfähig; kann mehr als 50% der Wachzeit aufstehen,
3 = Nur begrenzte Selbstversorgung möglich; 50% oder mehr der Wachzeit an Bett oder Stuhl gebunden,
4 = Völlig pflegebedürftig, keinerlei Selbstversorgung möglich; völlig an Bett oder Stuhl gebunden, X = Unbekannt   ☐ 78

E. Diagnostik (A11)

Primärtumor

Schnellschnittdiagnose   0 = Keine Untersuchung, 1 = Negativ, 2 = Zweifelhaft, 3 = Positiv   ☐ 79

Nachweis von regionären Lymphknotenmetastasen durch   N = Nein   J = Ja   X = Nicht durchgeführt

	N = Nein	J = Ja	X = Nicht durchgeführt	
Klinische Untersuchung	○	○	○	☐ 80
Sonographie	○	○	○	☐ 81
Histologie/Zytologie	○	○	○	☐ 82

Nachweis von Fernmetastasen durch   N = Nein   J = Ja   X = Nicht durchgeführt

	N = Nein	J = Ja	X = Nicht durchgeführt	
Klinische Untersuchung	○	○	○	☐ 83
Röntgenaufnahme der Lunge	○	○	○	☐ 84
Andere Röntgenaufnahmen	○	○	○	☐ 85
Sonographie	○	○	○	☐ 86
Computertomographie	○	○	○	☐ 87
Organszintigraphie	○	○	○	☐ 88
Diagnostische Eingriffe	○	○	○	☐ 89

Wagner/Hermanek: Organspezifische Tumordokumentation   © Springer-Verlag 1995

If you have any concerns about our products,
you can contact us on
ProductSafety@springernature.com

In case Publisher is established outside the EU,
the EU authorized representative is:
**Springer Nature Customer Service Center GmbH
Europaplatz 3, 69115 Heidelberg, Germany**

Printed by Libri Plureos GmbH
in Hamburg, Germany